国家卫生健康委员会"十四五"规划教材

全国高等职业教育专科教材

供临床医学专业用

外科学

第9版

主　编　张松峰　蔡雅谷　王贵明
副主编　沈曙红　王　衍　潘　淳　周毕军
编　委　(以姓氏笔画为序)

于　淼（承德医学院附属医院）

王　衍（沧州医学高等专科学校）

王贵明（山西医科大学第一医院）

王晓寒（河南护理职业学院）

文兆峰（菏泽医学专科学校）

甘　强（安徽医学高等专科学校）

李　迎（商丘医学高等专科学校）（兼秘书）

李　玲（天津医学高等专科学校）

沈曙红（湖北三峡职业技术学院）

张松峰（商丘医学高等专科学校）

张瑞瑞（襄阳市中心医院）

陈珊珊（楚雄医药高等专科学校）

范晓飞（山东医学高等专科学校）

林建兴（漳州卫生职业学院）

周毕军（南阳医学高等专科学校）

赵　军（广东江门中医药职业学院）

胡宝友（大庆医学高等专科学校）

殷　森（乌兰察布医学高等专科学校）

高　洁（萍乡卫生职业学院）

高瑞忠（山西医科大学汾阳学院）

唐丽萍（永州职业技术学院）

寇桂香（甘肃卫生职业学院）

曾令斌（长沙卫生职业学院）

曾朝辉（湖南中医药高等专科学校）

靳光辉（毕节医学高等专科学校）

雷　辉（湖北中医药高等专科学校）

蔡雅谷（泉州医学高等专科学校）

潘　淳（安徽卫生健康职业学院）

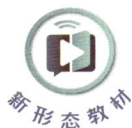

新形态教材

人民卫生出版社
·北京·

图书在版编目（CIP）数据

外科学 / 张松峰，蔡雅谷，王贵明主编 . -- 9 版 .
北京 ：人民卫生出版社，2024. 10（2025. 5 重印）.
（高等职业教育专科临床医学专业教材）.
ISBN 978-7-117-37028-8

I. R6

中国国家版本馆 CIP 数据核字第 2024TQ0283 号

| 人卫智网 | www.ipmph.com | 医学教育、学术、考试、健康，购书智慧智能综合服务平台 |
| 人卫官网 | www.pmph.com | 人卫官方资讯发布平台 |

外科学
Waikexue
第 9 版

主　　编：张松峰　蔡雅谷　王贵明
出版发行：人民卫生出版社（中继线 010-59780011）
地　　址：北京市朝阳区潘家园南里 19 号
邮　　编：100021
E - mail：pmph @ pmph.com
购书热线：010-59787592　010-59787584　010-65264830
印　　刷：北京汇林印务有限公司
经　　销：新华书店
开　　本：850×1168　1/16　印张：35
字　　数：988 千字
版　　次：1981 年 9 月第 1 版　　2024 年 10 月第 9 版
印　　次：2025 年 5 月第 2 次印刷
标准书号：ISBN 978-7-117-37028-8
定　　价：89.00 元
打击盗版举报电话：010-59787491　E-mail：WQ @ pmph.com
质量问题联系电话：010-59787234　E-mail：zhiliang @ pmph.com
数字融合服务电话：4001118166　E-mail：zengzhi @ pmph.com

以习近平新时代中国特色社会主义思想为指导,全面贯彻党的二十大精神,落实《国务院办公厅关于加快医学教育创新发展的指导意见》等文件要求,更好地发挥教材对临床医学专业高素质实用型专门人才培养的支撑作用,进一步提升助理全科医师的培养水平,人民卫生出版社在教育部、国家卫生健康委员会领导和支持下,由全国卫生健康职业教育教学指导委员会指导,依据最新版《高等职业学校临床医学专业教学标准》,经过充分的调研论证,启动了全国高等职业教育专科临床医学专业第九轮规划教材修订工作。经第七届全国高等职业教育专科临床医学专业规划教材建设评审委员会深入论证,确定了教材修订的整体规划,明确了修订基本原则:

1. 落实立德树人根本任务 坚持将马克思主义立场、观点、方法贯穿教材编写始终。坚持"为党育人、为国育才",全面落实立德树人根本任务,深入挖掘课程教学内容中的思想政治教育元素,加工凝练后有机融入教材编写,发挥教材"培根铸魂、启智增慧"作用,培养具有"敬佑生命、救死扶伤、甘于奉献、大爱无疆"医学职业精神的时代新人。

2. 对接岗位工作需要、符合专业教学标准 教材建设突出职教类型特点,紧紧围绕"三教"改革,以专业教学标准为依据,以助理全科医师岗位胜任力培养为主线,体现临床新技术、新工艺、新规范、新标准,反映卫生健康人才培养模式改革方向,将知识、能力、素质培养有机结合。适应教学模式改革与教学方法创新需要,满足项目、案例、模块化教学等不同学习方式要求,在教材的内容、形式、媒介等多方面创新改进,有效激发学生学习兴趣和创造潜能。按照教学标准,将《中医学》改名为《中医学基础与适宜技术》,新增《基本公共卫生服务实务》。

3. 全面强化质量管理 履行"尺寸教材、国之大者"职责,成立第七届全国高等职业教育专科临床医学专业规划教材建设评审委员会,严格编委选用审核把关,主编人会、编写会、定稿会强化编委培训、突出责任,全流程落实"凡编必审"要求,打造精品教材。

4. 推动新形态教材建设 突出精品意识,聚焦形态创新,进一步切实提升教材适用性,打造兼具经典性、立体化、数字化、融合化的新形态教材。根据课程特点和专业技能教学需要,《临床医学实践技能》本轮采用活页式教材出版。

第九轮教材共29种,均为国家卫生健康委员会"十四五"规划教材。

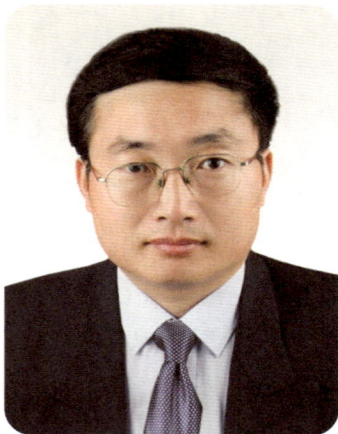

张松峰

教授

　　任中国职业技术教育学会医药卫生教育专业委员会副主任委员、全国卫生职业教育外科研究会会长、全国卫生健康职业教育教学指导委员会临床医学专业分委会委员等。主要专业方向：医学教育、普通外科学。

　　主编教育部、国家卫生健康委员会规划教材 12 部，在核心刊物发表论文 20 余篇。主持、参与国家级和省级教学质量工程项目 6 项，主持省级以上教科研课题 5 项，获河南省高等教育教学成果奖一等奖、二等奖各 1 项。

　　医者仁心，一名优秀的外科医生首先要牢记救死扶伤的神圣职责，始终坚持患者生命安全高于一切的执业理念，始终保持对科学精神的不懈追求和对医疗技术的精益求精。

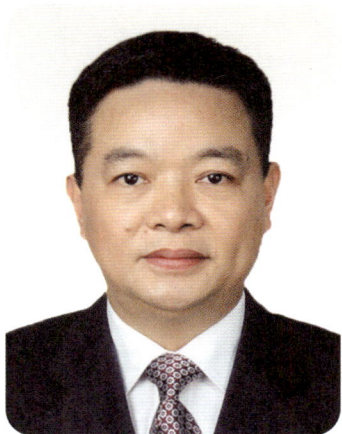

蔡雅谷

副教授

　　任全国卫生职业教育外科研究会常务理事、泉州市抗癌协会常务理事。主要专业方向：医学教育、普通外科学。

　　从事外科学教学、科研及外科临床诊疗工作40年，有丰富的医学教学及高职教学管理经验。主持或参与多项省、市级科研课题，撰写发表多篇论文，曾作为副主编参编《外科学》等教材。

　　既然选择了从医，就要做一名好医生。而要成长为一名好的外科医生，需要从开始就注重培养良好的医德，提升自身的人文素养，同时掌握全面医学基本理论知识，重视临床技能训练，培养临床思维能力。

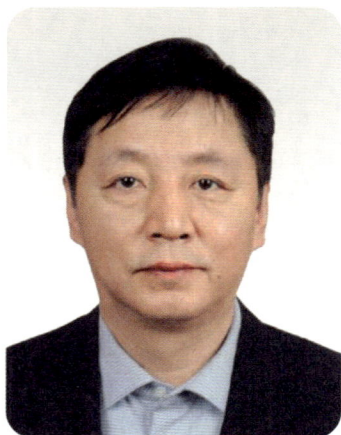

王贵明

副教授、硕士研究生导师

　　山西医科大学第一医院血管外科主任，兼任亚太血管联盟山西分会主任委员、山西省医学会血管外科分会副主任委员、全国卫生职业教育外科研究会理事等。主要专业方向：医学教育、普通外科学、血管外科。

　　从事临床及教学工作近 30 年，主编或参编论著 3 部，参编全国高等职业教育专科临床医学专业规划教材 2 部，发表学术论文 20 余篇，其中 SCI 收录 5 篇，主持省级科研项目 1 项。

　　作为一名外科医生，意味着拥有坚定的决心、卓越的技术和无私的奉献精神。需要不断学习和更新知识，勇于接受挑战和变革。同时注重患者整体健康和心理需求，倾听他们的声音，给予关怀和支持，使自己的医术更具人文关怀的温度。

第 8 版《外科学》教材经过 5 年多来的教学应用,深受广大学生和教师好评。《国家职业教育改革实施方案》和《高等学校课程思政建设指导纲要》实施以来,职业教育类型特色愈加鲜明,"现代职业教育""立德树人""终身学习"等理念更加牢固树立;将价值塑造、知识传授和能力培养三者融为一体的育人模式成为共识;随着医学科学的不断发展和卫生健康事业的不断进步,一些新知识、新技术、新理念需要纳入卫生健康教育的教学内容。为了使教材更进一步完善,积极推动《"党的领导"相关内容进大中小学课程教材指南》《习近平新时代中国特色社会主义思想进课程教材指南》和党的二十大精神进教材,同时使专业知识得到及时更新,教材更加适应卫生健康职业教育人才培养目标的要求,更加突出"立德树人",更加符合"课证融合",我们对第 8 版教材进行了修订。

改版后的教材仍然以外科学的"三基"(基本理论、基本知识、基本技能)为根本,在强调"五性"(思想性、科学性、先进性、启发性、适用性)的基础上,结合临床工作实际,突出以下特点:①结合新的临床执业助理医师资格考试考纲要求,体现专业课程标准的内容体系,力争做到"课证融合"。②按照立德树人的要求,体现人文教育。③强化"临床思维与专业技能并重",如增加了"急腹症的诊断与鉴别诊断""上消化道出血的鉴别诊断和治疗原则"等章节,培养医学生的临床思维能力。④整合了部分重复内容,如"手术基本操作"等章节调整到"临床医学实践技能","外科重症监测治疗与复苏"调整到"急诊医学"等。⑤增加了部分临床常见病、多发病,如"股骨头坏死"等。⑥增加了新知识、新观点、新方法、新技术,使教材能及时反映学科的前沿知识和最新进展等。在本教材修订的同时,编写了配套教材《外科学学习指导》,有助于学生更好地加深理解和掌握教材内容。

本教材先由编者完成各自所负责的初稿,然后各位编者交叉审稿,再由各副主编一审,两位主编二审,最后由第一主编三审定稿。尽管作出了很大的努力,但限于水平和能力,加之编写时间紧迫,教材中难免有不足之处,希望广大师生和读者批评指正。

本教材主要供高等卫生职业教育专科临床医学专业学生使用,也可供其他医学专业学生使用或基层临床工作者参考。

本教材在编写、审定过程中,得到了商丘医学高等专科学校及各参编单位领导的大力支持和有关专家的热情指导,在此深表谢意!

另外声明,本教材关于各种药品的剂量和用法仅供学习时参考,在实际工作中应以最新药典为准。

张松峰　蔡雅谷　王贵明

2024 年 11 月

目录

第一章

绪论 1

第一节 外科学的范畴 1
　一、外科疾病分类 1
　二、外科专业分科 2
第二节 外科学发展简史 2
　一、外科学的发展历史 2
　二、我国外科学的发展 3
第三节 外科医生的培养 4
　一、良好的医德 5
　二、浓厚的兴趣和进取心 5
　三、精湛的技术 6
　四、辩证的临床思维 6
　五、良好的工作习惯 7

第二章

无菌术 8

第一节 手术器械、物品的灭菌、消毒法 9
　一、灭菌法 9
　二、消毒法 10
第二节 手术人员和患者手术区域的准备和术中
　　　无菌原则 10
　一、手术人员术前准备 10
　二、患者手术区的准备 11
　三、手术进行中的无菌原则 13
　四、手术室的无菌管理 13

第三章

外科患者的体液失衡 14

第一节 正常成人的体液平衡与调节 14
　一、水的平衡 14
　二、电解质的平衡 15
　三、酸碱的平衡 16
第二节 水和钠的代谢紊乱 17
　一、等渗性缺水 17
　二、高渗性缺水 17

　三、低渗性缺水 18
　四、水中毒 19
第三节 电解质的代谢异常 19
　一、低钾血症 19
　二、高钾血症 20
　三、低钙血症 21
　四、低镁血症 21
第四节 酸碱平衡的失调 21
　一、代谢性酸中毒 21
　二、代谢性碱中毒 22
　三、呼吸性酸中毒 23
　四、呼吸性碱中毒 23
第五节 体液平衡失调的治疗 24
　一、液体总量 24
　二、液体种类 24
　三、补液方法 25

第四章

输血 26

第一节 输血的适应证及方法 26
　一、输血适应证 26
　二、输血途径及速度 27
　三、输血注意事项 27
第二节 输血的并发症及其防治 27
　一、免疫相关的输血反应 27
　二、非免疫相关输血反应 30
　三、疾病传播 30
　四、大量输血的影响 30
第三节 自体输血 31
　一、回收式自体输血 31
　二、预存式自体输血 31
　三、稀释式自体输血 31
第四节 血液成分制品与血浆代用品 32
　一、血液成分制品 32
　二、血浆代用品 32

第五章

休克 33

第一节　概述 33

　　一、病理生理 34

　　二、临床表现 36

　　三、诊断 36

　　四、监测 37

　　五、预防 38

　　六、治疗 38

第二节　低血容量性休克 41

　　一、失血性休克和失液性休克 41

　　二、损伤性休克 41

第三节　感染性休克 42

　　一、临床分型 43

　　二、治疗 43

第六章

多器官功能障碍综合征 45

第一节　概论 45

　　一、病因 45

　　二、发病机制 46

　　三、临床表现与诊断 46

　　四、预防与治疗 46

第二节　急性肾衰竭与急性肾损伤 47

　　一、病因与分类 47

　　二、发病机制 48

　　三、临床表现 48

　　四、诊断 49

　　五、治疗 50

　　六、预防 51

第三节　急性呼吸窘迫综合征 51

　　一、病因 51

　　二、发病机制 52

　　三、病理与病理生理 52

　　四、临床表现 52

　　五、诊断 52

　　六、治疗 53

第七章

麻醉 55

第一节　概述 55

　　一、基本概念与分类 55

　　二、麻醉前病情评估 56

　　三、麻醉前准备 56

第二节　局部麻醉 57

　　一、局麻药的药理 57

　　二、局部麻醉方法 59

第三节　椎管内麻醉 61

　　一、椎管内麻醉的解剖 61

　　二、蛛网膜下隙阻滞麻醉 62

　　三、硬脊膜外隙阻滞麻醉 63

　　四、蛛网膜下隙与硬脊膜外隙联合阻滞麻醉 65

第四节　全身麻醉 65

　　一、全身麻醉药 66

　　二、全身麻醉的实施 68

　　三、全身麻醉的意外及并发症的预防 69

第五节　疼痛治疗 71

　　一、疼痛的分类和评估 71

　　二、疼痛的治疗方法 72

　　三、术后镇痛 73

第八章

围手术期处理 74

第一节　手术前准备 74

　　一、一般准备 75

　　二、特殊准备 75

第二节　手术后处理 77

　　一、一般处理 77

　　二、病情观察 78

　　三、饮食与输液 78

　　四、各种不适的处理 78

　　五、缝线拆除 79

第三节　手术后并发症的防治 79

　　一、手术后出血 80

　　二、切口感染 80

　　三、切口裂开 80

　　四、肺部并发症 81

五、尿路感染 81

第九章

外科患者的营养支持 82

第一节 外科患者的营养代谢和营养支持的
适应证 82

一、外科患者的代谢改变 82

二、正常情况下能量需要量及其营养物质的
代谢 83

三、患者营养状态的评定 84

四、营养支持的适应证 85

第二节 肠外营养 85

一、肠外营养制剂 85

二、肠外营养液的配制 85

三、肠外营养的输注途径 85

第三节 肠内营养 86

一、肠内营养制剂的种类和选择 86

二、肠内营养的输注途径 86

三、肠内营养的输注方式 86

第四节 外科营养支持的并发症 86

一、肠外营养支持的并发症 86

二、肠内营养支持的并发症 87

第十章

外科感染 88

第一节 概述 88

一、分类 88

二、临床表现 89

三、诊断 89

四、治疗 89

第二节 皮肤和软组织的急性化脓性感染 90

一、疖 90

二、痈 91

三、急性蜂窝织炎 91

四、丹毒 92

五、浅部急性淋巴管炎与急性淋巴结炎 92

六、浅部脓肿 92

第三节 手部急性化脓性感染 93

一、甲沟炎与脓性指头炎 93

二、掌侧急性化脓性腱鞘炎、滑囊炎与深部间

隙感染 94

第四节 脓毒症 95

一、病因 95

二、临床表现 95

三、诊断 96

四、治疗 97

第五节 厌氧菌感染 97

一、无芽孢厌氧菌感染 97

二、有芽孢厌氧菌感染(破伤风) 98

三、气性坏疽 100

第十一章

创伤与战伤 102

第一节 创伤概论 102

一、创伤分类 102

二、创伤病理 103

三、创伤的修复 104

第二节 创伤的诊断与治疗 105

一、创伤的诊断 105

二、创伤的救治 106

第三节 战伤救治原则 108

第十二章

烧伤、冻伤、咬蜇伤和整形外科 110

第一节 热力烧伤 110

一、伤情判断 110

二、病理生理与临床分期 112

三、烧伤的并发症 113

四、烧伤的救治 114

第二节 电烧伤和化学烧伤 116

一、电烧伤 116

二、化学烧伤 117

第三节 冻伤 118

一、非冻结性冻伤 118

二、冻结性冻伤 118

第四节 咬蜇伤 119

一、犬咬伤 119

二、蛇咬伤 120

三、蜇伤 121

第五节 整形外科 121

一、概述 121

二、皮肤移植 122

第十三章

肿瘤 123

第一节 概论 123

第二节 常见体表肿瘤 131

一、皮肤乳头状瘤 131

二、皮肤癌 132

三、黑痣与黑色素瘤 132

四、血管瘤 132

五、脂肪瘤 132

六、纤维瘤及纤维瘤样病变 133

七、神经纤维瘤 133

八、囊性肿瘤及囊肿 133

第十四章

移植与显微外科 134

第一节 概述 134

一、移植的分类 134

二、移植排斥反应 135

三、常用免疫抑制剂 135

四、移植器官的获得 136

第二节 器官移植 137

一、肾移植 137

二、肝移植 137

第三节 显微外科 138

一、显微外科设备和器材 138

二、显微外科的应用范围 139

第十五章

颅内压增高与脑疝 140

第一节 颅内压增高 140

一、病因 140

二、病理生理 141

三、分类 142

四、临床表现 142

五、诊断 143

六、治疗 143

第二节 脑疝 144

一、病因 144

二、分类 144

三、病理 144

四、临床表现 145

五、处理 145

第十六章

颅脑损伤 146

第一节 概述 146

一、颅脑损伤机制 146

二、颅脑损伤分级 147

第二节 头皮损伤 147

一、头皮挫伤和头皮血肿 147

二、头皮裂伤 148

三、头皮撕脱伤 148

第三节 颅骨骨折 148

一、颅盖骨折 148

二、颅底骨折 148

三、颅骨骨折的治疗 149

第四节 脑损伤 149

一、脑震荡 149

二、脑挫裂伤 150

三、弥漫性轴索损伤 150

第五节 外伤性颅内血肿 151

一、硬脑膜外血肿 151

二、硬脑膜下血肿 152

三、脑内血肿 152

第六节 颅脑损伤的治疗 153

一、闭合性颅脑损伤的治疗 153

二、开放性颅脑损伤的治疗 153

三、颅内血肿的治疗 154

第十七章

颅脑、椎管、脊髓的外科疾病 155

第一节 颅内肿瘤 155

一、病因 156

二、分类 156

三、临床表现 156

四、诊断与治疗 158

第二节 脑血管性疾病的外科治疗 158

一、出血性脑卒中 158

二、缺血性脑卒中　159

三、颅内动脉瘤　160

四、颅内动静脉畸形　161

第三节　脑积水　161

第四节　椎管内肿瘤　162

第十八章

颈部疾病　164

第一节　甲状腺疾病　164

一、甲状腺解剖和生理概要　164

二、单纯性甲状腺肿　165

三、甲状腺功能亢进的外科治疗　166

四、甲状腺炎　169

五、甲状腺肿瘤　170

第二节　甲状旁腺功能亢进的外科治疗　171

第三节　颈部肿块　172

一、颈部肿块的常见疾病　172

二、颈部肿块的诊断　172

三、常见的颈部肿块　173

第十九章

乳房疾病　174

第一节　概述　174

一、解剖生理概要　174

二、乳房检查方法　175

第二节　急性乳腺炎　176

第三节　乳腺囊性增生病　177

第四节　乳腺肿瘤　177

一、乳腺纤维腺瘤　177

二、乳管内乳头状瘤　178

三、乳腺癌　178

第二十章

胸部损伤　183

第一节　概述　183

一、临床表现　184

二、诊断　184

三、处理　184

第二节　肋骨骨折　185

一、病因　185

二、病理生理　185

三、临床表现　185

四、诊断　185

五、治疗　186

第三节　气胸　186

一、闭合性气胸　187

二、开放性气胸　187

三、张力性气胸　188

第四节　损伤性血胸　188

一、病因病理　188

二、临床表现与诊断　188

三、治疗　189

第五节　胸膜腔闭式引流术　189

一、胸膜腔闭式引流术适应证　189

二、手术方法　189

三、术后注意事项　189

第二十一章

胸壁疾病与脓胸　191

第一节　非特异性肋软骨炎　191

一、临床表现　191

二、诊断　191

三、治疗　192

第二节　胸壁结核　192

一、病理　192

二、临床表现与诊断　192

三、治疗　192

第三节　脓胸　192

一、概述　192

二、急性脓胸　193

三、慢性脓胸　194

第二十二章

肺部疾病的外科治疗　195

第一节　肺癌　195

一、病因　195

二、病理　196

三、临床表现　196

四、诊断　196

五、TNM 分期　197

六、鉴别诊断　198

七、治疗 199

第二节　肺结核的外科治疗 199

一、肺切除术 199

二、胸廓改形术 200

第三节　支气管扩张症的外科治疗 200

一、临床表现与诊断 200

二、外科治疗 200

第二十三章

食管疾病 201

第一节　食管良性疾病 201

一、食管良性肿瘤 201

二、腐蚀性食管损伤 202

三、贲门失弛缓症 202

第二节　食管癌 203

一、病因与病理 203

二、临床表现 203

三、诊断与鉴别诊断 204

四、治疗 205

第二十四章

心脏及主动脉疾病 207

第一节　先天性心脏病的外科治疗 207

一、动脉导管未闭 207

二、房间隔缺损 208

三、室间隔缺损 209

四、法洛四联症 209

第二节　后天性心脏病的外科治疗 210

一、慢性缩窄性心包炎 210

二、风湿性心脏病 211

三、冠状动脉粥样硬化性心脏病 211

第三节　胸主动脉瘤 212

第二十五章

胸膜腔与纵隔疾病 214

第一节　自发性气胸的外科处理 214

一、病因与发病机制 214

二、临床表现与诊断 214

三、治疗 215

第二节　原发性纵隔肿瘤 216

一、临床表现与诊断 216

二、治疗 217

第二十六章

腹外疝 218

第一节　概述 218

一、病因与病理解剖 218

二、病理生理 219

三、临床类型 219

四、诊断 220

五、治疗 221

第二节　腹股沟疝 223

一、解剖概要 223

二、发病机制 225

三、临床表现 225

四、诊断 226

五、鉴别诊断 226

六、治疗 227

第三节　股疝 227

一、股管解剖 227

二、病因病理 227

三、临床表现 227

四、诊断与鉴别诊断 228

五、治疗 228

第四节　其他腹外疝 228

一、切口疝 228

二、脐疝 229

第二十七章

腹部损伤 230

第一节　概述 230

一、分类 230

二、病因 231

三、临床表现 231

四、诊断 231

五、治疗 235

第二节　常见腹内脏器损伤的诊断与治疗 237

一、脾脏损伤 237

二、肝脏损伤 238

三、胰腺损伤 239

四、十二指肠损伤 239

五、小肠损伤 240

六、结肠损伤 240

第二十八章

急性化脓性腹膜炎 241

第一节　解剖生理概要 241

第二节　急性弥漫性化脓性腹膜炎 242

一、病因 242

二、病理生理 243

三、临床表现 243

四、辅助检查 244

五、诊断与鉴别诊断 244

六、治疗 245

第三节　腹腔脓肿 246

一、膈下脓肿 246

二、盆腔脓肿 248

三、肠间脓肿 248

第二十九章

胃十二指肠外科疾病 249

第一节　解剖生理概要 249

一、胃 249

二、十二指肠 252

第二节　胃十二指肠溃疡的外科治疗 252

一、概述 252

二、胃十二指肠溃疡急性穿孔 253

三、胃十二指肠溃疡大出血 254

四、胃十二指肠溃疡瘢痕性幽门梗阻 255

五、胃大部切除术 256

第三节　胃癌 259

第三十章

小肠疾病 268

第一节　解剖生理概要 268

一、小肠的解剖 268

二、小肠的生理 269

第二节　肠梗阻 270

一、概述 270

二、粘连性肠梗阻 274

三、肠扭转 275

四、肠套叠 276

第三节　肠炎性疾病 277

一、克罗恩病 277

二、急性出血性肠炎 278

第四节　小肠肿瘤 278

第五节　肠瘘 280

一、肠外瘘 280

二、肠内瘘 282

第三十一章

阑尾炎 283

第一节　急性阑尾炎 284

一、病因 284

二、临床病理类型 284

三、临床表现 285

四、诊断与鉴别诊断 286

五、治疗 287

六、特殊类型阑尾炎 287

第二节　慢性阑尾炎 288

一、临床表现与诊断 288

二、治疗 288

第三十二章

结肠、直肠与肛管疾病 289

第一节　结肠、直肠及肛管的解剖生理 289

一、结肠解剖 289

二、直肠肛管解剖 290

三、结、直肠的生理功能 291

第二节　结肠、直肠及肛管检查方法 292

一、常见检查体位 292

二、检查方法 292

第三节　先天性巨结肠 293

第四节　先天性直肠肛管畸形 294

第五节　直肠息肉 296

第六节　肛裂 296

第七节　肛管直肠周围脓肿 297

第八节　肛瘘 298

第九节　痔 300

第十节　结肠癌 303

第十一节　直肠癌 306

第三十三章

肝脏疾病 309

第一节 肝脏解剖生理 309

第二节 肝脓肿 310

一、细菌性肝脓肿 310

二、阿米巴性肝脓肿 311

第三节 肝棘球蚴病 312

一、病因病理 312

二、临床表现 312

三、诊断 313

四、治疗 313

第四节 原发性肝癌 313

一、病因病理 313

二、临床表现 313

三、诊断 314

四、治疗与预后 315

第三十四章

门静脉高压症与上消化道出血 317

第一节 门静脉高压症 317

一、解剖特点 317

二、病因 318

三、病理生理 318

四、临床表现 319

五、诊断与鉴别诊断 319

六、治疗 319

第二节 上消化道出血的鉴别诊断和治疗原则 321

一、病因 321

二、临床分析 322

三、诊断与鉴别诊断 322

四、治疗 323

五、健康教育 324

第三节 脾切除的适应证 325

一、脾破裂 325

二、门静脉高压症 325

三、脾原发性疾病及占位性病变 325

四、造血系统疾病 325

第三十五章

胆道疾病 327

第一节 概述 327

一、胆道系统解剖生理 327

二、特殊检查方法 329

三、常见胆道疾病 330

第二节 胆道感染 331

一、急性胆囊炎 331

二、慢性胆囊炎 333

三、急性梗阻性化脓性胆管炎 333

第三节 胆石症 334

一、胆囊结石 334

二、肝外胆管结石 336

三、肝内胆管结石 337

第四节 胆道肿瘤 339

一、胆囊良性肿瘤 339

二、胆囊癌 339

三、胆管癌 341

第五节 先天性胆道疾病 342

一、先天性胆道闭锁 342

二、先天性胆管扩张 342

第三十六章

胰腺疾病 344

第一节 概述 344

第二节 胰腺炎 345

一、急性胰腺炎 345

二、慢性胰腺炎 349

第三节 胰腺假性囊肿 350

第四节 胰腺癌和壶腹部癌 350

一、胰腺癌 350

二、壶腹部癌 352

第三十七章

急腹症的诊断与鉴别诊断 354

第一节 急腹症的分类和特点 354

一、按神经支配、传导途径不同分类 354

二、按引起急性腹痛的常见病因分类 355

三、按学科分类 355

第二节 急腹症的临床诊断与分析 355

一、病史　355

二、体格检查　357

三、辅助检查　358

四、常见急腹症的诊断与鉴别诊断要点　359

第三节　急腹症的处理　360

一、非手术治疗　360

二、手术治疗　360

第三十八章

周围血管和淋巴管疾病　361

第一节　概述　361

一、疼痛　361

二、肿胀　362

三、感觉异常　362

四、皮肤温度改变　362

五、色泽改变　362

六、形态改变　363

七、肿块　363

八、营养性改变　363

第二节　下肢动脉硬化性闭塞症　363

一、病因病理　364

二、临床表现　364

三、检查　364

四、治疗　364

第三节　血栓闭塞性脉管炎　365

一、病因　365

二、病理生理　365

三、临床表现　365

四、诊断　365

五、鉴别诊断　366

六、治疗　366

第四节　雷诺综合征　367

一、病因病理　367

二、临床表现　367

三、诊断　367

四、治疗　368

第五节　原发性下肢静脉曲张　368

一、解剖生理　368

二、病因　368

三、病理生理　368

四、临床表现　369

五、诊断　369

六、鉴别诊断　370

七、治疗　370

八、并发症及其处理　371

第六节　深静脉血栓形成　371

一、病因　371

二、病理生理　371

三、临床表现　371

四、诊断　372

五、治疗　372

第七节　下肢淋巴水肿　373

一、病因病理　373

二、临床表现　373

三、诊断　373

四、预防与治疗　374

第三十九章

泌尿、男性生殖系统外科疾病的临床表现及检查　375

第一节　泌尿、男性生殖系统外科疾病的主要临床表现　375

一、排尿异常　375

二、尿液异常　376

三、尿道分泌物　376

四、疼痛　377

五、肿块　377

六、性功能障碍　377

第二节　泌尿、男性生殖系统外科检查　377

一、体格检查　377

二、辅助检查　378

第四十章

泌尿系统损伤　382

第一节　肾损伤　382

一、病因与分类　382

二、病理　383

三、临床表现　383

四、诊断　383

五、治疗 384

第二节 输尿管损伤 384
    一、病因病理 384
    二、临床表现 384
    三、诊断 384
    四、治疗 385

第三节 膀胱损伤 385
    一、病因病理 385
    二、临床表现 385
    三、诊断 385
    四、治疗 386

第四节 尿道损伤 386
    一、前尿道损伤 386
    二、后尿道损伤 387

第四十一章

泌尿、男性生殖系统感染与结核 389

第一节 概述 389
第二节 急性肾盂肾炎 389
    一、病理 390
    二、临床表现 390
    三、诊断 390
    四、治疗 390

第三节 肾积脓 391
    一、病因 391
    二、临床表现与诊断 391
    三、治疗 391

第四节 肾皮质多发性脓肿 391
    一、病因 391
    二、临床表现与诊断 391
    三、治疗 391

第五节 急性细菌性膀胱炎 391
    一、病因病理 391
    二、临床表现与诊断 392
    三、治疗 392

第六节 慢性细菌性膀胱炎 392
    一、病因与病理 392
    二、临床表现与诊断 392
    三、治疗 392

第七节 男性生殖系统感染 392
    一、前列腺炎 392
    二、附睾炎 393

第八节 泌尿、男性生殖系统结核 394
    一、泌尿系统结核 394
    二、男性生殖系统结核 396

第四十二章

尿石症 398

第一节 概述 398
    一、尿路结石形成因素 398
    二、尿路结石成分及性质 399
    三、病理生理 399

第二节 肾及输尿管结石 400
    一、临床表现 400
    二、诊断 400
    三、治疗 401
    四、预防 402

第三节 膀胱及尿道结石 402
    一、膀胱结石 402
    二、尿道结石 403

第四十三章

尿路梗阻 404

第一节 概述 404
    一、病因与分类 405
    二、病理生理 406
    三、治疗原则 406

第二节 肾积水 406
    一、临床表现 406
    二、诊断 407
    三、治疗 407

第三节 良性前列腺增生 407
    一、病因 407
    二、病理 408
    三、临床表现 408
    四、诊断 409
    五、鉴别诊断 410
    六、治疗 410

第四节 急性尿潴留 411

一、病因　411
二、临床表现与诊断　411
三、治疗　411

第四十四章
泌尿、男性生殖系统肿瘤　412
第一节　肾肿瘤　412
一、肾细胞癌　412
二、肾母细胞瘤　414
三、肾盂肿瘤　414
第二节　膀胱肿瘤　415
一、病理　415
二、临床表现　417
三、诊断　417
四、治疗　417
第三节　阴茎癌　418
一、病理　418
二、临床表现　418
三、诊断　418
四、治疗　418
第四节　睾丸肿瘤　419
一、病因病理　419
二、临床表现　419
三、诊断　419
四、治疗　419
第五节　前列腺癌　419
一、病因病理　419
二、临床表现　420
三、诊断　420
四、治疗　420

第四十五章
泌尿、男性生殖系统其他常见病　421
第一节　尿道下裂　421
一、临床表现　421
二、治疗　422
第二节　包皮过长与包茎　422
一、包皮过长　422
二、包茎　422
第三节　隐睾　423

一、临床表现　423
二、治疗　423
第四节　鞘膜积液　423
一、病因　423
二、临床表现　423
三、诊断与鉴别诊断　424
四、治疗　424
第五节　精索静脉曲张　424
一、病因　424
二、临床表现　424
三、诊断　425
四、治疗　425

第四十六章
男科学　426
第一节　男性性功能障碍　426
一、勃起功能障碍　426
二、射精功能障碍　427
第二节　男性不育症　428
一、病因　428
二、诊断　428
三、治疗　429

第四十七章
骨科检查法　430
第一节　骨科理学检查的原则　430
第二节　一般检查内容　431
一、视诊　431
二、触诊　431
三、叩诊　431
四、动诊　431
五、测量　431
第三节　神经系统检查　431
一、感觉　431
二、运动　432
三、反射　432
四、神经营养和括约肌功能检查　432
第四节　关节检查　432
一、四肢主要关节的活动度与肌肉神经
　　支配　432

二、各关节的检查　434

第四十八章

骨折　444

第一节　骨折总论　444

一、骨折的定义、病因、分类及移位　444

二、临床表现与诊断　445

三、骨折的并发症　446

四、骨折的愈合过程与影响因素　446

五、骨折急救　447

六、骨折的治疗原则　447

七、开放性骨折处理原则　448

八、愈合标准　449

九、骨折的预防　449

第二节　上肢骨折　449

一、锁骨骨折　449

二、肱骨干骨折　450

三、肱骨髁上骨折　451

四、前臂双骨折　451

五、桡骨下段骨折　452

第三节　下肢骨折及关节损伤　453

一、股骨颈骨折　453

二、股骨干骨折　454

三、膝关节半月板损伤　455

四、膝关节韧带损伤　456

五、胫腓骨干骨折　457

六、踝部骨折　457

第四节　脊柱骨折及骨盆骨折　458

一、脊柱骨折　458

二、骨盆骨折　460

第四十九章

关节脱位　462

第一节　概述　462

一、分类　462

二、发病机制与病理生理　463

三、临床表现与诊断　463

四、治疗　463

第二节　肩关节脱位　464

一、脱位机制与分类　464

二、临床表现与诊断　464

三、治疗　465

第三节　肘关节脱位　465

一、脱位机制与分类　465

二、临床表现与诊断　466

三、治疗　466

第四节　桡骨头半脱位　467

一、脱位机制　467

二、临床表现与诊断　467

三、治疗　467

第五节　髋关节脱位　467

一、髋关节后脱位　468

二、髋关节前脱位　469

三、髋关节中心脱位　469

第五十章

手外伤及断肢(指)再植　471

第一节　手外伤的一般处理　471

一、检查与诊断　471

二、现场急救　473

三、治疗原则　473

第二节　常见的手外伤　474

一、手部骨折　474

二、肌腱与神经损伤　474

三、手部常见开放伤　475

第三节　断肢(指)再植　475

一、断肢(指)的急救　476

二、断肢(指)再植的适应证及禁忌证　476

三、再植的手术原则　476

四、术后处理　477

第五十一章

周围神经损伤　478

第一节　概述　478

一、神经损伤的分类　479

二、病理与再生　479

三、临床表现与诊断　479

四、治疗　480

第二节　上肢神经损伤　481

一、臂丛神经损伤　481

二、正中神经损伤　482

三、尺神经损伤　482

四、桡神经损伤　482

第三节　下肢神经损伤　483

第五十二章

骨与关节感染　484

第一节　化脓性骨髓炎　484

一、急性化脓性骨髓炎　484

二、慢性化脓性骨髓炎　487

第二节　化脓性关节炎　488

一、病因　488

二、病理　488

三、临床表现与诊断　489

四、治疗　490

第五十三章

骨与关节结核　491

第一节　概述　491

一、病因　491

二、病理　492

三、临床表现　492

四、治疗　493

第二节　脊柱结核　494

一、病理　494

二、临床表现与诊断　494

三、治疗　495

第三节　髋关节结核　495

一、病理　495

二、临床表现与诊断　495

三、治疗　496

第四节　膝关节结核　496

一、病理　496

二、临床表现与诊断　496

三、治疗　497

第五十四章

非化脓性骨关节炎　498

第一节　骨关节炎　498

一、病因病理　498

二、分类　498

三、临床表现与诊断　499

四、治疗　499

第二节　类风湿关节炎　499

一、病因病理　499

二、临床表现与诊断　500

三、治疗　500

第三节　强直性脊柱炎　501

一、病因病理　501

二、临床表现与诊断　501

三、治疗　501

第五十五章

运动系统畸形　502

第一节　发育性髋关节发育不良　502

一、病因病理　503

二、临床表现与诊断　503

三、治疗　504

第二节　先天性马蹄内翻足　505

一、病因病理　505

二、临床表现与诊断　506

三、治疗　506

第三节　先天性肌性斜颈　507

一、病因病理　507

二、临床表现与诊断　507

三、治疗　507

第五十六章

运动系统慢性损伤　509

第一节　狭窄性腱鞘炎　509

一、病因病理　509

二、临床表现　510

三、治疗　510

第二节　腱鞘囊肿　510

一、临床表现　511

二、治疗　511

第三节　肱骨外上髁炎　511

一、病因病理　511

二、临床表现　511

三、治疗　511

第四节　粘连性肩关节囊炎　511

一、病因 512

二、临床表现与诊断 512

三、鉴别诊断 512

四、治疗 512

第五节 骨软骨病 513

一、股骨头骨骺骨软骨病 513

二、胫骨粗隆骨软骨病 513

第五十七章

股骨头坏死 515

一、病因与发病机制 515

二、病理 516

三、临床表现 517

四、诊断 517

五、治疗 519

六、预防 519

第五十八章

颈肩痛和腰腿痛 520

第一节 颈肩痛 520

一、颈肩部软组织急性损伤 520

二、颈肩部软组织慢性损伤 521

三、颈椎病 521

第二节 腰腿痛 523

一、概述 523

二、棘上、棘间韧带损伤 524

三、腰椎间盘突出症 525

第五十九章

骨肿瘤 527

第一节 概述 527

一、临床表现 527

二、诊断 528

三、外科分期 528

四、治疗 528

第二节 瘤样病变 529

一、骨囊肿 529

二、骨纤维发育不良 529

第三节 良性骨肿瘤 529

一、骨瘤 529

二、骨软骨瘤 529

三、软骨瘤 530

第四节 骨巨细胞瘤 530

一、临床表现 530

二、治疗 530

第五节 恶性骨肿瘤 530

一、骨肉瘤 530

二、软骨肉瘤 531

三、尤因肉瘤 531

第六节 滑膜肉瘤 532

一、临床表现 532

二、治疗 532

第七节 骨转移瘤 532

一、临床表现与诊断 532

二、治疗 532

中英文名词对照索引 533

参考文献 538

第一章 | 绪 论

教学课件　　思维导图

外科学（surgery）是研究外科疾病的发生、发展规律及其临床表现、诊断、预防和治疗的科学。所谓外科疾病，一般是指主要以手术或手法治疗为主要治疗手段的疾病。作为医学科学的一个重要组成部分，外科学也伴随着医学科学的发展而发展并不断变化、拓展。作为临床医学专业的主干学科，每一个医学生都必须经过外科学课程的学习。

第一节　外科学的范畴

外科学是医学科学的一个重要组成部分，它的范畴是在整个医学的历史发展中形成，并且不断更新变化的。在古代，外科学的范畴仅仅限于一些体表的疾病和外伤，但随着医学科学的发展，对人体各系统、各器官的疾病在病因和病理方面获得了比较明确的认识，加之诊断方法和手术技术不断地改进，现代外科学的范畴已经包括许多内部的疾病。

一、外科疾病分类

根据病因不同，外科疾病大体上可分为七类。

1. **损伤**　各种致伤因子引起的人体组织结构破坏或功能障碍，如内脏破裂、骨折、关节脱位、烧伤等，一般需要手术或其他外科处理，以修复组织和恢复功能。

2. **感染**　外科感染主要是指致病微生物或寄生虫侵袭人体，导致组织、器官的损害、破坏乃至于发生坏死和脓肿。这类局限的感染病灶适宜于手术治疗，如浅部化脓性感染及坏疽阑尾的切除、肝脓肿的切开引流等。

3. **肿瘤**　绝大多数的肿瘤需要手术处理。良性肿瘤切除后预后良好；对恶性肿瘤，手术能达到根治、延长生存时间或者缓解症状的效果。

4. **畸形**　先天性畸形，如唇裂腭裂、先天性心脏病、肛管直肠闭锁等，均需施行手术治疗。后天性畸形，如烧伤后瘢痕挛缩，也多需手术整复，以恢复功能和改善外观。

5. **内分泌功能失调**　如甲状腺和甲状旁腺功能亢进症等。

6. **寄生虫病**　如胆道蛔虫病、肝棘球蚴病等。

7. **其他**　常见的有器官梗阻如肠梗阻、尿路梗阻等；血液循环障碍如下肢静脉曲张、门静脉高压症等；结石形成如胆石症、尿路结石等；不同原因引起的大出血等，常需手术治疗予以纠正。

外科学与内科学的范畴是相对的，外科疾病与内科疾病的区分也是相对的。虽然外科一般以需要手术或手法为主要疗法的疾病为对象，而内科一般以应用药物为主要疗法的疾病为对象，但外科疾病也不是都需要手术的，而常是在一定的发展阶段才需要手术。如化脓性感染，在前期一般先用药物治疗，形成脓肿时才需要切开引流。而一部分内科疾病在发展到一定阶段也需要手术治疗，如胃十二指肠溃疡引起穿孔或大出血时，常需要手术治疗。不仅如此，由于医学科学的进展，有的原来认为应当手术的疾病，现在完全可以改用非手术疗法治疗，如大部分的尿路结石可以应用体外震波碎石术使结石粉碎排出。有的原来不能施行手术的疾病，如大多数的先天性心脏病，由于应用了低温麻醉、体外循环等新的技术,完全可以用手术方法来治疗。特别由于介入放射学的迅速发展,使外科与内科以及其他专科更趋于交叉。所以,随着医学科学的发展和诊疗方法的改进,外科学的范畴将会不断地更新变化。

二、外科专业分科

随着现代外科学在广度和深度方面的迅速发展,外科学的知识范围也越来越广,外科学的专业化发展成为必然,专业学科设置逐渐齐全。

外科专业分科的方式很多,临床上常见的有以下几种:

1. 按人体的部位或系统 可分为普通外科、神经外科、心胸外科、泌尿外科、骨科等。

2. 按患者年龄特点 可分为小儿外科、老年外科等。

3. 按手术方式 可分为整复外科、微创外科、显微外科、腔镜外科、移植外科等。

4. 按疾病性质 可分为肿瘤外科、烧伤外科、急症外科等。

第二节 外科学发展简史

一、外科学的发展历史

外科学是临床医学发展过程中逐步建立起来的一门学科,外科学的发展有着悠久的历史。外科(surgery)一词来源于拉丁语 chirurgia,即希腊语手(cheir)和操作(ergon),由此可见,早期的外科主要是依靠简单的手工操作来治疗疾病。早在古埃及出土的木乃伊,就可以发现头颅的手术痕迹;而早在 2 000 多年前的中国,已经从战争、生产和生活的实践中总结出了一些外科的实践经验。但早期的外科学发展缓慢,外科医生社会地位低下,其职责也仅仅是进行手术、接合骨折、治疗意外伤害、皮肤病等,患者只是在药物治疗无效时才找外科医生诊治。外科医生的培养不是通过正规的医学教育完成,而是由未受过系统教育、地位低微的人通过学徒方式学得手艺。直至 1745 年,外科医生才拥有自己的独立团体。1800 年英国国王乔治三世特许成立了伦敦皇家外科学院,1843 年维多利亚女王特许改称为英国皇家外科学院。直到 19 世纪 40 年代后,先后解决了手术疼痛、伤口感染和止血、输血等问题,才奠定了现代外科学的基础,外科学才真正进入持续发展的轨道。

(一)解剖学的发展

外科学的发展曲折坎坷,其根本原因在于没有解剖学作为基础。随着外科的不断进步,解剖学在外科中的作用愈显重要。古罗马时期最著名的医学家 Galen 认为,要求不懂解剖的外科医生对人体的操作不犯错误,就像要求盲人雕刻出一个完美的雕像一样。最早的解剖学书籍《解剖学》于1316 年由 Mondino de Luzzi 所著,从 1314 年到 1324 年,他在博洛尼亚大学举办了许多人体解剖学讲座。随着外科的发展,外科医生越来越认识到解剖学的重要作用,文艺复兴时期著名的外科医生 Ambrose Pare,就特别强调解剖学对外科的重要性。对解剖学贡献较大的还有 Andreas Vesalius,他于 1543 年出版的《人体结构》一书是当时最好的和流传时间最长的解剖学专著。18 世纪著名外科医生 William Chesilden 编写的解剖学图书使用了将近 100 年。1859 年,Henry Gray 发表了他的《格氏解剖学:描述与外科》,成为至今仍在应用的参考书。因此,外科学讲授解剖学的传统一直延续到20 世纪初期。

(二)病理学和实验外科学

意大利解剖学家 Giovanni Battista Morgagni 在 1761 年出版了《疾病之定位与起因》,他坚持临床观察和尸体解剖相结合,极大地提高了对临床外科基础的认识。英国医学家 John Hunter 对外科学的发展作出了划时代的贡献,被称为现代外科学的奠基者。他强调外科学中解剖学、生理学和病理学三者结合的作用,他对炎症的认识被认为是"外科的第一个原则",他还通过实验解决外科临床中的问题,是实验外科的开拓者。他的成就正如医学史学家 Fielding H. Garrison 在其墓碑上写的:"J. Hunter 的降临使外科不再仅是一种治疗手段,而开始立足于生理学和病理学,成为医学科学的一个分支。"

(三)麻醉与止血

19 世纪早期,因为疼痛影响了外科手术的施行,手术病例极少,外科医生只能是以最快的手术速度完成手术从而来减轻手术的痛苦。1842 年美国乡村医生 Crawford W. Long 在切除皮肤小肿瘤时使用了乙醚,但他没有报道。1846 年,William Morton 在麻省总医院首先公开成功使用乙醚施行麻醉。19 世纪中叶,John Snow 率先成为专业麻醉师,打破了外科医生兼职麻醉师的局面。20 世纪出现的气管内麻醉、静脉麻醉、神经阻滞麻醉等,使外科学的发展进入了一个崭新的阶段。

手术出血是外科发展的另一障碍,英国医生 Wells 1872 年介绍了止血钳,1873 年德国的 Ismarch 在截肢时提倡用止血带,使手术中主动止血成为可能。1901 年和 1907 年相继由 Landsteiner 和 Jam Jansky 发现了血型并首次完成异体输血,使外科手术出血问题得以解决。

(四)无菌术与抗菌法

伤口"化脓"是困扰外科医生近 100 年的最大难题之一,其时,截肢后的死亡率竟高达 40%~50%,主要原因就是伤口"化脓"。1865 年前后,法国科学家 Louis Pasteur 发现发酵和腐败是由一种活的、能繁殖的小生物造成的,他推断脓的形成、伤口感染以及一些发热可能也是由小生物造成的,此即初期的细菌理论。1867 年,英国 Joseph Lister 采用苯酚(石炭酸)溶液冲洗手术器械,并用苯酚溶液浸湿的纱布覆盖伤口,使他所施行的截肢手术的死亡率自 40% 降至 15%,成为外科学抗菌术的先驱。1877 年德国外科医生 F.von Bergmann 对 15 例膝关节穿透性损伤伤员,仅进行伤口周围的清洁和消毒后即加以包扎,有 12 例痊愈并保全了下肢,他认为,不能将所有的伤口都视为感染伤口,而不让伤口再被污染更为重要。在这个基础上他采用了蒸气灭菌,并研究了布单、敷料、手术器械等的灭菌措施,在现代外科学中建立了无菌术。1889 年德国的 Furbringer 提出了手臂消毒法,1890 年美国 William S. Halsted 开创了灭菌橡皮手套,从而使无菌术臻于完善,由此奠定了外科无菌术的基础。

(五)抗生素的应用及现代技术的发展

1929 年英国 Fleming 发现了青霉素,1935 年德国 Domagk 提倡在感染时使用百浪多息(磺胺类药),此后一系列抗菌药物的研制和应用,使外科感染明显减少,为外科学的发展开辟了一个新时代。麻醉术的不断改进以及输血和补液的日益受到重视,进一步扩大了外科手术的范围,并增加了手术的安全性。20 世纪 50 年代初期,低温麻醉和体外循环的应用,为心脏直视手术开辟了发展道路。20 世纪 60 年代开始,由于显微外科技术的发展,推动了创伤、整形和移植外科的进步。20 世纪 70 年代以来,各种纤维光束内镜的出现,加之影像医学的迅速发展,大大提高了外科疾病的诊治水平;特别是介入放射学的开展,应用显微导管进行超选择性血管插管,不但将诊断,同时也将治疗深入到病变的内部结构。此外,生物医学工程技术对医学正在起着革命性的影响,日新月异的免疫学、医学分子生物学的进展,特别是对癌基因的研究,已渗透到外科学的各个领域,毫无疑问,外科学终将出现多方面的巨大变化。

二、我国外科学的发展

(一)传统医学外科的历史

我国传统医学外科有着悠久的历史,早在公元前 14 世纪商代的甲骨文中就有"疥""疮"的记载。在公元前 1066 年—公元前 481 年的周朝,外科已经是独立的专科,称为疡科,外科医生称为疡医。最早的医学著作《黄帝内经》已有"痈疽篇",详细介绍了 20 多种外科疾病及其治疗方法。汉代杰出的外科名医华佗施行死骨剔除术、剖腹术,尤其创用酒服麻沸散作为麻醉药,对外科的发展作出了巨大的贡献。

南北朝时龚庆宣所著《刘涓子鬼遗方》，是我国最早的外科专著，其中的"金疮专论"是战伤治疗的总结。隋代巢元方的《诸病源候论》介绍了断肠缝连、腹疝脱出等手术采用丝线结扎血管，该书还对炭疽病、单纯性甲状腺肿等外科疾病做了详细的描述。

唐代孙思邈的《千金要方》记述下颌关节脱位手法整复的方法与现代采用的手法相类似。蔺道人所著《理伤续断方》，是我国第一部伤科专著，对骨折、脱位的处理做了完整的描述。宋代王怀隐的《太平圣惠方》记载了用砒剂治疗痔核。金元时代齐德之所著的《外科精义》卷首"论疮肿诊候"中，强调了外科诊疗的辨证论治和整体观法则。同期的危亦林著《世医得效方》，比西方国家早600余年提出对脊柱骨折用悬吊复位法，同时，他还主张先用乌头、曼陀罗等药物麻醉后再做骨折或关节脱位的整复手术。

我国明代更是外科名医辈出，如薛己、汪机、王肯堂等，他们对破伤风的预防、脓肿、炭疽的诊治、局部麻醉的应用等作了如实的叙述；陈实功的《外科正宗》一书中收集了明代以前的外科有效汤药方，而且主张急用缝线缝合自刎的气管刀口，对乳腺炎、乳腺癌也有清晰的描述。清初有专治骨折和脱位的医生，《医宗金鉴》中的"正骨心法"总结了传统的正骨疗法；清末高文晋所著《外科图说》，是一部以图释为主的中医外科学。以上例证充分说明，我国外科学具有悠久的历史和丰富的临床经验，在传统医学历史上占有重要的地位。

（二）中国当代外科的发展

虽然我国传统医学中外科学历史悠久，西方外科学传入我国也约有 150 年的历史，但旧中国的外科学发展十分缓慢，医疗水平低下、设施设备落后。中华人民共和国成立后，外科学的发展逐渐跟上了国际发展的步伐。随着外科的专业化建设，外科医生队伍不断扩大，专业学科设置逐渐齐全，如麻醉科、心胸外科、神经外科、骨科、整复外科、泌尿外科、普通外科、移植外科等，在中西医结合治疗急腹症、骨折、大面积烧伤及断肢(指)再植、肝癌治疗、肝胆管结石诊治、食管癌治疗等方面均已达到国际先进水平，微创外科、移植外科技术等更是引领着当今外科学的发展方向。随着近年与国外交流的增多，加速了我国外科的发展，外科技术水平也得以迅速提高。全国有住院条件的医院，均已开设有外科专科，各种新设备、新技术得以广泛推广、应用。

知识链接

引领全球的断肢再植技术

1963 年 1 月 2 日，上海第六人民医院的陈中伟医生和他的同事们在医学界创造了一项世界级医疗奇迹，对上海一名青年工人被冲床离断的右手，通过重新连接患者的肌肉、肌腱、骨头、神经以及血管，成功进行了断肢再植。术后患者的右手恢复了屈、伸、转、翻等功能，回到了自己的工作岗位，被公认为世界医学史上首例成功的断肢再植病例。

1978 年 10 月，上海第六人民医院的于仲嘉医生又成功实施了世界上第一个再造手手术，为受伤失去双手的患者右上肢桡骨残端安装了一个钛合金钢"掌骨"，外面再覆盖上手臂的肌肉、血管、神经和皮肤，做成人造手掌，再在手掌的基础上移植两个脚趾做手指，就成功诞生了一只能握、能捻、能勾，感觉良好、动作灵活的新手，国际上将之誉为"中国手"。

第三节　外科医生的培养

优秀的外科医生的培养是一个外科医生素质全面提升的过程，不仅仅需要有坚实的理论基础和手术技巧的培养,更需要重视其人文素质、逻辑思维能力、科研能力的培养。

一、良好的医德

一名优秀的外科医生,首先应充满着对患者关爱的人文情怀,"一切为了患者"的精神应体现在平日的工作中。所以,外科医生除了需要加强基础理论和临床技能的学习,还应注意人文素养的提升。

随着人的健康水平和对健康的需求大大提高,临床工作不但要治好患者的躯体疾病,而且还要尽可能恢复其劳动、生活能力以及维持良好的生活质量,这就给医学及医生提出了更高的要求。要达到这一要求,每一位外科医生从学习外科开始就应注意培养良好的医德。医德不是抽象的概念,而是贯穿于整个医疗活动的行为准则。

外科医生直接服务于患者,良好的服务态度是做好工作的前提,否则难以取得患者的理解与合作,有辱自己的使命。要提供良好的服务必须要体会服务对象的感受和要求,只有体会到患者的痛苦,才能热诚地、耐心地、尽自己最大努力地去解除患者的痛苦。要时刻谨记,医生所有工作内容的重心都是围绕着患者,一定要对患者负责而无论其处于何种境况,且要在工作每个细节上精益求精,做到极致。而只有具备这种高度责任感的医生,才能在平日的临床工作中表现更为主动,常能及时发现并解决患者诊治过程中出现的问题,这对自身的全面提高无疑是极为有利的。外科疾病的治疗通常需要团队协作完成,因而,外科医生应具备良好的社会沟通能力,通过与患者沟通、与同事沟通,努力构建一个和谐的工作环境。

对患者疾病诊治的失败,意味着将给患者及其家庭、社会带来难以估量的损失。因此,一名合格的外科医生应视患者的利益高于一切,勇于牺牲自己的个人利益,包括自己的休息时间和精力,以满足患者的需求;同时,还应在维护患者健康的前提下,不断进行研究、总结,在工作中提高自己的诊治能力和水平。

知识链接

裘法祖——70 余年修炼仁心仁术

裘法祖是中国现代普通外科的主要开拓者,肝胆外科和器官移植外科的主要创始人,被誉为"中国外科之父"。裘法祖的外科手术,被称为"裘氏手术",特点是"稳、准、轻、细、快"。他不断钻研,改进的手术方法不下数十种,还创造了别具风格的"贲门周围血管离断术",达到了手术出血少、死亡率低的奇效。

二、浓厚的兴趣和进取心

要做好任何一项工作,都必须对该项工作怀有浓厚的兴趣,兴趣的培养往往在于对问题的专注和思考。外科学的内容博大精深、内涵丰富,每一个病例都可能千变万化。在医疗实践中,不断对自己提出"为什么",能使自己体会到学识的浅薄,需要不断地学习,如此才能使自己持久地保持学习的兴趣,不断追求新的目标。外科医生只有以极大的热情追逐世界外科技术的发展,理解治病救人的核心价值,才能享受到外科技术带来的快乐和职业尊严。

丰富的外科临床实践为每一个外科医生提供了学习和提高的机会,通过每一例患者的诊治过程和结果,医生可以不断验证自己的分析判断,总结经验和教训,同时,结合学习前人的经验和新的知识,不断提高自己的临床诊治水平,逐步向成熟的外科医生迈进。每一位患者治愈、每一个疾病攻克之后,又会有新的病例等待去诊治、新的技术或方法等待去掌握,因此,外科医生的学习和提高永无止境,始终保持一颗积极的进取心,是外科医生成长的动力。

三、精湛的技术

(一)掌握全面的知识

医学各学科的知识是相互渗透、交叉的,在诊治患者的过程中,医生需运用掌握的所有相关知识,知识的欠缺将会导致诊治的偏差甚或失误,尽管有些失误不一定会造成患者的损害,但仍应引起我们的高度重视。外科学是医学的一个分支,外科医生不能只局限于外科学课程的学习,而需要不断更新和深入学习心理学、法律、统计学、分子生物学等学科的新概念、新技术、新方法,特别是解剖学、病理学等外科学的基础学科,要不断重复学习,直至运用自如。外科学的学科建设不断向专业化发展,这种细化的分科在促进外科学发展的同时,也增加了学习外科学的难度。一个外科医生不可能熟练掌握所有的外科专科知识,但基本的外科知识必须掌握。在进入外科专科以前,应适当轮转外科的基本学科,如骨科、泌尿外科、神经外科、心胸外科、普通外科等,正如医学专业的学生需要学习内、外、妇、儿及其他学科一样。

(二)重视临床及基础研究

临床医学是由经验医学发展而来的,经验的总结对医学的发展至关重要,但临床经验又带有很大的主观性,不能全面、客观地反映事物的本质。按照循证医学的要求,临床医学的数据应该是通过科学设计、实践和总结得出的结果。医学研究应采信客观性的结果,即经过科学设计而获得的临床实践结果,并用以指导临床工作。疾病的病因、病理变化以及诊断、治疗方法的发现与提出,均须基础研究加以证实和验证。因此,外科医生需要掌握一定的基础研究方法,如实验动物的方法、对组织细胞形态学的观察、分子生物学方法、实验设计和数据处理等,以利于科学研究的开展。

(三)注重临床技能训练

外科手术是外科治疗疾病的主要手段,外科医生既需要动脑,还需要动手,这就要求外科医生必须有扎实的临床基本功,包括病历书写、体格检查、临床资料的归纳、分析和判断,同时,外科的基本操作如无菌术、切开、缝合、止血、结扎、引流、换药等要不断地训练和强化。规范操作是防止差错事故发生的重要保证,从学习开始,就要严格执行各项操作规程,只有在规范操作的基础上,才能形成自己的特点,在熟悉基本手术方法的基础上,才能不断改进、创新。

四、辩证的临床思维

临床思维是医生对疾病现象进行调查、分析、综合、判断、推理等一系列的思维活动,以认识疾病的本质,建立诊断假设并进行鉴别诊断的思维过程。在临床实践中,临床思维极为重要,正确的临床思维可有效指导临床实践,提升诊疗方案的准确性,避免误诊情况的发生。

临床思维能力的培养,首先要注重基础理论的学习,具有坚实的医学理论知识。外科医生在进入临床工作之前,在医学院校经过系统的专业理论学习,这是从事临床工作的基础。但是只靠这些还远不能满足实际临床工作的需要,特别是提高临床思维能力的需要。所谓的基础理论,并不单纯指生理学、解剖学、病理学、生物化学和各种疾病的诊断、治疗等理论,还包括许多与之纵向和横向联系的知识以及社会人文科学方面的知识。人类的健康和疾病,既受自然规律的支配,又受社会环境、家庭经济因素的影响;患者既是患病的生物机体,同时又是社会中的一员,具有复杂的精神活动。因此,临床上许多疾病的发生和发展都与社会环境、家庭经济生活及各自的社会心理因素有关,如果医生不具备社会人文科学方面的知识,就无法了解患者得病的社会心理原因,在诊断和治疗过程中也就难以取得好的治疗效果。

临床思维能力的培养还要坚持实践性原则,没有临床实践就没有临床思维的产生,没有临床实践就无法彻底弄通书本上的知识和老师传授的经验,更谈不上正确地运用这些知识和经验。只有亲身去接触患者,全面系统地掌握病史及症状体征变化过程中的真实资料,才能不断地丰富和增加感性认识,使思维建立在丰富的感性认识的基础之上,才能提高自己的思维能力,增强思维的正确性、敏感性。在实践中,针对具体的疾病和患者,依靠已学到的专业理论知识及相关知识,运用正确的思维方法进行科学的分析,这样不仅能有效地为临床实践服务,而且能提高自己的理性认识,积累起丰富的经验。临床思维能力来自临床实践,实践又需要有理论知识作铺垫,需要科学的思维方法。没有实践就失去了临床思维的基础,但是,有了临床实践并不等于就有了正确的临床思维能力,还要有科学的方法作指导。随着时代的进步,医生的理论知识需要及时地更新,实践的方法需要相应地变更,这些都是互相联系、相互促进的。

知识链接

外科学中的辩证思维

外科学可以说处处展现着辩证唯物思想。辩证唯物思想着重强调实践才是所有认知的现实性基础,认知就是在实践的基础之上,主体对于客体所出现的能动性反应。如早期的乳腺癌手术只是单纯对局部的肿块进行切除处理,之后则对乳房进行单纯切除,再之后则是采用的标准根治术进行处理,然后就是对根治手术进行扩大和改良处理,不断地进行完善和深入治疗,体现了实践和认知之间的辩证关系;无菌手术的出现,抗生素等药物的发现及应用过程,也是一种偶然性和必然性的结合。

五、良好的工作习惯

良好的工作习惯是外科医生成长的关键。一是要做到术前全面诊断、充分的术前准备及患者耐受力评估、严格掌握适应证和禁忌证,充分与家属、患者沟通诊疗方案,让他们理解和接受;二是要完善相关的签字法律文书手续,遵循术前讨论汇报制度等;三是术前养成多看手术图谱或录像的习惯,思考每个手术环节可能遇到的意外情况,做好预防补救措施;四是术中要强调团队合作协调精神,关键危险操作先留好退路和补救办法;五是一定要注意术后患者的异常主诉,注意体温、引流、排气情况及水电解质营养平衡,多考虑与手术有关的原因,及时发现处理手术并发症。外科医生要时刻注意养成一个良好的工作习惯,做一个自觉成长者。

知识链接

好医生应该具备的素质

高尚的医德、强烈的责任心、精良的医术、服务的艺术。

吴阶平

21 世纪是外科学飞速发展的新阶段,立志献身外科事业的医学生,必须努力学习先进的理论、先进的技术,大胆创新地开展工作,紧跟时代前进的步伐,尽早成为德才兼备、适应新时期的合格外科医生。

(张松峰)

第二章 ｜ 无 菌 术

ER 2-1

教学课件

ER 2-2

思维导图

案例导入

患者男性，50 岁。1 个月前于当地医院行右侧髋关节置换术，查体可见右侧髋关节一长约 20cm 的手术切口，切口下方有一肿物，触之有压痛，皮温较高，肿物活动度尚可，约 5cm × 6cm 大小。目前患者发热持续 3 天，最高达 38℃，白细胞 13×10^9/L，有明显的败血症表现，经抗生素保守治疗 2 天无效。X 线可见右侧股骨干骨质内金属人工置换物影，人工关节在位，假体周围未见骨质吸收。

请思考：

1. 患者出现感染最可能的原因是什么？
2. 该如何预防？

无菌术（asepsis）是临床医学的一个基本操作规范，其意义对外科工作尤为重要。微生物普遍存在于人体和周围环境中，在手术、穿刺、插管、注射及换药等诊疗操作过程中，微生物能够通过直接或间接途径进入伤口或组织引起感染。无菌术就是针对微生物及感染途径所采取的一系列预防措施，由灭菌法、消毒法、一定的操作规则及管理制度所组成。

灭菌（sterilization）是指杀灭一切活的微生物，包括芽孢。消毒（disinfection）则是指杀灭病原微生物和其他有害微生物，但并不要求杀灭所有微生物，如芽孢。在临床工作中，通常对应用于手术区域或伤口的物品按灭菌要求处理，而手术人员的手臂、患者的皮肤、某些特殊手术器械、手术室空气等则运用消毒的标准进行处理。灭菌法是指使用物理方法（如高温）或化学方法（如戊二醛），将手术区或伤口接触的物品上的一切活的微生物彻底消灭。抗菌法即消毒法，是应用化学药物来杀灭病原微生物和其他有害微生物。有关的操作规则和管理制度则是为了防止已经灭菌和消毒的物品、已行无菌准备的手术人员、无菌区域再被污染的保障措施。医务人员在实施医疗实践过程中必须严格遵守无菌原则。

无菌术的由来

英国 Joseph Lister 经过观察发现，闭合性骨折不管伤势多重，一般都不会化脓；相反，开放性骨折，即使仅有微小的皮肤破损也会发生化脓。他据此并结合巴斯德的研究做出推论：空气中的微生物是引起伤口化脓和感染的原因。为了证明自己的推论，Joseph Lister 在多次尝试失败后，他选择了有效的灭菌剂——石炭酸，建立了一套新的灭菌法，不仅在每项手术前需要认真洗手，而且还要确保使用的器皿和敷料都做彻底的消毒处理。1867 年，李斯特在《柳叶刀》上正式公布了自己创造的外科消毒法。

第一节　手术器械、物品的灭菌、消毒法

一、灭菌法

1. **压力蒸汽灭菌法**　应用最为普遍，效果可靠。压力蒸汽灭菌器类型和样式较多，较常用的包括：①下排气式压力蒸汽灭菌器，压力达到 104~137.3kPa 时，温度可达 121~126℃，维持 30 分钟，可杀灭一切微生物。②预真空压力蒸汽灭菌器，现已被多数医院采用，其特点是先抽吸灭菌器内的空气使其呈真空状态，然后由中心供气系统将蒸气直接输入灭菌室，这样可以保证灭菌室内的蒸气分布均匀，整个灭菌过程所需时间可大幅缩短，对物品的损害也最轻微。蒸汽压力达到 205.8kPa 时，温度可达 132~134℃，维持 4 分钟，可杀灭包括细菌芽孢在内的一切微生物（表 2-1）。

表 2-1　压力蒸汽灭菌器灭菌参数

设备类型	物品类别	温度	所需最短时间	压力
下排气式	敷料	121℃	30 分钟	102.9kPa
	器械	121℃	30 分钟	102.9kPa
预真空式	器械、敷料	132~134℃	4 分钟	205.8kPa

压力蒸汽灭菌法适用于大多数医用物品，包括手术器械、消毒衣巾及布类敷料的灭菌。使用高压蒸汽灭菌法注意事项：①应由专人负责。②灭菌物品包扎件不要包得过紧，不用绳扎，体积控制于长 40cm、宽 30cm、高 30cm 以内。③灭菌器内的包裹不宜排得过密，下排气式压力蒸汽灭菌器的装载量为柜室容积的 10%~80%，预真空压力蒸汽灭菌器的装载量为柜室容积的 5%~90%，以免妨碍蒸汽透入，影响灭菌效果。④灭菌包内、外各预置一条灭菌指示条带，按要求灭菌完毕，指示带上出现黑色条纹，表示已达到灭菌要求。⑤已灭菌的物品应注明灭菌日期，并与未灭菌的物品分开放置，灭菌后物品有效期为 2 周。⑥易燃、易爆物品如碘仿、苯类等禁用压力蒸汽灭菌法。⑦瓶装液体灭菌时，用玻璃纸或纱布扎紧瓶口，如用橡皮塞，则应插入针头排气。

2. **化学气体灭菌法**　这类方法适用于不耐高温、湿热的医疗材料的灭菌，如电子仪器、光学仪器、内镜及其专用器械、心导管、导尿管及其他橡胶制品等物品。目前主要采用环氧乙烷气体灭菌法、过氧化氢等离子体低温灭菌法和甲醛蒸气灭菌法等。

3. **煮沸灭菌法**　金属器械、玻璃、搪瓷制品及橡胶类物品耐热耐湿，适用此法。在水中煮沸至 100℃并持续 20 分钟，可杀灭一般细菌，而带芽孢的细菌，如破伤风杆菌、气性坏疽杆菌污染者，必须每日至少煮沸 1~2 小时，连续 3 天。若在水中加入碳酸氢钠，使之成为 2% 的碱性溶液，温度可提高到 105℃，这样灭菌时间可缩短至 10 分钟，既增强灭菌效果，又有除污防锈作用。高原地区水

的沸点低,煮沸灭菌的时间须延长。海拔高度每增高 300m,煮沸时间延长 2 分钟。高原地区可应用压力锅煮沸灭菌。压力锅的蒸汽压力一般为 127.5kPa,温度可达 124℃,10 分钟即可灭菌。

4. 火烧法 只适于金属器械在紧急情况下应用。使用 95% 酒精燃烧杀灭细菌,此法对器械损害较大。

二、消毒法

消毒法包括药液浸泡、甲醛熏蒸和紫外线照射三种,用于皮肤消毒和不耐高温灭菌的物品。

1. 药液浸泡

(1)**2% 戊二醛消毒液**:具有广谱、高效杀菌作用,是目前首选的化学消毒剂。一般手术器械浸泡 30 分钟可达消毒作用,浸泡 10 小时可达灭菌作用。适用于怕热不怕湿的物品消毒,如内镜、刀片、剪刀等。

(2)**碘伏**:是碘与聚维酮的结合物,含碘 1%,用于皮肤消毒,杀菌作用可维持 2~4 小时,对皮肤暂存和常存的细菌均有效果。

(3)**酒精**:75%(容量计)浓度杀菌力最强,能使微生物的蛋白质变性、凝固。常用于皮肤消毒,并有脱碘作用。各种金属器械及锐刃器械消毒时,可用其浸泡 30~60 分钟。

(4)**苯扎溴铵溶液**:可用于皮肤和金属器械的消毒,也可用于内镜消毒。常用浓度为 0.1%,浸泡时间为 30 分钟。如在 0.1% 苯扎溴铵溶液 1 000ml 中加入医用亚硝酸钠 5g,则有预防金属生锈的作用。

(5)**氯己定溶液**:主要用于浸泡金属器械。浸泡时间为 30 分钟,也可用作皮肤和黏膜消毒,毒性刺激较小,杀菌力较强,使用的溶液浓度为 0.1%。

药物浸泡法注意事项:①浸泡前,器械应去污、擦净油脂。②消毒物品应全部浸泡在溶液内,有关节的器械应张开关节,管瓶类物品内外均应浸泡在溶液中。③使用前,需用灭菌盐水将消毒液冲洗干净以免损伤组织。④定期检测消毒液的浓度,更换消毒液。

2. 甲醛熏蒸 将甲醛溶液倒入高锰酸钾内,产生蒸气进行熏蒸 1 小时,即可达到满意的消毒效果。甲醛具有强烈刺激作用,此法已逐渐被淘汰。

3. 紫外线 适用于手术室、治疗室、隔离病房或必须进行消毒清洁的病房。它可以杀灭悬浮在空气中和依附于物体表面的微生物。

第二节　手术人员和患者手术区域的准备和术中无菌原则

一、手术人员术前准备

1. 一般准备 入手术室后换穿手术室准备的清洁鞋和衣裤,戴好口罩及帽子,遮住鼻孔和头发。剪短指甲,去除甲缘下积垢。手臂皮肤破损或有化脓性感染时,不能参加手术。

2. 手臂消毒法 手臂的消毒包括清洁和消毒两个步骤,先用肥皂液或洗手液,按外科"六步洗手法"彻底清洗手臂,去除表面各种污渍,然后用消毒剂作皮肤消毒。外科"六步洗手法"流程如下:①掌心相对,手指并拢,相互揉搓;②手心对手背,沿指缝相互揉搓;③掌心相对,双手交叉,沿指缝相互揉搓;④一手握着另一手大拇指,旋转揉搓,交换进行;⑤弯曲各手指关节,在另一手掌心旋转揉搓,交换进行;⑥依次揉洗手腕、前臂、上臂下 1/3。流动水冲洗手及手臂,手部高于手臂。再用消毒手刷,接取适量外科手消毒液,继续刷洗。刷洗顺序:指尖→各指缝→手掌→手背→手腕→前臂→肘部→上臂下 1/3。刷洗交替进行 3 分钟后用流动水冲洗手及手臂上的消毒液,双手保持拱手姿势,用无菌巾将手及前臂水擦干,注意保护手及手臂。

传统的手臂消毒法有肥皂水刷洗、酒精浸泡法,需要 15 分钟才能完成,现已很少用。

3. 穿无菌手术衣和戴无菌手套方法

（1）**穿传统式手术衣**：应先穿手术衣，后戴手套。将手术衣轻轻抖开，提起衣领两角，注意勿将衣服外面对向自己或触碰到其他物品，稍掷起手术衣，将两手插入衣袖内，两臂向前伸，让巡回护士协助穿衣，最后双臂交叉提起腰带向后递，由巡回护士在身后系紧（图 2-1）。

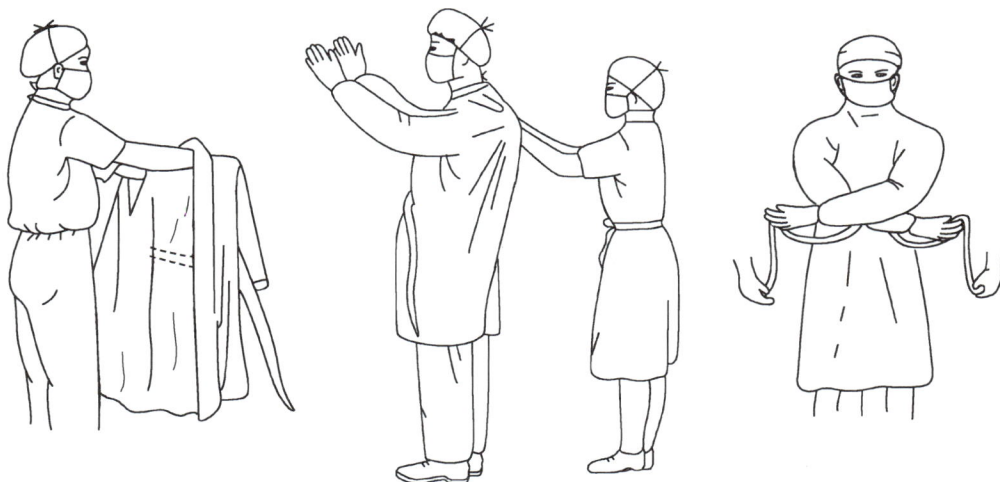

图 2-1　穿无菌手术衣的方法

（2）**戴无菌手套**：没有戴无菌手套的手，只允许接触手套内面部分，不应碰到手套的外面，从手套包内将手套取出，用左手自手套夹内捏住手套翻折部，先用右手插入手套内，注意勿触手套外面，再用已戴好手套的右手指插入左手手套的翻折部，帮助左手插入手套内。已戴手套的右手不可触碰左手皮肤，将手套翻折部翻回盖住手术衣袖口，用生理盐水或无菌用水洗净手套外面的滑石粉（图 2-2）。

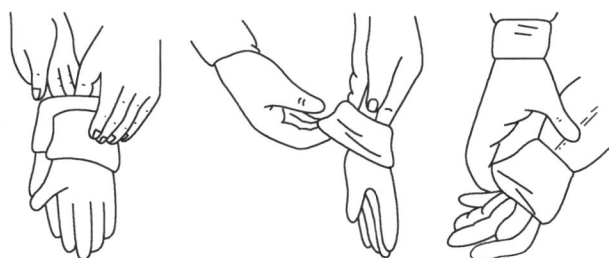

图 2-2　戴无菌手套的方法

（3）**连台手术更衣法**：如果手术完毕，手套未破，连续施行另一手术时，可不用重新刷手，仅需浸泡酒精或苯扎溴铵溶液（新洁尔灭）5 分钟，也可用碘尔康或灭菌王涂擦手和前臂，再穿无菌手术衣和戴手套。但应采用下列更衣方法：先将手术衣自背部向前反折脱去，使手套的腕部随之翻转于手上，然后用右手扯下左手手套至手掌部，再以左手指脱去右手手套，最后用右手指在左手掌部推下左手手套。脱手套时，手套的外面不能接触皮肤。若前一次手术为污染手术，则需要重新洗手。

二、患者手术区的准备

　　患者手术区准备的目的是消灭拟作切口处及其周围皮肤上的细菌。对手术区皮肤上较多的油脂或胶布粘贴剂残迹，可用松节油和 75% 酒精擦净，也可用 0.1% 苯扎溴铵涂擦 2 次。对婴儿、面部皮肤、口腔、肛门、外生殖器等部位可选用刺激性小的碘伏或 0.1% 苯扎溴铵溶液消毒。在植皮时，供皮区的消毒可用 70% 酒精涂擦 2~3 次。

　　注意事项：①消毒皮肤应由手术区中心部向四周涂擦，如为感染伤口或会阴肛门处的手术，则应自手术区外周涂向感染伤口或会阴肛门处，已经接触污染部位的药液纱布不能再擦拭清洁处。②手术区皮肤消毒范围应包括手术切口周围 15cm 的区域。如手术时需要延长切口，则应适当扩大消毒范围，以下为不同手术的皮肤消毒范围（图 2-3）。

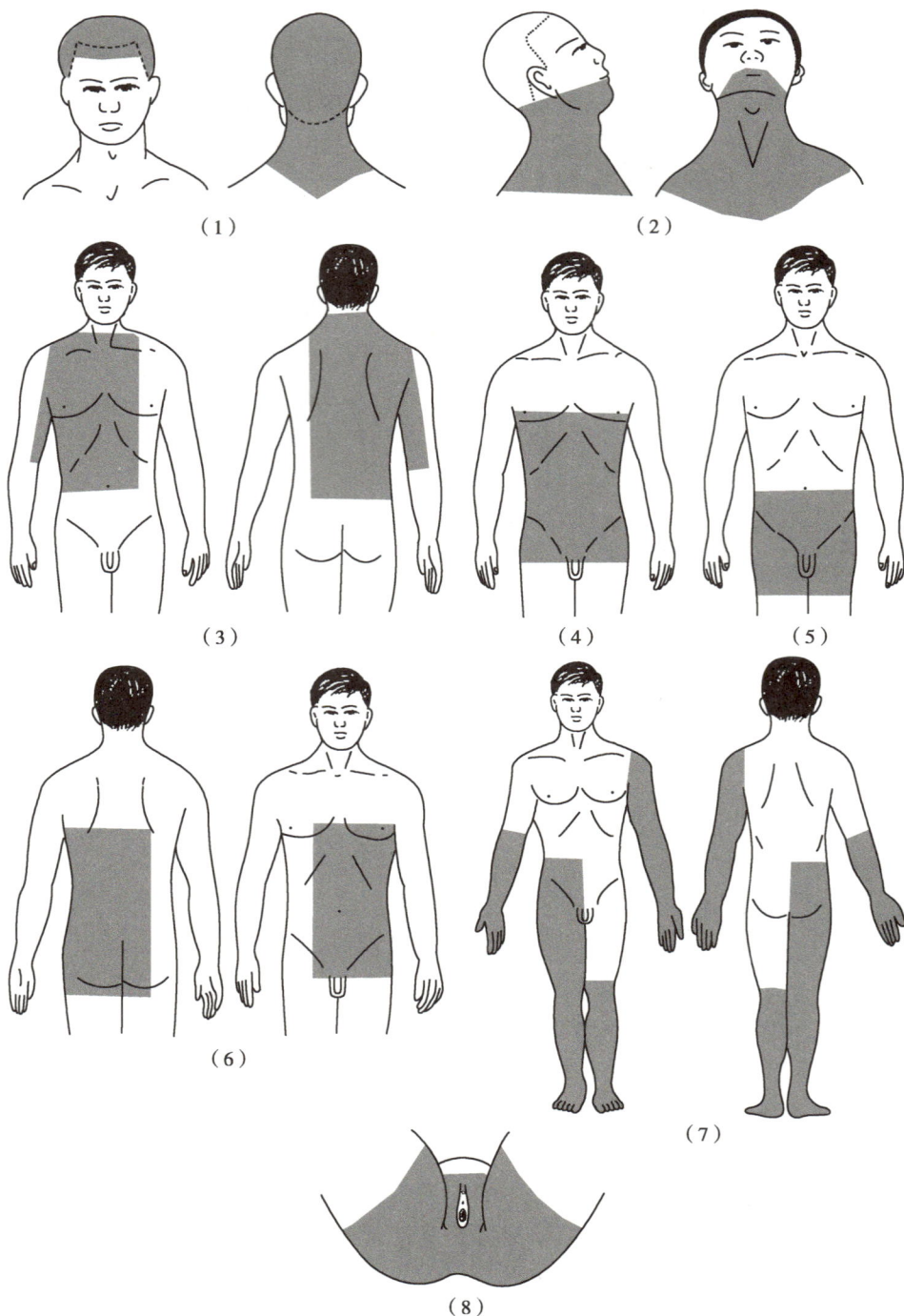

图 2-3　患者不同手术区的皮肤消毒范围

（1）颅脑手术的皮肤消毒范围；（2）颈部手术的皮肤消毒范围；（3）右侧胸部手术的皮肤消毒范围；（4）腹部手术的皮肤消毒范围；（5）腹股沟和阴囊部位手术的皮肤消毒范围；（6）左肾手术的皮肤消毒范围；（7）四肢不同部位手术的皮肤消毒范围；（8）会阴和肛门部位手术的皮肤消毒范围。

　　手术区消毒后，铺盖无菌布单。其目的是只显露手术切口所必需的最小皮肤区域，遮盖其他部位，以免和尽量减少术中污染。现在更多的是粘贴无菌塑料薄膜，切开后薄膜仍黏附在伤口边缘，有效地防止皮肤尚存细菌进入伤口。小手术仅铺盖一块小孔巾即可，较大手术须铺盖无菌巾和其他必要的布单。原则是除手术野外，至少要有两层无菌布单遮盖。要求如下：用四块无菌巾，每块的一边双折少许，遮盖手术切口周围，每侧铺盖一块无菌巾；通常先铺操作者对面，或铺相对不洁区

（如会阴、下腹），最后铺靠近操作者一侧，并用布巾钳夹住交角处，以防止移位。一经铺巾，不可移动。如位置不准确，也只能是由手术区向外移动，然后根据实际情况，再铺中单、大单。大单的头端应盖过麻醉架，两侧和足端部应垂下超过手术台边 30cm 以上。

三、手术进行中的无菌原则

1. 手术人员一经"洗手"，手臂即不可接触未经消毒的物品。穿无菌手术衣和戴无菌手套后，背部、腰部以下和肩部以上都应认为是有菌区域，不可接触。手术台边缘以下的布单也不可接触。

2. 不可在手术人员背后传递器械及手术用品，坠落到无菌巾或手术台边以外的器械、物品，应视为有菌物品，不能拾回再用。

3. 手术中手套破损或碰到了有菌的地方，应立即更换手套。无菌巾、布单若湿透，其无菌隔离作用不再完整，要加盖干的无菌单。

4. 为防止污染，手术中同侧人员调换位置时，应先退后一步，转过身，背对背地转向另一位置。

5. 做皮肤切口以及缝合皮肤前，需用 75% 酒精或 0.5% 碘伏再消毒皮肤一次。

四、手术室的无菌管理

凡进入手术室人员必须换上手术室专用衣、裤、帽、口罩、鞋，无关人员禁止入内。参观手术人员每手术间不超过 2 人。患有急性呼吸道感染和其他急性感染者不得进入手术室。同一手术间同一天内应先实施无菌手术，后实施污染手术，术毕应立即清除污物，洗刷地面。HBsAg 阳性的患者手术后，以 0.05% 过氧乙酸或 0.1% 次氯酸钠溶液喷洒手术台和地面。手术室内物品清洁整理时可用 0.1% 苯扎溴铵或 0.05% 氯己定擦洗，每周应彻底大扫除一次。室内空气消毒包括紫外线消毒、空气过滤除菌和化学药品蒸熏。

知识拓展

层流手术室

层流手术室是采用空气洁净技术对微生物污染采取程度不同的控制，达到控制空间环境中空气洁净度适于各类手术之要求；并提供适宜的温、湿度，创造一个洁净舒适的手术空间环境。先进的层流洁净手术室装有空气过滤器，按其效能分为三个等级：100 级、1 000 级、10 000级层流净化装置，主要用于空气净化消毒。其中 100 级为最高效。100 级层流手术室的标准为每立方米空气中≥0.5μm 的尘粒数≤3 500 粒，或每升空气中≤3.5 粒。1 000 级为每立方米空气中≥0.5μm 的尘粒数≤35 000 粒，或每升空气中≤35 粒，以此类推。

（甘　强）

思考题

1. 无菌术的定义是什么？灭菌和消毒的区别是什么？
2. 患者手术区皮肤消毒的注意事项有哪些？
3. 铺无菌单的要求有哪些？

ER 2-3

练习题

第三章 | 外科患者的体液失衡

教学课件

思维导图

学习目标

1. 掌握：等渗性脱水、低钾血症、代谢性酸中毒的病因、临床表现、诊断和治疗。
2. 熟悉：高渗性脱水、高钾血症、低钙血症、代谢性碱中毒的病因、临床表现、诊断和治疗。
3. 了解：呼吸性酸中毒、呼吸性碱中毒、低渗性脱水和低镁血症的原因、临床表现和治疗。
4. 具备正确判定水、电解质及酸碱紊乱的性质及程度的能力，并应用水电解质、酸碱平衡理论纠正体液失衡。
5. 能够激发学生锤炼精湛的医术，以善良的心态关爱生命、救治患者；正确认识人体内环境，培养健康意识。

案例导入

患者男性，36岁。因绞窄性肠梗阻行坏死肠段切除术，术后第5天患者出现恶心、呕吐，明显腹胀，无腹痛，肛门停止排便、排气。血压118/80mmHg，脉搏100次/min，全腹部膨胀，未见肠型，压痛不明显，未闻及肠鸣音；实验室检查：白细胞5.8×10^9/L，血清钠140mmol/L，血清钾3.0mmol/L；心电图检查：T波平坦、ST段降低；影像学检查：腹部X线平片示肠段广泛扩张，未见气液平面。

请思考：

1. 该患者可能的诊断是什么？
2. 为了明确诊断需要完善的辅助检查有哪些？
3. 该患者的治疗方案有哪些？

体液的主要成分是水和电解质，其广泛分布于细胞内外，且具有相对稳定的酸碱度。这些体液的比例既维持相对恒定，又不断转变，各部分体液之间处于动态平衡状态，创伤、手术等许多外科疾病均可能导致体内水、电解质和酸碱平衡的失调。在外科临床中及时识别并纠正水、电解质和酸碱平衡的失调是手术成功的基础，是患者生命的保障。

第一节　正常成人的体液平衡与调节

一、水的平衡

肌肉组织的含水量为75%~80%，脂肪细胞则不含水分。因此正常成年男性体液量占体重的60%，而成年女性的体液量占体重的55%。体液可分为细胞内液和细胞外液，细胞内液占体重的40%，细胞外液占体重的20%。细胞外液包括血浆和组织间液，血浆占体重的5%，组织间液占体重的15%。细胞间液分为功能性细胞间液和非功能性细胞间液。功能性细胞间液指能迅速和血管内液体或细胞内液进行交换，维持体液平衡的那部分体液。绝大部分的组织间液能迅速地与血管内液体或细胞内液进行交换并取得平衡,这在维持机体的水和电解质平衡方面具有重要作用,故又称其为功能性细胞外液。另有一小部分组织间液仅有缓慢地交换和取得平衡的能力,它们具有各自的功能,平时在维持体液平衡方面的作用甚小,故称其为无功能性细胞外液。如脑脊液、关节液和消化液等,都属于无功能性细胞外液。有时无功能性细胞外液在一些外科疾病的病理情况下会引起明显的水、电解质和酸碱平衡失调,如腹膜炎患者腹腔内大量渗液。

正常成人每日水的摄入量和排出量是相对稳定的,均为 2 000~2 500ml。自皮肤和呼吸蒸发的水是不可见的,称为非显性失水;自大小便排出的则为显性失水。非显性失水中呼吸道蒸发的约 350ml,为调节体温体表蒸发的约 500ml。成人每天需要从肾脏排出的固体代谢产物约 35~40g,1g 固体物质需要 16ml 尿溶解,因此排出每天的固体代谢产物至少需要 500ml 尿液,此时肾脏负担较重,故一般成人每日尿量应维持在 1 500ml 左右。正常成人每天分泌胃肠消化液约 8.2L,多数被胃肠道吸收,仅有约 150ml 随粪便排出(表 3-1)。

表 3-1 正常人体水分的摄入量和排出量

摄入量/ml		排出量/ml	
饮水	1 000~1 500	尿液	1 000~1 500
食物含水	700	皮肤蒸发	500
内生水	300	呼吸蒸发	300
—	—	粪便	200
总量	2 000~2 500	总量	2 000~2 500

二、电解质的平衡

细胞外液中最主要的阳离子是 Na^+,主要的阴离子是 Cl^-、HCO_3^-和蛋白质。细胞内液中的主要阳离子是 K^+和 Mg^{2+},主要阴离子是 HPO_4^{2-}和蛋白质。Na^+主要存在于细胞外液,维持细胞外液的渗透压和容量,还能维持神经肌肉的兴奋性,成人每日需要钠 5~9g,Na^+代谢特点是:多吃多排,少吃少排,不吃不排。K^+为细胞内液中主要阳离子,全身 98% 的 K^+在细胞内,主要作用是维持神经肌肉的兴奋性,成人每日需钾 3g,钾离子代谢特点是:多吃多排,少吃少排,不吃也排。Ca^{2+}主要维持神经肌肉的兴奋性,参与肌肉收缩、凝血等过程。Mg^{2+}参与糖、蛋白质代谢,对降低神经肌肉应激性有重要作用。Cl^-为细胞外液中的主要阴离子,协同 Na^+等维持细胞外液的渗透压和容量。

渗透压是溶质微粒在水中的吸水能力,渗透压的高低与溶质的颗粒数成正比,体液中的水是由渗透压低的间隙向渗透压高的间隙移动。无机盐、葡萄糖等颗粒微小的物质,能产生较大的渗透压,可以起到迅速扩容的作用,但是这些小分子物质能自由通过毛细血管壁,所以维持时间较短。蛋白质这类大分子物质不能透过毛细血管壁,它产生的胶体渗透压虽然较小但维持时间长,对保持血管内容量起着重要作用。正常血浆渗透压为 280~310mmol/L,渗透压的稳定对维持细胞内、外液平衡具有非常重要的意义。

水、电解质及渗透压的稳定是由神经-内分泌系统调节的。体液正常渗透压通过下丘脑-垂体后叶-抗利尿激素系统来恢复和维持,血容量的维持则是通过肾素-醛固酮系统。此两系统共同作用于肾,调节水及钠等电解质的吸收及排泄,从而达到维持体液平衡,使体内环境保持稳定之目的。当体内水分丧失时,细胞外液渗透压增高,刺激下丘脑-垂体后叶-抗利尿激素系统,抗利尿激素(antidiuretic hormone,ADH)分泌增多,产生口渴感,增加饮水,并促使肾回收水分来恢复和维持体液的正常渗透压。另一方面,细胞外液减少,特别是血容量减少时,血管内压力下降,刺激肾素-醛固酮系统,使肾回收钠和水分来恢复和维持血容量(图 3-1)。

血容量与渗透压相比,血容量对机体更为重要。所以当血容量降低又兼有血浆渗透压降低时,

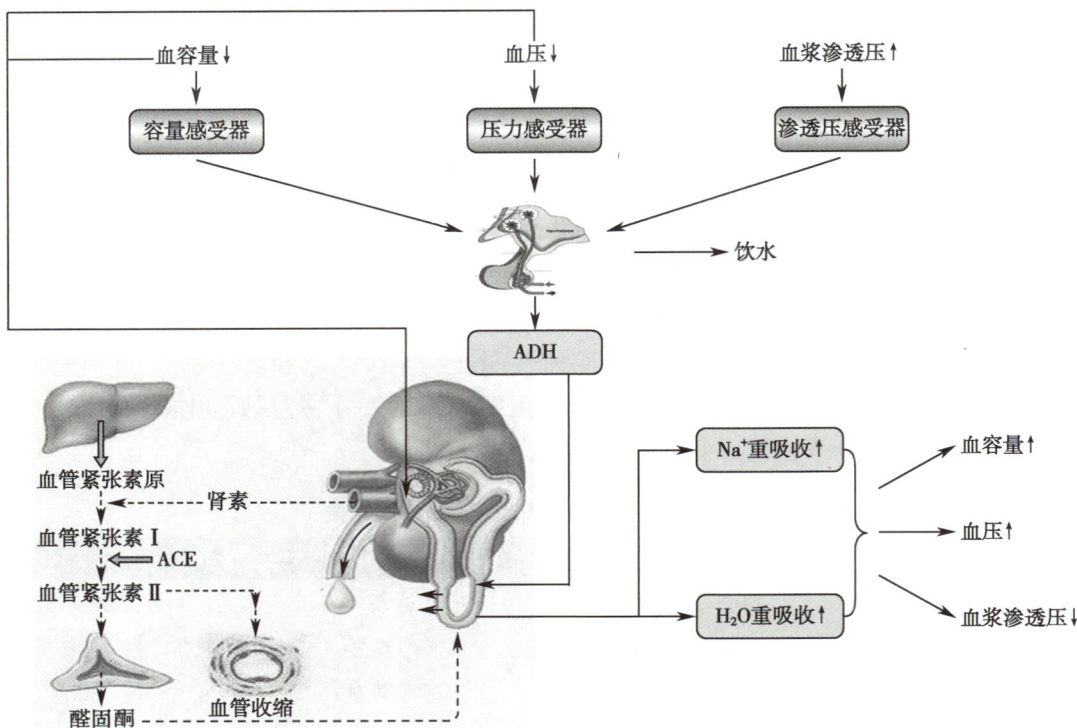

图 3-1 水和电解质的调节

前者对抗利尿激素的促进分泌作用远远强于低渗透压对抗利尿激素分泌的抑制作用,这样就保持了血容量,维持了最重要的生命体征。

三、酸碱的平衡

人体正常的生理活动和代谢功能需要一个酸碱度适宜的体液环境,在代谢过程中,不断产生酸性或碱性物质,人体则通过体液的缓冲系统、细胞内外液的交换、肺的呼吸和肾的调节作用,维持体液的 pH 为 7.35~7.45。

血液中的缓冲系统以 HCO_3^-/H_2CO_3 最为重要。HCO_3^- 的正常值平均为 24mmol/L,H_2CO_3 平均为 1.2mmol/L,两者相比值 HCO_3^-/H_2CO_3=24/1.2=20/1。体内酸增多时,HCO_3^- 与 H^+ 结合($H^+ + HCO_3^- \rightarrow H_2CO_3 \rightarrow CO_2 + H_2O$),使酸得到中和;碱增多时,$H_2CO_3$ 与 CO_3^{2-} 结合($CO_3^{2-} + H_2CO_3 \rightarrow 2HCO_3^-$),来保持血液 pH 在正常范围内。肺的呼吸对酸碱平衡的调节作用主要是排出 CO_2,从而调节了血中的 H_2CO_3。在酸中毒时,H^+ 向细胞内移动;碱中毒时,H^+ 向细胞外移动,也有利于调节酸碱平衡。肾是调节酸碱平衡的重要器官,通过排出 H^+ 和 NH_3^+,吸收 Na^+ 和 HCO_3^- 进行调节,排出固定酸和过多的碱性物质,来维持血浆 HCO_3^- 浓度的稳定(图 3-2)。

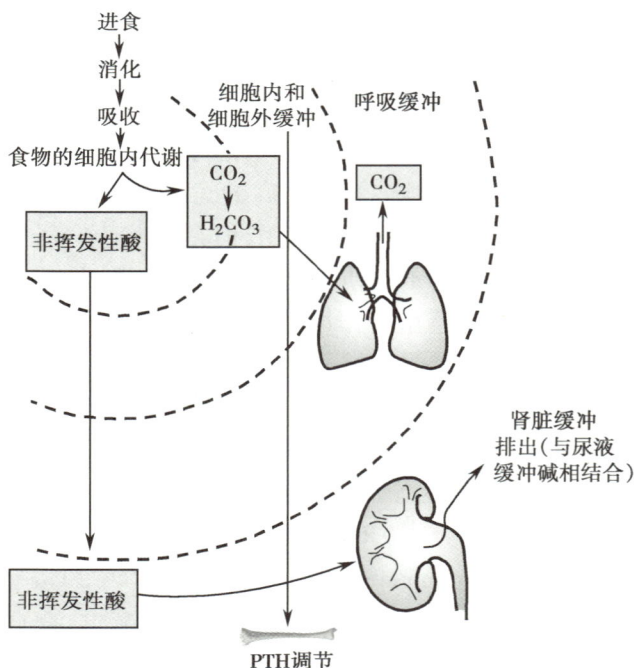

图 3-2 酸碱平衡的调节

第二节　水和钠的代谢紊乱

在细胞外液中,水和钠的关系密切,缺水和/或钠均可发生代谢紊乱。不同原因引起的水和钠的代谢紊乱,程度上可能不同。根据缺水和缺钠导致细胞外液渗透压的改变分为高渗性缺水、低渗性缺水、等渗性缺水。

一、等渗性缺水

等渗性缺水(isotonic dehydration)又称急性缺水或混合性缺水,水和钠等比例地丧失,血清钠大致正常,故称等渗性缺水,是外科患者最易发生的一种缺水,所以又称外科失水。

1. **病因**　①消化液的急性丧失,如肠外瘘、大量呕吐、腹泻等;②体液丧失在不参与循环的体腔、感染区或软组织内,如腹腔内感染渗出、肠梗阻的肠腔内潴留、烧伤肿胀及水疱等,这些丧失的体液的成分与细胞外液基本相同。

2. **临床表现**　主要表现是既有缺水的表现又有缺钠表现,如口渴、尿少、乏力、恶心、头晕、血压下降等(表3-2)。

表 3-2　等渗性缺水程度的判断

程度	主要症状	失水占体重百分比
轻度	轻度口渴、尿少	2%~<4%
中度	中度口渴,皮肤干皱,眼窝凹陷,尿少且比重高,精神萎靡,脉搏细速,肢端湿冷,血压下降	4%~<6%
重度	重度除以上症状外,还有神志不清、高热、惊厥、躁动、休克、昏迷	≥6%

3. **诊断**　依据病史中的急性发病,大多有消化液或其他体液的大量丧失。失液量越大,持续时间越长,症状就越明显。实验室检查可发现有血液浓缩现象,包括红细胞计数、血红蛋白量和血细胞比容均明显增高。血清 Na^+、Cl^- 等一般无明显变化。尿比重增高。

4. **治疗**

(1)治疗原发病:消除引起等渗性缺水的病因,缺水才容易纠正。

(2)液体选择:纠正细胞外液减少,可补充平衡盐溶液,常用的平衡盐溶液是碳酸氢钠和0.9%的氯化钠溶液的混合液(1.25%碳酸氢钠溶液和0.9%的氯化钠溶液之比为1:2),补液量较小时也可用0.9%的氯化钠溶液,使血容量得到尽快补充。0.9%的氯化钠溶液中的 Cl^- 含量为154mmol/L,比血清 Cl^- 含量(103mmol/L)高,大量输入会导致 Cl^- 过高,会引起高氯性酸中毒。

(3)补充量:按失水占体重的百分比来估计,当日只补充估计量的1/2,其中补水(5%~10%的葡萄糖溶液)和补盐(0.9%氯化钠溶液或平衡液)各半,首先所输注的液体应该是含钠的等渗液,如果输注不含钠的葡萄糖溶液则会导致低钠血症。

二、高渗性缺水

高渗性缺水(hypertonic dehydration)又称原发性缺水,缺水多于缺钠,故血清钠增高。

1. **病因**　①水摄入不足,如高温环境下饮水不足、长期禁食、食管梗阻、昏迷等。②水排出过多,如气管切开、高热、呼吸增快,烧伤暴露疗法或应用渗透性利尿药。

2. **临床表现**　缺水程度不同,症状亦不同。根据缺水多少,高渗性缺水可分为轻、中、重三度(表3-3)。

表 3-3　高渗性缺水程度的判断

程度	主要症状	失水占体重百分比
轻度	口渴	2%~<4%
中度	严重口渴,皮肤弹性差,眼窝凹陷,尿少且比重高,精神萎靡	4%~<6%
重度	除以上症状外,还有神志不清、高热、惊厥、躁动、抽搐、昏迷	≥6%

3. 诊断 ①有缺水病史和口渴、皮肤弹性差、眼窝凹陷等临床表现;②尿比重高;③红细胞计数、血红蛋白量、血细胞比容轻度升高;④血清钠浓度在 150mmol/L 以上。

4. 治疗

(1)去除病因。

(2)能口服尽量口服补液,不能口服者可静脉输注 5% 葡萄糖溶液。

(3)补充已丧失液体量的估算方法是根据临床表现估计缺水程度:轻度按体重的 2%~4%,中度按 4%~6% 计算;重度按血 Na^+ 浓度计算:补水量(ml)=[血钠测得值(mmol/L)-血钠正常值(mmol/L)]×体重(kg)×4。计算所得的补水量一般当天补给 1/2。治疗 1 天后再测全身状况及血钠浓度,酌情调整次日的补给量。

(4)如不能进食还要补充生理需要量 2 000ml。

(5)高渗性缺水者实际上也有缺钠,如果只补给水分而不补充钠,可能出现低钠血症,需加以注意。

三、低渗性缺水

低渗性缺水(hypotonic dehydration)又称慢性缺水或继发性缺水。水和钠同时缺失,但失钠多于失水,故血清钠低,细胞外液呈低渗状态。

1. 病因 ①胃肠道消化液持续大量丢失,如反复呕吐、长期胃肠减压以致钠随着大量消化液而丧失,导致细胞外液低钠;②大创面的慢性渗液;③长时间应用排钠利尿药,如氯噻酮、依他尼酸(利尿酸)等。

2. 临床表现 主要为低钠的表现,根据缺钠程度,低渗性缺水可分为三度(表 3-4)。

表 3-4　缺钠程度的判断

程度	临床表现	血清 Na^+/(mmol·L^{-1})	血清 NaCl/(g·kg^{-1})
轻度	头晕,直立性低血压,尿量正常或增多,尿比重低	130~135	<0.5
中度	皮肤干皱,眼窝凹陷,恶心呕吐,淡漠表情,休克,尿量减少	120~<130	0.5~<0.75
重度	以上症状加重,并有休克、抽搐、昏迷、少尿	<120	0.75~1.25

3. 诊断 有上述的体液丢失病史和临床表现,可初步诊断为低渗性缺水。血清钠测定:血钠浓度低于 135mmol/L,表明有低钠血症。血钠浓度越低,病情越重。红细胞计数、血红蛋白量、血细胞比容及血尿素氮值均有增高。尿液检查:尿比重常在 1.010 以下,尿 Na^+ 和 Cl^- 常明显减少。

4. 治疗 积极处理致病原因。针对低渗性缺水时,细胞外液缺钠多于缺水的血容量不足情况,应静脉输注含盐溶液或高渗性盐水。轻度或中度缺钠,可按每千克体重丢失钠 0.5~0.75g 估计补充,先补充半量,另加每天需要量 4~5g。如重度缺钠,可按公式计算:需补充的钠量(mmol)=[血钠的正常值(mmol/L)-血钠测得值(mmol/L)]×体重(kg)×0.6(女性为 0.5),同样先补充计算量的 1/2,视纠正情况酌情再补。根据临床表现及检测资料,包括血 Na^+ 和 Cl^- 浓度、动脉血血气分析和中心静脉压等,随时调整输液计划。

如重度缺钠出现休克,应先补足血容量,可补充晶体液(平衡液、等渗盐水)和胶体溶液(羟乙基淀粉、右旋糖酐和血浆），比例为 2：1~3：1，必要时可静脉滴注高渗盐水（一般为 5% 氯化钠溶液）200~300ml，尽快纠正血钠过低，但应严格控制滴速，每小时不能超过 100~150ml，再根据病情及血钠浓度再继续输给高渗盐水或改用等渗盐水。

四、水中毒

水中毒（water intoxication）又称稀释性低血钠。机体入水总量超过排水量，以致水在体内潴留，引起血液渗透压下降和循环血量增多。细胞外液量增大，血清钠浓度降低，渗透压下降，导致细胞水肿，结果是细胞内、外液的渗透压均降低，液体量增大。此外，增大的细胞外液量能抑制醛固酮的分泌，使肾远曲小管减少对 Na^+ 的重吸收，因而血清钠浓度更加降低。

1. **病因**

（1）应激状态下抗利尿激素增多，造成非电解质溶液增多。

（2）肾功能不全，排水能力下降。

（3）输液过多和过快或大量清水洗胃和灌肠。

2. **临床表现**　主要表现为脑水肿的症状，患者早期出现头痛、意识模糊、嗜睡、躁动、昏迷神经及精神症状。颅内压升高，严重者可造成脑疝导致呼吸心搏骤停。也容易出现心力衰竭及肺水肿。慢性水中毒的症状往往被原发疾病的症状所掩盖，可有软弱无力、恶心、呕吐、嗜睡等。

3. **诊断**　实验室检查可有红细胞计数、血红蛋白量、血细胞比容和血浆蛋白量均降低；血浆渗透压降低，以及红细胞平均容积增加和红细胞平均血红蛋白浓度降低。

4. **治疗**　水中毒患者，除禁水外，可用利尿药促进水的排出。一般用渗透性利尿药，如 20% 甘露醇 200ml 静脉内快速滴注，静脉注射袢利尿药，如呋塞米 20mg，也可静脉滴注 5% 氯化钠溶液，以迅速改善体液的低渗状态和减轻脑细胞肿胀。

对于水中毒，预防显得更重要。有许多因素容易引起抗利尿激素的分泌过多，例如疼痛、失血、休克、创伤及大手术等。对于这类患者的输液治疗，应注意避免过量。急性肾功能不全和慢性心功能不全者，更应严格限制入水量。

第三节　电解质的代谢异常

一、低钾血症

血清钾<3.5mmol/L（正常值 3.5~5.5mmol/L）时称为低钾血症（hypokalemia）。

1. **病因**

（1）钾摄入不足，如禁食或静脉补液中钾盐补充不够。

（2）钾丢失过多，如呕吐、持续胃肠减压、小肠瘘等；应用利尿药、肾小管病变、长期应用皮质激素。

（3）钾向组织内转移，见于大量输注葡萄糖和胰岛素，或代谢性碱中毒、呼吸性碱中毒时。

2. **临床表现**

（1）**神经肌肉兴奋性的改变**：骨骼肌兴奋性下降，出现肌肉无力、腱反射减弱或消失、呼吸困难甚至弛缓性瘫痪；平滑肌兴奋性下降，出现恶心、呕吐、腹胀、肠鸣音减弱或消失、尿潴留；心肌的兴奋性提高，出现心悸、心动过速，心律不齐，严重时发生室颤而心搏骤停。

（2）**中枢神经抑制症状**：早期烦躁，严重时神志淡漠或意识模糊。

（3）**心电图改变**：表现为心律失常，典型的心电图改变是早期出现 T 波降低、变宽、双相或倒置，随后出现 ST 段降低、Q-T 间期延长和 u 波，但低钾血症患者不一定都有心电图改变。

（4）**反常性酸性尿**：血清钾过低时，每由细胞内移出 3 个 K^+ 时，就有 2 个 Na^+ 和 1 个 H^+ 从细胞外移入细胞内,从而使细胞外液的 H^+ 降低,肾排 H^+ 增多,可引起低钾性碱中毒,但尿呈酸性,出现反常性酸性尿。

3. 诊断 有低血钾的病史和临床表现,检验血清钾<3.5mmol/L 和心电图检查有助于诊断。有时血清钾受酸中毒的影响并不能反映机体缺钾的情况,要结合病因进行分析。

4. 治疗 临床上判断缺钾的程度很难。虽有根据血钾测定结果来计算补钾量的方法,但其实用价值很小,通常是采取分次补钾,边治疗边观察的方法。补钾的注意事项:

(1)口服安全,能口服的尽量采取口服补钾。可食用富含钾的食物如新鲜水果蔬菜、菌类、肉类等。

(2)对无尿和少尿的患者不能补钾,应先恢复血容量,待尿量超过 40ml/h 后,才能经静脉补钾。

(3)补钾溶液浓度不宜过高,稀释于葡萄糖溶液或者氯化钠溶液中,浓度不能超过 0.3%,过高有导致心搏骤停的危险。

(4)补钾速度不宜过快,静脉滴注速度每分钟不宜超过 60 滴,严禁静脉推注。

(5)限制总量,一般禁食禁饮的患者每日补充氯化钾 3g。严重腹泻、幽门梗阻引起的呕吐、急性肾衰多尿期等严重缺钾患者,每日补充氯化钾也不宜超过 6~8g。

(6)静脉补钾过程中应监测血清钾和心电图的变化,以防造成高钾血症。

二、高钾血症

血清钾>5.5mmol/L(正常值 3.5~5.5mmol/L)时称为高钾血症(hyperkalemia)。

1. 病因

(1)输入钾过多,大量输保存期较久的库存血、口服或静脉补钾过多等。

(2)由细胞内转出,当酸中毒时,钾离子由细胞内移到细胞外;细胞破坏时,释放大量钾离子到细胞外,如挤压综合征、溶血、大面积烧伤、输库存血等,引起高血钾。

(3)排钾障碍,如急性肾衰竭的少尿、无尿期,使用保钾利尿药如螺内酯(安体舒通)等。

2. 临床表现与诊断

(1)神经肌肉兴奋性改变:骨骼肌兴奋性上升,出现手足麻木和异常感觉,当血清钾高于 7mmol/L 时又可以出现腱反射减弱或消失、严重呼吸困难和弛缓性瘫痪。高钾血症抑制心肌,使其兴奋性、传导性、收缩性下降,造成心搏徐缓、心跳无力,最危险的是心跳停止在舒张末期。

(2)心电图改变:早期 T 波高而尖,Q-T 间期延长,随后出现 QRS 增宽,PR 间期延长。

高钾血症缺乏典型的临床表现,出现一些不能用原发病解释的症状,又有引起高钾血症的病因,即应考虑有高钾血症的可能,测定血钾浓度后可确诊,并应作心电图检查。

3. 治疗 一旦发生高钾血症,应尽快处理原发病和改善肾功能,同时进行如下治疗。

(1)停用一切含钾的食物、饮料和含钾盐的药物。

(2)使 K^+ 暂时转入细胞内

1)先静脉注射 5% 碳酸氢钠溶液 60~100ml,再经静脉滴注 5% 碳酸氢钠溶液 100~200ml。高渗碱性溶液可增加血容量,K^+ 得到稀释,又使 K^+ 移入细胞内或由尿排出,有助于酸中毒的治疗,Na^+ 可在肾远曲小管置换 K^+,使 K^+ 排出增加。

2)25% 葡萄糖溶液 100~200ml,每 3~4g 葡萄糖加入 1U 胰岛素静脉滴注,可使 K^+ 转入细胞内,暂时降低血清钾浓度。必要时,每 3~4 小时重复给药。

3)肾功能不全因不能输液过多而受到限制时,可使用 10% 葡萄糖酸钙溶液 100ml、11.2% 乳酸钠溶液 50ml、25% 葡萄糖溶液 400ml,加入胰岛素 30U,每分钟 6 滴,24 小时持续静脉滴注。

(3)阳离子交换树脂:每日口服 4 次,每次 15g,同时口服山梨醇或甘露醇导泻,可从消化道带走较多的钾离子。

（4）透析疗法：有腹膜透析和血液透析，降低血钾效果更好。

（5）对抗心律失常：钙与钾有对抗作用，能缓解 K⁺对心肌的毒性作用。一般可静脉注射 5% 氯化钙 5ml 或 10% 葡萄糖酸钙 20ml，并可重复使用。也可加入静脉输液内滴注。

三、低钙血症

血清钙<2mmol/L（正常值 2.5mmol/L）时称为低钙血症（hypocalcemia），引起神经肌肉兴奋性增高产生相应的临床症状。

1. 病因　急性重症胰腺炎、坏死性筋膜炎、甲状旁腺受损害、肾衰竭、胰瘘或小肠瘘均可使血钙降低。

2. 临床表现与诊断　主要是神经肌肉兴奋性增强的症状，如烦躁、激动、口周和指（趾）尖麻木及针刺感，手足抽搐和腱反射亢进。低钙击面征（Chvostek sign）和低钙束臂征（Trousseau sign）阳性。根据上述病因及临床表现，血清钙低于正常，可确定诊断。

3. 治疗　积极治疗原发病，并补充钙剂。临床常将 10% 葡萄糖酸钙 10~20ml 或 5% 氯化钙 20ml 静脉注射，并可多次给药。需要长期治疗者可服乳酸钙，同时补充维生素 D 或双氢速甾醇。如补充钙盐后仍有抽搐应注意有无低镁的可能，以便纠正。

四、低镁血症

血清镁<0.6mmol/L（正常值 0.7~1.1mmol/L）时称为低镁血症（hypomagnesemia）。低血镁较少单独发生，常在其他电解质紊乱纠正后，由于镁补充不足引起。

1. 病因　长期禁食、厌食及长期深静脉营养未注意镁的补充。小肠大部分切除，肠瘘、慢性腹泻，长时间胃肠引流等。慢性肾盂肾炎，慢性肾小球肾炎，长期应用呋塞米、噻嗪类利尿药、洋地黄及胰岛素等药物，其他可见于急性胰腺炎，过长时间哺乳、甲状旁腺功能亢进或减退。

2. 临床表现与诊断　临床表现与低钙血症相似，有肌肉震颤、手足抽搐、大汗，严重时出现谵妄、定向力障碍、神志不清、惊厥、癫痫样发作乃至昏迷。

凡有上述引起低镁血症的病因并有症状者，应怀疑镁缺乏存在，测定血清镁浓度可确定诊断。镁负荷试验具有诊断价值，正常人在静脉输注氯化镁或硫酸镁 0.25mmol/kg 后，注入量的 90% 很快从尿中排出，而镁缺乏者注入量的 40%~80% 被保留在体内，尿镁很少。

3. 治疗

（1）去除病因。

（2）对症治疗。当手足搐搦时，可以有钾、钙和镁同时缺乏，如发现补钙或补钾后仍有抽搐，则应考虑缺镁。可采用 25% 硫酸镁溶液 5~10ml 加入 5%~10% 葡萄糖溶液 500ml 中缓慢静脉滴注，输注速度不可过快，量大而快易造成镁中毒，导致心搏骤停。发生镁中毒可用氯化钙或葡萄糖酸钙对抗。

第四节　酸碱平衡的失调

酸或碱超过人体的调节能力即导致酸碱平衡失衡。血清 pH 低于 7.35 为酸中毒，大于 7.45 为碱中毒。按其发生原因可分为代谢性和呼吸性，因代谢因素使体内酸碱过多或过少，造成血中 HCO_3^- 原发性增高或降低，称为代谢性碱中毒或酸中毒；因呼吸功能的变化导致血中 H_2CO_3 原发性增高和降低，称为呼吸性酸中毒或碱中毒。

一、代谢性酸中毒

代谢性酸中毒（metabolic acidosis）是临床最常见的酸碱失调的类型，是由于酸性物质的积聚或产生过多,或 HCO_3^- 丢失过多而引起。

1. 病因

(1)**碱性物质丢失过多**:见于腹泻、肠瘘、胆瘘、胰瘘、肠梗阻等,丢失大量的 HCO_3^-。

(2)**产酸过多**:休克、创伤、糖尿病以及心肺复苏后组织缺血缺氧,可使丙酮酸及乳酸大量产生,发生乳酸性酸中毒。此外,还有大量应用酸性药物如氯化铵、精氨酸等也会引起代谢性酸中毒。

(3)**排酸障碍**:肾功能不全时不能将 H^+ 排出体外。

2. 临床表现与诊断

(1)**呼吸系统**:代谢性酸中毒突出的表现是呼吸深而快,有的呼气中可带酮味(烂苹果味)。

(2)**循环系统**:可出现心律失常、心肌收缩力减弱、血压低等心血管表现。

(3)**消化系统**:可出现腹痛、腹泻、恶心、呕吐、食欲减退等症状。

(4)**中枢神经系统**:可出现疲乏、眩晕、嗜睡,可有感觉迟钝或烦躁,严重者神志不清或昏迷甚至导致死亡。

有相应的病史及临床表现,应考虑有代谢性酸中毒的可能。做血气分析可明确诊断及了解其严重程度。血 pH<7.35,CO_2CP 降低,血中 HCO_3^- 低于 23mmol/L,PCO_2 低于 40mmHg,BE<-3mmol/L。

3. 治疗 积极治疗原发病是纠正代谢性酸中毒的关键。另外,扩充血容量发挥肾脏调节酸碱平衡的能力,较轻的酸中毒(CO_2CP>18mmol/L)可自行纠正,一般不需应用碱性溶液治疗。较重时应用碳酸氢钠溶液,可给 5% 碳酸氢钠 100~250ml 静脉滴注,然后测 HCO_3^- 或 CO_2CP 结合力后做进一步治疗。静脉滴注碳酸氢钠不宜输入过快,以免血浆 HCO_3^- 过多,使血中离子化的钙减少,引起手足抽搐和惊厥。也可用公式计算:碳酸氢钠需要量(mmol)=(HCO_3^-正常值−HCO_3^-测定值)mmol/L× 体重(kg)× 0.4(如需要换算成 5% 的碳酸氢钠毫升数则再除以 0.6)。无论使用哪一种计算补充碳酸氢钠用量的公式,结果均可能有一定的差异,一般均为先输入计算量的 1/2,边治疗边观察,视患者纠正程度再决定是否继续输入计算量的余下部分。

二、代谢性碱中毒

代谢性碱中毒(metabolic alkalosis)是体内 HCO_3^- 增加,使血 pH>7.45 的酸碱平衡失调状态。

1. 病因

(1)**酸性物质丢失过多**:是外科患者中发生代谢性碱中毒的最常见原因。如严重呕吐,长期胃肠减压等,使胆汁、胰液、肠液中的 HCO_3^- 未能充分被胃液的盐酸中和,吸收后使血中 HCO_3^- 浓度增高,导致碱中毒。

(2)**碱性物质输入过多**:如输入过量的碳酸氢钠、全胃肠道营养等。

(3)**钾转移**:低血钾时 K^+ 从细胞内进入细胞外,而 Na^+ 和 H^+ 进入细胞内,引起细胞内酸中毒和细胞外碱中毒。

2. 临床表现与诊断 缓冲系统维持体液中 HCO_3^-/H_2CO_3=20/1 的比例,因此呼吸代偿性浅慢。代谢性碱中毒时,氧合血红蛋白解离曲线左移,使氧不易释出,此时尽管患者的血氧含量和氧饱和度均正常,但组织仍然存在缺氧。中枢神经症状可出现谵妄、精神错乱或嗜睡,严重时发生昏迷。血气分析显示血 pH 和 HCO_3^- 增高,也可能存在血 K^+ 或 Cl^- 减少,据此可以诊断。

3. 治疗 首先应积极治疗原发疾病,充分扩充血容量,发挥肾脏调节酸碱平衡的能力。对丢失胃酸过多者,可输注等渗盐水,以恢复细胞外液量并补充 Na^+、Cl^- 以纠正低氯性酸中毒,代谢性碱中毒时几乎都伴发低钾血症,故须同时补给氯化钾,但注意补钾应在患者尿量超过 40ml/h 后开始。

严重碱中毒时(血浆 HCO_3^- 45~50mmol/L,pH>7.65),为迅速中和细胞外液中过多的 HCO_3^-,可应用稀释的盐酸溶液。具体方法是:将 1mol/L 盐酸 150ml 溶入 0.9% 氯化钠 1 000ml 或 5% 葡萄糖溶液 1 000ml 中(盐酸浓度成为 0.15mol/L),经中心静脉导管缓慢滴入(25~50ml/h)。此溶液若经周围静脉输入,一旦溶液渗漏会导致软组织坏死的严重后果。

三、呼吸性酸中毒

呼吸性酸中毒(respiratory acidosis)系指肺泡通气及换气功能减弱,不能有效排出体内生成的 CO_2,使体内 CO_2 蓄积造成 $PaCO_2$ 增高,血 pH<7.35 的酸碱平衡失调状态。

1. 病因 ①呼吸道因素,如窒息、上呼吸道分泌物或异物阻塞、血气胸、急性肺水肿、支气管痉挛、喉痉挛。②医源性因素,如全身麻醉过深、镇静剂过量、呼吸机使用不当。③慢性阻塞性肺部疾病,如肺气肿。④外科患者术后切口疼痛、腹胀等因素,也可使换气量减少。

2. 临床表现与诊断 患者有胸闷、气促、呼吸困难、发绀,严重者血压下降、谵妄、昏迷。血气分析显示血 pH 降低,血 $PaCO_2$ 增高,CO_2CP 由于代偿也略增高。

3. 治疗 尽快治疗引起呼吸性酸中毒的病因,改善肺泡通气功能,迅速排出蓄积的 CO_2。必要时可行气管插管或气管切开,使用呼吸机以改善换气。因呼吸机使用不当引起时,应调整呼吸机频率、压力和容量。至于慢性肺部疾病引起者可针对性地采取控制感染、扩张小支气管、促进排痰等措施,改善换气功能和减轻酸中毒程度。

四、呼吸性碱中毒

因肺泡通气过度,体内生成的 CO_2 排出过多,引起血 $PaCO_2$ 降低、血 pH>7.45 的酸碱平衡失调状态称呼吸性碱中毒(respiratory alkalosis)。

1. 病因 甲状腺危象、感染、高热、癔症、中枢神经系统疾病、低氧血症、轻度肺水肿、肺栓塞、肝功能衰竭和呼吸机使用不当等都可引起呼吸性碱中毒。急性呼吸窘迫综合征的早期常有呼吸性碱中毒。

2. 临床表现与诊断 呼吸性碱中毒无典型表现。有出现呼吸急促、心率加快、手足麻木、抽搐者,血气分析显示血 pH 增高,$PaCO_2$ 降低,CO_2CP 由于代偿略降低,结合病史可做出诊断。

3. 治疗 积极治疗原发病。可用面罩或纸袋罩住口鼻,以增加呼吸道无效腔,减少 CO_2 呼出。如系呼吸机使用不当所造成的通气过度,应调整呼吸频率及潮气量。处理手足抽搐者可缓慢静脉推注 10% 葡萄糖酸钙。

知识链接

混合性酸碱平衡失调

同一患者可以同时发生 2 种或 2 种以上的酸碱平衡失调,称为混合性酸碱平衡失调,包括双重性酸碱失衡和三重性酸碱失衡两类。

双重性酸碱失衡常见类型有:①呼吸性酸中毒合并代谢性酸中毒;②呼吸性酸中毒合并代谢性碱中毒;③呼吸性碱中毒合并代谢性酸中毒;④呼吸性碱中毒合并代谢性碱中毒;⑤高阴离子间隙(anion gap,AG)代谢性酸中毒合并代谢性碱中毒。

三重性酸碱失衡常见类型有:①呼吸性酸中毒合并高 AG 代谢性酸中毒+代谢性碱中毒;②呼吸性碱中毒合并高 AG 代谢性酸中毒+代谢性碱中毒。

混合性酸碱平衡失调的原因比较复杂,必须在充分了解患者原发病情的基础上,结合实验室检查进行综合分析,以做出正确的判断,并制订相应的治疗方案。

第五节　体液平衡失调的治疗

　　水、电解质和酸碱平衡失调是临床上很常见的病理生理改变。纠正水、电解质及酸碱失调的基本原则是：充分掌握病史，详细检查患者体征。大多数水、电解质及酸碱失调都能从病史、症状及体征中获得有价值的信息，得出初步诊断，有时实验室检查不能真正体现体内水、电解质及酸碱平衡紊乱情况，如缺钾时受酸中毒的影响血清钾就有可能正常，这就要依据病因病理来推断。病因和体征也可以判定失水的性质和程度，以确定补什么、补多少。如果存在多种失调，应分轻重缓急，依次予以调整纠正。首先要处理的应该是：积极恢复患者的血容量，保证循环状态良好，充分发挥自身调节机制；积极纠正缺氧状态；纠正严重的酸中毒或碱中毒；治疗重度高钾血症。液体疗法是指通过补液来防治体液平衡失调和供给营养物质的方法。

　　液体疗法主要包括三个方面：液体总量（补多少）、液体种类（补什么）、补液方法（怎么补）。

一、液体总量

　　患者住院 24 小时的补液量是纠正体液失衡的关键，一般包括三部分。

　　1. 生理需要量　生理需要量又称日需量，成人每日生理需要量为 2 000~2 500ml（40ml/kg），其中生理盐水 500~1 000ml，5%~10% 葡萄糖溶液 1 500~2 000ml。

　　2. 既往损失量　既往损失量又称累计损失量。指患者从发病到就诊时已经累计丧失的体液量。要考虑到水、电解质、酸碱的失衡量，依据缺水原因和表现判定失水的性质，由缺水表现来判定缺水的程度从而决定补充量。由于机体本身有调节体液的能力，所以第一日补液时，一般补估算损失总量的 1/2。

　　3. 继续损失量　继续损失量又称额外损失量，指治疗过程中非生理状态的体液丢失量。如呕吐、高热、腹泻、瘘、渗液、出汗和各种管道引流液。额外损失量的补液原则是"丢多少，补多少；丢什么，补什么"。体温升高 1℃，每日每千克体重额外补充水 3~5ml；气温在大于 32℃时，每升高 1℃，每日每千克体重额外补充水 3~5ml；出汗量，量出为入，如出汗湿透一身衬衣裤时约丢失水 1 000ml；对于气管切开的患者，呼吸丢失水是正常人的 2~3 倍，所以成人气管切开的患者应额外补充水 800~1 000ml。腹泻、瘘、渗液和各种管道引流液，量出为入，以补充盐为主。

二、液体种类

　　根据体液失衡的性质，依据"丢什么，补什么"的原则，选用电解质、非电解质、胶体和碱性溶液。

　　1. 生理需要量　成人对盐、糖的日需量为：5%~10% 葡萄糖 1 500~2 000ml，钠 4~6g（相当于生理盐水 500ml），钾 3~4g（相当于 10% 氯化钾 30~40ml）。

　　2. 既往损失量　根据缺水的性质补液，如高渗性缺水给 5% 葡萄糖溶液为主，以后再给予盐、糖与盐之比大约为 3∶1；等渗性缺水补给盐和糖各半量；低渗性缺水以盐为主，必要时给予高渗性盐水。如有缺钾则补充氯化钾，有酸中毒则给予碱性溶液。

　　3. 额外损失量（昨日）

　　（1）呕吐、腹泻、胃肠减压、肠瘘等所致的胃肠液体丢失，按前 24 小时丢失量的详细记录，用生理盐水补给。

　　（2）发热者，体温每升高 1℃，每千克体重应补葡萄糖液 3~5ml。

　　（3）气管切开患者，每日呼吸失水约 1 000ml，用葡萄糖液补给。

　　（4）出汗湿透全身衣裤，失液量约 1 000ml，用等渗糖液、盐水各半补充。根据实际丢失的液体成分补充，发热、出汗及气管切开患者补充 5% 葡萄糖等渗溶液。如呕吐、渗出则补充 0.9% 氯化钠或平衡盐溶液。

三、补液方法

先计算总量,再安排补液顺序。补液原则是:先盐后糖、先晶后胶、先快后慢、见尿补钾、液种交替,并根据患者的具体情况适当调整。

1. 先盐后糖 对于等渗性缺水和低渗性缺水,先输入电解质溶液,后补葡萄糖溶液。因为输入电解质溶液可以迅速有效提高细胞外液的渗透压,利于恢复细胞外液的容量,但对于高渗性缺水患者则应先输入葡萄糖溶液。

2. 先晶后胶 晶体溶液能稀释血液和扩容作用,改善微循环,目前首选平衡盐液。胶体溶液能够维持胶体渗透压,也能够稳定血容量。

3. 先快后慢 对于明显缺水的患者,早期补液要快,以便迅速补充体内所缺的水和钠,缺水情况好转后应减慢补液速度,以免加重心肺负担。一般一日的补液量宜在 12~15 小时之内输入,第一个 4~5 小时输入 1/2 量,其余时间输入另 1/2。输入葡萄糖溶液不应过快,因为成人葡萄糖的最高利用率是 0.5g/(h·kg),输入 10% 葡萄糖每小时不应超过 250ml,约 60 滴/min,超过此数值则产生渗透性利尿。

4. 见尿补钾 尿量达到 40ml/h 才可补钾,以免因肾功能障碍而引起高血钾。但在手术后和严重创伤的患者,虽然尿量正常,但因组织细胞的破坏,细胞内释放大量的 K^+,一般 2~3 天内不需补充钾。

5. 液种交替 液体种类和量多时,各类液体要交替输入,如盐类、糖类、胶体类、酸碱类等,有利于人体的代偿和调节,以免较长时间输入一种液体,人为地造成体液失衡。

(寇桂香)

思考题

1. 简述等渗性缺水的病因和临床表现。
2. 简述代谢性酸中毒的临床表现和诊断治疗方法。
3. 低钾血症静脉补钾的注意事项有哪些?

ER 3-3

练习题

教学课件　　　　思维导图

第四章 ｜ 输　血

学习目标

1. 掌握:输血的适应证、输血途径、输血注意事项。
2. 熟悉:自体输血、血液成分输血的方法;输血常见并发症及处理。
3. 了解:血液成分制品与血浆代用品。
4. 能够正确理解输血的临床意义并严格掌握输血适应证;正确及时处理输血并发症。
5. 具备正确地与患者沟通的能力,向其说明输血的必要性及相关知识,争取得到患者的理解和配合,以利输血治疗的开展。

案例导入

患者女性,42 岁。因胃溃疡而出现呕血及黑便,入院时面色苍白,脉搏 131 次/min,血压 95/60mmHg,给予输注同型血 400ml,输注即将结束时,患者突发寒战,高热,呼吸困难,恶心呕吐,血红蛋白尿。

请思考:

1. 该患者可能发生什么输血反应? 诊断依据有哪些?
2. 目前应采取什么措施?

第一节　输血的适应证及方法

输血(blood transfusion)曾经是促进外科发展的三大要素(麻醉、无菌术、输血)之一。输血作为一种替代性治疗,可以补充血容量、改善循环、增加携氧能力,提高血浆蛋白,增进机体免疫力和凝血功能。正确掌握输血的适应证,合理选用各种血液制品,有效防止输血可能出现的并发症,对保证外科治疗的成功、患者的安全有着重要意义。

一、输血适应证

1. **大量失血**　由于手术、创伤或其他各种原因所致的低血容量性休克。补充的血量、血制品种类应根据失血的多少、速度和患者的临床表现确定。凡一次失血量低于总血容量 10%(500ml)者,可通过机体自身组织间液向血液循环的转移而得到代偿。当失血量达总血容量的 10%~20%(500~1 000ml)时,应根据有无血容量不足的临床症状及其严重程度,同时参照血红蛋白和血细胞比容(hematocrit,HCT)的变化选择治疗方案。若失血量超过总血容量 20%(1 000ml)时,除有较明显的血容量不足、血压不稳定外,还可出现血细胞比容下降。此时,除输入晶体液或胶体液补充血容量外,还应适当输入浓缩红细胞(concentrated red blood cell,CRBC)以提高携氧能力。原则上,失血量在 30% 以下时,不输全血;超过 30% 时,可输全血与 CRBC 各半,再配合晶体和胶体液及血浆以补充血容量。当失血量超过 50% 且大量输入库存血时,还应及时发现某些特殊成分如白蛋白、血小板及凝血因子的缺乏,并给予补充。

2. 纠正贫血 常因慢性失血、红细胞破坏增加或白蛋白合成不足所致。为提高贫血患者对手术创伤的耐受力,术前应结合检验结果输注浓缩红细胞纠正贫血,补充血浆或白蛋白治疗低蛋白血症。

3. 凝血异常 输入新鲜冰冻血浆以预防和治疗因凝血异常所致的出血。根据引起凝血异常的原因补充相关的血液成分可望获得良效。如甲型血友病者输Ⅷ因子或抗血友病因子(anti hemophilia factor, AHF);纤维蛋白原缺乏症者补充纤维蛋白原或冷沉淀制剂;血小板减少症或血小板功能障碍者输血小板等。

4. 补充血浆蛋白及提高机体免疫力 输血可提供各种血浆蛋白包括抗体、补体等,可以提高血浆蛋白水平,增强患者的抗感染和修复能力。输注浓缩粒细胞配合抗生素的应用对重症感染者有较好疗效。

二、输血途径及速度

1. 输血途径 输血有静脉和动脉两种途径。

(1)**静脉输血**:是最常见且方便的输血途径,一般选用较大的表浅静脉,如肘正中静脉、贵要静脉或大隐静脉等。大出血急救时,应立即行静脉穿刺插管或使用加压输血器以保证快速输血,也可采用大隐静脉切开输血。小儿常经头皮静脉输血。

(2)**动脉输血**:是经动脉穿刺将血液加压注入。但动脉输血操作较复杂,有发生肢体缺血、动脉栓塞等的危险,现已少用。

2. 输血速度 输血速度视患者情况而定:①成人一般为 5ml/min,老年或心脏病患者约为 1ml/min,小儿约为 10 滴/min。②大出血时输血速度宜快,根据血压、中心静脉压、每小时尿量等调节输血的量和速度。

三、输血注意事项

输血前必须仔细核对患者和供血者姓名、血型和交叉配血单,并检查血袋有无渗漏,血液颜色有无异常。不得向血液内加入其他药物,如需稀释,只能用静脉注射的生理盐水。输血时应严密观察患者,询问有无不适症状,检查体温、脉搏、血压及尿液颜色等,发现问题及时处理。输血完毕后仍需要观察病情,及早发现延迟型输血反应,并将血袋送回血库保存至少 1 天,受血者和供血者的血样保存于 2~6℃冰箱至少 7 天,以便必要时对输血不良反应的原因追查。

第二节　输血的并发症及其防治

输血可以引起各种不良反应和并发症,但大多数输血并发症是可预防的。关键是要严格掌握输血的适应证,遵守输血操作规程。

一、免疫相关的输血反应

(一)非溶血发热反应

非溶血发热反应是最常见的早期输血并发症之一,发生率为 2%~10%。多发生于输血开始后 15 分钟~2 小时内。主要表现为畏寒、寒战和高热,体温可上升至 39~40℃,同时伴有头痛、出汗、恶心、呕吐及皮肤潮红。症状持续 30 分钟~2 小时后逐渐缓解。血压多无变化。少数反应严重者还可出现抽搐、呼吸困难、血压下降,甚至昏迷。全身麻醉时很少出现发热反应。

1. 原因

(1) **免疫反应**：常见于经产妇或多次接受输血者,因体内已有白细胞或血小板抗体,当再次输血时可与输入的白细胞或血小板发生抗原抗体反应而引起发热。

(2) **致热原**：所使用的输血器具或制剂被致热原(如蛋白质、死菌或细菌的代谢产物等)污染而附着于贮血的器具内,随血输入体内后引起发热反应。目前此类反应已少见。

(3) **细菌污染和溶血**：早期细菌污染和溶血可仅表现为发热。

2. 治疗 发热反应出现后,应首先分析可能的病因。对于症状较轻的发热反应可先减慢输血速度,病情严重者则应停止输血。畏寒与寒战时应注意保暖,出现发热时可服用阿司匹林。伴寒战者可肌内注射异丙嗪 25mg 或哌替啶 50mg。

3. 预防 应强调输血器具严格消毒、控制致热原。对于多次输血或经产妇患者应输注不含白细胞和血小板的成分血(如洗涤红细胞)。

(二) 过敏反应

过敏反应多发生在输血数分钟后,也可在输血中或输血后发生,发生率约为 3%。表现为皮肤局限性或全身性瘙痒或荨麻疹。严重者可出现支气管痉挛、血管神经性水肿、会厌水肿,表现为咳嗽、喘鸣、呼吸困难以及腹痛、腹泻,甚至过敏性休克乃至昏迷、死亡。

1. 原因 ①过敏性体质患者对血中蛋白类物质过敏,或过敏体质的供血者随血将其体内的某种抗体转移给患者,当患者再次接触该过敏原时,即可触发过敏反应。此类反应的抗体常为 IgE 型。②患者因多次输注血浆制品,体内产生多种抗血清免疫球蛋白抗体,尤以抗 IgA 抗体为主。或有些免疫功能低下的患者,体内 IgA 低下或缺乏,当输血时便对其中的 IgA 发生过敏反应。

2. 治疗 当患者仅表现为局限性皮肤瘙痒或荨麻疹时,不必停止输血,可口服抗组胺药物如苯海拉明 25mg,并严密观察病情发展。反应严重者应立即停止输血,皮下注射肾上腺素(1:1 000, 0.5~1ml)和/或静脉滴注糖皮质激素(氢化可的松 100mg 加入 500ml 葡萄糖盐水)。合并呼吸困难者应作气管插管或切开,以防窒息。

3. 预防 ①对有过敏史患者,在输血前半小时同时口服抗过敏药和静脉输注糖皮质激素。②对 IgA 水平低下或检出 IgA 抗体的患者,应输不含 IgA 的血液、血浆或血液制品。如必须输红细胞时,应输洗涤红细胞。③有过敏史者不宜献血。④献血员在采血前 4 小时应禁食。

(三) 溶血反应

溶血反应是最严重的输血并发症,虽然很少发生,但后果严重,死亡率高。发生溶血反应患者的临床表现有较大差异,与所输的不合血型种类、输血速度与数量以及所发生溶血的程度有关。典型的症状为患者输入十几毫升血型不合的血后,立即沿输血的静脉出现红肿及疼痛,寒战、高热、呼吸困难、腰背酸痛、头痛、胸闷、心率加快乃至血压下降、休克,随之出现血红蛋白尿和溶血性黄疸。

溶血反应严重者可因免疫复合物在肾小球沉积,或因发生弥散性血管内凝血(disseminated intravascular coagulation,DIC)及低血压引起血流减少而继发少尿、无尿及急性肾衰。术中的患者由于无法主诉症状,最早征象是不明原因的血压下降和手术野渗血。延迟性溶血反应(delayed hemolytic transfusion reaction,DHTR)多发生在输血后 7~14 天,表现为原因不明的发热、贫血、黄疸和血红蛋白尿,一般症状并不严重。近年,延迟性溶血反应逐渐被重视,主要由于它可引起全身炎症反应综合征(systemic inflammatory response syndrome,SIRS),表现为体温升高或下降,心律失常,白细胞溶解及减少,血压升高或外周血管阻力下降甚至发生休克、急性呼吸窘迫综合征(ARDS),甚至多器官功能衰竭。

1. 原因

(1) 绝大多数是因误输了 ABO 血型不合的血液引起,是由补体介导、以红细胞破坏为主的免疫反应。其次,由于 A 亚型不合或 Rh 及其他血型不合时也可发生溶血反应。此外,溶血反应还可因供血者之间血型不合引起,常见于一次大量输血或短期内输入不同供血者的血液时。

(2)少数在输入有缺陷的红细胞后可引起非免疫性溶血,如血液贮存、运输不当,输入前预热过度,血液中加入高渗、低渗性溶液或对红细胞有损害作用的药物等。

(3)受血者患自身免疫性贫血时,其血液中的自身抗体也可使输入的异体红细胞遭到破坏而诱发溶血。

2. 治疗 当怀疑有溶血反应时应立即停止输血,核对受血者与供血者姓名和血型,并抽取静脉血离心后观察血浆色泽,若为粉红色即证明有溶血。尿潜血阳性及血红蛋白尿也有诊断意义。收集供血者血袋内血和受血者输血前后血样本,重新做血型鉴定、交叉配血试验及细菌涂片和培养,以查明溶血原因。

对患者的治疗包括:

(1)抗休克:应用晶体液、胶体液及血浆以扩容,纠正低血容量性休克,输入新鲜同型血液或输浓缩血小板或凝血因子和糖皮质激素,以控制溶血性贫血。

(2)保护肾功能:可给予5%碳酸氢钠250ml,静脉滴注,使尿液碱化,促使血红蛋白结晶溶解,防止肾小管阻塞。当血容量已基本补足,尿量基本正常时,应使用甘露醇等药物利尿以加速游离血红蛋白排出。若有尿少、无尿,或氮质血症、高钾血症时,则应考虑行血液透析治疗。

(3)抗凝治疗:若DIC明显,还应考虑肝素治疗。

(4)血浆交换治疗:以彻底清除患者体内的异形红细胞及有害的抗原抗体复合物。

3. 预防 ①加强输血、配血过程中的核查工作;②严格按照输血的规程操作,不输有缺陷的红细胞,严格把握血液预热的温度;③尽量同型输血。

(四)输血相关性肺损伤

输血相关性肺损伤(transfusion-related acute lung injury,TRALI)是指因输入的血液中含有与受血者白细胞抗原相应的人类组织相容性抗原抗体或粒细胞特异性抗体而导致的与左心衰竭无关的急性肺水肿症状与体征,临床上输血相关性肺损伤常与肺部感染、吸入性肺炎或毒素吸入等非输血所致的ARDS难以区别。输血相关性肺损伤也有急性呼吸困难、严重的双侧肺水肿及低氧血症,可伴有发热和低血压,后者对输液无效。这些症状常发生在输血后1~6小时内,其诊断应首先排除心源性呼吸困难。与急性呼吸窘迫综合征不同,如果能及时采取有效治疗(插管、输氧、机械通气等),48~96小时内临床和生理学改变都将明显改善。随着临床症状的好转,X线片示肺部浸润在1~4天内消退,少数可持续7天。

输血相关性肺损伤的发生与年龄、性别和原发病无关,其发生机制现认为是供血者血浆中存在白细胞凝集素或人类白细胞抗原(human leukocyte antigen,HLA)特异抗体所致。输血时发生的急性呼吸困难是临床判断的基础,一旦心脏原因排除,应对供血者做淋巴细胞毒性试验、白细胞聚集试验及中性粒细胞抗体试验以进一步提供诊断依据。将供血者血清与受血者的白细胞混合,如有反应,诊断即可成立,但即使试验阴性,也不能完全排除输血相关性肺损伤(40%可无反应)。

禁用多次妊娠供血者血浆制作的血液制品,可减少输血相关性肺损伤的发生。

(五)输血相关移植物抗宿主病

输血相关移植物抗宿主病(transfusion associated graft versus host disease,TA-GVHD)是一种发病率低但致命的输血并发症。它由存在于血制品中含有免疫能力的异体淋巴细胞所介导,在受体内迁移、增殖,进而引起严重攻击和破坏宿主体内细胞和组织的免疫反应。TA-GVHD的前提是宿主不能发动针对供者细胞成分的免疫反应,故患有严重免疫缺陷病、白血病或作为造血干细胞预处理时需应用细胞毒或免疫抑制剂者均为高危人群。

临床表现为发热38℃以上、皮肤红斑、肝功能异常和严重的全血细胞减少、死亡率高(>90%),死亡的主要原因为严重感染。

由于 TA-GVHD 临床表现与病毒感染、药疹等十分相似,易于误诊,加之治疗效果差,因此重点在于防范高危患者发生 TA-GVHD 可能。预防的有效措施是用 γ 射线照射血细胞成分以去除免疫活性淋巴细胞,照射剂量为 15~25Gy。

(六)免疫抑制

输血可使受血者的非特异免疫功能下降和抗原特异性免疫抑制,增加术后感染率,并可促进肿瘤生长、转移及复发,降低 5 年生存率。输血所致的免疫抑制同输血的量和成分有一定的关系。少于或等于 3 个单位的红细胞成分血对肿瘤复发影响较小,而异体大量输入全血或红细胞悬液则影响较大,故肿瘤患者输血应尽量小于 3 个单位。

另外,围手术期输血因免疫抑制引起的术后感染也越来越受到临床医生的关注。目前认为因输血免疫抑制引起的术后感染与血制品的成分和储存时间、血制品中白细胞的含量和活性、输血量均有关系。

二、非免疫相关输血反应

1. **细菌污染反应** 虽发生率不高,但后果严重。患者的反应程度依细菌污染的种类、毒力大小和输入的数量而异。若污染的细菌毒力小,数量少时,可仅有发热反应。反之,则输入后可立即出现内毒素性休克(如大肠埃希菌或铜绿假单胞菌)和 DIC。临床表现有烦躁、寒战、高热、呼吸困难、恶心、呕吐、发绀、腹痛和休克。也可以出现血红蛋白尿、急性肾衰竭、肺水肿,致患者短期内死亡。出现细菌污染反应时,应立即终止输血并将血袋内的血液离心,取血浆底层及细胞层分别行涂片染色细菌检查及细菌培养检查;采用有效的抗感染和抗休克治疗,具体措施与感染性休克的治疗相同。

2. **循环超负荷** 常见于心功能低下、老年、幼儿及低蛋白血症患者,由于输血速度过快、过量而引起急性心衰和肺水肿。表现为输血中或输血后突发心率加快、呼吸急促、发绀或咳吐血性泡沫痰。有颈静脉怒张、静脉压升高,肺内可闻及大量湿啰音。胸片可见肺水肿表现。对有心功能低下者要严格控制输血速度及输血量,严重贫血者以输浓缩红细胞为宜。一旦发生循环超负荷,应立即停止输血。吸氧,使用强心剂、利尿剂以及除去过多的体液。

3. **输血对肝脏的影响** 创伤或大手术如门静脉-腔静脉分流术时,失血量较大,当输入较多库存血时,可使血内胆红素含量增加。肝功能正常的患者,肝脏有能力将其排出,但肝功能不全的患者,可出现或加重黄疸。

三、疾病传播

病毒和细菌性疾病均可通过输血途径传播。病毒包括 EB 病毒、巨细胞病毒、肝炎病毒、HIV 和人类 T 细胞白血病病毒(HTLV)I、II型等。细菌性疾病包括梅毒、疟疾、布氏杆菌等。其中以输血后肝炎和疟疾最常见。

预防措施有:①严格掌握输血适应证;②严格献血者体检;③在血制品生产过程中采用有效手段灭活细菌和病毒;④自体输血等。

四、大量输血的影响

如果 24 小时内用库存血细胞置换患者全部血容量或者数小时内输血超过 4 000ml,则可能出现下列并发症:低体温、碱中毒、暂时性低钙血症、高钾血症等。低体温损害血小板功能,也影响正常的凝血,并可加重低钙血症。当临床有出血倾向及 DIC 表现时,应输浓缩血小板。多数体温正常、无休克者可以耐受快速输血而不必补钙,提倡监测血钙下补充钙剂。合并碱中毒时,往往不出现高钾血症,除非有肾功能障碍,需注意监测血钾浓度,若高钾又合并低钙,应关注对心功能的影响。

第三节 自体输血

自体输血是指收集患者自身的血液,在需要时再回输给患者本人。主要优点是:①节约血源;②减少输血反应和疾病的传播;③无需验血型和交叉配血试验;④适用于血型特殊和血源困难者。

一、回收式自体输血

回收式自体输血是将收集到的创伤后体腔内积血或手术过程中的失血,经抗凝、过滤后再回输给患者。此法主要适用于外伤性脾破裂、异位妊娠破裂等造成的腹腔内出血,大血管、心内直视手术及门静脉高压症等手术时的失血回输和术后 6 小时内的引流血液回输等。早先常采用简单的纱布过滤后就回输的非洗净回收式,而现在一般采用洗净回收式,即利用血液回收机收集失血,经自动处理去除血浆和有害物质后,可得到血细胞比容达 50%~65% 的浓缩红细胞,然后进行回输。

经过处理的血液,由于白细胞在不同的回收机中去除率不同,加之回收血液中的中性粒细胞可能产生趋化效应和呼吸爆发效应,释放炎症介质、蛋白酶和氧自由基,导致 DIC 和 ARDS 等所谓的"回收血液综合征",特别在具有休克、低体温、缺血再灌注损伤和多器官功能衰竭的危重患者中容易发生。在术中洗涤时,回收血液中的凝血因子会随之减少,大量输入回收血液可导致稀释性凝血功能障碍,故回输血液应不超过自身血量 2/3 为宜,超过时应输入新鲜冰冻血浆和血小板。

二、预存式自体输血

预存式自体输血指择期手术患者估计术中出血量较大需要输血者,只要患者无感染且血细胞比容≥30%,根据所需的预存血量不同,从择期手术前的一个月开始采血,每 3~4 天一次,每次可采 300~400ml,直到术前 3 天为止。采得的血液存储以备手术之需。术前自体血预存者必须每日补充铁剂和给予营养支持。现在,所有年龄组的患者包括患有心脏病者均可安全地进行术前自体血预存,献血反应的发生率为 7.4%,以迷走神经反射(低血压和心动过缓)最为常见。

三、稀释式自体输血

稀释式自体输血一度发展缓慢,主要是原来认为血液稀释后会产生心肌抑制因子对心肌造成损伤,且低血细胞比容会造成胃黏膜酸度上升而损伤胃黏膜。目前认为,稀释式自体输血并不会产生上述不良反应,且它的单位用血的医疗费用低,并可避免不必要的血液检测和管理。在获取手术用血方面,它的价值还明显优于预存式。操作一般是在手术当天早上,从患者一侧静脉采血,同时从另一侧静脉以 3~4 倍的电解质溶液及血浆增量剂等以补充血容量。采血量取决于患者状况和术中可能的失血量,每次可采血 800~1 000ml,一般血细胞比容不低于 25%,白蛋白 30g/L 以上,Hb 为 100g/L 左右为限。采血速度约为每 5 分钟 200ml,采得的血液备术中回输用。血液稀释后,手术时失血中所含的红细胞量减少,且由于血液黏稠度降低,心搏出量增加,微循环的血流速度加快,因此,不至于造成因红细胞减少而导致的组织缺氧。当手术中失血量超过 300ml 时可开始输给自体血,应先输最后采的血液,因为最先采取的血液中最富于红细胞和凝血因子,宜在最后输入。

自体输血的禁忌证包括:①血液已受胃肠道内容物、消化液或尿液等污染者。②血液可能含肿瘤细胞者。③肝、肾功能不全者。④已有严重贫血者。⑤有脓毒症或菌血症者。⑥胸、腹腔开放性损伤超过 4 小时或在体腔中存留的血液超过 3 天者。

第四节　血液成分制品与血浆代用品

一、血液成分制品

血液成分制品是血液经过制备,分离出的浓度较高的单一血液成分,可用于成分输血。常用血液成分制品有血细胞(包括红细胞、白细胞、血小板)、血浆和血浆蛋白成分三类。

(一)血细胞成分

1. 红细胞制品　经不同加工可制得浓缩红细胞、洗涤红细胞、冰冻红细胞、去白细胞的红细胞等制品,临床以浓缩红细胞最为常用。

2. 白细胞制品　主要有浓缩白细胞,但因并发症较多临床已少用。

3. 血小板制品　血小板的制备有机器单采法与手工法,前者通过机器对单一献血者进行连续收集多单位血小板,后者是对单一献血者一次所献全血分离制备获得的血小板。血小板制品可用于治疗血小板减少症和/或血小板功能障碍。

(二)血浆成分

血浆成分是将全血分离出血细胞后得到的液体部分,包括新鲜冷冻血浆、普通冷冻血浆和冷沉淀三种。

(三)血浆蛋白成分

血浆蛋白成分主要包括白蛋白制剂、免疫球蛋白、浓缩凝血因子。

二、血浆代用品

血浆代用品又称血浆增量剂,是天然或人工合成的高分子物质制成的胶体溶液,可代替血浆扩充血容量。因其分子量和胶体渗透压与血浆蛋白近似,因此能在循环中长时间保持适当的浓度,一般不在体内蓄积,极少导致红细胞聚集、凝血障碍及切口出血等不良反应,而且产品本身也无抗原性和致敏性。临床常用的血浆代用品有右旋糖酐、羟乙基淀粉和明胶制剂。

1. 右旋糖酐　中分子量(平均 75 000)右旋糖酐渗透压较高,具有良好的扩充血容量作用,能在体内维持 6~12 小时,临床上多用于治疗低血容量性休克。低分子量(平均 40 000)右旋糖酐增加血容量的作用短,仅维持约 1.5 小时,具有降低血液黏稠度、改善微循环的作用。由于右旋糖酐可致出血倾向且不含凝血因子,24 小时用量不宜超过 1 500ml。

2. 羟乙基淀粉　由玉米淀粉制成的血浆代用品。可以扩充血浆容量,且维持时间长,常用于低血容量性休克的治疗和手术中扩容。每日输入最大量不超过 2 000ml。

3. 明胶制剂　是各种明胶与电解质组合的血浆代用品。含 4% 琥珀酰明胶的血浆增量剂,其胶体渗透压可达 46.5mmHg,能有效增加血浆容量、防止组织水肿,有利于静脉回流,改善心排血量和外周组织灌注。又因其黏稠度与血浆近似,故有稀释血液、改善微循环、加快血液流速的效果。

(王贵明)

思考题

1. 简述输血的适应证、不良反应及防治。
2. 简述输血成分的优点。
3. 简述自体输血的方法。

ER 4-3

练习题

第五章 | 休　克

教学课件

思维导图

学习目标

1. 掌握：休克的概念、常见病因和分类、临床表现；外科常见休克的诊断要点和治疗原则。
2. 熟悉：休克的监测与预防。
3. 了解：休克的病理生理改变。
4. 具备对休克发生的早期诊断能力、休克患者的常规监测以及能够运用相关临床指标分析患者的病情并指导临床治疗的能力。
5. 能够与患者、家属正确沟通，解释各种抢救措施的必要性，取得他们的理解和配合。尊重生命，救死扶伤，争分夺秒，全力抢救生命。

案例导入

患者男性，42 岁。因车祸伤致左侧上腹部及下胸部撞击伤 1 小时入院。检查：神志清，面色苍白，体温 37℃，血压 80/60mmHg，脉率 130 次/min，左上腹压痛，有轻度反跳痛及肌紧张，血白细胞 $20 × 10^9$/L，尿镜检红细胞 20/HP。

请思考：

1. 该患者的初步诊断是什么？
2. 为了明确诊断，该患者应进一步做哪些检查？
3. 应对该患者采取哪些治疗措施？

第一节　概　述

休克（shock）是由多种病因引起机体有效循环血量减少、组织灌注不足、细胞代谢紊乱和功能受损的病理生理过程。休克的本质是组织细胞氧供应减少和需求增加，特征是细胞代谢紊乱产生炎症介质。按病因不同将休克分为低血容量性、心源性、感染性、过敏性、神经源性等五大类。外科常见的是低血容量性休克和感染性休克。

知识链接

休克的由来

中医对休克的认识比西方早 2 000 多年，称为厥证或脱证，从春秋战国起，历代医家均有系统描述，并逐渐形成一整套理、法、方、药。

西方医学对休克的认识始于 1731 年，法国医生 Le Dran 首次将法语 secousseuc 翻译成 shock 并用于医学，意为打击或震荡，故休克来源于英文"shock"的音译。19 世纪末，Warren 和

一、病理生理

导致休克的原因很多,但当休克发展到一定阶段时,均存在着有效循环血量减少、组织灌注不足,以及产生大量炎症介质等病理生理改变。机体通过各种代偿机制来维持内环境的稳定,相关的病理生理变化是构成临床表现的基础。

(一)微循环改变

微循环是机体组织摄取氧气和排出代谢产物的场所。休克时,全身循环血量、外周血管张力和血压等发生一系列变化,并伴有组织、器官的功能障碍。

1. 微循环收缩期 在休克早期,由于有效循环血量显著减少,引起组织灌注不足和细胞缺氧,同时因循环血量减少,引起血压下降。此时机体通过一系列代偿机制调节和矫正病理生理改变,包括主动脉弓和颈动脉窦压力感受器产生的加压反射,以及交感-肾上腺轴兴奋后释放大量儿茶酚胺、肾素-血管紧张素分泌增加等环节,引起心率加快、心排血量增加以维持循环相对稳定;又通过选择性收缩外周(皮肤、骨骼肌)和内脏(肝、脾、胃肠等)的小血管,使循环血量重新分布,以保障心、脑、肾等重要器官的有效灌注。同时儿茶酚胺、醛固酮、抗利尿激素等分泌增加,使全身微动脉及毛细血管前括约肌强烈收缩,微循环动静脉短路的开放,使外周血管阻力和回心血量均有所增加;毛细血管前括约肌收缩和后括约肌相对开放,进而导致微循环缺血、组织器官处于低灌注、缺氧状态。

2. 微循环扩张期 在休克中期,微循环内动静脉短路、直捷通路进一步开放,组织灌注更为不足,细胞严重缺氧。在无氧代谢状况下,乳酸类代谢产物蓄积,舒血管介质组胺、缓激肽等释放增加,这些物质可直接引起毛细血管前括约肌舒张,而后括约肌则因对其敏感性低而仍处于收缩状态,结果出现微循环内的毛细血管广泛扩张、血液滞留,毛细血管网内静水压升高、通透性增强,进而使回心血量急剧降低,心排血量减少,以致心、脑、肾等器官灌注不足,从而加重休克,休克进入抑制期。

3. 微循环衰竭期 在休克晚期,微循环内血液淤滞、血流速度缓慢,在酸性环境中处于高凝状态,使红细胞和血小板易发生凝集,并在毛细血管内形成微血栓,严重者引起 DIC,进一步加重细胞缺氧和组织、器官的损伤,此时患者生命垂危。后期由于广泛微血栓形成消耗了大量凝血因子,反而呈现出血倾向。

(二)代谢改变

休克时的代谢变化非常显著,反映在细胞代谢、能量代谢、蛋白质代谢等诸多方面。休克时由于组织灌注不足和细胞缺氧,体内的无氧糖酵解过程成为获得能量的主要途径。又因微循环障碍不能及时清除酸性代谢产物,肝脏对乳酸的代谢能力也下降,使乳酸盐不断堆积,导致代谢性酸中毒。另外,应激反应、炎症反应、组织损伤崩解等所释放出的大量炎症介质等也促使代谢紊乱。

1. 细胞代谢 细胞的生理活动需要足够的 ATP 维持。休克初期,由线粒体产生的 ATP,可以维持细胞功能,但由于缺氧,三羧酸循环、氧化磷酸化偶联、电子传递等受限,ATP 产生不足,乳酸形成过多。继而内质网和线粒体肿胀,溶酶体膜损伤并释放溶酶体酶,引起细胞自身消化与破坏,最终导致大片组织及器官功能障碍。

2. 能量代谢 休克时的代谢变化首先是能量代谢异常。休克初期,由于组织灌注不足和细胞缺氧,无氧糖酵解过程成为机体获得能量的主要途径。休克后期,由于肝糖原消耗和肝细胞功能降低,血糖也随之降低。休克时脂肪分解受限,可能与脂肪组织低灌注、乳酸增高和 ATP 不足有关。

3. 蛋白质代谢 主要是骨骼肌蛋白质分解加速,血中支链氨基酸,如缬氨酸、亮氨酸、异亮氨酸等增多。氨基酸的氨基可转至 α 酮酸,大部分转至丙酮酸而成丙氨酸。丙氨酸在肝内经过变化可提供葡萄糖异生的碳链,并形成尿素,故休克时血中丙氨酸和尿素可增多。

4. 酸碱平衡改变

(1)**酸中毒**:休克时组织细胞缺氧,肌糖原分解出的乳酸不能迅速利用,造成体内乳酸堆积,导致代谢性酸中毒。伴有肾功能不全时,酸中毒加重。如患者有通气功能障碍或换气功能降低,则可发生高碳酸血症(呼吸性酸中毒)。严重的酸中毒(血 pH<7.2)影响心血管功能,不利于休克逆转。

(2)**碱中毒**:部分休克患者可能有过度换气,引起低碳酸血症,导致呼吸性碱中毒。或大量输血带入大量枸橼酸盐、低钾血症等均可引起代谢性碱中毒。严重的碱中毒(血 pH>7.6)可促使脑血管发生痉挛,引起血清 Ca^{2+}、K^+ 的紊乱。

(三)重要器官继发性损害

休克时的器官功能变化,一部分是代偿性效应,有利于机体自身稳定;另一部分则是组织细胞受损的结果,即临床所谓的"衰竭"。

1. 肺 正常肺功能需要有充足的血液灌注和良好的肺泡通气。休克时,在持续低灌注和缺氧状态下,肺毛细血管的内皮细胞和肺泡上皮细胞均受到损害。毛细血管内皮细胞受损后,血管壁通透性增强,导致肺间质水肿;肺泡上皮细胞受损后,肺泡表面活性物质减少,肺顺应性降低,可继发肺泡萎陷,出现局限性肺不张。这些变化使患者的缺氧状态加重,在临床上表现为进行性呼吸困难,即急性呼吸窘迫综合征(ARDS),常发生于休克期内或稳定后 48~72 小时内。一旦发生 ARDS,由于目前尚缺乏特效治疗,死亡率很高。

2. 肾 在休克时,由于肾血管收缩、血流量减少,使肾小球滤过率锐减,尿量减少。如果病因未及时消除使肾血管继续收缩,肾小管细胞常先受损,导致急性肾衰竭,表现为少尿(每日尿量<400ml)或无尿(每日尿量<100ml)。

3. 脑 低血压、缺氧、碱中毒或酸中毒等均可引起脑微循环障碍,大脑皮质常先发生功能改变,故患者呈现烦躁不安或淡漠抑郁。若脑缺血加重可发生缺血性神经元病、脑细胞受损、间质水肿等,患者呈现昏迷状态。

4. 心 除心源性休克之外,其他类型的休克在早期一般无心功能异常。当有效循环血量降低时,一般出现心率加速和心肌收缩增强。但是,因静脉血回流减少和/或外周血管阻力增高,心排血量(或心指数)常降低。在休克加重之后,心率过快可使舒张期缩短,舒张期压力也常有下降。由于冠脉灌流量的 80% 发生于舒张期,所以上述变化则直接导致冠状动脉血流量明显减少,由此引起的缺氧和酸中毒可导致心肌损害。当心肌微循环内血栓形成时,还可引起心肌局灶性坏死。

5. 胃肠道 胃肠道在休克中的重要性已日益受到重视。严重的缺血和缺氧可使胃肠道黏膜细胞受损,出现黏膜糜烂、出血等。另外,受损细胞可释放具有细胞毒性的蛋白酶以及多种细胞因子,促使休克恶化。正常的肠道屏障功能遭到破坏之后,肠道内的细菌或其毒素越过肠壁移位,形成肠源性感染,这是导致休克继续发展和形成多器官功能障碍综合征(MODS)的重要原因。

6. 肝 在缺血、缺氧和血流淤滞的情况下,肝细胞受损明显。胃肠道有害物质激活肝脏肝巨噬细胞(Kupffer cell),释放炎症介质。组织学方面出现肝小叶中央出血、肝细胞坏死等。导致肝脏合成、分解、糖异生、胆红素代谢、凝血因子生成、解毒等功能异常,引起内毒素血症,加重代谢紊乱和酸中毒。

(四)介质在休克中的作用

在休克的发生发展过程中,有众多体液因子参与,如神经内分泌介质、补体系统、激肽系统、前列腺素类、细胞因子、炎症介质以及缺血再灌注时大量生成的氧自由基等,这些介质可引起局部或全身效应。介质或体液因子可通过影响血管舒缩,改变组织灌注,引起血管通透性改变,导致细胞聚集及血管内凝血,引发微循环障碍。如血栓素(TXA_2)、心肌抑制因子(MDF)等可抑制心肌收缩性,影响心肌功能;过氧化物、补体 $C5a$、TXA_2、白三烯 B_4(LTB_4)对细胞膜结构,过氧化物对细胞壁、蛋白质、核酸等有直接破坏作用,加剧细胞损伤,乃至多器官功能不全与衰竭。

二、临床表现

休克的临床表现可分为两个阶段,即休克代偿期和休克抑制期。

(一)休克代偿期

休克代偿期,有效循环血量减少,机体启动代偿机制。中枢神经系统兴奋性提高,交感肾上腺轴兴奋,患者表现为神情紧张,烦躁不安,面色苍白,心率、呼吸加快,脉压缩小,尿量正常或减少等。此阶段若能及时做出诊断并予以积极治疗,休克多可较快纠正。否则,病情继续发展,则进入休克抑制期。

(二)休克抑制期

患者可出现神情淡漠、反应迟钝,甚至意识模糊或昏迷,出冷汗,口唇、肢端发绀,脉搏细速,血压进行性下降。严重时,全身皮肤、黏膜明显发绀,四肢厥冷,脉搏摸不清,血压测不出,尿少甚至无尿。若皮肤、黏膜出现瘀斑或消化道出血,提示病情已发展至 DIC 阶段。若出现进行性呼吸困难、烦躁、发绀,给予一般吸氧治疗不能改善呼吸状态,应考虑已发生 ARDS。

三、诊断

各种类型休克的临床表现各有特点,症状和体征也不尽相同。临床诊断要更多地关注休克的原因和早期指标,而休克发展到共同通路阶段,就会呈现一致的规律。

1. 诊断要点 根据病史和临床表现,休克的诊断一般不难,关键在于休克早期(代偿期)的诊断和抢救。其诊断要点是:患者出现面色苍白、皮肤黏膜发绀、四肢冰冷、外周静脉塌陷、反应迟钝、神志淡漠,收缩压<90mmHg、脉压<20mmHg,脉搏细速(>100 次/min),每小时尿量<25ml。

2. 休克程度 可分为轻度、中度和重度(表 5-1)。

表 5-1 休克的临床表现和程度

程度	休克代偿期	休克失代偿期	
	轻度	中度	重度
神志	清楚或烦躁	尚清楚,淡漠	迟钝或昏迷
口渴	口渴	很口渴	非常口渴,可能无主诉
皮肤色泽	开始苍白	苍白	显著苍白,肢端青紫
皮肤温度	正常或发凉	发冷	冰冷
脉搏	<100 次/min,有力	100~200 次/min	细速而弱或摸不清
收缩压	正常或稍高	70~90mmHg	<70mmHg 或测不到
呼吸	正常或稍快	深快	深快、浅快、潮式
周围循环	正常	表浅静脉塌陷,毛细血管充盈迟缓	表浅静脉塌陷,毛细血管充盈非常迟缓
尿量	正常	少尿	少尿或无尿
出血倾向	无	无	DIC 早期血液高凝,无出血;晚期有出血倾向

程度	休克代偿期	休克失代偿期	
	轻度	中度	重度
内脏衰竭	无	无	有
微血管变化	收缩期	扩张期	DIC
估计失血量	<20%（800ml）	20%~40% （800~1 600ml）	>40%（>1 600ml）

四、监测

休克的监测对确定诊断、判断病情轻重和预后以及指导抢救都具有十分重要的意义。对外科休克患者要争取早期发现、及时诊断，并在休克过程中掌握病情动态，以便采取有效治疗措施。在有条件的医院，将休克患者置于重症监护室（ICU），有利于监测和治疗。

（一）一般监测

1. 意识状态　患者的意识情况是反映休克的一项敏感指标。一旦脑组织血流灌注不足，就会出现意识改变，但意识障碍不仅可由脑血流减少所致，还可由缺氧、毒血症、代谢紊乱等其他原因所致，需注意鉴别。在治疗中，若患者神志清楚，对外界的刺激能正常反应，则提示患者循环血量已基本补足。相反，则提示脑组织血液循环不足，存在不同程度休克。

2. 皮肤和肢体　休克时，面色苍白、皮温降低、出冷汗常提示交感神经兴奋，微血管收缩；皮肤及口唇发绀，甲下毛细血管充盈和浅静脉充盈时间延长，腹壁皮肤呈大理石样紫纹，常提示微循环淤滞；皮肤瘀斑常提示 DIC 发生。如患者的四肢转温暖，轻压指甲或口唇时，局部缺血苍白，松压后色泽迅速转为正常，表明末梢循环已恢复、休克好转。

3. 脉搏和血压　脉率增快多出现在血压下降之前，是休克早期的诊断指标。休克患者治疗后，尽管血压仍然偏低，但若脉率已下降至接近正常，且肢体温暖者，常表示休克已趋向好转。血压变化是休克的重要指标之一，低血容量性休克早期舒张压可因周围血管收缩而增高，而收缩压明显降低，故脉压缩小。一般当收缩压<90mmHg，或原发高血压者收缩压降低 30mmHg 或更多，表示周围循环障碍。判断休克程度还可用休克指数来估计，休克指数=脉率（次/min）/收缩压（mmHg）。休克指数为 0.5 多提示无休克；大于 1.0~1.5 提示有休克；大于 2.0 为严重休克。

4. 呼吸　呼吸深快表示有代谢性酸中毒。呼吸急促，血氧饱和度<90%，动脉血氧分压（PaO_2）<60mmHg，吸入高浓度氧后仍无明显升高，提示有 ARDS。此外，呼吸急促，由深快到浅快，到潮式呼吸，则常提示合并有脑水肿及颅内高压。

5. 尿量　尿量能反映生命器官的血流灌注情况，尿少通常是早期休克和休克复苏不完全的表现。对休克者，应留置导尿管并连续监测其每小时尿量。如尿量<25ml/h，尿比重高，提示肾血管收缩，灌注不足，血容量不足；如尿量<20ml/h，比重低且恒定在 1.010 左右，尿中有管型，常提示有急性肾衰竭；如尿量维持在 30ml/h 以上，提示休克已好转。

（二）血流动力学监测

1. 中心静脉压（central venous pressure，CVP）　中心静脉压代表了右心房或胸腔段腔静脉内的压力变化，在反映全身血容量及心功能状态方面较动脉压早。通过颈内静脉或颈外静脉处置入导管可以监测 CVP，正常值为 5~10cmH$_2$O。CVP 受血容量、静脉回心血量、右心室排血功能的影响，还受胸腔、心包压力及静脉血管张力等因素的影响。连续动态监测 CVP 更有实用价值（表 5-2）。

表 5-2　中心静脉压与补液的关系

中心静脉压	血压	原因	治疗原则
低	低	容量严重不足	充分补液
低	正常	容量不足	适当补液
高	低	心功能不全/血容量相对过多	给强心药物,纠正酸中毒,舒张血管
高	正常	容量血管过度收缩	舒张血管
正常	低	心功能不全/血容量不足	补液试验 *

*补液试验:取生理盐水 250ml,于 5~10 分钟内经静脉注入。若 BP 升高、CVP 不变,提示血容量不足;如 BP 不变,CVP 升高 3~5cmH$_2$O,则提示心功能不全。

2. 动脉血气分析　动脉血气分析是监测休克时组织缺氧严重程度不可缺少的项目。动脉血酸碱度(pH)反映机体总体的酸碱平衡状态,正常为 7.35~7.45。pH 降低反映休克时无氧代谢引起的代谢性酸中毒。若在使用碱性药物过程中出现血 pH 增高超过 7.45,则提示已转为医源性代谢性碱中毒。PaO$_2$ 的正常值为 80~100mmHg,二氧化碳分压(PaCO$_2$)的正常值则为 36~44mmHg。休克时可因缺氧而表现通气过度,PaCO$_2$ 可以有所降低。若在通气良好的情况下,PaCO$_2$ 反而呈现增高,则表示有肺功能不全。若在保证通气并给予高浓度氧的情况下,PaCO$_2$ 依然<60mmHg,提示有可能发生 ARDS。

3. 动脉血乳酸盐测定　无氧代谢是休克患者的特点,无氧代谢必然导致高乳酸血症的发生,监测其变化有助于估计休克程度及复苏趋势。正常值为 1~1.5mmol/L,休克患者允许达到 2mmol/L,危重患者有时会达到 4mmol/L。乳酸盐数值越高,预后越差,若超过 8mmol/L,几乎无生存可能。

4. DIC 的检测　对于有出血倾向的患者,需要测定血小板、凝血因子及纤溶活性指标,包括:①血小板计数<80×10^9/L;②凝血酶原时间延长 3 秒以上;③纤维蛋白原低于 1.5g/L 或进行性降低;④血浆鱼精蛋白副凝试验(3P 试验)阳性;⑤血涂片中破碎红细胞超过 2% 等。若 5 项中出现 3 项以上可确诊为 DIC。

5. Swan-Ganz 漂浮导管监测　可测得肺动脉压(PAP)、肺毛细血管楔压(PCWP)和心排血量(CO),可反映肺静脉、左心房和左心室压。PAP 正常值为 10~22mmHg;PCWP 正常值为 6~15mmHg,与左心房内压接近。PCWP 低于正常值反映血容量不足,较 CVP 敏感;PCWP 增高反映左房压力增高,如肺水肿时。CO 是每搏量与心率的乘积,成人 CO 正常值为 4~6L/min。心指数(CI)是单位体表面积的心排血量,正常值为 2.5~3.5L/(min·m^2)。CO 与 CI 对判断中、重度休克患者的血流动力学分型及抢救治疗有很大的帮助。但由于肺动脉导管技术属有创操作,有发生严重并发症可能(发生率 3%~5%),应严格掌握适应证。

五、预防

休克是危及患者生命的急危重症,预防休克的发生及尽早诊治均可明显降低病死率。对于急性大量失血、失液(腹泻、呕吐、烧伤等),或严重创伤、感染等患者,即使未进入休克状态,也应紧急采取有力措施,治疗原发病,补充血容量,以预防休克发生。

六、治疗

恢复有效循环血量,保证充足的组织灌注及氧合是休克治疗的主要目标。在恢复血流动力学稳定的同时,尽早去除病因,防治并发症等是治疗休克的关键。

(一)抢救原则

去除病因,对症治疗,密切监护,抓住主要矛盾,争分夺秒抢救。

(二)急救措施

休克一旦确诊,立即给患者安置 4 条管道:即两条静脉输液管,一条用于快速补液,一条用于 CVP 测量;一条鼻管或面罩供氧;一条留置尿管测每小时尿量。患者应置于上身抬高 20°~30°、双下肢抬高 15°~20° 的体位,以利呼吸以及下肢静脉血回心。如有高热,应行酒精擦浴或冰袋降温;有外伤出血者应立即压迫或止血带止血;有肝、脾破裂者,应尽早手术止血。有血气胸者应行急诊胸腔闭式引流。

1. 恢复有效循环血量 休克时存在血容量不足,或者因心血管功能失常致有效循环血量不足,一般需从静脉输液以增加静脉回心血量,增加心搏出量。此法即扩充血容量(简称扩容),是纠正休克引起的组织低灌注和缺氧的关键,实施时应结合患者具体情况选择输液的成分、剂量和输注速度,适应休克的病因(性质)和程度,并兼顾心、肺、肾等器官功能状况。

(1)输液的成分:扩容开始常用等渗盐水或平衡电解质液(如有碱中毒则勿用平衡液),随后选用胶体液。先用电解质液是因为休克时有下列变化:①微循环内血液黏度常增高,红细胞聚集,血流缓慢,用晶体液后血流可通畅,利于细胞代谢。②常伴代谢性酸中毒。③细胞外液的钠离子有进入细胞内的趋向。电解质液扩容后,钠和水分都比较容易渗出毛细血管壁,特别在后者通透性增高时,故可能加重组织水肿。因此,输入一定量电解质液以后,需选用胶体液以免胶体渗透压过低影响扩容效果。扩容效果与胶体分子量大小相关,分子量低于 10 000 者容易从血管渗出,并且与其分子降解速度、毛细血管通透性相关。

选用各种胶体液成分时,应明确其治疗目的和作用。例如:白蛋白是保持血液胶体渗透压的主要物质,并且是应激反应中急性蛋白类形成的重要原料,适宜于大量输入电解质液以后或低蛋白血症。血浆和全血作为扩容剂,作用与白蛋白相似;它们还含有凝血因子、红细胞等,适宜于相应缺乏症者。输注胶体液过量可能出现副作用,如尿量减少、肺血管阻力增高等;输入大量库存血的不良反应可能更为严重。

(2)输液剂量和输注速度:休克患者救治策略被称为早期达标治疗(early goal directed therapy,EGDT),需要在诊断后 6 小时内积极输液复苏。失血或失液的低血容量性休克,参考病史决定初步的输液量,一般均超过估计的体液丢失量。输液开始的时间愈迟,剂量应增加,因为休克时有毛细血管渗漏。无明显的失血、失液病史,休克可由血管功能失常或/和心功能不全所致,输液量应少于低血容量性休克者;心功能不全时输液量必须严格控制,以防充血性心力衰竭。血管功能和心功能需用药物调节治疗。

输注速度一般是先快后慢。为了能快速输注,常需建立两条静脉通路。快速输注能迅速增加静脉回心血量,如果心功能尚可,心搏出量随即增加,血压多可回升。心功能不全者的输液速度应严格控制,以防肺水肿加重和心力衰竭。输液的剂量和速度还必须考虑患者肺、脑、肾等重要器官的功能状态。老年人和幼儿的输液应审慎,因其机体的代偿能力较差。

(3)输液的注意事项:输液扩容过程中必须观察机体的反应,休克的临床表现有所好转,表示输液适宜;否则,必须明确其原因,如病因未消除、输液量不够、酸碱明显失衡或心血管功能未好转,应及时处理。扩容过量将危及生命。

(4)高渗液体的扩容:单纯用高渗盐水或高渗葡萄糖液的扩容作用时间很短。等量的 7.5% 氯化钠和 6% 右旋糖酐(HSD)配合,每 4ml/kg 可扩充血浆容量达 12ml/kg 以上,同时还可增加心肌收缩力和降低外周血管阻力,改善组织灌注。输入右旋糖酐过多后可发生高钠血症、低钾血症、出血倾向(凝血障碍)。因此,每次静脉缓注 2ml/kg(防止针孔外漏),间隔 15~30 分钟可重复,总量不超过 12ml/kg。有高渗性缺水时勿用右旋糖酐,已用洋地黄类药物及有肺水肿或出血倾向者也不适宜使用右旋糖酐。

2. 病因治疗 针对出血、感染等病因积极治疗,是抢救成功的关键。外科疾病引起的休克多需要手术处理。损伤性休克应及时给予止痛、骨折固定、必要的伤口处理;失血性休克应迅速查明原因,及时控制出血;感染性休克需积极手术引流、清除病灶以控制感染,选用有效抗菌药物,应在恢复有效循环后及时进行,或在积极抗休克的同时尽早手术以免延误救治时机。

3. 纠正酸碱及水电解质失衡 休克早期由于呼吸加深加快,呼出过多的 CO_2,可能出现呼吸性碱中毒。一般中度以上休克,由于缺血缺氧,糖、脂肪及蛋白分解代谢亢进,大量酸性代谢产物堆积而发生代谢性酸中毒。合并呼吸衰竭者,也可因呼吸抑制,CO_2 潴留出现呼吸性酸中毒。应根据病情合理纠正,一般成人中度以上休克应补 5% 碳酸氢钠 250~500ml。

休克患者应注意高钾血症的防治,一般不补充钾,对钠、钙、氯应酌情补充。

4. 应用血管活性药物 外科休克常用的血管收缩药有间羟胺、去甲肾上腺素等。它们能迅速增加周围血管阻力和心肌收缩力,以此提高血压;然而又可使心肌耗氧增加,甚至心搏出量减少。各种器官的血管对这些药物效应不一,血液分布发生变化,心、脑等器官的灌注可保持,而肾、肠、胃等的灌注常降低。

外科休克常用的血管扩张药有硝普钠、酚妥拉明、硝酸甘油、山莨菪碱等,它们的药理作用各异。硝普钠主要作用于血管平滑肌,使周围血管阻力和肺动脉楔压降低;酚妥拉明为 α 受体拮抗药,可使周围阻力降低和心搏增强;硝酸甘油则主要使肺动脉楔压降低;山莨菪碱为胆碱能受体拮抗药,其血管扩张作用不如前三者,但作用时间稍长,可使心率加快。

外科休克最常用的血管活性药是多巴胺,其作用于 α 受体和 β 受体以及多巴胺受体,不同剂量效应不同。如 $3\sim5\mu g/(kg\cdot min)$ 的静脉滴注,可使周围(包括肾、肠等)的血管舒张;$6\sim15\mu g/(kg\cdot min)$ 能使心肌收缩增强;$>15\mu g/(kg\cdot min)$ 时主要起血管收缩作用(肾、肠等器官灌注减少)。

临床可以联合应用两种血管活性药,取长补短。例如:先用中等剂量的多巴胺,以增加心搏出量和组织灌注,如血压仍偏低,则可加用间羟胺;如收缩压上升至>90mmHg,但肢端循环不良、尿量很少,则可加用硝普钠,维持血压低于原有水平 5~10mmHg,同时仍能改善组织灌注。

使用血管活性药,须与扩容和纠正酸碱失衡相结合,一般应在后两者的基础上用药,否则效果欠佳。为了驱使血流分布到生命器官,个别情况下可早用血管收缩药,应该迅速给予补液。

5. 氧的输送 休克时氧输送能力下降,同时氧输送量受影响于心排血量、血红蛋白和 PaO_2,恢复心排血量的措施已在前面叙述。

患者若有失血或溶血使红细胞过少,需要输入全血或浓缩红细胞,使血细胞比容达到 30% 左右。库存时间较长的红细胞中 2,3-二磷酸甘油酸减少,故不如新鲜的红细胞效果好。

用面罩法吸氧能增高吸入氧浓度(FiO_2),从而保持 PaO_2;但如果患者有换气功能不全,如顺应性降低、肺泡功能不全等,提高 FiO_2 达 0.6 可能仍难以恢复 PaO_2,此时须用正压性辅助呼吸,如间歇性强制通气(IMV)、呼气末正压呼吸(PEEP)等,以提高肺泡换气功能和 PaO_2。

6. 应用皮质类固醇 可用于一切休克,对感染性休克特别适用。皮质类固醇的主要作用包括:①增加心排血量;②扩张血管,改善微循环;③稳定溶酶体膜,从而防止细胞自溶坏死;④由于改善微循环而间接增强单核-巨噬细胞系统功能;⑤中和内毒素,剂量如下:地塞米松 1~3mg/kg 一次静脉滴注;甲泼尼龙 15~30mg/(kg·d);氢化可的松琥珀酰钠 25~50mg/(kg·d),首剂可用半量。

7. 强心治疗 休克均有心功能不全或潜在心功能不全,因而强心以增加心排血量是抗休克的一个重要措施。强心可防治快速补液时可能发生的心衰和肺水肿,一般如无心律失常等强心剂禁忌证,可用毛花苷 C(西地兰)0.2~0.4mg/次;或毒毛旋花素 K 0.125~0.25mg/次稀释后缓慢静脉注射。

8. 抗凝治疗 如患者有出血倾向及内脏功能不全,怀疑合并有 DIC,应在抗休克的同时尽早确诊和治疗。应用肝素、丹参注射液和双嘧达莫(潘生丁)等药物,使试管法凝血时间延长至 15~30秒,以阻止 DIC 的发展。在抗凝有效的基础上补充凝血因子。

9. 支持和保护内脏功能 休克晚期或重度、极重度休克多有 1 个或 2 个以上器官功能不全或衰竭,救治困难。对休克合并 3 个器官以下的脏器衰竭,在有效的病因治疗、抗休克、抗 DIC 和内脏(心、肾、肺、脑、肝、胃肠等)功能支持下,部分患者仍有生存的希望。

第二节　低血容量性休克

低血容量性休克(hypovolemic shock)是外科休克中最常见的类型。常因大量出血、体液丢失或液体滞留在第三间隙,导致有效循环血量降低所致,包括失血、失液性休克和损伤性休克。

一、失血性休克和失液性休克

失血、失液后血容量降低成为休克的始动因素,主要是由于回心血量和心搏出量均降低,超过了机体代偿限度,其后果与失血量或失液量密切相关。相同出血量所造成的休克,治疗时间愈早,恢复愈快;治疗时间延迟,并发症和死亡率就会增加。因为低灌注和缺氧的时间过长会使细胞发生不可逆性损害。

1.病因

(1)**出血**:如上消化道出血,常见的有胃十二指肠溃疡出血、门静脉高压症食管胃底静脉曲张出血、胃癌出血、胆道出血等;下消化道出血,常见有结直肠肿瘤、息肉、血管瘤或血管畸形出血等;创伤致肝破裂、脾破裂、大血管损伤出血,和肝癌破裂、宫外孕破裂出血等是较常见的病因。

(2)**大量血浆或体液的丧失**:如大面积烧伤引起大量血浆丧失,急性肠梗阻或幽门梗阻大量消化液丢失。内科的严重腹泻也可引起休克。

2.治疗　抢救休克的几个环节均适用于失血性和失液性休克。

(1)**补充血容量**:失血性休克可根据休克指数协助判断失血量,首先补充 2~3 倍于失血量的平衡液,然后补充适量血液,维持血细胞比容在 30% 左右。低分子量右旋糖酐、代血浆也可适当使用。此外,还要根据血流动力学指标,如中心静脉压(CVP)、脉搏(P)、血压(BP)、肺毛细血管楔压(PCWP)的变化,每小时尿量及周围微循环情况来调节输液、输血的量及速度。7.5% 氯化钠 300ml(10% 氯化钠 220ml+等渗盐水或 6% 右旋糖酐 80ml)快速静脉输入能短时间维持患者血压和生命器官灌注,以争取转运时间。

(2)**纠正酸碱及水电解质失衡**:肠梗阻由于大量碱性肠液、胆汁、胰液的丢失而常发生代谢性酸中毒,并伴有钠、钾、氯等电解质的缺失。幽门梗阻由于酸性胃液及钾离子大量丧失,常伴低钾低氯性代谢性碱中毒,应补充等渗盐水,待患者尿量>30ml/L 时补钾。

(3)**病因治疗**:要达到休克完全好转的目标,必须对病因进行治疗。

1)失血性休克。患者应及时进行止血。除了创伤出血,常见的病因有消化性溃疡、门静脉高压症引起食管胃底静脉曲张、宫外孕等。上消化道出血大多可以用止血药、垂体后叶素、三腔二囊管(对食管胃底静脉曲张患者)或者内镜局部止血。少数患者的出血用以上方法仍不能缓解,则需要紧急手术止血,应一边快速扩容、一边施行创伤较轻的手术。

2)失液性休克。常见的病因是大面积烧伤、高温环境中脱水、急性胰腺炎、急性肠梗阻等,由于失液的成分不同,和/或细胞受损,及炎症介质、细胞因子等释出,治疗上需区别对待。例如:急性胰腺炎并发休克,除了扩容,应及时引流含有胰酶的腹腔积液和清除坏死组织;急性肠梗阻则应设法及时解除梗阻,以免肠管血液循环障碍继续加重、肠内有害物质继续进入血流等。

二、损伤性休克

损伤性休克(traumatic shock)见于严重外伤,如复杂性骨折、挤压伤或大手术等,引起血液或血浆丧失、损伤处炎性肿胀和体液渗出,导致低血容量。同时受损机体内可出现组胺、蛋白酶等血管活性物质,引起微血管扩张和通透性增高,致有效循环血量进一步减少。另外,创伤能够刺激神经系统,引起疼痛和神经内分泌系统反应,影响心功能。胸部损伤可直接影响心、肺功能,颅脑损伤有时可使血压下降或增高等。所以损伤性休克的病情往往比较复杂。

1. 发病机制 损伤(包括手术)导致休克的机制较复杂。对不同的创伤应根据不同的发病机制抓住主要矛盾,区别对待,积极处理,预防休克的发生,一旦发生休克,应尽早抢救。

(1)**急性出血**:损伤部位有较大血管破裂,出血量超过血容量15%~20%,即可引发休克。大出血的肢体可先用局部压迫或/和止血带压迫止血。若为下半身多处伤,可用含气囊的抗休克裤(服)充气压迫止血,并驱血回心,有利于稳定血压和重要脏器的血流灌注。大出血应积极输液、输血,以维持血容量,同时急诊手术止血。

(2)**大量血液成分外渗或失液**:如大面积烧伤、大范围组织挫伤(如挤压伤、多处伤)、大面积组织暴露(如撕裂伤、手术大范围分离),毛细血管通透性增高,大量渗液而使血容量骤减,应及时补充血容量以防治休克。又如胃肠破裂致胃肠液大量丢失,加上弥漫性腹膜炎,大量腹腔渗液均可造成休克。

(3)**疼痛可加重或促成休克**:疼痛刺激,加上患者紧张,虽创伤不大,出血量不多,也可因强烈的交感神经兴奋,大量儿茶酚胺分泌,导致患者面色苍白、脉搏细弱、猝倒、晕厥,重者发生休克。应立即使患者平卧,必要的安慰镇静,指压人中穴,口服葡萄糖液,重者输液,多能较快好转。较大的损伤,如烧伤、骨折均有剧烈疼痛,在未发生休克前应行镇痛处理。

(4)**心脏大血管功能障碍**:胸部有开放性气胸、张力性气胸或多处肋骨骨折形成反常呼吸运动等,可导致换气功能障碍及腔静脉回流障碍,从而引起血流动力学改变,造成或加重休克。因此应及时闭合开放性气胸伤口,降低胸腔内压,对多处肋骨骨折应消除反常呼吸运动。如有心包出血形成心脏压塞,应及时排出心包积血。

(5)**其他**:脊柱损伤并有截瘫时,因肌张力减弱,大量血液滞留在微循环,回心血减少,致使血压降低,呈早期不典型休克表现,应输液和使用缩血管药以维持血压。

2. 治疗

(1)**输液、输血**:虽然不同创伤致休克主要发病机制不一,但恢复有效循环血量是一致的,一般与失血性休克相似,如有大量失液,应根据丢失液体的性质和量调整输液的种类和量。如为烧伤应按烧伤补液公式处理,如有胃肠液丢失及腹膜炎应以补充电解质液为主。输液速度和量也要视心、肺、肾功能及有无脑水肿而定。

(2)**纠正酸碱失衡**:早期轻度休克由于过度换气,常出现呼吸性碱中毒,中度休克多为代谢性酸中毒,晚期或重度休克有急性呼吸功能衰竭,常伴呼吸性酸中毒,应酌情尽早纠正。

(3)**药物治疗**:在补充血容量后使用血管活性药物、强心剂、糖皮质激素,合并有DIC者应抗凝治疗,伴有多器官功能障碍者应尽早积极支持和保护内脏功能。使用抗生素以防治感染,对剧烈疼痛可适当给予镇痛、镇静药物。

(4)**创伤处理**:应针对创伤尽早进行相应的手术处理,如清创缝合术,胸腔闭式引流处理血气胸,固定骨折肋骨制止反常呼吸运动,心包穿刺或引流治疗血性心脏压塞,剖腹探查术治疗肝脾破裂及胃肠破裂等。只有抗休克与创伤处理同时进行,才能有效地治愈患者。

第三节 感染性休克

感染性休克(septic shock)是由脓毒症引起的低血压状态,又称为脓毒性休克。脓毒症是机体对严重感染的全身反应,本质上是炎症介质引起的全身效应。各种致病菌如革兰氏阴性菌、革兰氏阳性菌、真菌、病毒等均可导致感染性休克。外科感染性休克多见于烧伤、腹膜炎、化脓性胆管炎、重症胰腺炎、绞窄性肠梗阻、尿路感染等。相对而言,革兰氏阴性菌更易引发休克,培养证实的革兰氏阴性菌菌血症约 50% 发展为休克,而革兰氏阳性菌菌血症约 25% 最终出现休克。

一、临床分型

外科感染性休克患者常表现为原发感染病的症状、体征,白细胞增高;同时伴有寒战、高热,脉细速,神志障碍(烦躁不安、表情淡漠、嗜睡、昏迷),面色苍白,皮肤发绀、湿冷,少尿或无尿,血压下降等;如并发 DIC 则有出血倾向以及多器官功能障碍或衰竭。

感染性休克的血流动力学改变有高动力型和低动力型两种(表 5-3)。高动力型即高排低阻型休克,表现为外周血管扩张、阻力降低,心排血量正常或增高。患者皮肤温暖干燥,又称暖休克。低动力型(又称低排高阻型),表现为外周血管收缩,微循环淤滞,大量毛细血管渗出致血容量和心排血量减少。患者皮肤湿冷,又称冷休克,临床较多见。

表 5-3 感染性休克的血流动力学分型

临床表现	低排高阻型(冷休克)	高排低阻型(暖休克)
神志	烦躁,淡漠,嗜睡或昏迷	清醒
皮肤色泽	苍白,发绀或花斑样发绀	淡红或潮红
皮肤温度	湿冷或冷汗	温暖、干燥
毛细血管充盈时间	延长	1~2s
脉搏	细速	较慢、有力
脉压	<30mmHg	>30mmHg
尿量	<25ml/h	>30ml/h

二、治疗

1. **补充血容量** 感染性休克患者除广泛微循环开放和血液淤滞必须超过正常量补液外,还要考虑感染炎性渗出、呕吐、肠麻痹肠内液体增多,以及高热出汗、不能进食等因素导致体液的额外丢失,也包括电解质的丧失。

2. **病因治疗**

(1)**抗感染药物的应用**:这类药物选用是否合理,与感染性休克的转归密切相关。感染性休克应尽早做血培养或脓液、渗出物培养,按照体外药敏结果选择敏感抗生素,可改善预后。病原菌未确定时,可依据感染部位及可能的致病菌经验性选用抗生素,或选择抗菌谱覆盖革兰氏阳性菌如金黄色葡萄球菌和革兰氏阴性菌如大肠埃希菌、克雷伯菌等的第三代头孢类抗生素。对消化道穿孔引起的腹腔内感染、脓肿、坏死性蜂窝织炎等,则应加用抗厌氧菌类抗生素。对链球菌性坏死性筋膜炎、葡萄球菌性中毒性休克综合征采用克林霉素效果较佳。若经培养后病原菌明确,应选择敏感的窄谱抗生素。烧伤及院内感染患者必须考虑耐药菌株感染的问题,抗生素的选用应根据菌属耐药的类型及抗生素敏感度来决定。

(2)**感染病灶的处理**:感染性休克的外科患者大都有明确的原发感染病灶。因此,病灶须尽早处理,否则细菌和毒素源源不断进入血液循环,休克难以好转或暂时好转后又发生。近半数的感染性休克可能需要紧急外科处理,治疗宜采用简捷、有效、创伤较小的措施。一般首先采取抗休克措施,争取在休克好转、生命体征稳定时处理病灶,如充分引流脓液、清除坏死组织或切除病变组织。但是,感染病灶内压力较高者(如闭祥型绞窄性肠梗阻、急性梗阻性化脓性胆管炎)和脓汁大量积存者,必须迅速减压引流,以制止细菌或毒素继续进入血液循环。此时,应在抗休克的同时施行紧急手术,手术中尽可能减轻刺激。对于深部感染病灶,可在 B 超、CT 扫描等定位下施行深部病灶的穿刺引流,将有助于排出脓液,并可减轻对机体的侵袭,比较安全。

3. 对症支持治疗

(1) **纠正酸碱失衡**:包括处理早期的呼吸性碱中毒,中期的代谢性酸中毒及晚期的呼吸性酸中毒。一般中度休克应补充 5% 碳酸氢钠 250ml,以后再根据血气分析结果变化调整。

(2) **皮质激素的应用**:对感染性休克有较好的作用,应尽早使用,剂量要大。维持不宜超过 48 小时,否则有发生急性胃黏膜损害和免疫抑制等危险。

(3) **应用血管活性药物**:根据不同血流动力学情况选用不同药物,对冷休克应用扩血管药,暖休克则用缩血管药。去甲肾上腺素与多巴酚丁胺联合应用是治疗感染性休克最理想的血管活性药物。

(4) **强心药物**:感染性休克时心功能常受损,改善心功能可予强心苷如毛花苷 C,可增强心肌收缩力,减慢心率。

(5) **抗凝及保护重要脏器功能**:丹参、肝素、双嘧达莫(潘生丁)等均可对抗 DIC;对心、肺、肾、肝、脑应做相应的支持保护治疗;对应激性溃疡出血应用制酸、止血,静脉滴注西咪替丁或奥美拉唑等治疗。

目前临床推荐感染性休克集束化治疗方案,指在严重感染和感染性休克确诊后立即开始,并在短期(6 小时)内必须迅速完成系列治疗措施。该方案包括早期血清乳酸水平测定;使用抗生素前,留取病原学标本;急诊在 3 小时内、ICU 在 1 小时内开始进行广谱抗生素治疗;如果有低血压或血乳酸>4mmol/L,立即给予液体复苏(30ml/kg),如低血压不能纠正,可加用血管活性药物,维持平均动脉压(MAP)≥65mmHg;持续低血压或血乳酸>4mmol/L,液体复苏使中心静脉压(CVP)≥8mmHg、中心静脉血氧饱和度(ScvO$_2$)≥70%,并继续复测乳酸的水平。血流动力学监测和治疗是早期集束化治疗中最重要的组成部分,早期集束化治疗强调时间紧迫性,尽可能在 1~3 小时内放置中心静脉导管,监测 CVP 和 ScvO$_2$,开始积极液体复苏,6 小时内达到上述目标,并通过监测和调整治疗,维持血流动力学的稳定。提高集束化治疗完成率对保障感染性休克患者生命安全具有重要意义。

(靳光辉)

思考题

1. 简述休克患者监测中心静脉压的临床意义。
2. 简述感染性休克高排低阻型和低排高阻型的不同特点。
3. 在基层医院如何对休克患者进行紧急处置?

ER 5-3

练习题

第六章 | 多器官功能障碍综合征

教学课件　　　思维导图

学习目标

1. 掌握：多器官功能障碍综合征的概念；急性肾损伤的定义、分类、临床表现及治疗原则。
2. 熟悉：急性肾损伤的发病机制、诊断；急性呼吸窘迫综合征的病因、临床表现。
3. 了解：多器官功能障碍综合征的发病机制；急性呼吸窘迫综合征的治疗原则。
4. 能够早期识别急性肾损伤和急性呼吸窘迫综合征；会预防多器官功能障碍综合征的发生。
5. 具备尊重生命，全力抢救生命的能力，力争使患者转危为安；具备向患者家属说明病情的危重性和当前的主要治疗措施的能力。

案例导入

患者男性，42 岁。上腹部胀痛，食欲缺乏伴鼻出血 2 个月、加重 3 天入院。临床诊断门脉性肝硬化。施行脾切除、门奇断流术加幽门成形术。术后精神差，嗜睡，持续高热，体温 39.0℃。腹腔引流量 24 小时 1 000ml 以上。术后第 6 天进入昏迷，呼吸有"烂苹果味"，全身皮肤、黏膜有出血点及出血斑，尿量 24 小时小于 400ml。

请思考：

1. 该患者的诊断是什么？
2. 该患者出现少尿的原因是什么？

第一节　概　论

多器官功能障碍综合征（multiple organ dysfunction syndrome，MODS）是指急性疾病过程中同时或序贯继发两个或两个以上的器官或系统的功能障碍。MODS 的发病基础是全身炎症反应综合征（systemic inflammatory response syndrome，SIRS），可由感染性或非感染性疾病诱发，但迄今为止，对其发病机制尚未完全清楚，有效的治疗方法尚在探索中。

一、病因

任何引起全身炎症反应的疾病均可能发生 MODS，外科疾病常见于：

1. 各种外科感染引起的脓毒症。
2. 严重的创伤、烧伤或大手术致失血、脱水。
3. 各种原因的休克，心跳、呼吸骤停复苏后。
4. 各种原因导致肢体、大面积的组织或器官缺血-再灌注损伤。
5. 合并脏器坏死或感染的急腹症。

6. 输血、输液、药物使用不当或呼吸机应用不当。

7. 患某些疾病的患者更易发生 MODS,如心脏、肝脏、肾脏的慢性疾病,糖尿病,免疫功能低下等。

二、发病机制

MODS 的发病机制目前尚未完全明了。但是,已认识到各种炎症介质、细胞因子的参与加剧了 SIRS 并导致 MODS 的发生。肠道作为细菌的贮存库,当肠道因为缺血-再灌注损伤,肠壁屏障功能受损时,细菌或内毒素可发生移位,炎症介质和细胞因子释放,启动 SIRS 并引起 MODS 的发生。

机体在全身感染情况下,单核细胞可释放促炎症介质肿瘤坏死因子以及白介素-1(IL-1)等的过度释放,造成广泛的组织破坏,最终导致 MODS 的发生。机体释放促炎症介质的同时,也激发细胞的防御能力,释放出各种抗炎症介质,如转化生长因子 β(TGFβ)、IL-4、IL-10、集落刺激因子(CSF)等。促炎症介质与抗炎症介质之间的相互作用取得平衡,则保持着内环境的稳定,如果促炎症介质取得优势,将出现 SIRS 及持续过度的炎症反应,如果抗炎症介质过度释放,则为代偿性抗炎反应综合征(compensatory anti-inflammatory response syndrome,CARS),导致免疫功能瘫痪。

三、临床表现与诊断

MODS 在临床上有两种类型。

1. **速发型** 速发型是指原发急症在发病 24 小时后有两个或更多的器官同时发生功能障碍,如急性呼吸窘迫综合征和急性肾损伤,此型发生多由于原发病为急症且甚为严重。对于发病 24 小时内因器官衰竭死亡者,一般只归于复苏失败,而不作为 MODS。

2. **迟发型** 迟发型是先发生一个重要器官或系统的功能障碍,经过一段较稳定的维持时间,继而发生更多的器官、系统功能障碍。

各器官或系统功能障碍的临床表现可因为障碍程度、对机体的影响、是否容易被发现等而有较大差异。采用化验、心电图、影像学和介入性导管监测等检查方法,有助于早期诊断。因此,MODS 的诊断需要对病史、临床表现、实验室和其他辅助检查结果做综合分析。

MODS 的诊断应详细分析患者的所有资料,尤其应该注意以下几点:

1. 熟悉引起 MODS 的常见疾病、警惕存在 MODS 的高危因素。任何严重的感染、创伤以及大手术均可发生 SIRS,当这些患者出现不明原因的呼吸、心律的改变,血压下降、神志异常、尿量减少,尤其出现休克时,更应警惕 MODS 的发生。

2. 及时完善检查,尽快做特异性较强的检查,如血气分析、凝血功能、肝肾功能监测、Swan-Ganz 导管监测等,以便能尽早做出正确的诊断和鉴别诊断。

3. 对任何危重患者都应动态监测心脏功能、呼吸功能、肾功能。一旦临床监测出心脏、呼吸和肾脏功能异常,按常规治疗不能有效改善症状,就应注意是否发生 MODS。

4. 当某一器官出现功能障碍时,应根据其对其他系统器官的影响,病理连锁反应的可能性,注意观察其他器官功能的变化,及时检查有关的病理生理改变。

5. 熟悉 MODS 的诊断指标。器官功能障碍与衰竭是疾病的不同阶段,器官功能衰竭较容易诊断,但难以治愈,而 MODS 尚处疾病的发展阶段,因此,只有熟悉 MODS 的诊断指标,才能早期、及时诊断 MODS。

四、预防与治疗

1. **积极治疗原发病** 无论是否发生 MODS,首先要抢救患者的生命,并积极治疗原发病,只有控制原发病,才能有效防止和治疗 MODS。

2. 重点监测患者的生命体征　对发生 MODS 的高危患者,应进一步扩大监测范围,如中心静脉压、尿量、尿比重、肺动脉楔压、心电图等,可早期发现 MODS。

3. 防治感染　对可能感染或者已经感染的患者,在未查明感染微生物以前,必须合理使用广谱抗生素和联合应用抗菌药物。对明确的感染病灶,应采取各种措施使炎症局限化,及时作充分的外科引流,以减轻脓毒症。如果未发现明确的感染灶,应进行反复细菌学检查来寻找隐藏的病灶。

4. 改善全身情况和免疫调理治疗　必须纠正外科患者常见的水、电解质紊乱及酸碱失衡。短时间给予肠外营养并逐渐根据病情过渡到肠内营养,使用生长激素增加蛋白合成,可补充体内的消耗。对难以控制的 SIRS,增强免疫功能有利于防止 SIRS 的加剧。此外,采用血液净化可清除炎症介质和细胞因子,减轻炎症反应。

5. 保护肠黏膜的屏障作用　有效纠正休克,改善肠黏膜的灌注能维护肠黏膜的屏障功能,尽可能采用肠内营养,可防止肠道细菌的移位。合并应用谷氨酰胺和生长激素,包含有精氨酸、核苷酸和 ω-3 多不饱和脂肪酸的肠内营养剂等,可增强免疫功能、减少感染并发症的发生。

6. 尽早治疗首先发生功能障碍的器官　MODS 多从一个器官功能障碍开始,连锁反应导致更多器官功能障碍。治疗单个器官功能障碍的效果优于治疗 MODS。只有早期诊断器官功能障碍,才能尽早进行治疗干预,阻断 MODS 的发展。

第二节　急性肾衰竭与急性肾损伤

急性肾损伤(acute kidney injury,AKI)是指各种原因引起的肾功能在短期内急剧减退,从而导致肾小球滤过率(glomerularfiltrationrate,GFR)下降,水、电解质代谢紊乱、酸碱平衡失调和体内含氮代谢产物迅速蓄积而出现一系列症状的临床综合征。AKI 曾被称为急性肾衰竭(acute renal failure,ARF),近年来医学界建议将 ARF 归类于 AKI。由于轻度肾功能急性减退即可导致患者病死率明显增加,因此,早期识别并进行有效干预对患者的救治具有重要意义。

一、病因与分类

急性肾损伤的病因众多,临床上根据病因发生的解剖部位将急性肾损伤分为肾前性、肾性和肾后性三类。肾前性 AKI 主要是由于各种原因引起肾实质血流灌注减少,导致肾小球滤过减少和肾小球滤过率降低。肾性 AKI 出现肾实质损伤,以肾缺血和肾毒性药物或毒素导致的急性肾小管坏死(acute tubular necrosis,ATN)最为常见,其他还包括急性间质性肾炎、肾小球疾病和肾血管疾病等。肾后性 AKI 通常是由于急性尿路梗阻导致,梗阻可发生在从肾盂到尿道的尿路中任何部位。

1. 肾前性　肾前性急性肾损伤是指由各种原因引起的有效循环血量不足、肾小球毛细血管灌注压降低和肾血管病变等,使肾脏血流灌注量减少而导致的急性肾损伤。常见病因包括有效血容量不足、心排血量降低、全身血管扩张、肾动脉收缩和肾血流自主调节反应受损等。在肾前性 AKI 早期,肾血流通过自我调节机制调节肾小球出球和入球小动脉血管张力,以维持 GFR 和肾血流量,从而使肾功能维持正常。早期属于功能性改变,若不及时处理,肾实质缺血加重,引起肾小管细胞损伤,可导致肾实质损害而成为肾性 AKI。

2. 肾性　肾性急性肾损伤是由于各种原因引起的肾实质病变所致,主要表现为肾缺血和肾毒性物质导致肾小管上皮细胞损伤。肾缺血原因包括大出血、感染性休克、创伤性休克及过敏性休克等。肾毒性物质包括外源性及内源性毒素,主要与直接肾小管损伤、肾内血管收缩、肾小管梗阻等有关。外源性肾毒素以药物最为常见,包括某些新型抗生素和抗肿瘤药物,其次为重金属、化学毒物、生物毒素及微生物感染。内源性肾毒性物质包括肌红蛋白、血红蛋白、骨髓瘤轻链蛋白、尿酸盐、钙、草酸盐等。此外,非甾体抗炎药、青霉素类等抗生素和磺胺类药物的使用,系统性红斑狼疮、干燥综合征、血栓性血小板减少性紫癜、大面积烧伤、挤压综合征及溶血反应等疾病都可导致肾性AKI。

3. 肾后性 是由于各种原因引起的双侧输尿管或孤立肾输尿管严重梗阻时可发生肾后性AKI。此外,膀胱内结石、肿瘤和前列腺增生、肿瘤,以及尿道狭窄等导致的尿路梗阻也可继发肾积水使肾实质受压,从而导致肾小管及肾小囊内压升高,肾小球滤过减少甚至中断,引起肾功能急剧下降。

二、发病机制

急性肾损伤的发病过程十分复杂。肾血管收缩缺血和肾小管细胞变性坏死是主要原因。

1. 肾缺血 休克和肾中毒时,肾血流量减少、肾灌注压降低,肾小球滤过率减少。血压恢复后仍无尿,是由于肾功能并未恢复,体液中的介质如儿茶酚胺、5-羟色胺、血管紧张素等,使肾血管反应性收缩,导致肾小球滤过率降低。持续性肾缺血或肾中毒造成肾小管受损,钠重吸收减少,刺激球旁细胞释放肾素,从而增加血管紧张素系统的作用,使肾小球滤过率降低引起少尿。

2. 肾小管上皮变性坏死 持续性肾缺血或肾中毒可使肾小管上皮缺血缺氧、变性坏死,使肾细胞实质损害后代谢障碍性钙内流,基质蛋白聚集,胞质内钙离子增加,激活了钙依赖性酶,导致肾小管低氧性损伤。引起细胞内钠蓄积而钾减少,细胞变性肿胀,最后导致细胞死亡。

3. 肾缺血-再灌注损伤 氧自由基的生成和细胞内钙超载是引起缺血-再灌注损伤的两个主要因素。

4. 肾小管阻塞 急性肾损伤持续存在,肾小管上皮细胞脱落、细胞碎片、溶血或挤压伤后产生的血红蛋白、肌红蛋白等阻塞肾小管,形成各种管型。肾小管堵塞造成压力过高,影响肾小球滤过,而积累于管腔中的液体进入组织间隙,加剧肾间质水肿,使肾小球滤过率进一步下降。

5. 非少尿型急性肾损伤 是肾单位损伤的量和程度与液体动力学变化不一致引起。当肾单位血流灌注量并不减少,血管无明显收缩和血管阻力不高时,就会出现非少尿型急性肾损伤。

三、临床表现

AKI 的临床分期不同其临床表现差异也较大。肾功能严重减退时患者会出现明显的临床表现,包括乏力、食欲减退、恶心、呕吐、尿量减少和尿色加深,容量过多时可出现急性左心衰竭。临床常由于检查时发现 AKI 首次诊断常基于实验室检查异常,特别是血清肌酐升高,而不是基于临床症状与体征。下面重点介绍肾性 AKI 的临床表现。

1. 起始期 机体由于休克、缺血、脓毒症等原因导致肾灌注不足或肾血管收缩等改变,此时尚无明显肾实质损伤。在此阶段如能及时采取有效治疗,AKI 常可恢复。如果肾小管上皮损伤进行性加重,机体 GFR 逐渐下降,进入进展期 AKI。

2. 进展期 是整个病程的主要阶段,一般为 7~14 天,也可长达 4~6 周。部分患者会出现少尿或无尿。尿量明显减少是肾功能受损的表现,成人 24 小时尿量少于 400ml 称为少尿,不足 100ml 称为无尿。如果 24 小时尿量超过 400~500ml,血中肌酐、尿素氮进行性升高,称为非少尿型 AKI,这种类型的 AKI 临床表现轻,进程缓慢,并发症少,预后相对较好,但临床上不可忽视。

AKI 全身表现包括消化系统症状,如食欲减退、恶心、呕吐、腹胀、腹泻等,严重者可发生消化道出血;呼吸系统表现主要是容量过多导致的急性肺水肿和感染;循环系统多因尿少和水钠潴留,出现高血压和心力衰竭、肺水肿表现,因毒素滞留、电解质紊乱、贫血和酸中毒引起心律失常及心肌病变;神经系统受累可出现意识障碍、躁动、谵妄、抽搐、昏迷等尿毒症脑病症状;血液系统受累可有出血倾向和贫血。感染是急性肾损伤常见的严重并发症。在 AKI 同时或疾病发展过程中还可并发多脏器功能障碍综合征,死亡率极高。

AKI 患者随着肾功能减退，临床上出现一系列尿毒症表现，主要是尿毒症毒素潴留和水、电解质及酸碱平衡紊乱所致。尿毒症症状主要是血中尿素氮、肌酐及血中酚、胍类等毒性物质蓄积引起尿毒症，表现为恶心呕吐、头痛、烦躁、倦怠乏力、腹胀、呼吸困难、意识模糊甚至昏迷等。可合并心包炎、心肌病变、胸膜炎和肺炎等。典型的电解质及酸碱平衡紊乱包括：

1. 水中毒　体内大量水分积蓄，引起高血压、肺水肿、脑水肿及心力衰竭，出现恶心、呕吐、头晕、心悸、呼吸困难、嗜睡和昏迷等。

2. 高钾血症　正常情况下 90% 的钾离子经肾脏排泄。少尿或无尿时，钾排出受限而引起高钾血症，出现心律失常，严重时可致心搏骤停。

3. 高镁血症　急性肾损伤时血钾与血镁呈平行改变，高镁血症出现肌力减弱、呼吸抑制、嗜睡、昏迷甚至心脏停搏。

4. 高磷血症和低钙血症　正常情况下 60%~80% 的磷由肾脏排出，急性肾损伤时磷转向肠道排出，与肠道内的钙结合成不溶解的磷酸钙，影响钙的吸收出现低钙血症，并加重高血钾对心肌的毒性作用。

5. 稀释性低钠血症和低氯血症　由于水中毒引起稀释性低钠血症，另外因代谢障碍导致"钠泵"效应下降，细胞内钠不能泵出及肾小管重吸收减少也可以致低钠血症，同时常伴有低氯血症。

6. 酸中毒　无氧代谢增加引起代谢性酸中毒，酸性代谢产物不能排出体外，肾小管功能受损，碱基和钠盐丢失，酸中毒可以加重高钾血症，表现呼吸深而快、颜面潮红、恶心呕吐、胸闷、嗜睡及神志不清或昏迷，血压下降，心律失常，甚至心搏骤停。

7. 恢复期　GFR 逐渐升高，并恢复正常或接近正常。少尿型患者开始出现尿量增多，继而出现多尿，再逐渐恢复正常。少尿期越长、病情越重。肾小管上皮细胞功能恢复通常需要数月甚至更久才能恢复。也有部分患者最终会有不同程度的肾脏结构和功能损伤。

四、诊断

1. 病史及体格检查　着重了解有无各种休克、心力衰竭、严重肝病等因素，有无尿路结石、盆腔内肿物以及创伤、烧伤、溶血反应和肾中毒物质等。

2. 尿液检查

（1）**尿量**：准确记录每小时尿量，危重患者应留置导尿管，观察和收集尿液。

（2）**尿液检验**：肾前性 AKI 尿液浓缩，尿比重和渗透压高，无蛋白尿和血尿，可见少量透明管型。肾性 ARF 尿液呈等渗尿，比重固定在 1.010~1.014 之间。镜下可见宽大颗粒管型、红细胞管型和大量蛋白。肾后性尿液检查可无异常或有红细胞，合并感染时可出现白细胞尿。ATN 时可有少量以小分子蛋白为主的蛋白尿，尿沉渣检查可见肾小管上皮细胞、上皮细胞管型和颗粒管型及少许红、白细胞等。肾小球疾病引起者可出现大量蛋白尿或血尿，且以畸形红细胞为主。

（3）**尿液物理性状**：酱油色尿液提示有溶血或严重软组织破坏。

3. 血液检查　可有贫血，早期程度常较轻，如肾功能长时间不恢复，则贫血程度可以较重。另外，某些引起 AKI 的基础疾病本身也可引起贫血，如大出血和严重感染等。血肌酐和尿素氮进行性上升，高分解代谢患者上升速度较快，横纹肌溶解引起肌酐上升更快。每日血尿素氮升高 3.6~7.1mmol/L，血肌酐每日升高 44.2~88.4μmol/L。若血尿素氮与血肌酐比例大于 20，则提示有高分解代谢存在。尿渗透压：肾前性大于 500mmol/L，肾性常小于 400mmol/L。尿钠：肾性大于 40mmol/L，肾前性小于 20mmol/L。血清钾浓度升高，血 pH 和碳酸氢根离子浓度降低，血钙浓度降低，血磷浓度升高。

4. 血生化检查　测定血清钾、钠、氯、钙、血浆碳酸氢根及血清 pH，分析水、电解质紊乱及酸碱失衡状况，对及时治疗至关重要。

5.影像学检查 确定有无肾后性因素,可采用超声、腹部X线平片、逆行尿路造影、CT和MRI等检查,也可采用输尿管镜,既可诊断又可做治疗。

6.肾穿刺活检 通过上述检查仍不能明确诊断时,为了解肾脏病变性质,可考虑进行肾脏组织穿刺活检。在排除了肾前性及肾后性病因后,拟诊肾性AKI但不能明确病因时,均有肾活检指征。

五、治疗

急性肾损伤的治疗,首先针对原因明确的病例要积极治疗原发病。对于急性肾小管坏死的治疗,应该把重点放在预防和治疗急性肾损伤并发症方面。

1.病因治疗 在AKI起始期及时进行干预以减轻肾脏损伤,促进肾功能恢复。强调尽快纠正可逆性病因和肾前性因素,包括扩容、维持血流动力学稳定、改善低蛋白血症、停用影响肾灌注药物等。继发于肾小球肾炎、小血管炎的AKI常需应用糖皮质激素和/或免疫抑制剂治疗。临床上怀疑急性间质性肾炎时,需尽快明确并停用可疑药物,确诊为药物所致者,及时给予糖皮质激素治疗。肾后性AKI应尽早解除尿路梗阻。

2.营养支持 可优先通过胃肠道提供营养,酌情限制水分、钠盐和钾盐摄入,不能口服者需静脉营养,营养支持总量与成分应根据临床情况增减。采用低蛋白、高热量、高维生素饮食或肠外营养,提供足够热量,减少体内蛋白分解。

3.防治并发症 急性AKI在少尿期的治疗原则主要是维持内环境的稳定。高血钾和水中毒是主要致死原因,故应及时纠正水、电解质紊乱和预防尿毒症。

(1)**限制水分和电解质**:严格记录24小时出入量,原则是量出为入,宁少毋多,防止水中毒。每日补液量计算方法是:每日补液量=显性失水量+非显性失水量-内生水。以每日体重减少0.5kg左右为最佳,并通过中心静脉压监护血容量情况。除了纠正酸中毒外,一般不需补充钠盐,应注意钙的补充。

(2)**预防高钾血症**:当血钾>6mmol/L或心电图有高血钾表现或有神经、肌肉症状时需紧急处理。除严格控制钾的摄入外,还应减少导致高血钾的因素,禁食含钾的食物及药物,对抗钾离子心肌毒性,转移钾至细胞内,供给足够热量,控制感染,清除坏死组织,纠正酸中毒,不输库存血等。清除钾可采用离子交换树脂(口服1~2小时起效,灌肠4~6小时起效,每50g聚磺苯乙烯使血钾下降0.5~10mmol/L)或使用利尿剂,对内科治疗不能纠正的严重高钾血症(血钾>6.5mmol/L),应及时给予血液透析治疗。AKI心力衰竭患者对利尿剂反应较差,对洋地黄制剂疗效也差,且易发生洋地黄中毒。药物治疗多以扩血管为主,减轻心脏前负荷。通过透析超滤脱水,纠正容量过负荷,缓解心衰症状最为有效。

(3)**纠正酸中毒**:必要时应用碳酸氢盐纠正酸中毒,但应注意所用的液量,以免导致血容量过多。

(4)**控制感染**:感染是AKI常见并发症,也是主要死亡原因之一。应尽早使用抗生素。严禁应用有肾脏毒性的药物,如氨基糖苷类抗生素。根据细菌培养和药物敏感试验选用对肾脏无毒或低毒药物,并按肌酐清除率调整用药剂量。应加强各种管道的护理,如静脉通路、导尿管等,预防感染。

(5)**肾脏替代治疗**:肾脏替代疗法(renal replacement therapy,RRT)是AKI的重要治疗方法,主要包括腹膜透析,间歇性血液透析和连续性肾脏替代治疗(continuous renal replacement therapy,CRRT)等。目前腹膜透析较少用于重危AKI治疗。

RRT主要包括"肾脏替代"和"肾脏支持"。前者是干预因肾功能严重减退而出现可能危及生命的严重内环境紊乱,主要是纠正严重水、电解质、酸碱失衡和氮质血症。其中紧急透析的指征包括:预计内科保守治疗无效的严重代谢性酸中毒(动脉血pH<7.2),高钾血症(血钾>6.5mmol/L或出现严重心律失常等）、积极利尿治疗无效的严重肺水肿以及严重尿毒症症状如脑病、心包炎、癫痫发作等；"肾脏支持"是支持肾脏维持机体内环境稳定，清除炎症介质、尿毒症毒素等各种致病性物质，防治可引起肾脏进一步损害的因素，减轻肾脏负荷，促进肾功能恢复，并在一定程度上支持其他脏器功能，为原发病和并发症治疗创造条件，如充血性心力衰竭时清除过多体液、肿瘤化疗时清除肿瘤细胞坏死产生的大量代谢产物等。

重症 AKI 倾向于早期开始肾脏替代治疗，RRT 治疗模式的选择以安全、有效、简便、经济为原则。CRRT 用于治疗血流动力学严重不稳定或合并急性脑损伤者、有严重并发症的肾衰竭、多脏器功能衰竭、严重创伤、高分解代谢等。持续性血液滤过透析不但在急性肾损伤的治疗中发挥作用，而且可减轻肺间质水肿，提高换气功能，去除各种细胞因子及炎性介质，成为急性肾损伤治疗的有效措施。提倡目标导向的肾脏替代治疗，即针对临床具体情况，首先明确患者治疗需求，确定 RRT 具体治疗目标，根据治疗目标决定 RRT 时机、剂量及模式，并在治疗期间依据疗效进行动态调整，从而实行目标导向的精准肾脏替代治疗。

4. 恢复期的治疗　一般无需特殊处理，定期复查肾功能，避免使用对肾功能有损害的药物，AKI 恢复期早期，治疗重点是维持水、电解质和酸碱平衡，控制氮质血症，治疗原发病和防止各种并发症，少数患者需终身依赖肾脏替代治疗。按照慢性肾脏病诊治相关要求长期随访。

六、预防

急性肾损伤的治疗较困难，死亡率较高，有效预防十分重要。积极治疗原发病，及时去除 AKI 发病诱因，纠正发病危险因素，是 AKI 预防的关键。

1. 预防肾缺血　高危患者即将或已受到 AKI 发病病因打击时，应酌情采取针对性预防措施，包括及时纠正肾前性因素，对大量失液、休克、严重创伤者应及时纠正血容量不足，维持血流动力学稳定等，必要时监测中心静脉压作为输液依据。较大手术影响肾血流者应注意扩充血容量，纠正水、电解质失衡以及保护肾功能。

2. 保持肾小管通畅　对严重软组织挤压伤及溶血反应，处理原发病的同时应碱化尿液，并应用甘露醇防止血红蛋白、肌红蛋白形成结晶阻塞肾小管或其他肾中毒因素损害肾小管上皮细胞。

3. 药物预防　全面评估高危患者暴露于肾毒性药物或诊断，治疗性操作的必要性，尽量避免使用肾毒性药物。采用腺嘌呤核苷酸类药物、氧自由基清除剂、血管紧张素转换酶抑制剂等预防急性肾损伤，改善肾血流和促进细胞的再生与修复。必须使用时，应注意调整剂型、剂量、用法等以降低药物肾毒性，并密切监测肾功能。

第三节　急性呼吸窘迫综合征

急性呼吸窘迫综合征（acute respiratory distress syndrome，ARDS）是指肺内、外严重疾病导致以肺毛细血管弥漫性损伤、通透性增强为基础，以肺水肿、透明膜形成和肺不张为主要病理变化，以进行性呼吸窘迫和顽固性低氧血症为临床特征的急性呼吸衰竭综合征。ARDS 是急性肺损伤发展到后期的典型表现。该病起病急、发展快、预后差，其病死率为 48%~75%，且多半不是孤立存在，常是MODS 的先兆或重要组成部分。

一、病因

ARDS 的病因可根据是否直接作用于肺部分为直接病因和间接病因两类。

1. 直接病因　也叫肺内因素，主要包括：①误吸。②弥漫性肺部感染，包括细菌性、病毒性、真菌性、肺囊虫及其他感染。③溺水。④吸入有毒气体。⑤肺钝挫伤。

2. 间接病因 也叫肺外因素，主要包括：①肺外感染并发严重毒血症和感染性休克等。②严重的非胸部创伤。③紧急复苏时大量输血、输液。④体外循环术。

二、发病机制

ARDS 发病机制的研究，近年来已经取得了一定的进展。现已认识到，不管何种病因引起的 ARDS，一般都伴随全身性炎症反应，故认为 ARDS 是 SIRS 在肺部的表现。目前已知多种免疫细胞和炎症介质参与 ARDS 的发病过程。无论是间接病因还是直接病因导致的 ARDS，从本质上来看，炎症反应或 SIRS 都是 ARDS 的根本原因，两者的发病机制类似。

三、病理与病理生理

ARDS 病理过程可分为渗出期、增生期和纤维化期三个阶段。机体可出现肺毛细血管通透性增加、肺容量降低、肺顺应性降低和肺内分流增加及通气/血流比例失调等改变。

ARDS 在渗出期，病理改变为弥漫性肺泡损伤，主要表现为肺毛细血管内皮细胞和肺泡上皮细胞损伤，I 型肺泡上皮细胞受损坏死，肺间质和肺泡腔内有富含蛋白质的水肿液及炎症细胞浸润，肺微血管充血、出血、微血栓形成。经过约 72 小时后，由凝结的血浆蛋白、细胞碎片、纤维素及残余的肺表面活性物质混合形成透明膜，伴灶性或大面积肺泡萎陷。ARDS 肺部大体表现为暗红色或暗紫红色，重量明显增加，可见水肿、出血。由于肺泡膜通透性增加与肺表面活性物质减少，引起肺间质和肺泡水肿、小气道陷闭、肺泡萎陷和肺不张。肺顺应性降低、肺内分流增加可造成顽固性低氧血症和呼吸窘迫。增生期通常为 ARDS 发病后 2~3 周。肺损伤进一步发展，出现早期纤维化。多数 ARDS 患者发病 3~4 周后，肺功能得以恢复，部分患者将进入纤维化期，可能需要长期机械通气和/或氧疗。早期的肺泡炎性渗出水肿转化为肺间质纤维化。肺微血管内膜的纤维化导致进行性肺血管闭塞和肺动脉高压。进而导致患者肺顺应性降低和无效腔增加，并易发生气胸。

四、临床表现

ARDS 发生前已有感染或创伤等疾病过程，有的已有其他器官功能障碍或 DIC 等并发症。ARDS 大多数于原发病起病后 72 小时内发生，一般不超过 7 天。

1. 初期患者 呼吸加快，有呼吸窘迫感，但无明显的呼吸困难和发绀。早期体征可无异常，X 线胸片一般无明显异常。

2. 进展期患者 除原发病的相应症状和体征外，最早出现的症状是呼吸增快，并呈进行性加重的呼吸困难、发绀，其呼吸困难的特点是呼吸深快、费力，患者常感到胸廓紧束、严重憋气，即呼吸窘迫，不能用常用的吸氧疗法改善，也不能用其他原发心肺疾病（如气胸、肺气肿、肺不张、肺炎、心力衰竭）解释。意识障碍可有烦躁、谵妄或昏迷，体温可增高，白细胞计数增多。X 线胸片有广泛性点、片状阴影。此时必须行气管插管加以机械通气支持治疗，才能缓解缺氧状态，同时需要加强支持治疗。

3. 末期患者 陷入深昏迷，心律失常，心跳变慢乃至停止。

五、诊断

ARDS 早期诊断及治疗是降低病死率的关键。充分了解 ARDS 的诱发因素，熟悉其发病基础可早发现、早诊断。

1. 有基础病史，特别是严重创伤、休克、颅脑损伤、急性胰腺炎、急性肺炎等均可引起 ARDS。

2. 在基础病抢救过程或基础病已经稳定数小时或数天后，出现呼吸急促，并出现缺氧并逐日加重，不能用原有的基础病解释，常规氧疗无效。心肺体检无异常发现。

3. X 线早期多无异常发现,有时可呈轻度间质改变,表现为肺纹理增多;中晚期有斑片状阴影或大片实变。

4. 血气分析 $PaO_2<60mmHg$、$PaCO_2<35mmHg$,吸入纯氧 15 分钟后,$PaO_2<300mmHg$。

5. 排除肺部慢性疾病以及心源性或其他原因引起的肺水肿。

知识链接

ARDS 诊断标准解读

根据 2012 年柏林会议定义,满足下列 4 项条件可诊断 ARDS:①时间。明确诱因下 1 周内出现的急性或进展性呼吸困难。②胸腔影像学改变。X 线或 CT 扫描示双肺致密影,并且胸腔积液、肺叶/肺塌陷或结节不能完全解释。③肺水肿原因。无法用心力衰竭或体液超负荷完全解释的呼吸衰竭。如果不存在危险因素,则需要进行客观评估以排除流体静力型水肿。④氧合状态。根据 PaO_2/FiO_2 确立 ARDS 诊断,并将其按严重程度分为轻度、中度和重度 3 种,氧合指数中 PaO_2 的监测都是在机械通气参数 PEEP/CPAP 不低于 $5cmH_2O$ 的条件下测得。轻度:$200mmHg<PaO_2/FiO_2\leqslant300mmHg$,中度:$100mmHg<PaO_2/FiO_2\leqslant200mmHg$,重度:$PaO_2/FiO_2\leqslant100mmHg$。

六、治疗

ARDS 目前尚无有效的治疗方法,关键在于早期预防、早期诊断、早期治疗。其治疗原则是消除原发病因、支持呼吸、改善循环,维护肺和其他器官功能,防治并发症。

1.**呼吸支持** 迅速纠正缺氧是抢救 ARDS 的关键环节,采取有效措施尽快提高 PaO_2。机械通气的目的是维持血气交换,支持肺毛细血管膜功能的恢复。机械通气可有效纠正低氧血症,为抢救患者争取时间,以便进行病因治疗。一般需高浓度给氧,使 $PaO_2\geqslant60mmHg$ 或 $SaO_2\geqslant90\%$。轻症者可使用面罩给氧,但多数患者需使用机械通气。

患者呼吸加快而其他症状较轻时,可用戴面罩的持续正压通气(continuous positive airway pressure,CPAP),促使肺泡复张,增加交换面积,并增加吸入氧浓度。进展期,需插入气管导管或行气管切开,多选用呼气末正压通气(positive end expiratory pressure,PEEP)。目前,ARDS 的机械通气推荐采用肺保护性通气策略,主要措施包括合适水平的 PEEP 和小潮气量。

(1)**PEEP 的调节**:适当水平的 PEEP 可使萎陷的小气道和肺泡再开放,防止肺泡随呼吸周期反复开闭,使呼气末肺容量增加,并可减轻肺损伤和肺泡水肿,从而改善肺泡弥散功能和通气/血流比例,减少肺内分流,达到改善氧合和肺顺应性的目的。使用时应注意:①对血容量不足的患者,应补充足够的血容量以代偿回心血量的不足;同时不能过量,以免加重肺水肿。②从低水平开始,先用 $5cmH_2O$,逐渐增加至合适的水平,争取维持 $PaO_2>60mmHg$ 而 $FiO_2<0.6$。一般 PEEP 水平为 $8\sim18cmH_2O$。

(2)**小潮气量**:ARDS 机械通气采用小潮气量,即 $6\sim8ml/kg$,旨在将吸气平台压控制在 $30\sim35cmH_2O$ 以下,防止肺泡过度扩张。为保证小潮气量,可允许一定程度的 CO_2 潴留和呼吸性酸中毒。合并代谢性酸中毒时需适当补碱。

ARDS 患者机械通气时如何选择通气模式尚无统一标准。压力控制通气可以保证气道吸气压不超过预设水平,避免呼吸机相关性肺损伤,因而较容量控制通气更常用。其他可选的通气模式包括双相气道正压通气,压力释放通气等。对于经过严格选择的重度 ARDS,以体外膜式氧合(ECMO)进行肺替代治疗有望改善存活率。

2. 改善循环　维持循环系统稳定是一切治疗的基础。患者若有低血容量,必须及时输液以予纠正。关于补液性质尚存在争议,为减轻肺水肿,应合理地限制液体入量,以可允许的较低循环容量来维持有效循环,为防止输液过量加重肺间质和肺泡水肿,应做尿量、中心静脉压监测,以输入晶体液为主,适当给予白蛋白或血浆,再酌情使用利尿药。低氧血症和肺动脉高压会增加心脏的负荷,加上感染、代谢亢进等可影响心功能,必要时可使用正性肌力药和血管活性药物改善循环功能。有低血压和重要脏器(如肾脏)低灌注的患者应首先保证充足的血容量。

3. 其他　肺外器官衰竭是 ARDS 最重要的死亡危险因素,因此要兼顾 MODS 的肝、肾等功能障碍的治疗。注意维持体液平衡和营养代谢,积极防治感染、休克、DIC 等并发症。必要时给予药物治疗。

(雷　辉)

思考题

1. 简述多器官功能障碍综合征的病因。
2. 简述急性肾损伤进展期主要的水、电解质、酸碱平衡紊乱。
3. ARDS 进展期的临床特点。

ER 6-3

练习题

第七章 | 麻 醉

学习目标

1. 掌握：麻醉前评估及其用药；局麻药的不良反应；各种麻醉方法的选择及其并发症的防治。

2. 熟悉：麻醉的概念；麻醉药的药理；疼痛的治疗。

3. 了解：麻醉的分类；麻醉的监测。

4. 具备为各类手术患者选择正确麻醉方法并实施麻醉的能力，判定麻醉效果并能对麻醉并发症进行防治；对疼痛能够进行处理。

5. 能够与患者正确沟通，以消除患者对麻醉及手术的恐惧心理，取得患者的理解和配合。强调对处于麻醉状态下患者的人文关怀。

案例导入

患者男性，74 岁，诊断良性前列腺增生，拟行经尿道前列腺切除术（TURP）。既往冠心病及高血压病史，日常活动自理。查体：心率 75 次/min，血压 155/85mmHg，呼吸频率 12 次/min，身高 175cm，体重 70kg。

请思考：

1. 患者麻醉前评估的内容有哪些？

2. 患者的美国麻醉医师协会（ASA）病情分级属于哪一级？

3. 宜选择何种麻醉方法？

第一节 概 述

一、基本概念与分类

麻醉（anesthesia）是指用药物或非药物，使患者整个机体或机体的一部分暂时失去疼痛，以达到手术或某些疼痛治疗的目的。现代麻醉学已成为研究临床麻醉、重症监测治疗、急救复苏和疼痛治疗理论与技术的一门发展中的学科。其中临床麻醉是麻醉学的主要内容，其任务是消除患者手术疼痛（包括产科分娩和某些诊断、治疗操作引起的疼痛和不适）；保证患者安全；为手术创造良好条件。

知识链接

加强和完善麻醉医疗服务

麻醉学是临床医学的重要组成部分，麻醉科是体现医疗机构综合能力的重要临床专科。

加强和完善麻醉医疗服务,是健康中国建设和卫生事业发展的重要内容,对于提升医疗服务能力,适应不断增长的医疗服务需求,满足人民日益增长的美好生活需要具有重要意义。

坚持以问题和需求为导向,深化供给侧结构性改革,加强麻醉医师培养和队伍建设,增加麻醉医师数量,优化麻醉专业技术人员结构。扩大麻醉医疗服务领域,创新推广镇痛服务,满足麻醉医疗服务新需求。通过完善麻醉医疗服务相关政策,调动医务人员积极性,确保麻醉医疗服务质量和安全。

——摘自《关于印发加强和完善麻醉医疗服务的意见》(国卫医发〔2018〕21号)

消除手术疼痛,即麻醉作用的产生,主要是利用麻醉药物使神经系统中某些部位受到抑制的结果。根据麻醉的作用部位及所用药物的不同,将临床麻醉方法分为以下几种:

1. 全身麻醉(general anesthesia) 全身麻醉指麻醉药物作用于中枢神经系统(大脑),使全身都不感到疼痛。包括吸入全身麻醉和静脉全身麻醉。

2. 局部麻醉(local anesthesia) 局部麻醉指麻醉药物作用于外周神经,使其所支配的部位感觉丧失。包括表面麻醉、局部浸润麻醉、区域阻滞和神经阻滞。

3. 椎管内麻醉(intrathecal anesthesia) 椎管内麻醉指麻醉药物作用于相应脊神经而产生的麻醉作用。从广义上讲,也属于局部麻醉,但因其操作特点,用药方法有其特异之处,故通常另外列出。

4. 复合麻醉 复合麻醉又称平衡麻醉,采用不同药物或/和方法配合使用施行麻醉的方法。

5. 基础麻醉 基础麻醉指麻醉前使患者进入类似睡眠的状态,以利于其后的麻醉处理。

二、麻醉前病情评估

为了保障患者在麻醉手术期间的安全,增强患者对麻醉和手术的耐受能力,避免或减少围麻醉期的并发症,应认真做好麻醉前评估和准备工作。麻醉前必须访视患者,通过了解病情、全面体检、查验必需的化验及特殊检查结果,对患者心、肺、肝、肾、脑等重要脏器功能做出综合判断,以确保麻醉的安全性。

根据访视和检查结果,针对病情,对患者接受麻醉及手术的耐受性做出全面评估。目前多采用美国麻醉医师协会(ASA)的分级标准,将手术前的患者情况分为6级,对病情的判断有重要的参考价值(表7-1)。

表7-1 美国麻醉医师协会(ASA)病情分级

分级*	标准	麻醉耐受力	死亡率
I	体格健康,发育营养良好,各器官功能正常	良好	0.06%~0.08%
II	除外科疾病外,有轻度并存病,功能代偿健全	有一定危险	0.27%~0.40%
III	并存病较严重,体力活动受限,但尚能应付日常活动	危险	1.82%~4.30%
IV	并存病严重,丧失日常活动能力,经常面临生命威胁	危险很大	7.80%~23.0%
V	无论手术与否,生命难以维持24小时的濒死患者	异常危险	9.40%~50.7%
VI	确诊为脑死亡,其器官拟用于器官移植手术供体	—	—

注:* 急症病例在相应ASA分级后加注"急"或"E",表示风险较择期手术增加。

三、麻醉前准备

(一)麻醉方法的选择

根据手术种类及手术方式、患者的病情特点、麻醉设备条件及麻醉者对麻醉方法的熟悉程度等来综合考虑,原则上选用既能满足手术要求又对患者生理干扰小、安全可行的麻醉方法。

(二)患者的准备

对患者术前存在的并发症,如高血压、冠心病、糖尿病、严重心律失常、呼吸系统疾病等,要给予相应治疗,尽可能改善心肺功能;对已有的水电解质紊乱及酸碱失衡、贫血、低蛋白血症、凝血功能异常等,应给予适当纠正,以提高手术耐受力及麻醉的安全性。合并高血压者,应经过内科系统治疗以控制、稳定血压,最好控制在正常范围,收缩压低于160mmHg、舒张压低于100mmHg较为安全;吸烟者最好停止吸烟至少2周,并进行呼吸功能训练;合并糖尿病者,择期手术前应控制空腹血糖不高于8.3mmol/L,尿糖低于(++),尿酮体阴性;为防止麻醉及术中呕吐、误吸,成人择期手术常规于术前禁食8小时以上,禁饮2小时以上;急诊手术前,也应抓紧时间做必要的准备,向患者及其家属做好解释说明工作,以取得患者的理解、信任和合作。

(三)麻醉前用药

麻醉前用药的目的:①消除患者紧张、焦虑及恐惧的情绪;增强全身麻醉药的效果,减少全麻药的副作用;对不良刺激可产生遗忘作用。②提高患者的痛阈,缓解或解除原发疾病或麻醉前有创操作引起的疼痛。③消除因手术或麻醉引起的不良反射,特别是迷走神经反射,抑制交感神经兴奋以维持血流动力学的稳定。常用药物有以下四类:

1. 安定镇静药 具有镇静、催眠、抗焦虑及抗惊厥作用,对局麻药的毒性反应也有一定的防治作用。常用药有:地西泮,成人口服2.5~5mg,静脉注射5~10mg,不宜肌内注射。咪达唑仑,成人口服7.5~15mg,肌内注射5~10mg,静脉注射2~5mg。异丙嗪除有较强的镇静作用外,还有抗呕吐、抗心律失常和抗组胺作用,成人肌内注射12.5~25mg。氟哌利多,成人肌内注射或静脉注射2.5~5mg。

2. 催眠药 主要为巴比妥类药,具有镇静、催眠和抗惊厥作用。多用于预防局麻药的毒性反应,常用药有苯巴比妥,成人0.1~0.2g肌内注射。

3. 麻醉性镇痛药 具有镇痛及镇静作用,能提高痛阈,增强麻醉效果;椎管内麻醉时作为辅助用药,能减轻内脏牵拉反应。常用药有:吗啡,成人5~10mg,肌内注射;哌替啶,成人25~100mg,肌内注射。

4. 抗胆碱药 能阻断M胆碱能受体,抑制多种腺体分泌而减少呼吸道及口腔分泌物,抑制多种平滑肌,抑制迷走神经反射。常用药物有阿托品,成人剂量0.5mg,肌内注射或静脉注射;东莨菪碱剂量0.3mg,肌内注射或静脉注射。

(四)麻醉器械及药品的准备

根据麻醉方法的选择,充分准备好麻醉机、监护仪、氧气、喉镜、气管导管、麻醉穿刺包等,并做好相应的性能检查。麻醉用药及抢救用药均应准备齐全,做到有备无患。

第二节　局部麻醉

局部麻醉(local anesthesia)也称区域麻醉,是指在患者神志清醒的状态下,用局部麻醉药(简称局麻药)暂时阻断某些周围神经的冲动传导,使受这些神经支配的相应区域产生麻醉作用。局部麻醉包括表面麻醉、局部浸润麻醉、区域阻滞和神经阻滞四类。局部麻醉的优点为简便易行、安全性大、并发症少,并可保持患者意识清醒,对患者生理功能影响较小。实施局麻时应熟悉局部解剖和局麻药的药理作用,掌握规范的操作技术。对局麻药过敏的患者,局部麻醉应视为禁忌证。

一、局麻药的药理

(一)分类

局麻药按其化学结构中连接芳香族环和胺基团的中间链的不同,可分为酯类局麻药和酰胺类局麻药两大类。常用的酯类局麻药有普鲁卡因、丁卡因等;酰胺类局麻药有利多卡因、布比卡因、罗哌卡因等。

(二)理化性质和麻醉性能

理化性质中解离常数(pKa)、脂溶性、血浆蛋白结合率和非离子成分等,会影响局麻药的麻醉性能(表 7-2)。

表 7-2 常用局麻药比较

项目	普鲁卡因	利多卡因	丁卡因	布比卡因	罗哌卡因
理化性质					
pKa	8.9	7.8	8.4	8.1	8.1
脂溶性	低	中等	高	高	高
血浆蛋白结合率	5.8%	64%	76%	95%	94%
麻醉性能					
效能	弱	中等	强	强	强
弥散性	弱	强	弱	中等	中等
毒性	弱	中等	强	中等	中等
起效时间					
表面麻醉	—	中等	慢	—	—
局部浸润	快	快	—	快	快
神经阻滞	慢	快	慢	中等	中等
作用时间/h	0.75~1	1~2	2~3	5~6	4~6
一次限量 */mg	1000	100(表面麻醉) 400(神经阻滞)	40(表面麻醉) 80(神经阻滞)	150	150

注:* 此系成人剂量,使用时还应根据具体患者、具体部位决定。

1. 解离常数(pKa) 局麻药的显效快慢、弥散性能与 pKa 成反比关系,pKa 越大,则显效越慢,弥散性能越差;反之则显效快,弥散性能强。

2. 脂溶性 是影响局麻药麻醉效能的决定因素,脂溶性愈高,效能愈强。

3. 蛋白结合率 局麻药的血浆蛋白结合率与作用时间密切相关,结合率愈高,麻醉作用时间愈长。

(三)局麻药的不良反应

1. 毒性反应 局麻药吸收入血液后,当血药浓度超过一定阈值,就会发生药物毒性反应,严重者可致死。

(1)**常见原因**:①一次用量超过患者的耐受量;②误注入血管内;③注药部位血管丰富,吸收增快,未酌情减量;④局麻药液内未加肾上腺素;⑤患者体质弱或合并一些病理状态等原因而耐受力降低。

(2)**临床表现**:主要为中枢神经系统和心血管系统的反应。轻度毒性反应时,患者常有嗜睡、眩晕、多言、寒战、恐惧不安和定向障碍等症状。严重时则可神志丧失,并出现面部和四肢肌震颤,这常是惊厥的前驱症状。一旦发生抽搐和惊厥,则血压上升、心率增快,继而发生全身抑制、呼吸困难、缺氧、心率缓慢、血压下降,致呼吸循环衰竭,甚至死亡。

(3)**预防**:针对发生原因采取措施。①一次用药量不超过限量。②注射前先回抽有无血液或边进针边回抽边注药。③根据患者具体情况或用药部位酌情减量。④如无禁忌,药液中加入少许肾上腺素。⑤用地西泮或巴比妥类药物作为麻醉前用药等。

（4）**治疗**：一旦发生毒性反应可按以下步骤处理。

1）立即停药，吸入氧气。

2）对轻度毒性反应患者，用地西泮 5~10mg 或咪达唑仑 3~5mg 静脉注射，有预防和控制抽搐作用。

3）已发生抽搐和惊厥者，静脉注射硫喷妥钠 1~2mg/kg（2.5% 溶液 2~4ml）或其他快速巴比妥类药物，但勿应用过量以免发生呼吸抑制，也可静脉注射地西泮 2.5~5.0mg。

4）若抽搐不止，在可施行控制呼吸的条件下，静脉注射短效肌松药琥珀胆碱 1~2mg/kg，行气管插管给氧并维持呼吸。

5）出现心率慢、低血压，可用阿托品 0.5mg、麻黄碱 15~30mg 静脉注射对症处理。

6）一旦呼吸心跳停止，应立即进行心肺复苏。

2. **过敏反应**　酯类较酰胺类为多见。临床表现为在使用很少量局麻药以后，出现荨麻疹并伴有瘙痒、咽喉水肿、支气管痉挛、呼吸困难、低血压及血管神经性水肿等，可危及生命。一旦发生，首先停止用药，立即行对症处理。对严重患者的抢救应立即静脉注射肾上腺素 0.2~0.5mg，并给予氧气吸入，继之给予肾上腺皮质激素和抗组胺药物，如地塞米松 10mg 静脉注射，苯海拉明 20~40mg 肌内注射等。低血压时可用麻黄碱等提升血压。气管痉挛可用氨茶碱或异丙肾上腺素。

> **知识链接**
>
> ### 局麻药高敏反应
>
> 　　高敏反应是指患者个体对局部麻醉药的耐受有很大差别，当应用小剂量局麻药，或其用量低于常用剂量时，患者就发生毒性反应初期症状，应该考虑为高敏反应。一旦出现反应，应停止给药，并给予治疗。

二、局部麻醉方法

（一）表面麻醉

将渗透力强的局麻药施用于黏膜表面，使其透过黏膜作用于表浅神经末梢而产生的局部麻醉现象，称为表面麻醉（surface anesthesia）。表面麻醉适用于眼、鼻、咽喉、气管、尿道等处的浅表手术或内镜检查。眼部用滴入法，常用 0.5%~1% 丁卡因；鼻部用填敷法；咽喉气管用喷雾法；尿道用灌入法；常用 1%~2% 丁卡因或 2%~4% 利多卡因。气管、支气管表面麻醉也可采用环甲膜穿刺注药。

ER 7-3

表面麻醉

ER 7-4

局部浸润麻醉

（二）局部浸润麻醉

沿手术切口线分层注射局麻药，阻滞组织中的神经末梢，称为局部浸润麻醉（local infiltration anesthesia）。一般用于身体浅表部位的小手术。常用 0.5%~1% 普鲁卡因或 0.25%~0.5% 利多卡因。先在手术切口线一端进针，针尖斜面向下紧贴皮肤刺入皮内，推注局麻药液形成白色橘皮样皮丘。将针拔出，在第一个皮丘边缘再进针注药，形成第二个皮丘，如此连续进行下去，在切口线上形成皮丘带，然后经皮丘向皮下组织注射局麻药，完成后切开皮肤和皮下组织。若手术部位较深，可浸润一层，切开一层，注药和手术同时进行，也可用长 10cm 穿刺针将各层浸润阻滞后再行手术。

（三）区域阻滞

围绕手术区域四周和底部注射局麻药，阻滞进入手术区的神经纤维，称为区域阻滞（field

block）。主要优点在于避免穿刺病理组织;不改变局部解剖关系。适用于肿块切除术。用药及操作要点同局部浸润麻醉。

（四）神经阻滞

将局麻药注射于神经干、丛的周围,阻滞其冲动的传导,使受它支配的区域产生麻醉作用,称为神经阻滞（nerve blockade）。近年来,随着超声技术的发展,超声引导下神经阻滞在临床上应用广泛。常用的有颈丛、臂丛神经阻滞,肋间神经、指（趾）神经阻滞等。

1. 臂丛神经阻滞 臂丛主要由 $C_5\sim C_8$ 及 T_1（C、T 分别代表颈和胸）脊神经前支组成,有时也会接受来自 C_4 和 T_2 的纤维,支配上肢的感觉和运动,故臂丛阻滞是上肢手术的主要麻醉方法。阻滞可经肌间沟、锁骨上或腋径路行穿刺注药（图 7-1）。

（1）**肌间沟径路**:患者去枕仰卧,头略偏向对侧,手臂贴身旁,使肩下垂。让患者略抬头以显露胸锁乳突肌的锁骨头,用手指在其后缘向外滑动,可摸到一条小肌肉即前斜角肌,前、中斜角肌之间的凹陷即肌间沟,选环状软骨水平线与肌间沟交点为穿刺点。用针头与皮肤垂直进针,刺破椎前肌膜时可有突破感,然后针向内、向对侧足跟方向进入少许,直到引出异感。如无异感则以穿刺针为轴扇形寻找异感。也可以针尖触及 C_6 横突作为成功标志。穿刺成功后回抽,无血或脑脊液,即可注射局麻药,成人一般用量为 25ml。

图 7-1 臂丛神经阻滞
1.肌间沟径路;2.锁骨上径路;3.腋径路。

（2）**锁骨上径路**:体位同肌间沟径路,但需于患侧肩下垫一薄枕,以充分显露颈部。确定锁骨中点后,可在锁骨上窝深处摸到锁骨下动脉的搏动,臂丛神经即在其外侧。在锁骨中点上 1cm 处进针,并向尾侧、后、内方向推进,当患者诉有放射到手指、腕或前臂的异感时即停止进针,回抽无血、空气,注入局麻药 20~25ml。若无异感,可先将针触及第 1 肋,沿第 1 肋纵轴向前后探索,直至引出异感后注药。

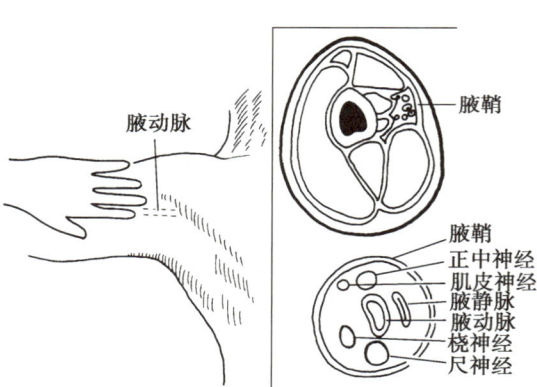

图 7-2 腋径路臂丛神经阻滞

（3）**腋径路**:患者仰卧,头偏向对侧,患侧上肢外展 90°,屈肘 90°,呈行军礼状。在胸大肌外侧缘触到腋动脉,直至搏动最强点（图 7-2）。操作时左手示、中指按住皮肤和动脉,右手持针头,在腋动脉的上缘或下缘与皮肤垂直方向进针,针尖刺入腋鞘有突破感即停止进针,松开手指,可见针头随动脉搏动而动,回抽无血后即可注入局麻药 25~30ml。

适应证:适用于肩部和上肢手术,肌间沟径路可用于肩部手术,锁骨上径路适用于上臂和前臂手术,腋径路更适用于前臂和手部手术。

ER 7-5

臂丛神经
阻滞麻醉

并发症:①局麻药毒性反应,三种径路均可发生。②膈神经、喉返神经阻滞及霍纳综合征,肌间沟及锁骨上径路可发生。③高位硬膜外或蛛网膜下隙阻滞,见于肌间沟径路。④气胸,见于锁骨上径路。

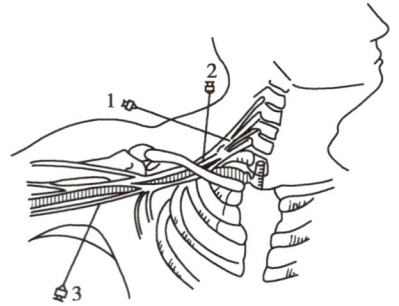

知识链接

超声引导在外周神经阻滞中的应用

传统的外周神经阻滞技术没有可视化引导,主要依赖体表解剖标志来定位神经,有可能针尖或注药位置不理想而导致阻滞失败;在解剖定位困难的患者,反复穿刺和操作时间的延长导致患者出现不必要的疼痛。使用超声引导,可清晰看到神经结构、神经周围的血管、肌肉、骨骼及内脏结构;进针过程中可提供穿刺针行进的实时影像,以便在进针同时随时调整进针方向和进针深度,使穿刺针更快更好地接近目标结构,提高穿刺和阻滞成功率,缩短感觉阻滞的起效时间;注药时可以看到药液扩散,有助于甄别无意识的药液误入血管和神经内注射,防止并发症的发生。

2. 指(趾)神经阻滞 每指有4根指神经,包括两根掌侧指神经和两根背侧指神经。手指(脚趾)手术可采用此法。在手指、脚趾及阴茎等处使用局部麻醉药时禁忌加入肾上腺素,注药量也不能太大,以免血管收缩或受压引起组织缺血坏死。

(1)**指根部阻滞**:在指根一侧背部刺入,向前滑过指骨至掌侧皮下,术者用手指抵于掌侧可感到针尖,此时后退0.2~0.3cm,注入1%利多卡因1ml,然后退针至进针点皮下,再注入0.5ml,另一侧注法同前(图7-3)。

(2)**掌骨间阻滞**:针头自手背部刺入掌骨间,直达掌面皮下。随着针头推进和拔出时,连续注射1%利多卡因4~6ml。

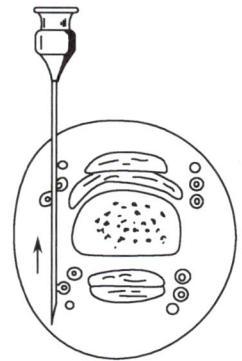

图7-3 指(趾)神经阻滞

第三节 椎管内麻醉

椎管内麻醉(intrathecal anesthesia)是将局麻药注入椎管内的不同腔隙,可逆性地阻断或减弱相应脊神经。椎管内有两个可用于麻醉的腔隙,即蛛网膜下隙和硬脊膜外隙。根据药物注入的腔隙不同,分为蛛网膜下隙阻滞麻醉(简称腰麻)、硬膜外间隙阻滞麻醉(含骶管阻滞麻醉)和腰麻-硬膜外间隙联合阻滞麻醉(combined spinal-epidural anesthesia,CSEA)。此类麻醉镇痛确切,肌松良好,但可致生理紊乱,需加强管理。

一、椎管内麻醉的解剖

正常脊椎有4个生理弯曲,即颈、胸、腰和骶尾曲。患者仰卧时,颈$_3$(C_3)和腰$_3$(L_3)位置最高,胸$_5$(T_5)和骶$_4$(S_4)最低。这对一定体位下腰麻中药液的分布有一定的影响。与麻醉有关的韧带是连接椎弓的韧带。自外而内为棘上韧带、棘间韧带和黄韧带。椎管内容纳脊髓,脊髓下端成人一般终止于L_1椎体下缘或L_2上缘;儿童终止位置较低,新生儿在L_3下缘,以后随年龄增长而逐渐上移。故成人行腰椎穿刺应在L_2以下进行,儿童应在L_3以下进行,以免损伤脊髓。

脊髓有三层被膜,自内向外分别为软脊膜、脊髓蛛网膜和硬脊膜。脊髓蛛网膜与软脊膜之间较宽阔的间隙称为蛛网膜下隙,间隙内充满脑脊液,它上与脑蛛网膜下隙相通,下端止于S_2水平。脊髓蛛网膜与硬脊膜之间存在着潜在的腔隙为硬膜下隙。硬膜与椎管内壁(即黄韧带和骨膜)之间构成硬膜外隙。

脊神经在体表有一定的分布区域(图7-4),对照体表解剖标志,胸骨柄上缘为T_2,两侧乳头连线为T_4,剑突下为T_6,季肋部肋缘为T_8,平脐为T_{10},耻骨联合上2~3cm为T_{12},大腿前面为L_1~L_3,小

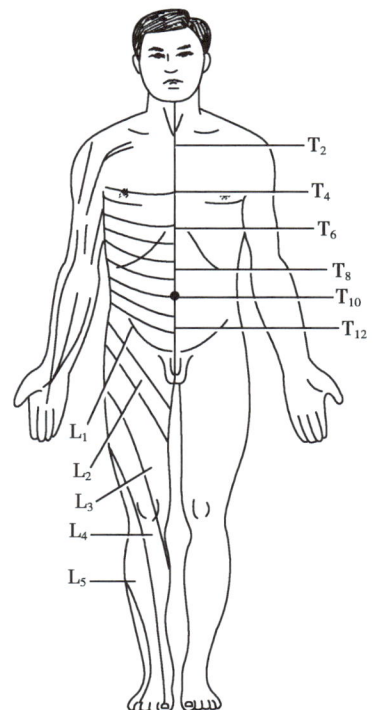

图7-4 脊神经在体表的节段分布

腿前面和足背为 $L_4\sim L_5$，大腿和小腿后面以及肛门会阴区为 $S_1\sim S_5$ 脊神经支配。故若痛觉消失范围上界平脐，下界平大腿中部，则其上平面和下平面分别为 T_{10} 和 L_2。交感神经的阻滞平面较感觉平面高 2~4 个节段，运动神经比感觉神经低 1~4 个节段。

二、蛛网膜下隙阻滞麻醉

蛛网膜下隙阻滞麻醉是将局麻药注入蛛网膜下隙，阻断部分脊神经的传导功能而引起相应支配区域的麻醉作用，又称腰麻或脊麻。

（一）适应证和禁忌证

1. 适应证　适用于 2~3 小时以内的下腹部、盆腔、下肢及肛门会阴部的手术及疼痛治疗。

2. 禁忌证　①中枢神经系统疾患，如颅内高压，椎管内病变；②休克；③穿刺部位或周围有感染灶；④脓毒症；⑤脊柱畸形、外伤或结核；⑥急性心衰或冠心病发作；⑦凝血功能障碍；⑧难以合作者，如小儿或精神病患者。

（二）操作方法

1. 体位　一般取侧卧位，患者两手抱膝，大腿贴腹，下颌贴胸，腰背部尽量向后弓，使棘间隙尽量张开，背部与床面垂直，与床沿齐平。

2. 定位　两侧髂嵴最高点连线与脊柱中线交会点即 $L_3\sim L_4$ 间隙或 L_4 棘突。成人一般选 $L_3\sim L_4$ 间隙（图 7-5）。

3. 穿刺　有直入和侧入两种方法。

（1）**直入法**：常规消毒铺单，摸清棘突间隙后，用局麻药在间隙正中作皮丘，并在皮下和棘间韧带作浸润。腰穿针经皮丘垂直刺入，逐层徐缓进针，针达黄韧带时阻力增大，穿过时阻力消失，伴有落空感，再进针刺破硬膜和蛛网膜时可出现破膜感，拔出针芯见有脑脊液自针内滴出，表明穿刺成功，注入局麻药 1.5~3ml 后，将注射器连同穿刺针一同拔出。

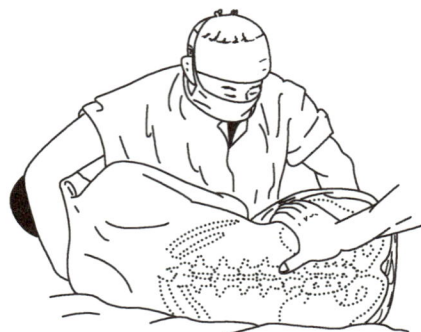

图 7-5　腰椎间隙定位图

（2）**侧入法**：用于棘上韧带钙化的老年人、肥胖患者或直入法穿刺困难者。在脊柱正中旁开 1~1.5cm 处，针干与皮肤呈 75° 角，对准椎间孔刺入，避开棘上韧带与棘间韧带，经黄韧带进入蛛网膜下隙（图 7-6）。

（三）并发症

1. 麻醉期间并发症

（1）**血压下降和心动过缓**：血压下降的发生率和严重程度与麻醉平面有密切关系。麻醉平面愈高，阻滞范围愈广，发生血管舒张的范围增加，而进行代偿性血管收缩的范围减少，故血压下降愈明显。尤其是麻醉平面超过 T_4 时，心加速神经被阻

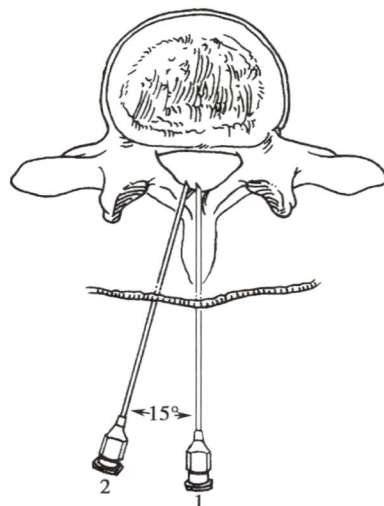

图 7-6　直入法与侧入法

滞，迷走神经相对亢进，易出现心动过缓和血压再下降，应立即处理。血压下降时，首先快速静脉输液 200~300ml，以扩充血容量，同时可静脉注射麻黄碱 10~30mg；出现心动过缓时，可静脉注射阿托品 0.25~0.5mg。

（2）**呼吸抑制**：麻醉平面过高，因胸段脊神经广泛阻滞，肋间肌麻痹，常出现呼吸抑制，表现为胸闷气短、说话费力，甚至呼吸停止。要根据抑制程度给予吸氧、人工辅助呼吸或气管内插管人工呼吸。

（3）**恶心呕吐**：①麻醉平面过高，发生低血压、呼吸抑制造成脑缺血缺氧而兴奋呕吐中枢；②迷

走神经亢进使胃肠蠕动增强；③手术牵拉腹腔内脏；④术中其他药物所致不良反应等。分析原因后应针对性处理。

2. 麻醉后并发症

（1）腰麻后头痛（post dural puncture headache，PDPH）：多发生于麻醉后 2~7 天，年轻女性较多见。常在患者术后第一次抬头或起床活动时发生，以枕额部痛尤为显著，坐、立时加剧，平卧后减轻。一般可采用平卧、输液、针灸、服用镇痛药等处理。为预防腰麻后头痛，应采用圆锥形非切割型细穿刺针（26G），同时避免反复多次穿刺。

（2）尿潴留：较常见。主要是支配膀胱的骶神经被阻滞后恢复较晚引起，下腹部或肛门、会阴部手术后切口疼痛以及患者不习惯卧床排尿等因素也可引起尿潴留。可按摩、热敷下腹部，必要时导尿。

此外，偶有脑神经麻痹、粘连性蛛网膜炎、化脓性脑膜炎、马尾综合征等。重在预防，要严格无菌操作，准确无误地使用麻醉药物。

（四）常用药物及配制

一般将局麻药配成重比重溶液。

1. 丁卡因　常用剂量为 10~15mg，常用浓度为 0.33%，用 1% 丁卡因溶液 1ml（10mg）加 3% 麻黄碱及 10% 葡萄糖各 1ml，配成 1∶1∶1 重比重溶液，总量 3ml。

2. 布比卡因　常用剂量为 8~15mg，用浓度为 0.5% 或 0.75% 的布比卡因 2ml，加 10% 葡萄糖 1ml，总量 3ml，配成重比重液。也可用无菌注射用水配成轻比重溶液。

3. 罗哌卡因　与布比卡因麻醉强度基本相同，但其心脏毒性更低，较安全，常用浓度为 0.375%~0.5%，最高浓度可用 0.75%。

4. 普鲁卡因　由于其作用持续时间短，故现在已很少使用。

ER 7-6

蛛网膜下隙
阻滞麻醉

（五）麻醉平面的调节

局麻药注入蛛网膜下隙以后，应设法在5~10分钟内完成调节和控制麻醉平面。一旦超过药液与神经组织结合所需时间，就不容易调节平面。如果麻醉平面过低导致麻醉失效，平面过高对生理的影响较大，甚至危及患者的生命安全。影响麻醉平面的因素很多，如局麻药药液的比重、剂量、容积、患者身高、脊柱生理弯曲和腹腔内压力等，但药物的剂量是影响腰麻平面的主要因素，剂量越大，平面越高。假如这些因素不变，则穿刺间隙、患者体位和注药速度等是调节平面的重要因素。

三、硬脊膜外隙阻滞麻醉

硬脊膜外隙阻滞麻醉是将局麻药注入硬脊膜外间隙，阻断部分脊神经的传导功能，使其所支配区域的感觉或/和运动功能消失的麻醉方法，又称硬膜外阻滞或硬膜外麻醉。有单次法和连续法两种，临床常用连续法。与腰麻相比，硬脊膜外隙阻滞麻醉具有麻醉节段明显、麻醉时间不受限制的特点。临床应用广泛。

（一）适应证与禁忌证

1. 适应证　最适用于横膈以下的各种腹部、腰部和下肢手术；应用于颈部、上肢及胸壁手术的麻醉时要慎重。

2. 禁忌证　禁忌证与腰麻基本相同。

（二）操作方法

1. 体位　同腰麻。

2. 定位　根据手术要求选择相应的穿刺间隙（表 7-3）。

表 7-3　硬膜外阻滞穿刺棘突间隙及置管方向

手术部位	手术名称	穿刺间隙及置管方向
颈部	甲状腺、颈淋巴系手术	C_5~C_6 或 C_6~C_7（向头）
上肢	双侧上肢各种手术	C_7~T_1（向头）
胸壁	乳房手术	T_4~T_5（向头）
上腹部	胃、胆囊、脾、胰、肝手术	T_8~T_9（向头）
中腹部	小肠手术	T_9~T_{10}（向头）
腰部	肾、肾上腺、输尿管上段手术	T_{10}~T_{11}（向头）
下腹部	阑尾手术	T_{11}~T_{12}（向头）
盆腔	剖宫产、宫外孕手术	T_{12}~L_1（向头）
	子宫、膀胱、直肠等手术	T_{12}~L_1（向头），L_3~L_4（向尾）
腹股沟区	腹股沟疝、髋关节等手术	L_1~L_2（向头）
下肢	大腿手术	L_2~L_3（向头）
	小腿手术	L_3~L_4（向头）
会阴部	肛门会阴部手术	L_3~L_4（向尾）或骶管阻滞

3. 穿刺　和腰麻穿刺相似,也有直入法和侧入法两种。与腰麻不同的是,穿刺针用带有针芯的能放入导管的勺状针,当穿刺针穿过黄韧带即达硬膜外间隙,应立即停止进针。硬膜外穿刺成功的关键是不能刺破硬脊膜。有两种方法可用来判断穿刺时针尖已刺破黄韧带到达硬膜外间隙。

(1)**阻力消失法**:在穿刺过程中,开始阻力较小,当抵达黄韧带时阻力增大,并有韧性感。推动注射器芯有回弹阻力感。继续缓慢进针,一旦刺破黄韧带时有落空感,注液无阻力,回抽无脑脊液流出,表示针尖已达硬膜外间隙。

(2)**毛细管负压法**:穿刺针抵达黄韧带后,与有液体的玻璃毛细接管相连接,继续缓慢进针。当针进入硬膜外间隙时,在有落空感的同时,管内液体被吸入,为硬膜外间隙特有的"负压现象"。确定针尖在硬膜外间隙后,可通过穿刺针置入导管,管留在硬膜外间隙的长度为 3~4cm。退出穿刺针并固定好导管供连续注药用(图7-7)。

4. 注药　回抽注射器无血和脑脊液后注入试验量的局麻药 3~5ml,观察 5~10 分钟。排除误入蛛网膜下隙后,根据试验量后麻醉平面出现的范围及血压变化情况,决定追加剂量,一般为 3~15ml,一次或分次给予。

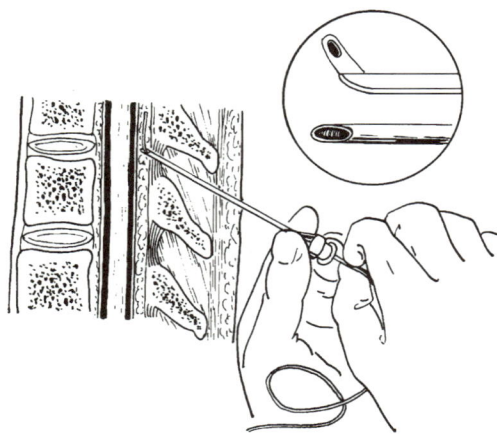

图 7-7　硬膜外隙插入导管

(三)并发症

1. 麻醉期间并发症

(1)**全脊椎麻醉**(total spinal anesthesia):全部脊神经被阻滞,是硬膜外阻滞最严重的并发症。往往是硬膜被穿破,使注入硬膜外隙的大部或全部局麻药进入蛛网膜下隙所致。表现为注药后数分钟内即出现进行性呼吸困难、血压下降,继而呼吸停止、意识消失、危及生命。一旦发生,立即气管内插管行人工呼吸,同时加快输液并给予升压药维持循环。

(2)**血压下降及心率减慢**:其机制同腰麻。常在注药后 20~30 分钟内出现,必要时给予麻黄碱、阿托品处理。

（3）**呼吸抑制**：见于颈部和上胸部阻滞，严重时可致呼吸停止。因此，高位阻滞应用低浓度、小剂量局麻药。必要时给氧并行辅助呼吸。

（4）**恶心呕吐**：同腰麻。

（5）**局麻药毒性反应**：系药物用量过大或误注入血管所致。一旦发现，立即按局麻药中毒的治疗原则进行处理。

2. 麻醉后并发症

（1）**硬脊膜穿破及头痛**：硬膜外阻滞穿刺过程中不慎穿破硬脊膜可致头痛。表现及处理同腰麻后头痛。

（2）**神经损伤**：偶见并发脊神经根损伤。可采取对症治疗。

（3）**硬膜外血肿**：典型症状是麻醉作用持久不退，或消退后再出现肌无力、截瘫等，CT 检查可证实。确诊后 6 小时内应手术清除血肿及减压。

此外，还可能发生脊髓前动脉综合征、硬膜外脓肿、导管拔出困难或折断等并发症。

（四）常用麻醉药

一般用 1.5%~2% 利多卡因、0.25%~0.33% 丁卡因、0.5%~0.75% 布比卡因及 0.5%~1% 罗哌卡因。常采用两种药物的联合用药，取长补短，如：1% 利多卡因与 0.15%~0.2% 丁卡因，或 1% 利多卡因与 0.25%~0.375% 布比卡因或罗哌卡因等混合。若患者无高血压，局麻药中可加入 1∶200 000 肾上腺素，以延长麻醉作用时间。

（五）麻醉平面的调节

硬膜外阻滞的麻醉平面与腰麻不同，呈节段性。影响麻醉平面的主要因素包括：①局麻药容积。硬膜外间隙药液的扩散与容积有关。注入容积愈大，扩散愈广，麻醉范围愈宽。②穿刺间隙。麻醉上、下平面的高低取决于穿刺间隙的高低。如果间隙选择不当，有可能麻醉上、下平面不符合手术要求而导致麻醉失败，或因麻醉平面过高而引起呼吸循环的抑制。③导管方向。导管向头端置入，药液易向胸、颈段扩散；向尾端置管，则易向腰、骶段扩散。④注药方式。药量相同，如一次集中注入则麻醉范围较广，分次注入则范围缩小。通常颈段注药的扩散范围较胸段广，而胸段又比腰段广。⑤患者情况。老年、动脉硬化、妊娠、脱水、恶病质等患者，注药后麻醉范围较一般人为广，故应减少药量。此外，还有药液浓度、注药速度和患者体位等也可产生一定影响。

ER 7-7

硬脊膜外隙阻滞麻醉

四、蛛网膜下隙与硬脊膜外隙联合阻滞麻醉

经蛛网膜下隙与硬脊膜外隙联合阻滞，简称腰-硬膜外联合阻滞麻醉，广泛用于下腹部及下肢手术。其特点是既有腰麻起效快、镇痛完全与肌松弛的优点，又有硬膜外阻滞时调控麻醉平面、满足长时间手术的需要等长处。穿刺方法有以下两种：

1. 一点法 经 L_2~L_3 棘突间隙用特制的联合穿刺针作硬膜外穿刺，穿刺成功后再用配套的 25G 腰穿针经硬膜外穿刺针内行蛛网膜下隙穿刺，见脑脊液流出即可注入局麻药（腰麻）；然后退出腰穿针，再经硬膜外穿刺针向头端置入硬膜外导管，并固定导管备用。

2. 两点法 先选 T_{12}~L_1 作硬膜外隙穿刺并置入导管，然后再于 L_3~L_4 或 L_4~L_5 间隙行蛛网膜下隙穿刺。临床上以一点法多用。

第四节　全身麻醉

麻醉药经呼吸道吸入或经静脉、肌肉注入体内，使中枢神经受抑制。临床表现为患者意识消失、全身的痛觉丧失、遗忘、反射抑制和一定程度的肌肉松弛。对中枢神经系统抑制的程度与血中的药物浓度有关,是可控可逆的。当药物从体内排出或被代谢后,患者的意识逐渐恢复,麻醉作用消失。

一、全身麻醉药

实施全身麻醉过程中,根据用药途径和作用机制,需要以下药物:吸入麻醉药、静脉麻醉药、肌肉松弛药和麻醉性镇痛药。

(一) 吸入麻醉药

经呼吸道吸入进入人体内产生全身麻醉作用的药物,称吸入麻醉药。一般用于全身麻醉的维持,也可用于麻醉诱导。可分为气体和液态可挥发性两类。

1. 理化性质及麻醉性能

(1)油/气分配系数(即脂溶性):吸入麻醉药经呼吸道吸入后,通过与脑细胞膜的相互作用而产生全身麻醉作用。吸入麻醉药的强度与油/气分配系数成正比关系,油/气分配系数越高,麻醉强度越大。吸入麻醉药的强度是以最低肺泡有效浓度(minimum alveolar concentration,MAC)来衡量的。MAC是指某种吸入麻醉药在一个大气压下与纯氧同时吸入时,50%的患者在切皮时不发生摇头、四肢运动等反应时的最低肺泡浓度。MAC越小,麻醉效能越强。

(2)血/气分配系数:吸入麻醉药的可控性与其血/气分配系数成反比关系。血/气分配系数越低的吸入麻醉药,其在肺泡、血液和脑组织中的分压越易达到平衡状态,因而在中枢神经系统内的浓度越易控制,故其诱导和恢复速度均较快。血/气分配系数越高,被血液摄取的麻醉药越多,肺泡中麻醉药浓度上升减慢,麻醉诱导期延长,麻醉恢复也较慢。

(3)代谢率:一般说来代谢率越低,其毒性也越低。吸入麻醉药绝大部分由呼吸道排出,仅小部分在体内代谢后随尿排出。

2. 常用吸入麻醉药比较 常用吸入麻醉药的理化性质比较见表7-4。

表 7-4 吸入麻醉药的理化性质

药名	分子量	油/气分配系数	血/气分配系数	代谢率	最低肺泡有效浓度
氧化亚氮	44	1.4	0.47	0.004%	105%
恩氟烷	184	98	1.90	2%~5%	1.7%
异氟烷	184	98	1.40	0.2%	1.15%
七氟烷	200	53.4	0.65	2%~3%	2.0%
地氟烷	168	18.7	0.42	0.02%	6.0%

(二) 静脉麻醉药

经静脉作用于中枢神经系统而产生的全身麻醉药,称静脉麻醉药。其优点为诱导快,对呼吸道无刺激,无环境污染,使用时无需特殊设备。常用的静脉麻醉药有:

1. 氯胺酮 氯胺酮的镇痛作用显著,作用时间15~20分钟;肌内注射后约5分钟起效,15分钟作用最强。其特点有:兴奋交感神经,使心率增快、血压及肺动脉压增高;可增加脑血流、颅内压及脑代谢率;可使唾液分泌和支气管分泌物增加;对支气管平滑肌有松弛作用,可用于哮喘患者的麻醉,曾用于治疗对常规处理无效的哮喘持续状态。

临床应用:小儿手术的麻醉,用5%浓度4~8mg/kg肌内注射,用药后3~5分钟起效,维持20~30分钟,必要时可追加1/3~1/2量;麻醉诱导:静脉注射1%浓度1~2mg/kg,配合肌松药行气管插管;麻醉维持:时间短的小手术可首次静脉注射1~2mg/kg,1~2分钟起效,维持5~15分钟。追加量为首次量的1/2或全量。长时间手术常以1%溶液15~45μg/(kg·min)速度静脉输注或与其他静脉麻醉药复合性静脉滴注。

2. 依托咪酯 依托咪酯是快速、短效催眠性静脉麻醉药。催眠性强,无镇痛作用。静脉注射30秒,患者意识即可消失,1分钟脑内浓度达峰值。对心率、血压及心排血量影响很小,不增加心肌氧耗量,并有轻度冠脉扩张作用,因此,适用于冠心病、心肌储备功能差及老年体弱的患者;可降低脑血流量、颅内压及代谢率,对缺氧性脑损害可能有一定的保护作用。主要在肝内水解,代谢产物不具有活性。

临床应用:主要用于全麻诱导,适用于老年体弱和心功能差的危重患者。一般剂量0.15~0.3mg/kg。

3. 丙泊酚(异丙酚) 丙泊酚具有镇静、催眠作用,有轻微镇痛作用。起效快、持续时间短,苏醒快而完全,无兴奋现象,同时丙泊酚还有以下特点:对心血管系统有显著的抑制作用;对呼吸有明显的抑制作用,表现为潮气量降低和呼吸频率减慢,甚至呼吸暂停,其抑制程度与剂量有关;可降低脑血流量、颅内压和脑代谢率。丙泊酚经肝代谢,代谢产物无生物活性。

临床应用:麻醉诱导,静脉注射1.5~2.5mg/kg;麻醉维持,用于时间短的小手术可静脉注射2mg/kg,4~5分钟后追加一次。长时间手术可与其他全麻药复合,如镇痛药及肌松药,静脉持续注射6~10mg/(kg·h);辅助其他麻醉方法的镇静:1~2mg/(kg·h)。

(三)肌肉松弛药

能阻断神经-肌肉传导功能而使骨骼肌松弛。是全麻用药的重要组成部分。肌松药只能使骨骼肌麻痹,而不产生麻醉作用,不能使患者的神志和感觉消失,也不产生遗忘作用。

1. 琥珀胆碱(司可林) 琥珀胆碱为去极化肌松药,起效快,肌松完全且短暂。静脉注射1mg/kg后,可使呼吸暂停4~5分钟,肌张力完全恢复约需10~12分钟。无组胺释放作用,因而不引起支气管痉挛。可被血浆胆碱酯酶迅速水解,代谢产物随尿排出。临床主要用于全麻时的气管内插管,用量为1~2mg/kg,由静脉快速注入。副作用:有引起心动过缓及心律失常的可能;广泛骨骼肌去极化过程中,可引起血清钾升高;肌强直收缩时可引起眼压、颅内压及胃内压升高;有的患者术后主诉肌痛。

2. 维库溴铵(万可罗宁) 维库溴铵为非去极化肌松药,肌松作用强,为泮库溴铵的1~1.5倍,但作用时间较短。起效时间为2~3分钟,临床作用时间为25~30分钟。其肌松作用容易被胆碱酯酶抑制药拮抗。在临床用量范围内,无组胺释放作用,也无抗迷走神经作用,因而适用于缺血性心脏病患者。主要在肝脏内代谢,代谢产物3-羟基维库溴胺也有肌松作用。30%以原形经肾脏排出,其余以代谢产物或原形经胆道排泄。临床可用于全麻气管内插管和术中维持肌肉松弛。静脉注射0.07~0.15mg/kg,2~3分钟后可以行气管内插管。术中可间断静脉注射0.02~0.03mg/kg,或以1~2μg/(kg·min)的速度静脉输注,维持全麻期间的肌肉松弛。在严重肝肾功能障碍者,作用时效可延长,并可发生蓄积作用。

3. 罗库溴铵(爱可松) 罗库溴铵为非去极化肌松药,肌松作用较弱,属于中效肌松药,是目前临床上起效最快的非去极化肌松药,作用时间是维库溴铵的2/3。用量为1.2mg/kg时,1分钟后即可以行气管内插管。罗库溴铵有特异性拮抗剂(舒更葡糖),可拮抗其引起的任何程度的神经肌肉阻滞。无组胺释放作用。静脉注射0.6~1.2mg/kg,1~1.5分钟后可以行气管内插管。术中可间断静脉注射0.1~0.2mg/kg,以9~12μg/(kg·min)的速度静脉输注维持全麻期间的肌松弛。

4. 顺阿曲库铵 顺阿曲库铵为非去极化肌松药,起效时间为2~3分钟,临床作用时间为50~60分钟。最大优点是在临床剂量范围内不会引起组胺释放;主要通过霍夫曼(Hofmann)降解。临床应用于全麻气管内插管和术中维持肌松弛。静脉注射0.15~0.2mg/kg,1.5~2分钟后可以行气管内插管。术中可间断静脉注射0.02mg/kg,或以1~2μg/(kg·min)的速度静脉输注,维持全麻期间的肌松弛。

（四）麻醉性镇痛药

1. 吗啡 可消除紧张和焦虑，并引起欣快感，能提高痛阈，解除疼痛。有成瘾性。对呼吸中枢有明显抑制作用，轻者呼吸减慢，重者潮气量降低甚至呼吸停止，并有组胺释放作用而引起支气管痉挛。吗啡能使小动脉和静脉扩张，引起血压降低，但对心肌无明显抑制作用。主要用于镇痛，也可作为麻醉前用药和麻醉辅助药。成人用量为 5~10mg 皮下或肌内注射，持续 4~5 小时。

2. 哌替啶（度冷丁） 具有镇痛、安眠、解除平滑肌痉挛的作用。用药后有欣快感，并有成瘾性。对心肌收缩力有抑制作用，可引起血压下降和心排血量降低。对呼吸有轻度抑制。常作为麻醉前用药，成人用量为 50mg、小儿为 1mg/kg 肌内注射，但 2 岁以内小儿不宜使用。与异丙嗪或氟哌利多合用作为麻醉辅助用药。用于术后镇痛时，成人用量为 50mg 肌内注射，间隔 4~6 小时可重复用药。

3. 芬太尼 镇痛作用为吗啡的 75~125 倍，持续 30 分钟。对呼吸有抑制作用，虽镇痛作用仅 20~30 分钟，但其呼吸抑制可达 1 小时。临床应用镇痛剂量（2~10μg/kg）或麻醉剂量（30~100μg/kg）都很少引起低血压。麻醉期间作为辅助用药（0.05~0.1mg），或用以缓解插管时的心血管反应（2~5μg/kg）。芬太尼静脉复合全麻时，用量为 30~100μg/kg，常用于心血管手术的麻醉。

4. 舒芬太尼 是芬太尼的衍生物，镇痛作用为后者的 5~10 倍，持续时间约为后者的 2 倍。对呼吸有抑制作用，但对循环系统的干扰小，更适用于心血管手术的麻醉。静脉注射 5~10μg 可作为麻醉期间的辅助用药；0.25~0.5μg/kg 可用以缓解气管内插管时的心血管反应。

二、全身麻醉的实施

（一）全身麻醉的诱导

患者接受全麻药后，由清醒状态到神志消失，并进入全麻状态后进行气管内插管，这一阶段称为全麻诱导期。诱导前应准备好麻醉器械并做好相应的监测，以保障诱导平稳、顺利。全麻诱导方法有：

1. 吸入诱导法 将麻醉面罩扣于患者口鼻部，开启麻醉药蒸发器使患者吸入麻醉药物，待患者意识消失并进入麻醉状态时，静脉注射肌松药后行气管内插管。

2. 静脉诱导法 与吸入诱导法相比，静脉诱导较迅速，患者也较舒适，无环境污染，现普遍应用。但麻醉深度的分期不明显，对循环的干扰较大。开始诱导时，先以面罩吸入纯氧 2~3 分钟，增加氧储备并排出肺及组织内的氮气。根据病情选择合适的静脉麻醉药及剂量，从静脉缓慢注入并严密监测患者的意识、循环和呼吸的变化。待患者神志消失后再注入肌松药，全身骨骼肌及下颌逐渐松弛，呼吸由浅到完全停止。这时应用麻醉面罩进行人工辅助呼吸，然后进行气管内插管。插管成功后，立即与麻醉机相连接并行人工呼吸或机械通气。

ER 7-8

经口腔明视
气管插管术

> **知识链接**
>
> ## 气管内插管术
>
> 气管内插管术指将一种特制的气管导管通过口腔或鼻腔，经声门置入气管的技术，是建立人工气道的最有效及最可靠的一种方法，这一技术能为解除呼吸道梗阻、保证呼吸道通畅、清除呼吸道分泌物、防止误吸、进行辅助或控制呼吸等提供最佳条件，是医务人员必须熟练掌握的基本技能。常用于气管插管全麻和危重病患者的抢救，对抢救患者生命、降低病死率起到至关重要的作用。

（二）全身麻醉的维持

1. 吸入麻醉药维持 经呼吸道吸入一定浓度的吸入麻醉药，以维持适当的麻醉深度。目前吸入的气体麻醉药为氧化亚氮,挥发性麻醉药为氟化类麻醉药,如异氟烷、七氟烷。挥发性麻醉药的麻醉性能强,高浓度吸入可使患者意识、痛觉消失,能单独维持麻醉。但肌松作用并不满意,吸入浓度越高,对生理的影响越严重。使用氧化亚氮时,应监测吸入氧浓度或脉搏氧饱和度(SpO_2),吸入氧浓度不低于 30% 为安全。

2.静脉麻醉药维持 为全麻诱导后经静脉给药维持适当麻醉深度的方法。静脉给药方法有单次、分次和连续注入法三种,应根据手术需要和不同静脉全麻药的药理特点来选择给药方法。目前所用的静脉麻醉药中,除氯胺酮外,多数都属于催眠药,缺乏良好的镇痛作用。因此,单一的静脉全麻药仅适用于全麻诱导和时间短的小手术,而对复杂或时间较长的手术,多选择复合全身麻醉。

3.复合全身麻醉 是指两种或两种以上的全麻药或/和方法复合应用,彼此取长补短,以达到最佳临床麻醉效果。随着静脉和吸入全麻药品种的日益增多,麻醉技术的不断完善,复合麻醉在临床上得到越来越广泛的应用。根据给药途径的不同,复合麻醉可大致分为两种方式。

(1)**全静脉麻醉**(total intravenous anesthesia,TIVA):指在静脉麻醉诱导后,采用多种短效静脉麻醉药复合应用,以间断或连续静脉注射法维持麻醉。为达到镇静、镇痛、肌松的目的,而且使麻醉状态平稳、安全,必须将静脉麻醉药、麻醉性镇痛药和肌松药复合应用。这样既可发挥各种药物的优点,又可克服其不良作用;具有诱导快、操作简便、可避免吸入麻醉药引起的环境污染。目前常用的静脉麻醉药有丙泊酚、咪达唑仑,麻醉性镇痛药有吗啡、芬太尼,而肌松药则根据需要选用中效或短效药物。

(2)**静-吸复合麻醉**:全静脉麻醉的深度缺乏明显的标志,给药时机较难掌握,有时麻醉可突然减浅。因此,常吸入一定量的挥发性麻醉药以保持麻醉的稳定。一般在静脉麻醉的基础上,于麻醉减浅时间断吸入挥发性麻醉药。这样既可维持相对的麻醉稳定,又可减少吸入麻醉药的用量,且有利于麻醉后迅速苏醒。也可持续吸入低浓度(1% 左右)吸入麻醉药,以减少静脉麻醉药的用量。静-吸复合麻醉适应范围较广,麻醉操作和管理都较容易掌握,极少发生麻醉突然减浅的被动局面。但如果掌握不好,也容易发生术后清醒延迟。

(三)全身麻醉深度的判断

以往以乙醚麻醉分期为代表来描述全身麻醉的分期,但现在以复合麻醉应用较多,给全身麻醉深度的判断带来一定困难。临床上通常将麻醉深度分为浅麻醉期、手术麻醉期和深麻醉期(表7-5),对于掌握麻醉深度有一定参考意义。

表 7-5　通用临床麻醉深度判断标准

麻醉分期	呼吸	循环	眼征	其他
浅麻醉期	不规则 咳嗽 气道阻力↑ 喉痉挛	血压↑ 心率↑	睫毛反射(−) 眼睑反射(+) 眼球运动(+) 流泪	吞咽反射(+) 分泌物↑ 出汗 刺激时体动
手术麻醉期	规律 气道阻力↓	血压稍低但稳定 手术刺激无变化	眼睑反射(−) 眼球固定中央	刺激时无体动 黏膜分泌物消失
深麻醉期	膈肌呼吸 呼吸↑	血压↓	对光反射(−) 瞳孔散大	

三、全身麻醉的意外及并发症的预防

全身麻醉的意外和并发症,主要出现于呼吸系统、循环系统和中枢神经系统。其发生与患者情况、麻醉手术前准备、麻醉手术期间及术后管理有密切关系。为此,必须强调预防为主、早期发现和及时处理。

(一) 呼吸系统并发症

1. 反流与误吸 常见于老年、婴幼儿、临产妇、患肠梗阻及上消化道病变行急症手术者及创伤患者,特别是颅脑外伤和酗酒后外伤者。发生时机多见于全麻诱导后气管插管或拔管后即刻。误吸后引起急性完全性呼吸道梗阻,可立即导致窒息、缺氧,如不能及时解除梗阻,可危及生命;误吸胃液可引起肺损伤、支气管痉挛和毛细血管通透性增加,结果导致肺水肿和肺不张。所以麻醉期间重在预防。患者一旦出现呕吐,应迅速将头偏向一侧,并取头低脚高位,避免呕吐物进入呼吸道,同时用吸引器清除口鼻腔的反流物。必要时进行气管内插管或支气管镜检查,清除气管内异物。

2. 上呼吸道梗阻 常见原因有舌后坠;咽喉部积存分泌物、脓痰、血液、异物等;喉痉挛。不全梗阻表现为呼吸困难并有鼾声;完全梗阻者有鼻翼扇动和三凹征,虽有强烈的呼吸动作而无气体交换。预防处理措施:舌后坠时可将头后仰、托起下颌、置入口咽或鼻咽通气管;及时清除咽喉部的分泌物及异物;轻度喉痉挛者经加压给氧即可解除;严重者可经环甲膜穿刺置管行加压给氧,多数均可缓解;对上述处理无效者可静脉注射琥珀胆碱后行气管插管人工呼吸。

3. 下呼吸道梗阻 常见原因有气管导管扭折、导管斜面紧贴于气管壁;分泌物或呕吐物误吸后堵塞气管及支气管;支气管痉挛等。梗阻不严重者除肺部听到啰音外,可无明显症状;梗阻严重者可呈呼吸困难、潮气量降低、气道阻力增高、缺氧发绀、心率增快和血压下降,若处理不及时可危及生命。麻醉前要选择合适的气管导管,麻醉中应经常检查导管位置,避免体位改变而引起导管扭折、贴壁;经常听诊肺部,及时清除分泌物;维持适当的麻醉深度和良好的氧合是缓解支气管痉挛的重要措施,氯胺酮和吸入麻醉药有扩张支气管的作用,是哮喘患者的首选药物。

支气管痉挛发生时,立即改为纯氧手控呼吸,首选短效的 β_2 受体激动剂(如沙丁胺醇)足够剂量经气道内给药,必要时可静脉给予氢化可的松 1~2mg/kg 或氨茶碱 0.25g。现认为氨茶碱仍是哮喘患者维持治疗的标准用药,但由于其安全剂量范围较窄,在围手术期可能与吸入麻醉药(如氟烷)或拟交感类药物产生相互作用,有增加副作用的风险,多数已不主张其作为围手术期急性支气管痉挛的一线治疗用药。当患者出现严重的支气管痉挛时,静脉注射小剂量肾上腺素(25~100μg)往往可迅速起效。

4. 通气量不足 麻醉期间和全麻后都可能发生通气不足,主要表现为 CO_2 潴留,可伴有低氧血症。麻醉期间主要是由于麻醉药、麻醉镇痛药物和肌松药产生的中枢性和外周性呼吸抑制,同时辅助呼吸或控制呼吸的每分通气量不足所致,应增加潮气量或呼吸频率。全麻后主要是各种麻醉药物,尤其是麻醉性镇痛药和肌肉松弛药的残留作用,引起中枢性呼吸抑制和呼吸肌功能障碍的结果,应以辅助或控制呼吸直到呼吸功能完全恢复,必要时以拮抗药逆转。

5. 低氧血症 吸空气时,$SpO_2<90\%$,$PaO_2<60mmHg$,或吸纯氧时 $PaO_2<90mmHg$ 即可诊断为低氧血症。临床表现为呼吸急促、发绀、躁动不安、心动过速、心律失常及血压升高等。

低氧血症的常见原因和处理原则:①麻醉机的故障、氧气供应不足可引起吸入氧浓度过低;气管内导管插入一侧支气管或脱出气管外以及呼吸道梗阻均可引起低氧血症,应及时发现和纠正。②弥散性缺氧,可见于 N_2O 吸入麻醉。停止吸入 N_2O 后应继续吸氧至少 5~10 分钟。③肺不张,可通过吸痰、增大通气量及肺复张等措施纠正。④误吸,轻者应用氧治疗有效,严重者应行机械通气治疗。⑤肺水肿,可发生于急性左心衰竭或肺毛细血管通透性增加。应增加吸入氧浓度,同时积极治疗原发病。

(二) 循环系统并发症

1. 低血压 麻醉期间收缩压下降超过基础值的 30% 或绝对值低于 80mmHg 者。常见原因有:麻醉过深,麻醉药物对心肌的抑制及引起血管扩张;过度通气致低 CO_2 血症;手术过程出血;刺激压迫大血管;牵拉或直接刺激迷走神经;术前存在明显低血容量未予纠正。治疗包括补充血容量,恢复血管张力及病因治疗。必要时静脉注射麻黄碱、阿托品等。

2.高血压 是全身麻醉中最常见的并发症。麻醉期间舒张压高于100mmHg,或收缩压高于基础值的30%。常见原因有:麻醉过浅,镇痛不足,手术操作刺激所致强烈应激反应;某些麻醉药物有升高血压的作用;通气不足引起CO_2蓄积;患者术前并存疾病等。治疗包括加深麻醉,给予足量的镇痛药,必要时可用降压药控制血压。

3.心律失常 窦性心动过速与高血压同时出现时,常为浅麻醉的表现,应适当加深麻醉。低血容量、贫血及缺氧时,心率均可增快,应针对病因治疗。窦性心动过缓为手术牵拉内脏或眼心反射等迷走神经反射所致,严重者可致心搏骤停,应请术者立即停止操作,必要时静脉注射阿托品。偶发房性期前收缩及室性期前收缩对血流动力学影响不明显,无需特殊处理;频发房性期前收缩有可能发生心房纤颤,可给予毛花苷C(西地兰)治疗;室性期前收缩为频发、多源者,应积极治疗。先静脉注射利多卡因1~1.5mg/kg,再以1~4mg/min的速度静脉滴注维持。心室纤颤应立即进行电除颤,并按心肺复苏处理。

(三)中枢神经系统并发症

1.高热、抽搐和惊厥 常见于小儿麻醉。由于婴幼儿的体温调节中枢尚未发育完善,体温易受环境温度的影响。如对高热处理不及时,可引起抽搐甚至惊厥。因此小儿麻醉过程要加强体温监测。一旦发现体温升高,应积极物理降温。恶性高热表现为持续肌肉收缩、$PaCO_2$迅速升高、体温急剧上升(速度可达1℃/5min),可超过42℃。最容易诱发恶性高热的药物是琥珀胆碱和氟烷。没有特效药物丹曲林治疗时死亡率很高,应提高警惕。

2.脑出血与脑血栓 均为原有心脑血管病基础,麻醉期间血压又未能良好控制,以致出现严重高血压或低血压所致。术中往往难以发现,术后持续昏迷或出现一侧肢体症状后才得以确诊。重在预防,麻醉中尽可能维持血流动力学平稳,及时纠正高血压或低血压。

第五节 疼痛治疗

一、疼痛的分类和评估

疼痛(pain)是人体的一种感觉和体验,同时伴有不愉快的情感改变。这种感受和反应与机体存在明确的或潜在的组织损伤有关,是神经末梢痛觉感受器受伤害和病理刺激后通过神经冲动传导至中枢大脑皮质而产生的。疼痛往往是主观的,是许多疾病常见或主要的症状。近年发展起来的疼痛诊疗学,是研究和阐述疼痛及疼痛性疾病的诊断与治疗的学科,而且疼痛治疗日趋专业化。

(一)疼痛的分类

1.按疼痛的程度分类

(1)**轻微疼痛**:程度很轻或仅有隐痛。

(2)**中度疼痛**:较剧烈,但尚可忍受。

(3)**剧烈疼痛**:难以忍受。

2.按疼痛的病程长短分类 可分为急性疼痛和慢性疼痛。

3.按疼痛的来源分类

(1)**浅表痛**:位于体表或黏膜,为锐性痛,比较局限,一般定位明确。

(2)**深部痛**:位置较深,通常为钝痛,定位不明确,可能牵涉其他部位。

4.按疼痛的部位分类 可分为头面痛、颈肩痛、胸腹痛、腰背痛、四肢痛等。

(二)疼痛的测定和评估

疼痛是一种主观感觉,受情绪、心理等因素的影响明显,因此要客观判断疼痛的轻重程度比较困难。临床上常采用强度量表和问卷表进行评估。

1.视觉模拟评分法(visual analogue scales,VAS) 在纸上画长为10cm的一条直线,两端分别标明有"0"和"10"的字样。"0"端代表无痛,"10"代表最剧烈的疼痛。让患者根据所感受的疼痛特点,在直线上标出相应位置,然后用尺量出起点至记号点的距离[以厘米(cm)表示],即为评分值。此法是目前临床疼痛治疗最常用的疼痛定量方法,也是较敏感和可靠的方法。

2. 言语描述评分法(verbal rating scales,VRS) 患者描述自身感受疼痛状态。一般将疼痛分为四级:①无痛;②轻微疼痛,有疼痛但可忍受,对生活和睡眠无干扰;③中度疼痛,疼痛不能忍受,对睡眠有干扰,要求服用镇痛药物;④剧烈疼痛,疼痛剧烈,不能忍受,需用镇痛药物,对睡眠有严重干扰,可伴自主神经紊乱或被动体位。

二、疼痛的治疗方法

(一)一般治疗方法

疼痛的治疗应包括病因治疗和消除疼痛治疗两方面。其方法大致可分为药物治疗、神经阻滞治疗、物理治疗、手术治疗及心理治疗等。

1. 药物治疗 药物治疗是疼痛治疗最基本、最常用的方法。常用的疼痛治疗药物包括以下几种。

(1)**麻醉性镇痛药**:仅用于外伤、手术等诱发的剧烈疼痛和晚期癌痛等,有成瘾性。

(2)**解热镇痛抗炎药**:适用于头痛、牙痛、肌肉痛或关节痛等,对创伤性剧痛和内脏痛有一定效果,它还有较强的消炎和抗风湿作用。

(3)**抗癫痫药**:如卡马西平治疗三叉神经痛和舌咽神经痛,加巴喷丁、普瑞巴林治疗神经病理性疼痛等。

(4)**抗抑郁药**:常用于长期疼痛伴精神抑郁等症状者;

(5)**糖皮质激素**:用于治疗炎症及创伤后疼痛、肌肉韧带劳损、神经根病变引起的疼痛、软组织或骨关节无菌性炎性疼痛、风湿性疼痛、癌痛及复杂区域疼痛综合征等。可根据药物各自的特性采用口服、肌肉、静脉、椎管内给药等多种途径。

2. 神经阻滞治疗 神经阻滞治疗是用局麻药或神经破坏药注入中枢及外周神经、神经节、交感神经,以阻断其内部信号传递的一种治疗方法。

3. 物理治疗 应用物理因素治疗疾病的方法称为物理治疗。物理能源主要有电、光、声、磁、水、温热、冷等。通过治疗,可以起到祛除病因、消炎、止痛、消除水肿的作用。一般是应用各种物理治疗机(仪)进行治疗,是疼痛治疗较常用的方法之一。

4. 手术治疗 有些疼痛性疾病在用其他方法治疗无效时可考虑手术治疗。

5. 心理治疗 心理治疗是运用心理学的原则和方法,通过语言、表情、姿势、行为以及周围环境来影响及改变患者原来不健康的认识、情绪及行为等,从而达到治疗疼痛的目的。在疼痛治疗中占有十分重要的作用,特别是慢性疼痛的治疗。

(二)癌痛治疗

恶性肿瘤在其发展过程中出现的疼痛称为癌痛(cancer pain)。癌症患者大多伴有不同程度的疼痛,因此,缓解这些患者的疼痛,提高其生活质量,是对这些患者临终关怀的重要内容。癌痛治疗包括病因治疗和对症治疗。

1. 病因治疗 通过手术治疗、放射治疗、化学治疗,可使肿瘤消失或缩小,同时达到止痛目的。

2. 对症治疗

(1)**药物治疗**:应遵循世界卫生组织推荐的三阶梯疗法。基本原则包括阶梯给药、口服给药、按时给药、用药个体化、辅助用药。

1)第一阶梯:轻度癌痛,第一线镇痛药,如阿司匹林等,必要时加用镇痛辅助药。

2)第二阶梯:中度癌痛及第一阶梯治疗不理想时,可选用弱阿片类药,如可待因,也可并用第一阶梯的镇痛药或辅助药。

3）第三阶梯：对第二阶梯治疗效果不好的重度癌痛，选用强阿片类，如吗啡，也可辅助第一、第二阶梯的用药。

（2）**神经阻滞疗法**：当采用三阶梯疗法仍不能达到有效止痛时，可采用神经阻滞疗法。该法止痛效果显著，可采用周围神经阻滞、硬膜外隙阻滞、蛛网膜下隙阻滞、交感神经阻滞以及神经破坏术。

（3）**手术方法**：可采用选择性神经切断术、经皮脊髓神经阻断术及神经血管减压术等。

（4）**患者自控镇痛**（patient controlled analgesia，PCA）：需要专门设备，即 PCA 仪，由三部分构成。①注药泵。②自动控制装置，一般用微电脑控制。③输注管道和防止反流的单向活瓣等。PCA 可经静脉给药，即患者自控静脉镇痛（PCIA）；也可通过硬膜外隙给药，即患者自控硬膜外镇痛（PCEA）。PCIA 主要以麻醉性镇痛药为主，常用药物为吗啡。而 PCEA 常以局麻药和麻醉性镇痛药复合应用为主。

（5）**激素疗法**：各种癌症晚期广泛转移所致的癌痛采用激素疗法均有效，但要注意副作用的发生。

（6）**其他方法**：心理治疗、物理治疗、中医中药及生物免疫治疗等均有一定的止痛效果。

三、术后镇痛

术后急性疼痛是指机体对疾病本身和手术造成的组织损伤的一种复杂的生理反应。以往人们将术后切口疼痛视为术后一种不可避免的经历，未予足够的重视。现已认识到术后急性疼痛对患者病理生理的影响是多方面的，直接关系到患者术后的恢复。术后镇痛不仅旨在减轻患者手术后的痛苦，而且可以提高患者自身防止出现围手术期并发症的能力。常用方法如下：

1. **肌内注射**　肌内注射是传统的术后镇痛方法。在患者感觉疼痛时由护士执行医嘱，常选用肌内注射哌替啶。其缺点为：①不能及时止痛；②不能根据个体差异合理用药；③有效镇痛时间有限，需多次重复注射。

2. **硬膜外镇痛**　硬膜外镇痛包括硬膜外单次和持续给药。常选用吗啡，成人常用剂量为 2~3mg/次，用生理盐水稀释至 10ml 注入。约在注药后 30 分钟起效，持续时间 6~24 小时，平均 12 小时。也可留置硬膜外导管，当患者再次疼痛时，重复给药。常见的不良反应有恶心、呕吐、皮肤瘙痒、尿潴留和呼吸抑制。由于注射吗啡可产生延迟性呼吸抑制，应密切观察，严格控制剂量，对老年危重患者更应警惕。

3. **患者自控镇痛**　目前多采用此种方法行术后镇痛。其优点为：①镇痛效果明确；②血药浓度相对保持恒定；③操作简单；④可根据患者个体化情况合理用药。可行 PCIA 或 PCEA。静脉可选用吗啡、芬太尼、曲马朵等。硬膜外则选用低浓度布比卡因或罗哌卡因，其内加入小剂量芬太尼。

（陈珊珊）

思考题

1. 如何对全身麻醉患者进行有效的麻醉管理？
2. 为什么说硬膜外麻醉最严重的并发症是全脊椎麻醉，如何预防此并发症？

ER 7-9

练习题

第八章 | 围手术期处理

教学课件

思维导图

学习目标

1. 掌握:外科手术的时限分类;外科患者手术前生理准备、特殊准备;术后病情观察、各种不适的处理以及不同切口缝线拆除的原则。
2. 熟悉:外科患者术后体位、活动要求以及常见并发症的处理原则。
3. 了解:术前患者及家属心理特点;术后常见并发症的原因。
4. 具备完善术前各项准备和术后各项处理的能力。
5. 能够与患者及家属正确、有效地沟通,进行围手术期指导。

案例导入

患者 68 岁,男性,行胃癌根治术后 6 天,出现烦躁不安、呼吸急促、咳嗽、咳白色黏痰。查体:体温 39.8℃,脉搏 120 次/min、血压 135/90mmHg,双肺呼吸音粗,左下肺可闻及湿啰音,心脏听诊无杂音,白细胞计数 11.8×10^9/L,中性粒细胞百分比 90%。

请思考:

1. 该患者行手术治疗后 6 天突发上述症状的原因是什么?
2. 如何预防或减少上述并发症的发生? 应如何治疗?

围手术期是指从决定手术治疗时起,到与本次手术有关的治疗基本结束为止的一段时间,包括手术前、手术中、手术后三个阶段。围手术期处理(perioperative management)就是在围手术期内为患者手术做准备和促进术后康复所采取的一系列措施。本章重点讲述手术前准备、手术后处理、手术后并发症的防治等三个方面,手术中保障措施融入本章上述三个部分及本教材其他相应章节。

第一节　手术前准备

疾病轻重缓急、手术范围大小与手术前准备密切相关。手术按时限性可分为以下三类:

1. 急症手术　指病情危急,需要在必要的术前准备后立即实施的手术。如脾破裂、肠破裂、主干血管破裂、嵌顿性疝等。

2. 限期手术　指需要做必要的术前准备,但必须在一定期限内实施的手术。如各种恶性肿瘤手术,不宜延迟过久,以免延误手术时机,造成肿瘤扩散,影响预后。

3. 择期手术　指可以在充分的术前准备后,选择合适时机实施的手术。如良性肿瘤切除术、腹股沟斜疝修补术等。

手术前需要评估患者对手术的耐受能力,包括了解患者心理及营养状态,水、电解质及酸碱平衡状况,重要器官功能,内分泌、血液、免疫系统功能等。手术前需要详细询问病史、全面进行体格检查、实验室检查及重要器官功能的检查,评判可能存在的各种风险,在术前予以纠正,术中和术后加以防治,从而提高患者对手术的耐受力。

一、一般准备

（一）心理准备

手术前对患者及家属（监护人）进行必要的心理准备,对提升手术效果、术后尽快恢复和医患关系和谐发挥着重要作用。手术前患者在心理上缺乏充分准备,常伴有疼痛等严重不适或功能障碍,对手术有恐惧心理,对术中术后可能出现的情况有极大的担忧,对生死感受强烈。因此,医务人员在术前全面且有重点地疏导患者及亲属的异常心理变化,有助于患者更好地配合检查和治疗,减少各种手术后心理并发症以及医疗纠纷。术前心理准备已成为外科手术治疗的一个重要环节。

术前心理准备应遵循以下原则:①全面如实陈述病情,客观分析治疗方案利弊;②语言表述客观规范,确保对方理解准确;③医务人员口径一致,书面口头表述统一;④以同理心换位思考,确保沟通顺畅有效;⑤遵循疾病发展规律,把握沟通尺度分寸;⑥以责任心对待工作,耐心解答患者家属问题。

术前心理准备应履行书面知情同意手续,包括手术、麻醉知情同意书、输血治疗同意书等,由患者本人或法律上有责任的亲属（或监护人）签署。紧急手术且亲属或监护人未及时赶到的,须在病历中记录清楚。

（二）生理准备

生理准备的目的在于对患者机体状态进行调整,使患者能在较好的状态下安全度过手术和术后的治疗。

1. **适应性锻炼** 患者要练习在床上大小便。术前应教会患者及家属正确的辅助咳嗽、咳痰方法,避免术后患者因切口疼痛而不愿咳嗽,致使呼吸道分泌物不能及时排出。吸烟者术前2周必须戒烟。

2. **输血和补液** 施行大、中型手术者,应在术前做好血型和交叉配血试验,准备一定数量的血制品。术前应纠正患者水、电解质及酸碱平衡失调和贫血。

3. **胃肠道准备** 为防止因麻醉或手术过程中呕吐引起窒息或吸入性肺炎,应在手术前12小时禁食,4小时禁饮,必要时行胃肠减压。胃肠道手术患者术前1~2天开始进流质饮食。结肠或直肠手术,应在术前一日晚及手术当天清晨行清洁灌肠或结肠灌洗,术前2~3天开始应口服肠道抗生素,以减少手术后感染。

4. **预防感染** 手术前要积极处理已经存在的感染灶,避免与罹患感染者接触。术中要严格遵循无菌原则,尽量减少组织损伤。对于感染灶或切口接近感染灶的手术、消化道手术、创伤大的手术、开放性创伤手术、恶性肿瘤手术、涉及大血管的手术、植入人工制品的手术、脏器移植手术等需要预防性应用抗生素。一般于麻醉开始或术前0.5~2小时静脉注射或肌内注射首次给药。手术时间超过3小时或失血量大于1 500ml的,术中可二次给药。预防性应用抗生素的时间总体上不超过24小时,个别情况可延长至48小时。

5. **其他** 手术前夜患者应保持良好睡眠,若不能安睡,可给予镇静剂。如发现患者出现与疾病无关的发热,或妇女月经来潮等情况,应延期手术。进手术室前,患者应排尽尿液,估计手术时间较长的,或者施行的是盆腔手术,应留置导尿管,使膀胱处于空虚状态。如果患者有可活动义齿,应予取下,以免麻醉或手术过程中脱落或造成误咽、误吸。耳环、项链、戒指、手镯、手表等均应取下交给家属保管。

二、特殊准备

除做好一般准备工作外,还需根据患者的具体情况,做好多方面的特殊准备。

(一)贫血与营养不良

贫血与营养不良会导致细胞代谢障碍和器官功能障碍,降低患者手术耐受能力、延迟术后切口愈合、不利于组织修复与器官功能恢复,增加并发症的发生率与手术死亡率。术前必须查明贫血及营养不良原因并予以纠正,可通过询问病史、体格检查、实验室检查了解相关情况。术前准备时间短促的可行输血,尤其对慢性失血的患者更为有效,每天宜输 300~400ml,不致出现短时期内血容量急速增加的情况。低白蛋白血症(<30g/L)患者,可输注白蛋白、血浆等。

(二)高血压

高血压患者应继续服用降压药物。患者血压在 160/100mmHg 以下,可不做特殊准备。血压过高者,麻醉诱导和手术应激可引起脑血管意外或充血性心力衰竭,因此术前应适当用药物控制血压稳定在一定水平,但并不要求降至正常。对于有高血压病史,进入手术室血压急骤升高者,应与麻醉师共同处理,根据病情和手术性质,决定实施或延期手术。

(三)心脏病

外科患者合并心脏病时,其手术的危险性明显将高于非心脏病者。因此,要充分评判患者的心脏病情况及耐受手术及麻醉的能力,预判可能发生的问题,做好充分的术前准备。

心脏病患者手术前准备的注意事项:①长期应用利尿药和低盐饮食,水和电解质失调者须予纠正。②贫血者少量多次输血予以矫正。③心律失常者,心房纤颤伴心室率增快(100 次/min 以上)者,去乙酰毛花苷 C(西地兰)0.4mg 加入 25% 葡萄糖溶液 20ml 中缓慢静脉推注,或口服盐酸普萘洛尔(心得安)10mg,每日 3 次,尽可能使心率控制在正常范围。冠心病出现心动过缓(心室率 50 次/min 以下)者,术前可皮下注射阿托品 0.5~1mg 以增加心率。④急性心肌梗死患者 6 个月内不施行择期手术,6 个月以上者,如没有心绞痛发作,在监测条件下可施行手术。心力衰竭患者,最好在心力衰竭控制 3~4 周后再施行手术。

(四)呼吸功能障碍

呼吸功能障碍易引起术后肺不张、肺部感染、呼吸功能衰竭等情况。有吸烟史者,应在择期手术前 2 周戒烟。如有慢性炎症存在,可根据痰培养的结果选用适宜的抗生素控制感染,行超声雾化吸入,体位引流排痰,必要时做纤维支气管镜生理盐水冲洗支气管,并给予低流量(<2L/min)吸氧治疗。对于高危患者,术前肺功能检查具有重要意义,提示重度肺功能不全的,需要术后机械通气和特殊监护,术前应行相应的呼吸功能锻炼。急性呼吸系统感染者,择期手术应推迟至治愈后 1~2 周,如属于急症手术,需要加用抗生素,麻醉方式不应采用吸入式麻醉。阻塞性呼吸道疾病患者,围手术期应用支气管扩张药物,如正在发作期,择期手术应推迟。

(五)肝脏疾病

患者合并慢性肝炎或肝炎后肝硬化、血吸虫病肝硬化、酒精性肝硬化等肝脏疾病时,会造成肝功能不全,术后并发症发生率与死亡率明显高于非肝硬化者。

肝功能不全患者术前应给予充分的准备,以期肝功能得到改善;增加蛋白质的供应;补充多种维生素(如维生素 B、C、K),特别是维生素 K_1。有可能时,血清白蛋白应达到 35g/L 或以上,纠正凝血酶原时间延长的问题。

(六)肾脏疾病

慢性肾炎、肾盂肾炎、肾小动脉硬化、肾结核、系统性红斑狼疮、糖尿病、高血压等均可引起肾功能不全。慢性肾功能不全者发生术后肾衰竭的常见诱因为术中肾脏缺血、术后感染及过量使用肾毒性药物。慢性肾功能不全常合并有高钾血症、酸中毒、体液平衡失调、贫血、营养不良及易感染倾向等,术前应做全面检查及处理,充分评价肾功能,以减少术后并发症的发生。术前最大限度地改善肾功能,低蛋白高糖饮食,维持水、电解质和酸碱平衡,控制感染,慎用肾毒性药物,必要时于术前 24 小时内行透析治疗。

（七）肾上腺皮质功能不足

肾上腺皮质功能不足者,在手术刺激下会进一步加大肾上腺负担,加之激素治疗会造成肾上腺皮质功能不同程度的抑制,极易引起肾上腺危象,导致肾上腺皮质激素分泌不足,影响多系统器官功能。可在术前 2 天开始应用氢化可的松,每日 100mg;第 3 天即手术当天,给予 300mg。术中、术后根据应激反应情况,决定用量及停药时间。

（八）糖尿病

糖尿病患者对手术耐受力差,其术后并发症发生率和死亡率明显高于非糖尿病患者。有糖尿病病史的患者在术前多能引起术者的注意,但约有 50% 的老年患者患有隐性糖尿病,临床表现不典型或无症状,部分患者的空腹血糖亦属正常,或因肾血管硬化、肾糖阈值提高,空腹尿糖测定亦呈阴性,术前易被误诊,术后可发生糖尿病酮症酸中毒或糖尿病非酮症高渗性昏迷,预后较差。因此,术前对隐性糖尿病患者应多加检查,空腹血糖值在 6.7mmol/L（120mg/dl）的可疑糖尿病患者,除多次测定空腹血、尿糖外,还应做葡萄糖耐量试验和餐后 2 小时尿糖定性检查,以进一步验证是否有糖尿病存在。

择期手术的糖尿病患者,术前血糖宜控制在 7.28~8.33mmol/L,尿糖（±~+）;老年糖尿病患者,控制指标可放宽到空腹血糖≤9.44mmol/L,尿糖（+~++）。

术前已出现酮症酸中毒者,宜应用小剂量胰岛素静脉滴注方法（胰岛素 0.1U/（kg·h）),至血糖降至 8.3mmol/L,并同时纠正水、电解质紊乱与酸碱失衡。

第二节　手术后处理

手术后处理的目的是根据病情和手术的具体情况不同,在手术后实施必要的治疗处理措施,防治并发症,最大限度减轻患者痛苦和不适,使患者能顺利恢复健康。

一、一般处理

1. **体位**　蛛网膜下隙麻醉患者,应去枕平卧或头低卧位 12 小时,以防头痛。全麻未清醒的患者,取平卧位,头转向一侧直到清醒,以免口腔分泌物或呕吐物被吸入气管。全麻清醒后、蛛网膜下隙麻醉 12 小时后、硬脊膜外腔麻醉、局麻等患者,可根据手术需要确定体位。

不同手术后的体位应有不同,任何卧位都应使患者舒适,并利于内脏生理活动,便于患者做适当活动。颅脑术后如无休克或昏迷,可取 15°~30° 头高脚低斜坡卧位。颈胸部手术后多采用高半坐卧位,以便于呼吸。腹部术后,多采用低半坐卧位或斜坡卧位,以减少腹壁的张力。脊柱或臀部手术后,可采用俯卧或仰卧位。

2. **活动**　麻醉药物作用消失后、患者已清醒,应鼓励在床上活动,如进行深呼吸、四肢主动活动及间歇翻身等。床上足趾和踝关节伸屈活动或下肢肌松弛、收缩的交替运动有利于促进静脉回流。痰多者,鼓励患者主动咳嗽排痰。

早期起床活动,应根据患者的耐受程度,逐步增加活动量。离床活动一般在手术后第 2~3 天开始,可先坐在床沿上做深呼吸和咳嗽,再在床旁站立、行走,逐步增加活动范围、次数和时间。早期活动有利于增加肺活量、减少肺部并发症,还可促进全身血液循环,有利于切口愈合,降低因静脉血流缓慢而形成深静脉血栓的发生率,增强患者康复的信心。此外,早期活动尚有利于促进肠道蠕动和膀胱收缩功能的恢复,减少腹胀和尿潴留的发生。

有休克、心力衰竭、严重感染、出血、极度衰弱等情况,以及施行过特殊固定、有术后制动要求的患者则不宜早期活动。

二、病情观察

1. 监测 手术后多数患者可返回原病房,需要监护的患者可以送进外科重症监护病房(intensive care unit, ICU)。常规监测生命体征,包括体温、脉率、血压、呼吸、每小时(或数小时)尿量,记录出入水量。有心、肺疾患或有心肌梗死危险的患者应予无创或有创监测中心静脉压(central venous pressure, CVP),肺动脉楔压(经 Swan-Ganz 导管)及心电监护,采用经皮氧饱和度监测仪动态观察动脉血氧饱和度。

2. 体液平衡 要详细记录液体的入量、失血量、排尿量、胃肠减压及各种引流的丢失量。记录出入量可用来评估体液平衡和指导补液。尿量是反映生命器官血液灌流情况的重要指标,必要时应留置导尿管观察每小时的尿量。

3. 引流管 应在医嘱中明确引流物的种类、吸引的压力、灌洗液及次数、引流的部位及护理。要经常检查放置的引流物有无阻塞、扭曲等情况,换药时要注意引流物的妥善固定,以防落入体内或脱出,并应记录、观察引流物的量和性质,这对提示有无出血、感染等并发症发生具有参考意义。引流物的去除时间应视具体病情及治疗需要而定。

三、饮食与输液

开始饮食的时间,可根据下列两种情况来决定,禁食期间应经静脉输液,以补充水、电解质和营养。开始进食时,水分和热量往往不够,仍需经静脉途径做适当补充。

1. 非腹部手术 根据手术大小、麻醉方法和患者的反应决定开始饮食的时间。小手术术后患者如无不良反应即可进食。蛛网膜下隙麻醉和硬脊膜外腔麻醉者在手术后 3~6 小时可以少量进食。全麻者应待麻醉清醒,无恶心、呕吐时方可进食。

2. 腹部手术 尤其是胃肠道手术后,一般在 24~48 小时内禁食饮;第 3~4 天肠道功能恢复,肛门排气后,开始进少量流质饮食,逐步增加;第 5~6 天开始进半流食;一般在第 7~9 天可以恢复普通饮食。

四、各种不适的处理

1. 疼痛 术后疼痛可引起呼吸、循环、胃肠道和骨骼肌功能变化,甚至引起并发症,有效的止痛会改善手术预后。麻醉药物作用消失后,患者开始感切口疼痛,一般 24 小时内最剧烈,2~3 天后疼痛逐渐减轻,在安静休息下即不感到疼痛。小手术后可口服止痛片,大手术后 1~2 天内常需用哌替啶、吗啡或芬太尼作肌内注射或皮下注射(婴儿禁用),必要时 4~6 小时后可重复使用。有条件者术后可用镇痛泵(患者自控镇痛)以缓解疼痛。临床应用时,在达到镇痛目的前提下应控制药物剂量,用药频次应逐渐降低,及早停药有利于胃肠功能的恢复。

2. 发热 发热是术后最常见的症状,术后发热不一定是感染所致。术后 3 天内,体温升高幅度在 1.0℃ 左右的发热,一般为非感染性发热,常见原因为手术时间超过 2 小时、广泛组织损伤、术中输血等,可不做特殊处理,如超过 38.5℃ 可行物理降温。如体温升高幅度过大,或恢复接近正常后再度升高,或发热持续不退,应寻找其他原因。常见的原因有感染、致热原、脱水等。

术后 24 小时以内发热,多数由代谢性或内分泌异常、低血压、肺不张和输血反应等因素引起。术后 3~6 天的发热,要警惕感染的可能,如静脉内所留置输液导管是否存在导管脓毒症;留置导尿管是否并发尿路感染;手术切口或肺部是否有感染等。若发热持续不退,应警惕是否由更为严重的并发症所引起。对发热的处理,应在明确诊断的前提下,做针对性治疗。

3. 恶心、呕吐 手术后恶心、呕吐的常见原因是麻醉药物反应,麻醉药物作用消失后即可停止。其他原因有颅内压增高、糖尿病酸中毒、尿毒症、低钾、低钠等。如腹部手术后反复呕吐,有可能是急性胃扩张或肠梗阻等,应根据不同原因进行检查和治疗。

4. 腹胀 腹部手术后胃肠功能暂处于抑制状态,手术创伤大、时间长,胃肠功能恢复时间也长,一般手术72小时后可逐渐恢复。腹部手术后胃肠功能恢复大约经过三个时期:无蠕动期,大约在手术后24小时内;蠕动紊乱期,手术后24~48小时之间;恢复期,手术后72小时以后。这三个阶段可长可短,主要受手术创伤大小及患者年龄等因素影响。手术后腹胀一般不需处理,可自然恢复,但腹胀较重者则需查明原因并给予相应处理,如胃肠减压等。腹腔感染者应积极抗感染治疗,由低血钾或电解质紊乱等引起者,应补钾和调整电解质。胃肠道有吻合口的手术,促进胃肠蠕动的药物和泻药一般不宜使用,需要使用时一定要慎重,有可能造成吻合口张力增大。

5. 呃逆 术后出现呃逆的情况较为常见,多因神经中枢或膈肌直接受刺激所致,多为暂时性,但有时为顽固性。可采用压迫眶上缘,短时间吸入二氧化碳,抽吸胃内积气、积液,给予安眠镇静或解痉药等处理。上腹部手术后顽固性呃逆,应警惕吻合口漏或十二指肠残端漏所致的膈下感染可能,需要通过CT、X线或超声检查明确诊断,并及时处理。

6. 尿潴留 手术后有部分患者因卧床不习惯而造成排尿困难,在术前应做适应性锻炼。部分患者因手术后切口疼痛引起膀胱和后尿道括约肌反射性痉挛而造成排尿困难,尤其是腹部手术、盆腔手术和肛门部手术者。全麻和蛛网膜下隙麻醉后排尿反射受抑制引起排尿困难,麻醉消失后可恢复排尿功能。尿潴留可继发尿路感染,术后6~8小时未排尿者,应行下腹耻骨上区叩诊,发现浊音区,证实为尿潴留,应及时处理。处理时,告知患者不要紧张,尽量争取自然排尿,如无禁忌,可协助患者站于床旁排尿。也可用下腹部热敷,止痛后让患者自行排尿。上述处理无效时,可在无菌操作下进行导尿,留置尿管1~2天,有利于膀胱肌肉恢复收缩力。有器质性病变,如骶前神经损伤、前列腺增生等,则需要留置尿管多日。

五、缝线拆除

所缝合的切口待愈合并可承受一定张力后,即可考虑拆线。缝线拆除时间按切口部位、局部血液供应情况、患者年龄、营养状况来决定。一般头、面、颈部术后4~5天拆线,下腹部、会阴部术后6~7天拆线,胸部、上腹部、背部、臀部术后7~9天拆线,四肢部位术后10~12天拆线(近关节处可适当延长),减张缝线14天后拆除。青少年患者拆线时间可适当缩短,而年老、营养不良患者拆线时间应延迟或间隔拆线,电刀切口应推迟拆线时间1~2天。

拆线时应记录切口类型和切口愈合情况。切口类型可分为三类:①清洁切口(Ⅰ类切口),指缝合的无菌切口,如甲状腺手术切口、疝修补手术切口等。②可能污染切口(Ⅱ类切口),指手术时可能有污染的缝合切口,如胃肠道手术切口等。皮肤表面的细菌不容易被彻底消灭的部位、6小时内经过清创术缝合的切口、新缝合的切口再度切开者,也属于此类。③污染切口(Ⅲ类切口),指直接暴露于邻近感染区或感染组织的切口。如阑尾穿孔的切除术、肠梗阻坏死的手术等。

切口的愈合情况也分为三级进行记录:①甲级愈合,用"甲"字代表,系指切口愈合优良,无不良反应。②乙级愈合,用"乙"字代表,系指切口愈合处有炎症反应,如红肿、硬结、血肿、积液等,但未化脓。③丙级愈合,用"丙"字代表,指切口化脓,需要做切开引流等处理。

应用上述切口分型和切口愈合分级方法,观察切口愈合情况并记录。如甲状腺大部切除术后切口愈合优良,则记以"Ⅰ/甲",胃大部切除术后切口出现血肿,则记以"Ⅱ/乙",余可类推。

第三节　手术后并发症的防治

掌握术后并发症的原因、临床表现、预防及治疗措施是术后处理的重要组成部分,也是手术治疗后患者能否顺利康复的关键问题。本节只介绍各种手术后都有可能发生的一般并发症,对于某些特定手术后的特殊并发症,如胃大部切除术后的倾倒综合征等将在本教材其他相应章节中介绍。

一、手术后出血

术后出血可以发生在手术切口、脏器及体腔内,常由术中止血不完善、创面渗血未完全控制、原痉挛的小血管断端舒张以及结扎线脱落、凝血功能障碍等所致。出血多发生于比较隐蔽的体腔,如无引流物,则局部体征短期内不一定明显,只有通过密切的临床观察,必要时进行穿刺(如腹腔穿刺)才能发现。有引流物时可通过引流量进行观察,如胸腔手术后,从胸腔引流管连续数小时内,每小时引流出血液量持续超过100ml,提示有内出血。拍胸部X线片,可显示有胸腔积液。手术后早期出现失血性休克的各种临床表现,特别是输注足够的血液和液体后休克仍无好转,或反而加重,或好转后又恶化者,都提示有手术后出血。甲状腺、甲状旁腺或颈动脉术后引起的颈部血肿可迅速扩展,压迫呼吸道,必须严密观察、及时处理。

防治手术后出血:术前患者凝血功能异常的必须及时纠正、手术时务必严格止血、结扎务必规范牢靠、切口关闭前创面冲洗时务必使用温盐水、严格检查手术野有无活动性出血点。一旦确诊为术后出血,都需再次手术止血。

二、切口感染

切口感染是指清洁切口并发感染或有可能污染的切口出现了感染,发生率为3%~4%。切口感染的影响因素包括细菌数量和毒力的大小、切口内有无血肿及异物、局部组织和机体抵抗力的强弱等。表现为切口局部有红、肿、热和压痛的典型体征,浅表感染有分泌物,可能出现体温升高和白细胞计数增高。有怀疑者可以局部拆除缝线,用血管钳撑开切口,进行观察或排出积脓,同时做切口分泌物涂片和培养(包括需氧菌培养、厌氧菌培养)。

防治切口感染:①严格遵守无菌操作。②手术操作仔细,止血彻底,不留死腔。③加强手术前、后处理,增强患者抗感染能力。④如果切口已有早期炎症迹象,应使用有效的抗生素和局部理疗等,防止脓肿形成,若脓肿已形成则应及时切开畅通引流。

三、切口裂开

切口裂开是指手术切口的任何一层或全层裂开。可发生在全身各处,但由于局部解剖和病理生理的特点,切口裂开多发生在腹部及肢体邻近关节的部位。

切口裂开主要原因有:①营养不良,组织愈合能力差。②外科缝合技术有缺陷,如缝线打结不紧、组织对合不良等。③术后腹腔压力突然增高,如剧烈咳嗽、低位肠梗阻等。切口裂开多发生在手术后1周左右。

切口裂开多发生于患者起床、用力大小便,或咳嗽、呕吐等突然腹肌用力时,常自觉切口疼痛和突然松开。检查时可发现敷料红染,揭去敷料以后,如为完全性裂开,可见有肠管或网膜脱出切口外;如为部分性裂开,则皮肤外观愈合尚可,但皮下松软,有肿物性隆起,有时可见肠蠕动波,在线脚处可见血性液体溢出。脱出的肠管夹在切口两侧组织之间,可发生梗阻或绞窄坏死。

防治切口裂开:针对切口裂开的原因,尽量采取措施避免术前、术中及术后各阶段内不利于切口愈合的因素,包括术前要纠正贫血和低蛋白血症、补足维生素C等;在麻醉良好,切口松弛的状态下缝合切口;术中操作规范,对有切口裂开倾向的患者宜加做减张缝合;术后用腹带加压包扎,妥善保护切口;防止肺部并发症,以免引起频繁的咳嗽;咳嗽时患者或其他人员应进行必要的伤口保护以减轻切口周围的张力;腹胀明显者,应做胃肠减压并保持减压管通畅;有吸烟嗜好的患者,至少在术前2周停止吸烟,以减少术后并发症。

四、肺部并发症

常发生于胸、腹部大手术后,如肺不张、肺炎、肺栓塞等,多见于老年人、长期吸烟或患有急、慢性呼吸道感染者。这些患者术后呼吸活动受到一定限制,肺底部、肺泡和支气管内容易积聚分泌物,如不能及时咳出,容易堵塞支气管,引起肺不张、肺部感染等,表现为手术后早期发热、呼吸急促、心率增快等。查体时患侧胸部叩诊呈浊音或实音,听诊呼吸音减弱或消失,或有局限性湿啰音,胸部 X 线检查有助于诊断。肺栓塞是由多种因素所引起,表现为突发性呼吸困难、胸痛、咯血、晕厥、不明原因的休克或心力衰竭、肺动脉瓣区收缩期杂音等。

防治肺部并发症:①手术前做肺功能锻炼。②术前 2 周停止吸烟,并注意口腔卫生。③术后避免限制呼吸的固定或绑扎,鼓励患者深呼吸,协助患者咳痰。咳痰时用双手按住其切口两侧,可减轻咳嗽或咳痰时的疼痛;或帮助翻身、叩背、变换体位,促进痰液排出。如痰液黏稠,可用祛痰剂超声雾化吸入,使痰液变稀薄,易于咳出;如患者无力或怕痛而不敢用力咳嗽,可用橡皮导管插入气管,激发咳痰或作吸痰;如痰量持续过多,有气道阻塞时作支气管镜吸痰,必要时考虑气管切开,便于吸出痰液。同时给予抗生素治疗。

五、尿路感染

下尿道感染是最常见的获得性院内感染之一。泌尿道感染史、尿潴留和各种泌尿道器械操作检查是手术后尿路感染的主要原因。急性膀胱炎的主要表现为尿频、尿急、尿痛,偶有排尿困难,尿液化验有较多的红细胞和脓细胞。若上行感染可引起急性肾盂炎和肾盂肾炎,多见于女性患者,可合并寒战发热、肾区疼痛、白细胞计数增高等。

防治尿路感染:防止和及时处理尿潴留,原则是在膀胱过度膨胀前设法排尿。尿路感染的治疗主要是应用有效抗生素,维持充足的尿量,以及保持排尿通畅。安置导尿管和冲洗膀胱时,应严格遵循无菌技术。

(王　衍)

思考题

1. 简述术前胃肠道准备的内容。
2. 简述术后发热的诊断和处理原则。
3. 如何预防术后切口感染?
4. 常见的术后并发症有哪些?说明其临床表现及处理方法。

ER 8-3

练习题

第九章 | 外科患者的营养支持

教学课件

思维导图

学习目标

1. 掌握:肠内营养、肠外营养的并发症及其防治。
2. 熟悉:肠内营养、肠外营养的概念、适应证和输注途径。
3. 了解:外科患者的代谢改变及营养状态评定方法。
4. 具备对患者的营养代谢做出正确评估的能力,选择并制订切实可行的营养支持计划。
5. 能够尊重患者、关爱生命、实施人文关怀以及进行有效医患沟通。

案例导入

患者男性,52 岁,进行性吞咽困难及黑便 1 周入院,身高 178cm,体重 85kg,入院后经胃镜确诊为食管下段恶性肿瘤,1 天前行胸腹腔镜下食管部分-胃大部切除术。

请思考:

1. 如何评估患者的营养状态?
2. 对于该患者,应选择哪种营养支持方式?

第一节 外科患者的营养代谢和营养支持的适应证

一、外科患者的代谢改变

外科患者的代谢改变,根据代谢特征基本可分为饥饿性代谢和应激性代谢。

(一)饥饿状态的代谢改变

外科患者常因食欲下降、吞咽困难、胃肠道梗阻或因治疗需禁食等特殊情况不能进食,即处于饥饿状态。在无外源性营养物质供应的情况下,机体的生存有赖于利用自身组织供能。葡萄糖是体内各脏器组织主要利用的能量物质,但储备量小。饥饿早期,机体储存在肝脏和肌肉中的糖原逐渐被消耗殆尽。此时,机体的葡萄糖需求则依赖于糖异生作用,通过肝脏及肌肉蛋白的分解为糖异生提供主要原料;同时,饥饿状态下机体通过减少蛋白质的合成进而减少机体能量的消耗。随着饥饿的持续,脂肪逐渐取代蛋白质作为主要的供能原料。脂肪动员可使脂肪组织中的甘油和脂肪酸释放入血增加,体内酮体形成及糖异生作用增强,大脑和其他组织越来越多地利用酮体作为能量来源,从而尽可能地保存机体的蛋白质,使生命得以延续。

(二)应激状态的代谢改变

在遭受创(烧)伤、手术及感染等应激情况下,机体出现一系列神经内分泌应激反应,表现为交感神经系统兴奋,胰岛素分泌减少,肾上腺素、去甲肾上腺素、胰高血糖素、抗利尿激素等分泌增加,机体处于高分解和高代谢状态。

创伤后机体最明显的代谢反应是蛋白质分解增加、出现负氮平衡,其程度和持续时间与创伤应激程度、创伤前的营养状况、患者年龄及创伤后营养摄入有关。其次在创伤应激状态下,机体糖异生明显增加,葡萄糖氧化利用减少及周围组织对胰岛素抵抗,从而造成高血糖。脂肪分解增加是创伤后机体代谢改变的又一特征,由于肾上腺素、去甲肾上腺素、胰高血糖素等脂解激素分泌增加,机体脂肪动员和分解增强,其分解产物作为糖异生作用的前体物质,能够减少蛋白质分解,保存机体蛋白质。总而言之,在应激状态下,人体通过糖异生、蛋白质分解、脂肪动员等方式维持创伤应激后机体的高能量消耗。

二、正常情况下能量需要量及其营养物质的代谢

生物体内物质(主要是碳水化合物、脂肪和蛋白质)在代谢过程中所伴随的能量释放、转移和利用等,通常称为能量代谢。

(一)能量需要量

机体每日的能量消耗包括基础能量消耗(或静息能量消耗)、食物生热效应、兼性生热作用、活动生热效应几个部分。其中,基础能量消耗是机体维持正常生理功能和内环境稳定等活动所消耗的能量,占每日能量消耗的 60%~70%。由于测定基础代谢率的要求十分严格,因此,临床实践中通常测定机体静息能量消耗而非基础能量消耗。

采用间接测热法测定机体静息能量消耗值是判断患者能量需要量理想的方法,但由于设备或条件受限,大多数患者尚无法实时测量机体的静息能量消耗。目前,应用较多的是预测公式或凭经验估计来确定患者的能量需要量。对于大多数住院患者而言,最简易的估计方法是按 25~30kcal/(kg·d)计算。若为肥胖患者,即体重指数(BMI)≥30kg/m² 的患者,推荐的能量摄入量为正常目标量的 70%~80%。

在疾病的发展期,营养支持的原则已转变为代谢支持,目的是维持能量平衡。在疾病的恢复期,营养支持的目的是储备能量,即获得正常能量平衡,能量需要量可增加。如择期手术以后,机体的静息能量消耗(REE)较正常人约增加 10%;受到严重创伤或严重感染的患者可上升 20%~30%;而大面积烧伤的患者能量消耗增加最明显,最大可增加 100% 左右。

(二)营养物质的代谢

食物中含人体所必需的营养物质包括碳水化合物、脂肪、蛋白质、无机盐或矿物质(包括电解质和微量元素)、维生素等。碳水化合物、脂肪及蛋白质这三大营养物质常被称为宏量营养素,因其在代谢过程中可产生能量,也被称为产能营养素,主要作用是支持生长、维持细胞群、组织修复及宿主防御。无机盐和维生素常被称为微量营养素,主要用于维持生存所必需的生理代谢过程。此外,机体尚需足够的水分。

1. **碳水化合物代谢** 碳水化合物的主要生理作用是供能,也是细胞结构的重要成分。一般情况下,碳水化合物提供的能量占总能量的 55%~65%。机体一些组织器官如大脑神经细胞、肾上腺及血细胞完全依赖葡萄糖氧化供能。食物中碳水化合物经消化道消化、吸收后以葡萄糖、糖原及含糖复合物形式存在。1g 葡萄糖在体内氧化可提供 17kJ(4kcal)的能量。

2. **脂肪代谢** 脂肪是人体能量的主要贮存形式,主要生理功能是提供能量、构成身体组织、供给必需脂肪酸及携带脂溶性维生素。脂肪所提供的能量占总能量的 20%~30%。1g 脂肪体内氧化可提供 37kJ(9kcal)能量,远超葡萄糖。

有些脂肪酸是人体必不可少而自身又不能合成,必须通过食物供给,被称为必需脂肪酸,包括多不饱和脂肪酸中的亚油酸和 α-亚麻酸。除了从食物中得到脂肪酸,人体还能自身合成多种脂肪酸,称为非必需脂肪酸,包括饱和脂肪酸、单不饱和脂肪酸和其他多不饱和脂肪酸。

3. **蛋白质(氨基酸)代谢** 蛋白质是构成机体组织、器官的重要成分,占人体体重的 16%~20%,是组织细胞生长、更新、修复和一系列生物活动所需的物质基础。供能是蛋白质的次要作用。1g 蛋白质在体内产生约 17kJ(4kcal)能量。

氨基酸是组成蛋白质的基本单位,根据是否由机体合成分为必需氨基酸、条件必需氨基酸和非必需氨基酸。必需氨基酸必须由食物供给,包括亮氨酸、异亮氨酸、赖氨酸、苯丙氨酸、蛋氨酸、苏

氨酸、色氨酸和缬氨酸；对婴幼儿而言，因生长发育等特殊需要，组氨酸也是必需的。人体能自身合成，不需通过食物供给的氨基酸称为非必需氨基酸。某些氨基酸在创伤、手术、感染或其他疾病等情况下，消耗量或需要量明显增加，必须由外源增加供给以满足机体需要，称为条件必需氨基酸，包括半胱氨酸和酪氨酸。另外，组氨酸在肾脏功能受损时也必须由外源供给；支链氨基酸是唯一能在肝外肌肉组织中代谢的氨基酸；支链氨基酸与芳香族氨基酸比例失衡可导致肝性脑病的发生；精氨酸对蛋白质合成和免疫功能有促进作用；谷氨酰胺对小肠黏膜细胞和淋巴细胞代谢具有重要影响。

4. 无机盐或矿物质 电解质（钾、钠、氯、钙、镁、磷等）主要是用于维持血液的酸碱和水电解质平衡，以维持机体恒定的内在环境。

人体需要的主要微量元素有近 10 种，包括铁、锌、铜、硒、锰、钼、碘及铬等。体内微量元素含量虽少，但却是机体所不可缺少的。

5. 维生素 分为水溶性和脂溶性两大类。维生素在机体生长发育、物质代谢和调节生理功能方面起重要作用。危重患者常有额外丢失、摄入不足及需要量增加等因素，导致缺乏某些维生素，故在营养支持时应注意补充。

三、患者营养状态的评定

营养评价是通过临床检查、人体测量、生化检查等多种手段判断机体的营养情况，评估营养不良的程度以及类型，还可监测营养支持的疗效。

> **知识链接**
>
> ### 营养风险筛查
>
> 营养风险（nutritional risk）是指"现存或者潜在的与营养因素相关的导致患者出现不利临床结局的风险"。营养风险与生存率、病死率、并发症发生率、住院时间、住院费用等临床结局密切相关。
>
> 营养风险筛查 2002（NRS—2002）是目前住院患者营养风险筛查的首选工具，内容包括：①营养状况受损评分（0~3 分）；②疾病的严重程度评分（0~3 分）；③年龄评分（≥70 岁者，加 1 分）。
>
> 营养风险筛查 2002 的总分为 0~7 分。评分≥3 分为存在营养风险，需要进行营养评定；评分<3 分为无营养风险，但应每周重复筛查一次。

（一）人体测量

体重测量是营养评价中最简便、最直接的监测手段，但由于个体差异较大，临床上通常采用体重改变作为营养状况的评价指标。无主观意识控制体重情况下，体重丢失>10%（无时间限定）或 3 个月体重丢失>5%，即存在营养不良。此外，体重指数（BMI）被公认为反映营养不良及肥胖症的有效指标。计算公式为：BMI=体重（kg）/身高 ^{2}（m^2）。BMI 正常值为 18.5~24.9kg/m^2，<18.5kg/m^2 为营养不良，25~29.9kg/m^2 为超重，≥30kg/m^2 为肥胖。另外三头肌皮褶厚度（TSF）与上臂中点围（MAC）测定可反映全身肌肉及脂肪的状况，若测定值低于标准值的 90%，则提示存在营养不良。

（二）实验室检查

1. 血浆蛋白 血浆蛋白在肝脏合成，可以反映机体蛋白质营养情况。较常用的指标有白蛋白、前白蛋白、转铁蛋白和视黄醇结合蛋白。在排除非营养因素影响后，持续低白蛋白血症被认为是判定营养不良的可靠指标，但由于半衰期较长（18 天），只有在长期摄入不足或营养不良时才有较显著的下降，故难以评价短期营养支持的效果。前白蛋白、转铁蛋白和视黄醇结合蛋白具有半衰期短、血清含量少等特点，是反映营养状况更敏感、更有效的指标。

2. 氮平衡　蛋白质是人体氮的唯一来源,且大多数蛋白质含氮量比较接近,平均为16%。氮平衡是评价机体蛋白质代谢状况的可靠指标。氮平衡的计算公式为:氮平衡=摄入氮–排出氮。氮的摄入量大于排出量为正氮平衡;氮的摄入量小于排出量为负氮平衡;摄入量与排出量相等为零氮平衡。正氮平衡时,机体合成代谢大于分解代谢。负氮平衡时,分解代谢大于合成代谢。

3. 免疫功能测定　总淋巴细胞计数(TLC)是评价细胞免疫功能的简易方法,测定方便、快捷。其正常值为$(2.5\sim3.0)\times10^9/L$;低于$1.8\times10^9/L$为营养不良。此外,可通过接种抗原观察皮肤迟发超敏反应(在前臂表面的不同部位皮内注射0.1ml抗原,24~48小时后测量接种处硬结直径,>5mm为正常),从而了解细胞免疫功能。

四、营养支持的适应证

营养支持的主要目的是改善患者的临床预后,原则上因各种原因超过一周不能正常进食或饮水,均为临床营养支持的指征。营养支持方式分为肠外营养与肠内营养两种。肠内营养主要取决于小肠是否具有正常吸收功能。当患者因原发疾病、治疗与诊断的需要而不能经口摄食,或摄食量不足以满足机体需要时,只要患者胃肠道能耐受肠内喂养,首先应考虑采用肠内营养。肠梗阻、重症胰腺炎、消化道活动性出血及休克均是肠内营养的禁忌证。严重腹泻及极度吸收不良时也当慎用。但凡需要营养支持,且不能或不宜接受肠内营养者均为肠外营养的适应证。

第二节　肠外营养

肠外营养(parenteral nutrition,PN)指经静脉途径为无法经消化道摄取或摄取营养物不能满足自身代谢需要的患者提供包括碳水化合物、脂肪、氨基酸、维生素及矿物质在内的营养素,以促进合成代谢,抑制分解代谢,维持机体组织、器官的结构和功能。

一、肠外营养制剂

1. 葡萄糖　肠外营养时葡萄糖的供给量一般为$3\sim3.5g/(kg\cdot d)$,严重应激状态下的患者,葡萄糖供应量可降至$2\sim3g/(kg\cdot d)$。

2. 甘油三酯　一般情况下肠外营养中脂肪乳剂剂量为$0.7\sim1.3g/(kg\cdot d)$,严重应激状态下需要量增加。对高脂血症(血甘油三酯>4.6mmol/L)患者,应减量或停用。

3. 氨基酸　肠外营养时推荐的氨基酸的摄入量为$1.2\sim2.0g/(kg\cdot d)$,严重分解代谢状态下需要量增加。

4. 维生素和矿物质　肠外营养时需要注意补充维生素和矿物质,以避免出现相应的缺乏症。

二、肠外营养液的配制

临床上配制肠外营养液主张采用全营养液混合方法,将各种营养制剂混合配制后输注。为确保混合营养液的安全性和有效性,在肠外营养液中不允许添加其他药物。肠外营养液配制所需的环境、无菌操作技术、配制流程、配制顺序均有严格的要求,配制过程极为复杂。目前,我国许多医院均建立了静脉药物配制中心,充分保证了肠外营养液配制的安全性。

三、肠外营养的输注途径

肠外营养的输注途径主要有中心静脉和周围静脉途径。对于需要较长时间肠外营养支持或需要高渗透压营养液的患者适宜采用经中心静脉途径输液。目前临床上常用的中心静脉置管途径包括:①颈内静脉途径;②锁骨下静脉途径;③经头静脉或贵要静脉插入中心静脉导管(PICC)途径。

周围静脉的选择大多数为上肢的末梢静脉。周围静脉途径一般适合短期(两周内)肠外营养支持患者使用,具有应用方便、安全性高、并发症少而轻等优点。

第三节　肠内营养

肠内营养(enteral nutrition,EN)是经胃肠道用口服或管饲的方法提供营养基质及其他各种营养素的临床营养支持方法。临床上肠内营养是否可行取决于患者的胃肠道是否具有正常吸收功能,以及胃肠道能否耐受肠内营养。

一、肠内营养制剂的种类和选择

肠内营养制剂根据其组成成分可分为非要素型、要素型、组件型和疾病专用型肠内营养制剂。其中非要素型制剂又称为整蛋白型制剂,其渗透压接近等渗,具有口感好、口服或管饲均可、使用方便、耐受性强等特点,是临床上应用最广泛的肠内营养制剂。要素型制剂是一种氨基酸或多肽类、葡萄糖、脂肪、矿物质及维生素的混合物,具有营养全面、成分明确、不需要消化即可直接或接近直接吸收、不含残渣或残渣极少、不含乳糖、口感差等特点,主要适用于胃肠道消化、吸收功能受损患者,如短肠综合征、胰腺炎等患者。组件型制剂是仅以某种或某类营养素为主的肠内营养制剂。疾病专用型制剂是根据不同疾病特征设计的针对特殊患者的专用制剂。

二、肠内营养的输注途径

肠内营养的输注途径主要有口服、鼻胃/十二指肠置管、鼻空肠置管、胃造口、空肠造口等,具体输注途径的选择取决于疾病情况、喂养时间长短、患者精神状态及胃肠道功能等。其中鼻胃/十二指肠置管、鼻空肠置管是临床上使用最多的管饲喂养方法。胃或空肠造口常用于较长时间不能经口进食的患者。

三、肠内营养的输注方式

临床上肠内营养的输注方式通常有三种,包括一次性投给、间歇性重力滴注与连续性经泵输注。

1. 一次性投给　将配好的营养液通过注射器缓慢地注入喂养管内,每次 200ml 左右,每日 6~8 次。此方法常用于需要长期家庭肠内营养的胃造口患者,住院患者很少使用。

2. 间歇性重力滴注　将配好的营养液置入输液瓶与喂养管相连,借重力作用将营养液缓慢滴入胃肠道,每次 250~400ml 左右,每日 4~6 次。此方法在临床上常用。

3. 连续性经泵输注　应用输液泵连续 12~24 小时均匀持续输注,目前临床上多主张采用此方式进行肠内营养支持。

肠内营养液的输注应该让胃肠道有一个逐步适应的过程,开始时采用低浓度、低剂量、低速度,随后逐步增加营养液浓度、滴注速度及输注总量。一般第 1 天用 1/4 总需要量,营养液浓度可稀释一倍;如患者可耐受,第 2 天增至 1/2 总需要量,第 3、4 天增加至全量。营养液开始时的输注速度在 25~50ml/h,以后每隔 12~24 小时增加 25ml/h,最大滴速在 125~150ml/h。输入的营养液温度保持在 37℃ 左右。

第四节　外科营养支持的并发症

一、肠外营养支持的并发症

认识肠外营养可能发生的并发症,并注意预防和及时治疗,是保证肠外营养支持实施的重要环节。

1. 静脉导管相关并发症　静脉导管相关并发症可分为非感染性及感染性并发症两大类。非感染性并发症多与置管操作不当相关,包括气胸、空气栓塞、血管神经损伤。感染性并发症主要指中心静脉导管相关感染。周围静脉可出现血栓性静脉炎。

2. 代谢性相关并发症　肠外营养时提供的营养物质直接进入到循环中,营养底物过量或不足容易引起或加重机体代谢紊乱和器官功能异常,产生代谢性并发症,包括高血糖、低血糖、氨基酸代谢紊乱、高血脂、必需脂肪酸缺乏、电解质及酸碱代谢失衡、维生素及微量元素缺乏症、再喂养综合征等。其中最重要的是糖代谢紊乱,严重者可发生糖尿病非酮症高渗性昏迷。

代谢性相关并发症发生的原因主要包括:①输入的总糖量过多或单位时间内的糖量过多;②患者有糖尿病,胰岛素分泌不足;③应激状态下机体出现胰岛素抵抗;④应用糖皮质激素,促进糖异生;⑤患者有肝功能障碍。因此,在进行肠外营养支持时应注意:①逐步调节营养液中葡萄糖浓度和输入速度;②改变能量结构,以脂肪乳剂提供 30%~50% 的非蛋白质能量;③观察水、电解质的出入平衡,及时纠正酸中毒;④按适当比例补充外源性胰岛素;⑤如出现相关并发症采取措施未能及时纠正时,应立即停用高糖溶液。

3. 脏器功能损害　肝脏损害是肠外营养中常见的并发症,主要病理改变为肝脏脂肪浸润和胆汁淤积,其发生原因主要与长期过高的能量供给、肠外营养制剂中葡萄糖、脂肪及氮量的提供比例不合理、某些营养制剂中的某些成分相关。早期这种肝损害是可逆的,在停用或减少肠外营养后,患者的肝功能大都可恢复。若长期应用全肠外营养或肠外营养不适当应用,可导致患者肝功能不全和肝硬化,严重者可引起肝衰竭甚至死亡。

4. 代谢性骨病　部分长期肠外营养患者会出现骨质疏松、骨钙丢失、血碱性磷酸酶升高、高钙血症、尿钙排出增加、四肢关节疼痛甚至骨折等表现,统称为代谢性骨病。

二、肠内营养支持的并发症

肠内营养较肠外营养更安全易行,但如果使用不当,同样会发生一系列并发症。临床上常见的肠内营养并发症包括以下四类:

1. 机械性并发症　主要与喂养管的质地、粗细、放置部位相关。常见的并发症包括咽及食管损伤、喂养管堵塞、喂养管拔出困难、造口并发症等。

2. 胃肠道并发症　主要表现为恶心、呕吐、腹泻、腹胀、肠痉挛等胃肠道症状。此类症状大多数可通过合理的操作进行预防并及时处理。

3. 代谢性并发症　代谢性并发症的发生常与营养制剂配比不当及未动态监测患者生化情况相关,主要表现为水、电解质及酸碱平衡紊乱,糖代谢异常,各种微量元素、维生素及脂肪酸的缺乏,严重者可出现脏器功能受损。

4. 感染性并发症　感染性并发症主要与营养液误吸和营养液污染有关。其中吸入性肺炎是肠内营养支持中最严重的并发症。其多见于小儿、老年人及意识障碍患者,发生率为 1%~4%。防止胃内容物潴留及反流是预防吸入性肺炎的重要措施。

一旦发现患者有误吸情况应立即采取下列措施:①立即停止肠内营养并排空胃内容物;②立即进行气管内吸引,尽可能引出误吸的营养液;③采用拍背、患者取坐位等措施帮助患者咳出误吸的营养液;④临床营养支持改为肠外营养;⑤应用广谱抗生素预防肺部感染。

（李　迎）

思考题

1. 简述肠内营养的适应证。
2. 简述肠外营养的输注途径。
3. 肠内营养支持的并发症有哪些?如何防治?

ER 9-3

练习题

第十章 | 外科感染

教学课件

思维导图

学习目标

1. 掌握:外科感染的病因、临床表现及治疗原则。
2. 熟悉:破伤风的病因、临床表现及防治。
3. 了解:外科感染的分类。
4. 具备正确诊断和处理外科感染的能力,具备清创、换药等基本外科技能操作能力。
5. 能够树立严格的无菌观念,培养严谨求实的工作作风。

案例导入

患者男性,70 岁,1 周前右侧肩背部皮肤红肿、疼痛。后来红肿范围持续增大,疼痛逐渐加重。3 天前患者出现畏寒、发热、乏力等情况。既往有糖尿病史 5 年,注射胰岛素治疗。入院后查体发现右侧肩背部可见约 8cm×7cm 暗红色类圆形皮肤隆起,表面多处破溃流脓,触痛明显。

请思考:

1. 该患者的初步诊断是什么?
2. 该类疾病的好发人群有何特点?
3. 对该患者应该采取哪些治疗措施?

第一节 概 述

感染是指病原体入侵机体后引起的局部或全身炎症反应。在外科领域,通常将需要手术治疗的感染性疾病或由各类创伤(也包括手术及各种有创性诊疗操作)引起的感染称为外科感染(surgical infection)。外科感染的发病率占外科疾病的 1/3~1/2,具有以下特点:①常为多种细菌引起的混合性感染;②有明显的局部症状和体征,严重时可有全身性表现;③病变常导致组织结构被破坏;④常需要手术治疗或换药治疗。

一、分类

(一)按致病菌特性分类

可分为非特异性感染和特异性感染。非特异性感染又称化脓性感染或一般性感染,特点为不同的致病菌可引起相似症状,难以根据症状准确诊断是何种致病菌引起感染,如疖、痈、丹毒、急性阑尾炎等均属于此类,常见的致病菌有葡萄球菌、链球菌、大肠埃希菌等;特异性感染是由某些特定的致病菌感染引起,具有比较典型的临床表现,而其他致病菌感染后一般不具备此类特点,如结核、破伤风、气性坏疽。

（二）按感染发生的条件分类

可分为机会性感染和二重感染。机会性感染指致病力较弱的病原菌,在人体免疫力下降时趁机侵入而引起的感染;二重感染亦称菌群交替症,是在广谱抗菌药物治疗过程中,多数敏感细菌被抑制,耐药菌大量生长繁殖,导致机体菌群失调而产生的新感染。

（三）按感染的病程分类

根据病程长短,外科感染可分为急性、亚急性与慢性感染。病程在 3 周之内为急性感染,超过 2 个月为慢性感染,介于两者之间为亚急性感染。

二、临床表现

（一）局部症状

病变部位红、肿、热、痛和功能障碍是化脓性感染的典型症状。感染局部症状的严重程度可随病变范围和位置深浅而异。病变范围小或位置较深时,局部症状不明显,反之则局部症状较突出。

（二）全身症状

感染轻,可无全身症状。感染较重时常有发热、头痛、乏力、食欲减退等。全身感染严重时,还可引起水电解质和酸碱平衡紊乱、感染性休克等。

三、诊断

外科感染的诊断需要根据病史、临床表现及感染的分类进行综合判断。细菌培养阳性是诊断感染的确切指标。波动感是诊断脓肿的主要依据,深部脓肿波动感常不明显,可借助诊断性穿刺抽取脓液,将抽到的脓液行细菌培养和药物敏感试验,可为选择抗菌药物提供依据。为定位深部的感染灶,还可进行如超声、X 线平片、CT 和 MRI 等影像学检查。

四、治疗

治疗外科感染的基本原则包括增强人体的抗感染和组织修复能力,尽早杀灭病原微生物,及时引流脓液或清除坏死组织,包括局部治疗与全身治疗两个方面。

（一）局部疗法

1. **患部制动** 对感染的肢体,需限制其活动,必要时可用夹板或石膏绷带固定。还需抬高患肢,促进血液回流,减轻疼痛,使炎症局限化或消肿。

2. **外用药** 浅部感染早、中期可外用下列药物治疗:①2.5% 碘酒;②2% 鱼石脂软膏;③50% 硫酸镁溶液浸浴;④中药外敷。

已破溃的感染应进行充分引流和更换敷料。厌氧菌感染伤口可用 3% 过氧化氢溶液冲洗、浸泡。

3. **物理疗法** 用热敷或湿热敷、红外线、超短波理疗等,能改善局部血液循环,有促进感染灶愈合的作用,但局部受热后可能增加疼痛症状,需根据病情合理选用适当方法。

4. **手术治疗** 如脓肿的切开引流、清除切口的坏死组织及异物、切除坏死肠管及阑尾、清除结核病灶、气性坏疽紧急切开减张引流等,以减轻局部和全身症状,阻止感染继续扩散。

（二）全身疗法

重症患者应加强全身重要脏器的监测及病情严重性评估。

1. **改善全身症状** 目的是改善全身情况和增强免疫力。

（1）确保患者充分休息,提供高能量、高蛋白、富含维生素的易消化饮食。

（2）维持水、电解质与酸碱平衡和营养代谢,增强免疫力。

（3）缓解症状,如有高热用冷敷或解热镇痛药物,体温过低注意保暖。

2. 抗菌药物的应用 合理应用抗菌药物,不仅能提高外科感染的防治效果,还能增加手术安全性。但是如果不加选择地滥用抗菌药物,则会让致病菌对抗生素产生耐药性,出现毒副作用,引起二重感染,甚至危及生命。因此一些轻微的局部感染如毛囊炎、疖或表浅化脓性伤口仅需要局部治疗,可不用抗菌药物。对较严重、无局限化倾向的外科感染,如急性腹膜炎、肝脓肿、气性坏疽、手部感染等,常需要全身应用抗菌药物。

(1)**抗菌药物的合理选择**:根据感染部位、脓液性状、细菌培养和药敏试验、抗菌药物的抗菌谱及毒副作用和价格,参照患者的肝肾功能等选用抗菌药物。但在治疗最初阶段,缺乏致病菌的详细资料,抗菌药物选择是经验性的,先按临床诊断、脓液性状估计致病菌种类,选择适当抗菌药物。

1)一般葡萄球菌可用苯唑西林、氯唑西林、氨基糖苷类或头孢唑林,金黄色葡萄球菌可用加酶抑制剂的青霉素、阿米卡星或万古霉素。

2)肠球菌可用美西林、舒他西林、阿米卡星或万古霉素。

3)大肠埃希菌、变形杆菌、克雷伯菌属可用氨基糖苷类、舒他西林、哌拉西林、氨曲南或第二、三代头孢菌素。

4)产气杆菌、阴沟杆菌、沙雷菌和不动杆菌可用第三代头孢菌素、阿米卡星、喹诺酮类或亚胺培南。

5)铜绿假单胞菌可用哌拉西林、氨曲南、阿米卡星、环丙沙星、头孢哌酮、头孢他啶或亚胺培南。

6)厌氧菌可用甲硝唑、替硝唑。

7)需氧菌、厌氧菌混合感染需联合用药,合理的配伍是 β 内酰胺类抗生素或用第三代头孢菌素与甲硝唑或替硝唑联用,可针对腹内所有的混合感染。

8)经广谱、足量抗菌药物治疗 1 周以上仍无好转,兼有下列情况之一者,可考虑抗真菌治疗。口咽部或痰中、尿中找到真菌,原因不明的进展性肺、肾、肝功能不全,有免疫功能低下,使用皮质激素或免疫抑制剂,长时间肠外营养。首选氟康唑,两性霉素可作为二线药物,减量或停用其中一种原用抗菌药物,待病情好转再逐渐停用。

对重症感染作血液、体液、脓液培养及药敏试验以指导合理选用抗菌药物。

用药方案实施以后,应在 72 小时后评定其效果,一般不应频繁更换抗菌药物。病情好转但药敏报告细菌耐药,不需更换抗菌药物,感染较重者可加用一种细菌敏感的药物。病情无好转甚至恶化,无论药敏结果如何,均应从药物种类、渗入感染组织能力、剂量、给药方法等认真分析,进行调整。方案经调整病情仍不好转,应考虑有无真菌或少见致病菌感染。

(2)**抗菌药物的给药方法**:对较轻或较局限的感染,可口服或肌内注射法给药。对严重的感染,应从静脉途径给药。

(3)**抗菌药物应用的时间**:一般体温正常、全身情况和局部感染灶好转后 3~4 天,即可考虑停药。但严重的全身感染如脓毒症,则应在 1~2 周后停药。

第二节　皮肤和软组织的急性化脓性感染

一、疖

疖(furuncle)为单个毛囊及其周围组织的急性细菌性化脓性感染。多由金黄色葡萄球菌感染引起,偶可因表皮葡萄球菌或其他致病菌引起。疖常发生于毛囊和皮脂腺丰富的部位,如头、面、颈、背、腋、腹股沟、会阴和小腿,与局部皮肤不洁、擦伤、毛囊与皮脂腺分泌物排泄不畅或机体抵抗力降低有关。

(一)临床表现

病初局部出现红肿热痛的小结节,逐渐肿大呈锥形隆起。数日后中央因组织坏死、液化成脓,在顶端形成黄白色脓栓,在数日后,脓栓脱落,排出脓液后炎症消退而愈。

不同部位同时发生多个疖,或者在一段时间内反复发生疖,称为疖病,与患者的抗感染能力较低(如有糖尿病)或皮肤不洁等有关。面部特别是上唇周围和鼻部(鼻根部和两侧口角之间的区域称危险三角区)的疖,若被挤压,致病菌可经内眦静脉、眼静脉进入颅内,引起化脓性海绵状静脉窦炎,可出现颜面部进行性肿胀、结膜充血、眼球外凸、头痛、呕吐、寒战、高热、昏迷甚至死亡。

(二)预防

保持皮肤清洁,勤洗头、洗澡、换衣、剪指甲。盛夏季节可用金银花、野菊花煎汤代茶饮。

(三)治疗

早期病灶涂擦络合碘,外敷鱼石脂软膏、红药膏或金黄膏。患处以 50% 硫酸镁湿热敷或物理疗法(透热、红外线或超短波)。已有脓头时,可点涂苯酚,有波动时,应尽早切开引流,禁忌挤压,以免引起感染扩散。

危险三角区的疖,严禁挤压,卧床休息,少言语,进高营养饮食,全身使用有效抗菌药。疖病患者应加强全身支持疗法,提高免疫力,肌内注射丙种球蛋白,静脉使用抗菌药物,治疗糖尿病等。

二、痈

痈(carbuncle)是邻近多个毛囊及其周围组织同时发生的急性细菌性化脓性感染,或由多个相邻疖融合而成。金黄色葡萄球菌为主要致病菌,好发于颈项、背等皮肤厚韧处,多见于糖尿病等免疫力低下者。

(一)临床表现

感染常从一个毛囊底部开始,沿阻力小的脂肪柱蔓延至深筋膜,并向四周扩散,波及邻近脂肪柱,再向上侵及毛囊群,故病灶为多个脓头隆起的紫色浸润区,质地坚韧,界限不清,在中央部有多个脓栓,破溃后呈蜂窝状,以后中央坏死、溶解、塌陷,形成火山口状,而周围呈浸润性水肿。除局部剧痛或区域性淋巴结肿大、疼痛外,伴有明显全身症状,如寒战、高热、头痛、厌食、白细胞计数及中性粒细胞数增加等,甚至发展为脓毒症。

(二)治疗

充分休息和加强营养,必要时补液,应用敏感抗菌药物,控制糖尿病。若感染灶中心坏死组织多,宜在局部浸润麻醉或全身麻醉下,做"+、++"形切口,直达深筋膜,尽量保留皮瓣,清除所有坏死组织,伤口内用碘伏纱布或凡士林纱条填塞止血(图 10-1),伤口渗血或渗出液过多及时更换敷料,术后坚持每日换药,待局部炎症控制后,亦可外用去腐生肌类药物,以促进肉芽组织生长。如创面较大,皮肤难以覆盖者,需待肉芽组织生长良好后再植皮覆盖。唇痈禁忌手术,可外用 5% 优琐溶液或 0.1% 氯己定(洗必泰)溶液等湿敷,夹去脓栓及分离坏死组织,切忌挤压以防诱发化脓性海绵状静脉窦炎。

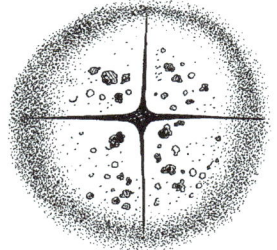

图 10-1　痈的十字切开引流

三、急性蜂窝织炎

急性蜂窝织炎(acute cellulitis)是皮下、筋膜下、肌间隔或深部蜂窝组织的急性弥漫性化脓性感染。可由皮肤或软组织损伤后细菌入侵引起感染,亦可由局部化脓性感染灶直接蔓延或经淋巴、血行播散引起。致病菌主要为溶血性链球菌,其次为金黄色葡萄球菌或厌氧菌。致病菌以溶血性链球菌为主时,脓稀薄、炎症扩散快,脓毒症发生率高,少数因金黄色葡萄球菌所致者,则脓液稠厚,较易局限为脓肿。

(一)临床表现

1. 浅表感染　患处明显红肿、剧痛,并向四周迅速蔓延,病变中央部位因缺血常有组织坏死。

2. 深层感染 患处红肿不明显,常只有局限水肿和深部压痛,全身感染中毒症状较重,有高热、寒战、头痛、全身乏力、白细胞计数及中性粒细胞增加。口底、颌下、颈部感染可使喉头水肿,压迫气管,出现呼吸困难,甚至窒息;如发生在会阴部、下腹部,多混有厌氧菌感染,全身症状重,局部产气有捻发音,有蜂窝组织和筋膜坏死,出现皮肤进行性坏死,破溃后脓液恶臭,称产气性皮下蜂窝织炎。

(二) 治疗

休息,加强全身营养,足量应用有效抗菌药物控制感染。早期热敷,中药外敷或理疗。如仍不能控制扩散者,应做广泛多处切开引流。口底、颌下的急性蜂窝织炎若经短期抗感染治疗无效,应尽早切开减张引流,以防喉头水肿,压迫气管窒息致死。对产气性皮下蜂窝织炎应及早做广泛切开引流,清除坏死组织,并用3%过氧化氢溶液冲洗,碘伏湿敷处理。

四、丹毒

丹毒(erysipelas)是由乙型溶血性链球菌从皮肤、黏膜的细小破损处入侵皮肤及其网状淋巴管的急性炎症。好发于下肢及面部,蔓延迅速,但很少发生组织坏死或化脓。

(一) 临床表现

起病急,常有头痛、畏寒、发热。患处烧灼样痛,出现边界清、稍高出皮肤的鲜红色片状红斑,有时伴小水疱形成,手指轻压褪色,松手后很快复红。随着红肿区向外蔓延,中心区肤色变暗、脱屑,转为棕黄。区域淋巴结肿大疼痛。足癣和血丝虫感染可反复诱发下肢丹毒,重者因淋巴阻塞和淋巴淤滞发展成象皮腿。

(二) 治疗

休息,抬高患肢。局部用50%硫酸镁溶液或70%酒精湿热敷。应用大剂量磺胺类药物或青霉素,并在全身及局部症状消失后继续应用3~5天,以免丹毒复发。积极治疗存在的足癣、血丝虫病。还应防止接触性传染。由于不发生化脓,一般不需切开引流。

五、浅部急性淋巴管炎与急性淋巴结炎

急性淋巴管炎(acute lymphangitis)是由金黄色葡萄球菌、溶血性链球菌等致病菌从皮肤、黏膜破损处或邻近病灶,经组织的淋巴间隙进入淋巴管内,引起淋巴管及其周围组织急性感染,若所属引流淋巴结受累,则称急性淋巴结炎(acute lymphadenitis)。浅部急性淋巴结炎的部位多在颌下、颈部、腋窝和腹股沟。

(一) 临床表现

淋巴管分浅、深两组,浅层淋巴管炎,在伤口近侧出现一条或多条"红线",硬而有压痛。深层淋巴管炎,仅有患肢肿胀和压痛。均可出现全身不适、畏寒、发热、头痛、乏力和食欲减退等全身感染症状。

急性淋巴结炎,轻者仅有受累淋巴结肿大和局部压痛,常可自愈。较重者,局部红、肿、热、痛,且伴有明显全身症状。如及时治疗,红肿可消退或仅遗留一小硬结,如炎症扩散至淋巴结周围,多个淋巴结粘连成团。如发展成脓肿,则局部疼痛加剧,皮肤变暗红、水肿、压痛明显,有波动感。

(二) 治疗

主要针对原发灶如手部感染、扁桃体炎、龋齿等的治疗。局部淋巴结炎可采用热敷或外敷药物。已形成脓肿,应做切开引流。有全身症状应加用抗菌药物。

六、浅部脓肿

浅部脓肿(abscess)是化脓性感染区病变组织坏死液化形成的局限性脓液积聚,内含大量病原

菌、中性粒细胞和坏死组织,四周有完整的脓腔壁,常位于体表软组织内。一般继发于急性蜂窝织炎、急性淋巴结炎、疖等,亦可发生于损伤后感染处,或远处感染灶经血流或淋巴转移而来。

(一)临床表现和诊断

浅部脓肿局部常隆起,有红、肿、热、痛和波动感,小的脓肿一般无全身反应,大或多发的脓肿可有全身症状,如头痛、发热、食欲减退和白细胞总数及中性粒细胞增高。检查有无波动感方法(波动试验):左手示指轻压隆起一侧,右手示指在其对侧稍加压力或轻轻叩击,左手示指感到有液体波动的传导,然后两手示指再在互相垂直方向同样检查一次,如均有波动感即为波动试验阳性。于波动感或压痛明显处穿刺抽得脓液,即可确诊浅部脓肿。

(二)治疗

伴有全身症状时可予以全身支持、抗菌药物及对症处理。脓肿尚未形成时治疗同疖,如脓肿已有波动感或穿刺抽到脓液,应及时切开引流。切口应在波动最明显处或脓肿低位。较大脓肿,术者应将手指伸入脓腔,分开间隔,变多房脓腔为单房,清除坏死组织后,以3%过氧化氢液和生理盐水冲洗,用凡士林纱布填塞脓腔,尾端置于切口外,如脓腔较大,尚可置外端固定的橡皮管引流,外加敷料、绷带包扎。术后敷料被脓性分泌物浸透应及时更换。

第三节 手部急性化脓性感染

一、甲沟炎与脓性指头炎

(一)甲沟炎

指甲的近侧(甲根)与皮肤紧密相连,皮肤沿指甲两侧向远端伸延,形成甲沟。指甲一侧或两侧甲沟及其周围组织的感染,称甲沟炎(paronychia)。多因微小刺伤、挫伤、逆剥倒刺或剪指甲过短等损伤而引起,致病菌多为金黄色葡萄球菌。

1. 临床表现 初起时,指甲一侧轻微疼痛,局部红肿并有触痛,有时可自行消退。感染加重时可蔓延到甲根和对侧甲沟,形成半环形脓肿。如不切开引流,可向甲下蔓延,形成指甲下脓肿,甲下脓肿亦可因异物直接刺伤或甲下的外伤性血肿感染引起,在甲下积有黄白色脓液,使指甲与甲床分离。如不及时处理,可发展成慢性甲沟炎甚至慢性指骨骨髓炎。慢性甲沟炎可有甲沟旁小脓窦口,有肉芽组织外突,可继发真菌感染。

2. 预防 剪指甲不可过短或避免逆剥倒刺伤及软组织。如手指有微小伤口,可外涂碘酊后,包扎保护,以防感染。

3. 治疗 甲沟炎尚未化脓时,局部可给予鱼石脂软膏、金黄散糊等敷贴或超短波、红外线等理疗,并口服敏感抗菌药物。脓肿形成者应行手术,沿甲沟旁纵向切开引流。甲根脓肿则需要分离拔出部分甚至全部指甲,术中需注意避免损伤甲床,以利于指甲再生(图10-2)。

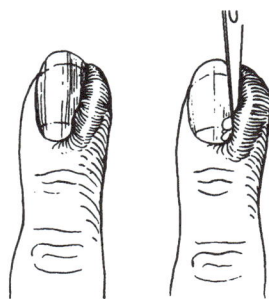

图 10-2 甲沟炎与切开引流

(二)脓性指头炎

手指末节掌侧皮下组织的急性化脓性感染,称为脓性指头炎(felon),多因甲沟炎加重或因指尖皮肤外伤引起。致病菌常为金黄色葡萄球菌。因手指末节掌面的皮肤与指骨骨膜间被起自指骨、终于皮肤的致密纵行纤维索分隔成许多密闭小腔,腔内充满脂肪组织和丰富的神经末梢,感染的渗出物迅速形成高压脓腔,不仅导致剧痛,尚可压迫末节指骨血管,引起指骨缺血坏死或炎症直接累及指骨而引起骨髓炎。

1. 临床表现 初起,指头为针刺样疼痛,随着组织肿胀加重,疼痛愈来愈剧烈。当指动脉受压,疼痛转为搏动性跳痛,患肢下垂时加重,使患者彻夜难眠,指头红肿不明显,表皮反显黄白色,此时多伴有发热、全身不适、白细胞计数及中性粒细胞增高。后期,因神经末梢和营养血管受聚积脓液压迫,致组织缺血坏死,疼痛反而减轻。如不及时治疗,常因指头缺血性坏死形成慢性骨髓炎,伤口经久不愈。

2. **治疗**　指头炎初发时应悬吊前臂、平放患手,给予敏感抗生素,以金黄散糊剂敷贴患指。如患指剧痛、肿胀明显、伴有全身症状,应及时切开引流,以免发生指骨坏死及骨髓炎。通常采用指神经阻滞麻醉,在末节指侧面作纵切口,远端不超过甲沟1/2,近端不超过指节横纹,分离切断皮下纤维条索,通畅引流。脓腔较大者宜做对口引流,剪去多余脂肪,有死骨片应当除去。避免做鱼口状切口,以免术后瘢痕影响手指功能(图10-3)。

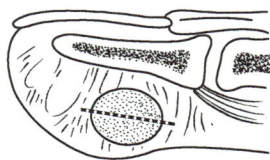
图10-3　脓性指头炎手术切口示意图

二、掌侧急性化脓性腱鞘炎、滑囊炎与深部间隙感染

(一)掌侧急性化脓性腱鞘炎、滑囊炎

手掌侧的5个屈指肌腱各被同名的腱鞘包绕,可因深部刺伤或附近感染灶蔓延而致化脓性感染,称手指掌侧急性化脓性腱鞘炎。致病菌多为金黄色葡萄球菌。伸指肌腱的化脓性腱鞘炎很少见。手掌的尺侧和桡侧各有一滑液囊,称尺侧滑液囊和桡侧滑液囊。小指的腱鞘与尺侧滑液囊相通,拇指的腱鞘与桡侧滑液囊相通,故手指腱鞘的感染可蔓延累及相应的滑液囊,也可因外伤将化脓性致病菌带入滑液囊而引起化脓性感染,称为化脓性滑囊炎。致病菌亦多为金黄色葡萄球菌。

1. **临床表现**

(1)**化脓性腱鞘炎**:病情发展迅速,早期即有全身感染症状,如寒战、高热、恶心、呕吐等,白细胞计数及中性粒细胞显著增高。患指呈半屈状均匀肿胀,以中、近指节为著,被动或主动伸指剧痛,沿整个腱鞘均有压痛,张力高而无波动感。如不及时切开减压,鞘内积脓可致肌腱受压坏死,患指功能丧失。炎症亦可蔓延至手掌深部间隙或经滑液囊扩散到腕部和前臂。

(2)**化脓性滑囊炎**:多由拇指或小指腱鞘炎引起。桡侧滑囊炎表现为拇指肿胀、微屈、不能外展和伸直,拇指及鱼际处压痛明显;尺侧滑囊炎表现为小指、环指肿胀呈半屈曲位,伸指剧痛,小鱼际及小指腱鞘区压痛。

2. **治疗**　早期治疗与脓性指头炎相同。如无好转,应及时切开引流,以防肌腱受压坏死。手指腱鞘感染应在手指侧面沿长轴作平行长切口,避免伤及血管及神经,不能在掌面作切口。尺侧滑液囊和桡侧滑液囊感染时,切口分别作在小鱼际及鱼际处,切口近端至少距离横纹1.5cm,以免切断正中神经分支,可放乳胶片引流(图10-4)。

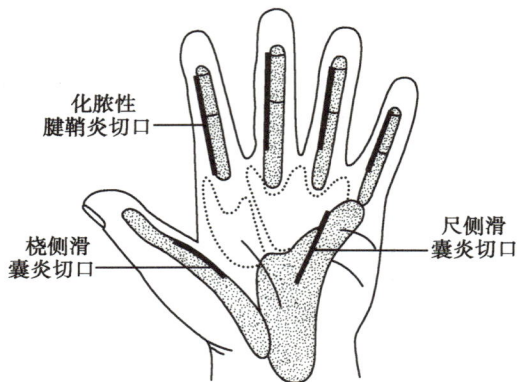
图10-4　化脓性腱鞘炎及滑囊炎的手术切口

(二)掌深间隙感染

掌深间隙感染包括掌中间隙感染与鱼际间隙感染。掌中间隙感染多为中指和环指腱鞘感染蔓延引起。鱼际间隙感染常为示指腱鞘感染蔓延而成,也可因指节刺伤发生感染。致病菌主要为金黄色葡萄球菌。

1. **临床表现**　掌深间隙感染均伴有较重的全身感染症状,如高热、头痛、脉搏快、白细胞计数及中性粒细胞增高等。

(1)**掌中间隙感染**:掌心隆起,正常凹陷消失,皮肤明显紧张、发白、压痛,手背水肿。中指、环指及小指处于半屈位,被动伸指引起剧痛。

(2)**鱼际间隙感染**:鱼际间隙感染时掌深凹陷存在,而鱼际和拇指指蹼肿胀、压痛,示指半屈,拇指外展略屈,活动受限不能对掌。

2. **治疗** 可用大剂量抗生素,局部早期处理同脓性指头炎。如短期无好转,必须及时切开引流。掌中间隙感染应纵向切开中指与环指指蹼,切口不应超过手掌远侧横纹,亦可在环指相对位置的掌远侧横纹处做一小横切口,放乳胶片引流。鱼际间隙感染切口可做在掌侧鱼际最肿胀处,或在拇示指蹼(虎口)处,放乳胶片引流(图 10-5)。术后应抬高患肢,将手包扎固定在功能位。

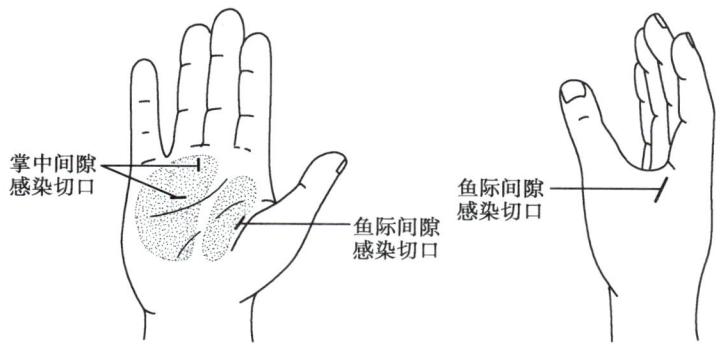

图 10-5　掌深间隙感染引流切口

急性感染控制后,即开始做主动和被动活动,避免指关节强直及肌腱粘连。

第四节　脓 毒 症

脓毒症(sepsis)常继发于严重的外科感染,是机体对感染的反应失调而导致危及生命的器官功能障碍。当脓毒症合并出现严重的循环障碍和细胞代谢紊乱时,称为脓毒症休克,其死亡风险与单纯脓毒症相比显著升高。另外,临床上常使用菌血症(bacteremia)的概念描述细菌血培养阳性者,应注意与脓毒症的概念相区别。

一、病因

导致脓毒症的原因包括致病菌数量多、毒力强和机体免疫力低下。它常继发于严重创伤后的感染和各种化脓性感染,如大面积烧伤创面感染、开放性骨折合并感染、急性弥漫性腹膜炎、急性梗阻性化脓性胆管炎等。机体免疫力低下者,如糖尿病、尿毒症、长期或大量应用皮质激素或抗肿瘤药的患者,一旦发生化脓性感染,也较易引发脓毒症。除此之外,还有一些潜在的感染途径。

1. **静脉导管感染** 静脉留置导管,尤其是中心静脉置管,如果护理不慎或留置时间过长,很容易成为病原菌直接侵入血液的途径。一旦形成感染灶,可不断向机体播散病菌和毒素。

2. **肠源性感染** 肠道是人体中最大的"储菌所"和"内毒素库"。健康情况下,肠黏膜有严密的屏障功能。当危重患者肠黏膜屏障功能受损或衰竭时,肠内病原菌和内毒素可经肠道移位而导致肠源性感染。

革兰氏阴性菌与革兰氏阳性菌均可引起脓毒症。当前,革兰氏阴性菌引起的脓毒症发病率已明显高于革兰氏阳性菌,且由于抗生素的不断筛选,出现了一些此前较少见的机会菌,如鲍曼不动杆菌、嗜麦芽窄食单胞菌等。除此之外,机会性感染的真菌也需要特别注意。

二、临床表现

脓毒症常见临床表现包括:①发热,可伴寒战;②心率加快、脉搏细速,呼吸急促或困难;③神志改变,如淡漠、烦躁、谵妄、昏迷;④肝脾可肿大,可出现皮疹。不同病原菌引发的脓毒症各有特点。

1. **革兰氏阴性菌** 所致的脓毒症常继发于腹膜炎、腹腔感染、大面积烧伤感染等,一般比较严重,可出现三低现象(低温、低白细胞、低血压),发生脓毒症休克者也较多。

2. **革兰氏阳性菌** 所致的脓毒症常继发于严重的痈、蜂窝织炎、骨关节化脓性感染等,多数为金黄色葡萄球菌所致,常伴高热、皮疹和转移性脓肿。

3. **厌氧菌** 常与需氧菌掺杂形成混合感染,其所致的脓毒症常继发于各类脓肿、会阴部感染、口腔颌面部坏死性感染等,感染灶组织坏死明显,有特殊腐臭味。

4. 真菌 所致的脓毒症常继发于长期使用广谱抗生素或免疫抑制剂,或长期留置静脉导管,可出现结膜瘀斑、视网膜灶性絮样斑等栓塞表现。

三、诊断

通常使用脓毒症相关的序贯器官衰竭评分(SOFA)诊断脓毒症(表 10-1)。但 SOFA 计算烦琐且需要血液化验检查,临床上建议使用快速 SOFA 对感染或疑似感染者先进行初步评估。当快速 SOFA≥2 分时,应使用 SOFA 进一步评估患者情况。如果感染导致患者 SOFA 比原基线水平高出 2 分以上,表示患者存在器官功能障碍,即可诊断脓毒症。如果脓毒症患者在充分液体复苏后仍需使用血管活性药物维持平均动脉压大于等于 65mmHg,且伴血清乳酸浓度大于 2mmol/L,即可诊断脓毒症休克(图 10-6)。

表 10-1 SOFA 评分表

项目	指标	评分
呼吸系统 PaO_2/FiO_2	<400mmHg(53.3kPa)	1
	<300mmHg(40.0kPa)	2
	<200mmHg(26.7kPa)且需机械通气	3
	<100mmHg(13.3kPa)且需机械通气	4
神经系统格拉斯哥昏迷评分	13~14	1
	10~12	2
	6~9	3
	<6	4
心血管系统药物剂量	平均动脉压(MAP)≥70mmHg	0
	平均动脉压(MAP)<70mmHg	1
	多巴酚丁胺(任何剂量)或多巴胺≤5μg/(kg·min)	2
	多巴酚丁胺 5~15μg/(kg·min)或(去甲)肾上腺素≤0.1μg/(kg·min)	3
	多巴酚丁胺>15μg/(kg·min)或(去甲)肾上腺素>0.1μg/(kg·min)	4
凝血系统血小板计数	<150×10^9/L	1
	<100×10^9/L	2
	<50×10^9/L	3
	<20×10^9/L	4
肝脏血清胆红素	20~32μmol/L	1
	33~101μmol/L	2
	102~204μmol/L	3
	>204μmol/L	4
肾脏肌酐或尿量	肌酐 110~170μmol/L	1
	肌酐 171~299μmol/L	2
	肌酐 300~440μmol/L 或尿量<500ml/d	3
	肌酐>440μmol/L 或尿量<200ml/d	4

致病菌的检出对脓毒症的确诊和治疗具有重要意义。在不显著延迟抗生素使用的前提下,建议在抗生素使用前采集样本。静脉导管留置超过 48 小时者,如果怀疑静脉导管感染,应从导管内采样送检。多次细菌血培养阴性者,应考虑厌氧菌或真菌性脓毒症并进行相关检查。另外,用脓液、穿刺液等做培养,对病原菌的检出也有一定帮助。

四、治疗

脓毒症的治疗可大致分为四部分。

1. 早期复苏　对确诊为脓毒症或脓毒症休克的患者,应立即进行液体复苏。如果患者有脓毒症诱导的低灌注表现(急性器官功能障碍、低血压或高乳酸)或脓毒症休克,在最初 3 小时内应给予不少于 30ml/kg 的晶体液。对需要使用血管活性药物的脓毒症休克患者,建议复苏初始目标为平均动脉压 65mmHg。完成早期液体复苏后,应根据患者血流动力学的检测结果决定进一步的复苏策略。

2. 抗微生物治疗　对确诊为脓毒症或脓毒症休克的患者,应在 1 小时内启动静脉抗生素治疗。对于早期的抗生素治疗,建议经验性使用一种或几种广谱抗生素,以期覆盖所有可能的病原体(包括潜在的真菌或病毒);一旦致病菌和药敏结果明确,建议使用针对性的窄谱抗生素进行治疗。抗生素的治疗一般维持 7~10 天,在患者体温正常、白细胞计数正常、病情好转、局部病灶控制后停药。

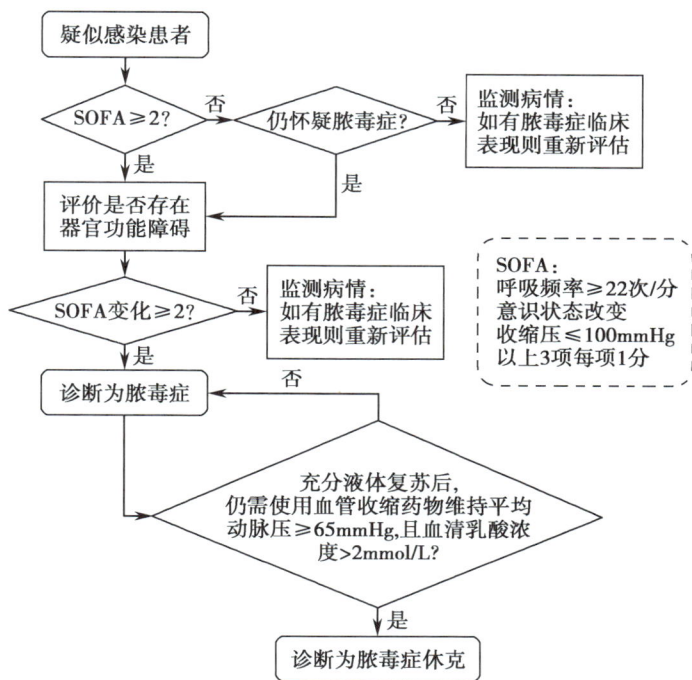

图 10-6　脓毒症与脓毒症休克临床诊断流程图

3. 感染源控制　感染的原发灶应尽早明确,并及时采取相应措施控制感染源,如清除坏死组织和异物、消灭死腔、脓肿引流等。如果存在血流障碍、梗阻等致病因素,也应及时处理。静脉导管感染时,拔除导管应属首要措施。危重患者疑为肠源性感染时,应及时纠正休克,尽快恢复肠黏膜的血流灌注,并通过早期肠道营养促使肠黏膜尽快修复,口服肠道生态制剂以维护肠道正常菌群。

4. 其他辅助治疗　早期复苏成功后,应重新评价患者的血流动力学状态,酌情补液和使用血管活性药物。如果血流动力学仍不稳定,可静脉给予氢化可的松(200mg/d)。当患者血红蛋白低于 70g/L 时,给予输血。对于无急性呼吸窘迫综合征的脓毒症患者,建议使用小潮气量(6ml/kg)辅助通气。对于高血糖者,应给予胰岛素治疗,控制血糖上限低于 10mmol/L。对于无禁忌证的患者建议使用肝素预防静脉血栓。对于存在消化道出血风险的患者,建议给予质子泵抑制剂预防应激性溃疡。对于能够耐受肠内营养的患者,应尽早启动肠内营养。

第五节　厌氧菌感染

一、无芽孢厌氧菌感染

(一)病因与发病机制

无芽孢厌氧菌是正常人群数量最大的菌群,栖息在皮肤、口腔、肠道、阴道和其他黏膜上,和需氧菌维持环境平衡。当上述部位解剖屏障功能遭受损害、血液循环障碍、组织坏死或微生态环境失衡,特别是软组织局部缺血,深部存在坏死组织或异物,使局部氧分压降低,或同时有需氧菌混合感染时,需氧菌的耗氧为厌氧菌创造了协同生长繁殖条件,使组织坏死增多,倾向形成脓肿,病情更加严重而复杂。由于无芽孢厌氧菌来源为人体本身,故其引起的感染称内源性感染。临床常见的病原菌有革兰氏阴性类杆菌属、梭形杆菌、革兰氏阳性球菌等。

（二）临床表现与诊断

临床表现可因感染部位不同而异。无芽孢厌氧菌所致全身感染多为混合感染，故与一般细菌性脓毒症难以区别，但可有下列线索供临床参照：①本症属内源性感染，多见于胃肠道穿孔、结直肠手术后、会阴部感染、吸入性肺炎、深部肌肉坏死和脓肿患者。②创口分泌物恶臭，有脓肿生成倾向。③发生在缺血、有异物或大量坏死组织的伤口。④病变组织间有气体，故有皮下捻发感。⑤脓液普通培养无菌生长，革兰氏染色却有菌存在，需作厌氧菌培养。

（三）治疗

治疗原则为手术辅以抗厌氧菌药物的应用。手术应及时清除伤口内坏死组织、异物、死腔和充分引流。修补胃肠道穿孔，切除坏死病变组织、灌洗腹腔、引流脓胸或深部脓肿。重建软组织缺血部位的血运。抗厌氧菌药物的应用如甲硝唑、替硝唑或能兼顾抗需氧菌及厌氧菌的第二、三代广谱抗生素均有较好疗效。

二、有芽孢厌氧菌感染（破伤风）

破伤风（tetanus）是破伤风梭菌由皮肤或黏膜伤口侵入人体，在缺氧环境下生长繁殖，并分泌外毒素而引起的急性特异性感染。临床上以全身或局部肌肉持续性痉挛和阵发性抽搐为特征。

（一）病因与发病机制

破伤风梭菌为革兰氏阳性厌氧梭状芽孢杆菌，其芽孢对外部环境的适应能力很强，广泛存在于自然界的泥土、灰尘、牲畜和人的粪便中。破伤风梭菌必须通过皮肤和黏膜伤口侵入人体，在缺氧的环境中方可生长繁殖，产生外毒素致病。因此，破伤风一般发生在战伤和交通、生产事故中，尤其是狭长而深、血运差、有较多坏死组织、异物存留及引流不畅的伤口，亦可见于消毒不严的接生、人工流产及产后感染，偶见于体内异物摘除术后、肛肠手术后或骨髓炎等病例。

破伤风梭菌只能在缺氧环境中繁殖，产生的外毒素主要有痉挛毒素和溶血毒素两种。具有高神经亲和力的痉挛毒素，经血液循环和淋巴系统，附着在血清球蛋白上达到脊髓前角灰质或脑干的运动神经核，使其不能释放抑制性递质甘氨酸或氨基丁酸，引起全身横纹肌的强直性收缩或阵发性痉挛。同时影响交感神经，导致大汗、血压不稳和心率增快等。而溶血毒素则能引起组织局部坏死和心肌损害。

（二）临床表现

破伤风的潜伏期平均为7~8天，亦有短于24小时或长达数月甚至数年者，或仅在摘除存留于体内多年的异物如弹片后才发病。新生儿破伤风一般在断脐带后7天左右发病，故俗称"七日风"。一般潜伏期愈短，症状愈重，死亡率亦愈高。常先有乏力、头晕、头痛、咬肌紧张酸胀、烦躁不安、打哈欠等前驱症状。最初是咬肌，以后顺序发展为面肌、颈项肌、背腹肌、四肢肌群、膈肌和肋间肌的持续收缩和阵发性痉挛。出现典型的征象依次是张口困难、苦笑面容、颈项强直、角弓反张，肢体可出现屈膝、屈肘、半握拳姿态。当膈肌、肋间肌收缩，则发生呼吸困难，甚至可致呼吸停止，若喉部肌肉痉挛，可引起窒息。

任何轻微的刺激，如光线、声响、震动或触碰，均可诱发强烈的抽搐。每次发作持续数分钟，患者面色发绀、呼吸急促、口吐白沫、流涎、磨牙、头频频后仰、四肢抽搐不止、全身大汗，非常痛苦。病情较重时，抽搐发作频繁，持续时间长，间歇期短。发病期间，患者神志始终清楚，病程一般为3~4周，自第2周后症状逐渐减轻。少数病例临床经过很轻，仅表现为局部肌肉抽搐和痉挛。

（三）并发症

除可发生骨折、尿潴留、窒息和呼吸停止外，尚可发生下列并发症：

1.呼吸系统并发症　主要有呼吸困难，在此基础上可出现咳痰困难，呼吸道不畅，易继发肺不张和肺炎。

2. 水电解质紊乱和酸碱失衡　呼吸不畅,换气不足而致呼吸性酸中毒。肌痉挛、缺氧和禁食后体内代谢不全,使酸性代谢产物淤积,造成代谢性酸中毒。由于进食困难和补充不足,常有低血钾,由此引起腹胀,且多汗也可加重电解质失衡。

3. 循环系统并发症　缺氧、中毒,可发生心动过速,久之可致心力衰竭,甚至发生休克或心脏停搏。

（四）诊断与鉴别诊断

根据受伤史和典型临床表现,破伤风诊断一般不难,但需与下列疾病相鉴别。

1. 化脓性脑膜炎　虽有角弓反张、颈项强直等体征,但无阵发性痉挛。患者有剧烈头痛、昏迷、高热和喷射性呕吐,脑脊液检查压力增高、白细胞计数增多。

2. 狂犬病　有被疯狗或猫咬病史,以吞咽肌痉挛为主。听见水声或看见水,咽肌即发生痉挛、剧痛、喝水不能下咽,并流出大量唾液。

3. 其他　如颞颌关节炎、癔症、腹膜炎等。

（五）预防

创伤后早期彻底清创,改善局部循环,破坏其生长繁殖所必需的缺氧环境是预防破伤风发生的重要措施。通过人工免疫,产生较稳定的免疫力是另一重要的预防措施。

1. 正确处理伤口　所有伤口都应清创。清除一切坏死及无活力的组织,清除异物,切开死腔,敞开伤口,充分引流。

2. 主动免疫　主动免疫采用破伤风类毒素抗原注射,使人体产生抗体以达到免疫目的。在我国现行的计划免疫疫苗接种中已经包括了破伤风免疫注射。

3. 被动免疫　伤后尽早注射破伤风抗毒素(TAT)或破伤风免疫球蛋白(TIG)。适用于未注射过类毒素而有下列情况者:①污染明显的伤口;②小而深的伤口;③严重的开放性损伤,如开放性颅脑损伤、开放性骨折、烧伤;④未能及时清创或处理欠妥的伤口;⑤因某些陈旧性损伤需施行手术,如异物摘除术。伤后24小时内,皮下或肌内注射TAT 1 500U,血液中抗体达到有效预防浓度,一般仅维持10天左右,故对污染严重伤口必要时应重复注射。注射前应常规做过敏试验,阳性者需采用脱敏注射。TIG的效价比TAT强10倍以上,免疫效能可维持3~4周,且无血清反应,不必做过敏试验,通常用250~500U深部肌内注射。

（六）治疗

破伤风的治疗原则包括消除毒素来源、中和游离毒素、控制和解除痉挛、保持呼吸道通畅和预防并发症。

1. 消除毒素来源　有伤口者应在控制痉挛下,施行彻底清创,扩大伤口以利引流,清除坏死组织和异物,用3%过氧化氢或1:5 000高锰酸钾溶液冲洗、湿敷、伤口周围注射TAT 10 000U。

2. 中和游离毒素　已与神经组织结合的毒素尚无有效手段去除,故应尽早使用TAT中和游离毒素。一般用量是10 000~60 000U,可以选择肌内注射或静脉滴注。静脉滴注应稀释于5%葡萄糖溶液中,缓慢滴注。用药前应做皮内过敏试验。连续应用或加大剂量并无意义,且易致过敏反应和血清病。破伤风免疫球蛋白,剂量为3 000~6 000U,一般只需一次肌内注射。

3. 控制和解除痉挛　应住隔离单间暗室,避免声光等刺激。防止坠床或压疮的发生。病情较轻者,使用地西泮10mg静脉注射,每日4次,或10%水合氯醛10~15ml口服(尚可用30~40ml保留灌肠),每4小时1次;也可用苯巴比妥钠0.2g肌内注射,每天3次。病情较重者,可用冬眠合剂1号加入5%葡萄糖液500ml缓慢静脉滴注,每日2次。或静脉注射硫喷妥钠0.1~0.25g。如果仍不能解除抽搐,可采用强有力的麻醉剂控制抽搐。在控制呼吸条件下,可使用肌肉松弛剂,如氯化琥珀胆碱、氯化筒箭毒碱、三季铵酚、氨酰胆碱等。如并发高热,可加用氢化可的松200~400mg静脉滴注,每日1次。

4. 保持呼吸道通畅　对病情严重者,应早期行气管切开术,保持呼吸道通畅,以免引起呼吸道并发症。病床旁应备有吸引器、人工呼吸机和氧气等,以便急救。

5. 抗生素的应用　大剂量青霉素和甲硝唑可抑制破伤风梭菌,并有助于其他感染的预防。青霉素钠 320 万 U,每 8 小时 1 次静脉滴注,同时给甲硝唑 1.0g 静脉滴注。

6. 全身支持疗法　维持水、电解质平衡。对不能进食者,放置胃管管饲要素饮食,或用全胃肠外营养。

三、气性坏疽

(一)病因与发病机制

气性坏疽(gas gangrene)亦称梭状芽孢杆菌性肌坏死,是由梭状芽孢杆菌引起的特异性感染。梭状芽孢杆菌为革兰氏阳性厌氧杆菌,有许多种,以产气荚膜杆菌、水肿杆菌和腐败杆菌为主,其次为产气芽孢杆菌和溶组织杆菌等。临床上所见气性坏疽,常由两种以上致病菌所致混合感染。梭状芽孢杆菌广泛存在于泥土及人畜粪便中,可通过伤口进入人体,但不一定致病。在人体免疫力下降和伤口处于缺氧环境时,如伤口大片组织坏死,深层肌损毁,特别是大腿和臀部肌肉丰富区损伤,弹片存留,开放性骨折,使用止血带时间过长等,则气性坏疽杆菌大量繁殖,产生 α 毒素、胶原酶、透明质酸酶、溶纤维酶和脱氧核糖核酸酶等,可引起溶血,并可损害心、肝和肾等器官。一部分酶能引起组织的糖和蛋白质的分解,糖类分解产生大量气体,使组织膨胀,蛋白质的分解和明胶的液化,产生硫化氢,使伤口发生恶臭。大量的组织坏死和外毒素的吸收,可引起严重的毒血症。

(二)临床表现

潜伏期一般 1~4 天,最快者在伤后 8~10 小时发病。起初患者自觉患肢沉重,以后突然出现患部"胀裂样"剧痛,进行性肿胀。伤口周围皮肤水肿、紧张、苍白、发亮,很快变为紫红色,进而成紫黑色,并出现大小不等的水疱。伤口内流出血性或浆液性恶臭液体,肌肉坏死失去弹性,刀割时不出血,犹如熟肉。轻压伤口周围可有捻发音,或有气泡从伤口边逸出。患者极度衰弱,表情淡漠。有头晕、头痛、恶心、呕吐、出冷汗、烦躁不安、高热、脉搏快、呼吸急促,并有进行性贫血。晚期有血压下降、黄疸、谵妄和昏迷。

(三)诊断与鉴别诊断

早期诊断并及时治疗是保存伤肢和挽救生命的关键。凡创伤或手术后,伤口突然剧烈胀裂样痛,局部肿胀迅速,并有全身严重的中毒症状,应想到本病可能。伤口周围触诊有捻发音、伤口内分泌物涂片检查有大量革兰氏阳性杆菌及 X 线平片、CT、MRI 检查发现肌群间积气是诊断气性坏疽的三个重要依据。厌氧菌培养和病理活检虽可明确诊断,但需一定时日,故不能等待结果,以免延误治疗。气性坏疽需与厌氧性链球菌和革兰氏阴性杆菌混合感染所致蜂窝织炎鉴别。后者虽可有肿胀、捻发音甚至有肌肉坏死,但发展较慢,局部疼痛和全身症状轻,伤口周围有一般炎症性表现,渗出液涂片多能发现链球菌和革兰氏阴性杆菌。

(四)预防

彻底清创是预防创伤后发生气性坏疽的最可靠方法。一切开放性创伤都应及时彻底清创,包括清除失活、缺血的组织、去除异物特别是非金属性异物。对深而不规则的伤口要充分敞开引流,避免死腔存在。筋膜下张力增加者,应早期切开筋膜减张。对疑有气性坏疽的伤口,可用 3% 过氧化氢或 1:1000 高锰酸钾等溶液冲洗、湿敷。挫伤、挤压伤的软组织在早期较难判定其活力,24~36 小时后界限才趋明显,这段时间内要密切观察。对腹腔穿透性损伤,特别是结肠、直肠、会阴部创伤,也应警惕此类感染的发生。上述患者均应早期使用大剂量的青霉素和甲硝唑。另外还需严格隔离患者,凡用过的床单、衣服、器材等,均需单独收集高压灭菌,敷料则焚毁,医务人员则应穿隔离衣,换药时戴手套。

（五）治疗

一旦诊断,需立即开始积极治疗。采用综合措施,尽可能挽救患者的生命,减少组织的坏死或截肢率。

1. **紧急手术处理**　气性坏疽深部病变往往超过表面显示的范围,故病变区应作广泛、多处切开,包括伤口周围水肿或皮下气肿区,术中应充分显露探查,彻底清除变色、不收缩、不出血的肌肉。因细菌扩散的范围常超过肉眼病变的范围,所以应整块切除肌肉,包括肌肉的起止点。如感染限于某一筋膜腔,应切除该筋膜腔的肌群。如整个肢体已广泛感染,应果断进行截肢以挽救生命。如感染已部分超过关节截肢平面,其上的筋膜腔应充分敞开,术后用氧化剂冲洗、湿敷,经常更换敷料,必要时还要再次清创。

2. **抗生素应用**　气性坏疽首选青霉素,每日大剂量应用 1 000 万~2 000 万 U,至全身毒血症状及局部情况好转后,减量应用。大环内酯类和硝唑类也有一定疗效。但氨基糖苷类抗生素对此类细菌已证实无效。

3. **高压氧疗法**　提高组织间的含氧量,造成不适合厌氧菌生长繁殖的环境,可提高治愈率,减轻伤残率。

4. **全身支持疗法**　输血,纠正水与电解质代谢失衡,给予高蛋白、高热量和富有维生素的饮食。

（殷 森）

思考题

1. 简述外科感染的临床表现及治疗原则。
2. 简述脓毒症的诊断及治疗原则。
3. 简述破伤风的预防措施。

ER 10-3

练习题

第十一章 | 创伤与战伤

教学课件

思维导图

ER 11-1   ER 11-2

学习目标

1. 掌握:浅部伤口的清创术和换药方法。损伤的病因、分类,临床表现、并发症、检查诊断方法、急救和治疗。各类损伤的诊断和治疗原则。

2. 熟悉:损伤的病理生理和病程演变。

3. 了解:战伤的种类、特点和处理原则。

4. 具备准确判断各类创伤并运用学过的知识和临床技能进行创伤急救的能力。

5. 能够对损伤患者提供人文关怀,关注患者创伤后心理状态,关心患者的身体和心理健康。

案例导入

患者男性,20 岁,因 "右大腿刀砍伤 18 小时" 就诊。查体:体温 37℃,脉搏 70 次/min,呼吸 20 次/min,血压 90/60mmHg,神清,右大腿正面可见长约 5cm 的不规则伤口,刀口处红肿,有渗出液。

请思考:

1. 该患者最适当的治疗措施是什么?

2. 14 天后伤口愈合拆线,伤口类型和愈合等级是什么?

第一节　创伤概论

创伤(trauma)是指机械性因素作用于人体所造成的组织结构完整性的破坏或功能障碍。

一、创伤分类

(一)按伤后皮肤完整性分类

1. **开放性损伤(open injury)** 开放性损伤指有皮肤破损者。

(1)**擦伤**:为切线动力所致的表皮损伤,创面常有少量渗出和轻度的炎症反应。

(2)**撕裂伤**:人体某部分皮肤受强作用力牵拉所致。伤口多不规则,皮肤和皮下组织与深部组织呈潜行性剥脱,可有大片创面暴露,污染严重。

(3)**挫裂伤**:为钝性暴力冲击造成组织破裂,伤口可呈放射状,组织细胞挫裂较重。

(4)**切割伤和砍伤**:为锐器所致,伤口整齐,深部血管、神经和肌腱可受累。所施暴力强大为砍伤,组织损伤多较严重,常并发骨折。

(5)**刺伤**:尖锐器具插入软组织所致,伤口小而创道较深。若伤及内脏、大血管、神经干等,因伤情隐蔽,可造成严重后果。

（6）**火器伤**：枪弹或弹片等投射物击中人体所致，创道有特征性病理区，伤口污染严重并多有异物存留其中。

2. **闭合性损伤（closed injury）** 闭合性损伤指皮肤保持完整无开放性伤口者。

（1）**挫伤**：钝性暴力所致软组织损伤。可有局部皮肤青紫、肿胀或血肿。器官的挫伤（如肠壁挫伤、脑挫伤等）是指损伤尚未造成器官破裂。

（2）**挤压伤**：外力挤压组织所致，常可见于手、脚、躯干被钝性物体如门窗、机器或车辆等暴力挤压所致；也可见于爆炸冲击所致的挤压伤。可伤及内脏，造成肺及肝脾破裂等。更严重的挤压伤是土方、石块的压埋，可引起身体一系列的病理改变，甚至并发休克和肾衰竭。

（3）**扭伤**：在机体动力失衡时关节部位某一侧受到过大的牵引力所致。表现为局部青紫、肿胀，关节一时性半脱位和功能障碍，可有关节囊、韧带或肌腱损伤。

（4）**关节脱位和半脱位**：肢体受暴力牵拉或动力失衡时造成构成关节各骨失去正常的对合关系。

（5）**冲击伤**：又称"爆震伤"，为高压高速冲击波所致。冲击伤的特点是伤情多较严重而复杂，如胸膜破裂、肺破裂、肺水肿、腹腔内脏破裂和出血等。

（二）按受伤部位分类

通常可按大部位分为颅脑伤、颌面部伤、颈部伤、胸（背）部伤、腹（腰）部伤、骨盆伤、脊柱脊髓伤、四肢伤等。由同一致伤原因造成两个系统以上的组织或器官的严重创伤为多发伤，若为两种或两种以上原因引起的创伤为复合伤。

（三）按伤情轻重分类

1. **轻伤** 轻伤主要是局部软组织损伤。

2. **中等伤** 四肢长骨骨折、广泛软组织损伤、肢体挤压伤、创伤性截肢及一般腹腔脏器伤等，需手术，但一般无生命危险。

3. **重伤** 重伤指严重休克和内脏伤，危及生命，出现呼吸、循环、意识等重要生理功能发生障碍或治愈后有严重残疾者。

二、创伤病理

在机械因素的作用下，机体迅速产生各种局部和全身性防御反应，目的是维持机体自身内环境的稳定，然而较重的创伤引起的急剧反应又可能损害机体自身。

（一）局部反应

局部反应即伤后创伤性炎症，为组织结构破坏，或细胞变性坏死、微循环障碍、病原微生物入侵及异物存留等所致。主要表现为局部炎症反应，引起红、肿、痛、热等症状。局部反应的轻重与致伤因素的种类、作用时间、组织损害程度和性质以及污染轻重和是否有异物残留等有关。创伤性炎症是非特异性的防御反应，有利于清除坏死组织、杀灭细菌及组织修复。

（二）全身性反应

全身性反应即伤后机体的非特异性应激反应。创伤愈严重，全身反应愈显著，主要有以下三种反应：

1. **神经内分泌系统的变化** 伤后机体的应激反应通过下丘脑-垂体-肾上腺皮质轴和交感神经肾上腺髓质轴产生大量的儿茶酚胺、促肾上腺皮质激素（ACTH）、抗利尿激素（ADH）、生长激素（GH）和胰高血糖素；同时，肾素-血管紧张素-醛固酮系统也被激活。以上三个系统相互协调共同调节全身各器官的功能和代谢，动员机体的代偿能力，对抗致伤因素的损害作用。

2. **代谢变化** 伤后机体基础代谢率增高，能量消耗增加，糖、蛋白质、脂肪分解加速，出现负氮平衡。

3. 免疫反应变化　创伤后机体可出现免疫功能紊乱。免疫功能减低导致机体对感染的易感性增加,而感染又是创伤常见和严重的并发症。

(三)并发症

并发症可延长创伤治愈时间和影响患者的预后,甚至直接危及患者的生命。

1. 感染　化脓性感染占并发症首位。开放性创伤一般都有污染,如果污染严重,处理不及时或不当,加之免疫功能降低,容易发生感染。闭合伤累及消化道或呼吸道,也容易发生感染。早期可为局部感染,重者可迅速扩散成全身感染。广泛软组织损伤,伤道较深,并有大量坏死组织存在,而且污染较重者,还可能发生破伤风、气性坏疽等。

2. 休克　早期常为失血性休克,晚期由于感染发生可导致脓毒症,甚至感染性休克。

3. 脂肪栓塞综合征　常见于多发性骨折,主要病变部位是肺,可造成肺通气功能障碍甚至呼吸功能不全。

4. 应激性溃疡　发生率较高,多见于胃、十二指肠,小肠和食管也可发生。溃疡可为多发性,有的面积较大,且可深至浆膜层,可发生大出血或穿孔。

5. 凝血功能障碍　主要是由于凝血物质消耗、缺乏,抗凝系统活跃,从而造成出血倾向。

6. 器官功能障碍　严重创伤的全身反应或并发休克、感染后,容易并发急性肾衰竭、急性呼吸窘迫综合征等严重内脏并发症。此外,由于缺血缺氧、毒性产物、炎症介质和细胞因子的作用,还可发生心脏和肝脏功能损害。

7. 挤压综合征　四肢或躯干肌肉丰富的部位受到压砸或长时间重力压迫后,可造成肌肉组织缺血坏死,出现以伤处严重肿胀、肌红蛋白尿、高钾血症和急性肾衰竭为特征的病理过程,临床上称挤压综合征。

三、创伤的修复

创伤的修复是一系列较为复杂的组织学、生理学和生物学的动态过程。理想的创伤修复是由原来性质的细胞来修复组织缺损,恢复原组织的结构和功能。由于人体各组织细胞增生能力不同,大多创伤后修复需由其他性质的细胞(常为成纤维细胞)增生来替代,功能和形态不能完全复原,这种创伤组织修复形式称纤维组织瘢痕愈合。

(一)组织修复过程

组织修复过程大致可以分为三个阶段。

1. 局部炎症反应阶段　创伤后立即发生,常可持续3~5天。主要是血管和细胞反应、免疫应答、血液凝固和纤维蛋白溶解,目的在于清除损伤或坏死的组织,为组织再生和修复奠定基础。

2. 细胞增殖分化和肉芽组织生成阶段　局部炎症开始不久,即可有新生细胞出现。成纤维细胞、内皮细胞等增殖、分化、迁移,分别合成、分泌组织基质(主要为胶原)和形成新生血管,并共同构成肉芽组织。浅表损伤一般通过上皮细胞的增殖、迁移,覆盖创面而修复。大多数软组织损伤则需要通过肉芽组织生成的形式来完成。

3. 组织塑形阶段　经过细胞增生和基质沉积,创伤组织得以初步修复。但是新生的组织如纤维(瘢痕)组织、骨痂等,在数量和质量方面并不一定适宜生理需要,则会随着机体状态的好转和活动的恢复而逐步变化调整。

(二)创伤的愈合类型

创伤愈合可分为两种类型,即一期愈合和二期愈合。一期愈合组织修复以原来细胞为主,仅含少量纤维组织,局部无感染、血肿或坏死组织,再生修复过程迅速,结构和功能修复良好。多见于损伤程度轻、范围小、无感染的伤口或创面。二期愈合组织修复以纤维组织为主,不同程度的影响结构和功能的恢复,多见于损伤程度重、范围大、坏死组织多,且常伴有感染而未经合理的早期处理的伤口或创面。因此,在创伤治疗时,应采取合理措施,争取达到一期愈合。

(三)影响创伤修复的因素

影响创伤修复的因素主要有全身和局部两个方面。局部因素中伤口感染是影响创伤修复最常见的因素,感染时致病菌不仅直接损害局部组织细胞和基质,还可以使局部形成化脓性病灶,对创伤的修复有明显的破坏作用;局部血液循环障碍,局部血管损伤或受压,或发生休克等,可使创伤组织处于低灌流,发生代谢障碍,抑制炎症反应和细胞增生;异物存留或血肿这类物质充填组织裂隙成为一种机械性障碍,阻碍新生细胞和基质连接,延迟治愈时间;局部制动不够,局部不够稳定,可使新生的微血管及上皮再受损伤,不利于创伤组织的修复。全身性因素主要有营养不良(蛋白质、维生素和微量元素的缺乏或代谢异常)、大量使用细胞增生抑制剂(如糖皮质激素等)、免疫功能低下及全身严重并发症(如多器官功能障碍)等。

第二节 创伤的诊断与治疗

一、创伤的诊断

诊断创伤主要是明确损伤的部位、性质、程度、全身改变及并发症,特别是原发损伤部位相邻或远处内脏器官是否损伤及其程度。故必须详细了解受伤史,仔细全身检查,并借助相关辅助检查,综合分析判断,方能获得正确的诊断。

(一)病史

病史可按以下内容顺序询问,如患者因昏迷等原因不能自述,还需询问现场目击者。

1. 受伤情况 致伤原因、时间、部位、伤时姿势等,如左下胸或左上腹的撞击,跌倒时左侧身体着地,可发生脾破裂;腹部刺伤虽外口不大,却可使内脏破裂。

2. 伤后表现及演变过程 不同部位创伤,伤后表现不尽相同。神经系统损伤应了解是否有意识丧失、肢体瘫痪等,胸部损伤是否有呼吸困难、咳嗽及咯血等;腹部创伤了解疼痛的最初部位、疼痛的程度和性质等;开放性伤口应了解大致失血量、口渴情况。此外,还应了解伤后的处理情况、使用药物及采取的措施,如果在尚未确定诊断前用麻醉镇痛药,易致漏诊或误诊,如用止血带应计算使用时间。

3. 伤前情况 注意伤员是否饮酒,这对判断意识情况有重要意义。了解有无其他相关疾病,如原有高血压病史,伤后应根据基础血压估计创伤引起的改变。又如原有糖尿病病史或长期使用肾上腺皮质激素,估计伤口易继发感染或愈合延迟。

(二)体格检查

首先应从整体上观察伤员状态,判断伤员的一般情况,区分伤情轻重。对生命体征平稳者可逐步检查;伤情危重者,必须立即抢救,不能因为检查而延误抢救;检查步骤尽量简洁,可与采集病史同时进行,检查动作应谨慎轻柔,不可加重损伤;难以确诊的损伤,应在对症处理过程中严密观察,争取尽早确诊;遇伤员较多时,应切实关注因昏迷、深度休克、窒息而不能呼救的"沉默者"。

1. 全身情况的检查 注意呼吸、脉搏、血压、体温等生命体征,以及意识、面色、体位等。

2. 局部情况的检查 根据受伤史或某处突出的体征,进行细致的局部检查。应遵循各部位检查的要求,如腹部伤应观察腹部呼吸运动、触痛、肌紧张、压痛、反跳痛、移动性浊音、肝浊音界、肠鸣音等。还必须对伤部邻近组织器官详细检查,如下胸部创伤可能伤及肝脏或脾脏,骨盆骨折可有尿道损伤。

3. 伤口或创面的检查 开放伤还须仔细观察伤口或创面,注意其形状、大小、深浅、出血、渗出物、外露组织、污染情况、异物存留、伤道位置(不宜用器械试探伤道)。对伤情较重者,应在手术室进行伤口的详细检查,以保障伤员安全。

（三）辅助检查

辅助检查对诊断有一定的价值,但应针对性选择检查项目,切不可面面俱到,贻误抢救时间。

1. 实验室检查 血常规和血细胞比容可判断失血或感染情况,尿常规可提示泌尿系统损伤和糖尿病;血气分析、二氧化碳结合力和水电解质检查,判定有无呼吸功能障碍和电解质紊乱、酸碱平衡失调;肌酐和尿素氮等测定可了解肾功能状态;肝功能检查有助于了解肝功能状态。疑有胰腺损伤时,应做血或尿淀粉酶测定等。

2. 穿刺检查和导管术检查 诊断性穿刺是简单、迅速的辅助检查。如胸、腹腔穿刺可观察体腔内有无气体或出血等,以判断内脏器官的损伤,但应注意阴性结果不能完全除外组织器官损伤的可能;留置导尿可辅助尿道和膀胱损伤的诊断;腹腔内留置导管可动态观察腹腔内出血或渗液情况。

3. 影像学检查 X 线检查为骨折、胸腹部伤及有无异物存留的常用检查方法;超声检查可发现胸腹腔的积液和腹部实质性脏器损伤;选择性血管造影可帮助确定血管损伤或某些隐蔽的器官损伤;CT 可辅助诊断颅脑损伤和某些腹部实质性器官、腹膜后损伤;MRI 可辅助诊断脊髓的损伤。

4. 其他 目前各种电子仪器、动脉导管、漂浮导管技术等也用于严重创伤,尤其是并发休克的患者,进行心、肺、脑、肾等重要器官功能的监测,有利于及时采取治疗措施。

值得注意的是,虽然各种辅助检查技术水平不断提高,但手术探查仍然是诊断闭合性创伤的重要方法之一,不仅是为了明确诊断,更重要的是为了抢救和进一步治疗,但必须严格掌握手术探查指征。

（四）创伤严重程度的测定

目前对创伤严重程度测定有多种方法,创伤指数最为常用(表 11-1)。它按创伤的部位、类型、循环、呼吸和意识五项衡量,各分四级,以 1、3、5、6 分计数。总分 2~9 分患者多半可在急诊室处理;总分 10~16 分多系单一系统损伤,无生命危险,可能需要住院治疗;总分 17~20 分应考虑多系统损伤,必须住院急救,死亡率较低;总分 21 分以上者危重,死亡率高。

表 11-1　创伤指数

指标	评分			
	1	3	5	6
部位	肢体躯干	背部	胸腹	头颈
创伤类型	切割伤或挫伤	刺伤	钝挫伤	弹道伤
循环	正常	收缩压<100mmHg	收缩压<80mmHg	无脉搏
意识	倦怠	嗜睡	浅昏迷	昏迷
呼吸	胸痛	呼吸困难或呼吸>100 次/min	发绀或呼吸>140 次/min	呼吸暂停

二、创伤的救治

创伤常发生于生活和工作的场所,加强宣传教育,采取预防措施,可以有效预防和减少创伤的发生,而院前急救和院内救治是否及时和正确直接关系到伤员的生命安全和功能恢复。本节重点介绍创伤处理的一般原则,各部位伤的具体治疗方法详见相关章节。

（一）急救

急救的目的是抢救生命,应优先解除危及伤员生命的情况,然后再进行后续处理。较重和重症创伤要从现场着手急救,因地制宜选择抢救措施。近年来的经验总结表明,院前急救和院内急救的基本措施可概括为"ABC"支持,即 airway(气道)、breathing(呼吸)、circulation(循环)的支持。

1. 复苏和通气 呼吸心搏骤停者争分夺秒行心肺复苏救治;对舌根后坠者应头部侧向,抬起下颌,立即用口咽通气管,或将舌牵出固定;立即清除口腔及气道内异物、凝血块、分泌物等;颌面有移位的组织应立即进行复位和包扎;对开放性气胸用厚层敷料封闭伤口;对张力性气胸用粗针头作胸腔穿刺排气减压或闭式引流;连枷胸致反常呼吸时,可用棉垫加压包扎或牵引固定,吸氧,必要时作气管切开或气管插管接呼吸机辅助呼吸。

2. 立即有效止血和维持循环功能　对外出血可视情况应用指压法、加压包扎法、填塞压迫法、止血带(必须注明使用时间和有明显标志)或抗休克裤等方法止血;对内脏大出血者要进行手术处理,并采取有效措施(输液、输血或用药物等)改善心功能,恢复循环血量,必要时实施监测。

3. 严密包扎伤口和保护脱出的脏器　创伤组织长时间暴露,增加继续污染和继发感染的机会。对腹内脏器脱出、脑膨出等,应进行保护性包扎,以免污染、干燥或受压,在无菌操作下复位。

4. 固定骨折,防止继发性损伤　良好的骨折固定能减轻疼痛,避免搬动时伤处扭曲、震动致骨折断端移位,防止继发性神经血管损伤。对骨折、关节伤、肢体挤压伤、大块软组织损伤都要妥为固定。颈部疼痛、面部损伤和失去知觉的患者,都要疑及颈椎损伤,要注意固定或颅骨牵引,以免加重脊髓损伤。

5. 搬运伤员　经过初步处理后,需送到医疗机构进一步检查和治疗。正确的搬运可减少伤员痛苦,并获得及时治疗。

(二) 一般处理

1. 体位和局部制动　较重创伤的伤员应卧床休息,所取体位应有利于呼吸、伤处静脉回流和引流,如半卧位有利于呼吸和腹腔等处引流,抬高伤肢有利于减轻水肿。如较严重骨折、血管神经损伤、肌肉肌腱损伤更应重视制动。

2. 软组织损伤的处理　小范围的软组织损伤,早期可用局部冷敷,以减少组织渗血。伤后12~24 小时可用温敷和理疗,以利炎症消退。药物以选用活血化瘀中药为主,内服或外敷。有血肿形成者,先加压包扎;伤后 48 小时在无菌操作下穿刺抽血,再加压包扎。

3. 防治感染　开放伤和有胸内、腹内脏器损伤的闭合伤,都应重视防治感染。主要措施是及时正确清创和闭合伤的手术处理,根据污染和组织损伤程度选用抗生素,并注射破伤风抗毒素血清等。

4. 营养支持　为了减少创伤早期负氮平衡,有利于创伤修复和增强免疫功能,要重点注意能量和氮的补充。可口服高蛋白、高维生素、高热量的饮食。若不能口服或消化功能障碍者,应选用要素饮食和静脉营养法。

5. 维持体液平衡　创伤后机体因失血、失液或饮食受限制、分解代谢亢进等,都可发生水、电解质和酸碱平衡失调,应予及时调整。

6. 对症处理　在不妨碍伤情判别的情况下酌情选用药物镇痛、镇静、安眠和其他必要的对症处理。

(三) 伤口处理

擦伤和表浅的小伤口出血,直接压迫 3~5 分钟即可止血,止血后可用 70% 酒精或碘伏涂擦,包以无菌敷料,保持局部干燥 24~48 小时。伤口内若有异物应取出后消毒包扎。其他一般开放伤口常需手术处理。伤口(包括手术切口)可分为三类,各类处理方法不同。清洁伤口(clean wound)指未被细菌污染的伤口,一般系手术切口(如甲状腺切除术、腹股沟疝修补手术等),直接缝合后可一期愈合。污染伤口通过处理也可成为清洁伤口,可当即缝合,一般可达一期愈合。污染伤口(contaminated wound)是指伤口有细菌沾染,而尚未发展成感染。一般创伤后 6~8 小时以内伤口属于此类,可采用清创术处理。如果伤口污染严重或细菌毒力强,4~6 小时即可发展成感染,不能视为污染伤口。感染伤口(infected wound)指伤口已感染甚至化脓,包括延迟处理的开放伤和继发感染的手术切口。伤口须经过换药(更换敷料)达到二期愈合。这种愈合其组织修复以纤维组织为主,愈合缓慢,经肉芽组织形成后达到瘢痕愈合,局部功能不良,且可能瘢痕挛缩或增生。故对面积较大的肉芽创面,应及时植皮使之愈合。

第三节 战伤救治原则

战伤(military injury)是指战斗中由武器直接或间接所造成的各种损伤。因战争环境的特殊和战地组织指挥的要求,战伤的救治工作采用分级救治和治送结合的方法,由梯次配置于战区和后方的各级救治机构分工负责完成。从前线到后方,各级救治组织前接后送,密切配合,保证救治工作的连续性和继承性。在现场急救时,应及时做好伤员分类工作,区别伤员的轻重缓急,确定救治和后送的次序。战伤的急救在火线现场实施,主要包括五项基本技术,即通气、止血、包扎、固定、搬运和后送。在检伤分类的基础上,积极抗休克,维持呼吸、循环稳定。伤口的处理原则是尽早清创,除头、面、手及阴部外,一般禁止初期缝合。此外,应注意止痛、预防感染及后送途中伤员的治疗问题。

火器伤(firearm wound)是火药为动力发射的投射物所引起的损伤。一般由高速弹丸、弹片等投射物击中人体组织造成的损伤。投射物致伤来源于两种作用力:一是前冲力,可导致直接破坏组织;二是侧冲力,它与伤道垂直并主要以压力波形式向四周扩散,使组织形成比原发伤道直径大数倍甚至数十倍的瞬时空腔,可造成四周软组织和骨的损伤。因此,火器伤在病理形态上可分为三个区域,即原发伤道区、挫伤区和震荡区。原发伤道即投射物穿过组织后残留的永久性伤道;挫伤区及震荡区为高速投射物穿过组织时产生的瞬间空腔和压力波所产生的损伤。

火器伤的全身治疗与一般损伤相同,了解伤情后应积极防治休克,维持呼吸、循环稳定;及早应用抗生素,用量要大,抗菌谱要广,同时注射破伤风抗毒素血清。局部早期施行清创术,充分显露伤道,清除坏死和失活的组织。因早期挫伤区和震荡区不易区分,清创后伤口原则上不做一期缝合,但头、胸、腹、关节的伤口均应缝闭其体腔,辅以引流。清创术后逐日更换敷料,检查伤口。如果伤口面清洁,有少量肉芽组织生长,无脓性分泌物,周围无红肿,可在3~7天内缝合伤口(延期缝合),伤口可接近一期愈合。清创后伤口渗液或化脓,应查明原因,采取措施,引流伤口。可用3%~5%高渗盐水或等渗盐水纱布等湿敷伤口,加速组织坏死脱落,待肉芽组织生长和周围组织炎症消退,较小的伤口可达二期愈合。较大的伤口需植皮或切除肉芽组织再愈合。对于深部组织器官损伤、骨折等,应采取相应的手术方法进一步处理。

冲击伤(blast injury)是炸弹等武器在爆炸瞬间所形成的冲击波作用于人体所造成的各种损伤,主要造成听器、肺、胃肠、膀胱等含气体或液体的脏器损害,体表一般无伤口。肺部冲击伤是由于胸廓和肺泡受冲击波的超压和负压作用,肺泡破裂,可造成肺泡出血和肺实质出血,肺的血流动力学发生急剧变化。此外,冲击波的动压还可使胸壁、肺、心肌受损。表现轻者只有短暂的胸痛、胸闷或憋气感;严重者可出现明显呼吸困难、发绀、咯血性泡沫痰等。腹部冲击伤是冲击波的超压作用于腹部,使空腔脏器如胃肠、膀胱发生破裂。巨大的超压和动压作用还可使肝、脾等实质性脏器或肠系膜血管破裂出血。伤员可表现为腹痛、恶心、呕吐、腹膜刺激征象、休克、血尿、血便等。X线腹部透视可见腹腔游离气体。腹腔穿刺可吸出胃肠内容物、尿液或血液等。听器冲击伤主要是冲击波所致鼓膜破裂、鼓室积血、听骨链断离等。内耳也可有渗血、出血、耳蜗结构紊乱等。伤员表现有耳聋、耳鸣、耳痛、眩晕、头痛等。外耳道可流出浆液或血性液体等。冲击伤治疗的关键是早期、正确的诊断,治疗原则和其他伤类似。

复合伤是多种致伤因素共同作用的结果。现代武器具有强大的爆炸力,不但会产生大量的碎片,还能产生冲击波、高热、辐射、窒息性气雾等,可造成创伤与冲击伤、烧伤的复合伤。伤情较为复杂而严重,死亡率高。极易发生休克,感染发生早而重;器官功能障碍发生率较高,主要是呼吸衰竭、心力衰竭、肾衰竭等。救治原则是尽早消除致伤因素的作用,如撤离现场、清除放射或化学沾染、抗放射或抗毒治疗;同时针对性的积极治疗休克、出血、抗感染及全身支持。

创伤后应激障碍未来的研究方向

创伤后应激障碍（post-traumatic stress disorder，PTSD）是指对创伤等严重应激因素的一种异常的精神反应。它是一种延迟性、持续性的心身疾病，与慢性疾病之间的联系已经确立，未来的研究应探究心理治疗是否影响与如何影响炎症标志物，并确定减轻 PTSD 症状的药物能在多大程度上减轻炎症。人们对于 PTSD 替代疗法的兴趣日益增长，如冥想、瑜伽、针灸和其他增加体力活动或改变饮食摄入的干预措施，可能会为 PTSD 治疗带来益处。检查 PTSD 与免疫标志物之间的联系是否属于精神疾病与不良健康之间更广泛关联的一部分，或创伤暴露与特定标记物和疾病结果之间是否具有特异性，这也同样重要。此外，必须确定创伤类型、性别、种族和族裔对这些关联的影响作用。

（甘 强）

思考题

1. 不利于创伤修复的因素有哪些？
2. 检查创伤患者应注意什么？
3. 创伤愈合的类型有哪些？
4. 创伤急救时优先抢救的急症有哪些？

ER 11-3

练习题

第十二章 | 烧伤、冻伤、咬蜇伤和整形外科

教学课件

思维导图

学习目标

1. 掌握:烧伤的伤情判断、面积和深度;临床经过、大面积烧伤的急救、诊断和治疗。
2. 熟悉:烧伤的病理生理和临床分期、小面积烧伤的治疗;毒蛇咬伤的急救。
3. 了解:电烧伤、化学烧伤和冻伤的特点与防治方法;整形外科的现状。
4. 具备初步判断烧伤患者伤情以及对大面积烧伤的急救能力;会对冻伤、咬伤进行急诊处理。
5. 能够关注患者疾苦,加强医患沟通,树立安全意识;在诊疗过程中体现出外科烧伤急救的特色。

案例导入

患者男性,40 岁,被开水烫伤下肢、臀部及会阴半小时入院。半小时前,患者不慎赤脚跌入热水中,自行爬出。自觉伤口疼痛难忍,被家人紧急送医院治疗。

请思考:
1. 烧伤面积和深度如何确定? 烧伤伤情如何判定?
2. 如何进行烧伤的现场急救? 治疗原则有哪些?

第一节 热力烧伤

烧伤(burn)是指热力、光、电、化学物质及放射线等各种致伤因素造成的组织损伤。通常所称的烧伤,是指单纯由高温所造成的热力烧伤,在临床上常见。其他因素所引起的烧伤,则冠以病因命名,如电烧伤、化学烧伤等。

一、伤情判断

烧伤创面的存在,构成烧伤疾患独有的特点。所以为了正确处理烧伤,首先要判断烧伤的面积和深度,同时还要严密观察创面和全身情况的变化,是否伴有休克、重度吸入性损伤或其他严重复合伤,警惕发生并发症。

(一)烧伤面积与深度的判断

烧伤面积和深度是衡量烧伤严重程度的重要指标,是治疗烧伤的重要依据。

1.烧伤面积的估计 以皮肤烧伤面积相对于体表面积的百分率表示。估计方法有多种,目前国内多采用中国新九分法和手掌法。中国新九分法主要用于成人,是将全身体表分为 11 个 9% 进行计算;儿童因头部较大而下肢较小,应结合年龄进行计算。具体方法见表 12-1、图 12-1。

表 12-1 中国新九分法

部位			占成人体表	占儿童体表
头颈	头部	3%	9%×1	9%+（12-年龄）
	面部	3%		
	颈部	3%		
双上肢	双上臂	7%	9%×2	9%×2
	双前臂	6%		
	双手	5%		
躯干	躯干前	13%	9%×3	9%×3
	躯干后	13%		
	会阴	1%		
双下肢	双臀	5%*	9%×5+1%	9%×5+1%-（12-年龄）
	双大腿	21%		
	双小腿	13%		
	双足	7%*		

注:* 成年女性的臀部和双足各占 6%。

手掌法适用于小面积烧伤计算,伤者手指并拢时的全手掌面积,为其全身体表面积的 1%。判断烧伤面积,目前有应用计算机技术,如图像自动扫描法,可使判断更加准确。

2. 烧伤深度的识别 存在着不同的分类方法,我国常用三度四分法。三度四分法是按热力损伤组织的层次,分为Ⅰ度、浅Ⅱ度、深Ⅱ度和Ⅲ度(图 12-2)。各度烧伤的局部临床特点见表 12-2。判断烧伤深度时,应特别注意:①烧伤深度划分是人为的,实际上各种烧伤深度互相重叠,不易在伤后立刻识别。②烧伤深度也可随病程变化而有所改变,如创面感染、受压等因素,烧伤深度可变深。③目前对烧伤深度判断主要靠肉眼观察,缺乏客观标准,往往不够准确。

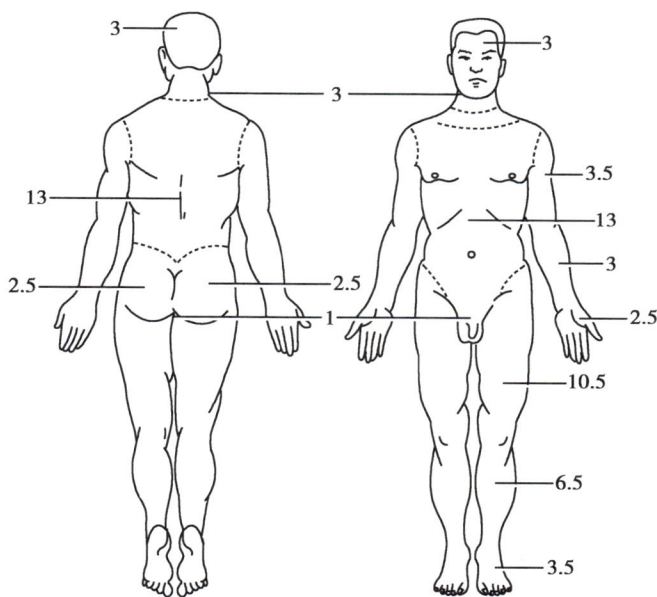

图 12-1　中国新九分法

表 12-2　各度烧伤的局部临床特点

烧伤深度		损伤组织层次	表皮特征	创面外观	感觉	温度	愈合过程
Ⅰ度(红斑)		表皮层	完整、红肿	红斑、干燥	灼痛、敏感	稍高	3~5 天脱屑、无瘢痕
Ⅱ度(水疱)	浅Ⅱ度	真皮浅层	水疱饱满易剥脱	渗液多、创底潮红、水肿	剧痛、过敏	增高	若无感染,2 周内愈合,不留瘢痕,短期色素沉着
	深Ⅱ度	真皮深层有皮肤附件残留	水疱小,不易剥脱	渗液少,创底浅红或红白相间,网状血管,水肿明显	稍痛,感觉稍迟钝	稍低	无感染 3~4 周愈合,轻度瘢痕和色素沉着
Ⅲ度(焦痂)		皮肤全层,或皮下组织,肌肉和骨骼	不易剥脱,坏死或炭化	蜡白或焦黄,干燥,皮革样,树枝状血管栓塞	感觉消失	凉	3~5 周焦痂脱落呈现肉芽创面,难愈合,愈合后留有瘢痕

（二）烧伤严重程度估计

烧伤面积和深度可作为估计其严重程度的依据。烧伤严重性分度是设计治疗方案和抢救成批伤员的需要，我国常用下列分度法：

1. 轻度烧伤　烧伤总面积在 10% 以下的Ⅱ度烧伤。

2. 中度烧伤　Ⅱ度烧伤面积在 11%~30% 之间；或Ⅲ度烧伤面积不足 10%。

3. 重度烧伤　烧伤总面积为 31%~50%；或Ⅲ度烧伤面积为 11%~20%；或Ⅱ度、Ⅲ度烧伤面积虽不足 30%，但已发生休克等并发症、呼吸道烧伤或有较重的复合伤。

4. 特重烧伤　烧伤总面积在 50% 以上；或Ⅲ度烧伤面积在 20% 以上；或已有严重并发症。

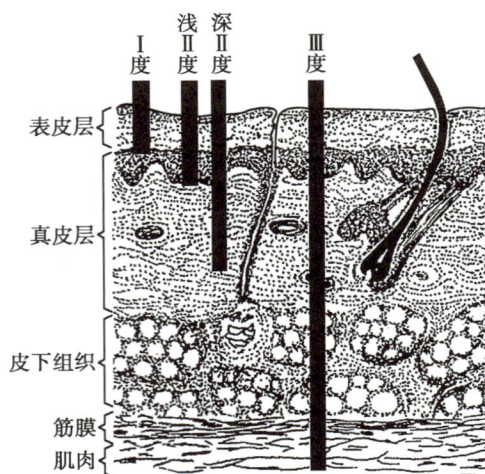

图 12-2　烧伤深度分度示意

（三）吸入性损伤

吸入性损伤以往称呼吸道烧伤。造成损伤的原因除了热力因素外，燃烧时的烟雾、爆炸时的粉尘等含有大量有害的化学物质，这些有害物质被吸入至呼吸道，会引起局部腐蚀或全身中毒，是较严重的特殊部位的烧伤。在火灾现场，死于呼吸性窒息者多于烧伤。临床上合并严重吸入性烧伤的救治仍是较为突出的难题，所以强调从急救开始就应十分重视呼吸道的通畅。

吸入性损伤应从病史、症状、体征进行判别：①燃烧现场相对密闭。②呼吸困难，有呼吸道刺激症状，咳炭末痰，声音嘶哑、吞咽困难或疼痛。③面、颈及口鼻有深度烧伤，鼻毛烧焦，口咽部有水疱或黏膜发白，肺部可闻及哮喘音。

二、病理生理与临床分期

烧伤不仅造成局部组织的损伤，而且引起全身反应。临床上根据烧伤创面引起全身病理生理变化的阶段性，一般将烧伤病程经过分为休克期、感染期、修复期、康复期，且各期之间紧密联系且有重叠，每期都有其病理生理特点，故各阶段临床处理有不同的重点。

（一）休克期（体液渗出期）

除损伤的一般反应外，烧伤后迅速发生的反应是体液渗出。烧伤面积大而深（Ⅱ度、Ⅲ度烧伤面积成人在 15%，小儿在 5% 以上者），可有大量体液渗出。导致体液渗出的主要病理生理变化是烧伤区及其周围或深层组织毛细血管扩张和通透性增大，大量血浆样液体自血液循环渗入组织间隙形成水肿或自创面渗出，丧失了大量水分、钠盐和蛋白质，血流动力学发生急剧变化而出现低血容量性休克。体液渗出一般持续 36~48 小时；伤后 2~3 小时最为急剧，8 小时达高峰，48 小时渐趋恢复，渗出于组织间的水肿液开始回吸收。

本期的主要任务是休克的防治（包括预防肾衰竭），液体复苏是早期处理最重要的措施，同时又应注意水肿液回收时发生循环超载的危险。使休克期平稳度过是早期治疗的关键，否则易暴发早期全身性感染。

（二）感染期

烧伤创面的坏死组织和富含蛋白的渗出液都是细菌生长的良好培养基，因此，继休克后或休克的同时，急性感染即已开始，给伤员造成另一严重威胁。此时感染就上升为主要矛盾，直至创面愈合。伤后 3~5 天是急性感染的高峰，因机体经过早期休克的打击，全身免疫功能低下，对病原菌抵抗力下降。

严重烧伤的组织，经历凝固性坏死，组织溶解阶段，至伤后 2~3 周，创面坏死组织广泛溶解，出现全身感染又一高峰期。若处理不当，感染还可侵入邻近的非烧伤组织，向四周及深部蔓延。大面积侵入性感染,痂下组织细菌含量可随病程进展而逐渐增多,但血液中往往不能检出细菌,故称"烧伤创面脓毒症"。或细菌进入血液循环导致败血症。

本期主要任务是防治感染,所以对严重烧伤多采用早期切痂或削痂手术,行皮肤移植,尽早消灭创面。

(三)修复期

伤后第 5~8 天开始,直到创面痊愈称为修复期。浅度烧伤多能自行愈合,深Ⅱ度烧伤依靠残存的上皮岛在痂皮下融合修复,Ⅲ度烧伤的焦痂,在伤后 2~3 周或更长时间开始溶痂,须靠皮肤移植修复。

本期的主要任务是促使创面早期愈合。控制感染、加强营养等支持修复功能;较大面积的Ⅲ度烧伤早期去痂,用植皮方法尽早消灭创面;大面积深度烧伤,做好关节及其他功能部位防挛缩、畸形等康复治疗,都是此期的主要问题。

(四)康复期

深度创面愈合后遗留的瘢痕常伴有严重的外观和功能损害,需要后期的康复锻炼和整形治疗;创伤所造成的某些器官功能损害及心理伤害也需要及时关注;严重大面积烧伤愈合后常伴有大部分汗腺的损毁,这类患者的机体散热体温调节能力下降,在高温环境中多感不适,常需多年调整适应;深Ⅱ度和Ⅲ度烧伤愈合后多伴有局部瘙痒或疼痛、反复的皮肤破溃流液、并发感染,形成"残余创面",这种现象的终止需要较长时间。

三、烧伤的并发症

(一)感染

感染是引起烧伤患者死亡的主要原因。除了由于烧伤后皮肤屏障功能破坏、大量坏死组织和渗出形成了微生物的良好培养基、机体免疫功能受损等因素外,实验证明严重烧伤时肠黏膜屏障有明显的应激性损害,肠道微生物、内毒素均可移位进入肝、脾及血液,肠道成为一个主要的内源性感染的来源,常是早期暴发全身感染的原因。烧伤感染不仅是脓毒症和全身性炎症反应综合征的重要原因,而且直接加深创面,因此防治感染是烧伤救治和创面修复过程的中心环节之一。

烧伤感染的临床依据:①性格改变,初始兴奋、多语、定向障碍,后可出现幻觉、被害妄想甚至大喊大叫,也有表现为对周围淡漠。②体温骤升或骤降。体温骤升起病时常伴有寒战,体温不升者常为革兰氏阴性杆菌感染。③心率加快,呼吸急促。④创面骤变。突然出现创面生长停滞、创缘变钝、干枯、出血坏死斑等。⑤白细胞计数骤升或骤降。

(二)休克

低血容量性休克是严重烧伤患者早期主要并发症。特重烧伤患者因强烈损伤刺激,可立即并发休克。如果烧伤患者不能平稳度过休克期,则容易引发感染,会广泛损害多个内脏器官,出现继发器官功能不全。

(三)肺部感染

肺部并发症居烧伤后各类并发症之首,多于伤后 2 周内发生,呼吸道烧伤、肺水肿、肺不张、脓毒症等都可引起肺部感染。还能继发成人呼吸窘迫综合征,导致急性呼吸衰竭。

(四)急性肾衰竭

血容量减少可使肾缺血,加上血红蛋白、肌红蛋白、细菌毒素等对肾的损害,导致急性肾衰竭。

(五)应激性溃疡和胃扩张

烧伤后发生十二指肠黏膜糜烂、溃疡、出血等,又称柯林溃疡(Curling ulcer)。烧伤患者早期胃蠕动减弱时口渴多饮可致胃扩张。

此外,由于缺血、缺氧、感染毒素等均可使心功能降低、脑水肿或肝坏死,也应予以重视。

四、烧伤的救治

烧伤创面的修复，是治疗烧伤的根本问题，它不仅贯穿于烧伤治疗的全过程，还影响患者全身生理变化及局部功能康复质量。

（一）治疗原则

烧伤的治疗原则主要包括：①保护创面，防止和尽量清除外源性沾染。②预防和治疗低血容量性休克。③预防和治疗局部及全身感染。④尽早消灭创面，尽量减少瘢痕所造成的功能障碍和畸形。⑤预防和治疗多系统器官衰竭。

对于轻度烧伤的治疗重点是创面处理，口服烧伤饮料和对症处理。对中度以上烧伤治疗，应是局部和全身治疗并重，抓住早期抗休克补液疗法、创面处理、全身性感染的防治及营养支持、保护和增强免疫功能等重要环节。

（二）现场急救

正确施行现场急救，是为后继治疗奠定基础，不可草率。

1. 一般处理 ①迅速脱离热源：采用可行办法灭火后，迅速用凉水冲淋或浸泡以降低局部温度（水温一般为 15~20℃，以冷疗停止后不再有剧痛为止，多需要 0.5~1 小时）。②避免受伤部位再损伤：伤处衣着不宜剥脱，要剪开取下。转运时勿使伤面受压。③减少创面沾染：用清洁布单、衣服等覆盖或包扎。④镇静止痛：安慰和鼓励患者保持情绪稳定，必要时使用地西泮、哌替啶等。⑤防治休克：如无静脉补液条件，一般伤员可口服烧伤饮料。⑥转诊：在做出初步处理后应及时转到有条件的医院进一步治疗。

2. 保持呼吸道通畅 如火焰烧伤患者可能有吸入性烧伤，必要时可行气管切开、吸氧等。已昏迷患者也须保持呼吸道通畅。

3. 优先处理复合伤 如果伤员有大出血、开放性气胸、骨折等应先施行相应的急救处理。

（三）创面处理

正确处理创面，是抢救烧伤患者成功的关键。

Ⅰ度烧伤创面只需保持创面清洁，面积较大者可适当冷湿敷或烧伤油膏涂于创面以缓解疼痛。Ⅱ度以上烧伤创面需做如下处理。

1. 早期清创 主要是将创面上烧坏的浮皮、沾在创面上的泥土、脏物和沾染的细菌清除掉。已发生休克者，应待休克纠正后进行。除小面积烧伤外，一般不宜采用"彻底"清创法。因彻底清创可能促使患者休克的发生与发展，即使采用彻底清创法，创面也不可能达到无菌，因而主张采用简单清创法。

2. 创面用药 应根据烧伤的深度和面积选择用药。如：①小面积Ⅱ度烧伤，水疱完整者，可在表面涂以碘伏等，吸出疱内液体，加压包扎。②较大面积的Ⅱ度烧伤，水疱完整，或小面积水疱已破者，剪去水疱表皮，然后外用磺胺嘧啶银霜剂等，或中药制剂，创面暴露或包扎。③Ⅲ度烧伤创面也可先外用碘伏，待去痂处理。

3. 创面包扎疗法 包扎敷料可保护创面，防止外源性沾染，加压包扎可减少创面渗出和减轻创面水肿。包扎疗法主要适用于肢体与部分躯干部位的新鲜浅度烧伤。先将一层油纱布或几层药液纱布覆盖创面作为内敷料，再加厚 2~3cm 吸水性强的棉垫作为外敷料，然后加压包扎（勿过紧）。以后随时精心观察患者体温、白细胞变化，以及局部创面疼痛加剧与否，有无臭味和敷料浸透等，决定是否需要换药。

4. 创面暴露疗法 将创面彻底暴露，使创面凉爽、干燥，不利于细菌生长、繁殖，对深度烧伤能抑制焦痂液化与糜烂。暴露疗法主要适用于头颈部、会阴等不适宜包扎的部位以及其他各部位的深度烧伤，污染严重及感染创面也应暴露。采用暴露疗法要注意病室消毒，床单、治疗巾等皆经灭菌处理。切忌创面持久受压,经常变换体位及翻身。病室保持一定温度和湿度,随时清理创面渗液和分泌物,保持创面清洁干燥。

5. 焦痂的处理 深度烧伤包括深Ⅱ度烧伤和Ⅲ度烧伤,其表面有一层像皮革样的凝固坏死物,称为焦痂。焦痂覆盖在创面上,常会引起一些并发症,特别是极易招致感染。为此,应及早处理,使创面早日愈合。目前焦痂处理办法主要有手术切痂、削痂。手术去痂宜在伤后3~5天内进行。切痂主要用于Ⅲ度烧伤,将焦痂和坏死组织一并切除。削痂主要用于深Ⅱ度烧伤,削去坏死组织,使其成为新鲜创面。

6. 植皮 深度烧伤经切痂、削痂后,均需立即对创面进行植皮。对小面积深度烧伤可采用自体植皮。大面积深度烧伤自体皮源不足,可用大块异体或异种皮打孔加自体皮片嵌入,或大块异体皮加自体微粒皮移植术来覆盖创面。另外可以充分利用头皮作为自体皮来源,头皮厚,血运好,取薄断层皮片5~7天可愈合,可反复切取,不形成瘢痕也不影响头发生长。还有一些新技术,如自体表皮异体真皮皮浆复合皮移植术,还有取自体皮做培养,增容后用以代替先期移植的异体皮等。

7. 感染创面的处理 创面脓性分泌物,选用湿敷、半暴露法(薄层药液纱布覆盖)或浸浴法等去除。创面换药,每日或隔日一次。待感染创面基本控制,肉芽创面新鲜时,及时用邮票状植皮。若创面大,自体皮源不足,可用异体皮或其他皮混合移植。

(四) 全身治疗

中度以上烧伤除了处理创面,尚需防治休克、感染和重要器官衰竭等。

1. 防治休克 严重烧伤后,可发生低血容量性休克和代谢性酸中毒,必须及早采用液体疗法等,维持有效循环血量,有利于患者平稳度过休克期。

(1) **液体的种类**:由于烧伤丢失的液体主要是血浆成分,故所补的液体中既有晶体成分如等渗盐水、平衡液等,又有胶体成分如血浆、右旋糖酐、羟乙基淀粉液等,必要时需要输全血。

(2) **补液量**:补液量的计算方法有多种,目前国内常用的方法见表12-3。

表12-3 Ⅱ度、Ⅲ度烧伤的补液量

项目	第一个24小时内			第二个24小时内
	成人	儿童	婴儿	
每1%面积每千克体重补液量(为额外丢失)	1.5ml	1.8ml	2.0ml	第一个24小时的1/2
晶体液:胶体液 —— 中重度2:1 特重1:1				同左
基础需水量(5%葡萄糖)	2 000ml	60~80ml/kg	100ml/kg	同左

(3) **补液方法**:①第一个24小时的补液量应在伤后8小时内输入其1/2量,其余的两个1/4,分别于第二个和第三个8小时输入,第二个24小时的补液量,晶体液和胶体液为第一日的1/2,基础需水量不变,第三日因渗出液回收,静脉补液减少或口服补液。②输液量较大或需快速输液时,宜建立周围静脉和中心静脉通路。③先输入一定量晶体液后,继以一定量的胶体液和5%葡萄糖,然后按此顺序重复。④休克严重者,应适量输入碳酸氢钠纠正酸中毒。⑤补液时观察脉搏、血压、尿量,以调整补液速度和补液量。

举例:体重60kg、烧伤Ⅲ度面积30%的患者,特重烧伤第一个24小时补液量为(60×30×1.5)+2 000=4 700ml,其中晶体液和胶体液各1 350ml、5%葡萄糖液2 000ml。第一个8小时补液量为2 350ml;第二个8小时补液量和第三个8小时分别为1 175ml。第二个24小时补晶体液和胶体液各675ml、5%葡萄糖液2 000ml。

2. 防治感染 在烧伤创面未愈之前细菌均有可能进入血液,引起全身感染。防治感染应从以下方面着手：

(1) **处理创面**：认真而积极的处理创面，否则其他方法也难以奏效。

(2) **抗菌药物应用**：抗生素的选择应根据创面分泌物的性状、细菌培养和药敏试验结果，选择有效抗生素。如果预防性使用抗生素，使用时机包括：①烧伤早期（伤后 2 周内）；②手术切痂前后；③有严重并发症时；④植皮手术后。

(3) **免疫增强疗法**：如伤后注射破伤风抗毒素血清；还可用免疫球蛋白和烧伤免疫血清；新鲜血浆可增强一般的免疫功能。

3. **营养支持** 烧伤后机体静息能量消耗增加，可经胃肠道和静脉进行营养补充。主要是：①补充足够热量；②摄入高蛋白、低脂肪、含纤维素的食物；③必要时采用静脉高营养支持治疗；④适量输全血、血浆或白蛋白。

（五）防治器官并发症

及时纠正低血容量、迅速逆转休克、预防和治疗感染等，是预防烧伤后器官并发症的基本方法。同时又要注意维护某些器官的功能，如出现肺部感染、肺不张等，应积极协助患者排痰、选用抗菌药物、改善通气功能、吸氧等；出现尿少、血红蛋白尿等，应考虑血容量不足、溶血等，应采取改善肾灌注、利尿、使尿碱化等措施。

知识链接

瑞金方案——中国烧伤发展史上的里程碑

1958 年某厂锅炉爆炸，一名 28 岁的工人全身 89.3% 面积的皮肤被烧伤，深度烧伤面积达 23%，生命危在旦夕。上海第二医学院和广慈医院（瑞金医院前身）迅速组织抢救小组，40 多名专家历经 3 个月的皮肤移植手术，几乎没有生还可能的患者竟奇迹地痊愈了。该案例打破了当时"烧伤面积超过 80% 难以生存"的定论，改写了国内外的烧伤治疗纪录。此后瑞金医院烧伤科也从普外科独立出来，建立起中国危重烧伤救治的雏形，奠定了我国烧伤外科治疗水平跃居国际领先地位的基础。瑞金团队前后 40 多名专家的大胆尝试、创新方法与取得的成就为国际烧伤学会承认，称为"瑞金方案"或"中国方案"。

第二节 电烧伤和化学烧伤

一、电烧伤

电源直接接触所致的电接触烧伤，称电烧伤（electric burn）。电烧伤有两类，由电火花引起的烧伤称为电弧烧伤，其性质和处理类同火焰烧伤；由电流通过人体引起的烧伤称为电烧伤。电流通过人体可造成全身电击伤和局部电烧伤。主要是因为用电不慎、装备电器、雷击等引起，故应普及有关常识教育，以防电损伤事故发生。

电流对人体的损伤作用可分为直接的局部作用和间接的全身作用。人体触电后，在电流的"入口"和"出口"处最明显的损伤是高温引起的烧伤，造成局部组织蛋白凝固或炭化、血栓形成等。电流通过皮肤后，即循阻力低的体液、血管传导而引起全身性损害，主要损害心脏。由此可出现一过性神志丧失、心悸、眩晕、耳鸣等，重者可发生电休克，甚至呼吸心搏骤停。

（一）现场急救

现场急救的急救措施有：①切断电流或立即使患者脱离电源。②有衣着燃烧者，应立即扑灭。③呼吸心搏骤停者，应立即进行复苏抢救。④昏迷或合并其他创伤，应作相应的临时处理。

(二)临床表现与诊断

通常电流的"入口"损伤较"出口"严重,一般为Ⅲ度烧伤。皮肤烧伤范围多不太大,多为椭圆形,皮肤焦黄或炭化,中心下陷,严重者可形成裂口或洞穴。烧伤可深达肌肉、肌腱、骨骼或内脏。早期很难确定损伤范围和严重程度,深部损伤范围常远远超过皮肤"入口"处。伤24小时以后,伤处周围组织发红、肿胀,范围逐渐扩大。由于血管壁损害而形成血栓,可造成其供血组织缺血坏死。伤后1周开始广泛性组织坏死,可确定组织坏死范围,并可发生继发性大出血。坏死组织容易并发感染,多较严重,如湿性坏疽、脓毒症,有的甚至发生气性坏疽,而出现相应的表现。

病程中应密切观察深部组织损伤发展和感染情况,同时要重视全身情况,如低血容量、尿量和尿成分的改变(如肌红蛋白尿、血红蛋白尿)、心电图改变等。

(三)治疗

1. 全身治疗 与热力烧伤基本相同。但输液量不应单纯按烧伤面积计算,应适当增加输液量,保持尿量每小时50ml以上。早期应给利尿药和碱性药物,以防止肾衰竭。

2. 局部治疗

(1)**早期处理**:全身情况稳定后,尽早清创。一般采用暴露疗法,保持局部清洁干燥,预防破伤风。如伤肢有环形Ⅲ度焦痂严重影响血液循环,应立即作焦痂纵向切开减压,并将筋膜切开。

(2)**坏死组织处理与创面修复**:伤后3~5天,可行第一次手术。切除表面坏死皮肤和焦痂后,探查深部组织。如无明显感染,则较彻底切除失活组织。或隔2~3天再次手术探查,清除坏死组织。如此直至坏死组织彻底清除,待肉芽组织生长良好植皮,目前已采用带蒂皮瓣转移、带血管游离皮瓣移植术,或大网膜覆盖创面。

(3)**感染创面处理**:已感染的伤口要充分引流,予以湿敷,逐日清除创面坏死组织和焦痂。暴露较大的伤口,床旁应备止血带或手术包,因此类患者可在静卧或熟睡时血管悄然破裂,一旦出血,应缝扎出血点近心端附近健康的血管。

(4)**截肢要慎重,严格掌握适应证,其适应证包括**:①因血液循环完全中断而致坏死;②威胁生命的严重感染,特别是厌氧菌感染;③血管、神经、骨骼严重损伤,无法修复或重建。

二、化学烧伤

化学烧伤(chemical burn)以强酸类、强碱类或磷等化学物质致伤为多见。化学物质对局部的损伤作用,主要是细胞脱水和蛋白质变性;有的可产生高热灼伤组织;有的可从伤处吸收损害体内器官或引起中毒。损害程度除与化学物质性质有关外,还取决于剂量、浓度和接触时间。处理时应了解致伤物的性质以便于采取对应措施,一旦发生首先立即脱去被化学物浸渍的衣物,大量清水冲洗30分钟以上,尤其的面部,以免发生角膜损伤致盲。急救时如致伤物不明不要贸然使用中和剂,早期输液量可稍多,加用利尿剂排出毒性物质。已明确致伤物者,应选用对应解毒剂或对抗剂。

(一)酸烧伤

高浓度强酸如硫酸、硝酸、盐酸与皮肤接触后,很快引起细胞脱水,使组织蛋白凝固,故创面干燥,分界清楚,肿胀较轻。创面初期呈黄色或棕黄色,硫酸可使组织炭化,皮肤呈黑绿色或深棕色。苯酚烧伤创面开始呈白色,后转为灰黄色或青灰色。苯酚从皮肤吸收有发生尿闭和尿毒症的危险。氟氢酸烧伤,通常不立即出现明显疼痛而被忽视,数小时后出现难忍的剧痛,不但引起皮肤和脂肪坏死,且有脱钙作用。急救时,用大量冷水较长时间(半小时左右)冲洗创面。但苯酚不溶于水,可先用酒精中和,然后用水冲洗。创面较大者应予输液和使用利尿药,并考虑早期切痂。氟氢酸烧伤创面冲洗后,随即用氧化镁甘油软膏涂抹、氯化钙或硫酸镁湿敷。创面经以上处理后予以暴露,保持创面干燥,待其痂下愈合或切痂植皮。

（二）碱烧伤

碱烧伤常因强碱如氢氧化钠、氢氧化钾、生石灰（氢氧化钙）等所致。除了使组织细胞脱水外，与组织蛋白结合形成碱性蛋白盐，并可使脂肪皂化和溶解。皂化时产生的热量，可使深层组织继续坏死，烧伤加深。坏死组织脱落溶解后，创底较深，边缘潜行向下，疼痛较剧。

急救时，主要用大量清水冲洗或较长时间浸浴。生石灰烧伤，因石灰颗粒遇水后形成氢氧化钙并释放热量，可加重烧伤，应先将颗粒去除再用水冲洗。此后，创面处理与热力烧伤相同，使创面干燥，深度烧伤争取及早去痂植皮。

（三）磷烧伤

磷颗粒可在体表自燃造成烧伤。磷氧化后所形成的五氧化二磷对皮肤有腐蚀作用，伤处灼痛剧烈，迅速形成焦痂。无机磷经创面吸收可致严重的肝、肾功能损害。磷燃烧所产生的五氧化二磷粉末吸入呼吸道可致肺水肿。急救时，先用大量清水冲洗或浸浴，并仔细清除磷颗粒。随后用 1% 硫酸铜冲洗和湿敷，可与磷化合成黑色磷化铜或磷酸铜，再用水冲去。磷为脂溶性，创面切不可用油脂敷料，以免加速吸收。在局部处理的同时，不可忽视全身治疗。深度磷烧伤应尽早切痂植皮，受侵犯的肌肉应广泛切除。如肌肉受侵范围较广或侵及骨骼，必要时可考虑截肢，以防严重或致死性磷中毒。

第三节　冻　伤

低温寒冷引起机体的损伤，统称为冻伤（cold injury）。依损伤的性质冻伤可分为冻结性冻伤与非冻结性冻伤两类。非冻结性冻伤是在 10℃ 以下、冰点以上，加上潮湿条件所致，如冻疮、战壕足、浸渍足等。冻结性冻伤是指短时间暴露于极低温或长时间暴露于冰点以下低温所致，分局部冻伤（又称冻伤）和全身冻伤（又称冻僵）。

一、非冻结性冻伤

冻疮（chilblain）多发生在冬季或早春气温较低较潮湿的地区，长江流域多见。战壕足和浸渍足在平时多发生于野外施工人员、部队值勤等情况下。

（一）病理生理

机体局部皮肤暴露于冰点以上低温时，可引起血管收缩和血流滞缓，影响细胞代谢。当局部处于常温后，血管扩张、充血且有渗出，甚至可发生水疱。可发展为毛细血管、小动脉、小静脉受损而发生血栓，甚至引起组织坏死。

（二）临床表现

耳郭、手、足或鼻尖常是好发部位。发病往往不自觉，待局部出现红肿才开始发觉，温暖时局部肿痒刺痛，可起水疱，水疱去皮后创面发红、有渗液，可并发感染形成糜烂或溃疡。

（三）预防和治疗

野外劳动、值勤要防寒保暖。曾患冻疮的人在寒冷季节要注意手、足、耳郭等处保暖，保持鞋袜干燥，涂擦防冻疮霜剂。发病后若局部皮肤完整可涂冻疮膏，每日温敷数次。有糜烂或溃疡应换药，可用含抗生素和皮质甾的软膏、樟脑膏或桑寄生软膏。

二、冻结性冻伤

多发生在意外事故或战时，如突然发生的暴风雪、陷入冰雪环境中等。

（一）病理生理

人体局部接触冰点以下低温时，发生强烈血管收缩反应；若接触时间稍久或温度过低，则细胞外液甚至连同细胞内液均可形成冰晶。冻融后,局部血管扩张、充血、渗出及血栓形成等;组织内冰晶融化后,可发生组织坏死,邻近组织炎症反应。全身受低温侵袭时,除了外周血管强烈收缩和寒战反应,体温由表及里降低,使心血管、脑及其他器官均受累。如不及时抢救,可直接致死。

(二) 临床表现

冻伤后局部麻木刺痛、皮肤苍白发凉等。冻融后按其损伤程度为四度。

1. Ⅰ度冻伤 伤及皮肤表层。局部轻度肿胀,红斑损害,稍有麻木痒痛。1周后脱屑愈合,不留瘢痕。

2. Ⅱ度冻伤 伤及皮肤真皮层。局部水肿,水疱损害。局部疼痛剧烈,但知觉迟钝。2~3周后,如无感染,可痂下愈合,少有瘢痕。

3. Ⅲ度冻伤 伤及皮肤全层及皮下组织。复温后,局部由苍白转为黑褐色,可出现血性水疱,知觉消失。4~6周后,坏死组织脱落形成肉芽创面,愈合缓慢,留有瘢痕。

4. Ⅳ度冻伤 伤及肌肉、骨骼等组织,甚至肢体干性坏疽。对复温无反应,感染后变成湿性坏疽,中毒症状严重。治愈后多留有功能障碍或残疾。

全身冻伤初始有寒战、苍白、发绀、疲乏、无力等表现,继而出现肢体僵硬、麻木、幻觉,继之神志模糊甚至昏迷。严重者可心律失常、呼吸心搏骤停。

(三) 治疗

1. 急救

(1)快速复温,使用38~42℃恒温水浸泡伤肢,冻僵者全身浸泡。15~30分钟后,使体温迅速提高而接近正常,指端甲床潮红且有温感,全身冻僵浸泡复温时待肛温恢复至32℃左右应停止继续复温。

(2)如无复温条件,可利用常人腋窝、胸腹部。

(3)快速复温后,应在22~25℃室内继续保暖,卧床休息。

(4)不能口服者可静脉输入加温至37℃的葡萄糖液,能量合剂等,并防治休克。

(5)对呼吸心搏骤停者要施行心肺复苏术。

2. 局部创面处理

Ⅰ度冻伤:保持创面干燥,数日可愈。

Ⅱ度冻伤:复温后水疱无菌抽液,干敷料保暖性包扎,或外涂冻伤膏后暴露。

Ⅲ度、Ⅳ度冻伤:多采用暴露疗法,保持创面干燥,一般待坏死组织分界清楚后行切除,再行植皮,并发湿性坏疽常需截肢。

3. 全身治疗 Ⅱ度以上冻伤需要全身治疗,包括:①应用抗生素和破伤风抗毒素血清。②冻伤常继发肢体血液循环不良,可用低分子右旋糖酐、妥拉唑林、罂粟碱等,也可用中药活血化瘀改善血液循环。③给予高热量、高蛋白、高维生素饮食。④冻僵者复温后应重点防治多系统器官衰竭。

(四) 预防

寒冷环境中工作人员或部队,要做到"三防",即防寒、防湿、防静(适当活动)。在进入低温工作环境前,可进适量高热量饮食,但不宜饮酒,因饮酒可能增加散热。预计可能遭遇酷寒人员,应事先采取措施,如锻炼身体耐寒能力、保暖等。

第四节 咬蜇伤

一、犬咬伤

患有狂犬病的犬咬人时,唾液中的狂犬病毒经伤口进入人体,侵犯中枢神经系统。经潜伏期(一般3~8周)后,患者进食、饮水引起咽喉肌痉挛性疼痛。见水、闻水声或提及饮水均可诱发咽肌痉挛,故狂犬病又称恐水病。严重时有烦躁不安,恐惧、狂躁、惊厥等。后期出现进行性瘫痪、昏迷或呼吸衰竭。迄今狂犬病尚无有效的治疗方法,死亡率高。

(一)伤口处理

犬咬伤后,无论狂犬与否,均应及时处理伤口。先用20%肥皂水或大量的无菌水反复冲洗伤口,再用高锰酸钾液或过氧化氢溶液冲洗。如可疑狂犬咬伤,则应扩大伤口,彻底清创,再用过氧化氢溶液冲洗。如有免疫血清,可在伤口四周注射直至伤口底部。伤口开放,忌作一期缝合。

(二)狂犬病疫苗预防注射

狂犬咬伤或可疑狂犬咬伤,均应在伤后立即进行预防注射。①注射狂犬病疫苗,分别于伤后当天和伤后第3、7、14、28天各注射一剂,共5剂。②注射抗狂犬免疫血清,伤后可立即注射狂犬免疫血清40U/kg,狂犬免疫球蛋白20U/kg,在伤口周围或肌内注射。

二、蛇咬伤

蛇分为毒蛇和无毒蛇两大类,分布在我国的毒蛇近50种,剧毒者10余种。毒蛇咬伤在我国南方农村和山区常见,其危害在于蛇毒中毒。蛇毒含有多种毒蛋白、溶组织酶以及多肽复合物,分为神经毒和血液毒素两种。

(一)临床表现

1. 神经毒中毒 主要作用于延髓和脊神经节,且可阻断运动神经肌肉接头的传导,引起呼吸肌麻痹和全身横纹肌松弛性麻痹。

2. 血液毒中毒 包括心脏毒和血管毒,具有强烈的溶组织、溶血和抗凝作用。咬伤后局部损伤严重,伤口剧痛、肿胀明显、皮下瘀斑或血性水疱,可出现广泛出血、心肌损害、休克、急性肾衰竭和肝昏迷等并发症。

3. 混合毒中毒 兼有上述两种征象,以神经毒为主,局部损害也重。

(二)治疗

1. 急救 咬伤后勿惊慌奔跑,肢体制动可减少毒素吸收和扩散。立即在距伤口5~10cm的近心端绑扎,以能阻止静脉血和淋巴回流为度,待清创排毒后3小时解除,绑扎期间每20~30分钟松开1~2分钟。可在伤口周围挤压排毒或拔火罐吸出毒液。必要时可用口直接吸吮排毒。

2. 局部处理

(1)**清创排毒**:先用肥皂水或冷盐水反复冲洗伤口,再用3%过氧化氢溶液冲洗。以牙痕为中心做"+""++"或"*"形切口,用手由伤肢上部至下部,由近心端向远心端挤压。需要注意的是,血液毒素类毒蛇咬伤后可短期内造成凝血功能严重受损,局部切开伤口可引起出血不止,甚至造成严重后果,如发现牙痕伤口出血不止,则忌切开伤口。

(2)**患肢制动**:伤肢制动放低以减少毒素的吸收。

(3)**封闭疗法**:可用胰蛋白酶2 000U加入0.5%普鲁卡因10~20ml中,在伤口周围封闭。

3. 全身治疗

(1)**一般治疗**:给予高热量、高维生素和易消化饮食。多饮水,必要时输液、输血,使用利尿药,加强利尿排毒。

(2)**应用解蛇毒药物**:①抗蛇毒血清;②中草药或中成药,如季德胜蛇药片。

(3)**危重情况的防治**:呼吸麻痹、休克、心力衰竭、肾衰竭、肝昏迷为毒蛇咬伤的主要死亡原因,必须及时有效控制,治疗中避免使用中枢神经抑制剂、肌肉松弛剂、肾上腺素和抗凝剂,常规使用破伤风抗毒素及抗菌药物防治感染,注意补液等支持治疗,必要时输注血浆、红细胞,出现呼吸困难者应及时行气管切开或呼吸机辅助呼吸,同时注意保护各脏器功能。

三、蜇伤

（一）临床表现

1. 蜂蜇伤（bee sting） 蜂毒与蛇毒相似，包含具有抗原性质的蛋白质混合物、激肽、组胺和血清素。伤者可出现荨麻疹、血管神经性水肿、哮喘或过敏性休克；若被群蜂蜇伤，可出现明显的全身症状，如头晕、恶心、呕吐等，严重时可出现呼吸困难、休克、昏迷甚至死亡，有的出现血红蛋白尿，甚至肾衰竭。

2. 蝎蜇伤（scorpion sting） 蝎的毒液为神经毒素、溶血毒素等。蜇伤局部剧痛，大片红肿，水疱、出血、麻木等；重者可出现寒战、高热、恶心、呕吐、头痛、头晕、肌肉强直或抽搐、流涎、呼吸困难、脉搏细弱、昏迷等。

3. 蜈蚣蜇伤（centipede bite） 局部疼痛、红肿，可渗血；严重时可出现发热、头痛、眩晕、恶心、呕吐甚至谵妄、昏迷等。

4. 毒蜘蛛咬伤 毒蜘蛛毒液含神经蛋白毒。咬伤处局部苍白红肿或发生荨麻疹；全身症状以儿童为甚，少数患者可有腹肌痉挛，颇似急腹症。

（二）治疗

1. 局部处理 ①肥皂水和生理盐水洗净，根据需要扩大伤口；②蜂刺、虫爪留在伤口内者，尽可能迅速拔除；③并发蜂窝织炎或坏疽时，根据需要行引流术；④伤口周围封闭。

2. 全身治疗 目前尚无特异性的抗毒素血清，对于全身反应较重者，应注意积极全身综合治疗。

第五节　整形外科

一、概述

整形外科又称整形与重建外科、整形美容外科，是对各类先天性和获得性（包括创伤与疾病等）的组织缺损、畸形和功能障碍进行修复、重建，对各类体表肿瘤进行诊治，并通过各种手段改善、增进与美和衰老相关的人体形态和功能的一门外科学科。主要涉及人体体表器官、皮肤、软组织、神经、肌肉、骨骼系统和相关的内脏器官等。治疗手段主要包括组织修复、组织移植、组织再生和体表器官再造等外科方法，以及声光电、药物、细胞、基因和生物材料、生物医学工程等技术和方法的应用。

（一）整形外科的治疗范围

1. 损伤性畸形和缺损 包括物理、化学、机械性损伤等。

2. 感染性畸形和缺损 感染后皮肤或深部组织瘢痕挛缩所致的畸形和功能障碍。

3. 先天性畸形和缺损 胚胎发育过程中的某种缺陷，出生后患有身体某些部位形态和生理功能的畸形。

4. 体表肿瘤 体表尤其是头面部的肿瘤，切除后应通过整形外科修复或重建。

5. 美容 许多整形外科手术用于美容。

6. 其他 如面神经麻痹、单侧或双侧面萎缩、斜颈、压疮等。

（二）整形外科原则和特点

1. 形态和功能的统一 除恢复功能外，还有矫正畸形，重建或改善形态的追求。

2. 原则性和创造性相结合 可视患者的情况、手术者的经验、科学技术的进步等不断创新，灵活性很大。

3. 基本原则和操作技术特点 主要包括：①治疗时间的选择，可分为定期手术、择期手术、急症手术；②严格的无菌技术；③精细的无创技术；④正确选择手术切口；⑤严密的缝合技术；⑥妥善包扎固定。

二、皮肤移植

皮肤移植是临床应用最多的组织移植。主要用于修复皮肤与其下的组织缺损以及因缺损导致的各种外部畸形。移植的方法很多,各有特点,一般可分为皮肤的游离移植、皮瓣移植、吻合血管的皮瓣移植。

(一)皮肤游离移植

皮肤游离移植是皮肤组织自供皮区断离后,移植到皮肤缺损处(受皮区),凭借受皮区的血供重建血液循环而成活。

1.游离皮片的分类 依据皮片厚度不同可分三种。

(1)**刃厚皮片**:包含皮肤的表皮层和少量真皮乳头层,成人厚度为 0.15~0.25mm。移植易存活,但存活后易收缩,耐磨性差。

(2)**中厚皮片**:包含表皮层和部分真皮层,是应用最广泛的一种游离植皮片,成人厚度为 0.3~0.6mm,弹性与耐磨性较刃厚皮片为佳,适用于关节、手背等功能部位。

(3)**全厚皮片**:包含全层皮肤组织在内,是游离植皮术效果最佳的一种。存活后色泽、弹性、功能接近正常皮肤,耐磨性好,适用于手掌、足底与面颈部的创面修复。另外,还有包括真皮下浅层血管网的皮片,称为超全厚皮片。

2.取皮方法 供皮区经皮肤准备后,采用滚轴刀、鼓式取皮机或徒手取皮均可。供皮区应隐蔽、损伤小,避免造成新的畸形。烧伤患者皮源紧张,可取头皮移植,头皮修复快,可反复取皮。

3.游离皮片的成活 皮肤移植于受区后,借渗出的血浆物质黏附并提供营养;24 小时毛细血管芽可深入皮片,48 小时皮片血液循环逐渐形成;1 周左右皮片血液循环基本建立,皮片色泽红润。为此,游离植皮时要使皮片紧贴创面,创底无坏死组织、无积血,并均匀加压包扎和局部制动。

(二)皮瓣移植

皮瓣移植适用于修复软组织严重缺损,肌腱、神经、血管裸露,创底血液循环差的深度创面,尤其是功能部位。皮瓣可分带蒂皮瓣和游离皮瓣。

1.带蒂皮瓣 在皮瓣形成或转移的过程中,都需要一个蒂部相连,以供给该皮瓣必需的血液供应(图 12-3),适用于修复邻近或较远处的组织缺损。设计皮瓣时,其长宽比例最好为 1:1,不宜超过 1.5:1。皮瓣缝合固定于缺损处后,蒂部仍与供区连接,一般经过 3 周后皮瓣与创底建立可靠的血液循环,再予断蒂。

2.游离皮瓣移植 游离皮瓣移植是将一块完全游离的自体皮瓣,应用显微外科手术,将皮瓣的静脉、动脉与缺损处的静脉、动脉吻合,确保皮瓣的血液供应与静脉回流。游

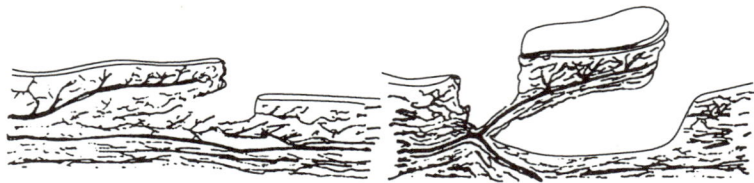

图 12-3 带蒂皮瓣

离皮瓣移植不受以上皮瓣蒂部长度的限制而可以移植到离供区很远的部位。在临床上不仅应用于晚期创伤畸形的修复,亦可应用于急症创伤的早期修复。

(张瑞瑞)

思考题

1.烧伤可分为几度?各有何特点?
2.简述烧伤的现场急救要点及原则。
3.简述电烧伤、化学烧伤、冻伤、咬蜇伤的处理原则。

练习题

第十三章 | 肿　瘤

ER 13-1

教学课件

ER 13-2

思维导图

学习目标

1. 掌握:肿瘤的早期信号、临床表现及常用诊断方法。
2. 熟悉:肿瘤的治疗原则及三级预防措施。
3. 了解:肿瘤的病因及发病机制。
4. 具备运用正确的方法对患者进行病史询问及体格检查并做出初步诊断的能力;会进行穿刺、活检的操作。
5. 能够拥有较好的人文关怀能力,帮助患者正确面对罹患肿瘤的现实。

案例导入

患者男性,64 岁,2 周前出现咳嗽,反反复复,伴有咳黏液痰、痰中带血,不伴咯血及呼吸困难。未行特殊治疗,来院就诊。既往体健,吸烟史 20 余年,发病以来大小便正常,稍感消瘦。体格检查:患者神志清,精神差,体温 38.3℃,双肺呼吸音粗,心脏听诊无异常,腹部平软。胸部 X 线平片示:右肺门肿块影,伴远端大片状阴影,抗感染治疗阴影不吸收,白细胞 12×10^9/L。

请思考:
1. 该患者最可能诊断是什么?
2. 首选什么检查有助于尽快明确诊断?
3. 该患者首选的治疗方法是什么?

第一节　概　论

肿瘤(tumor)是指机体内易感细胞在各种致瘤因素的作用下,引起细胞遗传物质的改变,导致细胞内基因表达异常,从而导致细胞异常增生而形成的新生物。肿瘤细胞本身具有自主的生成能力,不受机体正常生长功能的调节,即使在移除致瘤因素后,亦可以继续生长。

随着经济的发展,传染病逐渐得到有效的控制,人类平均寿命延长,恶性肿瘤对人类健康的威胁日益突出。据世界卫生组织/国际癌症研究署(WHO/IARC)统计,2018 年全球新发癌症例数 1 810 万,死亡人数约 955 万,预计到 2040 年,全球癌症新发例数将超过 2 700 万。我国最常见的恶性肿瘤,男性依次为肺癌、肝癌、胃癌、结直肠癌,女性依次为乳腺癌、肺癌、结直肠癌、甲状腺癌。

(一)病因

目前恶性肿瘤的病因尚未完全了解。通过多年的流行病学调查研究、实验与临床观察,人们发现环境与行为对恶性肿瘤的发生有重要影响(表 13-1)。

表 13-1　环境、行为因素与相关恶性肿瘤的发生部位

项目	因素		相关肿瘤发生部位
职业因素	接触石棉、沥青		肺、皮肤
	接触煤烟		阴囊、皮肤
生物因素	病毒、细菌		肝、胃、子宫颈、鼻咽
生活方式	烟草		肺、胰腺、膀胱、肾
	饮食	硝酸盐、亚硝酸盐、低维生素 C、真菌毒素	胃、肝
		高脂、低纤维、煎或烤焙食物	大肠、胰腺、乳腺、前列腺、卵巢、子宫内膜
多种因素	烟与酒		口腔、食管
	烟与石棉		肺、呼吸道
	烟与病毒		肝
医源性因素	放射线、药物		皮肤、造血系统

肿瘤的发生是一个复杂的过程,是环境因素和遗传因素相互作用的结果,不同的肿瘤的发生,其环境因素和遗传因素所起到的作用也有所不同。

1. 化学因素　①烷化剂:如有机农药、硫芥等,可引起造血器官肿瘤与肺癌。②多环芳烃化合物:与煤烟垢、煤焦油、沥青等物质长期接触易患皮肤癌与肺癌。③氨基偶氮类:易诱发膀胱癌与肝癌。④亚硝酸类:与食管癌、胃癌和肝癌的发生有关。⑤真菌毒素和植物毒素:黄曲霉素可诱发肝癌、肾癌、胃癌与结肠癌。⑥其他:如重金属可致肺癌;氯乙烯可诱发肝血管肉瘤;二氯二苯基、三氯乙烷(DDT)和苯可致肝癌。

2. 物理因素　物理致癌因素主要包括电离辐射和紫外线。①电离辐射可诱导各种类型的肿瘤发生,但不同类型器官、细胞对电离辐射敏感程度均有不同。与电离辐射相关的最常见的肿瘤为白血病、甲状腺癌等。②紫外线能诱发人体面部、手臂等阳光照射部位的皮肤癌。

3. 生物因素　生物因素主要是病毒,可分为 DNA 病毒与 RNA 病毒,常见的病毒,如 HBV 与肝癌的发生密切相关;EB 病毒感染与伯基特淋巴瘤(Burkitt lymphoma)、鼻咽癌发生相关;HPV 反复感染与宫颈癌相关;C 型 RNA 病毒与白血病、霍奇金淋巴瘤的发生有关。

4. 遗传因素　目前认为,环境因素是肿瘤发生的始动因素,个人的遗传特征决定肿瘤的易感性。*BRCA-1* 基因突变者易患乳腺癌;*APC* 基因突变者易患肠道息肉病。不少食管癌、肝癌、鼻咽癌患者有肿瘤家族史。

(二) 分类与命名

根据肿瘤的形态及肿瘤的生物学行为,主要分为良性与恶性两大类。良性肿瘤,一般称为"瘤"。恶性肿瘤来自上皮组织者称为癌(carcinoma);来源于间叶组织者称为肉瘤(sarcoma);胚胎性肿瘤常称母细胞瘤。但某些恶性肿瘤仍沿用传统名称"瘤"或"病",如恶性淋巴瘤、白血病等。

临床上除良性与恶性肿瘤两大类以外,少数肿瘤形态上虽属良性,但有浸润生长、切除后复发或转移等恶性行为,在组织学形态与生物学行为上介于良性与恶性之间,称交界性肿瘤。良性肿瘤与恶性肿瘤的主要区别归纳于表 13-2。

表 13-2　良恶性肿瘤的区别

项目	良性肿瘤	恶性肿瘤
分化程度	分化好,异型性小	不同程度分化障碍或未分化,异型性大
核分裂象	无或少,不见病理性核分裂象	多,可见病理性核分裂象

项目	良性肿瘤	恶性肿瘤
生长速度	缓慢	较快
生长方式	膨胀性或外生性生长	浸润性或外生性生长
继发改变	少见	常见,如出血、坏死、溃疡形成等
转移	不转移	可转移
复发	不复发或很少复发	易复发
对机体的影响	较小,主要为局部压迫或阻塞	较大,破坏原发部位和转移部位的组织;坏死、出血,合并感染;恶病质

各种良性或恶性肿瘤,根据其组织及器官来源部位而冠以不同的名称,如背部脂肪瘤、肺癌、结肠癌、前列腺癌、股骨骨肉瘤等。相同器官或组织可发生不同细胞类型的肿瘤,如肺鳞状细胞癌与肺腺癌等。同一细胞类型的癌,由于细胞分化程度不一,又分为高分化、中分化及低(未)分化癌。

(三) 发病机制

肿瘤是在机体内在因素与外界因素联合作用下,细胞中基因改变并积累而逐渐形成的,癌变是一个多基因参与、多步骤发展的复杂过程,其中的许多环节尚有待进一步研究来阐明和完善。目前主流的癌变分子机制主要包括:①癌基因(oncogene)激活、过度表达。②抑癌基因(tumor suppressor gene)突变、丢失。③微卫星不稳定(microsatellite instability,MSI),出现核苷酸异常的串联重复分布于基因组。④修复相关基因功能丧失,如错配修复基因(mismatch repair gene)突变。⑤凋亡机制障碍。⑥端粒酶(telomerase)过度表达。⑦信号转导调控紊乱。⑧浸润转移相关分子改变等。其中以癌基因/抑癌基因学说最为流行。

知识链接

癌 基 因

癌基因是在研究肿瘤病毒(特别是逆转录病毒)致瘤机制的过程中认识到的。一些逆转录病毒能引起动物肿瘤或在体外试验中能使细胞发生恶性转化,逆转录病毒基因组中含有某些RNA序列,为病毒致瘤或者导致细胞恶性转化所必需,称为病毒癌基因(viral oncogene)。此后,在正常细胞基因组中发现与病毒癌基因十分相似的DNA序列,称为原癌基因(proto-oncogene)。原癌基因正常时并不导致肿瘤,它们编码的产物是对促进细胞生长增殖十分重要的蛋白质。当原癌基因发生某些异常时,能使细胞发生恶性转化,此时这些基因称为细胞癌基因(cellular oncogene)。原癌基因转变为细胞癌基因的过程,称为原癌基因激活。

(四) 肿瘤的诊断

肿瘤的正确诊断是肿瘤治疗的先决条件,亦有助于确定合理的治疗方案。它不仅包括肿瘤的部位和病变的性质,对恶性肿瘤还应该包括病变的恶性程度及分期。

1.临床诊断 肿瘤的临床诊断取决于肿瘤性质、发生组织、所在部位以及发展程度。下列十项症状并非恶性肿瘤的特征性症状,但常被认为是恶性肿瘤的早期信号:①身体任何部位发现肿块并逐渐增大。②身体任何部位发现经久不愈的溃疡。③中老年妇女出现阴道不规则流血或白带增多。④进食时胸骨后不适、灼痛、异物感或进行性吞咽困难。⑤久治不愈的干咳或痰中带血。⑥长期消化不良,进行性食欲减退,不明原因的消瘦。⑦大便习惯改变或便血。⑧鼻塞、鼻出血。⑨黑痣增大或破溃出血。⑩无痛性血尿。

此外,对于来自有特定功能器官或组织的肿瘤可有明显的症状,如肾上腺髓质的嗜铬细胞瘤早期出现高血压,胰岛 β 细胞肿瘤出现低血糖。

(1)局部表现

1)肿块:位于体表或表浅的肿瘤,肿块常是首发表现。根据肿瘤的不同,其硬度、移动度及边界均可不同。位于深部或内脏的肿块不易触及,但可出现脏器受压或空腔器官梗阻症状。良性肿瘤生长缓慢;恶性肿瘤则生长快,晚期可出现如肿大淋巴结、肝、骨和内脏结节等肿瘤转移表现。

2)疼痛:肿块的膨胀性生长、破溃或感染等使末梢神经或神经干受刺激或压迫,可出现局部疼痛,以夜间尤甚。

3)溃疡:体表或胃肠的肿瘤,若生长过快,可因血供不足而继发坏死,或因继发感染而形成溃烂。恶性者常呈菜花状,或肿块表面有溃疡,可有恶臭及血性分泌物。

4)出血:体表及与体外相交通的肿瘤,发生破溃、血管破裂可致出血。胃癌、食管癌有呕血或黑便;肝癌破裂可致腹腔内出血;结肠癌、直肠癌可有血便或黏液血便;肺癌可有咯血或痰中带血;宫颈癌可有血性白带或阴道出血。

5)梗阻:肿瘤可导致空腔器官梗阻,随其部位不同可出现不同症状。如胰头癌、胆管癌可合并阻塞性黄疸;胃癌致幽门梗阻可引起呕吐;肠肿瘤可致肠梗阻;支气管癌可致肺不张。

6)转移症状:如区域淋巴结肿大;骨转移可有疼痛或触及硬结,甚至发生病理性骨折;肺癌、肝癌、胃癌可致癌性胸水、腹水等。

(2)全身症状:良性及早期恶性肿瘤多无明显的全身症状。恶性肿瘤患者常见的非特异性全身症状有贫血、低热、消瘦、乏力等,随着肿瘤的进展,则可逐步出现明显的全身症状。恶病质常是恶性肿瘤晚期全身衰竭的表现,不同部位肿瘤,恶病质出现迟早不一,消化道肿瘤患者则较早出现。

(3)体格检查

1)全身体检:除一般的全身常规体检外,对于肿瘤转移多见部位如颈、锁骨上、腹股沟淋巴结,以及对腹内肿瘤者肝脏触诊及直肠指诊等均不可或缺。

2)局部检查:检查内容主要包括肿块的部位、肿瘤的性状和区域淋巴结或转移灶检查。

A. 肿块的部位:明确肿块所在解剖部位,将有助于分析肿块的组织来源与性质。

B. 肿瘤的性状:仔细查明肿块大小、外形、硬度、表面温度、血管分布、有无包膜及活动度等情况。良性者大多有包膜,质地接近相应的组织,较软。恶性者多无包膜,质硬,表面血管丰富或表面温度较高,生长迅速,扩展较快,浸润生长者边界不清且肿块固定。部分恶性肿瘤可出现坏死、液化、溃疡、出血等继发症状。

C. 区域淋巴结或转移灶检查:如乳腺癌检查腋下与锁骨上淋巴结;咽部肿瘤检查颈部淋巴结;妇科肿瘤检查腹股沟淋巴结;胃肠道肿瘤需要直肠指诊及肝脏触诊。

2. 实验室诊断

(1)常规检查:包括血、尿及粪便常规检查。胃肠道肿瘤患者常有贫血及大便隐血,大肠肿瘤者可有黏液血便;白血病者血象明显改变;泌尿系统肿瘤可有血尿,多发性骨髓瘤尿中可见本周蛋白(Bence-Jones protein);恶性肿瘤患者常可伴血沉加快。常规检查的异常发现并非是恶性肿瘤的特异性标志,但可为诊断提供一定的线索。

(2)血清学检查:用生化方法可测定人体内由肿瘤细胞产生的分布在血液、分泌物、排泄物中的肿瘤标志物(tumor marker)。肿瘤标志物可以是酶、激素、糖蛋白、胚胎性抗原或肿瘤代谢产物。大部分肿瘤标志物在恶性肿瘤与正常组织间无质的差异,可作为辅助诊断,对疗效判定或随访具有一定价值。

1)酶学检查:肝及成骨细胞可分泌碱性磷酸酶(ALP),故肝癌、骨肉瘤患者血清 ALP 常可增高,但伴有阻塞性黄疸者由于胆汁排泄受阻亦可增高。前列腺癌时可见血清酸性磷酸酶(ACP)和前列腺特异性抗原(PSA)增高。前列腺癌骨转移伴增生性骨反应者,ALP 和 ACP 均可增高。肝癌及恶性淋巴瘤有乳酸脱氢酶（LDH）不同程度的增高。原发或转移性肝癌时可出现 5-核苷酸磷酸二酯酶同工酶和 γ-谷氨酰胺转移酶Ⅱ（GGT-Ⅱ）增高。

2）糖蛋白：肺癌者血清 α 酸性糖蛋白、胰腺癌 CA19-9 增高。

3）激素类：内分泌器官肿瘤可出现激素分泌的增加，出现内分泌-肿瘤综合征。如垂体肿瘤导致生长激素水平过高；胰岛 β 细胞肿瘤可导致低血糖；甲状旁腺肿瘤可导致高钙血症。

4）肿瘤相关抗原：癌胚抗原（CEA）是胎儿胃肠道产生的一组糖蛋白，在结肠癌、胃癌、肺癌、乳腺癌均可增高；胃肠癌术后监测 CEA，对预测复发有较好的作用。甲胎蛋白（AFP）是动物胎儿期由卵黄囊、肝、胃肠道产生的一种球蛋白，肝癌及恶性畸胎瘤者均可增高，在我国用于肝癌普查，效果良好。

3. 影像学和内镜诊断 肿瘤的影像学诊断对肿瘤的早期发现，肿瘤的定位、分期、手术切除可能性的评估，治疗计划的制订和随访都有非常重要的意义。

（1）X 线检查

1）透视与平片：具有方便、经济、实用的优点。肺肿瘤、骨肿瘤可见特定的阴影。

2）造影检查：①普通造影，如钡剂灌肠与钡餐。②插管造影，如逆行输尿管肾盂造影、经内镜逆行胆胰管成像。③利用器官排泄特点造影，如静脉肾盂造影。④血管造影，如经外周动脉插管行选择性动脉造影。

（2）**超声显像**：简便且无损伤，目前广泛应用于肝、胆、胰、脾、甲状腺、乳房、颅脑、子宫、卵巢等部位肿瘤的诊断，对判断囊性与实质性肿块很有价值。在超声引导下进行穿刺活检，成功率可达 80%~90%。

（3）**CT 检查**：用于颅内肿瘤、实质性脏器肿瘤、实质性肿块及淋巴结等的鉴别诊断。可经电脑完成三维图像、CT 血管造影、仿真内镜检查等。

（4）**放射性核素显像**：常用于甲状腺肿瘤、肝肿瘤、骨肿瘤、脑肿瘤及大肠癌等诊断，一般可显示直径在 2cm 以上的病灶。骨肿瘤诊断阳性率较高，且可早于 X 线显影，能较早发现骨转移瘤，但易有假阳性。胃肠道肿瘤阳性率低。

（5）**MRI 检查**：与 CT 相比，MRI 具有较高对比度，尤其是软组织的对比度明显高于 CT。

（6）**内镜检查**：用腔镜和内镜技术直接观察空腔脏器、胸腔、腹腔及纵隔的肿瘤或其他病变，并可取组织行病理活检，还能作为一种治疗手段，如内镜黏膜下剥离术（ESD）、经内镜逆行胆胰管成像（ERCP）。

4. 病理学诊断 病理学诊断为目前确诊肿瘤的直接而可靠的依据，也常常是对肿瘤进行治疗的先决条件。

（1）**临床细胞学检查**：此法取材方便、易被接受，被临床广泛应用。具有简便易行、花费低、不需麻醉的优点，但多数情况下仅能做细胞学定性诊断。

1）体液自然脱落细胞：标本取自胸腔积液、腹腔积液、尿沉渣及痰液与阴道涂片。

2）黏膜细胞：食管拉网、胃黏膜洗脱液、宫颈刮片及内镜下肿瘤表面刷脱细胞。

3）细针吸取：用针和注射器吸取肿瘤细胞进行涂片染色检查。

知识链接

食管癌防治先驱——沈琼

沈琼教授，著名病理学家，我国食管癌防治研究的开拓者和食管细胞学的创始人。20 世纪 50 年代末期，沈琼放弃了舒适的城市生活，几十年如一日，深入到河南省北部食管癌高发区，在异常艰苦的条件下从事食管癌的早期诊断和预防研究，采集到大量翔实的第一手资料，发明了食管细胞采取器（即著名的"沈氏拉网法"），并创立了食管细胞诊断学，解决了食管癌早期诊断的重大难题,促进了我国食管癌研究的全面发展,取得了一系列令世界瞩目的科研成果,使我国的食管癌研究水平在国际上达到领先地位。几十年中,他走遍了太行山区林县的大小村庄,成为当地妇孺皆知的"沈大夫"。作为国务院首批授予的博士生导师,他坚守杏坛,桃李满天下,为国家培养了大批优秀人才。

(2)**病理组织学检查**:根据肿瘤所在部位、大小及性质等,应用不同的取材方法。此类活检有促使恶性肿瘤扩散的可能,因此应在术前短期内或术中施行。

1)穿刺活检:用专门设计的针头在局麻下获取组织小块,所取得的标本可以作组织学诊断,常用于皮下软组织或某些内脏的实性肿块。

2)钳取活检:多应用于体表或腔道黏膜的表浅外生性或溃疡性肿瘤,也可在进行内镜检查时获取肿瘤组织,适用于皮肤、口唇、口腔黏膜、鼻咽、宫颈等。

3)切除活检:经手术能完整切除者则行切除活检,或于手术中切取部分组织做快速(冷冻)切片诊断。

5. 肿瘤分子诊断　近年来,随着分子生物学和精准医学的发展,肿瘤分子诊断逐渐成为肿瘤诊断中的第五级诊断。肿瘤的分子诊断可以检测相关基因,基因甲基化,RNA 转录谱或相关蛋白质。

(1)**病理组织免疫组织化学检查**:其原理是利用特异抗体与组织切片中的相关抗原结合,经过显色剂的处理,使抗原-抗体结合物显现出来。具有特异性强、敏感性高、定位准确、形态与功能相结合等优点,对提高肿瘤诊断准确率、判别组织来源、发现微小癌灶、正确分期及恶性程度判断等有重要意义。

(2)**病理组织的基因检查**:利用目前的基因测序技术对病理组织中的相关基因进行直接测序,以了解其突变情况并指导临床相关治疗。

(3)**液体活检**:由于临床上获取肿瘤标本较为困难,目前将从各种体液中获取肿瘤分子诊断的手段统称为液体活检。液体活检具有创伤小、可重复进行的优点,对一些在治疗中易发生的耐药基因突变具有特别的优势。

6. 肿瘤分期诊断　国际抗癌联盟提出的 TNM 分期法是目前被广泛采用的肿瘤分期法。T 指的是原发肿瘤(tumor)、N 为淋巴结(lymph node)、M 为远处转移(metastasis)。根据病灶大小及浸润深度等在字母后以 0 至 4 的数字表示肿瘤发展程度。1 代表小,4 代表大,0 为无。在临床无法判断肿瘤体积时则用 T_x 表示。以此三项决定其分期,不同 TNM 的组合,诊断为不同的肿瘤期别。各种肿瘤的 TNM 分类具体标准由各专业协会议定。

(五)肿瘤的治疗

良性肿瘤及交界性肿瘤以手术切除为主。交界性肿瘤必须彻底切除,否则极易复发或恶性变。恶性肿瘤主要有外科治疗、化学治疗、放射治疗三种手段。一般认为,恶性实体瘤I期者以手术治疗为主。Ⅱ期以局部治疗为主,原发肿瘤切除或放疗,包括可能存在的转移灶的治疗,辅以有效的全身化疗。Ⅲ期者采取综合治疗,手术前、后及术中放疗或化疗。Ⅳ期以全身治疗为主,辅以局部对症治疗。

1. 肿瘤的外科治疗　手术切除对大多数早期和较早期实体肿瘤是首选的治疗方法。良性肿瘤经完整切除后,可获得治愈。即使恶性实体瘤,只要癌细胞尚未扩散,手术治疗仍有较大的治愈机会。肿瘤的外科治疗按其应用目的可以分为预防性手术、诊断性手术、根治性手术、姑息性手术和减瘤手术等。

(1)**预防性手术**:用于治疗癌前病变,通过外科手术早期切除癌前病变可预防恶性肿瘤的发生。例如隐睾症是与睾丸癌相关的危险因素,在幼年行睾丸复位术可降低睾丸癌发生的风险。家族性结肠息肉病的患者可通过预防性全结肠切除预防结肠癌发生。

(2)**诊断性手术**:通过手术方式获取肿瘤标本,为正确的诊断、精确的分期,进而进行合理的治疗提供可靠的依据。诊断性手术包括切除活检术、切取活检术和剖腹探查术。

1）切除活检术：适用于较小的或位置较浅的肿瘤，既达到活检目的，也是一种治疗措施，是肿瘤活检的首选方式。

2）切取活检术：多用于病变体积较大、部位较深的肿瘤，也适用于开胸和剖腹探查时确定病变的性质和肿瘤有无转移。

3）剖腹探查术：当其他方法无法确诊，又无法排除腹内恶性肿瘤时可考虑。

（3）**根治性手术**：指手术切除了全部肿瘤组织及肿瘤可能累及的周围组织和区域淋巴结，以求达到彻底治愈的目的。广义的根治性手术包括瘤切除术、广泛切除术、根治术和扩大根治术等。

1）瘤切除术：适用于良性肿瘤和一些瘤样病变。

2）广泛切除术：适用于软组织肉瘤和一些体表高分化癌。

3）根治术和扩大根治术：一般适用于转移主要发生在区域淋巴结的各类癌症。

（4）**姑息性手术**：肿瘤进展至晚期，无法通过手术方式达到根治效果。手术目的是缓解症状、减轻痛苦、改善生存质量、延长生存期、减少和防止并发症。例如：晚期胃癌出血行姑息性胃大部切除术。直肠癌梗阻行乙状结肠造口术。卵巢切除治疗绝经前晚期乳腺癌或复发病例，尤其是雌激素受体阳性者。

（5）**减瘤手术**：当肿瘤体积较大，单靠手术无法获得根治时，行肿瘤大部分切除，术后继以其他治疗控制残留的肿瘤细胞。仅适用于原发病灶大部分切除后，残余肿瘤能用其他治疗方法有效控制者。

2. 肿瘤的化学治疗　化学治疗（chemotherapy），简称化疗，是利用化学合成药物杀伤肿瘤细胞、抑制肿瘤细胞生长的一种治疗方法。它在恶性肿瘤的治疗中起到了重要的作用。目前化疗仅能消灭部分癌细胞，单纯化疗患者仍有复发可能。

（1）**肿瘤化疗适应证**：根据化疗疗效的不同，其临床应用范围有下述几种：

1）首选化疗的恶性肿瘤：目前一些肿瘤单独应用化疗已可能治愈，这些肿瘤有恶性滋养细胞肿瘤（绒癌、恶性葡萄胎）、睾丸精原细胞瘤、伯基特淋巴瘤、大细胞淋巴瘤、中枢神经系统淋巴瘤、小细胞肺癌、急性淋巴细胞白血病、胚胎性横纹肌肉瘤等。

2）可获长期缓解的肿瘤：应用化疗可使一些肿瘤获缓解或使肿瘤缩小，或可使手术范围缩小以尽可能多地保留器官功能，如颗粒细胞白血病、部分霍奇金淋巴瘤、肾母细胞瘤、乳癌、肛管癌、膀胱癌、喉癌、骨肉瘤及软组织肉瘤等。

3）化疗配合其他治疗有一定作用的肿瘤：一些肿瘤在手术或放疗后应用化疗可进一步提高疗效，如胃肠道癌、鼻咽癌、宫颈癌、前列腺癌、非小细胞肺癌等。

（2）**抗肿瘤药物**

1）细胞毒素类药物：烷化剂类药物的氮芥基团可作用于 DNA、RNA、酶和蛋白质，导致细胞死亡。如环磷酰胺、氮芥、卡莫司汀（卡氮芥）、白消安（马利兰）、洛莫司汀（环己亚硝脲）等。

2）抗代谢类药：此类药物对核酸代谢物与酶的结合反应有相互竞争作用，影响与阻断核酸的合成。如氟尿嘧啶、替加氟（呋喃氟尿嘧啶）、氨甲蝶呤、巯嘌呤、阿糖胞苷等。

3）抗生素类：有抗肿瘤作用的抗生素如放线菌素 D（更生霉素）、丝裂霉素、多柔比星、平阳霉素、博来霉素等。

4）生物碱类：长春碱类主要干扰细胞内纺锤体的形成，使细胞停留在有丝分裂期。其他还有羟喜树碱、紫杉醇及鬼臼毒素类依托泊苷（VP-16）、替尼泊苷（VM-26）等。

5）激素和抗激素类：能改变内环境进而影响肿瘤生长，有的能增强机体对肿瘤侵害的抵抗力。常用的有他莫昔芬（三苯氧胺）、托瑞米芬（法乐通）、缓退瘤、己烯雌酚、孕酮、丙酸睾酮、甲状腺素、泼尼松等。

6）其他：不属于以上诸类，如丙卡巴肼、羟基脲、L-门冬酰胺酶、铂类、抗癌锑等。

7）分子靶向药物：除去上述 6 种根据化学特性分类的化疗药物外，近年来出现了一些以肿瘤相关特异分子作为靶点的药物。常见的有曲妥珠单抗、利妥昔单抗、西妥昔单抗、甲磺酸伊马替尼、吉非替尼等。

（3）**化疗方式**：根据化疗在治疗中的地位和治疗对象的不同，其临床应用主要有以下几种。

1）诱导化疗（induction chemotherapy）：常多种化疗药物联合使用，用于化疗可治愈肿瘤或晚期播散性肿瘤姑息。

2）辅助化疗（adjuvant chemotherapy）和新辅助化疗（neoadjuvant chemotherapy）：辅助化疗是在根治性手术或放疗后给予的辅助性药物治疗，目的是清除可能残留的远处微小癌灶，防止复发，提高治疗效果。新辅助化疗是针对尚可根治切除肿瘤病灶但术后复发风险较大的患者，在接受手术或放疗前先进行化疗，主要目的是减少术后复发。

3）转化治疗（conversion chemotherapy）：转化治疗是针对临床判断无法切除或仅勉强可切除但会带来较严重器官损毁的实体瘤，试图通过术前治疗争取使肿瘤退缩以能达到根治切除或尽可能保留较多人体器官组织的治疗方法。

（4）**化疗毒副反应**：化疗药物对正常细胞也有一定的影响，尤其是处于增殖状态的正常细胞，在化疗后可能出现各种不良反应。常见的有骨髓抑制、消化道反应、毛发脱落、肝肾功能损伤、免疫功能降低等。

3. 肿瘤的放射治疗　放射治疗（radiotherapy）简称放疗，是用各种放射线（包括 α 射线、β 射线、γ 射线、X 射线、高能粒子射线等）的生物学效应破坏细胞、抑制其生长及造成细胞死亡的治疗方法。放疗是肿瘤治疗的重要手段之一。目前，约有 70% 的肿瘤患者在病程不同时期因不同的目的需要接受放疗。

（1）**放射治疗技术**：临床上常用的放疗技术包括远距离治疗、近距离治疗、适形放射治疗、立体定向放射治疗等。

（2）**放疗适应证**：并非所有肿瘤均适合放疗。

1）适合放疗的肿瘤：①对射线高度敏感的淋巴造血系统肿瘤、性腺肿瘤、多发性骨髓瘤、肾母细胞瘤等低分化肿瘤。②中度敏感的表浅肿瘤和位于生理管道的肿瘤，如鼻咽癌、口腔癌、皮肤癌、上颌窦癌、外耳癌、喉内型喉癌、宫颈癌、膀胱癌、肛管癌等。③肿瘤位置使手术难以根治的恶性肿瘤，如颈段食管癌、中耳癌等。

2）放疗与手术综合治疗的肿瘤：乳腺癌、食管癌、支气管肺癌、卵巢癌、脑肿瘤、宫颈癌、外阴癌、阴茎癌等。

3）放疗价值有限，仅能缓解症状的肿瘤：下咽癌、甲状腺肿瘤、尿道癌、阴道癌等。

4）放疗价值不大的肿瘤：成骨肉瘤、纤维肉瘤、脂肪肉瘤、恶性黑色素瘤、胆囊癌、肾上腺癌、肝转移癌等。

（3）**放疗的副作用**：放射治疗的副作用主要为骨髓抑制（白细胞减少，血小板减少）、皮肤黏膜改变及胃肠反应等。治疗中必须常规检测白细胞和血小板。发现白细胞降至 $3 \times 10^9/L$、血小板降至 $80 \times 10^9/L$ 时须暂停治疗。放疗反应还包括各种局部反应。

4. 免疫治疗　肿瘤的免疫治疗是利用人体免疫系统对抗肿瘤，是近年来肿瘤治疗领域中最具潜力的新方向。不同于细胞毒药物，免疫治疗发挥作用需要一个免疫激活的过程，常需一段时间后才能建立起免疫应答，进而产生长期的临床效应，此现象称为免疫治疗延迟效应。目前，免疫治疗大致可分为三种，分别为细胞免疫疗法、抗体药物阻断异常免疫检查点疗法和肿瘤治疗性疫苗。

（1）**细胞免疫疗法**：细胞免疫是指利用患者血液或肿瘤组织中的免疫细胞，进行体外改造后回输至患者体内，从而实现杀灭肿瘤细胞的目的。目前较为成功的细胞免疫疗法为嵌合抗原受体修饰 T 细胞疗法（CAR-T）。

（2）**抗体免疫检查点抑制剂**：免疫系统具有能够识别人体正常细胞和外来异物的能力。因此，在免疫细胞进攻外来细胞时，能够保证正常细胞不受其损害。为了实现这种识别能力，免疫系统使用了免疫细胞上的某些分子来启动免疫反应，这种分子被称为"检查点"。肿瘤细胞有时通过利用这些检查点逃避免疫系统的攻击。免疫检查点抑制剂则是通过阻断免疫检查点蛋白的活性，增强抗肿瘤免疫应答，打破肿瘤的免疫耐受，从而发挥抗肿瘤作用。目前主要有 CTLA4 抗体、PD-1 抗体/PD-L1 抗体两类。

（3）**肿瘤治疗性疫苗**：这些疫苗通常由患者自身的肿瘤细胞或肿瘤细胞产生的物质经过修饰，加强人体对抗肿瘤的天然防御来治疗肿瘤。近年来已有数个肿瘤治疗性疫苗上市，例如治疗转移性前列腺癌的 Sipuleucel-T。

5. 中医中药治疗　中医药治疗恶性肿瘤患者，主要应用祛邪、扶正、化瘀、软坚、散结、清热解毒、化痰祛湿、通经活络及以毒攻毒等原理。以中药补益气血、调理脏腑，配合化疗、放疗或术后治疗，可减轻毒副作用。

（六）肿瘤的预防与随访

1. 预防　目前人们对于恶性肿瘤的病因及其复杂的生物学行为仍缺乏足够的认识，故对恶性肿瘤而言，预防胜于治疗。世界卫生组织认为 1/3 的癌症是可预防的，1/3 的癌症如能早期诊断是可治愈的，1/3 的癌症可减轻患者痛苦、延长其寿命，并据此提出了肿瘤的三级预防概念：一级预防是病因预防，针对危险因素进行干预，防止癌症的发生；二级预防是肿瘤的早期发现、早期诊断和早期治疗；三级预防是通过临床治疗、康复和姑息治疗，提高患者生存质量、减轻其痛苦和延长其生命。

2. 随访　肿瘤的治疗不能仅以患者治疗后近期恢复即告结束，若出现复发或转移也需积极治疗。因此肿瘤治疗后还应定期对患者进行随访和复查。随访的意义包括：

（1）早期发现有无复发或转移病灶。有些肿瘤在复发和转移后及时进行治疗仍能取得较好的疗效，如肠癌术后的单发肝转移、乳腺癌术后胸壁局部复发等行二次手术，仍能获得较满意的效果。

（2）真实地评价医疗方案或新技术应用的疗效，推动医学科研工作进展。

（3）随访对肿瘤患者有心理治疗和支持的作用。随访有一定的制度，在恶性肿瘤治疗后最初 2 年内，每 3 个月至少随访一次，以后每半年复查一次，超过 5 年后每年复查一次直至终生。

肿瘤经手术、放化疗等治疗后有三种转归：临床治愈、恶化及复发。各种肿瘤的恶性程度不一，故治疗后的随访时间也不尽相同。如儿童横纹肌肉瘤易在短期内复发，治愈后随访 2 年以上少有复发；胃肠道肿瘤需要随访 5 年以上；乳腺癌发展较慢，需要随访 10 年以上；甲状腺癌则需要至少10 年以上的随访才能判断是否治愈。

第二节　常见体表肿瘤

体表肿瘤是指来源于皮肤、皮肤附件、皮下组织等浅表软组织的肿瘤。在临床上需与非真性的肿瘤样肿块鉴别。

一、皮肤乳头状瘤

皮肤乳头状瘤（skin papilloma）是因表皮乳头样结构组织增生所致，而且向表皮下乳头状伸延，易恶变为皮肤癌，临床上常见的有：

1. 乳头状疣　非真性肿瘤，多由病毒所致。表面是乳头向外突出，见多根细柱状突出物，基底平整不向表皮下伸延，有时可自行脱落。

2. 老年性色素疣　又名老年斑，多见于头面部及躯干，高出皮面，黑色斑块状，表面干燥、光滑或呈粗糙感，基底平整，不向表皮下伸延，局部扩大增高、出血、破溃时需注意恶变可能。

二、皮肤癌

皮肤癌（skin carcinoma）好发于头面部及下肢，以基底细胞癌与鳞状细胞癌为常见。

1. 基底细胞癌（basal cell carcinoma） 来源于皮肤或附件基底细胞，好发于头面部，如鼻梁旁。质地较硬，破溃者呈鼠咬状溃疡边缘。本病发展缓慢，呈浸润性生长，很少有血道或淋巴道转移。对放射线敏感，故可行放疗，早期治疗也可手术切除。

2. 鳞状细胞癌（squamous cell carcinoma） 早期即可出现溃疡，常继发于慢性溃疡或慢性窦道开口，或瘢痕部的溃疡经久不愈而癌变。表面呈菜花状，边缘隆起且不规则，底部高低不平，易出血，伴感染时有恶臭。也可发生局部浸润及区域淋巴结转移。手术治疗为主，清扫区域淋巴结，对放疗敏感，但不易根治。在下肢者严重时伴骨髓浸润，常需截肢手术。

三、黑痣与黑色素瘤

1. 黑痣（pigment nevus） 为色素性斑块，位于真皮层者称"皮内痣"，位于表皮和真皮交界处称"交界痣"，局部受外伤或感染后易恶变；皮内痣与交界痣同时存在称"混合痣"。当黑痣色素加深、变大，或有瘙痒不适、疼痛时，可能为恶变，应及时完整切除，切忌切除不完整或化学烧灼。

2. 黑色素瘤（melanoma） 为高度恶性肿瘤，发展迅速，妊娠时发展更快。若行不彻底切除或切取活检，可迅速出现卫星结节及转移，故应做广泛切除治疗。

四、血管瘤

血管瘤按其结构分为三类，临床过程和预后各不相同。

1. 毛细血管瘤（capillary hemangioma） 多见于女婴。出生时或生后早期见皮肤有红点或小红斑，逐渐增大、局部稍隆起且红色加深，如增大速度比婴儿发育更快，则为真性肿瘤。瘤体边界清楚，压之褪色，放手后恢复红色，多为错构瘤，1年内可停止生长或消退。

早期瘤体较小时可施行手术切除或冷冻治疗，效果良好。个别生长范围较广的瘤体，可试用泼尼松口服治疗。

2. 海绵状血管瘤（hemangioma cavernous） 一般由小静脉和脂肪组织构成。多数生长在皮下组织内，也可在肌肉内，少数发生在内脏如肝脏等部位。皮下海绵状血管瘤可局部轻微隆起，但皮肤正常，或可见毛细血管扩张，或呈青紫色。肿块质地软而边界不甚清楚，按压肿瘤有压缩性，或有钙化结节感；有的患者有局部发胀感或触痛。肌肉海绵状血管瘤常使患处肌肉肥厚，局部下垂，在下肢者久站或多走时有发胀感。

治疗应及早行手术切除，以免瘤体增长过大，影响患者正常功能。

3. 蔓状血管瘤（hemangioma racemosum） 由较粗的迂曲血管构成，大多数为静脉，也可有动脉或动静脉瘘。常发生在皮下组织和肌肉，可侵入骨组织，范围较大，甚至可超过一个肢体。外观常可见蜿蜒的血管，有明显的压缩性和膨胀性。有的可听到血管杂音，或触到硬结。在下肢皮肤者，可因营养障碍而皮肤着色、破溃、出血。病灶累及较多肌群时可影响运动能力。治疗措施主要是手术切除血管瘤。

五、脂肪瘤

脂肪瘤（lipoma）为正常脂肪样组织的瘤状物，好发于四肢、躯干。边界清楚，呈分叶状，质软可有假囊性感，无痛，生长缓慢。多发性脂肪瘤一般体积较小，常呈对称性、有家族史，可伴疼痛（称痛性脂肪瘤），无症状者可不作切除。深部脂肪瘤有恶变可能，应及时切除。

六、纤维瘤及纤维瘤样病变

纤维瘤及纤维瘤样病变指的是位于皮肤内及皮下的纤维组织肿瘤,瘤体不大,质硬,生长缓慢,常见有以下几种:

1. 纤维黄色瘤（fibroxanthoma） 位于真皮层及皮下,多见于躯干、上臂近端。常由不明的外伤或瘙痒后小丘疹发展所致,呈褐色或深咖啡色。质硬,边界不清,易误为恶性。直径一般在 1cm 以内,如增大应怀疑有纤维肉瘤变。

2. 隆突性皮纤维肉瘤（dermatofibrosarcoma protuberans） 大多好发于躯干,来源于皮肤真皮层,表面皮肤光薄,如瘢痕疙瘩样隆突于表面。属低度恶性,具有假包膜。切除后局部易复发,多次复发恶性度增高,还可发生血行转移。故对该肿瘤手术切除应包括足够的正常皮肤、足够的深度及相应筋膜。

3. 带状纤维瘤（desmoid fibromatosis） 多为腹肌外伤或产后修复性纤维瘤,常夹有增生的横纹肌纤维,无明显包膜。

七、神经纤维瘤

神经纤维包括神经纤维束内的神经轴及轴外的神经鞘细胞与纤维细胞,故神经纤维瘤包括神经鞘瘤与神经纤维瘤。

1. 神经鞘瘤（schwannoma） 多见于四肢神经干的分布部位。临床上分为:①中央型。源于神经干中央,其包膜即为神经纤维。瘤体呈梭形,手术不慎易切断神经,应沿神经纵行方向切开包膜分离出肿瘤。②边缘型。源于神经边缘,神经索沿肿瘤侧面而行。易手术摘除,较少损伤神经干。

2. 神经纤维瘤（neurofibroma） 可夹杂有脂肪、毛细血管等。常对称生长,沿神经干分布,呈多发性,大小不一。本病大多无症状,但也可伴明显疼痛、皮肤常呈咖啡样牛奶色素斑,肿块可如乳房状悬垂。本病可伴有智力低下,或原因不明的头痛、头晕,可有家族聚集倾向。

八、囊性肿瘤及囊肿

1. 皮样囊肿（dermoid cyst） 为囊性畸胎瘤,好发于眉梢或颅骨骨缝处,可与颅内交通呈哑铃状。

2. 皮脂囊肿（sebaceous cyst） 非真性肿瘤,为皮脂腺腺管受堵塞、皮脂潴留而形成。多见于头面及背部,表面可见受堵塞的皮脂腺开口的小黑点。囊肿内为皮脂与表皮角化物集聚的油脂样"豆渣物",易继发感染伴奇臭,在感染控制后手术切除。

3. 表皮样囊肿（epidermoid cyst） 为外伤所致表皮基底细胞层进入皮下组织生长形成的囊肿。多见于易受外伤或磨损部位,可发生于注射部位。治疗为手术切除。

4. 腱鞘或滑液囊肿（synovial cyst） 手腕、足背肌腱或关节附近的浅表滑囊因慢性劳损形成囊肿。可加压击破或抽出囊液注入泼尼松龙或手术切除治疗,但治疗后易复发。

（李　迎）

思考题

1. 简述肿瘤的早期信号。
2. 根据应用目的,简述肿瘤外科治疗分为几大类。
3. 简述肿瘤的三级预防措施。

ER 13-3

练习题

第十四章 | 移植与显微外科

教学课件

思维导图

案例导入

患者男性，69 岁。既往有丙肝病史 25 年，基因型为 HCV 1b 型，间断复查 HCV RNA 定量 >105U/ml。曾行干扰素 300 万 U 抗病毒治疗 2 年，病毒定量持续较高，遂停药。之后未行进一步抗病毒治疗。患者于 1 年前出现腹胀食欲减低，双下肢水肿，复查肝功能明显异常，三系细胞进行性降低。虽然积极给予内科保守治疗，但效果不佳。血常规示血红蛋白 100g/L，红细胞 3.1×10^{12}/L，白细胞 2.5×10^9/L，中性粒细胞 0.50×10^9/L，血小板 30×10^9/L。生化检查：谷草转氨酶 80U/L，谷丙转氨酶 46U/L，总胆红素 90μmol/L，直接胆红素 62μmol/L，白蛋白 27g/L。丙型肝炎病毒 RNA 定量 1.98×10^5U/ml（>100U/ml 为阳性）。

请思考：
1. 该患者的诊断是什么？
2. 可提供的治疗方案是什么？

第一节 概　述

移植（transplantation）是将某一个个体的有活力的细胞、组织或器官用手术或其他的方法，移植到自体或另一个体的体内，以替代或增强原有细胞、组织或器官功能的医学技术。被移植的细胞、组织、器官为移植物，提供移植物的个体称作供体或供者，接受移植物的个体称作受体或受者。

一、移植的分类

根据移植物不同，移植可分为细胞移植、组织移植和器官移植。

1. **细胞移植**　细胞移植是指将适量游离的具有某种功能的活细胞输注到受体的血管、体腔或组织器官内的方法。细胞移植的主要适应证是补充受体体内缺少的或功能降低的该种细胞。最早的细胞移植是输全血，而现在，临床日益广泛而备受瞩目的则是骨髓与造血干细胞移植。此外，还有如胰岛移植治疗 1 型糖尿病，肝细胞移植治疗重症肝炎、肝性脑病，脾细胞移植治疗重症血友病

A，睾丸细胞移植治疗男性功能低下（低睾酮血症）等。

2. 组织移植　组织移植是指某一种组织如皮肤、筋膜、肌腱、软骨、骨、血管、脂肪、黏膜等或整体联合几种组织如皮肌瓣等的移植术，一般用以修复某种组织的缺损。其中自体皮肤移植修补创面皮肤缺损最为常用。

3. 器官移植　器官移植包括肾脏、心脏、肝脏、肺、胰腺、肠、胃移植，以及心肺、肝肾、胰肾联合移植等，是治疗器官衰竭的有效手段。

根据供、受体是否为同一个体可分为自体移植和异体移植。按供、受体的遗传学关系又可分为：

（1）**同基因移植或同系移植**：即两者基因完全相同如同卵双生的异体移植，移植后不会发生排斥反应。

（2）**同种异体移植**：种系相同而基因不同，如人与人之间的移植，移植后会发生排斥反应。

（3）**异种移植**：不同种之间的移植，如人与狒狒之间的移植，移植后会发生强烈的排斥反应。

根据移植物的解剖部位分为原位移植（如心脏移植和断肢再植等）和异位移植（如异位肾移植等）。按移植物是否保持活力分为活体移植和支架移植。若根据供体是否存活，分为尸体供体移植和活体供体移植。

二、移植排斥反应

临床移植目前多属同种异体移植，发生移植排斥是移植成功最大的障碍，其本质是受体对供体的特异性免疫反应。根据临床排斥反应发生的时间和强度，以及免疫病理机制和表现的不同，主要分为超急性排斥反应、急性排斥反应和慢性排斥反应。

1. 超急性排斥反应（hyperacute rejection，HAR）　超急性排斥反应在移植物再灌注后数分钟至1~2天内发生。通常的原因是受体存在抗供体抗原的预存抗体，如妊娠、输血和曾接受过器官移植而致敏或 ABO 血型不符。其病理特点是广泛的急性动脉炎伴血栓形成，术中就可以看到恢复供血后移植物色泽变暗、肿胀，血流量减少，质地松弛，失去弹性，器官功能迅速衰竭。一旦发生只能切除移植物，再次移植。但它可通过术前严格的 ABO 血型配合、淋巴细胞毒试验、抗 HLA 抗体检测等有效地预防，故此类排斥反应目前已较少发生。

2. 急性排斥反应（acute rejection，AR）　急性排斥反应是临床器官移植排斥反应中最常见的类型。由于目前强效免疫抑制剂的应用，其发生已不具有明确的时间概念，可发生在移植术后的任意时间。临床上一般无特征性表现，诊断时需与原发性移植物功能不全、免疫抑制药物的副作用及移植术后感染等病因进行鉴别。目前并无可靠的生化或免疫学指标可助早期诊断，病理学检查仍是诊断移植排斥反应的"金标准"。病理特征为明显的炎性细胞浸润。一旦诊断明确，应尽早治疗。大剂量激素冲击治疗或调整免疫抑制药物及方案通常有效。

3. 慢性排斥反应（chronic rejection，CR）　慢性排斥反应表现为移植术数月或数年后逐渐出现的移植物功能减退直至衰竭。其确切机制尚不清楚。其病理特征为移植物血管周围炎症、纤维化和动脉粥样硬化。现有的免疫抑制剂对慢性排斥反应无效，是目前器官移植最大的障碍之一。

4. 移植物抗宿主反应（graft versus host reaction，GVHR）　移植物抗宿主反应是移植物中的特异性淋巴细胞识别宿主抗原所致，可导致移植失败甚至引发多器官功能衰竭和受体死亡。

三、常用免疫抑制剂

免疫抑制剂是对机体的免疫反应具有抑制作用的药物，能抑制与免疫反应有关细胞（T 细胞和 B 细胞等巨噬细胞）的增殖和功能而降低抗体免疫反应。常用的药物有糖皮质激素、增殖抑制药物、钙神经抑制剂、抗淋巴细胞制剂等。

1.糖皮质激素 对单核巨噬细胞、中性粒细胞、T 细胞和 B 细胞均有较强的抑制作用,大剂量激素的冲击治疗可在发生急性排斥反应时挽救移植物。但因有较多的副作用,目前倾向于术后减量并争取在 3 个月内撤离。

2.增殖抑制药物 常用的有硫唑嘌呤和吗替麦考酚酯(MMF),其药理作用是抑制嘌呤、DNA、RNA 合成,抑制 T 细胞增殖和抗体生成。此类药物可抑制骨髓生长,使白细胞计数减少,并对肝脏有一定毒性作用。此类药孕妇禁用。

3.T 细胞介导的免疫抑制剂

(1)钙调磷酸酶抑制剂:是免疫维持治疗的最基本药物之一,可抑制 T 细胞活化、增殖。有环孢素 A(CsA)和他克莫司(FK-506),其中环孢素 A 是临床上各种同种器官移植术后联合用药方案中最主要的抗急性排斥反应的药物。此类药物有一定的肝、肾毒性,并可引起多毛症。

(2)mTOR 抑制剂:如西罗莫司(RAPA,RPm)和依维莫司等,可与钙调神经素抑制剂联合使用。

4.淋巴细胞隔离(FTY-720) 如芬戈莫德,其主要作用机制是抑制外周淋巴器官中淋巴细胞的外流,并能加强内皮细胞的黏附连接。

免疫抑制治疗的理想方案要求既能保证移植物不被排斥,又对受体免疫系统影响最小和毒副作用最少。免疫抑制剂的基本原则是联合用药,减少单一药物的剂量和毒副作用。目前常用的三联用药方案为采用一种钙调神经素抑制剂(CsA 或 FK-506)联合糖皮质激素和增殖抑制剂,可根据具体情况增减为四联或二联用药。

四、移植器官的获得

(一)供体的选择

1.器官的捐献 移植器官的来源可分为尸体器官和活体器官。前者是目前国内移植器官的主要来源。由于移植器官的短缺,活体亲属供肾、供肝已被医学界广泛接受。

2.器官的选择 由于器官的短缺和移植经验的不断积累,供体年龄的界限也在不断放宽。原则上供移植用的器官(特别是肝)体积也应和受体切除的器官匹配。

下列情况禁忌作为器官移植的供体:脓毒症血培养阳性或已知有全身性感染尚未彻底治愈者,人类免疫缺陷病毒(HIV)感染者或恶性肿瘤患者均不宜作为器官移植的供者。采用乙型、丙型肝炎病毒感染和吸毒者,以及有关脏器病史者的器官也应慎重。

移植前应做下列检查:

(1)ABO 血型测定:同种异体间的移植通常需满足血型相同或符合输血原则。

(2)淋巴细胞毒交叉配血试验:指受体的血清与供体淋巴细胞之间的配合试验,是临床移植前必须检查的项目。

(3)HLA 配型:国际标准要求检测供体与受体Ⅰ类抗原 HLA-A、B 位点,Ⅱ类抗原 HLA-DR 位点。

(二)器官的切取与保存

器官移植要求供体器官保持活力,但供体器官经手术切取后,在常温(35~37℃)无血液供应(热缺血)的前提下,短时间内即趋向死亡。因此,正确的器官切除与保存,尽可能地减少供体器官热缺血时间,是器官移植成功与否的关键。

器官切取时应尽量减少供体器官的热缺血时间,所谓热缺血时间是指从供体器官血液供应停止到冷灌注开始所间隔的时间,这一期间对器官的损害最为严重,一般不应超过 10 分钟。冷缺血时间是指从供体器官冷灌注到移植后血供开放前所间隔的时间,其中包括器官保存阶段。虽然有效的保存方法可以使器官较长时间处于离体状态,但过长的冷缺血时间对器官的长期存活率还是有一定的影响。器官切取过程中尽量减少移植器官的机械损伤及重要结构的破坏。UW、HTK 和 Hartmann 等器官灌洗保存液在临床最为常用。Hartmann 液多用于器官切取冷灌注,UW 和 HTK 液多用于保存器官。理论上 UW 液可保存胰腺、肾达 72 小时,保存肝 20~24 小时,但临床上大多将器官保存时限定为:心 5 小时,肾 40~50 小时,胰腺 10~20 小时,肝 12~15 小时。

第二节　器官移植

一、肾移植

肾移植(renal transplantation)是临床各类器官移植中疗效最稳定和最显著的,愈来愈广泛地用来治疗不可逆性慢性肾衰竭,肾移植与透析疗法相结合已成为目前有效的治疗措施。患者存活率达 90%~95%,亲属供肾较尸体肾移植为佳。HLA 完全相同的兄弟姐妹间肾移植 1 年功能存活率达 95% 以上,患者存活率超过 97%。长期存活者工作、生活、心理、精神状态均属满意。各种终末期肾病都是肾移植的适应证。最常见的是肾小球肾炎,其次是肾盂肾炎和代谢性疾病如糖尿病性肾病,其他如遗传性肾炎、囊性肾炎、血管肾病(图 14-1)。

受体年龄与肾移植的效果有密切关系,年轻者较理想。近年来受体年龄范围较以往有所扩大,并无绝对限制,不超过 65 岁。

肾移植术式基本已定型,移植肾异位移植在受体的腹膜外髂窝,肾动脉与髂内或髂外动脉作端端吻合,肾静脉与髂外静脉做端侧吻合,输尿管穿过膀胱浆肌层与膀胱黏膜吻合,防止尿液回流。

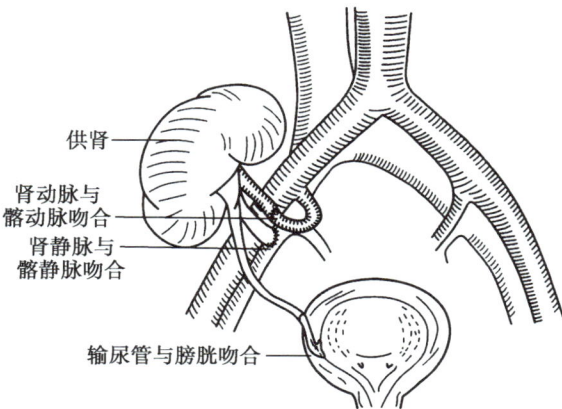

图 14-1　肾移植

二、肝移植

1963 年美国人 Starzl 及其同事成功地进行了第一例肝移植(liver transplantation)手术。目前肝移植已广泛应用于治疗肝实质疾病、先天性代谢障碍性疾病、胆汁淤滞性疾病和肝肿瘤四大类肝疾病,经过半个多世纪的发展,肝移植已成为治疗各种终末期肝病的唯一有效方法。肝移植经典术式是原位肝移植和背驮式原位肝移植:即保留受体下腔静脉的原位肝移植(图 14-2)。但鉴于供肝来源缺乏,陆续有许多新的术式创制,包

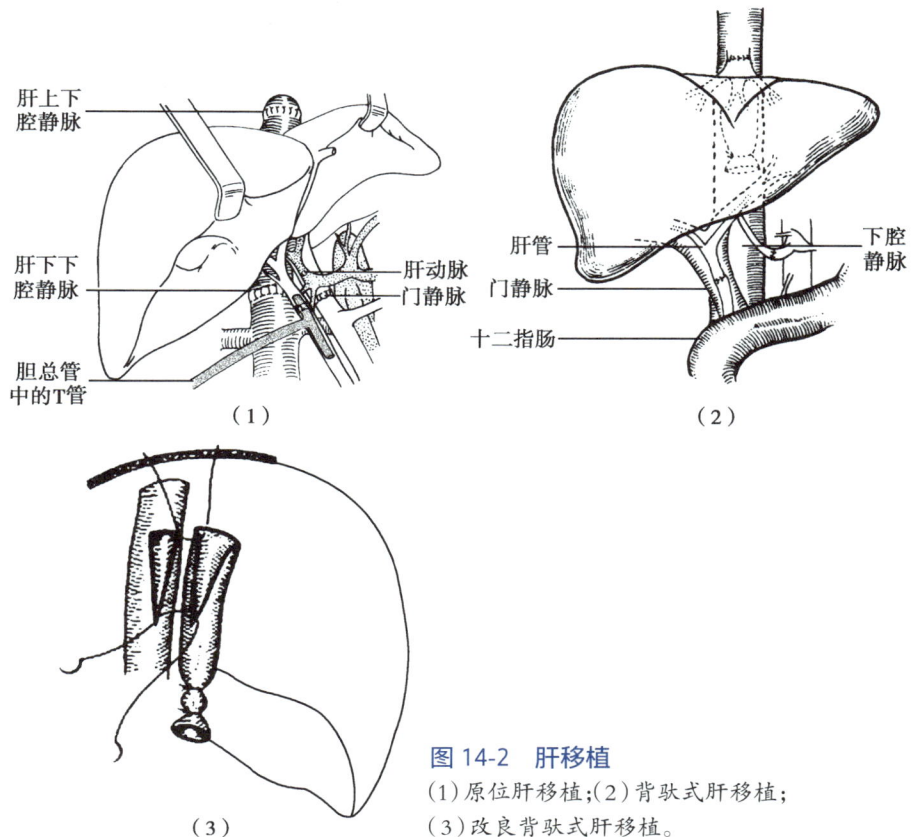

图 14-2　肝移植
(1)原位肝移植;(2)背驮式肝移植;
(3)改良背驮式肝移植。

括:①减体积性肝移植,切取成人尸体部分肝,移植给患儿。②活体部分肝移植,取近亲属的部分肝移植给受体。③劈裂式肝移植,将一个尸体供肝劈成两半,同时分别移植给两个不同的受体,简称"一肝二受"或"一肝多受"。④多器官联合移植,如肝肾、肝肠联合移植。

第三节　显微外科

　　显微外科(microsurgery)是利用光学放大设备,即在放大镜或手术显微镜下,使用显微器材,对细小组织进行精细手术的学科。我国的显微外科在国际上一直处于领先水平,现已广泛地应用于手术学科的各个专业,如骨科、手外科、整形外科、神经外科、妇科、泌尿外科、耳鼻喉科和眼科。

一、显微外科设备和器材

　　1. 光学放大设备　光学放大设备主要包括手术显微镜和手术放大眼镜、双人双目手术显微镜和镜组式手术放大镜(图 14-3、图 14-4)。以上设备需达到以下几点要求:①放大倍数在 6~30 倍,用手或脚踏控制变倍。②工作距离 200~300mm,根据需要调整。③有主副两套双筒双目镜,能各自调节屈光度和瞳孔间距,视野较大,视场合一。④具有同轴照明的冷光源,有足够的亮度,且可调节。⑤图像清晰,机械部分灵活,电动系统稳定。⑥具有连接参观镜、照相机和摄像机的系统接口,以便观摩与教学。

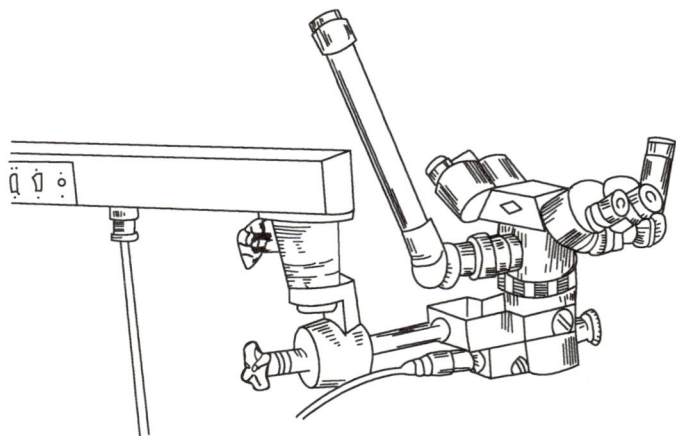

图 14-3　手术显微镜　　　　　　　　　图 14-4　手术放大眼镜

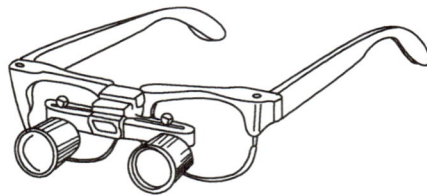

　　2. 显微手术器械　显微手术器械主要包括显微镊子、剪刀、持针器、止血夹、合拢器、缝合针、冲洗平头针等。显微手术器械的特点是小型、轻巧、纤细、不反光、无磁性。但因其较易损坏,保存、使用时均应注意保护(图 14-5)。

　　3. 显微外科技术训练　显微外科技术训练的重点是手术者从肉眼手术到显微手术的适应过程。其特点是:①光学放大可使肉眼看不清的细小组织清晰可见,提高准确性。但手术者手和眼的配合以及手术者与助手的配合都需要适应。②视野小,操作时手的活动幅度稍大,器械就会超出视野,偏离焦距则会模糊不清。

　　手术者坐在舒适的座位,从肘部至小指均放在手术台上,以保持手的稳定性,防止抖动,逐渐习惯在放大和小视野下操作。一般经过 1~2 个月的正规训练均能较熟练地掌握显微外科操作。显微外科的基本手术技术包括显微血管、神经、淋巴管和肌腱的吻合或缝合。其中显微血管吻合最为常用,包括端端吻合及端侧吻合,要求也最高,是最常用的手工血管吻合方法。

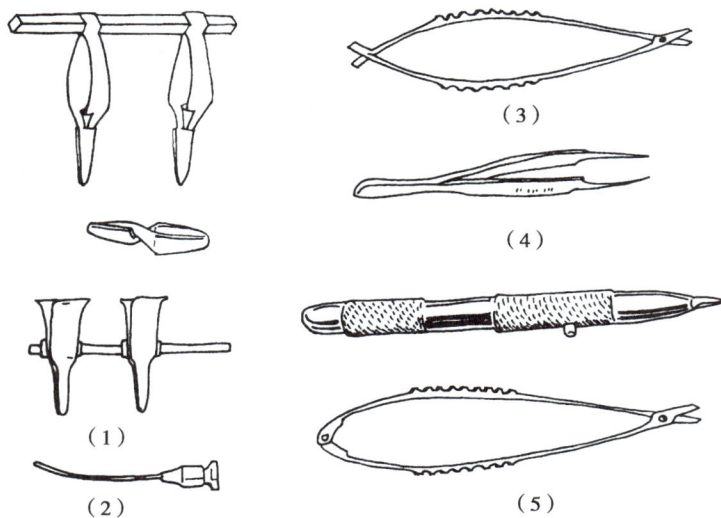

图 14-5　显微手术器械

（1）血管夹及合拢器；（2）冲洗平针头；（3）弹簧柄式显微剪；（4）血管镊；（5）持针器。

二、显微外科的应用范围

1. 断肢（指）再植术　是显微外科应用的重要内容之一。

2. 足趾移植再造手、拇指或手指　此项技术不仅恢复了手的外形，同时感觉和运动功能得到极大的改善。

3. 吻合血管的组织移植　吻合血管的组织移植是显微外科应用最多、最广的领域。

（1）吻合血管的皮瓣用于修复各种损伤及肿瘤切除后的皮肤缺损伴有重要深部组织（如肌腱、骨、关节）外露者，肌皮瓣主要用于修复软组织缺损，特别是较深层的大块组织缺损而需较多组织填充较大的腔隙者。

（2）吻合血管神经的肌移植用于修复肌缺损、坏死和失神经支配。

（3）吻合血管的骨和骨膜移植，使传统骨移植爬行替代生长过程转变为骨折的直接愈合过程，大大缩短了愈合时间。带完整动、静脉系统的骨膜移植，治疗骨不连接和小范围骨缺损亦有良好效果。

（4）吻合血管的大网膜移植修复软组织缺损。

（5）吻合血管的空肠移植重建食管。

4. 周围神经损伤修复　在显微镜下可对神经进行精确的神经束膜、外膜缝接术，大大提高了周围神经损伤修复的效果。

5. 小管道显微外科　目前最常用于输精管、输卵管吻合以及鼻泪管外伤的修复等。

6. 吻合血管的器官移植　如肝、肾、心、肺、卵巢、甲状旁腺移植等。

（范晓飞）

> **思考题**

1. 移植包括哪几种类型？
2. 显微外科可应用于哪些医疗领域？

ER 14-3

练习题

第十五章 | 颅内压增高与脑疝

教学课件

思维导图

ER 15-1   ER 15-2

学习目标

1. 掌握：颅内压增高的临床表现、诊断和治疗原则；脑疝的形成机制、临床表现、诊断和治疗原则。
2. 熟悉：颅内压测定适应证、禁忌证和常用方法。
3. 了解：颅内压增高的分类、病理生理改变。
4. 具备对颅内压增高患者进行初步诊断、正确选择辅助检查方法、对脑疝患者进行紧急救治的能力。
5. 能够进行有效医患沟通以取得理解与配合，并能进行正确的心理疏导。

案例导入

患者男性，45 岁，头痛 3 个月，用力时加重，多见于清晨及晚间，常伴有恶心，有时呕吐。经 CT 检查诊断为颅内占位性病变、颅内压增高，为行手术治疗入院。入院后第 3 天突然出现剧烈头痛、呕吐，右侧肢体瘫痪，随即意识丧失。体检：血压 150/88mmHg，呼吸 16 次/min，脉搏 56 次/min，左侧瞳孔散大，对光反射消失。

请思考：
1. 目前患者的诊断是什么？该项诊断有哪些特点？
2. 如何开展治疗？

第一节　颅内压增高

颅内压增高（increased intracranial pressure）是神经外科常见临床病理综合征。各种疾病使颅腔内容物体积增大或颅腔容积变小，导致颅内压成人持续在 200mmH$_2$O 以上，儿童持续在 100mmH$_2$O 以上，从而引起临床症状称为颅内压增高。

颅腔容纳着脑组织、脑脊液和血液三种内容物，成人及颅缝闭合后的儿童，其颅腔的容积约为 1 400~1 500ml。颅腔内的上述三种内容物，使颅腔内保持一定压力，称为颅内压（intracranial pressure，ICP），成人正常颅内压为 70~200mmH$_2$O，儿童正常颅内压为 50~100mmH$_2$O。通过侧卧位腰椎穿刺、直接脑室穿刺测量或颅内压监护装置可以获得该压力数值。

一、病因

1. **颅腔内容物的体积增大**　如脑组织体积增大（脑水肿）、脑脊液增多（脑积水）、颅内血容量增多。

2. **颅内占位性病变**　如颅内血肿、脑肿瘤、脑脓肿、脑寄生虫病等。

3. 颅腔的容积变小 如狭颅症、颅底凹陷症、凹陷性颅骨骨折等。

二、病理生理

（一）颅内压的调节和代偿

生理状态下,由于血压和呼吸的影响,颅内压可有小范围的波动。收缩期颅内压略有增高,舒张期颅内压稍下降,呼气时压力略增,吸气时压力稍降。颅内压的调节主要是通过脑脊液量的增减来调节。当颅内压低于 70mmH$_2$O 时,脑脊液的分泌则增加,而吸收减少,使颅内脑脊液量增多,以维持正常颅内压不变。相反,当颅内压高于 200mmH$_2$O 时,脑脊液的分泌较前减少而吸收增多,以代偿增加的颅内压。另外,当颅内压增高时,有一部分脑脊液被挤入脊髓蛛网膜下隙,也起到一定的调节颅内压的作用。

脑脊液的总量占颅腔总容积的 10%,血液占总容积的 2%~11%,允许颅内内容物增加的临界容积约为 5%,超过此范围,颅内压开始增高,颅腔内容物体积增大或颅腔容积缩减超过颅腔容积的 8%~10%,则会产生严重的颅内压增高。这种颅腔内容物的体积与颅内压之间的关系可以用体积/压力关系曲线(图 15-1)来表示。

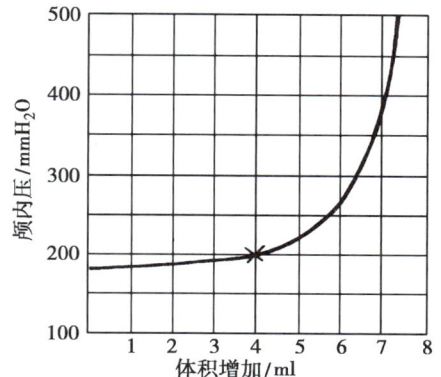

图 15-1 颅内体积/压力关系曲线

如体积/压力关系达到×处,再增加体积,颅内压上升速度明显加快。从曲线可看出颅内压力与体积之间的关系不是线性关系而是类似指数关系。

（二）颅内压增高的后果

颅内压持续升高,可引起一系列中枢神经系统功能紊乱和病理变化。

1. 脑血流量降低,脑缺血甚至脑死亡 正常成人每分钟约有 1 200ml 血液进入颅内,通过脑血管的自动调节功能进行调节。其公式为:

$$脑血流量=平均动脉压-颅内压/脑血管阻力$$

式中,"平均动脉压-颅内压"又称为脑灌注压(CPP)。正常的脑灌注压为 70~90mmHg,脑血管阻力为 1.2~2.5mmHg,此时脑血管的自动调节功能良好。如因颅内压增高而引起脑灌注压下降,则通过血管扩张,以降低血管阻力的自动调节反应使上述公式的比值不变,从而保证了脑血流量的稳定。如果颅内压不断增高使脑灌注压低于 40mmHg 时,脑血管自动调节功能失效,这时脑血管不能再进一步扩张以减少血管阻力,公式的比值就变小,脑血流量随之急剧下降,造成脑缺血。当颅内压升至接近平均动脉压水平时,颅内血流几乎完全停止,患者就会处于严重的脑缺血状态,甚至出现脑死亡。

2. 脑移位和脑疝 参见本章第二节。

3. 脑水肿 颅内压增高可直接影响脑的代谢和血流量从而产生脑水肿,使脑的体积增大,进而加重颅内压增高。脑水肿时液体积聚在细胞外间隙者,称为血管源性脑水肿,其主要病理变化是由于毛细血管的通透性增加,导致水分在神经细胞和胶质细胞间隙潴留,多见于脑损伤、脑肿瘤等病变的初期;液体积聚在细胞膜内者,称为细胞中毒性脑水肿,其病理变化可能是由于某些毒素直接作用于脑细胞而产生代谢功能障碍,使钠离子和水分子潴留在神经细胞和胶质细胞内所致,但没有血管通透性的改变,常见于脑缺血、脑缺氧的初期。在颅内压增高时,由于上述两种因素可同时或先后存在,故出现的脑水肿多数为混合性。

4. 库欣(Cushing)反应 颅内压急剧增高时,患者出现脉搏减慢、呼吸减慢、血压升高(两慢一高),称为库欣反应。

库欣反应

1900年，美国外科医生库欣（Cushing）用犬做了一个实验，即向犬的蛛网膜下隙灌注等渗盐水以致颅内压增高。库欣发现，当犬的颅内压增高到接近动脉血压时，即出现血压升高、脉压增大、脉搏减慢，继之出现潮式呼吸、血压下降、脉搏细弱，最终呼吸停止、心跳停止而死亡。这一实验结果与临床上急性颅内压增高患者的反应极为相似，故将急性颅内压增高患者出现的生命体征变化称为库欣反应。

5. **胃肠功能紊乱及消化道出血** 部分颅内压增高的患者可首先出现胃肠道功能紊乱、胃及十二指肠出血及溃疡和穿孔等。这与颅内压增高引起下丘脑自主神经中枢缺血而致功能紊乱有关。亦有人认为，是因为消化道黏膜血管收缩造成缺血产生广泛的消化道溃疡，而导致出血及穿孔。

6. **神经源性肺水肿** 在急性颅内压增高病例中，发生率高达5%~10%。这是由于血压反应性增高，左心室负荷过大，左心房及肺静脉压增高，肺毛细血管压力增高，液体外渗，引起肺水肿，患者表现为呼吸急促和痰鸣，并有大量泡沫状血性痰液。

三、分类

1. 根据病因分类

（1）弥漫性颅内压增高：颅腔各分腔之间压力升高均匀，各部位无明显压力差，脑组织无明显移位，多见于弥漫性脑膜脑炎、弥漫性脑水肿、交通性脑积水等。

（2）局灶性颅内压增高：因颅内有局限的扩张性病变，病变部位压力首先增高，使附近的脑组织受到挤压而发生移位，并把压力传向远处，造成颅内各腔隙间的压力差，这种压力差导致脑室、脑干及中线结构移位，多见于颅内血肿、颅内肿瘤、脑脓肿等。

2. 根据病变发展快慢分类

（1）急性颅内压增高：常见于急性颅脑损伤引起的颅内血肿、高血压脑出血等。其病情危急，发展很快，患者生命体征变化剧烈，症状严重、体征明显。

（2）亚急性颅内压增高：病情发展较快，颅内压增高的反应较急性颅内压增高轻。多见于发展较快的颅内恶性肿瘤、转移瘤及各种颅内炎症等。

（3）慢性颅内压增高：病情发展较慢，可长期无颅内压增高的症状和体征。多见于生长缓慢的颅内良性肿瘤、慢性硬脑膜下血肿等。

急性或慢性颅内压增高均可导致脑疝发生。脑疝发生后，移位脑组织被挤进小脑幕裂孔或枕骨大孔中，压迫脑干，产生一系列危急症状。脑疝还可使脑脊液和血液循环严重受阻，导致颅内压力进一步增高，从而形成恶性循环，使脑疝更加严重。

四、临床表现

1. **头痛** 这是颅内压增高最常见的症状。部位多在额部、颞部。程度不一，以早晨或晚间较重，头痛程度随颅内压的增高而进行性加重，当用力、咳嗽、弯腰或低头活动时常使头痛加重。头痛性质以胀痛和撕裂痛多见。

2. **呕吐** 呈喷射状，常伴发于头痛剧烈时，表现为恶心和呕吐。严重时可导致水、电解质紊乱和体重减轻。

3. **视神经盘水肿** 颅内压增高的重要客观体征之一。眼底检查可见视神经盘充血，边缘模糊不清，中央凹陷消失，视神经盘隆起，静脉怒张。若视神经盘水肿长期存在，则视神经盘颜色苍白，视力减退,视野向心缩小,称为视神经继发性萎缩,表现为视力下降或失明。

以上三者是颅内压增高的典型表现,称之为颅内压增高"三主征",各自出现的时间并不一致,可以其中一项为首发症状。

4. 意识障碍及生命体征变化 疾病初期可出现嗜睡,反应迟钝。严重病例,可出现昏睡、昏迷,生命体征变化为血压升高、脉搏徐缓、呼吸不规则、体温升高等病危状态甚至呼吸停止,终因呼吸循环衰竭而死亡。

5. 其他 头晕、猝倒,在小儿患者可有头颅增大、颅缝增宽或分裂、前囟饱满隆起。头颅叩诊时呈破罐声及头皮和额眶部浅静脉扩张。

五、诊断

1. 病史和临床表现 应全面而详细地询问病史和认真地进行神经系统检查,当患者出现颅内压增高"三主征"时,颅内压增高的诊断可大致成立。如小儿的反复呕吐及头围迅速增大,成人的进行性剧烈的头痛、癫痫发作,进行性瘫痪及各种年龄患者的视力进行性减退等,均应考虑到有颅内病变的可能。

2. 辅助检查

(1)**计算机体层成像(CT)**:目前 CT 是诊断颅内占位性病变的首选辅助检查,对绝大多数颅脑病变可做出定位诊断,也助于定性诊断。

(2)**磁共振成像(MRI)**:对脑组织的显现比 CT 有更高的分辨率,但检查时间长,对骨质显现较差。

(3)**脑血管造影(cerebral angiography)**:主要用于疑有脑血管畸形或动脉瘤等疾病的病例。

(4)**腰椎穿刺**:腰穿测压对颅内压增高的患者有一定的危险性,有时可引发脑疝,故应当慎重进行。

(5)**颅内压监测**:将颅内压监测探头植入颅内,可持续监测颅内压。

六、治疗

1. 一般处理 对颅内压增高的患者,应留院观察,以掌握病情发展的动态情况。密切观察神志、瞳孔、血压、呼吸、脉搏及体温等指标。对意识障碍者应采用包括气管切开等措施以始终保持呼吸道通畅。反复呕吐者应暂禁食,不能进食的患者应予补液,补液量应以维持出入液量的平衡为度,注意纠正电解质及酸碱平衡紊乱。用轻泻剂来疏通大便,不能让患者用力排便,不可做高位灌肠,以免颅内压骤然增高。给予氧气吸入有助于降低颅内压。

2. 病因治疗 是治疗颅内压增高的最根本的方法。对颅内占位性病变,根据病变部位、性质、程度等情况可选用切除术、大部切除、部分切除或减压术。若有脑积水者,可行脑脊液分流术,将脑室内液体通过特制导管分流入蛛网膜下隙、腹腔或心房。颅内压增高已引起急性脑疝时,应进行紧急抢救或手术处理。

3. 降低颅内压治疗 适用于颅内压增高但暂时尚未查明原因或虽已查明原因但仍需要非手术治疗的病例。

(1)**脱水疗法**:在降颅压治疗中占有重要地位。

1)高渗利尿药选择应用的原则:若意识清楚,颅内压增高程度较轻的病例,先选用口服药物。若有意识障碍或颅内压增高症状较重的病例,则宜选用静脉或肌内注射药物。

2)常用脱水药物及使用方法:①20% 甘露醇 250ml,快速静脉滴注,每日 2~4 次;②呋塞米 20~40mg,肌内注射或静脉注射,每日 1~2 次;③口服药物常用的有氢氯噻嗪(25~50mg,每日 3 次)、乙酰唑胺(250mg,每日 3 次)等。此外,也可采用血浆、血清白蛋白等,其对减轻脑水肿、降低颅内压有效。

(2)**皮质激素应用**:①地塞米松 5~10mg 静脉或肌内注射,每日 2~3 次;②氢化可的松 100mg 静脉注射,每日 1~2 次;③泼尼松 5~10mg 口服,每日 1~3 次,可减轻脑水肿,有助于缓解颅内压增高。

（3）**冬眠低温疗法或亚低温疗法**:有利于降低脑的新陈代谢率,减少脑组织的氧耗量,防止脑水肿的发生与发展,对降低颅内压亦有一定作用。

（4）**脑脊液体外引流**:有颅内压监测装置的病例,可经脑室或腰大池缓慢放出脑脊液,以缓解颅内压增高。

（5）**辅助过度换气**:目的是促使体内 CO_2 排出。当动脉血的 CO_2 分压每下降 1mmHg 时,可使脑血流量递减 2%,从而使颅内压相应下降。

（6）**对症治疗**:对患者的主要症状进行治疗,疼痛者可给予镇痛剂,但应忌用吗啡和哌替啶等类药物,以防止对呼吸中枢的抑制作用而导致患者死亡。有抽搐发作的病例,应给予抗癫痫药物治疗,烦躁患者给予镇静剂。

第二节　脑　疝

颅腔被小脑幕分成幕上腔及幕下腔,幕上腔又被大脑镰分隔成左右两分腔(图 15-2)。颅内某分腔有占位性病变时,该分腔的压力大于邻近分腔的压力,分腔之间存在压力差,脑组织从高压力区向低压力区移位,导致脑组织、血管及脑神经等重要结构受压和移位,被挤入小脑幕裂孔、枕骨大孔、大脑镰下间隙等间隙或孔道中,从而出现一系列严重的临床症状和体征,称为脑疝(brain hernia)。

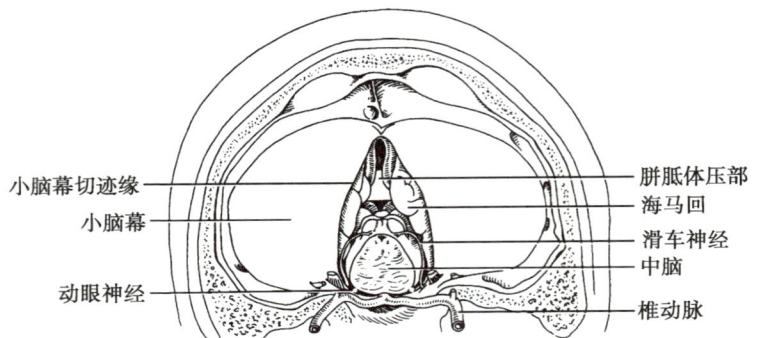

图 15-2　小脑幕切迹的局部解剖关系
由幕下向上看时所见的情况。

一、病因

颅内占位性病变发展到严重程度均可引起脑疝。常见病因有:

1.**外伤所致各种颅内血肿**　如硬膜外血肿、硬膜下血肿及脑内血肿。

2.**颅内肿瘤**　尤其是颅后窝、中线部位及大脑半球的肿瘤。

3.**颅内其他占位性病变**　如脑脓肿、寄生虫病及肉芽肿性病变。

4.**医源性因素**　对于颅内压增高患者,进行不适当的腰椎穿刺,放出脑脊液过多过快,使各分腔间的压力差增大,则可诱发脑疝。

二、分类

根据移位的脑组织及通过的硬脑膜间隙和孔道,将脑疝分为三类(图 15-3):小脑幕切迹疝(又称颞叶钩回疝)、枕骨大孔疝(又称小脑扁桃体疝)、大脑镰下疝(又称扣带回疝)。

三、病理

当发生脑疝时,移位的脑组织在小脑幕切迹或枕骨大孔处挤压脑干,脑干受压移位可致其实质内血管受到牵拉,严重时甚

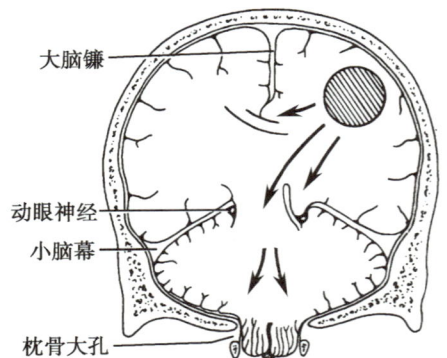

图 15-3　脑疝示意图
大脑镰下疝(上)、小脑幕切迹疝(中)和枕骨大孔疝(下)示意图。

至断裂出血。由于同侧的大脑脚受到挤压而造成病变对侧偏瘫,同侧动眼神经受到挤压可产生动眼神经麻痹症状。移位的钩回、海马回可将大脑后动脉挤压于小脑幕切迹缘上致枕叶皮质缺血坏死。小脑幕切迹裂孔及枕骨大孔被移位的脑组织堵塞,小脑幕切迹疝挤压中脑脑池,枕骨大孔疝挤压第四脑室中间孔,从而使脑脊液循环通路受阻,则进一步加重颅内压增高,形成恶性循环,使病情迅速恶化。

四、临床表现

1. 小脑幕切迹疝

(1)**颅内压增高的症状**:表现为剧烈头痛,进行性加重伴烦躁不安。与进食无关的频繁的喷射性呕吐。急性脑疝患者视神经盘水肿可有亦可无。

(2)**意识改变**:患者随脑疝进展可出现嗜睡、昏睡、浅昏迷至深昏迷。

(3)**瞳孔改变**:病初由于患侧动眼神经受刺激导致患侧瞳孔变小,对光反射迟钝,这一过程时间短,随病情进展受压的患侧动眼神经麻痹,患侧瞳孔逐渐散大,直接和间接对光反射均消失,并有患侧上睑下垂,眼球外斜。病情进一步加重,则出现双侧瞳孔散大,对光反射消失,此时患者多已处于濒死状态。

(4)**运动障碍**:表现为病变对侧肢体的肌力减弱或瘫痪,病理征阳性。严重时可出现去脑强直发作,表明脑干严重受损。

(5)**生命体征紊乱**:心率减慢或不规则,血压忽高忽低,呼吸不规则、大汗淋漓或汗闭,面色潮红或苍白,体温可高达41℃以上或体温不升,最终因呼吸循环衰竭而死亡。

2. 枕骨大孔疝
由于脑脊液循环通路被堵塞,患者剧烈头痛,频繁呕吐,颈项强直,强迫头位。生命体征紊乱出现较早,意识障碍出现较晚。由于位于延髓的呼吸中枢受损,患者早期可突发呼吸骤停而死亡。

五、处理

在作出脑疝诊断的同时,应按颅内压增高的处理原则快速静脉输注高渗降颅内压药物,以缓解病情,争取时间。当确诊后,根据病情迅速完成开颅术前准备,尽快手术去除病因,如清除颅内血肿或切除脑肿瘤等。如难以确诊或虽确诊但病因无法去除时,可选用下列姑息性手术。

1. 侧脑室外引流术
经额、眶、枕部快速钻颅或锥颅,穿刺侧脑室并安置硅胶引流管行脑脊液体外引流,以迅速降低颅内压。特别适于严重脑积水或脑室内有积血患者,是常用的颅脑手术前辅助性抢救措施。

2. 脑脊液分流术
脑积水的病例可施行侧脑室-腹腔分流术、侧脑室-枕大池分流术或导水管疏通术。

3. 减压术
小脑幕切迹疝时可采用颞肌下减压术,枕骨大孔疝时可采用枕肌下减压术。重度颅脑损伤致严重脑水肿而颅内压增高时,可采用去骨瓣减压术,以上方法称为外减压术。在开颅手术中可能会遇到脑组织肿胀膨出,此时可将部分非功能区脑组织切除,以达到减压目的,称为内减压术。

(于 淼)

思考题

1. 颅内压增高的主要临床表现有哪些?
2. 试阐述颅内压增高的治疗原则。

ER 15-3

练习题

第十六章 ｜ 颅脑损伤

教学课件

思维导图

学习目标

1. 掌握：头皮损伤的特点及处理原则；颅骨骨折的临床表现、诊断、治疗原则；脑震荡、脑挫裂伤、颅内血肿的临床表现、诊断。
2. 熟悉：颅脑损伤颅内血肿的治疗原则。
3. 了解：颅脑损伤的机制、意识障碍的分级、格拉斯哥昏迷评分法及颅脑损伤的临床分型；弥漫性轴索损伤的临床特点、诊断。
4. 具备对颅脑损伤患者做出初步诊断并进行急救处置和转院的能力。
5. 能够运用专业知识对病情演变及预后与患者及家属交流，以取得理解与配合。

案例导入

患者女性，50 岁，车祸致头部外伤入院，头颅 CT 显示左侧颞叶脑挫裂伤、硬膜下血肿。入院查体神清语利，诉头痛，肢体活动自如。入院给予药物保守治疗后 4 小时突发意识障碍。查体：昏迷状态，左侧瞳孔散大，对光反射消失，双侧肢体无自主活动。

请思考：
1. 该患者可能的诊断是什么？
2. 为了明确诊断还需要进行哪些辅助检查？
3. 如何进行鉴别诊断？

第一节　概　述

颅脑损伤（craniocerebral trauma）是一种常见的创伤，其发生率仅次于四肢创伤，但由于伤及中枢神经系统，其致残率和死亡率均高于其他各部位损伤。

一、颅脑损伤机制

外界暴力造成颅脑损伤一般有两种方式：直接损伤和间接损伤。

1. **直接损伤**　暴力直接作用于头部引起的损伤，包括加速性损伤、减速性损伤和挤压伤。

（1）**加速性损伤**：指运动着的物体撞击头部，使相对静止的头颅在瞬间由静态转为动态造成的损伤，如头部遭到行驶车辆撞击、拳击或棍棒等器械打击。脑损伤多发生在着力点的部位，称之为"冲击点伤"。

（2）**减速性损伤**：运动着的头部突然碰击在静止外物上，引起减速性运动而造成的损伤，如跌伤、坠落伤，此时脑损伤较多发生在着力点的对侧，称之为"对冲伤"。常见为枕部着力导致额极、颞极及颅底的脑损伤（图 16-1）。

（3）**挤压伤**：头部受到外力挤压而致伤。如产伤、碾压伤。

2. 间接损伤 暴力作用于头部以外部位，作用力传递至颅脑造成的脑损伤。

（1）**挥鞭样损伤**：当躯干突然遭受加速性或减速性暴力时，身体与头部运动不一致，使颈部剧烈的过伸或过屈，或先过伸后过屈，犹如挥鞭样，造成颈髓上段或/和延髓的损伤。

（2）**胸部挤压伤**：因胸壁突然遭受到巨大压力冲击，胸腔内压升高致使上腔静脉的血逆行灌入颅内，引起广泛性脑出血。

（3）**颅颈交界处损伤**：坠落时双足或双臀着地，外力沿脊柱向上传导，可导致颅底骨折和脑损伤。

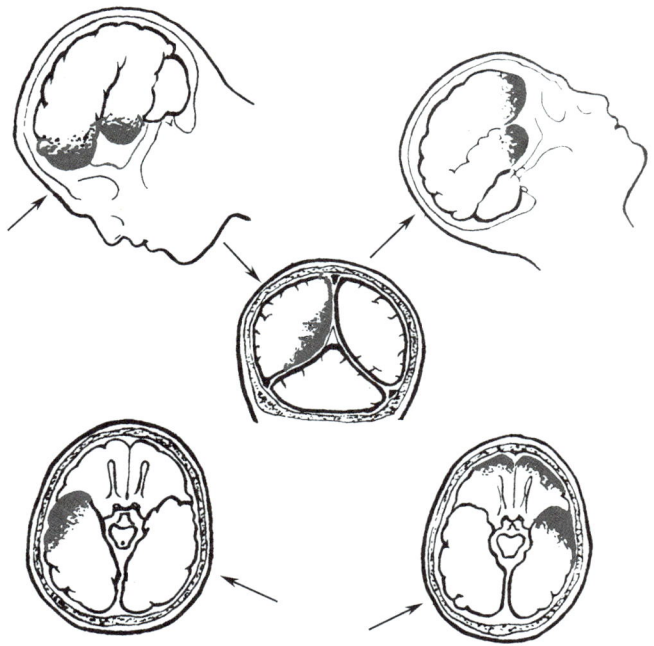

图 16-1　常见减速运动导致脑损伤示意图

二、颅脑损伤分级

颅脑损伤伤情轻重不一，病理变化及伤后演变过程不同，临床上对颅脑损伤伤情的分级方法较多，目前国际上通用的方法是根据格拉斯哥昏迷评分（Glasgow coma scale，GCS）法。从伤员的运动、言语、睁眼反应评分，以三者的积分表示意识障碍的程度（表 16-1）。最高 15 分，最低 3 分，15 分表示正常。轻型：13~15 分，伤后昏迷时间小于 20 分钟；中型：9~12 分，伤后昏迷 20 分钟~6 小时；重型：3~8 分，伤后昏迷大于 6 小时或在伤后 24 小时内意识恶化并昏迷大于 6 小时。

表 16-1　格拉斯哥昏迷评分

睁眼反应		语言反应		运动反应	
自发睁眼	4	回答正确	5	按吩咐动作	6
呼唤睁眼	3	回答错误	4	刺痛定位	5
刺痛睁眼	2	言语不清	3	刺痛逃避	4
不能睁眼	1	只发音	2	去皮质强直	3
		不能发音	1	去脑强直	2
				无动作	1

第二节　头皮损伤

一、头皮挫伤和头皮血肿

头皮遭受钝性外力后，常可导致头皮挫伤，使组织内血管破裂出血，而头皮仍完整。按血肿出现于头皮内的具体层次可分为皮下血肿、帽状腱膜下血肿和骨膜下血肿。临床以帽状腱膜下血肿较为多见，血肿较大者可波及整个头皮，有明显的波动感，严重者可导致休克。

较小的头皮血肿可自行吸收，不需处理；较大的血肿，采用局部适当加压包扎，有利于防止血肿的扩大，必要时在严格的无菌条件下穿刺抽吸，再加压包扎；若血肿继发感染，应及时切开引流；对儿童、体弱者或巨大帽状腱膜下血肿应注意防治休克。处理头皮血肿时，应考虑到颅骨损伤，甚至脑损伤的可能。

二、头皮裂伤

头皮裂伤（scalp laceration）常由锐器所致。伤口的大小、形状、深度与致伤因素及帽状腱膜层是否破裂有关。由于头皮血供丰富，出血较多，严重者可发生休克。现场急救，应立即压迫创缘，控制明显的出血点，局部加压包扎。头皮血供丰富，愈合能力强，即使伤后超过24小时，只要没有明显的感染征象，仍可进行彻底的一期清创缝合。裂口较平直，创缘整齐无缺损，可直接缝合；头皮缺损较多缝合困难者，可切开帽状腱膜或作转移皮瓣来修补创面。注意伤口深处有无骨折及碎骨片，并作相应处理；术后常规使用抗生素和破伤风抗毒素。

三、头皮撕脱伤

头皮撕脱伤（scalp avulsion）常因长发卷入转动的机器中，将连同帽状腱膜在内的大块或全部头皮撕脱，有时连同部分骨膜也被撕脱，使颅骨暴露，创面大，出血多，易致休克。现场急救应采用有效的包扎、止血，并将撕脱的头皮和患者同时送入医院。经积极抗休克后行清创术，根据情况选择不同的处理方法：①有蒂相连且有血运者可直接复位缝合。②对完全游离者，如无明显污染，且伤后未超过6小时，有条件时可用显微外科吻合头皮小血管。③若不能吻合，可将撕脱的皮瓣切薄行中厚或全厚皮片移植。④若骨膜已撕裂，需在颅骨外板上多处钻孔，待新鲜肉芽长出后，再行植皮术。术后应注意抗休克，预防感染和创面的观察处理。

第三节　颅骨骨折

颅骨骨折（skull fracture）指颅骨受到暴力作用，引起颅骨的完整性和连续性中断。根据骨折部位分为颅盖骨折和颅底骨折；按骨折形态分为线形骨折、凹陷性骨折和粉碎性骨折；按骨折处是否与外界相通分为闭合性骨折和开放性骨折。

一、颅盖骨折

颅盖骨折按形态分为线形骨折（linear fracture）和凹陷性骨折（depressed fracture）两种。线形骨折包括颅缝分离，骨折线可以是单一，也可多发。凹陷性骨折好发于额骨及顶骨，婴幼儿颅骨质软，着力部位骨皮质连续性可无中断，呈乒乓球样骨折，在成人多为粉碎性凹陷骨折。骨折部位切线位的X线检查可显示骨折陷入深度，CT检查不仅可了解骨折情况，还可了解有无合并脑损伤。

二、颅底骨折

颅底骨折（skull base fracture）以线形为主，大多数是由颅盖部骨折线延伸到颅底，也可由间接暴力所致。根据发生部位可分为前、中、颅后窝骨折。临床表现有：耳、鼻出血或脑脊液漏；脑神经损伤；眶周广泛淤血斑（熊猫眼征）；乳突部皮下淤血斑（Battle斑）等。不同部位颅底骨折的临床表现各异（表16-2）。

表16-2　颅底骨折的临床表现

骨折部位	脑脊液漏	瘀斑部位	可能累及的脑神经
颅前窝	鼻漏	眶周、球结膜下（熊猫眼征）	嗅神经、视神经
颅中窝	鼻漏和耳漏	乳突部（Battle征）	面神经、听神经
颅后窝	无	乳突部、咽后壁、枕下部	少见

三、颅骨骨折的治疗

单纯性线形骨折无需特殊处理,如有并发症应对症处理。

(一)闭合性颅骨骨折

对症治疗,防止或治疗并发症,如同时合并脑实质损伤或血肿则应处理后者。

(二)开放性颅骨骨折

1. 局部伤口 使开放性损伤变为闭合性损伤,抗感染、对症治疗。

2. 骨折伴有脑脊液鼻漏、耳漏 应固定体位引流、不可阻塞或冲洗、给予抗生素。大多数漏口于 1~2 周愈合。1 个月以上仍有脑脊液漏者,可考虑手术。

3. 气颅的处理 多数气颅可自行吸收,以预防感染为主。如形成张力性气颅,伴有明显的占位效应,则应手术。

(三)凹陷性颅骨骨折

开放性颅骨骨折应立即手术,局部清创,骨片复位或去除,硬脑膜破裂者需修补硬脑膜。

闭合性凹陷性颅骨骨折是否需外科手术,取决于凹陷部位、深度、范围及有无对脑组织的压迫。凹陷性颅骨骨折的手术指征包括:①因骨折片刺破脑组织形成脑内血肿者,或压迫脑重要功能区,引起感觉、运动障碍或癫痫等。②合并脑损伤或大面积的骨折片凹陷导致颅内压增高者。③凹陷深度超过 1cm。④开放性粉碎性骨折,碎骨片易致感染,需清创复位者。⑤对静脉窦处凹陷性骨折,如未引起神经受损或颅内压增高,即便陷入较深,也不宜轻易手术,必须手术时,术前应做好术中大出血的准备。

第四节　脑　损　伤

脑损伤分为原发性损伤和继发性损伤两大类。原发性损伤是指暴力作用后立即导致的损伤,如脑震荡、脑挫裂伤、弥漫性轴索损伤等;继发性损伤是指暴力作用一段时间后出现的损伤,如脑水肿、颅内血肿等。

一、脑震荡

脑震荡(concussion of brain)一般认为是一过性脑功能障碍,与脑干网状结构受损有关,无肉眼可见的神经病理改变,显微镜下可见神经结构紊乱。具体机制尚有争议,有学者认为脑震荡可能是一种较轻的弥漫性轴索损伤。

(一)临床表现

1. 意识障碍 伤后立即出现,可为神志不清或完全昏迷,持续数秒或数分钟,一般不超过 30 分钟。

2. 逆行性遗忘 指清醒后大多不能回忆受伤当时及伤前一段时间内发生的事情。

3. 自主神经功能紊乱 较重者可有面色苍白、出汗、脉细速、呼吸浅慢、血压下降、肌张力降低等表现,随着意识的恢复很快趋于正常。

4. 神经系统检查 无阳性体征,脑脊液无红细胞,CT 检查颅内无异常。有临床资料表明,有半数脑震荡患者的脑干听觉诱发电位检查提示有器质性损伤。

(二)治疗

单纯脑震荡无需特殊治疗,适当的休息,依病情选用镇静、镇痛等药物,应重视心理治疗,做好解释工作,多数预后良好。

二、脑挫裂伤

脑挫裂伤（cerebral contusion and laceration）是指脑组织实质性损伤，主要发生在大脑皮质，轻者有大脑皮质或深部组织点状出血，重者脑皮质及其深部的白质广泛碎裂、坏死，伴有软脑膜、血管同时破裂，可伴有外伤性蛛网膜下隙出血、继发脑水肿、血肿形成而危及生命。

（一）临床表现

1. 意识障碍　与脑损伤轻重有关，由于伤情不同，意识障碍的程度、时间常不同，可数小时、数日至长期持续昏迷，昏迷时间越长，提示伤情越重；少数局限的脑挫裂伤，可不出现意识障碍。

2. 局灶性症状与体征　若伤及脑皮质功能区，伤后可立即出现相应症状，如伤及运动中枢可出现偏瘫、伤及语言中枢可出现失语等；伤及大脑非重要功能区如额极、颞极等所谓"哑区"，可无局灶性体征。

3. 头痛、恶心、呕吐　可能与颅内压增高、自主神经功能紊乱或外伤性蛛网膜下隙出血有关，疼痛可以是局限性的，也可以是全头疼痛。早期的恶心、呕吐可能因呕吐中枢受脑脊液冲击、蛛网膜下隙出血对脑膜的刺激或前庭功能受刺激引起，后期多为颅内压增高所致。

4. 生命体征改变　损伤较重者可因继发脑水肿或颅内血肿而出现急性颅内压增高甚至脑疝的表现，如血压升高、心率下降、体温升高、瞳孔改变；下丘脑损伤可出现高热、昏迷、水电解质紊乱等。

（二）诊断

对有神经系统阳性体征者，可根据定位体征及意识障碍程度，结合受伤史，判断其损伤部位及程度；对没有神经系统阳性体征、多发性脑挫裂伤或脑深部损伤者，临床定位常困难，必要的辅助检查可明确诊断。

1. CT 检查　不仅可清楚地显示脑挫裂伤的部位、程度和有无继发性损害，还可与脑震荡作鉴别诊断，同时对预后有所判断。对条件具备者，应列为首选检查手段，典型表现为局部脑组织高低密度混杂影（图 16-2）。

2. MRI 检查　不作为首选，但对合并脑干、胼胝体及轴索损伤有独特优势。

3. 腰椎穿刺　可了解有无蛛网膜下隙出血及颅内压增高，急性颅内压增高者应慎用或禁忌。

（三）治疗

脑挫裂伤以非手术治疗为主。可采取预防脑水肿、促进脑功能恢复等综合治疗。如经非手术治疗无效，颅内压增高明显甚至出现脑疝迹象时，应作减压术或局部病灶清除术。

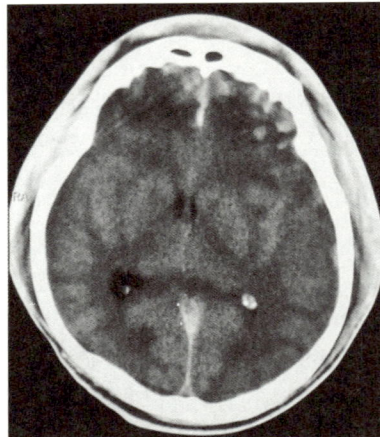

图 16-2　脑挫裂伤 CT 表现

三、弥漫性轴索损伤

弥漫性轴索损伤（diffuse axonal injury）为加速性剪切力引起脑的高速旋转，脑剪应力或牵拉作用，造成脑白质轴索广泛性损伤。病变可分布于大脑半球、胼胝体、内囊、基底核、小脑或脑干。可伴或不伴有脑挫裂伤。其主要的病理特征是轴缩球（axonal retraction ball）的出现。轴缩球是轴索断裂后近段轴浆溢出膨大的结果。多数学者认为原发性脑干损伤实际上就是最重的弥漫性轴索损伤，而脑震荡则是最轻的一类。

（一）临床表现

1. 意识障碍　受伤当时立即出现昏迷是弥漫性轴索损伤典型的临床表现。损伤愈重，昏迷愈深，特别严重者伤后数小时内死亡，幸存者多为重残或植物生存。近年研究认为，轻型弥漫性轴索损伤可有清醒期,甚至能言语,神志好转后可因继发性脑水肿而再次昏迷。

2. 瞳孔和眼球运动改变 表现为一侧或双侧瞳孔散大、对光反射消失,同向凝视等。

(二)诊断

典型的弥漫性轴索损伤后即刻发生意识障碍,CT 或 MRI 扫描可见大脑皮质与髓质交界处、胼胝体、脑干、基底核区、内囊或第三脑室周围有多个点状或小片状出血灶(图 16-3)。但无出血的轴索断裂 CT 不能显示,轻型的弥漫性轴索损伤可以有清醒期,诊断较困难。目前公认的诊断标准为:①伤后持续昏迷

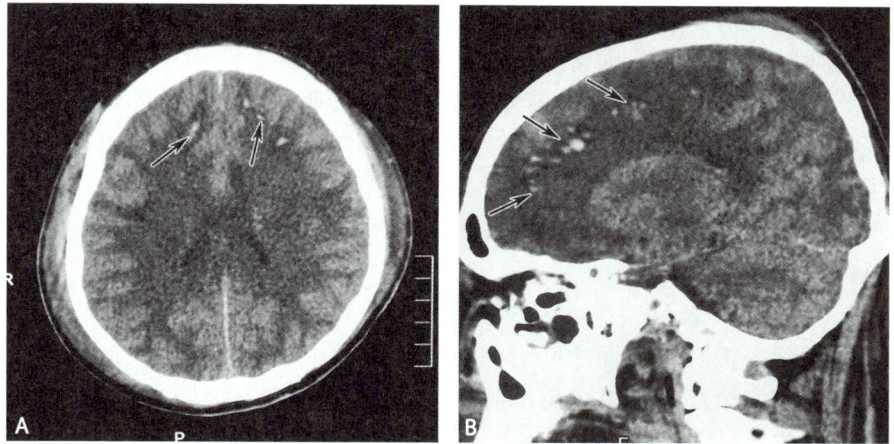

图 16-3 弥漫性轴索损伤 CT 表现
A. CT 平扫;B. CT 矢状位。

(大于 6 小时)。②CT 示正常或脑干、基底核、胼胝体等部位的点状出血。③颅内压正常但临床状况差。④无明确结构异常的伤后持续植物状态。⑤创伤后期弥漫性脑萎缩。⑥尸检见特征性病理改变。

(三)治疗和预后

弥漫性轴索损伤的治疗目前仍无突破性进展,以传统治疗为主,包括呼吸道管理、过度换气、吸氧、低温、钙通道阻滞药、脱水、巴比妥类药物等。弥漫性轴索损伤的致死率和致残率很高,易导致脑外伤后植物生存状态。

第五节 外伤性颅内血肿

外伤性颅内血肿(traumatic intracranial hematoma)是颅脑损伤中最常见最严重的继发性损伤,常引起颅内压增高导致脑疝而危及生命。

颅内血肿按出血的来源和部位可分为:硬脑膜外血肿、硬脑膜下血肿、脑内血肿(图 16-4)。按伤后至血肿症状出现的时间可分为:急性血肿(3 日内)、亚急性血肿(3 日以后到 3 周)、慢性血肿(3 周以上)。

一、硬脑膜外血肿

硬脑膜外血肿(extradural hematoma)是指血肿位于颅骨内板与硬脑膜之间,好发于幕上半球凸面,约占外伤性颅内血肿的 30%。以颞区最多见,多数为单发,也可多发,与颅骨骨折关系密切。出血来源常见于骨折线波及脑膜血管沟而伤及脑膜动脉及分支、静脉窦或板障出血,以脑膜中动脉损伤出血最常见。

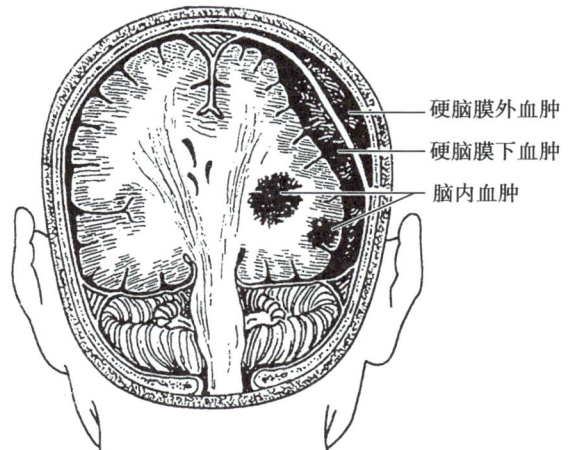

硬脑膜外血肿
硬脑膜下血肿
脑内血肿

图 16-4 颅内血肿的部位

（一）临床表现

1. 意识障碍 可有三种表现：①中间清醒期或好转期，指伤后立即昏迷，然后清醒，意识好转一段时间再出现昏迷，中间清醒期长短取决于原发性脑损伤的轻重和出血速度。②如果原发性脑损伤较重或血肿形成迅速，表现为意识障碍进行性加重。③原发性脑损伤较轻，伤后无原发昏迷，只是在血肿形成引起脑损害后才出现意识障碍。

2. 颅内压增高 昏迷前患者可有头痛，呕吐加剧，躁动不安，血压升高，呼吸脉搏减慢等；当颅内压增高到一定程度时可出现脑疝表现。

3. 神经系统体征 血肿对侧可出现肢体偏瘫、感觉障碍和锥体束征。

（二）CT 表现

颅骨内板与脑表面之间形成以出血点为中心的双凸透镜形或梭形密度增高影，CT 还可准确定位，计算出血量、中线结构移位及占位效应等情况（图 16-5）。

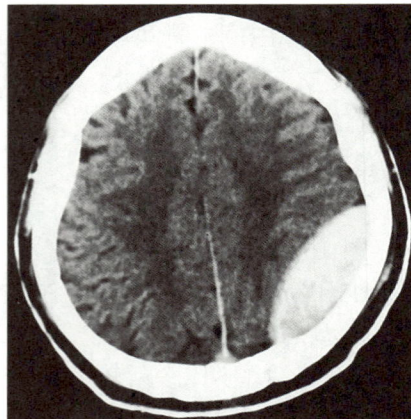

图 16-5 硬脑膜外血肿 CT 表现

二、硬脑膜下血肿

硬脑膜下血肿（subdural hematoma）是指血肿位于硬脑膜下腔，约占颅内血肿的 40%，是颅内血肿最常见的类型。

1. 急性硬脑膜下血肿 常由脑挫裂伤所致的皮质动脉或静脉破裂，也可由脑内血肿穿破皮质进入硬脑膜下腔，为复合性血肿。桥静脉损伤可形成单纯性血肿。临床表现：病情较重，发展快，意识障碍进行性加重，颅内压增高症状明显，以呕吐和躁动为主。特急性血肿（伤后 3 小时内形成的血肿）早期可有生命体征变化及脑疝的临床表现，伤及功能区可有偏瘫、失语、癫痫等。

CT 检查颅骨内板与脑表面之间出现高密度、等密度或混杂密度的新月形或半月形影（图 16-6）。

2. 慢性硬脑膜下血肿 出血的原因及机制不完全清楚，一般认为与桥静脉撕裂有关。好发于老年人，多有轻微头部外伤

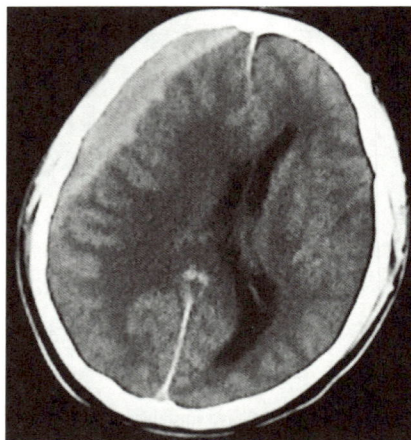

图 16-6 硬脑膜下血肿 CT 表现

史，部分患者无明确外伤史。外伤者常在伤后数周或数月出现症状，主要有慢性颅内压增高症状、局灶性症状及精神症状，如头痛、视神经盘水肿、轻偏瘫、失语、智力障碍、记忆力减退等。

慢性硬脑膜下血肿是有包膜的血肿，血肿多液化或部分液化，因此 CT 检查可见颅骨内板下等密度、低密度或混杂密度的新月形影。应与脑肿瘤、脑脓肿及肉芽肿等病变鉴别，CT 增强扫描及 MRI 检查有助于鉴别诊断。

警惕老年人慢性硬膜下血肿，老年人外伤后早期无临床症状或 CT 无异常，数周或数月后出现头痛、头部憋胀、肢体功能障碍或智力减退等。由于老年人脑萎缩，血肿量可以达 100ml 以上或更多时才出现症状，当出现症状时病情发展速度很快，且有生命危险。因此建议对老年人头部外伤观察时间应延长至伤后 1~3 个月内。

三、脑内血肿

脑内血肿（intracerebral hematoma）是指脑实质内的血肿。位于浅层的脑内血肿往往与脑挫裂伤和硬脑膜下血肿相伴发生。位于脑白质深部血肿较大时，病情往往较重。脑内血肿的临床表现

依血肿的部位和量而定,以颞叶最多,顶叶次之。可有局灶性症状、颅内压增高症状等,意识障碍轻重取决于原发性脑损伤程度和血肿形成的速度。

急性期 CT 检查可见脑内圆形或不规则高密度影,周围有低密度水肿带,易于诊断。

第六节　颅脑损伤的治疗

一、闭合性颅脑损伤的治疗

1. 非手术治疗　目的是防止颅脑外伤后一系列病理生理变化加重脑损害,促进功能恢复。轻型脑挫裂伤患者的治疗与脑震荡相同,主要是对症治疗。中重型脑挫裂伤患者,早期应观察病情变化。

(1)**病情观察**:颅脑损伤患者应观察意识、瞳孔、神经系统体征、呼吸循环等生命体征变化;观察期间注意患者头痛、躁动或自行改变体位等情况;根据病情变化行及时必要的 CT 复查,能动态了解脑挫裂伤范围变化、血肿有无增大、脑受压及中线移位等情况,有助于治疗方案调整、手术疗效判定及术后脑积水等并发症处理;重型颅脑损伤有条件者应送入 ICU 并予以颅内压监测。

(2)**昏迷患者的处理**:重型颅脑损伤患者常伴有意识障碍,对昏迷患者应保持头高位,保证呼吸道通畅;呕吐者应预防误吸的发生,及时清除呼吸道异物,估计短时间不能清醒者应尽早气管切开;不能进食者应补充足够的热量及维持水电解质平衡。

(3)**维持脑灌注压**:颅脑损伤如合并多发伤或低血容量性休克者,早期必须保持血压稳定,维持脑灌注压正常。脑灌注压过低,可致严重脑缺血。

(4)**降低颅内压,防治脑水肿**:继发性脑水肿和颅内血肿是颅脑损伤早期死亡的主要原因,因此早期控制脑水肿、防止血肿扩大是治疗的重要环节。具体方法见"第十五章第一节颅内压增高"。

(5)**改善微循环,防止继发性脑损伤**:常用低分子右旋糖酐、尼莫地平等。

(6)**催醒及神经营养治疗**:神经节苷脂、甲氯芬酯、胞磷胆碱和能量合剂等药物及高压氧治疗,对部分患者的意识和功能恢复可能有帮助。

2. 手术治疗　对严重脑挫裂伤,早期意识障碍进行性加深,颅内压增高,或非手术治疗不能控制者;脑挫裂伤伴有颅内血肿,CT 占位效应明显,中线结构明显移位者;手术后伤情一度好转,以后又恶化或出现脑疝者,应及时开颅清除坏死脑组织及血肿,必要时去除骨瓣减压。

二、开放性颅脑损伤的治疗

开放性颅脑损伤(open craniocerebral injury)包括非火器性损伤和火器性损伤两大类。开放性颅脑损伤除前述颅脑损伤的特点外尚有自身的特点:①脑损伤部位常与致伤物作用部位一致。②出血多,休克发生率高。③颅内常有异物存留,伤后感染发生率高,早期可有化脓性脑炎,晚期可形成脑脓肿。④癫痫发生率高,伤口愈合后脑常与脑膜形成瘢痕粘连。⑤火器性损伤,因伤道特殊性及全身多发伤发生率高,使得伤情复杂,死亡率高。其治疗原则为:

1. 急救原则　重点是防治休克,保持呼吸道通畅,防止窒息发生;控制创口出血,防止创口再污染,常以无菌敷料包扎伤口,保护脑组织。

2. 外科处理　①争取早期清创,使开放性颅脑损伤变成闭合性颅脑损伤,达到一期愈合。②延期处理者(伤后 1 周内),常因处理较晚或早期清创不彻底,创面有感染或脑脊液外溢,应作创面的细菌培养及建立通畅的引流,处理得当,创口常能如期愈合。③晚期处理者(伤后 1 周以上),伤口化脓,常伴有颅内感染,应敞开引流,保护脑组织,促使肉芽生长,争取二期植皮,消灭创面。此外,对伴发颅内情况应作相应处理。

3. 其他措施　清创后仍需观察生命体征、有无颅内继发性出血及脑脊液漏,使用破伤风抗毒素,加强抗感染、抗水肿、抗休克,加强营养支持治疗及相关并发症的防治。

三、颅内血肿的治疗

1. 颅内血肿非手术治疗指征　①无意识障碍或颅内压增高,或虽有意识障碍颅内压增高,但已明显减轻或好转。②无局灶性脑损害体征。③CT 示血肿不大(幕上<40ml,幕下<10ml),中线结构移位不明显,脑室、脑池无受压。④颅内压监测压力<270mmH$_2$O。非手术治疗期间应做好备血、剃头等术前准备,一旦病情变化有手术指征应立即手术。

2. 颅内血肿的手术指征　①意识障碍进行性加重,在非手术治疗中病情恶化。②有局灶性脑损害体征。③CT 示血肿较大(幕上>40ml,幕下>10ml),或血肿虽不大,但中线结构移位明显(>1cm),脑室、脑池受压明显。④颅内压监测压力>270mmH$_2$O,并呈进行性增高。

(于 淼)

思考题

1. 颅底骨折患者伴脑脊液耳、鼻漏时为什么不能填塞耳道?
2. 简述弥漫性轴索损伤的临床表现。
3. 简述颅内血肿的手术适应证。

ER 16-3

练习题

第十七章 | 颅脑、椎管、脊髓的外科疾病

教学课件

思维导图

ER 17-1 ER 17-2

学习目标

1. 掌握:颅内、脑血管疾病及椎管肿瘤的临床表现、诊断方法。
2. 熟悉:颅内、脑血管疾病及椎管肿瘤的影像学检查手段。
3. 了解:常见的颅内、脑血管疾病及椎管肿瘤的外科治疗原则。
4. 具备常见颅内、椎管内外科疾病的诊断及鉴别能力,掌握神经系统查体技能,能独立完成腰穿操作。
5. 能够给予患者医学知识的指导,协助患者进行康复训练,以提高生活自理能力。

案例导入

患者 60 岁,男性,突然出现剧烈头痛、呕吐。体检:神清语利,双侧瞳孔直径 3.0mm,对光反射存在。体温 36.8℃,脉搏 80 次/min,呼吸 20 次/min,血压 160/90mmHg。颈项强直,克尼格征(+)。头颅 CT 显示蛛网膜下隙出血。

请思考:
1. 该患者最可能的诊断是什么?
2. 为了明确诊断还需要进行哪些检查?
3. 如何进行治疗?

第一节　颅内肿瘤

颅内肿瘤是神经外科常见疾病,分原发性和继发性两大类。原发性肿瘤可发生于脑组织、脑膜、脑神经、血管、垂体及残余胚胎组织等;继发性肿瘤是指身体其他部位的恶性肿瘤转移或侵入颅内形成的肿瘤。原发性颅内肿瘤的年发病率为(7.8~12.5)/10 万人,其中以胶质瘤最常见;好发部位以大脑半球最多,依次为蝶鞍区、桥小脑角、小脑、脑室及脑干等;其次为脑膜瘤、垂体瘤及听神经瘤等。颅内肿瘤在 40 岁左右成年人为发病高峰期。不同性质的肿瘤好发部位不同,如颅后窝及近中线部位以髓母细胞瘤、松果体区肿瘤及颅咽管瘤多见,桥小脑角区以神经鞘瘤、脑膜瘤多见,有时可根据肿瘤部位来大致推测肿瘤性质。

知识链接

"最美奋斗者" —— 王忠诚院士

王忠诚,国家最高科学技术奖获得者、中国神经外科事业的开拓者和创始人之一。在神经外科诊断、治疗、科研、教学、预防及流行病学调研方面进行了系统研究和实践,取得了突出成就,在

脑干肿瘤、脑动脉瘤、脑血管畸形、脊髓内肿瘤等方面都有重大贡献,特别在脑干病变和脊髓内肿瘤的临床与基础等研究方面,均达到国际先进水平。王忠诚领导完成全国6城市及22省级行政区农村及少数民族地区神经系统疾病流行病学调查,为国家卫生事业的发展提供了重要依据。

2019年9月25日,入选"最美奋斗者"。

一、病因

目前尚不完全清楚,颅内肿瘤的发生、发展同其他肿瘤一样,亦是一个受内外环境多种因素影响、多基因突变、多阶段演进的复杂过程。诱发肿瘤的可能因素有:遗传因素、物理因素、化学因素和生物因素等。

二、分类

2016年世界卫生组织中枢神经系统肿瘤分类较前版本从概念到实践都有提升,在组织学基础上加入了分子分型,但大体上仍分为:神经上皮组织肿瘤、脑神经及脊旁神经肿瘤、脑膜肿瘤、淋巴瘤和造血组织肿瘤、生殖细胞肿瘤、蝶鞍区肿瘤和转移性肿瘤七大类。

三、临床表现

颅内肿瘤常见的临床表现主要有颅内压增高的症状、局灶性症状和体征。

1. 颅内压增高的症状和体征 主要表现为头痛、呕吐、视神经盘水肿。良性肿瘤常为缓慢起病、逐渐加重;恶性肿瘤进展快,可表现为急性颅内压增高症状;颅后窝、脑室及近中线周围肿瘤易阻塞脑脊液循环通路,可较早出现颅内压增高症状。

2. 局灶性症状和体征 为肿瘤刺激、压迫或破坏脑组织所引起。常见部位肿瘤的症状有:①大脑半球肿瘤根据位置而异,可有头痛、精神症状、癫痫发作、感觉和运动障碍、失语等;②蝶鞍区肿瘤可表现为头痛,视力、视野改变和内分泌功能紊乱;③松果体区肿瘤可有颅内压增高、眼球运动障碍及性早熟等;④桥小脑角区肿瘤可相继出现耳鸣、听力减退、耳聋,Ⅴ、Ⅶ脑神经症状,Ⅸ、Ⅹ、Ⅺ后组脑神经症状,小脑症状、颅内压增高症状及脑干症状;⑤小脑半球及小脑蚓部肿瘤可有行走不能、站立不稳、共济失调等。

3. 老年和儿童颅内肿瘤的特点 老年人因脑萎缩使颅内空间相对增大,发生颅内肿瘤时颅内压增高不明显而容易误诊;儿童颅内肿瘤多数沿中线部位生长,幕下以髓母细胞瘤、星形细胞瘤、室管膜肿瘤常见,幕上以颅咽管瘤为多,较早出现颅内压增高症状而掩盖局灶症状及体征。

4. 各种不同类型颅内肿瘤的特点

(1)**胶质瘤(glioma)**:是来自神经系统胶质细胞和神经元的肿瘤的统称,是最常见的颅内肿瘤,占颅内肿瘤总数的40%~50%。根据肿瘤细胞的分化情况分为:星形细胞瘤、少突神经胶质瘤、室管膜瘤、髓母细胞瘤等,以前两者多见,而后两者在儿童中发病率较高。临床表现因部位及肿瘤病理类型而异,大脑半球肿瘤可出现癫痫、运动及言语功能障碍;肿瘤侵犯额叶、胼胝体等可出现精神症状、记忆力减退、情感异常等;而室管膜瘤、髓母细胞瘤易引起梗阻性脑积水,可较早出现颅内压增高症状。肿瘤细胞分化程度不同,恶性程度不一,其中星形细胞瘤Ⅲ~Ⅳ级、髓母细胞瘤恶性程度高,术后易复发,手术配合放疗、化疗仍难以根除,预后差;室管膜瘤多沿脑室系统生长,手术不容易全切除,可通过脑脊液播散产生脊髓转移,给临床治疗带来困难;而星形细胞瘤Ⅰ~Ⅱ级、少突神经胶质瘤恶性程度相对较低,预后相对较好(图17-1)。

(2)**脑膜瘤(meningioma)**:占颅内肿瘤的15%~20%,发病率仅次于胶质瘤。肿瘤一般良性,生长缓慢,恶性脑膜瘤少见。肿瘤发生部位主要是大脑半球矢状窦旁、大脑凸面、蝶骨嵴、鞍结节等,常附着于硬脑膜,可侵及邻近颅骨。CT 见肿瘤密度较均匀,常伴脑水肿,基底附着于硬膜,增强扫描肿瘤强化明显,可见"硬膜尾征"。全切除肿瘤和受累的硬膜及颅骨者预后良好,部分切除易复发。恶性脑膜瘤预后差(图 17-2)。

（3）**垂体腺瘤**(pituitary adenoma)：起源于腺垂体,约占颅内肿瘤的 10%,多为良性。按肿瘤直径大小可分为:微腺瘤(小于 1cm)、小腺瘤(1~2cm)、大腺瘤(2~4cm)和巨大腺瘤(大于 4cm);按腺瘤细胞的内分泌功能分为:催乳素瘤(prolactinoma)、生长激素腺瘤、促肾上腺皮质激素腺瘤(adrenocorticotropic hormone adenoma)、卵泡刺激素或黄体生成素腺瘤、促甲状腺激素腺瘤、混合激素型腺瘤及无功能腺瘤。

较小的肿瘤,临床上仅有内分泌方面异常表现,如巨人症、肢端肥大、女性患者停经泌乳、男性患者阳痿、垂体性肥胖等;较大的功能性腺瘤除内分泌异常外还可压迫视神经、视交叉产生视力障碍、视野缺损;而无功能性大腺瘤主要表现为压迫症状及压迫可能带来的垂体功能低下;肿瘤卒中者可突发头痛,视力急剧下降,甚至嗜睡昏迷。垂体肿瘤大多需要手术治疗,立体定向放射治疗适用于微腺瘤,PRL 瘤可采用溴隐亭药物治疗(图 17-3)。

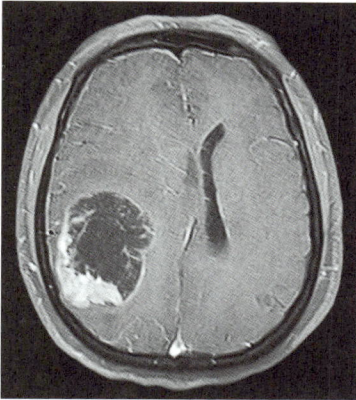

图 17-1 胶质瘤磁共振增强扫描（轴位）

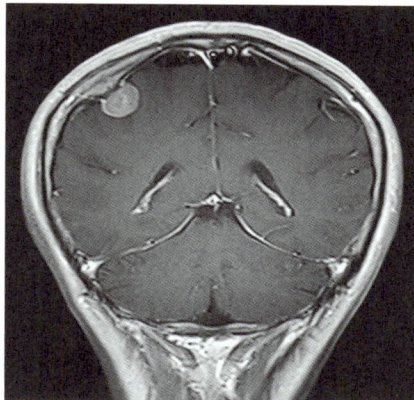

图 17-2 脑膜瘤磁共振增强扫描（冠状位）

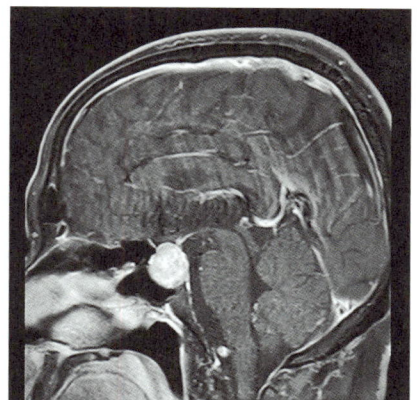

图 17-3 垂体瘤磁共振增强扫描（矢状位）

（4）**听神经瘤**(acoustic neuroma)：起源于听神经鞘的良性肿瘤,多为单侧,占颅内肿瘤的 8%~10%,占桥小脑角肿瘤的65.0%~72.2%(图 17-4)。随着肿瘤的进展增大,可出现下列临床表现:①患侧耳鸣、听力减退、眩晕等;②同侧三叉神经、面神经受累,表现为同侧面部感觉减退及轻度周围性面瘫;③同侧小脑症状,可有步态不稳、共济失调等;④肿瘤较大时压迫后组脑神经,出现呛咳、声音嘶哑、吞咽困难;⑤肿瘤压迫阻塞脑脊液循环通路及脑干,可出现梗阻性脑积水、复视、锥体束征等表现。

根据患者年龄,肿瘤大小、术前听力和脑神经受损情况制订手术方案。肿瘤直径小于 3.0cm 应力争全切,并注意保护脑神经功能;肿瘤直径大于 3.0cm、肿瘤部分切除后残留,或患者全身情况差不能耐受手术者,可行立体定向放射治疗。

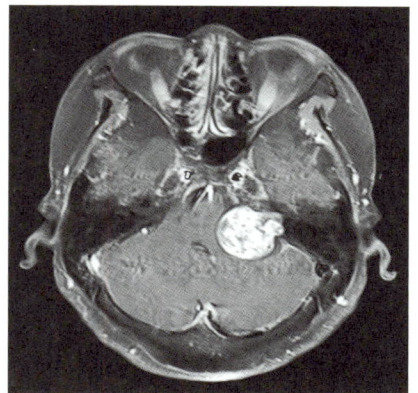

图 17-4 听神经瘤磁共振增强扫描（轴位）

（5）**颅咽管瘤**(craniopharyngioma)：为先天性良性肿瘤,约占颅内肿瘤的 5%,是儿童最常见的颅内先天性肿瘤。肿瘤大多数位于鞍上区,可向第三脑室、下丘脑、鞍旁、鞍内等方向发展;肿瘤压迫视神经、视交叉产生视力障碍、视野缺损;压迫垂体、下丘脑致内分泌功能障碍,表现为尿崩、发育迟缓、性腺功能减退等;肿瘤突入第三脑室阻塞室间孔可引起梗阻性脑积水。鞍区 X 线或 CT 检查有钙化,有助于与垂体腺瘤等疾病鉴别(图 17-5)。以显微手术治疗为主,全切除能有效降低复发率。但肿瘤与下丘脑等重要部位粘连紧密,全切除较困难。

(6)**脑转移癌**:入颅途径为血液,原发肿瘤以肺、乳腺、胃肠道的腺癌多见,肿瘤可单发或多发,边界清楚,周边脑组织水肿明显。多数位于大脑中动脉分布区域,可有颅内压增高症状和局灶性体征。部分病例以脑转移瘤为首发症状,有时较难确诊原发肿瘤的部位。单发病灶伴颅内压增高应手术切除,多发病灶可采用放疗等措施,对易于手术的多发病灶也可手术切除。

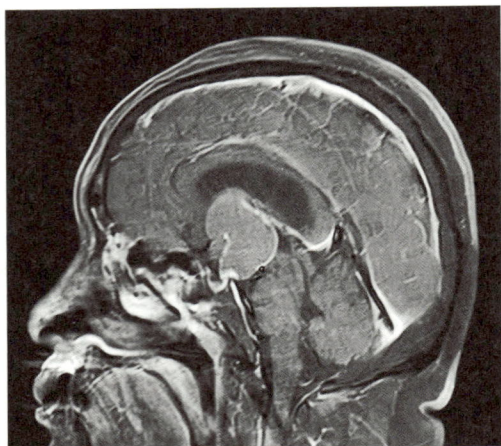

图 17-5　颅咽管瘤磁共振增强扫描(矢状位)

四、诊断与治疗

颅内肿瘤包括定位诊断和定性诊断。结合病史、全身和神经系统的体格检查可获取初步资料;CT、MRI 等必要的辅助检查可以明确肿瘤的部位、大小、数目及其与周围结构关系,并对绝大多数肿瘤做出定性诊断;正电子发射体层摄影(PET)能反映组织代谢和功能的图像,对早期发现肿瘤、确定脑肿瘤恶性程度及脑功能有一定价值。腰穿、X 线摄片、实验室检查等有协助诊断作用。

知识链接

正电子发射体层摄影的临床应用

正电子发射体层摄影可测量组织代谢活性蛋白质的合成率、受体的密度和分布等,反映人体代谢和功能,可早期发现肿瘤,判断脑肿瘤恶性程度,尤其可诊断脑转移瘤并提示原发灶,鉴别原发中枢神经系统淋巴瘤与体部淋巴瘤脑转移。

颅内肿瘤的治疗包括手术治疗、放射治疗和化学药物治疗。治疗原则是在保障脑功能不受损伤的前提下,尽可能地切除肿瘤,术后根据颅内肿瘤的特性选择适当的放射治疗及化学药物治疗。免疫治疗、基因治疗、中药等治疗目前处于探索研究阶段。

第二节　脑血管性疾病的外科治疗

脑血管性疾病的发病率和死亡率都很高,居我国人口死亡原因的第一位。部分颅内脑血管性疾病,如脑卒中、颅内动脉瘤、脑血管畸形等需要外科手术治疗。

一、出血性脑卒中

出血性脑卒中占脑卒中病例的 20%~30%,多发于 50 岁以上高血压动脉硬化患者,是高血压病死亡的主要原因,因粟粒状微动脉瘤破裂所致,多位于基底核壳核部,出血可破坏及压迫邻近脑组织,甚至发生脑疝。

(一)类型与分级

1.**血肿的类型**　外侧型位于内囊外侧,包括大脑皮质、皮质下及壳核;内侧型位于内囊内侧,包括丘脑、中脑及脑桥;小脑型,即小脑各部位的血肿。

2. 出血性脑卒中的分级

Ⅰ级：轻型，患者意识尚清或浅昏迷，轻偏瘫。

Ⅱ级：中型，中度昏迷及完全偏瘫，双瞳孔等大或轻度不等大。

Ⅲ级：重型，深昏迷，完全性偏瘫及去大脑强直，双瞳孔散大，生命体征紊乱。

（二）诊断

既往有高血压病史，突发意识障碍和偏瘫，应及时行头颅CT检查，以鉴别脑出血与脑梗死，并明确出血的部位、出血量及脑受压情况（图17-6）。

（三）治疗

手术目的在于清除血肿，解除脑受压及脑疝；手术不能改善

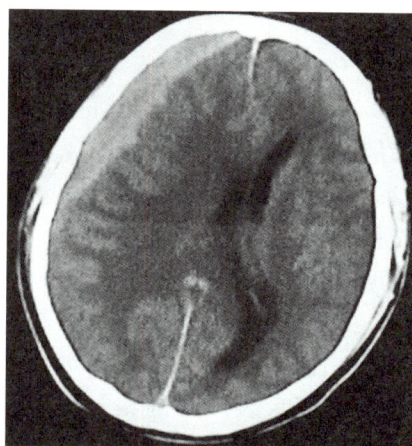

图17-6 脑出血CT扫描

神经功能损伤症状。对于Ⅲ级病例，内侧型血肿，血肿破入脑室者手术效果不佳；对血肿小、患者神志清楚、病情稳定以及年龄过大、有系统性疾病者均不宜手术治疗；对于外侧型及小脑型血肿，有手术指征者应积极手术治疗。

二、缺血性脑卒中

缺血性脑卒中占脑卒中总数的60%~70%。在动脉粥样硬化基础上，颈内动脉或椎动脉血栓形成造成狭窄和闭塞，使脑组织缺血，甚至坏死；另外，结缔组织病、动脉炎或动脉外伤等疾病均可引起本病。

（一）临床表现

根据神经功能障碍的轻重和症状持续时间，可分为下述三种类型：

1. 短暂性脑缺血发作（TIA） 发生于颈内动脉系统，表现为突发肢体运动和感觉障碍、失语、单眼失明、意识障碍不明显；发生于椎动脉系统，表现为眩晕、耳鸣、听力障碍、复视、步态不稳和吞咽困难等。症状持续时间10~20分钟，不超过24小时。可反复发作，甚至一天数次，可自行缓解，不留后遗症；脑内无明显梗死灶。

2. 可逆性缺血性神经功能障碍（RIND） 与TIA基本相同，但神经功能障碍持续时间超过24小时，可长达数十天，最后逐渐完全恢复，脑部可有小的梗死灶。

3. 进展性卒中（PS）和完全性卒中（CS） 神经功能损害症状更明显，常有意识障碍，脑部可出现明显的梗死灶，神经功能障碍长期不能恢复。

（二）诊断

脑卒中后24~48小时CT扫描可显示脑梗死区；MRI比CT敏感，弥散加权像（DWI）可在卒中发生几小时内显示脑缺血。脑血管造影（DSA）可显示脑动脉的狭窄、闭塞及扭曲。应行全脑血管造影，包括颈部和锁骨下动脉，以免漏诊。其他如颈动脉超声、经颅多普勒、脑血流测定等对诊断有帮助，可作为筛查手段。

（三）治疗

内科治疗包括血压监护、休息、扩张血管、改善脑循环、抗凝等治疗，疗效较好，抗凝治疗主张早期使用。外科治疗主要有：①颈内动脉内膜切除术：适用于颈内动脉颅外段严重狭窄（狭窄程度超过50%），狭窄部位在下颌角以下，手术可及者；②对大面积脑梗死引起严重颅内压增高有脑疝倾向者，可考虑行去骨瓣减压术。

三、颅内动脉瘤

颅内动脉瘤（intracranial aneurysm）是颅内动脉的囊性膨出，是自发性蛛网膜下隙出血的首位病因。在脑血管意外中，发病率仅次于脑血栓和高血压脑出血。可发生于颈内动脉及椎动脉系统。发病原因目前不清楚。依动脉瘤位置分为颈内动脉系统动脉瘤和椎基底动脉系统动脉瘤。按瘤体直径可分为：小于0.5cm为小型，0.6~1.5cm为一般型，1.6~2.5cm为大型，大于2.5cm为巨大型。一般型动脉瘤出血概率更大。颅内多发动脉瘤约占20%。

（一）临床表现

1. 出血症状 中小型动脉瘤未破裂出血，临床可无任何症状。破裂后表现为蛛网膜下隙出血（SAH），轻者表现为剧烈头痛、频繁呕吐、颈项强直等，重者可伴有意识障碍、浅昏迷、深昏迷，甚至很快出现呼吸循环功能衰竭。动脉瘤破裂后破口凝血封闭而停止出血，随着动脉瘤周围血块溶解，在首次出血后2周内动脉瘤可再次或第3次破裂出血，再出血危害大，约1/3患者死于再出血。SAH后红细胞崩解可释放血管活性物质使脑血管痉挛，广泛的脑血管痉挛可导致脑梗死，患者意识障碍加重，甚至死亡。

2. 局灶症状 与动脉瘤大小、部位及邻近解剖结构相关。如动眼神经麻痹常见于颈内动脉后交通动脉瘤，海绵窦段和床突上动脉瘤可引起视力、视野障碍。

3. 动脉瘤的分级 动脉瘤出血后，病情轻重不一，为便于了解病情，选择手术时机，通常采用Hunt-Hess分类法：1级：无症状，或轻度头痛、颈强直；2级：脑神经麻痹（如第Ⅲ、Ⅵ对脑神经），中至重度头痛、颈强直，无其他神经症状；3级：轻度局限性神经功能缺损，嗜睡或意识模糊；4级：木僵、中至重度偏瘫，早期去脑强直，自主神经功能障碍；5级：深昏迷，去脑强直，濒死状态。

（二）诊断

1. 头颅CT 确定有无蛛网膜下隙出血。出血急性期，CT诊断蛛网膜下隙出血阳性率高，安全可靠；出血1周后，CT不易检出。CTA可诊断颅内动脉瘤位置、大小、形态（图17-7）。

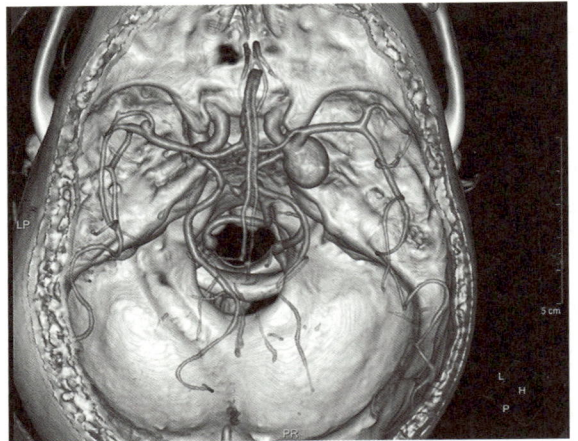

图17-7 后交通动脉瘤CTA

2. 头颅MRI 诊断动脉瘤的意义不大，MRA是非创伤性的检查方法，可作为动脉瘤的筛查手段。

3. 脑血管造影 是确诊颅内动脉瘤的"金标准"，能明确动脉瘤的位置、形态、内径、数目、血管痉挛的程度，对确定手术方案有指导作用。

4. 腰椎穿刺 有诱发动脉瘤破裂出血可能，不作为首选。

（三）治疗

确诊为颅内动脉瘤者，应积极手术治疗。保守治疗的危险因素在于很多患者会发生再出血而危及生命。动脉瘤破裂后应予以卧床休息，尽量减少外界刺激，维持正常血压，适当镇静，防治脑血管痉挛等治疗。

1. 病情1~2级者，应尽早造影，尽早手术。病情3级或3级以上者，手术风险较大，可待病情好转后再进行手术。

2. 开颅夹闭动脉瘤是理想的治疗方法。动脉瘤孤立术是夹闭载瘤动脉两端，未能证明侧支代偿功能良好时应慎用。动脉瘤壁加固术因疗效不确定宜少用。近来，血管内介入治疗发展迅速，亦为较好的治疗方法,对不适宜手术但导管技术能到达的动脉瘤,可行微弹簧圈等介入栓塞治疗。

知识链接

介入神经外科

神经介入治疗是指在 X 线下,经血管途径借助导引器械(针、导管、导丝)递送特殊材料进入中枢神经系统的血管病变部位,如动脉狭窄、动脉瘤、动静脉畸形、动静脉瘘、急性脑梗死以及头颈部肿瘤。治疗技术分为血管成形术(机械取栓、球囊扩张、支架植入)、血管栓塞术(固体材料栓塞术、液体材料栓塞术、可脱球囊栓塞术、弹簧圈栓塞术等)、血管内药物灌注(超选择性溶栓、超选择性化疗、局部止血)。介入神经外科是医学中最年轻、最复杂而又发展最快的一门学科。

四、颅内动静脉畸形

颅内血管畸形是中枢神经系统先天性血管发育异常,包括动静脉畸形(arteriovenous malformation,AVM)、海绵状血管瘤、毛细血管扩张、静脉畸形和静脉曲张,以动静脉畸形最为常见。

(一)临床表现

1. 出血 常为动静脉畸形的首发症状,可表现为脑内、脑室内或蛛网膜下隙出血,引起头痛、颅内压增高、意识障碍等症状,少量出血时临床症状可以不明显。

2. 抽搐 多见于额、颞叶动静脉畸形,额部常为抽搐大发作,顶部以局限性发作为主。动静脉畸形发生抽搐与脑缺血、病变周围神经胶质增生、出血后刺激大脑皮质有关。

3. 头痛 半数动静脉畸形患者有头痛病史,可为单侧局部或整个头部疼痛,呈间歇性或反复发作。

4. 神经功能缺损 位于功能区的动静脉畸形可出现运动、感觉及语言功能障碍。

(二)诊断

1. 头颅 CT 动静脉畸形 CT 表现为混杂密度,急性出血期可以明确出血部位和出血程度。

2. 头颅 MRI 能较好显示病灶及毗邻关系,为动静脉畸形手术提供参考价值。

3. 脑血管造影 是确诊本病的必需手段,全脑血管造影能明确畸形血管大小、供血动脉、引流静脉及血液流速等信息,对手术或血管内栓塞治疗有指导价值。

4. 脑电图检查 抽搐患者脑电图监测,可了解癫痫灶,有利于病灶切除。

(三)治疗

手术切除是治疗动静脉畸形的根本方法,只要手术能切除者均应手术治疗。对动静脉畸形出血的急诊患者,条件具备者术前应行脑血管造影,以明确畸形血管情况;对动静脉畸形出血已有脑疝症状者,可先行血肿清除减压,抢救生命,待二期再切除畸形血管。

脑深部重要功能区的动静脉畸形,如脑干、间脑等部位,不宜手术治疗。手术后残存的动静脉畸形,可行 γ 刀或 X 刀治疗。介入栓塞治疗对巨大的动静脉畸形,能缩小其体积,为手术切除创造条件。栓塞也能治愈小型动静脉畸形。术后应定期复查,了解畸形血管有无消失并采取相应治疗措施。

第三节　脑　积　水

脑积水(hydrocephalus)是指脑脊液分泌、吸收间失衡或循环通路受阻,使脑脊液积聚于脑室系统或蛛网膜下隙,脑室或蛛网膜下隙扩大,导致头颅增大或颅内压增高和脑功能障碍。

(一) 病因

常见病因为颅内肿瘤、炎症、出血及先天性疾病,儿童和成人病因有所不同。儿童脑积水多为先天性、炎症性病变和颅后窝肿瘤,先天性病变如中脑导水管狭窄、第四脑室中孔和侧孔闭锁;炎症性病变如新生儿或婴儿期的化脓性、结核性或其他类型脑炎;颅后窝肿瘤如髓母细胞瘤。成人脑积水以颅内肿瘤、蛛网膜下隙出血和外伤多见,如侧脑室、第三脑室、中脑导水管周围及第四脑室的肿瘤;外伤或动脉瘤破裂所致的蛛网膜下隙出血导致蛛网膜颗粒吸收障碍。

(二) 分类

1. 梗阻性脑积水(obstructive hydrocephalus) 系脑脊液循环系统有梗阻因素所致,梗阻的部位多在脑室系统的狭窄处,如室间孔、导水管或第四脑室出口处,表现为梗阻以上的脑室系统显著扩大。

2. 交通性脑积水(communicating hydrocephalus) 脑室和蛛网膜下隙之间并无梗阻,但脑脊液被蛛网膜颗粒吸收减少,表现为脑室系统普遍增大。

(三) 临床表现

婴儿脑积水的表现主要为头围明显增大、前囟扩大、张力增高、颅缝增宽、颅骨变薄,叩诊呈破罐音。患儿可有头下垂、头皮静脉怒张。由于眶顶受压下移,使眼球受压下旋致上半部巩膜外露称"落日征"。在成人,可有颅内压增高、肢体性共济失调、记忆力障碍和尿失禁等表现,晚期可出现锥体束征、视神经萎缩、视力下降、智力低下等。

(四) 诊断

有头围改变及颅内压增高的临床表现,应考虑脑积水的诊断,结合颅骨 X 线摄片,CT 或 MRI 检查易于明确诊断。

(五) 治疗

少数脑积水经利尿、脱水等治疗可缓解症状,停止发展。大多数脑积水因进行性加重需手术治疗。应结合病因、病理选择手术方式,主要有:①解除梗阻手术,如第四脑室出口和侧孔闭锁,打通第四脑室出口的手术;②建立旁路引流手术,如第三脑室造瘘术;③分流术,如脑室-腹腔分流术。

第四节　椎管内肿瘤

椎管内肿瘤(intraspinal tumor)是指脊髓、脊神经根、硬脊膜和椎管壁组织的原发性或继发性肿瘤。椎管内肿瘤发病率一般为 0.9~2.5/10 万人。肿瘤可发生于脊椎任何节段,以胸段最多,约占半数,其次为颈段(图 17-8)。根据肿瘤与硬脊膜及脊髓的关系,可分为髓内肿瘤、髓外硬脊膜下肿瘤和硬脊膜外肿瘤。不同部位的肿瘤病理性质有所差异,髓内肿瘤以星形细胞瘤和室管膜瘤多见,髓外硬脊膜下肿瘤以神经鞘瘤和脊膜瘤多见,硬脊膜外肿瘤常见的有恶性肿瘤、转移瘤、血管瘤、脂肪瘤等。

(一) 临床表现

临床表现根据病程发展过程可分为三个阶段。

1. 神经根痛期 早期肿瘤较小时刺激脊神经根,疼痛沿神经根分布区域扩散,在躯干呈带状分布,在四肢呈线状分布,可因咳嗽、用力、屏气时加重。部分患者可出现夜间痛或

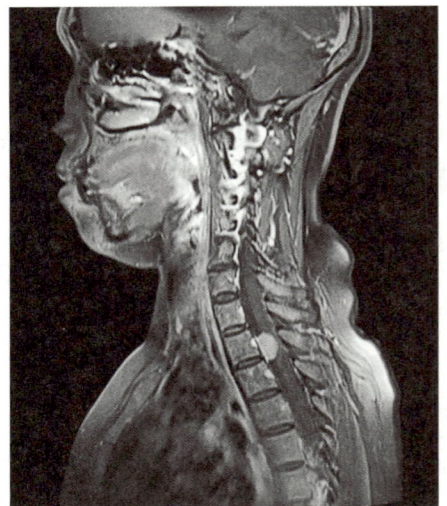

图 17-8　脊膜瘤磁共振增强扫描(矢状位)

平卧痛。

2. 脊髓半侧损害期 肿瘤挤压脊髓而逐渐出现脊髓传导束受压的症状。典型表现为病变节段以下同侧上运动神经元瘫痪及深感觉减退,病变平面对侧 2~3 个节段以下的痛、温觉丧失,称为脊髓半切综合征。

3. 脊髓瘫痪期 表现为肿瘤平面以下深浅感觉丧失,肢体完全瘫痪,自主神经功能障碍,如括约肌功能障碍,并可出现皮肤营养不良征象。

(二)诊断

对于进行性加重的神经根性疼痛或持续性腰背疼痛、感觉或运动障碍、排尿困难等应考虑椎管内肿瘤之可能,结合神经根分布区域,可初步定位。以下检查可进一步确诊:

1. MRI 检查 是目前最有价值的诊断方法。能从矢状位、冠状位、轴位观察病变,对肿瘤进行定位,还能显示肿瘤与脊髓及周围结构的关系,根据肿瘤本身的特点可做出定性诊断,对手术切除肿瘤有指导意义。

2. CT 扫描 可见椎间孔扩大、椎体后缘受压吸收、椎管内软组织充填等征象。

3. 其他 部分病例脊柱 X 线片可见椎弓根变薄、距离增宽、椎间孔扩大。

(三)治疗

椎管内肿瘤良性为多,手术全切是有效的方法,预后良好。恶性肿瘤可行手术大部分切除,并作椎板减压术,术后放疗,以延缓病情。

(于　森)

思考题

1. 颅内动脉瘤破裂导致蛛网膜下隙出血的主要临床表现有哪些?
2. 试阐述椎管内肿瘤的治疗原则。

ER 17-3

练习题

第十八章 | 颈部疾病

教学课件

思维导图

学习目标

1. 掌握:甲亢的手术指征与手术禁忌证。
2. 熟悉:甲亢术前准备的方法、术后常见并发症的处理。
3. 了解:甲状腺外科解剖与生理、单纯性甲状腺肿、甲状腺炎、甲状腺肿瘤诊断与处理、甲状腺结节的诊断与鉴别。
4. 具备对颈部疾病的初步诊断和初步处理的能力。
5. 能够与颈部疾病患者进行沟通和交流,以取得理解与配合;注重对甲亢与甲减患者的健康指导。

案例导入

患者女性,38 岁,因颈前肿物 1 个月入院。患者 1 个月前发现颈部有一鸽卵大小的肿物,无疼痛,以后渐增大。既往健康,无颈前肿大病史。入院查体:颈前偏右可见一隆起,气管稍偏向左侧,甲状腺左叶未触及。右叶增大,中下部触及一约 3cm × 3cm 的肿物,质稍硬、边界欠清、无压痛、无震颤、可随吞咽上下移动,并可向两侧推动,听诊无血管杂音。颈部未触及肿大淋巴结。B 超:甲状腺右叶增大,中下部有一实体性结节,约 2.5cm × 2.5cm × 2cm,有多发点状钙化,周边可见少量血流信号。

请思考:
1. 根据上述信息,应考虑哪几种甲状腺疾病?
2. 如何进一步诊断和治疗?

第一节　甲状腺疾病

一、甲状腺解剖和生理概要

甲状腺位于甲状软骨下方,喉与气管两侧,由峡部和左右两个侧叶构成。甲状腺由两层被膜包裹:内层被膜称为甲状腺固有被膜,很薄,紧贴腺体;外层被膜又叫甲状腺外科被膜,包绕并固定甲状腺于气管和环状软骨上(图 18-1)。因此,在吞咽动作时,甲状腺亦随之而上、下移动。两层被膜间有疏松的结缔组织,手术时分离甲状腺应在此两层被膜之间进行。成年人甲状腺重约 30g,正常情况下,不容易看到或触摸到甲状腺。

甲状腺的血液供应非常丰富,主要由两侧的甲状腺上、下动脉供血,其分别是颈外动脉和锁骨下动脉的分支。甲状腺上、下动脉的分支之间,以及与周围其他动脉分支之间,都有广泛的吻合支互相交通,保障其血液供应。甲状腺共有三条静脉,上、中静脉汇入颈内静脉,下静脉汇入无名静脉。甲状腺的淋巴液流入沿颈内静脉排列的颈深淋巴结。

甲状腺周围的神经有喉上神经和喉返神经，喉上神经来自迷走神经，分为内支和外支；内支为感觉支，分布在喉黏膜上；外支为运动支，支配环甲肌，使声带紧张（图18-2）。喉返神经也来自迷走神经，行走在气管食管间沟内，多在甲状腺下动脉的分支间穿过，支配声带运动（图18-3）。

甲状腺有合成、分泌和贮存甲状腺素的功能。甲状腺素在血中与血清蛋白结合，90% 为甲状腺素（T_4），10% 为三碘甲状腺原氨酸（T_3）。

甲状腺素的主要作用：①加快全身细胞利用氧的效能，加速蛋白质、碳水化合物和脂肪的分解，全面增高人体的代谢，增加热量的产生；②促进人体的生长发育，在出生后影响脑与长骨的生长、发育。

甲状腺素的功能调节：甲状腺素的功能是受下丘脑、垂体及其分泌的促甲状腺素（TSH）调节。促甲状腺素促进甲状腺素的合成和分泌，血液中甲状腺素浓度影响促甲状腺素的分泌。血中甲状腺素浓度下降时，引起促甲状腺素分泌增加；血中甲状腺素的浓度增高，又能抑制促甲状腺素的分泌。

二、单纯性甲状腺肿

单纯性甲状腺肿（simple goiter）是以碘（I）缺乏等原因所致的代偿性甲状腺肿大，不伴有明显的甲状腺功能亢进或减退，故又称非毒性甲状腺肿。

（一）病因

1. 甲状腺素原料（碘）缺乏 环境缺碘是引起单纯性甲状腺肿的主要因素。高原、山区的饮用水和食物中含碘量不足，使当地居民中患此病者较多，故又称之"地方性甲状腺肿"。由于缺碘，合成甲状腺素不足，反馈性引起垂体促甲状腺素分泌增高，并刺激甲状腺增生和代偿性肿大。初期，扩张的滤泡较为均匀地散布在腺体各部，形成弥漫性甲状腺肿。未及时治疗者，病情将进一步发展，扩张的滤泡聚集形成多个大小不等的结节则成为结节性甲状腺肿。有的结节因血供不足而发生退行性变，成为囊肿、纤维化或钙化。

2. 甲状腺素需要量增多 青春发育期、妊娠期或绝经期妇女，甲状腺素的需要量暂时性增多，有时甲状腺会代偿性肿大。这种生理性甲状腺肿常在成年或妊娠结束后自行缩小。

3. 甲状腺素合成或分泌障碍 例如久食含有硫脲的萝卜、白菜等，阻止了甲状腺素的合成，或合

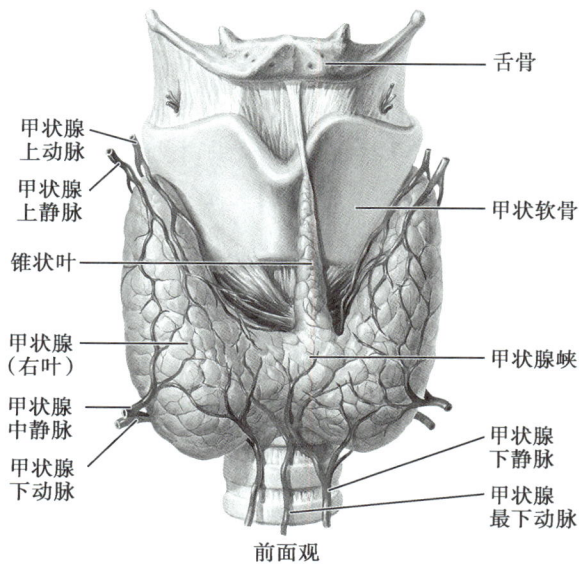

图 18-1　甲状腺解剖

舌骨
甲状腺上动脉
甲状腺上静脉
锥状叶
甲状腺（右叶）
甲状腺中静脉
甲状腺下动脉
甲状软骨
甲状腺峡
甲状腺下静脉
甲状腺最下动脉
前面观

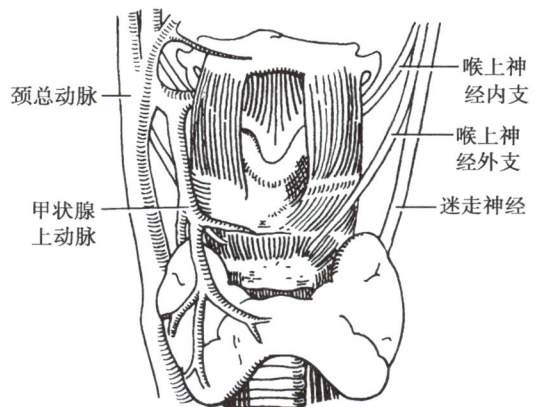

图 18-2　甲状腺上动脉与喉上神经的关系

颈总动脉
甲状腺上动脉
喉上神经内支
喉上神经外支
迷走神经

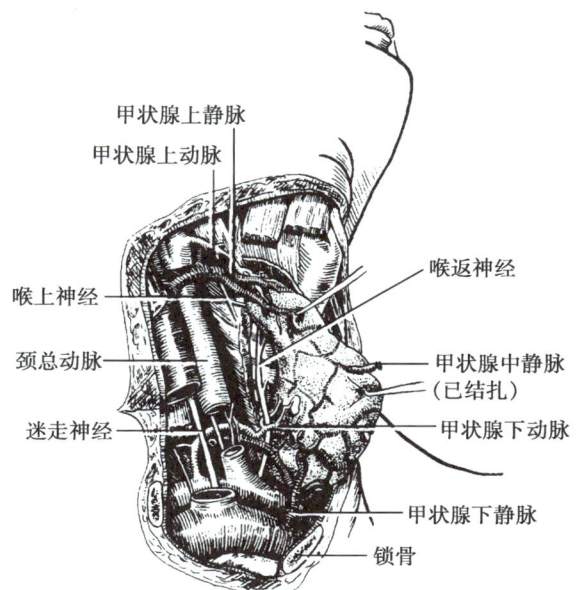

图 18-3　甲状腺下动脉与喉返神经的关系

甲状腺上静脉
甲状腺上动脉
喉上神经
颈总动脉
迷走神经
喉返神经
甲状腺中静脉（已结扎）
甲状腺下动脉
甲状腺下静脉
锁骨

成甲状腺素的酶先天性缺乏,均可导致血中甲状腺素减少,引起甲状腺肿大。

(二)临床表现

1. 甲状腺肿大 仅有甲状腺肿大而无甲亢等其他表现是单纯性甲状腺肿的重要特征。初期为弥漫性肿大,甲状腺的轮廓仍可辨认,质软、光滑,随吞咽上下移动。一旦形成结节,则在肿大甲状腺体一侧或两侧可触摸到大小不等、软硬不均的结节或囊肿等。

2. 压迫症状 ①压迫气管可致气管移位或狭窄;②长时间受压可致气管软化;③压迫食管,吞咽困难;④压迫颈静脉,可使面部青紫肿胀;⑤若喉返神经受压,引起声嘶。

ER 18-3

结节性
甲状腺肿

(三)预防

全国各地已普遍进行了单纯性甲状腺肿的普查和防治工作,发病率已大大降低。在甲状腺肿大的高发地区,集体预防极为重要,一般多用碘化食盐。

(四)治疗

1. 非手术治疗 适用于年龄 <20 岁的弥漫性甲状腺肿大者。小剂量甲状腺素或左甲状腺素可抑制垂体前叶促甲状腺素分泌,减缓甲状腺的增生和肿大。

2. 手术治疗 一般采用甲状腺次全切除术。手术适应证:①因气管、食管或喉返神经受压引起临床症状者;②胸骨后甲状腺肿;③巨大甲状腺肿影响生活和工作者;④结节性甲状腺肿继发甲状腺功能亢进者;⑤结节性甲状腺肿疑有恶变者。

> **知识链接**
>
> #### 智慧元素——碘
>
> 碘是人体合成甲状腺激素的主要原料,碘摄入不足会引发甲状腺功能减退、地方性甲状腺肿、地方性克汀病等。孕妇缺碘会造成胎儿畸形、死胎等,儿童缺碘易出现智力和体格发育障碍。国家规定每年 5 月 15 日为"全国碘缺乏病防治日",目的是提高国民对"碘缺乏病"危害的认识,重点宣传碘元素对胎儿和婴幼儿脑发育的作用,引导全社会积极参与碘缺乏病防治工作,促进国民身体健康,助力"健康中国"建设。补碘最经济、安全、有效的方法就是食用加碘盐,国家卫生部发布了食品安全国家标准《食用盐碘含量》(GB 26878—2011),规定的食盐中添加碘的标准为 20~30mg/kg。现我国由于缺碘引起单纯性甲状腺肿的患者明显减少。

三、甲状腺功能亢进的外科治疗

甲状腺功能亢进(hyperthyroidism),简称甲亢,是由各种原因引起循环中甲状腺素异常增多而出现以全身代谢亢进为主要特征的疾病总称,分为原发性、继发性和高功能腺瘤三类。①原发性甲亢最常见,是指在甲状腺肿大的同时,出现功能亢进症状。患者年龄多在 20~40 岁之间。表现为腺体弥漫性、两侧对称性肿大,常伴有眼球突出,故又称"突眼性甲状腺肿"。②继发性甲亢较少见,如继发于结节性甲状腺肿的甲亢,患者先有结节性甲状腺肿多年,以后才出现功能亢进症状。发病年龄多在 40 岁以上。腺体呈结节状肿大,两侧多不对称,无突眼,容易发生心肌损害。③高功能腺瘤少见,甲状腺内有单或多个自主性高功能结节,无突眼,结节周围的甲状腺组织呈萎缩改变。

(一)临床表现

甲亢的临床表现包括甲状腺肿大、性情急躁、容易激动、失眠、两手颤动、怕热、多汗、皮肤潮湿、食欲亢进伴消瘦、体重减轻、心悸、脉快有力(脉率常在每分钟 100 次以上,休息及睡眠时仍快)、脉压增大(主要由于收缩压升高)、内分泌紊乱(如月经失调),以及无力、易疲劳、出现肢体近端肌萎缩等。其中脉率增快及脉压增大尤为重要,常可作为判断病情程度和治疗效果的重要标志。

(二)诊断

诊断主要依靠临床表现并结合辅助检查。常用的辅助检查方法如下:

1. 基础代谢率测定 可根据脉压和脉率计算,或用基础代谢率测定器测定。后者较可靠,但前者简便。测定基础代谢率要在完全安静、空腹时进行。常用计算公式为:基础代谢率=(脉率+脉压)-111。正常值为±10%;增高至+20%~30%为轻度甲亢,+30%~60%为中度甲亢,+60%以上为重度甲亢。

2. 甲状腺摄 ^{131}I 率的测定 正常甲状腺 24 小时内摄取的 ^{131}I 量为人体总量的 30%~40%。如果在 2 小时内甲状腺摄取 ^{131}I 量超过人体总量的 25%,或在 24 小时内超过人体总量的 50%,且吸收 ^{131}I 高峰提前出现,均可诊断甲亢。

3. 血清中 T_3 和 T_4 含量的测定 甲亢时,血清 T_3 可高于正常 4 倍左右,而 T_4 仅为正常的 2 倍半,因此,T_3 测定对甲亢的诊断具有较高的敏感性。

(三)外科治疗

手术是治疗甲亢的主要方法之一。手术的痊愈率达 90%~95%,手术死亡率低于 1%。

1. 手术适应证 ①继发性甲亢或高功能腺瘤;②中度以上的原发性甲亢;③腺体较大,伴有压迫症状,或胸骨后甲状腺肿等类型甲亢;④抗甲状腺药物或 ^{131}I 治疗后复发者或坚持长期用药有困难者;⑤妊娠早、中期的甲亢患者。凡具有上述指征者,应考虑手术治疗,并可以不终止妊娠。

2. 手术禁忌证 ①青少年患者;②症状较轻者;③老年患者或有严重器质性疾病不能耐受手术者。

3. 术前准备 是保证手术顺利进行及减少术后并发症的关键。

(1)**一般准备**:对精神过度紧张或失眠者可适当应用镇静和安眠药以消除患者的恐惧心理。心率过快者,可口服普萘洛尔 10mg,每日 3 次。发生心力衰竭,应予以洋地黄制剂。

(2)**术前检查**:除常规检查外,还应包括①颈部摄片,了解有无气管受压或移位;②心电图检查;③喉镜检查,确定声带功能;④测定基础代谢率,了解甲亢程度。

(3)**药物准备**:是术前准备的重要环节。

1)抗甲状腺药物加碘剂:可先用硫脲类药物,待甲亢症状得到基本控制后,即改服 2 周碘剂,再进行手术。由于硫脲类药物能使甲状腺肿大和动脉性充血,手术时极易发生出血,增加了手术的困难和危险,因此,服用硫脲类药物后必须加用碘剂 2 周待甲状腺缩小变硬,血管数减少后再手术。此法安全可靠,但准备时间较长。

2)单用碘剂:适合症状不重,以及继发性甲亢和高功能腺瘤患者。开始即用碘剂,2~3 周后甲亢症状得到基本控制(患者情绪稳定,睡眠良好,体重增加,脉率<90 次/min 以下,基础代谢率<+20%),便可进行手术。但少数患者,服用碘剂 2 周后,症状减轻不明显,此时,可在继续服用碘剂的同时,加用硫脲类药物,直至症状基本控制,停用硫脲类药物后,继续单独服用碘剂 1~2 周,再进行手术。碘剂的作用在于抑制蛋白水解酶,减少甲状腺球蛋白的分解,从而抑制甲状腺素的释放;碘剂还能减少甲状腺的血流量,使腺体充血减少,因而先提缩小变硬。常用的碘剂是复方碘化钾溶液,每日 3 次;从 3 滴开始,以后逐日增加一滴,至每次 16 滴,然后维持此剂量,以 2 周为宜。但由于碘剂只抑制甲状腺素释放,而不抑制其合成,因此一旦停服碘剂后,贮存于甲状腺滤泡内的甲状腺球蛋白大量分解,甲亢症状可重新出现,甚至比原来更为严重。因此,凡不准备施行手术者,不要服用碘剂。

3)普萘洛尔:对于常规应用碘剂或合并应用硫氧嘧啶类药物不能耐受或无效者,有主张单用普萘洛尔或与碘剂合用作术前准备。此外,术前不用阿托品,以免引起心动过速。

(四)手术和手术后注意事项

1. 麻醉 通常采用气管插管全身麻醉。

2. **手术** 手术行双侧甲状腺次全切除术,手术可选择常规或微创方式。切除腺体量,应根据腺体大小或甲亢程度决定,通常需要切除腺体的80%~90%,并同时切除峡部;每侧残留腺体以如成人拇指末节大小为恰当(3~4g)。腺体切除过少容易引起复发,过多又易发生甲状腺功能减退。保留两叶腺体背面部分,有助于保护喉返神经和甲状旁腺。

手术操作应轻柔、细致,认真止血、注意保护甲状旁腺和喉返神经。

3. **术后观察和护理** 术后当日应密切观察患者呼吸、体温、脉搏、血压的变化,预防甲状腺危象发生。如脉率过快、体温升高应充分注意,可肌内注射苯巴比妥钠或冬眠合剂Ⅱ号。患者采用半卧位,以利呼吸和引流切口内积血;帮助患者及时排出痰液,保持呼吸道通畅。此外患者术后要继续服用复方碘化钾溶液,每日3次,每次16滴开始,逐日每次减1滴,7~10天后停用。

(五)手术的主要并发症

1. **术后呼吸困难和窒息** 是术后最严重的并发症,多发生在术后48小时内,如不及时发现、处理,则可危及患者生命。常见原因为:①出血及血肿压迫气管;②喉头水肿,主要是手术创伤所致,也可因气管插管引起;③气管塌陷,是气管壁长期受肿大甲状腺压迫发生软化,切除甲状腺体的大部分后,软化的气管壁失去支撑的结果;④双侧喉返神经损伤。

以呼吸困难为主要临床表现。轻者呼吸困难有时临床不易发现;中度者往往坐立不安、烦躁;重者可有端坐呼吸、吸气性三凹征,甚至口唇、指端发绀和窒息。

手术后近期出现呼吸困难,如还有颈部肿胀,切口渗出鲜血时,多为切口内出血所引起。发现上述情况时,必须立即行床旁抢救,及时剪开缝线,敞开切口,迅速清除血肿;如此时患者呼吸仍无改善,则应立即施行气管插管;情况好转后,再送手术室进行下一步的检查、止血和其他处理。因此,术后应常规在床旁放置气管插管和手套,以备急用。

2. **喉返神经损伤** 发生率约0.5%。大多数是因手术处理甲状腺下极时,不慎将喉返神经切断、缝扎或挫夹、牵拉造成永久性或暂时性损伤所致。少数也可由血肿、瘢痕组织压迫或牵拉而发生。一侧喉返神经损伤,大都引起声音嘶哑;双侧喉返神经损伤,视其损伤全支、前支或后支等不同的平面,可导致失声或严重的呼吸困难,甚至窒息,需立即做气管切开。暂时性损伤一般可能在3~6个月内逐渐恢复。

知识拓展

甲状腺手术术中喉返神经监测技术

近年来,甲状腺癌发病率明显增加,相应地手术造成喉返神经损伤的病例亦见增多。术中神经监测(INOM)技术可以减少神经损伤,提高手术质量,已经逐渐形成了现代手术学中的一个重要组成部分。术前,应用神经刺激探针在气管食管沟定位识别,快速确定喉返神经走行范围;术中显露喉返神经后,应用探针直接刺激喉返神经,喉返神经传递电刺激,支配声带肌产生肌电信号,通过气管导管表面与声带接触的电极接受肌电信号,神经监测仪显示肌电波形并发出"嘟、嘟"的提示音。喉返神经受损时,声带肌电信号明显减弱。通过比较肌电信号变化,监测神经功能状态,分析受损原因,及时解除压迫,避免喉返神经损伤。

---

3. **喉上神经损伤** 喉上神经分内(感觉)、外(运动)两支。若损伤外支会使环甲肌瘫痪,引起声带松弛、音调降低。内支损伤,则喉部黏膜感觉丧失,进食特别是饮水时,容易误咽发生呛咳。一般经理疗后可自行恢复。

4. **甲状旁腺功能减退** 因手术时误伤及甲状旁腺或其血液供给受累所致,多在术后1~3天出现症状,起初多数患者只有面部、唇部或手足部的针刺样麻木感或强直感,严重者可出现面肌和手足伴有疼痛的持续性痉挛,每天发作多次,严重者可发生喉痉挛和膈肌痉挛,引起窒息死亡。经过2~3周后,未受损伤的甲状旁腺增大或血供恢复,起到代偿作用,症状便可消失。切除甲状腺时,注意保留腺体背面部分的完整;切下甲状腺标本时要立即仔细检查其背面甲状旁腺有无误切,发现时设法移植到胸锁乳突肌中,均是避免此并发症发生的关键。

发生手足抽搐后,应限制肉类、乳品和蛋类等食品(因含磷较高,影响钙的吸收)。抽搐发作时,立即静脉注射 10% 葡萄糖酸钙 10~20ml。症状轻者可口服葡萄糖酸钙或乳酸钙 2~4g,每日 3 次;症状较重或长期不能恢复者,可加服维生素 D_3,每日 5 万~10 万 U,以促进钙在肠道内的吸收。口服双氢速甾醇油剂能明显提高血中钙含量,降低神经肌肉的应激性。定期检测血钙,以调整钙剂的用量。永久性甲状旁腺功能减退者,可用同种异体甲状旁腺移植。

5. 甲状腺危象　是甲亢术后的严重并发症,是因甲状腺素过量释放引起的暴发性肾上腺素兴奋现象。临床观察发现,危象发生与术前准备不够、甲亢症状未能很好控制及手术应激有关,充分的术前准备和轻柔的手术操作是预防的关键。患者主要表现为高热(>39℃)、脉快(>120 次/min),同时合并神经、循环及消化系统严重功能紊乱如烦躁、谵妄、大汗、呕吐、水泻等。若不及时处理,可迅速发展至昏迷、虚脱、休克甚至死亡,死亡率为 20%~30%。

治疗重点是降低血液循环中的甲状腺素浓度,控制心肺功能失调,预防和治疗并发病。

(1)**一般治疗**:应用镇静剂,降温,充分供氧,补充能量,维持水、电解质及酸碱平衡等。

(2)**应用抗甲状腺药物**:阻断甲状腺素的合成。

(3)**应用碘剂**:口服或滴注碘剂,以降低血中的甲状腺素水平。

(4)**β 受体拮抗药**:可口服或滴注普萘洛尔。

(5)**肾上腺皮质激素的应用**:一般氢化可的松,每日 200~400mg,分次静脉滴注,以拮抗过多甲状腺素的反应。

四、甲状腺炎

(一)亚急性甲状腺炎

亚急性甲状腺炎(subacute thyroiditis)的病因尚未完全阐明,一般认为和病毒感染有关。本病临床变化复杂,可有误诊及漏诊,且易复发,但多数患者可得到痊愈。

1. 临床表现　患者在 1~2 周前有上呼吸道感染史。典型患者整个病期可分为早期(伴甲状腺功能亢进症)、中期(伴甲状腺功能减退症)以及恢复期三期。本病多见于 30~40 岁女性。表现为甲状腺肿胀、质地较硬,有压痛;疼痛常放射至患侧耳、颞、枕部。患者体温多升高,血沉增快。病程约为 3 个月,痊愈后甲状腺功能多不减退。

2. 诊断　患者在 1~2 周前有上呼吸道感染史。基础代谢率略增高,但甲状腺摄取 ^{131}I 量显著降低,这种分离现象对诊断有参考价值。试用泼尼松治疗,甲状腺肿胀很快消退,疼痛缓解。

3. 治疗　口服泼尼松,每日 4 次,每次 5mg,2 周后减量,全程 1~2 个月;同时加用甲状腺干制剂,效果较好。停药后如果复发,则给予放射治疗,效果较持久。抗生素无效。

(二)慢性淋巴细胞性甲状腺炎

慢性淋巴细胞性甲状腺炎(chronic lymphocytic thyroiditis)又称桥本甲状腺炎,是一种器官特异性自身免疫性疾病,也是甲状腺功能减退最常见的原因。由于自身抗体的损害,病变甲状腺组织被大量淋巴细胞、浆细胞和纤维化所取代。血清中可检出甲状腺过氧化物酶抗体和甲状腺球蛋白抗体等多种抗体。组织学显示甲状腺滤泡广泛被淋巴细胞和浆细胞浸润,并形成淋巴滤泡。本病常以 30~50 岁女性多见。

1. 临床表现　多为无痛性弥漫性甲状腺肿,对称,质硬,表面光滑,多伴甲状腺功能减退,较大的可有压迫症状。

2. **诊断**   甲状腺肿大、基础代谢率低、甲状腺摄 ^{131}I 量减少,结合血清甲状腺过氧化物酶抗体和甲状腺球蛋白抗体显著增高可帮助诊断。疑难时,可行穿刺活检以确诊。

3. **治疗**   可长期用左甲状腺素或甲状腺素片替代治疗。有压迫症状者、疑有恶变者可考虑手术。

五、甲状腺肿瘤

（一）甲状腺腺瘤

甲状腺腺瘤(thyroid adenoma)是最常见的甲状腺良性肿瘤。病理上可分为滤泡状和乳头状囊性腺瘤两种,滤泡状腺瘤较常见,乳头状腺瘤少见,常不易与乳头状腺癌区别。多见于 40 岁以下的妇女。

1. **临床表现**   腺瘤多为单发。呈圆形或椭圆形,局限在一侧腺体内。质地较周围甲状腺组织稍硬,表面光滑,无压痛,能随吞咽上下移动。腺瘤生长缓慢,大部分患者无任何症状。腺瘤发生囊内出血时,肿瘤体积可在短期内迅速增大,局部出现胀痛。

甲状腺腺瘤与结节性甲状腺肿的单发结节在临床上较难区别。病理上两者的区别较为明显:腺瘤有完整包膜,周围组织正常,分界清;结节性甲状腺肿的单发结节包膜常不完整。

2. **治疗**   甲状腺腺瘤有引起甲亢(发生率约为 20%)和恶变(发生率约为 10%)的可能,故应早期行包括腺瘤的患侧甲状腺腺叶或部分(腺瘤小)腺叶切除。切除标本必须立即行术中冰冻切片检查,以判定有无恶变。

（二）甲状腺癌

甲状腺癌(cancerous goiter)是最常见的甲状腺恶性肿瘤,约占全身肿瘤的 1%。近年来发病率明显上升。除髓样癌外,绝大多数甲状腺癌的发生起源于滤泡上皮细胞。

1. **病理**

(1)**乳头状癌**:约占成人甲状腺癌的 60% 和儿童甲状腺癌的全部。常见于中青年女性,以 21~40 岁的妇女最多见。此型分化好,生长缓慢,恶性度低。但有多中心倾向,约 1/3 可累及双侧腺体,较早有颈淋巴结转移,但预后较好。

(2)**滤泡状癌**:约占 20%,常见于 50 岁左右中年人,肿瘤生长较快属于中度恶性,且有侵犯血管倾向,可经血运转移到肺、肝、骨及脑。颈淋巴结转移仅占 10%,因此患者预后不如乳头状癌。乳头状癌和滤泡状癌统称为分化型甲状腺癌。

(3)**未分化癌**:约占 15%,多见于 70 岁左右老年人。发展迅速,恶性度高,约 50% 早期便有颈淋巴结转移,或侵犯气管、食管、喉返神经,常经血运向肺、骨等远处转移。预后很差,平均存活 3~6 个月,1 年存活率仅 5%~15%。

(4)**髓样癌**:少见,来源于滤泡旁降钙素分泌细胞(C 细胞),细胞排列呈巢状或囊状,无乳头或滤泡结构,呈未分化状;间质内有淀粉样物沉积。恶性程度中等,可有颈淋巴结侵犯和血行转移,预后不如乳头状癌,但较未分化癌好。

2. **临床表现**   甲状腺内发现肿块是最常见的表现。随着病程进展,肿块增大常可压迫气管,使气管移位,并有不同程度的呼吸障碍症状。当肿瘤侵犯气管时,可产生呼吸困难或咯血;当肿瘤压迫或浸润食管,可引起吞咽困难;当肿瘤侵犯喉返神经可出现声音嘶哑;交感神经节受压引起霍纳综合征(Horner syndrome)及侵犯颈丛出现耳、枕、肩等处疼痛。未分化癌常以浸润表现为主。

局部淋巴结转移可出现颈部淋巴结肿大,有的患者以颈淋巴结肿大为首发症状。

晚期常转移到肺、骨等器官,出现相应临床表现。有少部分患者因转移灶就医时,应想到甲状腺癌的可能。

目前很多患者触诊未及病灶,而经高分辨率超声发现,病灶≤1cm 者为微小癌。

髓样癌除有颈部肿块外,因其能产生降钙素(CT)、前列腺素(PG)、5-羟色胺(5-HT)、肠血管活性肽(VIP)等,患者可有腹泻、面部潮红和多汗等类癌综合征或其他内分泌失调的表现。

3. 诊断 主要根据临床表现,若甲状腺肿块质硬、固定,颈淋巴结肿大,或有压迫症状者,或存在多年的甲状腺肿块,在短期内迅速增大者,均应怀疑为甲状腺癌。超声等辅助检查有助于诊断。应注意与慢性淋巴细胞性甲状腺炎鉴别,细针穿刺细胞学检查可帮助诊断。此外,血清降钙素测定可协助诊断髓样癌。

4. 治疗 除未分化癌以外,手术是各型甲状腺癌的基本治疗方法,并辅助应用放射性核素、内分泌及外放射等治疗。

(1)**手术治疗**:手术是治疗甲状腺癌的重要手段之一。根据肿瘤的病理类型和侵犯范围的不同,其方法也不同。术中冰冻病理检查有指导意义。甲状腺癌的手术治疗包括甲状腺本身的切除,以及颈淋巴结清扫。理想的手术方式应是依据每一患者具体病况不同,充分评估淋巴结转移范围,行择区性颈淋巴结清扫,即个体化手术原则。

ER 18-5
颈部淋巴结
清扫术

(2)**放射性核素治疗**:甲状腺组织和分化型甲状腺癌细胞具有摄 ^{131}I 的功能,利用 ^{131}I 发射出的 β 射线的电离辐射生物效应的作用,可破坏残余甲状腺组织和癌细胞,从而达到治疗目的。

(3)**内分泌治疗**:甲状腺癌作次全或全切除者应终身服用甲状腺素片或左甲状腺素,以预防甲状腺功能减退及抑制 TSH。一般剂量掌握在保持 TSH 低水平,但不引起甲亢。定期测定血浆 T_4 和 TSH,以此调整用药剂量。

(4)**放射外照射治疗**:主要用于未分化型甲状腺癌。

知识拓展

甲状腺腔镜手术

甲状腺腔镜手术是从身体其他部位打孔,然后到达甲状腺来做甲状腺手术。应用腔镜技术,能达到既切除肿瘤、又不影响颈部美观的目的。手术适应证:直径小于5cm的良性甲状腺肿瘤;Ⅱ度肿大以下甲状腺功能亢进;早期甲状腺癌术前影像学资料无淋巴结转移者。相对禁忌证:有区域性淋巴结肿大的甲状腺癌;甲状腺肿瘤直径大于5cm;Ⅲ度甲亢;既往颈部手术史或放疗史;合并甲状腺炎;巨大胸骨后甲状腺肿;需要行颈淋巴结清扫的甲状腺癌。手术入路有胸乳入路、腋乳入路、全乳晕入路。

第二节　甲状旁腺功能亢进的外科治疗

甲状旁腺功能亢进(primary hyperparathyroidism)是一种可经手术治愈的疾病。主要是由单发的甲状旁腺腺瘤所引起,少数见于甲状旁腺增生、多发腺瘤或腺癌。病变的甲状旁腺分泌过多的甲状旁腺素,使破骨细胞的作用增强,磷酸钙自骨质溶解释放入血,血中钙和磷的浓度增高,同时因肾小管抑制磷的再吸收,而促进钙的再吸收,最终使血钙持续升高、血磷降低。

1. 临床表现 原发性甲状旁腺功能亢进包括无症状型及症状型两类。

(1)**无症状型**:仅有骨质疏松和血钙增高。

(2)**有症状型**:多见,分为三型。

1)**Ⅰ型(骨型)**,最为多见,以骨病为主,患者可诉骨痛,易于发生骨折。骨膜下骨质吸收是本病特点,最常见于中指桡侧或锁骨外 1/3 处。

2）Ⅱ型（肾型），以肾结石为主。在尿路结石患者中，约有 3% 是甲状旁腺腺瘤，患者在长期高钙血症后，逐渐发生氮质血症。

3）Ⅲ型（混合型），表现有骨骼改变及尿路结石。

其他症状有消化性溃疡、腹痛、神经精神症状、虚弱及关节痛等。

2. 诊断　上述临床表现，血钙值 >3.0mmol/L，血磷值 <0.65~0.97mmol/L。甲状旁腺激素（PTH）测定值升高是诊断甲状旁腺功能亢进症最可靠的直接证据，可高达正常值的数倍。尿中环腺苷酸排出量明显增高，有助于诊断甲状旁腺功能亢进症。碱性磷酸酶增高和 24 小时尿钙排出量增加。B 超及核素显像帮助诊断。

3. 治疗　主要采取手术治疗，术中冰冻切片检查有助于定性诊断。

（1）**甲状旁腺腺瘤**：原则是切除腺瘤。如是癌肿应作整块切除，应包括一定范围的周围正常组织。

（2）**甲状旁腺增生**：常是作甲状旁腺次全切除，仅保留 1/2 枚腺体。

第三节　颈部肿块

颈部肿块可以是颈部或非颈部疾病的共同表现，主要包括恶性肿瘤、甲状腺疾患及炎症、先天性疾病和良性肿瘤。其中恶性肿瘤占有相当比例，所以颈部肿块的鉴别诊断具有重要意义。

一、颈部肿块的常见疾病

1. 肿瘤

（1）**原发性肿瘤**：良性肿瘤有甲状腺肿瘤、良性神经源性肿瘤、舌下囊肿、血管瘤等。恶性肿瘤有甲状腺癌、恶性淋巴瘤、涎腺癌、恶性神经源性肿瘤等。

（2）**转移性肿瘤**：原发病灶多在口腔、鼻咽部、喉、甲状腺、食管、肺、乳房、胃肠道、女性生殖系统等处。

2. 炎症　急性及慢性淋巴结炎、淋巴结结核、涎腺炎、软组织化脓性感染等。

3. 先天性畸形　甲状腺舌管囊肿或瘘、胸腺咽管囊肿或瘘、囊状淋巴管瘤、颈下皮样囊肿等。

ER 18-6

颈部肿块

ER 18-7

颈部肿物
检查法

二、颈部肿块的诊断

根据肿块的部位，结合病史和检查发现，综合分析，才能明确诊断。病史询问要详细，体格检查要仔细、全面，不要只注意局部。根据以上线索，选择适当的辅助检查，必要时可穿刺或切取活组织检查。

1. 病史　了解肿物出现时间、生长速度、局部和全身症状。比如儿童期出现并生长慢之肿物，考虑为畸形；肿物仅有数天伴有红肿热痛和全身发热不适者，考虑为炎症；无痛性肿物、进行性增长者，考虑为肿瘤。

2. 体格检查

（1）**局部检查**：恶性肿瘤多为无意中发现，生长较快、肿块质硬、活动性差、不光滑，年纪较大多见。良性肿瘤表面光滑、活动度好、生长较慢、以年轻者多见。炎症性肿物有红肿热痛的表现，如有波动感则形成脓肿。颈动脉瘤肿块表现为扩张性搏动并有震颤。甲状腺肿块可随吞咽上、下活动。甲状腺舌管囊肿位于颈部正中，随舌的伸缩而上、下活动。

（2）**辅助检查**：细针穿刺活检作细胞学检查，但搏动性肿物应禁忌，以免出现难以控制的大出血。B 超检查能较全面了解肿物性质、大小及与邻近组织关系。胸部 X 线检查，可排除与颈部肿物

相关的胸部疾病。X 线胃肠道钡剂造影,可排除与颈部肿物相关的胃肠道疾病。颈动脉造影有助于颈动脉瘤的诊断。

三、常见的颈部肿块

1. 慢性淋巴结炎　很常见,多继发于头、颈、颜面及口腔的感染灶。肿大淋巴结多位于颌下、颏下或颈侧区域,有轻压痛,中等硬度,表面光滑,活动度好,一般无全身症状。如能找到原发病灶,诊断并不困难,若未能找到原发灶,则要随诊,观其变化。临床上常须与颈淋巴结结核、恶性淋巴瘤、颈部转移肿瘤相鉴别,必要时可作肿大淋巴结的病理活检。慢性淋巴结炎本身不需治疗,重点是治疗原发感染。

2. 甲状腺疾病　详见本章第一节甲状腺疾病。

3. 颈部转移性肿瘤　其发病率仅次于淋巴结炎和甲状腺疾病,原发癌灶绝大多数在头颈部,以鼻咽癌、甲状腺癌最多。锁骨上窝转移性肿瘤的原发灶多在肺、纵隔、乳腺、胃肠道。临床表现为颈侧区及锁骨上窝出现质地坚硬的肿块,初起无痛、单发、以后变成多个,并相互融合、表面光滑。因侵犯邻近组织常不可移动,后期可出现坏死和破溃。

4. 恶性淋巴瘤　多见于男性青壮年,起源于淋巴组织恶性增生。初起于一组淋巴结或淋巴以外的某一器官,后累及其他淋巴结或另一器官。肿大的淋巴结常首先出现于一侧或两侧的颈侧区,散在、稍硬、无压痛、能活动,逐渐相互融合成团,增长很快,并出现腋窝、腹股沟淋巴结肿大和肝脾大。伴有不规则高热。外周血象检查能提示本病,淋巴结病理活检可确诊。

5. 甲状舌管囊肿　多见于 15 岁以下儿童,是与甲状腺发育有关的先天性畸形。临床表现为在颈前区中线舌骨下方有一个直径 1~2cm 的圆形肿块,表面光滑、边界清、囊性感、无压痛,可随吞咽、伸舌和缩舌上、下活动。肿物可长期处于静止状态不出现任何症状。若出现感染,囊肿区有红、肿、热、痛及全身感染症状。感染性囊肿破溃后,便形成经久不愈的瘘管。

(胡宝友)

思考题

1. 简述甲亢的手术指征与手术禁忌证。
2. 简述甲亢术前准备的方法、术后常见并发症的处理。
3. 简述单纯性甲状腺肿的手术治疗适应证。

ER 18-8

练习题

第十九章 | 乳房疾病

ER 19-1

教学课件

ER 19-2

思维导图

学习目标

1. 掌握:乳腺癌的临床表现及诊断、分期方法、乳腺癌的转移途径、术式选择。
2. 熟悉:乳腺癌的病理分型,认识不同病程分型与预后的相关性。乳腺囊性增生病的特点,其与乳腺癌的区别。
3. 了解:急性乳腺炎、乳腺肿瘤的诊断与处理。
4. 具备对乳房疾病进行初步诊断和初步处理的能力。
5. 能够与患者进行沟通和交流,尊重患者的人格和隐私权,并进行乳房疾病预防指导。

案例导入

患者女性,62 岁。左乳外上方肿物 1 年,近 3 个月以来肿物增大较显著。查体:左乳外上象限扪及一肿物,约 3cm × 3cm × 2cm,质硬,表面不光滑,活动度小,界不清,左腋下触及 1 枚肿大淋巴结,活动度尚可,质硬。乳腺彩超提示:左乳低回声结节,其内有多发钙化灶存在,界不清,形态不规则,周边有点状血流信号。

请思考:

1. 患者的初步诊断及其依据是什么? 为进一步确诊,哪项检查最可靠?
2. 如何鉴别类似疾病?
3. 若确诊,应采取哪些治疗措施?

第一节 概 述

一、解剖生理概要

1. **解剖概要** 成年妇女乳房是两个半球形的性征器官,位于胸大肌浅面,约在第 2~6 肋水平的浅筋膜浅、深层之间,内侧缘近胸骨,外侧达腋前线,外上方形成乳腺尾部伸向腋窝。乳头位于乳房中心,周围的色素沉着区为乳晕。乳腺内有 15~20 个呈放射状排列的腺叶,每个腺叶又可分若干腺小叶,腺小叶由小乳管和腺泡组成。腺叶与输乳管相连,开口于乳头。乳管靠近开口的 1/3 段略为膨大为"壶腹部",是乳管内乳头状瘤的好发部位。胸部浅筋膜形成乳腺的包囊并伸向腺小叶之间形成小叶间隔。在腺叶间还有垂直于皮肤的纤维束,上连浅筋膜浅层,下连浅筋膜深层,称为乳腺悬韧带(Cooper 韧带)。

2. **生理特点** 乳腺是许多内分泌激素的靶器官,其生理活动受腺垂体、卵巢及肾上腺皮质激素的影响。乳腺的生理状态在不同年龄阶段由于受各激素影响而出现不同的表现。青春期后,乳腺腺体开始出现周期性增生与复归的变化。妊娠及哺乳期乳腺明显增生,腺管延长,腺泡分泌乳汁。哺乳期后,乳腺又处于相对静止状态,腺体转归复旧,但无法复旧到原始状态。育龄期妇女在月经周期的不同阶段,乳腺的生理状态受激素的影响呈周期性变化,绝经后腺体渐萎缩,为脂肪组织代替。

3. 淋巴液输出 乳腺的淋巴网非常丰富,淋巴液可通过4个途径输出:①乳房的大部分淋巴液经胸大肌外侧缘淋巴管流至腋窝淋巴结,再流向锁骨下淋巴结和锁骨上淋巴结;位于乳房上部淋巴结的淋巴液流向胸大、小肌间淋巴结再到锁骨下淋巴结。②部分乳腺内侧的淋巴液通过肋间淋巴管流向胸骨旁淋巴结。③两侧乳房间皮下有交通淋巴管,一侧乳腺的淋巴液可流向另一侧。④乳腺深部淋巴网可沿腹直肌鞘和肝镰状韧带通向肝脏。这些解剖特征在乳腺疾病的转归上很有意义。

一般以胸小肌为标志,将腋区淋巴结分为三组:①第Ⅰ水平(腋下组),在胸小肌外侧,包括乳腺外侧组、中央组、肩胛下组及腋静脉淋巴结,胸大、小肌间的淋巴结(Rotter淋巴结)。②第Ⅱ水平(腋中组),包括胸小肌深面的腋静脉淋巴结。③第Ⅲ水平(腋上组),包括胸小肌内侧锁骨下静脉淋巴结。腋区淋巴结清扫以此分组为依据。

二、乳房检查方法

1. 视诊

(1)**体位**:端坐或站立位,必要时让患者双手叉腰或在颈后交叉,背部后伸时更利于观察;乳房在充足光线下充分暴露,以利两侧对比。

(2)**视诊内容**:主要观察两侧乳房形状、大小是否对称,有无局限性隆起或凹陷,皮肤外观有无红肿,浅表静脉是否扩张,两侧乳头是否在同一水平,乳头有无内陷。①不对称、局部隆起或凹陷都是不正常的表现。②观察乳腺皮肤,红肿多为炎症,大范围的浸润性红肿有炎症性乳腺癌的可能。③单侧乳房皮肤浅静脉怒张,常是乳腺癌晚期的皮肤改变。④橘皮样变,是乳腺癌的特征。⑤酒窝征,为肿瘤侵犯Cooper韧带所致。⑥观察乳头是否对称,有无内陷、偏侧或回缩。⑦乳头或乳晕区湿疹样改变,可能是乳头湿疹样癌。

2. 触诊

(1)**体位**:提倡取端坐位。让患者两手叉腰,使胸部保持紧张状态。

(2)**顺序**:要循序检查乳腺外上(包括腋尾部)、外下、内下、内上、中央区。一般先查健侧,后查患侧。

(3)**触诊方法**:手指和手掌平放在乳房上,以指腹轻施压力,来回滑动或触按检查。应注意避免使用指尖触诊,不能抓捏乳腺,以免造成误诊。

(4)**肿块检查**:发现乳房肿块后,应注意肿块大小、硬度、表面光滑度、边界清晰度及活动度,轻轻捻起肿块表面皮肤明确肿块是否与皮肤粘连,若有粘连而无炎症表现,则应警惕是乳腺癌;一般情况下良性肿瘤边界清楚,活动度大;恶性肿瘤边界不清、质硬、表面不光滑、活动度小;若肿块较大时还应检查肿块与深部组织的关系。检查时可让患者两手叉腰,使胸肌保持紧张状态,若肿块活动度受限,表示肿瘤侵及深部组织。

(5)**乳头检查**:轻挤乳头,如有溢液,可依次挤压乳晕四周,注意溢液来自哪一乳管。乳头溢液有浆液性、血性、棕褐色或黄色等;除妊娠或哺乳期外,乳头溢液常见疾病有乳管内乳头状瘤、乳腺囊性增生病、乳腺癌。将溢液作涂片检查有助于明确病变性质。

(6)**腋窝淋巴结检查**:端坐位或直立位。检查者面对患者,以左手扪其右腋窝,右手扪其左腋窝。检查时让患者上肢外展以手深入其腋顶部,手指掌面压向患者胸壁,然后嘱患者放松上肢,搁置在检查者的前臂上,用轻柔的动作自腋顶从上而下检查腋顶部淋巴结,然后将手指掌面转向腋窝前壁,检查胸大肌深面淋巴结;站在患者背面,检查背阔肌前内侧淋巴结。最后查锁骨下及锁骨上淋巴结。

3. 影像学检查

(1)**乳腺钼靶摄片**:是常用的影像学检查方法,对乳腺内肿块有诊断意义,广泛用于乳腺癌的普查。

（2）**B超检查**：对囊性病变检出有优势，可用于对乳腺内囊性和实质性肿块的鉴别。可进行血供情况观察，提高判断敏感性，准确率高、安全、方便、无损伤。

（3）**MRI**：对微小病灶、多中心、多病灶的检出率和评价病变范围有优势，是钼靶和超声检查的重要补充。

4. 活组织病理检查　常用的方法有空芯针穿刺活检术、麦默通旋切术活检和细针针吸细胞学检查三种，前两者病理诊断准确率高达90%~97%，优于细针针吸细胞学检查（70%~90%）。

第二节　急性乳腺炎

急性乳腺炎（acute mastitis）是乳腺的急性化脓性感染，多见于产后哺乳的妇女，尤以初产妇为多见，并于产后3~4周多发。因乳房血运丰富，可于早期出现寒战、高热等脓毒症表现。

（一）病因

1. 乳汁淤积　淤积的乳汁是入侵细菌生长繁殖的培养基。积乳的常见原因包括：①乳头发育不良、乳管不通畅，影响排乳。②授乳经验不足，未能充分排出乳汁，导致淤积。

2. 细菌入侵　细菌可沿破损或皲裂乳头的淋巴管入侵感染，此为细菌入侵的主要途径。同时细菌也可直接经乳头开口侵入乳管导致感染。最主要的致病菌为金黄色葡萄球菌或链球菌。

（二）临床表现

临床主要表现为乳房疼痛，局部红肿、发热。随病情发展，患者可有寒战、高热、脉搏加快、患侧淋巴结肿大、压痛、血白细胞明显升高等。在应用抗生素治疗后，局部症状可被掩盖。一般初起呈蜂窝织炎样表现，数天后可形成脓肿，可以是单房性或多房性脓肿，并可向外破溃。也有向深部穿至乳腺与胸肌间之疏松组织中，形成乳腺后脓肿（图19-1）。严重者可导致脓毒症。

（三）治疗

治疗原则是消除感染，排空乳汁。

1. 非手术疗法　适用于脓肿形成之前。非手术疗法包括：①患侧乳腺停止哺乳，用吸乳器吸出或用手轻挤排空乳汁，用乳罩固定托起患侧乳房。②早期呈蜂窝织炎表现而未形成脓肿前应用抗生素可有良好效果。可全身应用抗生素或局部注射于炎症病灶。因主要致病菌为金黄色葡萄球菌，可不必等待细菌培养结果，应用青霉素或头孢类抗生素治疗。③局部热敷或鱼石脂软膏涂于患处。

2. 手术疗法　脓肿形成后必须及时行脓肿切开引流。手术引流要注意：①在脓肿波动感最明显处作切口。②切开时应避免损伤乳管以防止形成乳瘘，应按乳管走向作放射状切口，乳腺后脓肿则沿乳腺下缘作弧形切口，乳晕下脓肿沿乳晕周边作弧形切口，至皮下止（图19-2）。③切口要够大，利于术中手指分开脓腔间隙引流。深部脓肿或乳房后脓肿可沿乳房下缘做弧形切口，经乳房后间隙引流。若脓肿较大，可在脓腔最低部进行对口引流。④术后放置引流物，每天更换敷料。⑤若发生严重感染或脓肿引流后并发乳瘘应停止哺乳。可使用药物终止乳汁分泌，如肌内

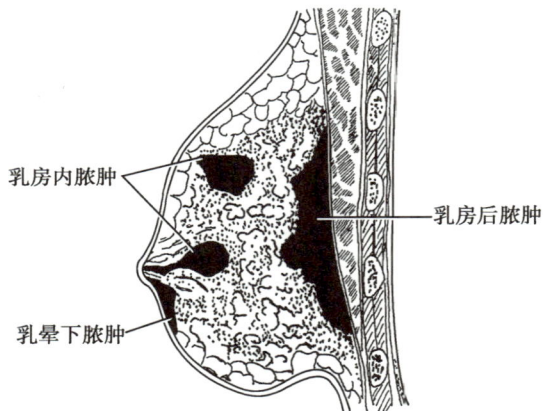

图 19-1　乳腺脓肿的位置

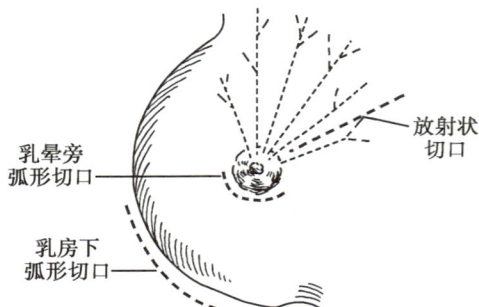

图 19-2　乳房脓肿的切口及引流

注射苯甲酸雌二醇,每次 2mg,每日 1 次,或口服己烯雌酚,每次 1~2mg,每日 3 次,直至乳汁停止分泌为止。

(四)预防

关键措施是避免乳汁淤积,保持乳头清洁并防止损伤。包括妊娠晚期开始就每天用温水清洗乳头;乳头内陷者经常牵拉乳头使之矫正;乳头发生破损或皲裂时应及时治疗;定时哺乳,每次哺乳应将乳汁吸空,若有淤积应用吸乳器吸净乳汁;哺乳后应清洗乳头,注意婴儿口腔卫生,养成不让婴儿含乳头睡眠的习惯。

第三节　乳腺囊性增生病

乳腺囊性增生病(breast cystic hyperplasia)又称为慢性囊性乳腺病,是乳腺实质的良性增生,发病率较高,多见于中年妇女。

(一)病因病理

本病与卵巢功能失调有关,系雌孕激素比例失调,使乳腺实质过度增生和复旧不全,乳房各部分的增生程度参差不齐。

(二)临床表现

临床主要表现为乳房胀痛和乳腺多发性肿块,可局限于单侧乳腺,也可波及双侧。肿块散在,圆形,大小不一,质地韧而不硬,与周边组织界限不清,亦可表现为弥漫性增厚,与皮肤和基底组织无黏着,腋窝淋巴结无肿大。乳房疼痛呈周期性,一般月经前及月经期发生或加重,经后减轻或消失,严重者整个月经周期都可有疼痛。少数患者有乳头溢液,溢出棕色、浆液性甚至血性液体。病程较长,可达数年,发展较缓慢。

(三)治疗

治疗以对症为主。中成药如乳核内消液、西黄胶囊、小金丹等可减轻症状。对局限性乳腺囊性增生病,应在月经干净 5 天内复查,若肿块变软、缩小或消退者,可继续观察和中药治疗。对一些局部病变严重、有乳腺癌家族史者,应作密切的临床随访,若肿块无明显消退或在观察过程中局部病灶有恶变可疑,应予以切除并做快速病理检查。如活体组织病理检查有不典型上皮增生,同时有对侧乳腺癌或有乳腺癌家族史等高危因素者,以及年龄较大、肿块周围乳腺组织增生也较明显者,可考虑行单纯乳房切除。

第四节　乳腺肿瘤

一、乳腺纤维腺瘤

乳腺纤维腺瘤(breast fibroadenoma)是较为常见的乳腺良性肿瘤。产生原因是乳腺小叶内纤维细胞对雌激素敏感性异常升高所致,多见于年轻妇女,20~30 岁最多见,月经来潮前或绝经后极少发病。

(一)临床表现

多为单发、圆形或椭圆形的乳腺肿块,少数可多发。肿物表面光滑,质地较硬,有似橡皮球的弹性感,不与邻近组织粘连,不伴有腋窝淋巴结肿大。除肿块外,患者常无自觉症状。肿物通常生长缓慢,但在妊娠期、哺乳期可因雌激素水平增高而迅速生长。纤维腺瘤很少发生恶变,但巨型纤维腺瘤(直径超过 7cm 以上)可恶变成为分叶状肿瘤。

(二)治疗

纤维腺瘤虽是良性肿瘤,但还是应该手术切除,防止其继续生长。手术时应将腺瘤连同其包膜整块切除并常规做病理检查。多发性肿瘤或反复发生的患者术后可以用中草药治疗。巨型纤维腺瘤的治疗与纤维腺瘤相同。

二、乳管内乳头状瘤

乳管内乳头状瘤（intraductal papilloma）多见于40~50岁经产妇。绝大多数（75%）病变发生于乳晕下扩张的乳管内。乳头状瘤一般较小,不容易触及,有时可在乳头乳晕下方触及小结节。乳头状的瘤体可突入乳管腔,带蒂且有绒毛,富于薄壁血管,极易出血。

（一）临床表现

乳头血性溢液常为首发症状,常因乳头溢液污染内衣而引起注意。一旦瘤体或血块堵塞导管,可引起疼痛。因为瘤体较小,常不能触及肿块。大的乳管内乳头状瘤,可在乳晕区扪及直径数毫米的小结节,轻压此肿块,常可从乳头溢出液体。对有乳头溢液,乳晕下触到小结节者,多可确诊。有条件作乳腺导管纤维镜检或乳腺导管造影,有助于诊断。位于输乳管的乳头状瘤很少发生恶变,中小导管的乳头状瘤有恶变倾向。

（二）治疗

应尽早手术。对不能触到结节者,应循序轻压乳晕周围,根据乳头排血开口,找到患病乳管,术中可沿确定溢液的乳管口插入钝头细针注射亚甲蓝,沿亚甲蓝显色部位做放射状切口,切除该乳管连同周围乳腺组织。必要时可作单纯乳腺切除术。常规做病理检查,若病理证实有恶变,则按乳腺癌手术。

三、乳腺癌

乳腺癌（breast cancer）是女性最常见的恶性肿瘤之一。占我国居民全身各种恶性肿瘤的7%~10%,并不断呈上升趋势。乳腺癌在我国部分城市已占据妇女肿瘤之首位。

（一）病因及流行病学特点

1. **病因** 确切病因尚不清楚。可能增加乳腺癌发生风险的因素有以下几种:①内分泌因素。乳腺是多种内分泌激素的靶器官,如雌激素、孕激素及泌乳素等,其中雌醇及雌二醇与乳腺癌发病有直接关系,催乳素在乳腺癌的发病过程中有促进作用。②饮食和肥胖因素。脂肪摄取与乳腺癌发病率呈正相关。③放射线照射。

2. **流行病学特点**

（1）20岁前乳腺癌少见,20岁后发病率升高,45岁后继续上升,绝经后最高,提示可能与老年人体内雌酮含量较高有关。

（2）月经初潮年龄早,绝经年龄晚,不孕和未哺乳者,患乳腺癌的风险增加。

（3）一级亲属中有乳腺癌病史者,发病风险是普通人群的3倍。

（4）营养过剩、肥胖、脂肪摄入过多,可促进雌激素对乳腺上皮细胞的刺激,从而增加乳腺癌发病机会。

（5）北美、北欧地区乳腺癌发病率为亚洲地区的4倍,提示生活环境、生活方式、生活习惯与发病有一定相关性。

（二）病理类型

1. **非浸润性癌** ①小叶原位癌:癌细胞未突破末梢腺管或腺泡基底膜;②导管内癌:癌细胞未突破导管壁基底膜;③乳头Paget病:乳头乳晕区表皮内散在癌细胞（伴发浸润性癌者不在此列）。

2. **早期浸润癌**

（1）**早期浸润性原位癌**:癌细胞突破末梢腺管或腺泡基底膜,向间质浸润,但未超出小叶范围。

（2）**早期浸润性导管癌**:癌细胞已经突破导管壁基底膜,开始向间质浸润。

3. 浸润性特殊癌 浸润性特殊癌包括乳头状癌、髓样癌(伴大量淋巴细胞浸润)、小管癌、腺样囊性癌、黏液腺癌、鳞状细胞癌、乳头湿疹样癌。

4. 浸润性非特殊癌 浸润性非特殊癌包括浸润性小叶癌、浸润性导管癌、硬癌、单纯癌、髓样癌(无大量淋巴细胞浸润)、腺癌。此类型占乳腺癌的多数,分化程度低,预后差。

(三)转移途径

乳腺癌可直接浸润到皮肤、胸筋膜和胸肌,也可早期经淋巴转移或循血行扩散。其中以淋巴转移最常见。乳房外侧的癌细胞首先经胸肌外缘淋巴管向腋窝淋巴结转移,再到锁骨下、上淋巴结经胸导管或右淋巴导管入静脉,发生远处转移。乳腺内侧的癌细胞转移至胸骨旁淋巴结,再向上到锁骨上淋巴结(图19-3)。上述两种途径中,以前者多见。以往多认为血运转移多发生在晚期,这一观点已被否定,研究发现有些早期乳腺癌已有血运转移。癌细胞可经淋巴途径进入静脉,也可直接侵入血液循环发生远处转移,血行播散到肺、骨、肝等脏器。

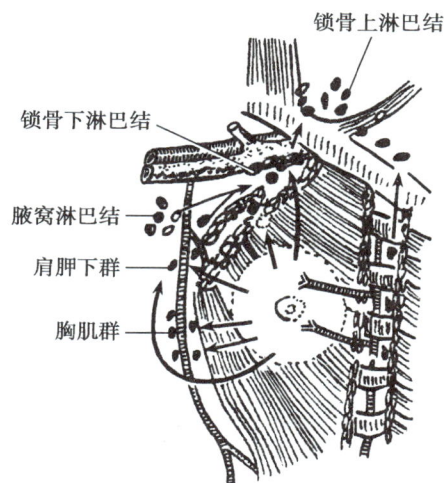

图 19-3 乳房淋巴引流

(四)临床表现

早期表现为患者乳房出现无痛性肿块,质硬、边界不清、表面不光滑、活动度欠佳、增长较快,多数患者为无意中发现。乳腺癌可有以下表现:

1. 酒窝征 肿瘤侵犯乳房悬韧带使之收缩,使皮肤发生凹陷。

2. 乳头内陷 深部的癌肿侵犯乳管,牵拉乳头扁平、回缩、凹陷。

3. "橘皮样"改变 癌肿阻滞皮内和皮下淋巴管,引起局部皮肤淋巴水肿,因毛囊处与皮下组织连接紧密,造成点状凹陷。

4. 固定 癌肿一旦侵犯胸壁和胸肌,可使之固定,不易推动。

5. 卫星状结节 癌肿周围转移形成小结节。

6. 溃疡形成 晚期可因癌肿溃烂形成有恶臭、出血的癌性溃疡。

乳腺癌淋巴转移最初多见于腋窝,肿大淋巴结质硬,可被推动,晚期转移的淋巴结已由散在、可活动的变为融合、质硬、不能活动的肿块,部分晚期患者由于腋窝主要淋巴管被癌细胞堵塞,出现患侧上肢水肿。锁骨上出现肿大变硬的淋巴结时,癌肿多已侵入血液,并可发生远处转移。发生远处转移时可出现相应症状,如肺转移有咳嗽、咯血,肝转移有肝大、黄疸,骨转移有局部疼痛,甚至是病理性骨折。

特殊类型乳腺癌的临床表现:

1. 炎性乳腺癌 较少见,恶性程度高,预后差。患者多数较年轻,于妊娠期或哺乳期起病,发展很快,多在数周至数月间,不超过1年。患乳皮肤呈特征性橘皮样改变,整个乳腺出现发红、水肿、增厚、粗糙、表面温度升高,伴有腋窝淋巴结肿大。

2. 乳头湿疹样癌(Paget 病) 少见,恶性程度低,发展慢。乳头瘙痒或灼热痛感,随后出现乳头乳晕皮肤粗糙、糜烂的湿疹样改变,进而形成溃疡,可覆盖鳞屑样黄褐色痂皮。较晚发生腋窝淋巴结转移。

(五)诊断

根据临床表现和体检,配合乳房钼靶摄片、超声、MRI等检查可初步诊断。病理检查可确诊。

1. 乳腺癌的鉴别诊断 表19-1。

2. 乳腺癌的临床分期 乳腺癌诊断还应确定其分期,以利于治疗方法的选定和预后估计。目前常用国际抗癌协会的 T(肿瘤)N(淋巴结)M(远处转移)分期法。

表 19-1　乳腺癌的鉴别诊断

疾病	疼痛	增长	质地	数目	边界	活动度	淋巴结肿大
乳腺癌	无	快	硬	单发多见	不清	固定	肿大或融合
纤维腺瘤	无	慢	硬	单发多见	清	活动	无
乳腺囊性增生病	周期性痛	慢	中等	多发	不清	活动	无
乳腺结核	无	慢	软	单发	不清	固定	无

TNM 分期

T_0:无原发肿瘤证据。

T_{is}:原位癌(非浸润性癌及未查到肿块的乳头湿疹样癌)。

T_1:癌瘤最大径≤2cm。

T_2:癌瘤最大径 >2cm,≤5cm。

T_3:癌瘤最大径 >5cm。

T_4:癌瘤大小不计,但侵及皮肤或胸壁(前锯肌、肋间肌、肋骨),炎性乳腺癌亦属此。N_0:同侧腋窝无肿大淋巴结。

N_1:同侧腋窝有活动的肿大淋巴结。

N_2:同侧腋窝肿大的淋巴结融合成块,或与邻近组织粘连。

N_3:同侧胸骨旁淋巴结有转移。

M_0:无远处转移。

M_1:有远处转移(包括同侧锁骨上淋巴结转移)。

临床分期:根据以上组合,乳腺癌的临床分期如下:

0 期:$T_{is}N_0M_0$。

Ⅰ期:$T_1N_0M_0$。

Ⅱ期:$T_{0-1}N_1M_0$,$T_2N_{0-1}M_0$,$T_3N_0M_0$。

Ⅲ期:$T_3N_1M_0$,$T_{0-3}N_2M_0$,T_4 任何 NM_0,任何 TN_3M_0。

Ⅳ期:任何 TNM_1。

(六) 治疗

乳腺癌的治疗,以早期手术根治为主,再辅助以化疗、放疗、内分泌等综合治疗。

1. **手术治疗**　早期乳腺癌首选手术治疗。自 1890 年 Halsted 建立乳腺癌根治术以来,发展至今,已存在较多术式。近年来研究证实乳腺癌自发病开始即是一个全身性疾病,因而缩小手术范围、加强术后综合治疗越来越受到重视。术式选择应结合患者本人意愿,根据病理分型、疾病分期及辅助治疗条件而定。

(1)**保留乳房的乳腺癌切除术**:适用于临床Ⅰ、Ⅱ期的乳腺癌患者。手术要求完整切除肿瘤及肿瘤周围 1~2cm 的组织,尽量保留乳房外观,但要确保切缘无肿瘤细胞浸润。需行前哨淋巴结活检术以决定是否清扫腋窝淋巴结。该术式术后必须辅以放疗。

(2)**乳腺癌改良根治术**:有两种方式,一是保留胸大肌,切除胸小肌;二是保留胸大肌、胸小肌。前者淋巴结清除范围与根治术相仿,后者不易清除腋上组淋巴结。改良根治术保留了胸肌,术后外观效果较好。且研究证实,Ⅰ、Ⅱ期乳腺癌应用改良根治术与应用根治术的术后生存期无明显差异,因此改良根治术是目前常用的手术方式。

(3)**乳腺癌根治术和扩大根治术**:根治术手术范围包括切除整个乳房、胸大肌、胸小肌、腋窝及锁骨下淋巴结及脂肪组织。该术式可清除腋下组(胸小肌外侧)、腋中组(胸小肌深面)、腋上组(胸小肌内侧)三组淋巴结。扩大根治术是在根治术基础上切除第2~4肋软骨、肋间肌、胸廓内血管及周围淋巴脂肪组织。此两种术式已较少用。

（4）**单纯全乳房切除术**：必须切除整个乳房,包括腋尾部及胸大肌筋膜。适用于原位癌、微小癌及年老体弱不适宜作根治术者。

知识链接

前哨淋巴结活检

前哨淋巴结是原发肿瘤引流区域淋巴结中的第一站,是肿瘤发生淋巴结转移必经的第一批淋巴结,是阻止肿瘤细胞发生淋巴道转移的屏障。前哨淋巴结活检技术使腋窝淋巴结阴性的乳腺癌患者避免腋窝淋巴结清扫,避免了传统乳腺癌改良根治术腋窝清扫之后所带来的肢体活动障碍及患侧肢体的淋巴水肿。

前哨淋巴结活检的具体操作方法:术前在乳晕或肿瘤周围注射示踪剂,术中在腋下切开一个小切口,准确地将追踪到的前哨淋巴结切除活检,若病理为阳性则作腋窝淋巴结清扫;若为阴性则无需做腋窝淋巴结清扫。因此,寻找前哨淋巴结是重要环节。寻找前哨淋巴结有蓝色染料法、核素探测法及荧光探测法。当然,前哨淋巴结活检术存在一定的假阴性率。一般情况下,前哨淋巴结活检术适用于 T_1、T_2 期乳腺癌,T_3 期假阴性率较高。

---

2. 化学药物治疗　乳腺癌是实体癌中应用化疗最有效的肿瘤之一。化疗可选择术前、中、后进行。术前化疗又称为新辅助化疗,多用于局部晚期的病例,目的在于缩小肿瘤,利于手术切除,同时可探测肿瘤对药物的敏感性。术后化疗6个月左右为宜,有助于杀灭已播散或术中残留的癌细胞,有效防止术后复发。化疗常用的药物有蒽环类、紫杉醇类、环磷酰胺、氨甲蝶呤、氟尿嘧啶、长春新碱类等。联合用药较单一用药更为有效,常用的方案有TC(多西他赛、环磷酰胺)、AC/EC 序贯 T(多柔比星、环磷酰胺、多西他赛)、CMF(环磷酰胺、氨甲蝶呤、氟尿嘧啶)和CAF(环磷酰胺、多柔比星、氟尿嘧啶)方案。要求化疗前患者无明显骨髓抑制及肝肾功能异常,化疗期间应定期检查血常规及肝肾功能。

3. 内分泌治疗　乳腺癌细胞中雌激素受体(ER)检测阳性和/或孕激素受体(PR)阳性者称为激素依赖性肿瘤,对内分泌治疗有效;而受体阴性者称为激素非依赖性肿瘤,对内分泌治疗反应差,不推荐应用。他莫昔芬(tamoxifen)是雌激素拮抗剂,其结构式与雌激素相似,可在靶器官中争夺雌激素受体,从而抑制激素依赖性肿瘤生长,降低乳腺癌术后的复发和转移。由于他莫昔芬可引起子宫内膜增厚,长期服用增加子宫内膜癌的机会,因此服药期间需定期复查子宫彩超。绝经后患者可选择第三代芳香化酶抑制剂,包括来曲唑、阿那曲唑、依西美坦等。长期服用此类药物可引起骨质疏松,因此需要定期复查骨密度,补充钙剂。对于年轻患者,鼓励给予卵巢去势,常用亮丙瑞林、戈舍瑞林等。

知识链接

卵巢去势

乳腺癌治疗是一种以手术为主,术后化疗、放疗、靶向、内分泌治疗为辅的综合治疗。卵巢去势作为一种内分泌治疗手段得到广泛关注和应用,其目的是降低或消除体内及癌组织内的雌激素水平,抑制乳腺癌细胞的生长繁殖。目前,卵巢去势有三种方法:手术切除卵巢、局部放射以及药物去势。前两种卵巢去势不可逆,目前较为推崇药物去势,停药后卵巢功能还可以恢复,尤其对有生育要求的年轻乳腺癌患者来说意义重大。目前常见的临床用药有戈舍瑞林和醋酸亮丙瑞林等。

4. 放射治疗 放射治疗是乳腺癌局部治疗的手段之一。Ⅰ期病例根治术后无放疗必要,对Ⅱ期病例有降低局部复发率的疗效。适应证包括:①病理报告腋中或腋上组淋巴结转移者。②阳性淋巴结占淋巴总数 1/2 以上或有 4 个以上淋巴结阳性者。③病理证实胸骨旁淋巴结阳性者。④原位病变位于乳腺中央或内侧而作根治术者。

5. 靶向治疗 通过转基因技术制备的曲妥珠单抗(赫赛汀),对 HER2 过度表达的乳腺癌患者有非常显著的疗效,可降低乳腺癌术后复发转移风险,提高无病生存期,目前已得到国际和国内社会的广泛认可。最近有新型的帕妥珠单抗问世,给予双靶向治疗效果极佳。

(七)预防

鉴于乳腺癌确切病因未明,更应重视二级预防(早期发现,早期治疗),钼靶摄片是目前最有效的普查检出方法。

(王　衍)

思考题

1. 简述急性乳腺炎的预防与处理。
2. 乳腺癌的淋巴转移途径有哪些?
3. 简述乳管内乳头状瘤的临床表现,诊断依据及治疗方法。

ER 19-3

练习题

第二十章 | 胸部损伤

教学课件

思维导图

学习目标

1. 掌握:肋骨骨折、气胸、血胸的临床表现、诊断及急救处理原则。
2. 熟悉:胸膜腔闭式引流术适应证及手术方法。
3. 了解:肋骨骨折、气胸、血胸的病因和病理生理变化。
4. 具备对各种胸部损伤的伤情判断、初步诊断及现场急救处理的能力。
5. 能够针对不同伤情进行有效医患沟通,取得患者的理解和配合;以高度的责任感和奉献精神,争分夺秒救治患者。

案例导入

患者男性,45 岁,1 小时前不慎从 3m 高处跌落,左胸受伤,左胸剧烈疼痛,发病以来神志清楚。查体:体温 36℃,脉搏 110 次/min,呼吸 24 次/min,血压 90/60mmHg。神志清楚,皮肤和黏膜苍白,左胸壁可触及多处肋骨断端,可见胸壁反常呼吸运动,叩诊右侧胸腔上部呈鼓音,下部呈浊音,左肺呼吸音减弱。胸部 X 线片和 CT 可见胸廓畸形,气胸线及胸腔积液。

请思考:

1. 患者的初步诊断是什么?
2. 诊断依据是什么? 需要与哪些疾病鉴别?
3. 对该患者应采取哪些治疗措施?

第一节　概　述

胸部损伤(thoracic trauma)是一种较为常见损伤。胸内脏器最主要的为肺和心脏大血管,创伤后容易发生呼吸和循环功能障碍。在平时,胸部伤约占全身各种创伤的 25%,可为生活中意外受伤或故意伤害,也可为生产事故受伤,但多数为交通事故伤。

胸部损伤根据胸膜腔与外界是否相通,分为闭合性损伤和开放性损伤两类。闭合性胸部损伤多因暴力撞击、挤压或钝器伤及胸部所致。其特点是壁胸膜保持完整,胸膜腔不与外界相通。轻伤时可引起胸壁软组织挫伤或单纯肋骨骨折。重伤时常有多根多处肋骨骨折,同时伴有胸腔脏器损伤,可引起血胸、气胸,伤及心脏时,可产生急性心包腔出血。当强烈暴力挤压胸部时,可导致胸内静脉压力急剧升高,静脉血液向心回流发生严重影响,致使头面部、颈肩部、眼结膜、颅内毛细血管广泛淤血或破裂出血,这种表现称为创伤性窒息。当高压水浪或气浪冲击胸部时,可引起小支气管和肺泡破裂及肺毛细血管出血产生严重的肺水肿,称为肺爆震伤。开放性损伤多因锐器、子弹穿破胸壁所致。其特点是胸膜腔与外界相通。可引起开放性气胸或血胸,影响呼吸和循环功能,伤势多较严重。

闭合性或开放性胸部损伤,无论膈肌是否破裂,同时伤及腹部脏器者,称为胸腹联合伤。

一、临床表现

1. 胸痛　是胸部损伤主要症状。伤处疼痛明显,且在深呼吸和咳嗽时加剧。其中尤以肋骨骨折为甚。

2. 呼吸困难　导致呼吸困难常见的因素有:①胸痛限制了胸廓运动,呼吸浅而快,气管、支气管内血液或分泌物不能咳出,堵塞气道,或伤后肺水肿、肺淤血、肺出血,引起通气与换气功能障碍;②损伤性气胸、血胸使伤侧肺受压萎陷;③多根多处肋骨骨折造成胸壁软化,引起反常呼吸运动,导致缺氧与二氧化碳潴留,使呼吸困难加重。

3. 咯血　提示有肺与支气管损伤,轻伤痰中带血,重伤咯血且量较多。肺爆震伤多咳泡沫样血痰。

4. 休克　多见于严重胸部损伤。发生休克常见的原因:①胸腔内大量出血,血容量急剧减少;②心包腔内出血,造成急性心脏压迫;③开放性或张力性气胸,严重影响肺功能与静脉血液向心回流,致使回心血量减少。

5. 体征　可有皮下气肿、骨摩擦音、反常呼吸运动等局部体征,伤口局部有压痛,如伤处听到气体响声,表明为开放性气胸。胸部叩诊气胸呈鼓音,血胸呈浊音。听诊呼吸音减弱或消失。严重损伤性气、血胸,可发生气管和心脏移位。

二、诊断

根据胸部外伤史结合临床表现,做出初步诊断并不困难。检查疑有气胸、血胸、心包腔积血的患者,应先做胸腔穿刺或心包穿刺,抽出血液或气体,既可明确诊断,又可减轻症状。胸部 X 线检查是胸部损伤的重要检查方法,不仅可以判断肋骨骨折的部位、程度,同时还可以明确气胸、血胸及其程度,肺脏有无受压萎陷,纵隔有无移位等。

三、处理

胸部损伤的救治原则在于及早纠正呼吸和循环功能紊乱,包括:①恢复胸壁的完整性和呼吸运动功能;②保持呼吸道通畅;③补充血容量和止血;④解除胸膜腔和心包腔内的压力;⑤适时进行开胸手术。

1. 保证呼吸道通畅　清除口腔、上呼吸道分泌物、积痰、积血和异物。呼吸困难者,应及时吸氧。严重者可行气管内插管或气管切开术。

2. 急救处理　开放性气胸应尽早封闭伤口使之成为闭合性气胸,其后按闭合性气胸再做相应处理;损伤性气胸、血胸,需做胸膜腔穿刺或胸膜腔引流术,排除积气、积血,张力性气胸应迅速排气减压,以尽快解除肺压迫,改善呼吸与循环功能;胸壁软化并出现反常呼吸运动者,需及时加压包扎固定胸壁,制止反常呼吸运动。

3. 防治休克　尽快去除导致休克的因素,以改善呼吸与循环功能。失血性休克应及时输血、补液、纠正血容量不足。同时要做好手术止血的准备工作。

4. 对症处理　轻的胸部损伤,给予镇痛药,固定胸廓,肋间神经阻滞,以达到止痛目的。胸部伤口应及时清创缝合。伤口污染严重,已超过 12 小时,一般不予缝合,清洁伤口后,暂用敷料包扎,待4~7 天后再做延期缝合。

5. 剖胸探查术　下列情况应及时行胸腔探查术:①胸膜腔内进行性出血;②严重肺裂伤或气管、支气管损伤;③心脏大血管损伤;④胸内有较大异物存留,且反复咯血;⑤严重胸腹联合伤,疑有重要脏器破裂。

第二节　肋骨骨折

肋骨骨折（rib fracture）在胸部损伤中最为常见，可为单根或多根肋骨骨折。儿童肋骨富有弹性，不易折断。成年人与老年人肋骨骨质疏松，脆性较大容易发生骨折。第4~7肋骨较长且两端固定，骨折最易发生；第1~3肋骨较短，且有锁骨、肩胛骨和肌肉的保护，较少发生骨折，一旦发生骨折常表明发生了较严重的创伤；第8~10肋前端肋软骨形成肋弓与胸骨相连；第11~12肋前端游离，弹性都较大，不易骨折，若发生骨折，应警惕合并腹内脏器和膈肌损伤。

一、病因

根据暴力作用方式不同，分为直接暴力和间接暴力两种。

1. 直接暴力　肋骨向内弯曲折断，可刺伤胸膜、肺或肋间血管，并发气、血胸。

2. 间接暴力　胸廓受到前后方向外力的挤压，使腋中线附近肋骨向外过度弯曲折断，较少发生胸内合并症，易刺破皮肤形成开放性骨折。

根据暴力程度与作用部位不同，可分为单根或多根肋骨骨折；同一肋骨可发生一处或多处骨折。

二、病理生理

肋骨骨折断端可刺破胸膜壁层、肋间血管与肺脏，可产生气胸、血胸或气血胸。同时肋骨骨折引起剧烈疼痛、呼吸浅促、不敢深咳排痰导致患者出现肺不张及感染。多根多处肋骨骨折后，局部胸壁失去完整肋骨的支撑而软化，出现反常呼吸运动，即吸气时，软化区胸壁内陷；呼气时，软化区胸壁外突，称为连枷胸（flail chest）（图20-1）。如果软化区范围较广泛，由于两侧胸膜腔内压力不均衡，使纵隔随呼吸左右摆动，可引起体内缺氧和二氧化碳潴留，并影响静脉血液回流，严重时可发生呼吸和循环衰竭。

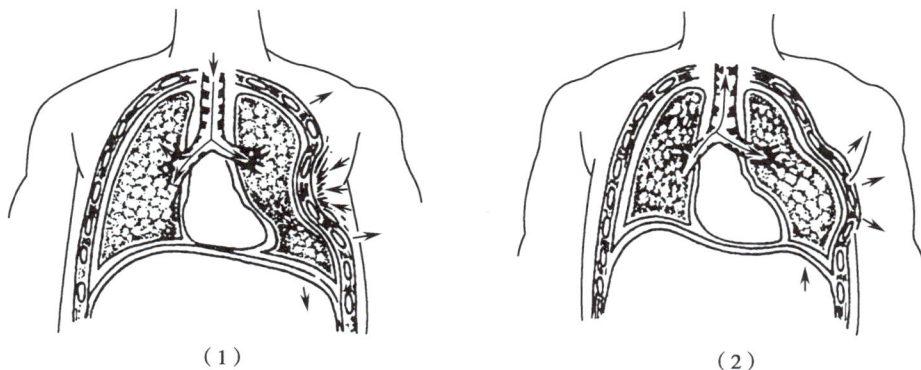

图 20-1　胸壁软化区的反常呼吸运动
（1）吸气；（2）呼气。

三、临床表现

胸壁骨折处疼痛，尤其在深呼吸、咳嗽或转动体位时疼痛加剧。因疼痛致呼吸变浅、咳嗽无力，呼吸道分泌物常增多，易致肺不张和肺部感染。合并气胸、血胸或反常呼吸时，有气促、呼吸困难、缺氧和休克发生。查体胸壁可见局部肿胀，骨折处压痛明显，骨折端有骨擦感。用力前后挤压胸廓，骨折处剧痛（挤压试验阳性）。多根多处肋骨骨折可有胸廓变形、软化及反常呼吸运动。肋骨骨折断端刺破胸膜壁层、肺脏、肋间血管，可出现皮下气肿、气胸、血胸等相应体征。

四、诊断

诊断主要依据为外伤史及临床表现。胸部 X 线检查是肋骨骨折重要的检查方法，不仅可以明确诊断,同时可以明确有无气胸、血胸。胸部 X 线检查可显示肋骨骨折断裂线和断端错位,但不能显示前胸肋软骨骨折。

五、治疗

肋骨骨折处理原则是镇痛、固定、防治并发症。理想的镇痛治疗能够降低肺部并发症,减少机械通气,避免肋骨固定手术,缩短 ICU 停留和住院时间,促进患者早日下床活动并降低相关治疗费用。一般肋骨骨折可采用口服或肌内注射镇痛剂,多根多处肋骨骨折则需要持久有效的镇痛治疗。硬膜外置管镇痛目前效果最佳并可借助装置实现患者自控镇痛。固定胸廓的方法因肋骨骨折的损伤程度和范围不同而异。鼓励患者咳嗽排痰,早期下床活动,减少呼吸系统的并发症。

1. 闭合性单处肋骨骨折 骨折断端因有上、下肋骨和肋间肌支撑,少有错位或重叠,单处骨折多能自行愈合。可用多头胸带或弹性胸带固定胸廓 2~3 周,能减少肋骨断端活动、减轻疼痛,松紧应以不限制呼吸运动为度。这种方法也适用于胸背部、胸侧壁多根多处肋骨骨折、胸壁软化范围小而反常呼吸运动不严重的患者。

2. 闭合性多根多处肋骨骨折 常有胸壁软化和反常呼吸运动,严重影响呼吸和循环功能,应及时采取紧急措施。治疗重点为充分镇痛,保证呼吸道通畅,处理胸壁软化,消除反常呼吸运动,改善呼吸与循环功能。处理胸壁软化的方法包括:

(1)**包扎固定法**:适用于胸壁软化区域较小,或现场急救。即用厚敷料盖于胸壁软化区,用胸带或胶布加压固定。

(2)**牵引固定法**:适用于胸壁软化区域较大,反常呼吸运动较为严重,且包扎固定无效者。方法是在消毒和局麻下用无菌巾钳经胸壁软化区钳夹中央游离肋骨段,再用绳带吊起,连接一滑轮,并施以重量牵引,使浮动肋骨复位,消除反常呼吸运动。牵引重量为 2~3kg,牵引时间为 2 周。该方法缺点为不利于患者下床活动。另外也可在患侧胸壁放置与其胸廓相称的牵引支架,把巾钳固定在支架上,做伤侧胸壁外固定,该方法优点为患者可以下床活动,有利于改善呼吸功能(图 20-2)。

(3)**内固定法**:适用于大块胸壁软化,病情危重的患者。即用手术或胸腔镜方法缝合骨折断端或软化区肋骨。

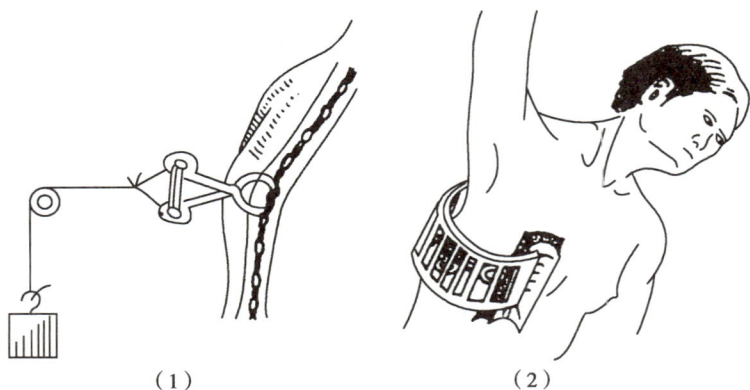

图 20-2　胸壁软化区牵引固定法
(1)牵引固定法;(2)胸壁外固定法。

3. 开放性骨折 单根肋骨骨折应尽早行清创术,去除骨折碎片,修整骨折断端后逐层缝合胸壁。多根多处肋骨骨折清创后应行肋骨内固定术。如胸膜腔已破损,同时有气胸、血胸,需做胸膜腔闭式引流术。如合并胸内脏器损伤则需行剖胸探查术,予以妥善处理。术后需用抗生素以控制感染。

第三节　气　胸

胸膜腔内积气称为气胸(pneumothorax)。气胸多因肺组织、气管、支气管、食管破裂,胸膜腔破裂空气进入胸膜腔;或因胸壁伤口穿破胸膜,胸膜腔与外界沟通,外界空气进入所致。可分为闭合性气胸、开放性气胸和张力性气胸三类。游离胸膜腔内积气通常位于不同体位时的胸膜腔上部;当胸膜腔因炎症、手术等原因发生粘连,胸膜腔积气局限于某些区域,可出现局限性气胸。

一、闭合性气胸

闭合性气胸（closed pneumothorax）在胸部损伤中较为常见，多为肋骨骨折断端刺破肺组织所致。空气进入胸膜腔形成气胸后，肺裂口迅速封闭，空气不再继续进入胸膜腔，称为闭合性气胸。

1.病理生理 闭合性肋骨骨折刺伤肺组织，胸壁无伤口；或胸壁穿入性损伤，伤口很小，空气进入胸膜腔后，伤口闭合，均可造成闭合性气胸。闭合性气胸可使伤侧的肺部分或全部萎陷，纵隔被推向健侧，健侧胸膜腔也同伤侧一样负压减少，肺扩张受限，影响肺换气功能而产生不同程度的缺氧症状。

2.临床表现与诊断 小量气胸，伤侧肺萎陷30%以下者，常无明显症状，应仔细查体，注意体征变化。大量气胸患者可出现胸闷、气促或呼吸困难。检查时，可见伤侧胸肋间饱满，呼吸运动减弱，叩诊伤侧胸部呈鼓音，听诊呼吸音减弱或消失，心脏和气管向健侧移位。胸部 X 线检查可见不同程度积气与肺萎陷，或纵隔移位，有时伴少量积液，气管及纵隔向健侧移位。

3.治疗 小量气胸无需特殊治疗。一般在 1~2 周内可自行吸收。大量气胸须胸膜腔穿刺抽气，或行胸膜腔闭式引流术，促使肺尽早膨胀。

二、开放性气胸

开放性气胸（open pneumothorax）多为锐器或火器弹片伤及胸壁，使胸膜腔与外界相通，空气可随呼吸自由进出胸膜腔，称为开放性气胸。

1.病理生理 开放性气胸主要是由胸壁的穿透伤所致。伤侧肺因胸膜腔与大气相通而严重压缩，基本丧失呼吸功能，纵隔向健侧移位，进一步影响健侧肺呼吸。在呼吸时因伤健两侧胸膜腔压力严重不均衡出现纵隔周期性摆动，在吸气时移向健侧，呼气时移向伤侧，称为纵隔摆动。纵隔摆动和移位影响静脉回心血流，引起循环障碍（图 20-3）。

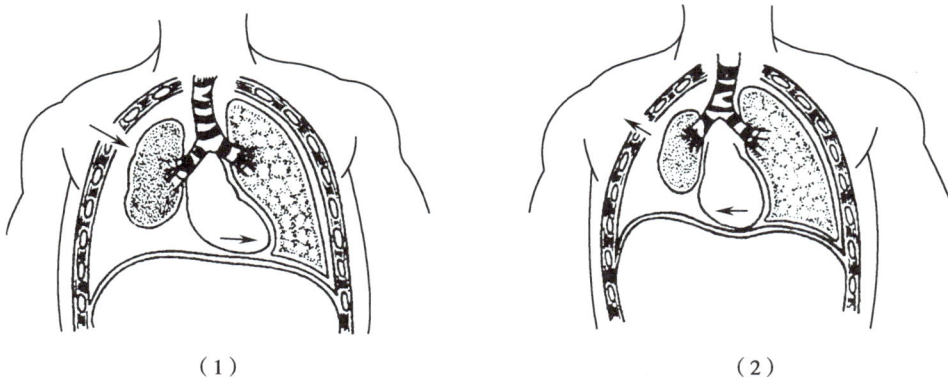

图 20-3　开放性气胸的纵隔摆动
（1）吸气；（2）呼气。

2.临床表现与诊断 伤情多较严重，患者有明显气促，烦躁不安，呼吸困难，重者有发绀，或休克表现。查体时，胸壁可见伤口与胸膜腔相通，并能听到随呼吸气体进出胸膜腔的响声。伤侧胸部饱满，气管、心脏明显向健侧移位。伤侧胸部叩诊呈鼓音，听诊呼吸音减弱或消失。胸部 X 线片显示伤侧胸膜腔积气或积血、肺明显萎陷、气管与纵隔向健侧移位等征象。

3.急救与治疗 开放性气胸的急救处理要点，立即封闭胸壁伤口，变开放性气胸为闭合性气胸。急救时，用无菌敷料如凡士林纱布加棉垫，迅速封闭胸壁伤口，再用胶布或绷带包扎固定，若现场没有无菌敷料，可用多层清洁布料等不透空气物品敷盖；呼吸困难时，立即胸腔穿刺抽气减压；有休克存在者，要进行抗休克处理，随后送到医院治疗。同时争取早期清创，缝闭伤口，并行胸膜腔闭式引流，术后应用抗生素防治感染，鼓励患者积极咳嗽排痰及早期活动。如疑有胸腔脏器严重损伤、进行性出血或异物存留,应剖胸探查。

三、张力性气胸

张力性气胸(tension pneumothorax)又称为高压性气胸(high pressure pneumothorax),常见于肺或支气管破裂后,裂口与胸膜腔相通,且呈单向活瓣状。每当吸气时,空气通过活瓣进入胸膜腔;呼气时,活瓣闭合,空气不能排出。胸膜腔压力不断升高,并超过大气压而呈高压状态,称为张力性气胸。

1.病理生理 胸部损伤后,伤及肺、支气管或胸壁软组织,且形成活瓣状。吸气时活瓣开放,大量空气从裂口进入胸膜腔;而呼气时活瓣关闭,空气不能由胸膜腔向气道排出,随着呼吸运动胸膜腔内空气不断增加,压力持续升高,伤侧肺受压全部萎陷,纵隔推向健侧,同时健侧肺受压而扩张受限。胸膜腔压力升高,使腔静脉回流障碍,回心血量减少,可导致呼吸与循环功能严重障碍。张力性气胸的高压气体可挤入纵隔,扩散至皮下组织,于颈部、面部、胸部等处形成广泛性皮下气肿。

2.临床表现与诊断 患者表现为极度呼吸困难、发绀和休克等症状,抢救不及时可危及生命。查体时发现气管向健侧移位,伤侧胸部饱满,呼吸运动减弱,可见皮下气肿。胸部叩诊呈鼓音,听诊呼吸音消失。X线检查可见伤侧肺萎缩,纵隔向健侧移位。胸腔穿刺时可见高压气体外推针筒芯。

3.急救与治疗

(1)**紧急处理**:张力性气胸是一种危急重症,如不及时抢救,可迅速致死。紧急抢救是立即排气,迅速降低胸膜腔内压力。入院前或急救现场应立即使用带有单向活瓣装置的胸腔穿刺针于伤侧胸壁第2肋锁骨中线处穿刺入胸膜腔排气减压,亦可使用粗针头在伤侧第2肋间锁骨中线处刺入胸膜腔,暂时排气减压。在转送时可于针尾部缚一橡胶指套,顶端剪开1cm的小口,呼气时,气体经剪开的小口排出;吸气时指套塌陷,阻止气体进入,以保证转运途中安全(图20-4)。

(2)**胸膜腔闭式引流术**:于第2肋间锁骨中线处放置胸腔引流管,作闭式胸膜腔引流,持续减压排气。如不能有效地减低胸膜腔的压力,提示肺、支气管裂口较大,应尽早行剖胸探查或胸腔镜探查,修补裂口。此外,还应使用足量的抗生素,以防治感染。

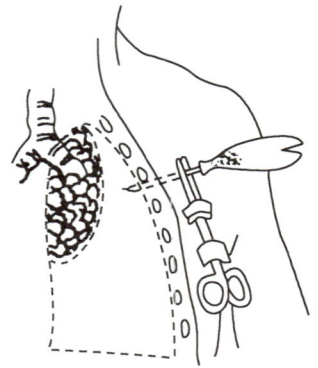

图 20-4　粗针头胶皮指套排气法

第四节　损伤性血胸

胸部损伤引起胸膜腔内积血,称为损伤性血胸(traumatic hemothorax)。与气胸并存称为损伤性血气胸。

一、病因病理

常为刀刃锐器、火器伤或肋骨骨折端刺破胸部血管所致。损伤性血胸出血主要来源于心脏、胸内大血管及其分支、胸壁、肺组织、膈肌和心包血管出血。血胸发生后,如出血量大,可出现内出血征象,严重者可出现失血性休克。同时胸膜腔内积血增多,伤侧肺受压萎陷,并将纵隔推向健侧,可造成呼吸与循环功能障碍。由于肺、膈肌与心脏运动有去除纤维蛋白作用,胸膜腔内少量积血多不凝固。出血快且量多,去除纤维蛋白作用则不完全,积血凝固成块,称为凝固性血胸。血块机化后,形成纤维组织覆盖在肺表面,限制了肺脏膨胀,使肺功能受损。血胸如合并感染,则形成脓胸。

二、临床表现与诊断

成人小量血胸(500ml以下)多无明显症状。中等量血胸(出血量500~1 000ml)或大量血胸(出血量 1 000ml 以上),可表现为失血性休克及呼吸循环功能障碍。查体时可见伤侧肋间隙饱满,气管向健侧移位。叩诊呈浊音,听诊呼吸音减弱或消失。胸部 X 线检查小量血胸显示肋膈角变钝。中等量或大量血胸可见胸腔积液表现。胸腔穿刺抽出血液可明确诊断。若继发化脓性感染,可表现为高热寒战,脉快而细弱,白细胞计数升高、胸腔积血涂片和细菌培养发现致病菌等现象。

有下列征象提示胸膜腔内进行性出血:①症状进行性加重,血压持续下降,经输血、补液血压仍不回升,或短暂升高又迅速下降。②红细胞、血红蛋白计数、血细胞比容等重复测定,持续降低。③胸膜腔穿刺或引流因血液迅速凝固抽不出血液。④胸部 X 线连续检查胸膜腔积液阴影不断增大。⑤胸膜腔闭式引流,血量连续 3 小时,每小时超过 200ml。

三、治疗

非进行性血胸积血量少时可自行吸收,中等量或较大量时应尽早行胸膜腔闭式引流术以排除胸膜腔内积血,同时给予抗生素预防感染。如已合并感染,则按脓胸处理。进行性血胸则应及时行开胸探查术或胸腔镜探查术。凝固性血胸一旦发生应待病情稳定后尽早探查清除胸膜表面凝固积血和机化的包膜。感染性血胸如胸腔闭式引流效果不佳则应尽早行胸腔探查术清除感染性积血,剥离脓性纤维膜。

第五节　胸膜腔闭式引流术

胸膜腔闭式引流术是胸外科最常见的手术,其作用是排除胸膜腔积液或积气,恢复肺膨胀,维持胸内负压。同时观察引流物性质、数量,判断胸内脏器的损伤程度与治疗效果。

一、胸膜腔闭式引流术适应证

胸膜腔闭式引流术的适应证包括:①损伤性气胸、血胸、急性脓胸,需要持续引流,排除积气、积血、积脓者。②胸部手术切开胸膜腔者。

二、手术方法

(一) 定位
引流气体者,多在锁骨中线第 2 肋间;引流液体者,多在腋中线与腋后线之间第 6~8 肋间。

(二) 手术步骤
患者取半卧位,选定肋间,消毒胸部皮肤,用 1% 利多卡因做局部麻醉。切开皮肤约 2cm,用血管钳在肋骨上缘逐层分离肌层直至胸膜腔,随即经切口插入一个带有侧孔的橡胶管或软塑料管,插入胸膜腔内约 4~5cm,引流管的外端连接无菌水封瓶,缝合切口并固定引流管,引流管的另一端连接消毒水封瓶中的长玻璃管,长玻璃管的下端应插入水封瓶液平面下 3~4cm(图 20-5)。

三、术后注意事项

1. **保持胸膜腔引流管道通畅**　胸膜腔管内水柱随呼吸上下移动,表明引流管通畅;如水柱不移动,表明引流管不通,应及时挤压引流管,以保持引流管通畅。

2. **管道妥善密封固定**　使用前应严格检查引流管是否通

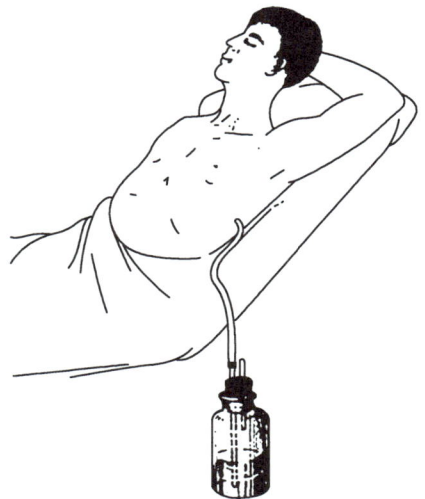

图 20-5　胸膜腔闭式引流术

畅和整个装置是否密封。将留有足够长度的引流管固定在床缘上。水封瓶应置于患者胸部水平下60~100cm,防止被踢倒或抬高。搬动患者应确保钳夹引流管近端,严防引流管脱出、引流瓶破碎、引流玻璃管松动脱出水面,防止发生气胸。更换水封瓶,应先将引流管近端钳紧,更换完好后,方可松开钳夹。同时应注意无菌操作。

3. 观察引流物的性质及引流量 详细记录引流量,一般患者每日记录一次,疑有胸内大出血患者,则须每小时记录一次,以判断有无进行性出血。

4. 拔管 引流气体或液体不再排出,肺膨胀良好,观察24小时,经胸部X线检查证实,可拔除引流管。拔引流管时,先剪开引流管固定缝线,嘱患者深吸气后屏气,将管迅速拔出,随即用凡士林纱布紧压伤口,用胶布紧压固定,或结扎预置切口的缝合线。

(蔡雅谷)

思考题

1. 简述开放性气胸、张力性气胸的临床表现、诊断及急救处理原则。
2. 试述胸膜腔闭式引流术适应证及手术方法。

ER 20-3

练习题

第二十一章 │ 胸壁疾病与脓胸

教学课件

思维导图

学习目标

1. 掌握：脓胸的临床表现、诊断和治疗原则。
2. 熟悉：脓胸的病因和病理。
3. 了解：非特异性肋软骨炎、胸壁结核的临床表现、诊断和治疗。
4. 具备对胸壁疾病与脓胸进行初步诊断的能力；会独立完成胸腔穿刺、引流术操作。
5. 能够对患者进行人文关怀，指导患者合理饮食，以加强营养支持，帮助患者康复。

案例导入

患者男性，24 岁。3 天前被水果刀刺伤左前外侧胸壁，以血气胸入院。经手术止血，抗感染，胸腔闭式引流等治疗后生命体征平稳。现患者诉左侧胸痛，伴咳嗽、咳痰、呼吸急促。查体：体温 39℃，脉搏 110 次/min，血压 80/60mmHg，患侧肋间隙饱满，呼吸运动减弱，语颤减弱，气管偏向健侧，叩诊呈浊音，听诊呼吸音减弱。白细胞计数和中性粒细胞比例增高；X 线检查可见积液表现。胸膜腔穿刺抽出脓液。

请思考：

1. 该患者最可能的诊断是什么？
2. 应如何治疗？

第一节 非特异性肋软骨炎

非特异性肋软骨炎亦称为 Tietze 综合征，是一种非化脓性肋软骨肿大，好发于青壮年，女性略多。病因不明，常有上呼吸道感染史，可能与病毒感染有关。亦有认为系胸肋关节内韧带损伤所致。病理检查时，肋软骨的组织结构多无异常改变。

一、临床表现

临床表现主要是受累的肋软骨肿大、隆起，皮肤正常，局部有明显的钝痛或锐痛，触之疼痛加剧，严重者可影响呼吸。病变好发于第 2~4 肋软骨，单侧多见。本病进展缓慢，病程长短不一，时轻时重，可反复发作迁延数年。

二、诊断

依据临床症状和局部体征可确定诊断。因肋软骨不能显影，X 线摄片没有帮助，但可排除胸内病变、肋骨结核或骨髓炎等。

三、治疗

一般采用对症治疗。口服止痛药,热敷或理疗均有一定的效果。对疼痛较明显者,局部可用氢化可的松加利多卡因封闭。若长期应用各种治疗无效,且症状较重或不能排除恶性肿瘤时,可切除病变肋骨。

第二节　胸壁结核

胸壁结核(tuberculosis of chest wall)是胸壁软组织、肋骨和胸骨继发性结核病变。患者多有肺结核病史。

一、病理

胸内结核经淋巴、血行转移或直接蔓延至胸壁淋巴结及胸壁软组织和骨骼。典型的胸壁结核多由胸壁深处的淋巴结结核干酪样坏死,形成结核性脓肿(寒性脓肿),穿透肋间肌蔓延至胸壁浅部皮下层,在肋间肌层内外各形成一个脓腔,中间有孔道相通,形似"哑铃"状。有些穿透肋间肌的脓肿,因重力作用,逐渐向外向下坠积至胸壁侧面或上腹壁。寒性脓肿破溃穿透皮肤,成为结核性窦道或溃疡。

二、临床表现与诊断

1. 好发于青、壮年,全身症状多不明显。
2. 如肺结核处于活动期,可有乏力、低热、盗汗等症状。
3. 胸壁有局限性脓肿,表面不红、不热,多有波动感。
4. 穿刺若抽得淡黄色稀薄脓液,涂片发现嗜酸杆菌有助于诊断;穿刺应采取潜行穿刺。
5. 寒性脓肿破溃可排出水样混浊、无臭、伴有干酪样物质,经久不愈,形成溃疡或窦道。
6. 胸部 X 线检查可发现肺、胸膜或肋骨结核病变。
7. 寒性脓肿继发化脓性感染,可出现急性炎症表现。

三、治疗

1. **非手术治疗**　首先应注重全身抗结核药物治疗及营养支持。较小的胸壁寒性脓肿,可选用穿刺抽脓。穿刺针应在脓肿上方的健康皮肤潜行穿入脓腔,避免垂直进针造成脓液随针孔流出形成瘘管。抽尽脓液后,向脓腔注入链霉素 0.5g 和异烟肼 200mg,然后局部加压包扎,每周 1~2 次。

2. **手术治疗**　手术前 2~3 周,可联合采用 2~3 种一线抗结核药物,如异烟肼、链霉素、乙胺丁醇、利福平等控制或稳定结核病灶。病灶清除是治疗胸壁结核的主要方法。原则是彻底切除病变组织,包括受累肋骨、淋巴结和有病变的胸膜,切开所有窦道,刮除坏死和肉芽组织,清洗后放入链霉素 1.0g,并用肌瓣充填残腔,防止血液积聚,安放引流,术毕加压包扎。

3. 若继发化脓性感染时,应先切开引流,待感染控制后再行结核病灶清除术。术后继续应用抗结核药物 6~12 个月。

第三节　脓　胸

一、概述

脓胸(empyema)是指脓液积聚于胸膜腔内的化脓性感染。根据病程长短分为急性和慢性脓胸;按波及的范围可分为全脓胸和局限性脓胸。

1.病因 致病菌以金黄色葡萄球菌、肺炎双球菌、链球菌多见,大肠埃希菌、结核分枝杆菌、厌氧菌、铜绿假单胞菌、真菌也可引起脓胸。致病菌进入胸膜腔的途径包括:①直接由化脓病灶侵入或破入胸膜腔,或因外伤、手术污染胸膜腔。②经淋巴途径,如膈下脓肿、肝脓肿、纵隔脓肿、化脓性心包炎等,通过淋巴管侵犯胸膜腔。③血源性播散:在全身菌血症或脓毒症时,致病菌可经血液循环进入胸膜腔。

2.病理 在急性期胸膜腔脓液迅速增加,肺受压,纵隔移向健侧。早期脓液稀薄,含有血细胞和纤维蛋白,呈浆液性;随着病程进展,脓细胞及纤维蛋白增多,渗出液逐渐由浆液性转为脓性。在慢性期因急性脓胸治疗不彻底,纤维蛋白沉积于壁层、脏胸膜上形成韧厚致密的纤维板,影响呼吸功能,由于纤维组织收缩,使胸部下陷,纵隔被牵向患侧,使呼吸功能障碍更加严重(图 21-1)。

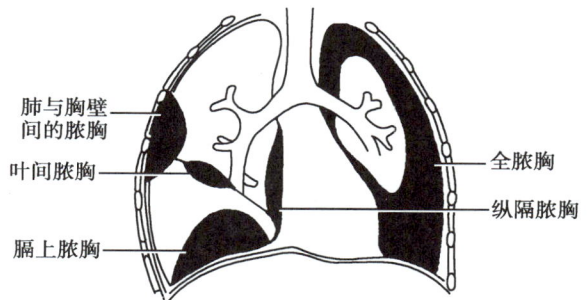

图 21-1 脓胸分类

二、急性脓胸

1.临床表现与诊断 局部症状为患侧胸痛,伴咳嗽,咳痰,呼吸急促;全身症状为高热、脉速、乏力、食欲减退等;严重时出现呼吸困难和感染性休克。体检患侧肋间隙饱满,呼吸运动减弱,语颤减弱,气管偏向健侧,叩诊呈浊音,听诊呼吸音减弱或消失。血液白细胞计数和中性粒细胞比例增高;X 线检查可见积液表现;行 B 超检查可确定脓腔部位和大小;胸膜腔穿刺抽出脓液,即可明确诊断。

2.急性脓胸的治疗 原则是控制感染、控制原发病灶、全身支持治疗及彻底排脓促进肺复张。排脓的方法包括:

(1)**胸膜腔穿刺术**:适用于早期脓液稀薄、容易抽出者;穿刺部位可根据体征、超声波及胸部 X 线检查确定。一般在腋后线第 7 或第 8 肋间。原则上一次抽净脓液,然后向胸膜腔注入抗生素,隔日重复 1 次。穿刺过程中如出现脉速、面色苍白、出冷汗、头晕、恶心、呼吸急促等症状,应立即停止穿刺。每次抽脓后应做胸部 X 线检查,判断胸膜腔积液程度及治疗效果。如呼吸音清晰,胸部 X 线检查肺膨胀良好,积液消失,说明脓胸已获治愈。

(2)**胸腔闭式引流术**:适用于脓液稠厚、胸膜腔穿刺治疗效果不佳者。有经肋骨床和经肋间插管引流。要求引流管内径较大,引流位置适当,使肺膨胀较快。

> **知识链接**
>
> ### 胸腔镜手术
>
> 胸腔镜技术最早起源于 20 世纪初,早在 1912 年瑞典的 Jacobeus 就对胸腔镜技术进行了报道,但是限于器械和技术的原因,在很长时间内胸腔镜技术仅用于胸膜疾病的诊断和结核性胸膜炎的胸膜粘连松解。20 世纪 90 年代以后,随着计算机技术和照明技术的发展,胸腔镜逐步应用于各类疾病的手术治疗。基本原理为通过在胸部切开的小孔将胸腔镜置入胸腔内,在直视的情况下进行相关疾病的诊断和治疗。在诊断方面,其主要应用于其他无创检查方式不能确诊的胸腔积液或胸膜疾病的具体诊断,具有诊断准确率高的特点;在治疗方面,其主要通过微创的方式对胸腔疾病进行治疗,具有创伤小、恢复快的特点。

三、慢性脓胸

急性脓胸经过 4~6 周治疗脓腔未见消失,脓液稠厚并有大量沉积物,提示脓胸已进入慢性期。

1. 病因

(1)**急性脓胸治疗不及时、不恰当**:如就诊过晚,引流过迟,引流位置不当,引流管过细,引流不畅等。

(2)**手术后有支气管胸膜瘘或食管瘘**:污染物和细菌不断进入脓腔。

(3)**胸腔毗邻有慢性感染病灶**:如膈下脓肿、肝脓肿、纵隔脓肿及肋骨骨髓炎等感染源未能彻底清除。

(4)**胸腔内有异物存留**:如金属异物、骨片、衣服碎屑等。

(5)**特殊病原菌**:如结核菌、放线菌等所致慢性炎症。

2. 临床表现与诊断

慢性脓胸患者因长期感染与慢性消耗性疾病,常有长期低热,食欲减退、消瘦、贫血、低蛋白血症等慢性全身中毒症状。体格检查见消瘦,患侧呼吸运动减弱,胸壁塌陷、肋间隙变窄,叩诊呈实音,呼吸音减弱,气管移向患侧,晚期见杵状指。X 线检查见胸膜增厚,肋间隙变窄,纵隔移向患侧,膈肌抬高。

3. 治疗

慢性脓胸均需手术治疗。治疗原则为改善全身情况、消灭致病菌和脓腔、使受压的肺复张恢复肺的功能。

常用的手术有:①改进引流,合理调整原有引流管的位置、口径、深浅等,以利于脓腔充分引流。②胸膜纤维板剥除,适用于慢性脓胸早期,肺内无严重病变,术后肺能重新膨胀者。手术剥除脓腔壁层和脏胸膜上纤维板,使肺复张,消灭脓腔,使肺功能及胸廓运动得以改善(图 21-2)。

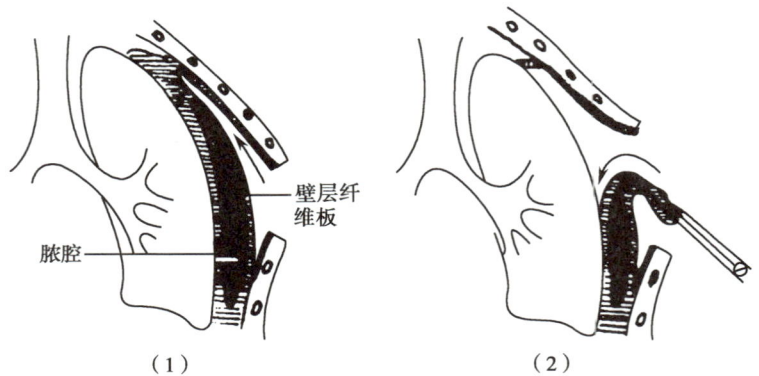

图 21-2　胸膜纤维板剥除术(示意图)
(1)剥脱壁层纤维板;(2)剥除脏层纤维板。

③胸廓成形术,适用于慢性脓胸晚期,肺组织严重纤维化而不能复张;或肺有广泛结核性病变,不宜使肺扩张者。手术刮除脏层纤维板上肉芽组织和坏死组织,切除脓腔外侧壁增厚的胸膜壁层纤维板及相应的肋骨,使余下的胸壁软组织塌陷与内侧壁对合,以及利用邻近带蒂肌瓣充填或移植带蒂大网膜堵瘘填腔,达到消灭脓腔的目的。术后妥善加压包扎。④胸膜肺切除术,适用于慢性脓胸合并肺内严重病变者。手术将脓腔及病肺一并切除。此种手术创伤大、出血多、技术难度大,应严格掌握手术适应证。

(沈曙红)

思考题

1. 急性脓胸的临床表现有哪些?如何诊断和治疗?
2. 如何对慢性脓胸进行诊断和治疗?

ER 21-3

练习题

第二十二章 | 肺部疾病的外科治疗

ER 22-1

教学课件

ER 22-2

思维导图

学习目标

1. 掌握:肺癌的病理分类、临床表现、转移途径、诊断方法和治疗原则。
2. 熟悉:肺癌的鉴别诊断;支气管扩张症的临床表现和治疗方法;肺结核的手术方式和肺切除术的手术适应证。
3. 了解:肺部疾病的病因和病理生理特点。
4. 具备根据临床症状提出初步诊断并制订进一步检查项目的能力,进而制订治疗策略;尽可能地提高肺癌早期诊断率。
5. 能够向患者及家属提供疾病预防、治疗、预后知识,帮助患者树立战胜疾病的信心。

案例导入

患者男性,61 岁,3 个月前无明显诱因出现刺激性咳嗽,咳少量灰白色痰,无发热寒战,无心悸。曾用抗生素疗效不显著,1 个月前发现痰中带血,自发病以来体重下降不明显,既往无肺炎、结核病史。吸烟 30 余年。查体:体温 37℃,脉搏 82 次/min,呼吸 20 次/min,血压 124/84mmHg。患者发育正常,双侧锁骨上未及肿大淋巴结,气管中位,无声嘶,双胸廓对称,叩诊清音,右上肺可闻及干啰音,无湿啰音,左肺呼吸音正常。胸部 X 线片示,右肺近肺门段有一处 2cm×3cm 大小的椭圆形块状阴影,边缘模糊毛糙,可见细短的毛刺影。

请思考:

1. 该患者最可能的诊断是什么? 为进一步明确诊断需要做何种检查?
2. 该患者较为适宜的治疗方案是什么?

第一节 肺 癌

肺癌(lung cancer)又称原发性支气管肺癌,起源于支气管黏膜上皮的恶性肿瘤,近年来我国的肺癌发病率已居男性肿瘤发病首位。肺癌的发病年龄多在 40 岁以上,以男性居多,但近些年女性肺癌发病率明显增加。

一、病因

肺癌的病因尚未完全明确,与下列因素有关:①长期大量吸烟是肺癌的重要致病因素;②环境污染(大气污染)、职业接触(包括石棉、煤炼焦、砷、铬、镉、镍、氡、电离辐射等)、室内小环境污染、个体因素(肺部慢性疾病、免疫状态、遗传因素、代谢活动等)。

二、病理

肺癌起源于支气管黏膜上皮,局限于上皮内称原位癌。癌肿向腔内生长,引起支气管阻塞;癌肿向腔外生长,可侵犯邻近组织;并通过淋巴、血行转移扩散。肺癌的分布:右肺多于左肺,上叶多于下叶。

肺癌靠近肺门者,称为中心型肺癌;发生于肺段支气管以下,位于肺的边缘者,称为周围型肺癌。

1.肺癌组织学分类

(1)**鳞状细胞癌(鳞癌)**:肺癌中最为常见。患者多是 50 岁以上男性,与吸烟关系密切。多为中心型肺癌,生长较为缓慢,先经淋巴转移,血行转移较晚。

(2)**腺癌**:女性相对多发且年龄较小,多为周围型肺癌。早期多无明显临床症状,生长速度缓慢,有时早期即发生血行转移,发生淋巴转移则较晚。

(3)**小细胞癌(未分化小细胞癌)**:发病年龄较轻,多见于男性。大多为中心型肺癌。恶性程度高,生长快,较早出现血行和淋巴转移,对化疗、放疗较敏感。各类肺癌中预后最差。

部分肺癌病例常同时存在不同类型的癌肿组织,如腺癌和鳞癌混合,非小细胞癌与小细胞癌并存等。

2.肺癌三种转移途径

(1)**直接扩散**:癌肿直接侵犯肺组织及邻近组织器官。

(2)**淋巴转移**:是肺癌常见的转移途径,癌细胞经支气管和肺血管周围淋巴管,到达肺门或隆突下淋巴结,最后累及锁骨上前斜角肌淋巴结和颈部淋巴结。

(3)**血行转移**:癌细胞侵入肺静脉,经心脏转移至全身各组织与器官,常见的有肝、脑、骨骼、肾上腺等。依据临床症状和局部体征可确定诊断。因肋软骨不能显影,X 线摄片没有帮助,但可排除胸内病变、肋骨结核或骨髓炎等。

三、临床表现

肺癌临床表现与癌肿的生长部位、大小、是否压迫或侵犯邻近器官以及有无远处转移有着密切关系,常见的症状为刺激性干咳、痰中带血丝、血痰或少量咯血。早期肺癌特别是周围型肺癌可无任何症状,多数是在胸部 X 线检查时发现。中心型肺癌早期常有刺激性咳嗽,而被误诊为上呼吸道感染。癌肿阻塞较大支气管时,可引起肺不张,患者出现胸闷、气促、发热和胸痛等症状。影响支气管引流,继发感染时,则咳脓性痰且痰量较多。

肺癌晚期,常可出现下列表现:①压迫或侵犯膈神经,引起同侧膈神经、膈肌麻痹,呼吸急促。②侵犯或压迫喉返神经,引起声带麻痹、声音嘶哑。③压迫上腔静脉,引起上腔静脉压迫综合征,即头面部水肿。④侵犯胸膜,引起胸痛及血性胸腔积液并进一步导致气促。⑤侵犯纵隔压迫食管引起吞咽困难。⑥压迫交感神经、臂丛神经引起相应症状。⑦由于癌肿产生内分泌物质,临床上呈现非转移性的全身症状,如骨关节病综合征、皮质醇增多症(Cushing syndrome)、重症肌无力、男性乳腺增大等,肺癌切除后,上述症状可能消失。

远处转移的临床表现按照转移侵袭器官产生不同症状,脑转移可引起头痛、恶心或其他相应临床症状;骨转移可引起局部骨痛、血液碱性磷酸酶或血钙升高;肝转移可出现右上腹疼痛、肝大、碱性磷酸酶、谷草转氨酶、乳酸脱氢酶或胆红素升高;皮下转移可在皮下触及结节。

四、诊断

早期诊断具有重要意义。对 40 岁以上成人应定期普查,如出现久咳不愈或痰中带血,应高度重视,尽早检查。现主张积极应用胸部 CT 平扫检查。

1.胸部 X 线检查 是肺癌普查的重要手段,但其敏感性低,一旦怀疑肺癌,应行 CT 检查。主要表现有：周围型肺癌可见肺内不规则阴影，常有小分叶或切迹，边缘模糊，可见毛刺；中心型肺癌多表现为肺门增大。

2. CT 检查 是目前诊断肺癌的最重要手段，能显示 1cm 以上甚至更小的病灶。CT 不仅能显示肿块的位置、大小、形态，还可了解侵犯程度和淋巴结情况等，尤其是增强 CT 已成为手术前必不可少的资料。

3. 纤维支气管镜检查 对中心型肺癌诊断率较高，可直接看到癌肿，还可活检行病理检查。

4. 经胸壁穿刺肺活组织检查 适用于周围型肺癌，其阳性率较高。但易引起气胸、血胸、感染及针道癌细胞种植等并发症。

5. PET-CT PET-CT 结合了 PET 与 CT 的优点，弥补了 PET 对病灶定位精准度不高的缺点，具有可对疑似癌结节鉴别诊断、肺癌分期、转移灶追踪监测、肿瘤定位精确的优点。

6. 转移病灶活检 对已有表浅部位转移的病例，可切除病检，明确诊断。

7. 胸腔积液检查 抽取胸腔积液作涂片检查，寻找癌细胞，以明确诊断。

8. 剖胸探查或腔镜检查 经多方检查仍然不能明确诊断的，可开胸或胸腔镜探查，还可作纵隔镜取纵隔肿块或淋巴结活检。

9. 其他检查 当明确或者怀疑肺癌时，应当使用 MRI 检查了解脑部转移、放射性核素骨扫描了解骨转移、腹部超声了解肾上腺转移的情况。

五、TNM 分期

肺癌的分期对临床治疗方案的选择意义重大，WHO 按照肿瘤（T）、淋巴结转移（N）和远处转移（M）情况将肺癌加以分期，为目前世界所采用（表 22-1、表 22-2）。

表 22-1　第 8 版肺癌国际分期中 TNM 的定义

分期	标准
T 分期	
T_X	未发现原发肿瘤，或者通过痰细胞学或支气管灌洗发现癌细胞，但影像学及支气管镜无法发现
T_0	无原发肿瘤的证据
T_{is}	原位癌
T_1	肿瘤最大径≤3cm，周围包绕肺组织及脏胸膜，支气管镜见肿瘤侵及叶支气管，未侵及主支气管
T_{1a}	肿瘤最大径≤1cm
T_{1b}	肿瘤最大径 >1~2cm
T_{1c}	肿瘤最大径 >2~3cm
T_2	肿瘤最大径 >3~5cm；侵犯主支气管（不常见的表浅扩散型肿瘤，无论体积大小，侵犯限于支气管壁时，虽可能侵犯主支气管，仍为 T_1），但未侵及隆突；侵及脏胸膜；有阻塞性肺炎或者部分或全肺肺不张。符合以上任何一个条件即归为 T_2
T_{2a}	肿瘤最大径 >3~4cm
T_{2b}	肿瘤最大径 >4~5cm
T_3	肿瘤最大径 >5~7cm。直接侵犯以下任何一个器官，包括：胸壁（包含肺上沟瘤）、膈神经、心包；同一肺叶出现孤立性癌结节。符合以上任何一个条件即归为 T_3
T_4	肿瘤最大径 >7cm；无论大小，侵及以下任何一个器官，包括纵隔、心脏、大血管、隆突、喉返神经、主气管、食管、椎体、膈肌；同侧不同肺叶内孤立癌结节

分期	标准
N 分期	
N_x	区域淋巴结无法评估
N_0	无区域淋巴结转移
N_1	同侧支气管周围及/或同侧肺门淋巴结以及肺内淋巴结有转移,包括直接侵犯而累及的
N_2	同侧纵隔内及/或隆突下淋巴结转移
N_3	对侧纵隔、对侧肺门、同侧或对侧前斜角肌及锁骨上淋巴结转移
M 分期	
M_x	远处转移不能被判定
M_0	没有远处转移
M_1	远处转移
M_{1a}	局限于胸腔内,包括胸膜播散(恶性胸腔积液、心包积液或胸膜结节)以及对侧肺叶出现癌结节(许多肺癌胸腔积液是由肿瘤引起的,少数患者胸液多次细胞学检查阴性,既不是血性也不是渗液,如果各种因素和临床判断认为渗液和肿瘤无关,那么不应该把胸腔积液纳入分期因素)
M_{1b}	远处器官单发转移灶为 M_{1b}
M_{1c}	多个或单个器官多处转移为 M_{1c}

表 22-2　第 8 版肺癌国际分期标准

	亚组	N_0	N_1	N_2	N_3
T_1	T_{ia}(mis)	Ia1	—	—	—
	$T_{1a} \leq 1cm$	Ia1	IIb	IIIa	IIIb
	$1cm < T_{1b} \leq 2cm$	Ia2	IIb	IIIa	IIIb
	$2cm < T_{1c} \leq 3cm$	Ia3	IIb	IIIa	IIIb
T_2	$3cm < T_{2a} \leq 4cm$	Ib	IIb	IIIa	IIIb
	$4cm < T_{2b} \leq 5cm$	IIa	IIb	IIIa	IIIb
T_3	$5cm < T_3 \leq 7cm$	IIb	IIIa	IIIb	IIIc
T_4	$7cm < T_4$	IIIa	IIIa	IIIb	IIIc
M_1	M_{1a}	IVa	IVa	IVa	IVa
	M_{1b}	IVa	IVa	IVa	IVa
	M_{1c}	IVb	IVb	IVb	IVb

六、鉴别诊断

1. **肺结核**　肺结核多见于青少年。①肺结核球应与周围型肺癌鉴别;②粟粒型肺结核与弥漫型细支气管肺泡癌鉴别;③肺门淋巴结结核与中心性肺癌鉴别。

2. **肺部炎症**　肺癌早期可引起阻塞性肺炎,易误诊为支气管肺炎。若抗感染治疗 2 周后无改善,应高度怀疑肺癌。

3. **支气管腺瘤**　支气管腺瘤是一种低度恶性肿瘤,与周围型肺癌相似。

4. **肺部良性肿瘤**　错构瘤、纤维瘤、软骨瘤等应与周围型肺癌鉴别。

5. **炎性假瘤**　需要与周围型肺癌鉴别。

七、治疗

1. 手术治疗 分期较早的肺癌,尤其是周围型肺癌通过外科手术治疗通常可以达到满意效果。手术治疗通常适用于分期较早,以及部分病情进展允许的中晚期患者,部分出现局部转移患者可通过接受术前新辅助化疗或放疗后取得手术治疗的机会。

2. 化学治疗 肺癌化疗分为新辅助化疗、辅助化疗和系统性化疗。主要针对分期较晚的患者,尤其适用于小细胞肺癌患者,因其手术效果不佳,对放化疗敏感度较高而采用。

3. 放射治疗 放射治疗是肺癌的局部治疗手段,对有局部纵隔淋巴结转移的患者采取放化疗联合治疗是主要的治疗模式,对于已经存在远处转移患者,放疗通常只是改善局部症状的对症姑息治疗。放疗亦用于治疗术后残留肿瘤或局部晚期患者。

4. 靶向治疗 针对肿瘤特有的基因异常进行的治疗称为靶向治疗。具有针对性强,疗效较好,副作用低的特点。治疗前需行基因检测以判断是否能够从中受益。

第二节 肺结核的外科治疗

肺结核(pulmonary tuberculosis)必须采取药物治疗,外科手术是肺结核综合治疗的一个组成部分。术前术后的抗结核药物治疗,有利于减少手术并发症和复发。肺结核手术治疗方法有肺切除术和胸廓改形术。

一、肺切除术

手术目的是切除结核病灶,可行肺段切除、肺叶切除或一侧全肺切除。

1. 适应证

(1)**肺结核空洞**:①单侧纤维厚壁空洞,经内科治疗不能闭合者。②张力性空洞,引流不畅。③巨大空洞,空洞大于3cm以上,空洞周围纤维化且与胸壁粘连者。④下叶空洞,萎陷疗法不能闭合者。

(2)**结核球**:结核球大于2cm,且难以除外肿瘤者。

(3)**毁损肺**:一侧肺叶或全肺组织,因结核造成的干酪样病变、空洞、支气管扩张症等,导致肺功能基本丧失,且成为反复感染源,而对侧肺无明显结核病灶、肺功能良好者。

(4)**结核性支气管狭窄与扩张**:继发反复感染,出现反复咳痰、咯血者。

(5)**反复或持续咯血**:经药物治疗无效,病情危急,将病肺切除以挽救生命。

(6)原因不明的肺不张或块状阴影尚不能明确诊断,难以除外癌变者。

2. 禁忌证

(1)肺结核活动期或肺内其他部位有较广泛的活动性病灶。

(2)一般情况差,重要脏器如心、肺、肝、肾等功能不全。

(3)肺外其他脏器结核、病情未能控制,或处于进展期。

3. 围手术期抗结核药物治疗

(1)术前规律抗结核6~8个月,过长时间用药容易产生耐药菌株。术前争取痰菌转阴。

(2)耐药菌株者,应采用新的药物作术前准备,可以注射用药。

(3)痰菌阳性者,应行支气管镜检,以排除支气管内膜结核。如有内膜结核,应继续抗结核治疗。

(4)术后继续抗结核6~12个月。

胸内结核经淋巴、血行转移或直接蔓延至胸壁淋巴结及胸壁软组织和骨骼。典型的胸壁结核多由胸壁深处的淋巴结结核干酪样坏死,形成结核性脓肿(寒性脓肿),穿透肋间肌蔓延至胸壁浅部皮下层,在肋间肌层内外各形成一个脓腔,中间有孔道相通,形似"哑铃"状。有些穿透肋间肌的脓肿,因重力作用,逐渐向外向下坠积至胸壁侧面或上腹壁。寒性脓肿破溃穿透皮肤,成为结核性窦道或溃疡。

二、胸廓改形术

胸廓改形术是一种萎陷疗法。手术要点是将病肺部位相应的肋骨切除,使胸壁软组织下陷靠近纵隔压缩病肺。目前因其疗效有限且术后易并发脊柱畸形,该术式已很少应用。

第三节　支气管扩张症的外科治疗

支气管扩张症(bronchiectasis)是由于支气管及其周围肺组织的反复感染和支气管阻塞,造成不可逆的支气管壁破坏、支气管扩张变形,是一种常见的慢性呼吸系统感染性疾病。发病的基本因素为支气管感染和阻塞,两者相互作用,互为因果。形态上可分为圆柱状扩张、囊状扩张和混合型扩张,临床上以圆柱状扩张多见。支气管扩张多发于下叶、舌叶和中叶,左肺多于右肺。

一、临床表现与诊断

支气管扩张症主要临床表现为咳嗽、咯血、咳大量脓痰,反复发作呼吸道和肺部感染。咳出的脓痰多有腥臭味,静置后分三层,上层为唾液泡沫,中层为黏液,下层为坏死组织和脓细胞。咯血呈反复性,有时痰中带血或大咯血。久病者可能有贫血、营养不良或杵状指(趾)。

胸部 X 线检查对于轻度支气管扩张可无特异性表现。CT 对于支气管扩张的诊断敏感性和特异性较高,目前是诊断支气管扩张最重要的检查手段。纤维支气管镜对于明确大量咯血患者出血部位并考虑止血有较大价值。

二、外科治疗

1.手术适应证与手术方式

(1)病变局限一段或一叶者,可行肺段或肺叶切除术。

(2)病变累及一侧肺多叶或全肺,一般情况较好,对侧肺功能良好者,可行肺叶切除或一侧全肺切除术。

(3)双侧肺有病变且均集中于一叶,一般情况良好,心肺功能可耐受手术,可考虑分期或同期行肺叶切除术。一般先治疗重的一侧,间隔时间应在半年以上。

(4)大咯血经内科药物治疗仍难以控制,首选介入栓塞,如果效果不佳,且病变部位明确,可紧急切除病肺挽救生命。

2.预后　手术效果较满意,少数病例可能于残肺内复发加重。

(沈曙红)

思考题

1.简述肺癌的临床表现。
2.简述肺结核肺切除术的适应证。

ER 22-3
练习题

第二十三章 ｜ 食管疾病

ER 23-1
教学课件

ER 23-2
思维导图

学习目标

1. 掌握：食管癌的症状、分段、诊断和手术方法。

2. 熟悉：食管良性肿瘤的诊断和表现；腐蚀性食管损伤的诊断和处理；贲门失弛缓症的临床表现和影像学特征。

3. 了解：食管良性疾病的外科治疗方法。

4. 具备对各种吞咽不适和梗阻症状进行鉴别的能力，制订进一步检查方法，继而制订治疗策略。

5. 能够通过与患者及其家属的交流，提供疾病预防、治疗、预后的知识普及；尤其对食管癌等恶性疾病患者，应对患者进行正确的心理疏导，帮助其树立战胜疾病的信心。

案例导入

患者男性，60 岁。3 个月前出现吞咽梗阻感，进行性加重，现进流质食物困难，伴有胸背疼痛。查体：血压心率均正常，消瘦体型，浅表淋巴结未触及肿大。钡餐提示食管中段黏膜紊乱、粗糙，伴有充盈缺损。

请思考：

1. 根据病史及临床特点，初步考虑是什么诊断？请写出诊断依据。

2. 还有哪些进一步检查？

3. 治疗方案是什么？

第一节　食管良性疾病

一、食管良性肿瘤

食管良性肿瘤（benign tumors of the esophagus）发病率低，以食管肌层壁间型食管平滑肌瘤最常见，其次为腔内型和黏膜下型。

1. **临床表现与诊断**　症状和体征主要取决于肿瘤部位、大小。食管腔梗阻，出现吞咽困难、呕吐和消瘦等症状。多数伴有吸入性肺炎、胸骨后压迫感或疼痛感。重要检查手段是食管吞钡 X 线、胸部 CT 和食管镜检查。食管 X 线吞钡检查可见"半月状"压迹，食管镜检查可发现黏膜表面光滑的肿瘤。为了防止黏膜破坏，切勿做活检。

2. **治疗**　手术治疗。依据肿瘤部位、形态及明显症状，可选择食管镜、胸腔镜或剖胸手术予以切除，多预后较好。

二、腐蚀性食管损伤

腐蚀性食管损伤（erosive burn of esophagus）多为误服强碱或强酸等化学腐蚀剂引起的化学性食管灼伤。

1. 病因与病理 化学腐蚀剂的类型、浓度、剂量以及腐蚀剂与组织接触的时间决定灼伤的严重程度。食管的三个生理狭窄处是损伤最严重的部位。强碱引起组织溶解性坏死，甚至穿孔，愈合后瘢痕引起食管狭窄；强酸引起组织蛋白凝固性坏死，常局限于黏膜，形成浅溃疡，不一定会出现愈后瘢痕狭窄；酸类吸收还可引起酸中毒，甚至死亡。早期灼伤局部水肿和炎症可造成梗阻，待水肿消退后梗阻可能减轻，但3~6周内因肉芽增生可形成纤维瘢痕狭窄，又出现逐渐加重的梗阻症状。

2. 临床表现与诊断 吞服腐蚀剂后立感唇、口腔、舌、咽部及胸骨后、上腹部剧烈灼痛，随后出现反射性呕吐，呕出物常为血性。同时伴有局部灼伤，重者可出现虚脱、高热或昏迷等中毒症状。后期可出现脱水、营养不良和贫血。诊断可依据误服腐蚀剂病史引起上述症状确诊，吞钡X线检查可明确狭窄部位及程度。

3. 治疗

（1）**急诊处理**：①详询病史，明确所服腐蚀剂信息。②迅速判断患者呼吸、循环系统状况。保持呼吸道通畅，必要时可切开气管；尽快建立输液通道。③尽早吞服植物油或蛋白水保护食管和胃黏膜，无条件也可吞服生理盐水或清水；慎用酸碱中和。④积极处理并发症，如喉头水肿、休克、消化道穿孔、纵隔炎等。⑤应用抗生素和皮质激素，以减轻炎症反应和瘢痕形成；注意食管、胃穿孔者禁用。⑥补充营养和维持水电解质平衡。

（2）**扩张疗法**：对较短的食管狭窄可待灼伤2~3周急性炎症、水肿消退后进行，常需定期反复进行。

（3）**手术治疗**：较长严重狭窄段及扩张失败者需手术治疗。手术方法是切除或旷置狭窄段食管，游离胃、结肠或空肠，在胸腔或颈部与狭窄段以上与正常食管吻合。

三、贲门失弛缓症

贲门失弛缓症（achalasia）是指吞咽时食管体部无蠕动，贲门括约肌松弛不良，表现为间断性吞咽困难。

1. 病因与病理 病因至今未明。一般认为是食管肌层内神经节变性、减少或缺如，食管失去正常推动力，蠕动功能减弱或消失，贲门松弛障碍，以致食物淤积，食管扩张及肌层肥厚、失去肌张力。慢性刺激致食管黏膜充血、发炎、溃疡，少数可癌变。

2. 临床表现与诊断 多见于20~50岁女性。主要症状为间断性吞咽困难，胸骨后沉重感或阻塞感。病程长，症状时轻时重，发作常与精神因素有关。后期呈持续性进食困难、呕吐、误吸和反复呼吸道感染。食管X线钡餐检查的特征是食管体部蠕动消失，食管明显扩张并液平影，食管下端及贲门部狭窄呈"鸟嘴状"，有逆蠕动，边缘黏膜光滑完整。测定食管腔内压力可明确诊断，食管镜检查可排除食管肿瘤。

3. 治疗

（1）**非手术治疗**：轻者口服解痉镇静药，饮食上少食多餐，细嚼慢咽，软食流质为主，避免过冷过热食物。为了食物下行可饭后散步。部分轻症早期患者可先试用扩张术。

（2）**手术治疗**：行食管下段贲门肌层切开术（Heller手术），是治疗的有效方法。肌层切开彻底，直至黏膜膨出。肌层剥离范围约至食管周径一半，但应防损伤迷走神经。现多采用经腹腔镜或胸腔镜治疗。

第二节　食　管　癌

食管癌(esophageal carcinoma)是一种常见的上消化道恶性肿瘤,被全球列为第八大癌症,每年新发180万例,死亡约46万例。我国每年新发病例及死亡病例均较高。发病率与独特的地理特点有关,我国发病率最高的是河南、河北、山西三省交界地,男性多于女性。

一、病因与病理

1. 病因　尚不明确,但与下列因素关系密切:①食物及饮水中含有亚硝胺及其前身物(硝酸盐及亚硝酸盐)偏高。②真菌及其代谢产物污染食物。③微量元素钼、锌、氟、硒等缺乏。④维生素A、B、C及动物蛋白缺乏。⑤不良嗜好如吸烟及酗酒。吸烟和酗酒已证明是食管鳞癌重要致病原因;研究显示,吸烟者食管癌的发病率增加3~8倍,而饮酒者增加7~50倍。⑥食物过热、过硬。⑦遗传易感因素等。

2. 病理

(1) 食管分段

1) 颈段:食管入口至胸骨上切迹,距门齿约20cm。

2) 胸段:胸骨切迹至食管裂孔上缘,长度约25cm,分为上、中、下三段。胸上段指胸骨上切迹至气管分叉平面,距门齿约25cm;胸中段指气管分叉平面至贲门口整个长度的上半部分,距门齿约30cm;胸下段指气管分叉平面至贲门口整个长度的下半部分,距门齿约40cm;胸中段与胸下段交界处近肺下静脉水平。

3) 腹段:为食管裂孔上缘至胃食管交界处,距门齿约42cm,常将其包括在胸下段之内。胸中段食管癌多见,下段次之,上段较少。高发区多系鳞癌,占80%以上,贲门腺癌也可向上累及食管下段。

(2) 病理改变:早期病变局限于黏膜,表现为黏膜充血、糜烂、斑块或乳头状,少见肿块。中晚期累积食管全周,肿块突入腔内,穿透食管壁全层,侵入纵隔和心包。

(3) 病理分型:中晚期食管癌按病理形态分为四型。

1) 髓质型:管壁增厚,向腔内外生长,常累及食管全层,伴有轻中度梗阻,恶性程度高,切面为灰白色均匀致密的实体肿块。

2) 蕈伞型:向腔内突出生长,如蘑菇样隆起,边缘与周围黏膜境界清楚,瘤体表面有浅表溃疡,底部凹凸不平。

3) 溃疡型:黏膜面有深陷而边界清楚的溃疡,梗阻较轻。

4) 缩窄型(即硬化型):为癌性纤维组织呈明显环形增生,或短管型狭窄,较早出现梗阻症状。

(4) 扩散及转移:癌肿最先在黏膜下扩散,继而向肌层浸润、向上下扩散,穿透肌层后很容易进入疏松食管外膜侵入邻近器官。转移主要经淋巴途径。先进入黏膜下淋巴管,通过肌层到达与肿瘤部位相应的区域淋巴结。颈段食管癌多转移到颈区淋巴结,胸段食管癌多转移到食管旁淋巴结,可向上再转移至胸顶部纵隔、颈区淋巴结,也可向下再转移至贲门、膈下、胃周淋巴结。尤其要注意锁骨上浅表淋巴结检查。血行转移较晚。

(5) TNM分期:见表23-1。

二、临床表现

食管癌常没有任何体征,晚期可有锁骨上淋巴结肿大、腹部包块、胸腔腹腔积液等远处转移体征。主要靠临床症状来发现。

1. 早期症状　多不明显,在吞咽粗硬食物时有不适或哽噎感,胸骨后烧灼样、针刺样或牵拉摩擦样疼痛;食物通过缓慢,有异物感或滞留感。症状时轻时重,易被患者忽略。

表 23-1　国际抗癌联盟食管癌 TNM 分期标准

TNM 分期	T	N	M	TNM 分期	T	N	M
0	T_{is}	N_0	M_0	IIb	T_1	N_1	M_0
I	T_1	N_0	M_0		T_2	N_1	M_0
IIa	T_2	N_0	M_0	III	T_3	N_1	M_0
	T_3	N_0	M_0		T_4	任何 N	M_0
				IV	任何 T	任何 N	M_1

注：T_{is}：原位癌；T_1：仅侵及黏膜固有层和黏膜下层；T_2：侵及肌层；T_3：侵及食管外膜；T_4：侵及邻近器官。N_1：无区域淋巴结转移；N_2：有区域淋巴结转移；M_0：无远处转移；M_1：有远处转移。

2. 中、晚期症状

（1）典型症状为进行性吞咽困难。从进食干硬食物梗阻逐渐发展为进流食梗阻。吞咽困难程度与病期及肿瘤病理类型有关，缩窄型梗阻症状出现早而重，溃疡型则梗阻症状出现晚。

（2）呕吐。见于梗阻症状较严重者，呕吐物特点不含胃液和胆汁。

（3）持续性胸背部疼痛。为晚期癌肿外侵或转移压迫膈神经或肋间神经征象。

（4）侵入及压迫症状。若肿瘤侵及邻近器官可引起相应症状，如压迫气管、支气管引起呼吸困难；侵入并穿破气管或支气管发生食管气管瘘，出现刺激性咳嗽或进食呛咳；侵及喉返神经出现声音嘶哑；压迫颈交感神经出现霍纳综合征；肿瘤侵及主动脉可发生大呕血。

（5）远处转移表现。肝、脑等脏器转移，出现肝肿块、黄疸、腹水、昏迷等状态。锁骨上淋巴结肿大。

（6）脱水、消瘦、体重下降、恶病质等晚期全身症状。

三、诊断与鉴别诊断

1. 食管气钡 X 线双重造影检查　食管气钡 X 线双重造影检查是诊断食管癌和贲门癌常用手段（图 23-1）。

早期表现：①食管黏膜紊乱；②小充盈缺损；③管壁僵硬，蠕动中断。

中、晚期表现：①大充盈缺损；②溃疡型病灶形成龛影；③管壁僵硬；④严重狭窄及狭窄处以上食管扩张。

2. 食管内镜检查　食管内镜检查是早期诊断食管癌和贲门癌的最有效方法（图 23-2）。可直接

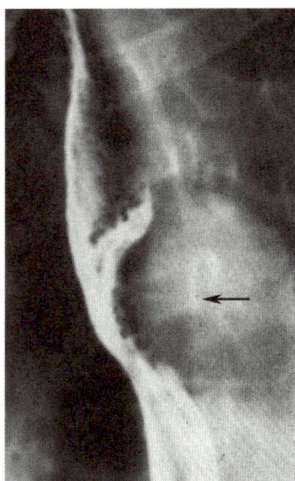

图 23-1　钡餐显示食管中段充盈缺损

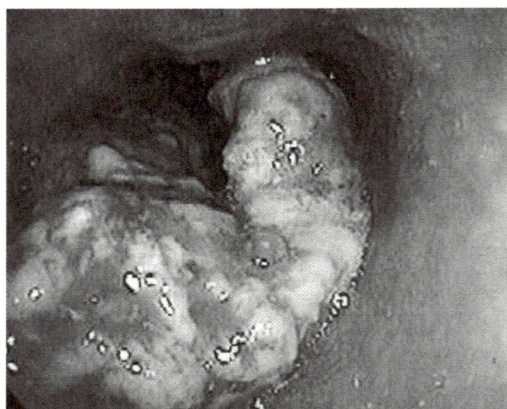

图 23-2　内镜显示新生物

观察病变,多呈菜花样改变,还可取活检明确性质,能比钡餐发现更小更早期的病灶。内镜检查只能提供病灶距离门齿的距离,对于不同身高的患者,不能准确定位,需配合钡餐定位优势来充分了解病变。对食管黏膜浅表性病变可行碘染色检查法鉴别良、恶性病变。

3. **CT 检查** 可判断食管癌的浸润层次,向外扩展深度及有无纵隔、淋巴结或腹内脏器转移等(图 23-3)。

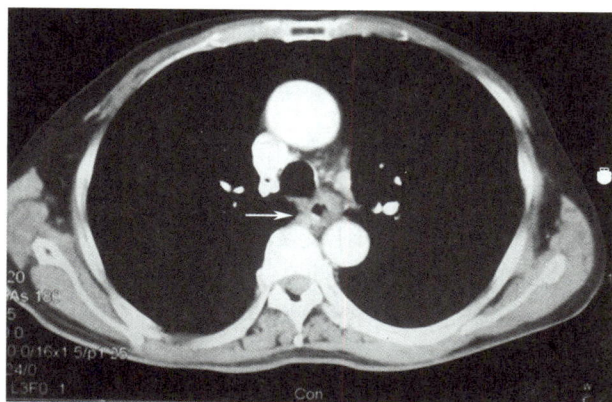

图 23-3 CT 显示食管壁增厚

4. **食管超声内镜检查术(EUS)** 显示肿瘤侵及食管的层面更清晰,可确定食管癌的浸润深度以及有无纵隔淋巴结的转移,并可进行术前 TNM 分期。

5. **带网气囊食管脱落细胞检查** 将带网气囊导管置入胃内再充气拉出,将冲洗气囊液离心沉淀后获得脱落细胞做病理学检查。该方法是由我国医学家发明的,是一种在高发区人群中作为普查、筛检的常用方法。

食管癌早期无吞咽困难者,应与食管炎、食管憩室和食管静脉曲张相鉴别。已有吞咽困难者,应与食管平滑肌瘤、贲门失弛缓症和食管良性狭窄相鉴别。

四、治疗

食管癌总的治疗原则是以手术为主的综合治疗,包括手术、放疗、化疗、中医药及生物治疗。

1. **内镜治疗** 早期食管癌及癌前病变可以采用内镜下治疗。具体方法有射频消融、冷冻治疗、内镜黏膜下切除术(EMR)或剥离术(ESD)等。

2. **手术治疗** 手术治疗是切除食管癌的首选方法。术前应进行准确的 TNM 分期。手术方式是肿瘤完全切除术(切除长度应在距离癌瘤上、下缘 5~8cm 以上)、消化道重建和胸、腹两野或颈、胸、腹三野淋巴结清扫。

(1)**手术禁忌证**:食管是营养物质摄入必经通道,食管癌患者易发生营养不良,如不及时手术,会因此而导致死亡,故原则上是能够手术尽量手术。主要禁忌证包括:①全身情况差,恶病质,有严重心、肺、肝、肾等功能不全。②病变范围大,估计难以切除或者已造成穿孔、气管食管瘘等。③远处转移。

(2)**手术适应证**:①Ⅲ期以内的食管癌,术前预计能够切除病变者。②病变较大的鳞癌、预计不太可能切除者,可先放疗待肿瘤缩小后再手术。③放疗复发者,病变局限,无远处转移者。

(3)**切除范围**:根治性切除范围距肿瘤上、下各 5~8cm。切除的广度应包括肿瘤周围的纤维组织及所有淋巴结。淋巴结清扫对食管癌的远期生存至关重要。

(4)**重建方法**:最常采用的重建方式是胃代食管,亦可用空肠或结肠代食管。吻合部位分为主动脉弓上、弓下、颈部吻合(图 23-4)。下段食管癌吻合口部位应在主

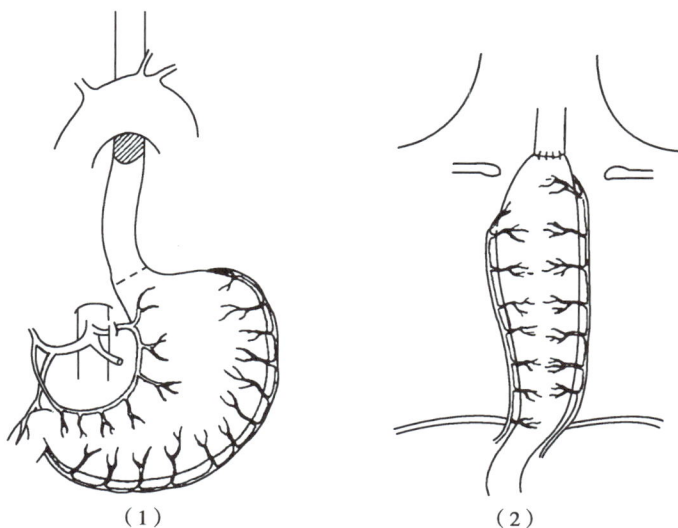

图 23-4 食管癌切除后胃代食管术
(1)上、中段食管癌的切除食管范围;(2)胃代食管颈部吻合术。

动脉弓上;中段或上段食管癌吻合口多选择颈部;贲门癌吻合口在主动脉弓下。

（5）**手术类型**：①根治性切除,包括淋巴结清扫。②姑息性切除。③食管胃转流手术或腔内置管术等减症手术。

（6）**手术入路**：分左胸和右胸两种,两种方法各有优劣。经左胸入路的好处是只需胸部一个切口来完成手术,时间短、创伤小;经右胸入路的好处是没有主动脉弓遮挡,暴露好,易操作,但由于肝上膈肌遮挡,还需要附加腹部切口才能完成胃的游离。无论左胸还是右胸入路,上段食管癌还需要行颈部切口完成吻合。切口选择按术者的习惯,也要考虑病灶位置和外侵的特点。

近年来,腔镜下食管癌根治术得到快速发展,手术熟练者耗时已接近开胸手术,目前已被大多数医院采用。

3. 放射治疗　与手术配合应用。

（1）**术前放疗**：术前照射使癌肿及转移的淋巴结缩小,肿瘤周围小血管和淋巴管闭塞,可提高切除率,减少术中癌扩散。

（2）**术后放疗**：对术中切除不全病变,留置银夹标记,术后 3~6 周内开始放射治疗。

（3）**根治性放疗**：多用于颈段或胸上段食管癌;也可用于手术禁忌证且患者尚可耐受放疗者。

4. 化学治疗　分为姑息性化疗、新辅助化疗（术前）、辅助化疗（术后）。化疗药物使晚期食管癌患者症状缓解,部分瘤体可缩小。化疗方案应规范化、个体化,与手术、放疗相结合,有时可提高疗效,或缓解食管癌症状。

5. 食管内支架治疗　采用钛镍记忆合金带膜支架,进入食管后,利体温作用弹性恢复,支撑力加强,使食管扩张,解决进食梗阻问题;带膜支架还可以堵塞食管瘘及防止癌肿向支架腔内生长,是一种操作方便、可延长患者生命良好的姑息性治疗手段,也为放疗和化疗提供机会。

（赵 军）

思考题

1. 简述食管腐蚀性损伤的急诊处理原则。
2. 简述食管癌临床表现与病理分型之间的关系。

ER 23-3

练习题

第二十四章 ｜ 心脏及主动脉疾病

教学课件

思维导图

学习目标

1. 掌握：先天性心脏病、风心病、冠心病、动脉瘤和缩窄性心包炎的临床表现和诊断。
2. 熟悉：各类心脏疾病的病理生理特点和手术方法。
3. 了解：心脏疾病的具体手术方式。
4. 具备对心脏及主动脉疾病的初步诊断能力，并提出合适的治疗时机和治疗方案。
5. 能够开展良好的沟通，为患者提供用药指导和人文关怀。

案例导入

患儿男性，5岁，气促、乏力4年，加重3天。患儿生后较同龄小儿少动，稍活动后便气促、乏力，需停止活动休息，开始时患儿家长未予以重视，但随着年龄增长患儿症状越来越明显，于3天前患儿感冒后气促加重，伴四肢乏力、面色苍白、多汗、咳嗽等症状；曾口服"感冒药"治疗后无效；患儿家长为求治疗，遂急送医院就诊。

请思考：
1. 初步诊断考虑哪方面的疾病？
2. 查体时可能有哪些阳性体征？
3. 该患儿应做哪些辅助检查？

第一节 先天性心脏病的外科治疗

一、动脉导管未闭

动脉导管未闭（patent ductus arteriosus，PDA）是常见的先天性心脏病（congenital heart disease，CHD）。动脉导管是胎儿期连接主动脉峡部和左肺动脉根部的正常通道，出生后4周到6周内自行闭锁形成动脉韧带，逾期未能闭锁者即为动脉导管未闭。

1. 病理生理　未闭的动脉导管，使压力高的主动脉血持续流向压力低的肺动脉，形成左向右分流。左向右分流增加肺循环血量，使左心容量负荷增加导致左心肥大，肺充血，甚至左心衰竭；同时使肺动脉压力升高，肺小动脉反射性痉挛，逐渐管壁增厚纤维化，右心负荷加重，右心肥大，进一步发展到艾森门格综合征（Eisenmenger syndrome），临床出现发绀，最终因右心衰竭死亡。

知识拓展

艾森门格综合征

艾森门格综合征是指各种左向右分流先天性心脏病（房间隔缺损、室间隔缺损、动脉导管未闭最为常见)的肺血管阻力进行性升高,肺动脉压力达到或者超过体循环压力,导致双向或者右向左分流的一种病理状态。该种情况下,患者基本失去根治手术机会,即使手术,危险也很大,且术后效果不好。此时最有效的治疗方式是肺移植或者心肺联合移植。基于上述情况,这类先天性心脏病患儿应尽早行根治手术,等待期间严格观察肺动脉压力情况,部分严重肺动脉高压病儿,甚至需要在婴儿期手术。近年来,国家政策上对于14岁以下手术的患儿也有更高的报销比例,旨在鼓励尽早治疗,避免发展成为艾森门格综合症。

2. 临床表现 较细的导管未闭患儿无明显症状,导管直径粗或发育不良者,可出现气促、咳嗽、乏力多汗和心悸等。容易出现反复上呼吸道感染和生长发育不良等非心脏病症状。晚期可有发绀。胸骨左缘第2、3肋间可听到响亮粗糙的连续性机器样杂音,局部可触及震颤,肺动脉瓣区第二心音增强或亢进,脉压增大,水冲脉及枪击声。

3. 辅助检查 主要有:①X线检查,可见心影增大、肺充血,左心缘向左下扩大,主动脉结突出,可呈漏斗征,肺动脉圆锥隆出;②心电图检查,正常或左心室高电压或左心室肥大,肺动脉高压时呈双室肥大;③超声心动图检查,显示左心房、左心室内径增大,可显示和测量未闭动脉导管内径和长度并估测肺动脉压力;④心导管检查,对诊断困难者、合并畸形者可以明确诊断,对合并肺动脉高压者可测定肺动脉压力和阻力,判定手术指征;⑤MRI、CT检查,能够更加清楚显示导管及其邻近的组织关系。

4. 治疗 动脉导管未闭原则上均应手术治疗,手术应在学龄前进行,部分病儿因为反复上呼吸道感染或严重肺动脉高压,需尽早手术。介入导管封堵几乎能成功处理所有类型的动脉导管未闭,并且创伤小、恢复快,已成为现今的首选治疗方式。其他手术方式有开胸动脉导管结扎或切断、胸腔镜下动脉导管夹闭等,成人型或动脉导管粗大者,有时需要在体外循环下进行直视缝闭术。

二、房间隔缺损

房间隔缺损(atrial septal defect,ASD)是心房间隔先天性发育不全引起的血流异常交通,分为原发孔(第一孔)未闭型缺损与继发孔(第二孔)未闭型两类,以后者多见。原发孔房间隔缺损常伴有二尖瓣前瓣裂缺。继发孔房间隔缺损根据解剖部位分为中央型(卵圆孔型)、上腔型(静脉窦型)、下腔型和混合型。

1. 病理生理 正常左心房压力略高于右心房压力,左心房血液经缺损分流入右心房,形成左向右分流,导致右心负荷加重,继而出现右心增大和肺动脉扩张。同动脉导管未闭一样,房间隔缺损也会引起肺动脉高压,甚至艾森门格综合症,但因心房压力低,分流量较小,故出现较晚。但原发孔房间隔缺损常伴有二尖瓣反流,病程发展相对较快。

2. 临床表现 与缺损大小及分流量有关。继发孔缺损一般到了肺动脉高压或青年时期才开始出现劳累后气促、心悸、乏力和各种心律失常,原发孔缺损可早期出现肺动脉高压和右心衰竭。胸骨左缘第2、3肋间可听到Ⅱ~Ⅲ级收缩期柔和的吹风样杂音,肺动脉瓣区第二心音增强或亢进,伴固定分裂。原发孔缺损伴二尖瓣裂缺时,心尖区可闻及收缩期杂音。

3. 辅助检查

(1)**X线检查**:见右心增大,肺动脉段突出,主动脉结小(梨形心)。原发孔缺损可伴左心室增大。

(2)**心电图检查**:提示电轴右偏,不完全性或完全性右束支传导阻滞和右心室肥厚,原发孔缺损可伴左心室肥大。

(3)**超声心动图**:可显示缺损部位、大小及分流情况,右心房、右心室扩大,原发孔缺损可见右心、左心室扩大及二尖瓣裂缺与反流。

（4）心导管检查的意义与动脉导管未闭相同。

4. 治疗

（1）**时机**：①小的继发孔缺损患者心房心室大小改变不明显，对健康无影响，可长期观察；②无症状，但有右心扩大的患者，也应手术治疗；③原发孔型，或已有轻、中度肺动脉高压者应及时手术；④艾森门格综合征是手术禁忌证。

（2）**手术方法**：①正中开胸、右胸小切口或者胸腔镜下，体外循环直视行房间隔缺损直接缝合或补片修补术；②原发孔缺损手术先修补二尖瓣裂缺或/和三尖瓣裂缺，再补片修补房间隔缺损；③介入封堵术损伤小、恢复快，主要适用于缺损直径小于 30mm 的继发孔中央型缺损。

三、室间隔缺损

室间隔缺损（ventricular septal defect，VSD）是胚胎期室间隔发育不全导致的心室间异常交通，根据缺损位置的不同分三大类型：①膜部缺损；②漏斗部缺损；③肌部缺损。其中膜部缺损最多，漏斗部缺损次之，肌部缺损最少见。室间隔缺损可单独存在，也可是复杂心脏畸形的一部分。

1. 病理生理　心室收缩期，左右心室压力差较大，室间隔缺损处出现明显左向右分流，肺动脉压力和肺血管阻力将逐渐增高。肺小动脉早期发生痉挛产生肺动脉高压，右室收缩负荷增加，右心室肥大。随病程进展，形成肺动脉高压，出现右向左逆向分流，导致艾森门格综合征。

2. 临床表现　小的室间隔缺损可无明显症状。分流量大者出生后即可出现症状，表现为反复呼吸道感染、喂养困难及发育迟缓。童年期分流量大者表现为活动耐力差，劳累后气促、心悸，并逐渐出现发绀和右心衰竭。胸骨左缘第 2~4 肋间可触及收缩期震颤，可闻及Ⅲ级以上粗糙的全收缩期杂音，肺动脉瓣区第二心音增强或亢进。肺动脉高压时杂音和震颤逐渐减弱，甚至消失，但肺动脉瓣区第二心音明显亢进、分裂。

3. 辅助检查

（1）**X 线检查**：见肺充血，肺动脉段突出，肺动脉高压时，肺门血管影增粗，外周肺纹理减少，肺血管呈残根征。

（2）**心电图检查**：正常或电轴左偏，缺损较大者左心室高电压，左心室肥大，肺动脉高压时双心室肥大。

（3）**超声心动图**：可见室间隔回声中断，可显示缺损的部位和大小，分流方向以及有无合并畸形。左心房、室扩大或左、右心室扩大，多普勒可探及分流方向。

（4）**心导管检查**：已不作为常规检查方法，主要测定肺循环阻力，判断手术指征。

4. 治疗

（1）**手术适应证**：①缺损小，已有房室扩大，肺血增多者，宜在学龄前手术；②缺损和分流量大，婴幼儿期即有喂养困难、反复肺部感染、充血性心衰或肺动脉压力逐渐增高者，应尽早手术；③肺动脉瓣下缺损易并发主动脉脱垂，应及时手术。

（2）**手术方法**：①低温体外循环下行室间隔缺损修补手术，是其主要治疗方法；②导管伞封堵法主要用于部分膜部室间隔缺损。

四、法洛四联症

法洛四联症（tetralogy of Fallot）是最常见的先天性复杂畸形，属于发绀型先天性心脏病。主要包括四种畸形：①肺动脉狭窄；②室间隔缺损；③主动脉骑跨；④右心室肥厚。

1. 病理生理　肺动脉狭窄使右心室排血障碍，压力升高，右室肥大；部分未氧合的血流经室间隔缺损和主动脉骑跨进入主动脉，形成右向左分流；动脉血氧饱和度下降，出现发绀，肺循环血流量减少。为了代偿低氧血症，红细胞计数和血红蛋白含量显著增高。

2. 临床表现与诊断　根据症状和体征,结合辅助检查诊断并不困难。

(1)**症状**:主要是发绀和缺氧。出生时即有呼吸困难,3~6个月后开始出现发绀,随年龄增长发绀逐渐加重。由于组织缺氧而发育迟缓,体力和活动耐力均差;喜蹲踞是特征性姿态;病情严重者可突发缺氧性昏厥和抽搐。

(2)**体征**:发育不良,口唇及四肢末梢发绀,杵状指(趾)。胸骨左缘第2~4肋间可闻及喷射性收缩期杂音,肺动脉瓣第二心音减弱或消失。

(3)**实验室检查**:血红蛋白、红细胞和血细胞比容增高;动脉血氧饱和度降低。

(4)**X线检查**:肺血减少,肺血管纹理纤细;肺动脉段凹陷,心尖圆钝,主动脉影增宽,呈"靴形心"。

(5)**心电图检查**:电轴右偏,右心室肥大。

(6)**超声心动图检查**:右室流出道、肺动脉瓣或主干狭窄;右室增大,室壁增厚;室间隔缺损,主动脉骑跨于室间隔上方。多普勒可探及心室水平右向左分流情况。

(7)**右心导管检查**:可发现右室压力升高,肺动脉压力低;选择性心血管造影可明确主动脉和肺动脉的位置关系,肺动脉狭窄部位和程度、肺动脉发育情况。

3. 手术治疗　手术是主要治疗方法,分为姑息和矫治两大类,现大多病例力求一次根治,但术前评估非常重要。根治手术在体外循环下进行,疏通右心室流出道和修补室间隔缺损,以自体心包片或人造血管片行右室流出道、肺动脉瓣环或主干的补片扩大术。姑息手术主要目的是促进肺动脉发育,为根治手术创造机会。

> **知识链接**
>
> ### 胸心外科学家——黄家驷
>
> 　　黄家驷,著名医学家、医学教育家,中国胸心外科学和生物医学工程学的奠基人之一。他还是美国胸外科专家委员会创始委员,并荣获"世界杰出医学教育家荣誉奖"(1979年)。他组建了国内第一所胸腔外科专科医院,主编新中国第一部外科医学巨著《外科学》(在他逝世后,这部巨著更名为《黄家驷外科学》)。在半个世纪的医学生涯里,他用自己精湛的医学技术,全心全意为患者服务,救死扶伤,艰苦奋斗,为我国的医学科学的发展作出了极大的贡献,也给后人树立了光辉的榜样。

第二节　后天性心脏病的外科治疗

一、慢性缩窄性心包炎

慢性缩窄性心包炎(chronic constrictive pericarditis)是心包慢性炎症致心包纤维增厚、粘连甚至钙化,使心脏的舒张和收缩受限,心脏排血量减少和静脉充血,心功能逐渐减退的疾病。

1. 病因　大多数患者病因不明,多数为结核感染所引起,化脓性心包炎、创伤后心包内积血、寄生虫病或恶性肿瘤等也可导致慢性缩窄性心包炎。

2. 病理与病理生理　脏层和壁层心包因慢性炎症,产生纤维组织增生、粘连,心包腔间隙消失,心包膜增厚、机化。增厚的心包长期压迫心脏,导致心肌缺血、萎缩和变性。增厚的心包对心脏和大血管根部如同一个硬壳束缚,限制心脏的舒张,影响静脉血的回流,引起心脏排血量减少,并引起肾脏对钠和水潴留,使血容量增加,导致静脉压增加,出现肝大、腹水、胸腔积液、下肢水肿等。由于静脉血回心受阻,可出现肺淤血、肺静脉压力增高。

3. 临床表现与诊断

（1）**症状**：主要是重度右心功能不全的表现。常见症状为疲劳、气短、胸闷不适、咳嗽、胃纳不佳和消化不良，随病情发展则出现腹胀和下肢水肿。病情重者，即使在休息时也感气促，肺部淤血严重者可出现端坐呼吸。

（2）**体征**：颈静脉怒张、腹水、肝大和下肢水肿；心脏搏动减弱或消失，心音弱而远。血压偏低，脉压小，脉搏细弱，常有奇脉；静脉压增高，可达到 20~40cmH$_2$O；胸部可有一侧或双侧胸腔积液。

（3）**辅助检查**：①X 线检查，心影大小接近正常，心包钙化，心缘变直，可有胸腔积液；②CT 和MRI，可显示心包增厚及钙化的部位和程度；③心电图检查，各导联 QRS 波低电压，T 波平坦或倒置，少数可有心房纤颤；④超声心动图检查，心包增厚、粘连或积液，心房扩大、舒张功能减退。

4. 治疗　缩窄性心包炎应尽早施行手术。病因为结核的患者，围手术期抗结核治疗是综合治疗的重要手段，同时需要辅以强有力的利尿、强心和支持治疗。脏层心包和壁层心包完全粘连融合、没有心包积液后，手术的效果更好，不易复发，但部分患者因病情不允许，只能早期手术，手术方式为心包部分剥离。

二、风湿性心脏病

风湿性心脏病（rheumatic heart disease）是常见的后天性心脏病之一，是急性风湿热侵犯心脏后所遗留的慢性病变。最常累及二尖瓣，其次是主动脉瓣，三尖瓣少见，可单独损害一个瓣膜，也可以同时累及几个瓣膜。

ER 24-3

主动脉瓣机械瓣膜、二尖瓣机械瓣膜置换术

（一）二尖瓣狭窄

二尖瓣狭窄（mitral stenosis）是风湿性心脏瓣膜病中最常见的类型，女性发病率较高。

1. 病理生理　正常成年人二尖瓣瓣口面积 4~6cm^2，当瓣口面积 <1.5cm^2 时，出现左房排血障碍。造成左房扩大、肺部慢性梗阻性淤血，然后出现肺动脉高压、右心衰竭。

2. 临床表现　临床症状的轻重主要取决于瓣口狭窄的程度。主要症状是呼吸困难，活动后更加明显。还可出现活动后心悸、发绀、咳嗽、咯血、夜间阵发性呼吸困难、端坐呼吸等症状，或出现继发肺动脉高压引起右心功能不全的表现，如颈静脉怒张、肝大、双下肢水肿。体征常有面颊潮红与口唇轻度发绀，即二尖瓣面容。并发心房颤动者伴心音强弱不等，心律快慢不均，脉搏短促。心尖区可闻及舒张中期隆隆样杂音。

3. 辅助检查　①超声心动图检查，二尖瓣瓣叶增厚变形，可有钙化、活动异常，左房增大，右室增大，可测定有效瓣口面积，估算肺动脉压力，检查左心房内有无血栓，鉴别左心房黏液瘤等；②X线检查，可见肺淤血，左心房扩大，心影中重度增大，双房影，肺动脉段突出；③心电图检查，多有电轴右偏，P 波增宽，呈双峰或电压增高，心房颤动、右心室肥大或伴有劳损。

4. 治疗　心脏功能Ⅱ级以上者应尽早手术治疗。瓣膜置换术是首选治疗方式，瓣膜置换后需终身抗凝、定期监测。其他方法还有经导管二尖瓣球囊扩张术和直视二尖瓣成形术，远期效果有待进一步观察。

（二）其他瓣膜疾病

二尖瓣关闭不全（mitral insufficiency）、主动脉瓣狭窄（aortic stenosis）、主动脉瓣关闭不全（aortic insufficiency）这三类疾病同二尖瓣狭窄一样，首先都引起左心功能不全，随后出现右心和全心衰竭，首选治疗方式均为相应瓣膜置换术。不同瓣膜的病变可以同时存在，同一瓣膜的两种病理状态也常常并存，几种疾病有不同的病理生理过程和症状、体征上的特点，本章不再一一讲述。

三、冠状动脉粥样硬化性心脏病

冠状动脉粥样硬化性心脏病（atherosclerotic coronary artery disease）简称冠心病。我国的发病

率和死亡率呈逐年上升趋势。主要病变是冠状动脉内形成粥样硬化斑块,造成管壁增厚、管腔狭窄或阻塞。

1. 临床表现 当冠状动脉血流量不能满足心肌需氧量时,即出现心绞痛。心绞痛可以在静息状态下发生,也可能在劳累、情绪激动等诱因下发生。冠状动脉长时间痉挛或急性阻塞,导致心肌严重、持久的缺血,可造成心肌梗死。心肌梗死最常发生在左冠状动脉前降支分布的区域。急性心肌梗死可引起严重心律失常、心源性休克、心力衰竭或心室壁破裂,目前死亡率仍然较高。

2. 诊断 选择性冠状动脉造影是确诊"金标准",可确定冠状动脉狭窄的部位、程度、范围和侧支循环的情况。结合病史、查体、心电图和血清酶学检查,不难诊断。

3. 治疗 冠心病的治疗可分为内科药物治疗、介入治疗和外科治疗三类。

外科治疗主要是应用冠状动脉旁路移植手术(简称"搭桥")为缺血心肌重建血运通道,改善心肌的供血和供氧。

冠状动脉旁路移植术的桥血管提倡使用自体动脉,以获得更好的远期通畅率,目前国内最常采用的动脉桥血管是左侧胸廓内动脉(乳内动脉),最常采用的静脉桥血管是自体大隐静脉(图 24-1,图 24-2)。心脏不停跳、不用体外循环搭桥术已经广泛开展,可大幅降低围手术期风险,尤其适合老年患者。

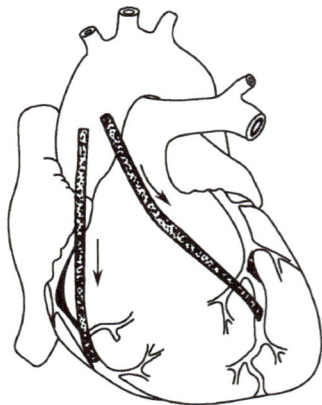

图 24-1　升主动脉-冠状动脉的大隐静脉旁路移植术

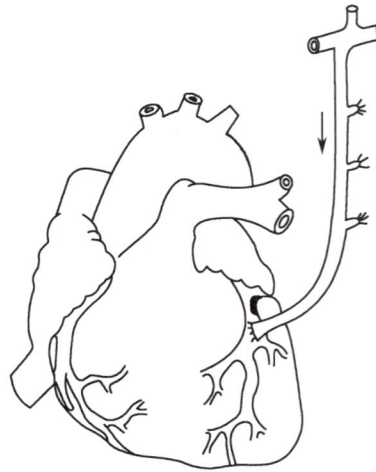

图 24-2　胸廓内动脉远端与左冠状动脉吻合术

冠状动脉旁路移植术后约有 90% 以上的患者症状消失或减轻,心功能改善,可恢复工作,延长寿命。术后需长期抗血小板治疗,并定期随访,必要时可再次冠状动脉造影。

第三节　胸主动脉瘤

各种病因所致局部主动脉壁扩张或膨出,达到正常管径 1.5 倍以上,即称为主动脉瘤(aortic aneurysm),按病理形态学可分为真性动脉瘤与假性动脉瘤。发生在胸主动脉的动脉瘤按发生部位分为升主动脉瘤、弓部动脉瘤、降主动脉瘤、胸腹主动脉瘤。

1. 临床表现 本病早期症状、体征不明显,患者往往在行影像学检查时意外发现。胸痛是本病主要的症状,多为前胸部或背部肩胛区持续性钝痛,并发主动脉夹层时胸痛呈撕裂性剧痛。升主动脉瘤可压迫上腔静脉,引起上腔静脉梗阻;主动脉窦与瓣环扩大可出现主动脉瓣关闭不全;弓部动脉瘤压迫气管、支气管后可出现咳嗽、呼吸困难、肺不张,压迫交感神经出现霍纳综合征,压迫喉返神经出现声音嘶哑,压迫食管引起吞咽困难。血管瘤腔血流缓慢与涡流可致血栓形成,脱落后引起脑、内脏、四肢血管栓塞。胸主动脉瘤病程进展快,预后不良,死亡原因主要是动脉瘤破裂。已经确诊未经治疗者,破裂时间平均为 2 年。

2. 诊断 胸主动脉瘤诊断主要依靠影像学检查。胸部 X 线片检查可见纵隔影增宽,升主动脉瘤体位于纵隔右前方,弓部与降主动脉瘤体位于左后方。进一步检查需要做 CT 及 MRI,前者有其三维成像技术能直观提供瘤体影像,后者能更准确显示管壁结构,缺点是扫描时间长,用于循环状态不稳定的急诊患者,有一定的限制。彩色超声心动图和食管超声心动图可在床边快速实施,观察主动脉瘤及血管腔病变,了解心脏内部结构。主动脉造影可精确显示瘤体部位,但操作复杂费时。

3. 治疗 胸主动脉瘤明确诊断后应积极治疗,治疗方法包括手术、介入和杂交治疗三大类。手术治疗采用置入人工血管替换病变胸主动脉;介入治疗采用血管腔内介入技术,置入带膜支架人工血管,隔绝胸主动脉腔;杂交治疗将手术技术与介入技术相结合,使用人工血管和带膜支架人工血管共同矫治胸主动脉瘤病变区域。

(胡宝友)

思考题

1. 比较房间隔缺损、室间隔缺损和动脉导管未闭三者的病理生理特点。
2. 简述风心病二尖瓣狭窄引起全心衰的病理生理过程。

ER 24-4

练习题

第二十五章 | 胸膜腔与纵隔疾病

教学课件

思维导图

学习目标

1. 掌握:自发性气胸的病因和治疗。

2. 熟悉:纵隔的分区和肿瘤好发部位。

3. 了解:纵隔肿瘤的临床表现。

4. 具备诊断自发性气胸的能力,选择合理的处理方式;会根据纵隔肿瘤的生长位置提出肿瘤性质的初步诊断。

5. 能够指导气胸患者在气胸复发时的急救;对纵隔肿瘤患者提供诊疗知识帮助,争取最好的医治效果。

案例导入

患者男性,27 岁。因突发胸痛伴胸闷 2 小时就诊,查体右侧胸廓饱满,叩诊鼓音,听诊右肺呼吸音消失。

请思考:

1. 该患者的诊断及诊断依据是什么? 需要行何种辅助检查来帮助明确诊断?

2. 该患者的处理原则和方式是什么?

第一节　自发性气胸的外科处理

自发性气胸(spontaneous pneumothorax,SP)是由于肺表面及脏胸膜的破裂,致胸膜腔与支气管相通,空气进入胸膜腔。一般为单侧气胸,但亦有双侧气胸及局限性气胸。

一、病因与发病机制

常继发于肺部病变,一般分为两类:①原发性气胸,又称特发性气胸,因胸膜下微小肺泡或/和肺大疱破裂所致。②继发性气胸,多继发于慢性阻塞性肺部疾病、肺结核等。

脏胸膜破裂或粘连带撕裂致血管破裂,可形成自发性血气胸。

血气胸除了气胸症状外,还可有头晕、心悸、面色苍白等失血症状,胸部 X 线检查可见胸膜腔积气、积液。部分患者表现为进行性血胸,需急诊手术治疗。

二、临床表现与诊断

自发性气胸是肺大疱最常出现的并发症,临床表现为突发胸痛、喘憋、咳嗽及呼吸困难,体格检查患侧胸部叩诊呈鼓音,听诊呼吸音减弱或消失,严重时可见气管向健侧移位。患者症状的严重程度取决于气胸量的多少,发病时间长短,以及是否伴有其他肺部疾病。X 线平片及 CT 是诊断的主

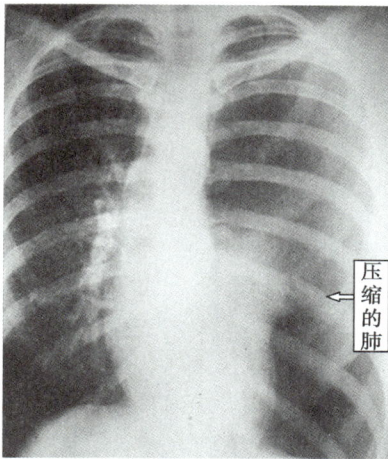
图 25-1　自发性气胸的 X 线表现

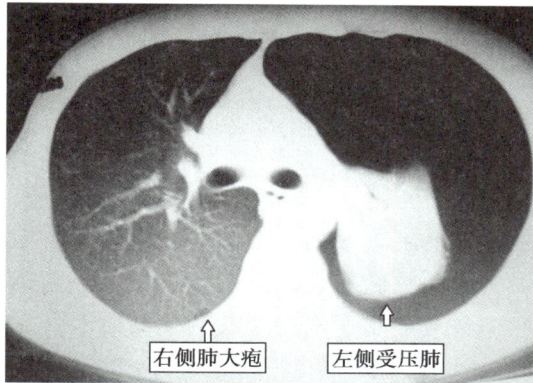
图 25-2　自发性气胸、肺大疱的 CT 表现

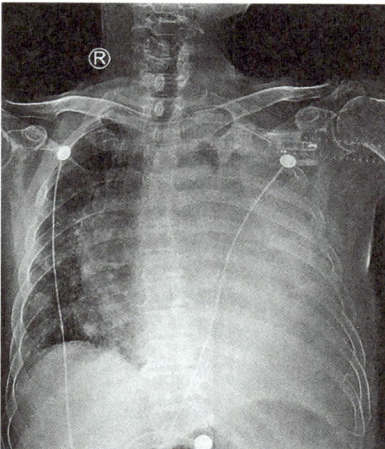
图 25-3　自发性血气胸的 X 线表现

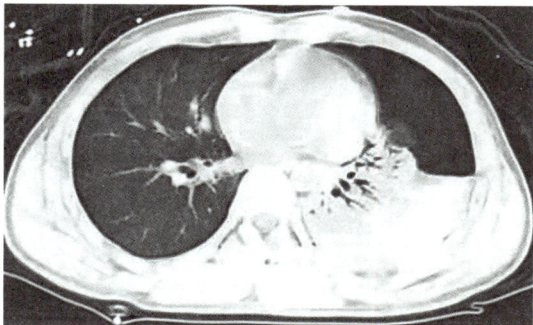
图 25-4　自发性血气胸的 CT 表现

要方法（图 25-1~图 25-4）。

三、治疗

气胸小于 30%，且患者无明显症状，可严密观察、及时复查胸部 X 线平片。部分病例可采用胸腔穿刺引流，其缺点是引流不彻底，大多需要多次穿刺或者手术干预。由于诊断技术的提高和对自发性气胸的进一步了解，采用外科治疗的病例有日益增多的趋势。

1. 手术方式　①胸膜腔闭式引流。②剖胸探查或胸腔镜下肺大疱切除、胸膜固定（粘连）术。

2. 胸腔镜或剖胸手术适应证　①反复性顽固性气胸，出现 2 次以上，经反复胸穿或闭式引流不能愈合。②胸片或 CT 检查有明显粘连带或胸膜增厚使肺复张不全。③经内科治疗已产生包裹性积液或脓气胸。④合并大量血胸。⑤张力性气胸经胸腔闭式引流 3 天胸管仍持续大量漏气。⑥双侧气胸，特别是双侧同时发生气胸。⑦并有巨型肺大疱。

手术处理自发性气胸安全可靠，既可消除肺破裂口，又可消除原发病灶，是治疗和预防的有效措施。

3. 手术要点　①尽可能切除肉眼可见的肺大疱。②用化学烧伤（碘酒、碘伏、石灰粉）或物理摩擦（如电刀清洁片）的方法，使胸膜产生炎症反应，从而使脏胸膜与壁胸膜粘连，消除产生气胸的解剖腔隙,达到预防复发的作用。

4.手术禁忌证 ①心肺功能不全,不能耐受手术者。②全身状况不能耐受手术者。③伴凝血功能障碍患者。

> **知识拓展**
>
> ### 自发性气胸行肺大疱切除术的手术时机
>
> 第一次发作的自发性气胸,以往多采用胸膜腔闭式引流术,复发后才考虑行手术切除及胸膜粘连。随着胸腔镜手术的普及,该术式的安全性和有效性得到越来越多医生的认同,故建议在初发时即积极地应用手术切除及胸膜粘连术。更有甚者,提出自发性气胸的病理解剖特点往往是双侧对称性的,所有患者应当行薄层CT扫描,如果对侧肺可见明显肺大疱,应当同期行双侧手术,能有效预防复发,且减轻患者多次手术的痛苦和经济负担,但这一理论尚未被广泛接受。

第二节　原发性纵隔肿瘤

两侧胸膜腔中间的间隙称为纵隔,前为胸骨,后为胸椎(包括两侧脊柱旁肋脊区),上达颈部,下止膈肌。纵隔内有心脏、大血管、食管、气管、神经、胸腺、胸导管、淋巴和脂肪结缔组织。

临床上常将纵隔分成5个区,以胸骨角至第4胸椎下缘为横线,将纵隔分为上、下两部分。上纵隔以气管为界,分为前后两部。而下纵隔又以心包前后缘为界,分为前纵隔、中纵隔(又称内脏器官纵隔)和后纵隔(图25-5)。各种纵隔肿瘤有比较恒定的好发部位,可帮助诊断。如位于上纵隔前部的,多为胸腺与甲状腺的肿瘤;位于前纵隔的多为畸胎瘤或皮样囊肿;位于中纵隔的,多为心包囊肿、淋巴源性肿瘤、气管囊肿;位于后纵隔的则多为神经源性肿瘤或食管囊肿(图25-6)。

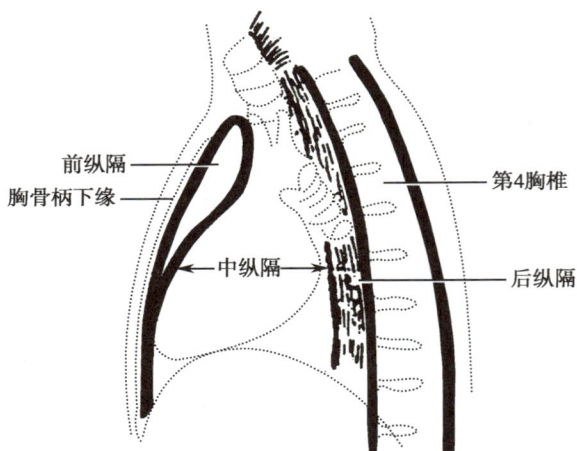

图 25-5　纵隔临床解剖分区

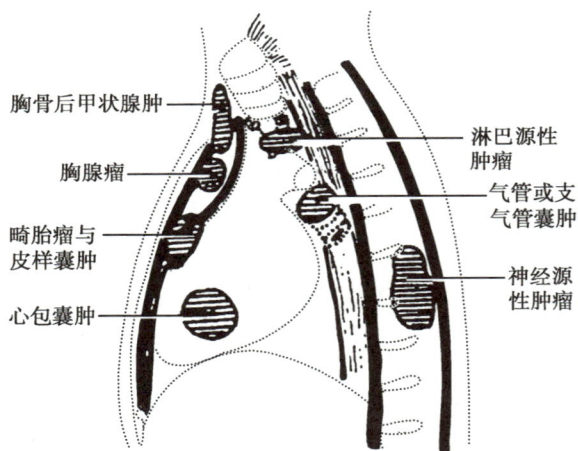

图 25-6　纵隔肿瘤好发部位

纵隔内组织器官较多,胎生结构来源复杂,所以肿瘤繁多。有原发的,有转移的。原发肿瘤以良性多见,但也有相当一部分为恶性。

一、临床表现与诊断

很多纵隔肿瘤并无临床症状,常在 X 线检查时才发现。胸部影像学检查是诊断纵隔肿瘤的重要手段,胸部 CT 或磁共振除了能显示肿瘤的部位、密度、外形、边缘清晰光滑度、有无钙化等特点外，还可显示肿瘤与邻近组织器官的关系，必要时行心血管造影可进一步鉴别肿瘤的相通部位以及与心脏大血管或支气管、肺等的关系，提高确诊率。纵隔肿瘤的症状与肿瘤大小、部位、生长速度、质地及性质有关。常见有胸痛、胸闷、刺激或压迫呼吸系统、神经系统、大血管及食管的症状。此外，还可出现一些与肿瘤性质相关的特异性症状。

1. **畸胎瘤（teratoma）和皮样囊肿（dermoid cyst）** 居纵隔肿瘤发病率首位，常位于前纵隔，接近心底部的心脏大血管前方。症状不明显，偶有胸闷、胸痛。合并感染时胸痛明显，咳脓痰甚至咯血，部分患者还可咳出毛发或干酪皮脂样组织。影像学检查常可见实质性包块内的囊性分隔，钙化斑、囊壁钙化片或不规则的骨质阴影。10% 的畸胎瘤为恶性。

2. **神经源性肿瘤（neurogenic tumor）** 居纵隔肿瘤发病率第二位，多见于后纵隔脊柱旁沟部，单侧多见。多起源于交感神经，少数起源于外周神经。肿瘤较大时出现压迫症状。节细胞性神经瘤若呈哑铃状经椎间孔向脊髓腔内生长时，可压迫脊髓引起截瘫。源于自主神经的肿瘤，因儿茶酚胺产物的作用可出现腹泻、腹胀、高血压、出汗及皮肤潮红等症状。影像学检查可见后纵隔密度均匀，边缘清楚的圆形或哑铃状阴影。

3. **胸腺瘤（thymoma）** 多位于前上纵隔，约 1/3 为恶性，手术后常可复发，约 15% 合并重症肌无力，反之，重症肌无力患者中则有半数以上有胸腺瘤或胸腺增生异常。影像学检查可见圆形或椭圆形、密度均匀、分叶状、边缘清楚的阴影。胸腺涉及人体免疫功能，有些病症可能与自身免疫机制改变有关。

4. **纵隔囊肿（mediastinal cyst）** 以支气管囊肿、食管囊肿和心包囊肿较常见，均为良性。影像学检查多呈圆形或椭圆形、壁薄、边缘清楚的阴影。

5. **胸内异位组织肿瘤** 有胸骨后甲状腺肿瘤、甲状旁腺瘤、淋巴源性肿瘤，后者多为恶性，如淋巴肉瘤、霍奇金病等。

肿瘤增大常可引起压迫症状，如肺不张、压迫喉返神经出现声音嘶哑、压迫交感神经干引起交感神经麻痹综合征、压迫臂丛神经出现上臂麻木、肩胛区疼痛及向上肢放射性疼痛，压迫无名静脉可致单侧上肢及颈静脉压增高，压迫食管可引起吞咽困难，压迫上腔静脉可出现上腔静脉压迫综合征等。

二、治疗

除恶性淋巴源性肿瘤适用放射治疗外，绝大多数原发性纵隔肿瘤无论有无症状，只要无禁忌证均应外科手术治疗。即使良性肿瘤或囊肿毫无症状，由于会逐渐长大，压迫邻近器官，甚至出现恶变或继发感染，因而均以采取手术为宜。手术方式根据肿瘤部位和大小可采用传统开胸手术或微创胸腔镜手术，恶性肿瘤若已侵入邻近器官无法切除或已有转移时可根据病理学性质给予放射治疗或化学药物治疗。

（张瑞瑞）

思考题

1. 如果患者为同时发作的双侧气胸，应当如何处理？
2. 简述纵隔临床解剖分区。

ER 25-3

练习题

第二十六章 | 腹 外 疝

教学课件

思维导图

学习目标

1. 掌握:腹股沟疝的检查方法、诊断与鉴别诊断、治疗原则和手术方法。
2. 熟悉:腹股沟区的解剖、嵌顿性疝和绞窄性疝的处理原则。
3. 了解:腹外疝的临床分类、股疝的诊断与鉴别诊断和治疗原则。
4. 具有对腹股沟疝进行初步诊断及初步处理的能力。
5. 能够根据病情与患者及家属进行沟通交流,以取得患者及家属的配合;会综合运用所学知识做好术后随访接待与复查指导等工作。

案例导入

患者男性,27 岁,建筑工人。右腹股沟区肿块伴疼痛 3 小时。3 小时前在工地抬重物时,突感右腹股沟区肿块增大并有疼痛,不能回纳,伴腹痛,呕吐 2 次,为胃内容物。既往有右腹股沟斜疝 5 年。查体:体温 38℃,脉搏 86 次/min,呼吸 18 次/min,血压 130/85mmHg。神志清楚,急性痛苦病容,心肺无异常。腹部膨隆,偶见肠型,肝脾触诊不满意,全腹轻压痛,但无肌紧张和反跳痛,未触及肿块,右侧腹股沟下方可触及一个质硬并压痛的肿块,大小为4cm × 4cm × 6cm。

请思考:

1. 该患者最有可能的诊断是什么?诊断依据有哪些?
2. 该患者的处理措施有哪些?

第一节 概 述

体内脏器或组织离开其正常解剖部位,通过先天或后天形成的薄弱点、缺损或孔隙进入另一部位,称为疝(hernia)。腹外疝(abdominal external hernia)是腹腔内的器官或组织连同腹膜壁层离开其正常解剖位置,经腹壁先天的或后天形成的薄弱点或孔隙向体表突出,在局部形成肿块的总称。本病为腹部外科的常见疾病之一。

一、病因与病理解剖

(一)病因

形成腹外疝的主要原因是腹壁强度降低和腹内压增高。

1.腹壁强度降低 是腹外疝发生的解剖学基础。先天性因素常见于腹膜鞘状突未闭或闭锁不全,腹白线发育不全,脐环闭锁不全等;精索或子宫圆韧带穿过腹股沟管,股血管经腹股沟区股管进入股部,脐血管穿过脐环,腹股沟区海氏三角等属正常的解剖结构,但均为腹壁的薄弱部位。后天获得性因素有手术切口愈合不良、腹壁外伤及感染等造成的腹壁薄弱;腹壁神经损伤,肥胖,年老体弱、久病等引起肌肉退化萎缩等均可造成腹壁强度降低。此外,腹壁的组织胶原代谢障碍或成分改变亦可影响腹壁的强度。

2. 腹内压增高 腹内压持续或瞬时的增高是产生腹外疝的诱因。常见如慢性咳嗽、慢性便秘、排尿困难、妊娠、婴儿经常啼哭、搬运重物、举重、腹水及腹内肿瘤等,均可使原有的腹壁薄弱或缺损逐渐加重。正常人因腹壁强度正常,即使时有腹内压增高的情况,亦不致引起腹外疝的发生。

(二)病理解剖

典型的腹外疝由疝环、疝囊、疝内容物和疝外被盖4部分组成(图26-1)。

1. 疝环 疝环又称疝门,多呈环形,为腹壁薄弱点或缺损处,是疝囊和疝内容物经此从腹腔向体表突出的门户,如腹股沟管的内环、股管的股环等。腹外疝多以疝环所在部位来命名,如腹股沟疝、股疝、脐疝等。

2. 疝囊 疝囊是腹膜壁层随疝内容物经疝环向外突出所形成的囊袋状结构,呈梨形或半球形,由疝囊颈和疝囊体组成。疝囊颈是疝囊比较狭窄的部分,位于疝环处。常因疝内容物反复进出摩擦而增厚、发白,或呈辐射状皱襞,手术中常以此作为辨认疝囊颈的标志。

3. 疝内容物 疝内容物为进入疝囊的腹内脏器或组织,通常以活动度大的小肠最为多见,大网膜次之。此外,如盲肠、阑尾、乙状结肠、横结肠、膀胱、卵巢、输卵管、梅克尔憩室等亦可进入疝囊,成为疝内容物,但较少见。

4. 疝外被盖 疝外被盖为疝囊以外的腹壁各层组织,一般为筋膜、肌肉、皮下组织和皮肤。

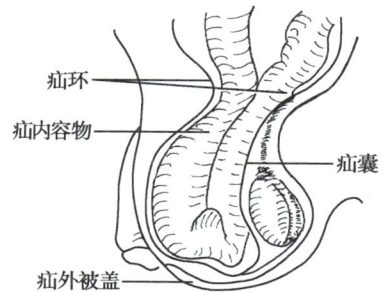

图 26-1 腹外疝的组成

二、病理生理

当腹腔内器官或组织进入疝囊后,由于疝环的存在,可压迫疝内容物,形成嵌顿疝。若为肠管时,可造成肠管的机械性梗阻而产生一系列临床表现和病理生理变化。随着受压时间延长,肠管出现水肿、渗出和被嵌顿肠管发生血运障碍,若未及时治疗,可导致疝内容物坏死、穿孔,产生严重的腹膜炎,甚至危及生命。

三、临床类型

(一)按疝发生的解剖部位分类

腹外疝可分为腹股沟疝、股疝、切口疝、脐疝等类型。

(二)按疝内容物进入疝囊的状况分类

1. 易复性疝(reducible hernia) 疝内容物很容易回纳入腹腔的疝,称易复性疝。一般无特殊不适,但巨型疝可有行走不便、下坠感或伴有腹部隐痛。早期,疝内容物仅在患者站立、行走、劳动以及咳嗽、排便等腹内压增高时脱出,在局部形成椭圆形或半球形柔软肿块,平卧或用手轻轻推压,肿块即可还纳回腹腔而消失。若内容物为小肠,还纳时可听到"咕噜"音。疝内容物还纳后,在肿块出现处,可触及腹壁裂隙,嘱患者咳嗽时,有冲击感。若疝囊仅位于腹股沟管内,疝内容物进入疝囊后所形成的局部肿块常不明显,此种疝称隐匿性斜疝,其内容物易于自行回纳。

2. 难复性疝(irreducible hernia) 疝内容物不能回纳或不能完全回纳入腹腔内,但并不引起严重症状者,称难复性疝。疝内容物反复突出,摩擦疝囊颈,使之受损并产生粘连,是导致疝内容物不能回纳的常见原因。这种疝的内容物多为大网膜。与易复性疝一样,因疝内容物无血运障碍,一般不引起严重的临床症状。患者可有轻度局部坠胀不适及不完全性机械性肠梗阻症状,如腹痛、腹

胀、便秘等。可触及局部肿块，咳嗽时有冲击感，但难以触摸清楚腹壁缺损的范围。此外，有些病程长、腹壁缺损大的巨大疝，因内容物较多，腹壁已完全丧失抵挡内容物突出的作用，也常难以回纳。另有少数病程较长的疝，大部分疝内容物长期滞留于疝囊内形成持久的下坠力，逐渐将疝囊颈上方的腹膜，尤其是与后腹壁结合极为松弛的髂窝区后腹膜一并牵出疝环，致使盲肠（包括阑尾）、乙状结肠或膀胱等随之下移而成为疝囊壁的一部分（图 26-2），这种疝称为滑动性疝，也属难复性疝的一种类型。

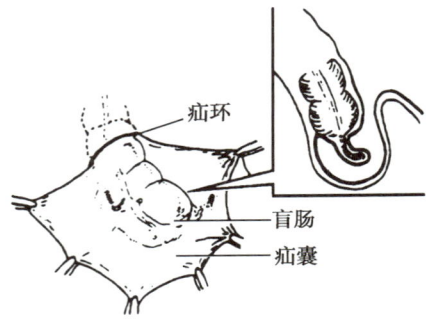

图 26-2　滑动性疝
盲肠成为疝囊的组成部分。

3. 嵌顿性疝（incarcerated hernia）　当腹内压突然过度增高时，疝内容物强行扩张窄小的疝囊颈而进入疝囊，随后疝环弹性回缩，将其卡住不能还纳腹腔，且尚未发生血运障碍，这种情况称为嵌顿性疝。此时疝块紧张，压痛明显。由于疝内容物多为一段肠管，故患者常出现腹部绞痛、恶心、呕吐、腹胀和肛门停止排气排便等急性肠梗阻表现。

4. 绞窄性疝（strangulated hernia）　肠管嵌顿如不及时解除，肠壁及其系膜受压情况不断加重可使动脉血流减少，最后导致完全阻断，称为绞窄性疝。是嵌顿性疝病程的延续，若不及时处理可发生严重的并发症，甚至因肠穿孔、腹膜炎而危及生命。

（三）特殊类型的疝

由于进入疝囊的内容物相对特殊，对疾病的发展和治疗有一定的影响，包括以下几种类型：

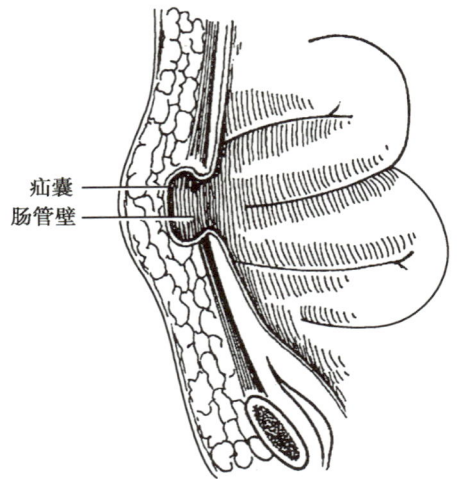

图 26-3　肠管壁疝（Richter 疝）

1. Richter 疝　又称肠管壁疝（图 26-3），嵌顿的内容物仅为部分肠壁，系膜侧肠壁及其系膜并未进入疝囊，肠腔仍通畅，即使出现嵌顿或发生绞窄，临床上可无肠梗阻的表现。

2. Littre 疝　嵌顿的疝内容物为小肠憩室［通常为梅克尔憩室（Meckel diverticulum）］。此类疝易发生绞窄。

3. Maydl 疝　又称逆行性嵌顿疝（图 26-4），嵌顿的内容物为两个以上的肠袢，其间的肠袢仍位于腹腔，形如 W 形。因为逆行性嵌顿一旦发生绞窄，不仅疝囊内的肠管可坏死，腹腔内中间的肠袢也可坏死；甚至疝囊内的肠袢血运正常，但腹腔内的肠袢可能有坏死。因此，术中需要全面的检查，以防遗漏隐匿于腹腔内坏死的中间肠袢。儿童因腹壁肌薄弱，疝环组织比较柔软，疝嵌顿后较少发生绞窄。

4. Amyand 疝　疝内容物为阑尾，因阑尾常可并发炎症、坏死和化脓而影响手术修补。

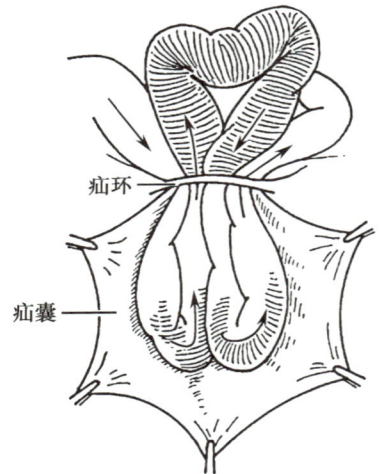

图 26-4　逆行性嵌顿疝（Maydl 疝）

四、诊断

典型的腹外疝可依据病史、症状和体格检查确立诊断。诊断不明或有困难时可辅助 B 型超声、MRI 和/或 CT 等影像学检查，帮助确立诊断。在诊断腹外疝的过程中需注意以下几个方面的问题：

1. 明确是否为腹外疝　腹外疝的疝内容物位于有腹膜壁层所构成的囊袋内。

2. 判明腹外疝的临床类型 依据疝环所在的解剖位置,区分是腹股沟疝、股疝还是其他腹外疝等。依据临床表现弄清疝内容物进入疝囊的状况,尤其是有无嵌顿或绞窄。嵌顿或绞窄性疝常有以下3大主要特征:①疝内容物突然进入疝囊,疝块呈进行性肿大,伴有明显疼痛,难以还纳回腹腔。②疝块较坚实、有明显压痛,咳嗽时无冲击感。③有急性机械性肠梗阻的表现。

3. 详细了解发病诱因 注意有无引起腹内压增高的情况,如慢性支气管炎、前列腺增生、习惯性便秘、腹胀、妊娠、肿瘤、腹水、强力负重等。

五、治疗

腹外疝如不及时处理,疝块可逐渐增大,加重腹壁缺损而影响日常生活和工作,严重者还可因发生嵌顿或绞窄而威胁患者生命。因此,除少数特殊情况外,一般均应尽早手术治疗。难复性疝宜争取早期手术,嵌顿或绞窄性疝应急诊手术。

(一)非手术治疗

1. 1岁以下婴幼儿腹股沟斜疝,可暂不手术,采用棉线束带或绷带压住腹股沟管深环(图26-5),防止疝块突出,以助腹肌发育,随着时间的推移,患儿腹肌可随躯体生长发育而逐渐强壮起来,疝亦有可能自行消失。

2. 2岁以下小儿脐疝,将疝内容物还纳后,用略大于脐环,外包纱布的硬币或小木片压住脐环,然后用胶布或绷带加以固定,勿使其移动。

3. 年老体弱或伴有其他严重疾病不能耐受手术者,可在还纳疝内容物后,白天用医用疝带一端的软垫压住疝环(图26-6),于睡眠时松解。

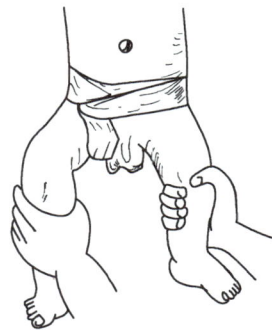

图 26-5 棉线束带法

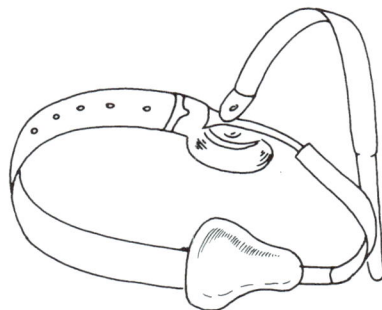

图 26-6 医用疝带

(二)手术治疗

手术仍是目前治疗腹外疝最常用且最有效的手段和方法。凡手术区域存在感染病灶的非急诊者,需在感染控制后行手术治疗。存在引起腹内压增高因素者,如严重腹水、前列腺增生、严重便秘和慢性咳嗽等,术前应先予处理,以避免和减少术后复发。手术方式可归纳以下3大类,应根据患者的情况加以选择。

1. 传统的疝修补术 手术的基本原则是高位封闭疝囊颈,加强或修补薄弱或缺损的腹壁。

(1)单纯疝囊高位结扎术:适用于年龄大于1岁的小儿疝及绞窄性疝有肠坏死患者。前者因精索鞘膜未闭,随着时间推移,腹肌在成长发育中可逐渐强壮而使腹壁加强,单纯疝囊高位结扎尚能获得满意的疗效,不需施行修补术;后者因有肠坏死、局部严重感染易致修补失败,一般也只采取单纯疝囊高位结扎,缺损的腹壁待以后择期手术修补或加强。具体方法为分离显露疝囊颈,予以高位结扎、贯穿缝扎或荷包缝合,然后将疝囊予以切除。所谓高位,是指达到内环口,术中以腹膜外脂肪为标志。

(2)加强或修补薄弱或缺损的腹壁:腹外疝中最常见的是腹股沟疝,成年腹股沟疝患者均存在不同程度的腹股沟管前壁或后壁薄弱或缺损,若只单纯高位结扎疝囊,术后容易复发,为增强手术效果,在高位结扎疝囊后,还需通过手术将不在同一解剖平面的组织如联合肌腱与腹股沟韧带强行缝合在一起,以加强腹股沟管管壁,故临床上又将传统的疝修补术称为组织对组织的张力缝合修补(也称经典手术)。比较经典的术式有 Ferguson 法、Bassini 法、Halsted 法、Shouldice 法及 McVay 法(表26-1)。

表 26-1　腹股沟疝修补经典术式比较

术式	加强部位	手术方法	适应证
Ferguson	腹股沟管前壁	在精索前方将腹内斜肌下缘与联合腱缝至腹股沟韧带上	腹横筋膜无显著缺损、腹股沟管后壁尚健全者
Bassini	腹股沟管后壁	在精索后方把腹内斜肌下缘和联合腱缝至腹股沟韧带上,精索置于腹内斜肌与腹外斜肌腱膜之间	腹横筋膜松弛、腹股沟管薄弱者,临床应用最广泛
Halsted	腹股沟管后壁	与 Bassini 法很相似,但把腹外斜肌腱膜也在精索后方缝合,使精索位于腹壁皮下层与腹外斜肌腱膜之间	腹横筋膜松弛、腹股沟管薄弱者
Shouldice	腹股沟管后壁	将疝修补重点放在加强内环及腹横筋膜上	较大的成人腹股沟斜疝及直疝
McVay	腹股沟管后壁	在精索后方把腹内斜肌下缘和联合腱缝至耻骨梳韧带上	后壁薄弱严重者、股疝

2. 无张力疝修补术(tension-free herniorrhaphy)　传统的疝修补术存在缝合张力大、术后手术部位有牵扯感、疼痛等缺点。无张力疝修补术是在无张力情况下进行的,不改变原有的解剖结构,利用人工高分子材料网片修补腹壁存在的缺损,具有术后疼痛轻、恢复快、复发率低等优点,但人工高分子修补材料毕竟属异物,有潜在的排异和感染的危险,临床上应选择适应证应用。对嵌顿性疝行急诊手术不推荐使用疝修补材料,对有污染可能的手术不推荐使用不吸收材料进行修补。术前进行充分的皮肤准备,术中严格执行无菌原则、规范手术操作、严密止血、防止局部死腔形成、放置引流管等措施,可降低或减少疝修补材料感染的风险。常用的无张力疝修补术式有 3 种:①平片无张力疝修补术(Lichtenstein 手术),使用一适当大小的补片材料置于腹股沟管后壁。②疝环充填式无张力修补术(Rutkow 手术),使用一个锥形网塞入已回纳疝囊的疝环中并加以固定,再用一成形补片置于精索后以加强腹股沟管后壁。③巨大补片加强内脏囊手术(giant prosthetic reinforcement of the visceral sac,GPRVS),又称 Stoppa 手术,是在腹股沟区"肌耻骨孔"的腹膜前间隙处置入一块较大的补片以加强腹横筋膜,通过巨大补片挡住内脏囊,后经结缔组织长入,补片与腹膜发生粘连实现修补目的,多用于复杂疝和复发疝。

疝修补材料分为可吸收材料、部分可吸收材料和不吸收材料等多种类型。随着修补材料的发展及对腹股沟解剖特点的进一步认识,使用修补材料的无张力疝修补术目前已成为外科治疗的主要方法。

3. 经腹腔镜疝修补术(laparoscopic inguinal herniorrhaphy,LIHR)　经腹腔镜疝修补术方法有 4 种:

(1)完全经腹膜外路径的修补(totally extraperitoneal approach,TEP)。因不进入腹腔,具有对腹腔内器官干扰较轻的优点。

(2)经腹腔的腹膜前修补(transabdominal preperitoneal approach,TAPP)。因进入腹腔,更易发现双侧疝、复合疝和隐匿疝。对嵌顿性疝及疝内容物不易还纳的患者,有利于观察和便于处理。

(3)腹腔内的补片修补(intraperitoneal onlay mesh technique,IPOM)。在以上 2 种方法实施有困难时使用,选用的修补材料要求本身具有防粘连的属性,此种方法不推荐作为腹腔镜手术的首选方法。

(4)单纯疝环缝合法。前 3 种方法是依据手术路径和原理来分类的,其原理均是从后方用网片加强腹壁的缺损;最后 1 种方法是用钉或缝线使内环缩小,只用于较小儿童斜疝。经腹腔镜疝修补术具有创伤小、术后疼痛轻、恢复快、复发率低、无

ER 26-4
张力疝修补术-哈斯特德法

ER 26-5
腹股沟疝单纯平片无张力疝修补术

ER 26-6
疝环充填式无张力疝修补术(Rutkow 手术)

ER 26-7
右腹股沟斜疝疝环充填式无张力疝修补术

ER 26-8
经腹腔镜疝修补术

局部牵扯感等优点,目前临床应用越来越多。对于双侧腹股沟疝的修补,尤其是多次复发或隐匿性疝,经腹腔镜疝修补更具优势。

(三)嵌顿性和绞窄性疝的处理原则

嵌顿性疝具备下列情况者可先试行手法复位:①嵌顿时间在3~4小时内,局部压痛不明显,也无腹膜刺激征者。②估计肠祥未绞窄坏死者。③年老体弱或伴有引起腹内压增高疾病且有疝脱出还纳史者。复位方法是让患者取头低足高仰卧位,适当注射镇静剂,或针刺大敦、三阴交、太冲等穴并配合局部热敷10~20分钟,以止痛和镇静,并松弛腹肌。托起阴囊,持续缓慢地适度加压将疝块推向疝环,同时用左手轻轻地按摩外环和内环以协助疝内容物回纳。复位过程中手法需轻柔,切忌粗暴。手法复位有一定的危险性,须严格掌握手法复位的指征。复位成功的患者仍应择期手术修补,以防复发。

嵌顿性疝若手法复位失败,需要急诊手术治疗,以解除肠梗阻、防止疝内容物坏死。若绞窄性疝的内容物有坏死征象,更需手术。术前应做好必要的准备,如有脱水和电解质紊乱,应迅速补液加以纠正。术前准备工作极为重要,可直接影响手术效果。手术的关键在于正确判断疝内容物的活力。术中应注意:①切开疝囊前妥善保护切口,以防疝囊内渗出液污染切口。②仔细检查疝内容物,判明有无逆行性嵌顿及肠管坏死。③正确判断疝内容物的生命力,然后根据病情确定处理方法。方法是先扩张并切开疝环,解除疝环对肠管的嵌顿压迫后,观察肠管的色泽、弹性、蠕动能力以及相应肠系膜内的动脉搏动等。若肠管呈紫黑色,失去光泽和弹性,刺激后无蠕动和相应肠系膜动脉无搏动者,表明该段肠管已坏死。如肠管尚未坏死,则可将其送回腹腔,按一般易复性疝处理。

如不能确认是否坏死,可在肠系膜根部注射0.25%~0.5%普鲁卡因60~80ml,再用温热等渗盐水纱布热敷该段肠管,或将其暂时送回腹腔,10~20分钟后再行观察。如肠壁转为红色,肠蠕动和肠系膜动脉搏动恢复,则证明肠管无坏死,可还纳入腹腔。如疝内容物为大网膜,可作切除。有时因麻醉后疝内容物自行回纳腹内,术中切开疝囊后无疝内容物可见。遇此情况,必须探查肠管,以免遗漏坏死肠祥于腹腔内。必要时作腹部探查手术。肠祥坏死施行肠切除吻合术后,一般只作单纯的疝囊高位结扎,而不同时施行一期疝修补术。

第二节　腹股沟疝

腹股沟疝是指发生在腹股沟区域的腹外疝,即在腹股沟区域腹壁存在缺损,有突向体表的疝囊结构,腹腔内的器官或组织可通过先天的或后天形成的腹壁缺损进入疝囊。根据疝内容物的走行方向、疝环与腹壁下动脉的关系,腹股沟疝可分为腹股沟斜疝和腹股沟直疝2种。斜疝囊从腹壁下动脉外侧的腹股沟管内环口突出,向内、向下、向前斜行经过腹股沟管,再穿出腹股沟管外环口进入阴囊。若疝内容物仅停留于腹股沟管内而未进入阴囊内,称隐匿性斜疝或不完全性斜疝。直疝疝囊从腹壁下动脉内侧的直疝三角区直接由后向前突出,不经过内环,也不会进入阴囊。腹股沟疝在各类腹外疝中约占85%,斜疝占腹股沟疝的85%~95%。男性多于女性,右侧多于左侧。

一、解剖概要

(一)腹股沟区解剖特点

腹股沟区为前外下腹壁的一个三角形区域,其上界为髂前上棘到腹直肌外侧缘的一条水平线,下界为腹股沟韧带,内界为腹直肌外缘。腹股沟区的腹壁层次由浅及深依次为皮肤、皮下组织、浅筋膜、肌层(腹外斜肌、腹内斜肌、腹横肌以及它们的腱膜)、腹横筋膜、腹膜外脂肪和腹膜壁层。在腹股沟内侧1/2区域,腹内斜肌和腹横肌的弓状下缘与腹股沟韧带之间,有一个极为薄弱的腹壁"空隙"区,仅为一层腹外斜肌腱膜和一层薄的腹横筋膜,缺少腹内斜肌与腹横肌等强有力的保护,抵抗力薄弱,这是腹外疝好发于腹股沟区的重要原因。人体直立时,该区所承受的腹腔内压力要比平卧位增加 3 倍左右,为腹外疝的发生提供了外部条件。

(二)腹股沟管解剖特点

腹股沟管位于腹前壁、腹股沟韧带的内上方,自外上向内下、由深向浅斜行,大体相当于腹内斜肌、腹横肌弓状下缘与腹股沟韧带之间的空隙。成年人长 4~5cm,有内、外两口和上、下、前、后四壁。内口即深环(腹环),为腹横筋膜上的卵圆形裂隙,体表投影点位于腹股沟韧带中点上方约 2cm 处;外口即浅环(皮下环),为腹外斜肌腱膜内下方的三角形裂隙,位于耻骨结节外上方,正常人可容纳一指尖,斜疝发生后,浅环常变大。腹股沟管的前壁有皮肤、皮下组织及腹外斜肌腱膜,外侧 1/3 部分尚有腹内斜肌覆盖;后壁为腹横筋膜和腹膜,内侧 1/3 尚有腹股沟镰;上壁为腹内斜肌、腹横肌的弓状下缘;下壁为腹股沟韧带和腔隙韧带(图 26-7~图 26-9)。男性腹股沟管内有精索通过(图 26-10),女性则有子宫圆韧带通过。

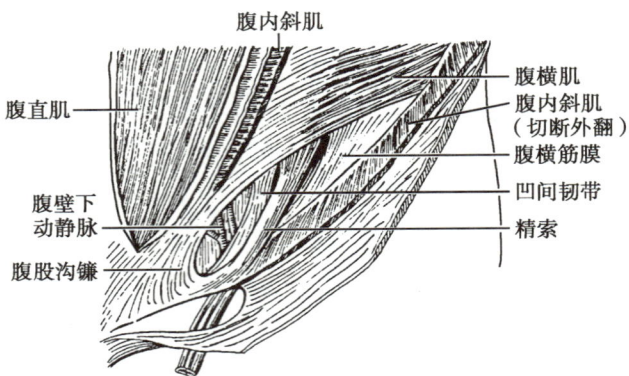

图 26-7　左腹股沟区解剖层次(前面观)

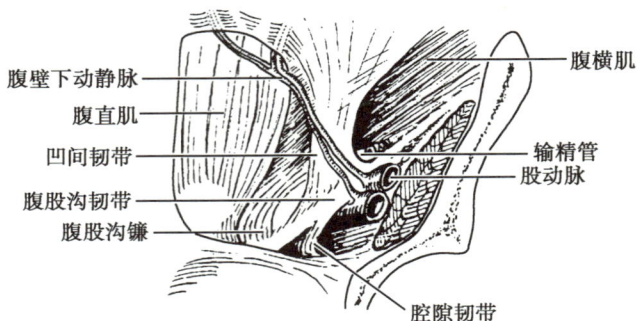

图 26-8　右腹股沟区解剖(后面观)

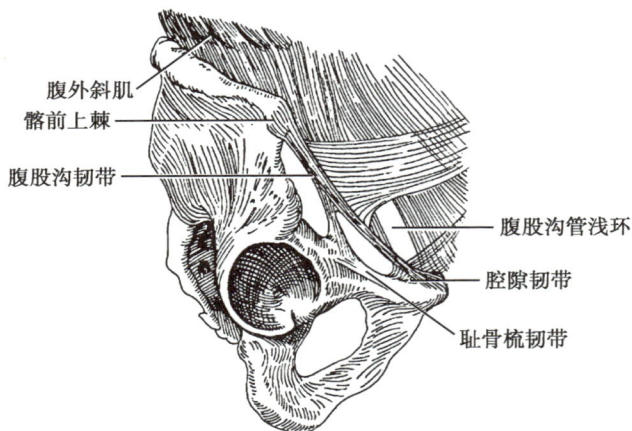

图 26-9　腹股沟区的韧带

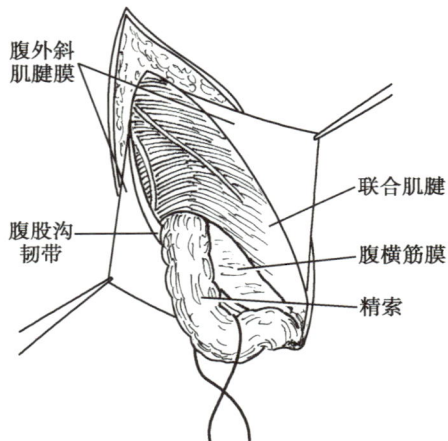

图 26-10　腹股沟管的解剖

(三)直疝三角解剖特点

直疝三角位于腹股沟韧带内侧 1/3 的后上方,为腹壁下动脉(外侧边)、腹直肌外侧缘(内侧边)、腹股沟韧带(底边)构成的一个三角形区域。此处腹壁缺乏完整的腹肌覆盖,且腹横筋膜又比周围部分薄,为腹壁的薄弱区,故易发生疝。腹腔内的器官或组织由此处从后向前突出形成直疝,故称直疝三角(Hesselbach 三角,海氏三角)(图 26-11)。

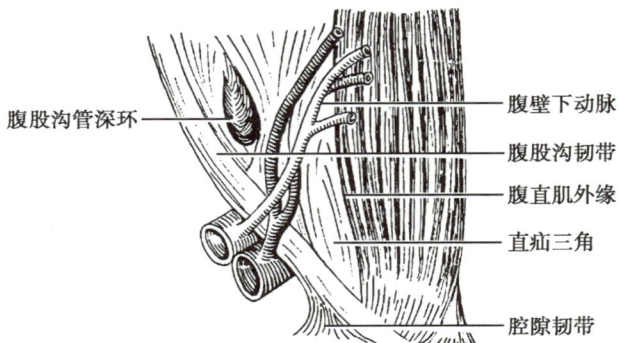

图 26-11　直疝三角(后面观)

二、发病机制

(一)腹股沟斜疝

腹股沟斜疝(indirect inguinal hernia)有先天性和后天性 2 种类型。

1. 先天性解剖异常 胚胎早期发育过程中,位于腹膜后第 2~3 腰椎旁的睾丸逐渐下降,在接近腹股沟管内环处带动腹膜下移,形成腹膜鞘状突,同时推动皮肤形成阴囊。睾丸紧贴在鞘状突后下坠,一同降入阴囊。正常情况下,鞘状突在婴儿出生后不久,除阴囊部分形成睾丸固有鞘膜外,其余部分即自行萎缩闭锁成为条索状组织。如鞘状突不闭锁或闭锁不全,则鞘状突与腹腔相通,在小儿啼哭、咳嗽等腹内压增高的情况下,腹腔内器官或组织即可进入其中形成先天性腹股沟斜疝(图 26-12),而未闭锁的鞘状突则成为其疝囊。右侧睾丸下降较迟,鞘状突闭锁也较晚,故右侧腹股沟斜疝较左侧多见。

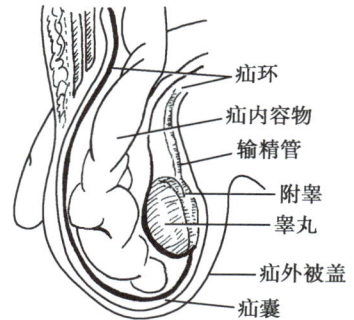

图 26-12　先天性腹股沟斜疝

2. 后天性腹壁薄弱或缺损 后天性腹股沟斜疝较先天性多见,发生原因系腹股沟区存在着解剖上的缺陷,即腹横筋膜存在不同程度的薄弱或缺损,腹横肌和腹内斜肌发育不全所致。腹横筋膜和腹横肌的收缩可把凹间韧带牵向外上方,在腹内斜肌深面关闭腹股沟管深环。如腹横筋膜或腹横肌发育不全,其对腹股沟管深环括约作用减弱,一旦腹压增高,腹内器官或组织即可由松弛的深环经腹股沟管突向体表,形成后天性斜疝,深环处的腹膜向外突出形成疝囊。腹肌松弛时,腹内斜肌弓状下缘与腹股沟韧带分离,腹内斜肌收缩时拉直弓状下缘,使之向腹股沟韧带靠拢,有利于覆盖精索并加强腹股沟管前壁。若腹内斜肌弓状下缘发育不全或位置偏高,腹股沟管管壁薄弱,保护能力下降,就易发生腹股沟疝特别是斜疝(图 26-13)。

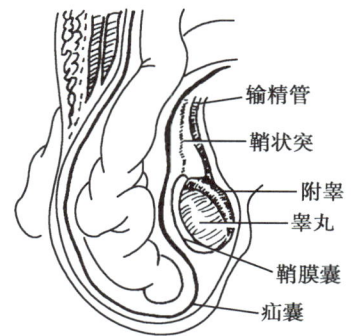

图 26-13　后天性腹股沟斜疝

(二)腹股沟直疝

腹股沟直疝(direct inguinal hernia)是后天性的,多由于老年人腹横筋膜及腹内斜肌退行性变,萎缩变薄,降低了腹壁抵抗力。若存在慢性咳嗽、排尿困难或习惯性便秘等因素,腹内压经常性或突然性增高,就可能迫使腹腔内器官或组织由直疝三角向外突出,形成直疝。

三、临床表现

腹股沟疝的临床表现可因疝囊的大小、疝内容物的性质、病程的长短、临床类型的不同及有无并发症而有所差别。

(一)腹股沟斜疝

1. 易复性斜疝 开始时,常于久站、行走、劳动、咳嗽或婴儿啼哭时于腹股沟区出现肿块,体积较小,平卧或用手向腹腔内轻轻推送可消失。偶感局部坠胀,或腹部钝痛(因肠系膜受牵拉所致)。随着病情发展,肿块日渐增大,可自腹股沟区下降至阴囊内或大阴唇,严重者致行走不便甚至影响正常生活。肿块带蒂柄,多呈梨形,上端狭小,下端宽大。肿块还纳后,以手指尖经阴囊皮肤循精索向上伸入外环,可发现外环松弛扩大,患者咳嗽,指尖有冲击感。用手指经腹壁皮肤紧压腹股沟管内环处,嘱患者站立并用力咳嗽,肿块不出现;将手指移开,再增加腹压,可见肿块自腹股沟中点自外上方向内下膨出。疝内容物如为肠袢,触诊肿块较柔软、表面光滑、叩诊呈鼓音,听诊可闻及肠鸣音。还纳肠袢时,常有阻力,一旦开始回纳,肿块较快消失,并可闻及咕噜声。内容物如为大网膜,则肿块坚韧无弹性,叩诊为浊音,回纳缓慢。作阴囊透光试验,肿块一般不透光。

2. 难复性斜疝　除坠胀感稍重外,肿块完全不能或仅部分能消失。有时盲肠或乙状结肠可进入疝囊,成为疝囊壁的一部分,即形成滑动性斜疝。因盲肠或乙状结肠常与疝囊前壁发生粘连,除了肿块不能完全回纳外,尚有"消化不良"和便秘等症状。滑动性斜疝多见于右侧腹股沟,左右发病率之比约为1:6。滑动性斜疝虽不多见,但滑入疝囊的盲肠或乙状结肠可能在行疝修补术时未能辨认出来而被误切,应予注意。

3. 嵌顿性斜疝　常发生在重体力劳动、阵咳或用力排便等腹内压骤增时,表现为疝块突然增大,伴有明显疼痛,平卧或用手推送不能使其还纳。肿块紧张变硬,触痛明显。嵌顿的内容物如为大网膜,局部疼痛常较轻微,如为肠袢,则局部疼痛明显,还可伴有腹部绞痛、恶心、呕吐、停止肛门排气排便、腹胀等急性肠梗阻症状。斜疝一旦嵌顿,若不及时解除梗阻,症状常逐渐加重,将会发展成绞窄性疝,肠管壁因缺血而坏死,甚至穿孔。Richter疝可因腹股沟区局部肿块不明显及缺乏肠梗阻典型症状易被忽视。

4. 绞窄性斜疝　临床症状多较严重,绞窄时间较长者,由于疝内容物发生坏死感染,侵及周围组织,可引起疝外被盖组织的急性炎症,严重者可有脓毒症的全身表现,加之有肠梗阻等,病情甚为严重。有时肠袢绞窄发生坏死穿孔时,疼痛可因疝块局部压力骤降而暂时有所缓解。因此单有疼痛减轻而肿块不消失者,不可认为是病情好转。

(二)腹股沟直疝

腹股沟直疝常见于年老体弱者,主要表现为患者站立或腹压增高时,腹股沟内侧端、耻骨结节外上方出现一半球形隆起,多不伴疼痛及其他症状。疝内容物经宽大的疝囊颈、从后向前突出,不进入阴囊,易于还纳,或平卧后疝块多能自行消失,极少发生嵌顿。还纳后在直疝三角区可触及腹壁圆形缺损,嘱患者咳嗽,指尖有膨胀性冲击感。指压内环试验,不能阻止肿块出现。疝内容物多为小肠或大网膜。有时膀胱可进入直疝疝囊,成为疝囊壁的一部分,成为滑动性直疝,手术时应予以注意。

四、诊断

根据腹股沟疝的病史及临床表现多可做出诊断。诊断发生困难时可选用无创性检查,如CT或立位超声检查,有助于了解肠袢膨出、腹壁缺损的大小,还有助于术式的选择和鉴别诊断。

五、鉴别诊断

1. 腹股沟斜疝、直疝与股疝的鉴别见表26-2。

ER 26-9
腹股沟斜疝的诊断

ER 26-10
腹股沟斜疝病例

ER 26-11
腹股沟直疝病例

表26-2　腹股沟斜疝、直疝与股疝的鉴别要点

	斜疝	直疝	股疝
发病年龄	多见于儿童及青壮年	多见于老年	多见于中年经产妇
突出途径	经腹股沟管突出,可进阴囊	由直疝三角突出,很少进入阴囊	经股管突出
疝块外形	椭圆或梨形,上部呈蒂柄状	半球形,基底较宽	半球形、较小
疝块位置	由内环斜至阴囊	腹股沟韧带内上方	腹股沟韧带内下方
回纳疝块后压住内环	疝块不再突出	疝块仍可突出	疝块仍可突出
外环指诊	外环扩大,咳嗽时有冲击感	外环大小正常,无咳嗽冲击感	外环大小正常,无咳嗽冲击感
精索与疝囊的关系	精索在疝囊后方	精索在疝囊前外方	—
疝囊颈与腹壁下动脉的关系	疝囊颈在腹壁下动脉外侧	疝囊颈在腹壁下动脉内侧	与腹壁下动脉无关
嵌顿机会	较多	极少	最易

2. 睾丸鞘膜积液　睾丸鞘膜积液所呈现的肿块全部局限在阴囊内,有囊性感,无蒂柄进入腹股沟管内。能清楚地扪及上界,不能扪及实质感的睾丸,肿块出现后不能还纳,透光试验阳性。值得注意的是幼儿疝,因疝内组织菲薄,常能透光,勿与其混淆。

3. 精索鞘膜积液　肿块位于腹股沟区睾丸上方,体积较小,出现后不能回纳,与体位变动无关,边界清楚,有囊性感。牵拉同侧睾丸时,肿块可随之上下移动,透光试验阳性。

4. 交通性鞘膜积液　肿块的外形与睾丸鞘膜积液相似。阴囊肿块于起床或站立活动后出现,并逐渐增大,平卧和睡觉后逐渐缩小。用手挤压肿块,其体积可缩小,透光试验阳性。

5. 隐睾　睾丸下降不全时,可停留于腹股沟管内形成肿块,体积较小,边界清楚,压之出现特有的胀痛感,患侧阴囊空虚。

六、治疗

腹股沟疝一般不能自愈,若不及时治疗,疝块可逐渐增大,加重腹壁的缺损,甚至造成治疗困难。斜疝还可能因嵌顿或绞窄而发生严重并发症。因此,腹股沟疝一般均应施行手术治疗。手术时机应根据患者的具体情况加以选择,对 1 岁以下小儿可用棉线束带或绷带压住腹股沟管深环以防疝内容物突出,如观察治疗 6 个月以上,疝块依然经常脱出,则应考虑手术治疗。其他无症状者,可随诊观察,也可择期手术治疗,易复性疝常行择期手术,难复性疝宜争取早期手术,嵌顿性和绞窄性疝应行急诊手术。对因年老体弱或伴其他严重疾病等原因不能耐受手术者,可选择疝托配合中医、针灸等进行保守治疗,以缓解症状。

第三节　股　疝

疝囊通过股环、经股管向大腿根部卵圆窝突出的疝,称为股疝(femoral hernia)。多见于 40 岁以上妇女,发病率占腹外疝的 3%~5%。

一、股管解剖

股管是腹股沟韧带内侧下方的一个狭长形潜在性间隙,呈漏斗状,管长 1~1.5cm,内含脂肪、疏松结缔组织和淋巴结。股管有上下两口。股管上口称股环,椭圆形,直径约 1.5cm,有股环隔膜覆盖;其前缘为腹股沟韧带,后缘为耻骨梳韧带,内缘为腔隙韧带,外缘为股静脉。股管下口为卵圆窝,位于腹股沟韧带内下方,是股部深筋膜(阔筋膜)上的一个薄弱部分,其上有一层薄膜覆盖名为筛状板。下肢大隐静脉在此处穿过筛状板进入股静脉。

二、病因病理

女性骨盆较宽大,联合肌腱和腔隙韧带常发育不全或薄弱,以致股管上口宽大松弛,腹内压增高如咳嗽、妊娠时,使下坠的腹内脏器或组织连同腹膜壁层和腹膜外脂肪组织经股环进入股管,自卵圆窝突出。疝内容物多为大网膜或小肠。

因股环较狭小,周围韧带较坚韧,股管几乎是垂直而下,出卵圆窝后折向前方形成一锐角,因此股疝最易嵌顿。在腹外疝中,股疝嵌顿者最多,高达 60%,股疝一旦发生嵌顿,可迅速发展为绞窄性疝,应予以特别注意。

三、临床表现

1. 易复性股疝　症状较轻,易被忽视,尤其是肥胖者。主要症状是腹股沟韧带下方股部卵圆窝处有一半球形隆起,常为核桃或鸡蛋大小,质地柔软,可还纳。疝内容物回纳后,有时由于疝囊外有丰富的脂肪组织堆积,疝块并不能完全消失。由于疝囊颈较小,咳嗽时,肿块冲击感常不明显。久立后或咳嗽等腹内压增高时略感患处有不同程度的坠胀、疼痛及不适。

2. 嵌顿性股疝　局部肿块不能还纳,明显压痛。出现疼痛阵发性加重及急性肠梗阻表现,严重者甚至可以掩盖股疝的局部症状而导致误诊。若为嵌顿性 Richter 疝,腹痛较明显,但肠梗阻症状不重。

四、诊断与鉴别诊断

通过详细询问病史、结合症状及查体,诊断一般不难,但需与下列疾病鉴别。

1. 腹股沟斜疝　位于腹股沟韧带上内方,疝块呈梨形,长轴指向大阴唇。股疝则位于腹股沟韧带下方,呈半球形,不进入大阴唇。还纳肿块后,指压腹股沟管内环,患者咳嗽,肿块仍可出现。值得注意的是,较大股疝的疝块有可能一部分在皮下伸展到腹股沟韧带上方,出现此种情况时,易与腹股沟斜疝相混淆,用手指探查腹股沟管外环有无扩大,有助于两者之间鉴别。

2. 大隐静脉曲张结节样膨大　大隐静脉曲张可在腹股沟韧带内下方卵圆窝处出现结节样膨大肿块,此肿块在站立或咳嗽时增大,平卧时消失,可能被误诊为易复性股疝。但此肿块质甚软、无压痛,若用手指压住股静脉近心端,可使结节样膨胀增大,而股疝则无此种表现。此外,下肢其他部位同时也有静脉曲张对鉴别诊断有重要意义。

3. 股部淋巴结肿大　肿块为实质性硬结,呈椭圆形,可有明显触痛,或有局部红肿或波动感,常可在同侧下肢找到原发感染灶。

4. 髂腰部结核性脓肿　脊柱或骶髂关节结核所致寒性脓肿可沿腰大肌流至腹股沟区,并表现为一肿块。其多位于腹股沟的外侧部,偏髂窝处,局部有较明显的压痛、波动感。脊柱检查结合 X 线摄片可发现脊柱结核病灶。

五、治疗

股疝最容易嵌顿,一旦嵌顿又迅速发展为绞窄性疝。因此,股疝应及时进行手术治疗,首选疝囊高位结扎 + 疝修补术。股疝发生嵌顿或绞窄,应急诊手术,若术中发现疝内容物为肠袢且已坏死,则在行肠切除吻合术后,仅作疝囊高位结扎。股疝修补常用术式为 McVay 法。此法不仅能加强腹股沟管后壁而用于腹股沟疝修补,同时还能堵住股环而用于股疝修补。另一种方法是在处理疝囊后,在腹股沟韧带下方把腹股沟韧带、腔隙韧带和耻骨肌筋膜缝合在一起,借以关闭股环。无张力疝修补术或经腹腔镜疝修补术也可根据情况采用。

第四节　其他腹外疝

一、切口疝

切口疝(incisional hernia)是指腹内脏器或组织自腹部手术切口瘢痕处突出所形成的疝。临床上比较常见,占腹外疝的第三位。多见于腹部纵向切口,尤以经腹直肌切口为常见。切口疝的疝环一般比较宽大,很少发生嵌顿。腹部手术后切口获得一期愈合者,切口疝的发病率通常在 1% 以下;切口发生感染,发病率则可达 10%;伤口哆开者甚至可高达 30%。

(一)病因

1. 解剖因素

(1)纵向切口会切断构成腹壁除腹直肌以外的各层肌及筋膜、鞘膜等组织的横向走行纤维。

(2)缝合线易于从横向走行的纤维间滑脱。

(3)肌肉横向牵引力易使已缝合的组织从切口处哆裂。

2. 手术操作不当　是导致切口疝的重要原因。最主要的原因是切口感染所致腹壁组织破坏,由此引起的腹部切口疝占 50% 左右。其他如留置引流物过久、切口过长致肋间神经切断过多、腹壁切口缝合不严密、术中麻醉效果不佳、张力缝合致组织撕裂等均可致切口裂开。

3. 术后腹内压增高　如剧烈咳嗽、术后腹部明显胀气、腹水等腹内压骤增致腹壁切口内层哆裂而发生切口疝。

4. 切口愈合不良　切口内形成血肿、肥胖、老龄、糖尿病、营养不良及应用皮质激素类药物等所致。

（二）临床表现

腹壁切口瘢痕处逐渐膨隆形成肿块。肿块通常于站立或用力时更明显，平卧休息后则缩小或消失。较大的切口疝可伴有牵拉感、腹部隐痛、恶心、便秘等表现。有时疝内容物可达皮下，常可见肠型和蠕动波，并可闻及肠管的咕噜声。肿块回纳后，多数可触及腹肌裂开形成的疝环边缘。多数切口疝无完整的疝囊，疝内容物常可与腹膜外组织粘连，导致部分或完全不能回纳，形成难复性切口疝，有时还伴有不完全性肠梗阻。

（三）治疗

以手术修补为主。在原切口周围作梭形切口，解剖出腹壁各层组织，回纳疝内容物，切除手术瘢痕和疝囊，如有大网膜粘连可一并切除，如疝环最大距离小于 3cm，可逐层无张力缝合。若缺损太大，疝环最大距离超过 3cm 甚至 5cm，估计无张力修补有困难，可用人工高分子材料补片直接架于腹壁与疝环缺损处进行修补。术后使用腹带。

二、脐疝

脐疝（umbilical hernia）是指疝囊通过脐环突出的疝。可分小儿脐疝和成人脐疝 2 种。小儿脐疝常因脐环闭锁不全或脐部瘢痕组织薄弱，小儿特别是婴儿经常啼哭，使腹内压增高所致，多为易复性疝，很少发生嵌顿。成人脐疝为后天性，较为少见，见于中年以上经产妇女，在多次妊娠、肥胖、慢性咳嗽等腹内压增高时发病，由于疝环狭小，易嵌顿或绞窄。

（一）临床表现

典型临床表现为脐部出现肿块。小儿脐疝肿块可在啼哭、直立或排便时增大而紧张，平卧后消失；成人脐疝发生嵌顿后，肿块逐渐增大、有触痛、不能回纳，如为肠管，则可出现肠梗阻症状，如处理不及时易发展成绞窄。

（二）治疗

1. 非手术疗法　2 岁以下的小儿，可于脐环局部加压防止疝块脱出，待其自行闭锁。

2. 手术疗法

（1）**脐疝手术修补原则**：切除疝囊，缝合疝环，必要时可重叠缝合疝环两旁的组织。手术时注意保留脐眼，以免对患者（特别是小儿）产生不利心理影响。术后使用腹带。

（2）**手术适应证**：①经 1 年以上非手术疗法无效的小儿脐疝；②年龄超过 2 岁，疝环直径仍大于 1.5~2cm 的小儿脐疝；③5 岁以上儿童及成人脐疝。

（林建兴）

思考题

1. 简述嵌顿性疝和绞窄性疝的处理原则。
2. 列表鉴别腹股沟斜疝、直疝及股疝。
3. 简述腹股沟疝的手术治疗方式。

ER 26-12

练习题

第二十七章 | 腹部损伤

教学课件

思维导图

ER 27-1 ER 27-2

> **学习目标**
>
> 1. 掌握：腹部闭合性损伤的临床表现、诊断与鉴别诊断、急救与治疗；肝破裂的诊断、鉴别诊断与治疗；脾破裂的诊断、鉴别诊断与治疗。
> 2. 熟悉：腹部损伤的分类、病因、治疗原则。
> 3. 了解：胰腺、十二指肠、小肠、结肠损伤的诊断与治疗。
> 4. 具备对常见腹内脏器损伤进行初步诊断、现场急救和初步处理的能力。
> 5. 能够正确地与患者进行沟通交流，以取得患者及家属的理解和对检查治疗的配合。

> **案例导入**
>
> 患者男性，16岁。左上腹被自行车车把碰伤2小时，伤后腹痛，呕吐1次，为胃内容物，自觉头晕、乏力、口渴、心慌。体检：脉搏110次/min，血压85/60mmHg，面色苍白，四肢湿冷，左上腹见4cm×5cm皮下瘀斑，全腹有压痛、轻度肌紧张和反跳痛，以左上腹为著，叩诊有移动性浊音，听诊肠鸣音较弱。
>
> **请思考：**
> 1. 患者最有可能的诊断是什么？有何诊断依据？
> 2. 为明确诊断还须进行哪些检查？其中哪一项最有临床意义？
> 3. 治疗原则是什么？

第一节 概 述

腹部损伤（abdominal injury）是指机械性因素作用于腹部所造成的腹壁和腹内脏器组织结构完整性的破坏或功能障碍，为外科常见病。腹部损伤发病率在平时占各种损伤的0.4%~1.8%，腹内脏器较多且脆弱，腹部受伤后常累及内脏器官，因伤情较复杂、严重，死亡率高达10%左右。常见致死原因是创伤性休克、内出血、严重的腹膜炎或全身感染等。早期准确诊断和及时正确处理是提高疗效、降低死亡率的关键。

一、分类

腹部损伤根据损伤后是否穿透腹壁以及腹腔是否与外界相通，可分为开放性和闭合性两大类。

开放性损伤有腹膜破损者为穿透伤（多伴内脏损伤），无腹膜破损者为非穿透伤（可伴内脏损伤）；其中有入口与出口者为贯通伤，有入口而无出口者为非贯通伤（盲管伤）。腹部开放性损伤伤口较深时，可伤及腹内多个脏器，因其伤情较直观，且常有出血、脏器外露等严重情况，易于明确诊断和得到重视，多能得到及时有效的治疗。闭合性损伤可能仅局限于腹壁，也可同时兼有内脏损伤。

闭合性损伤体表无伤口,要确定有无内脏损伤,有时很困难,易发生漏诊、误诊。闭合性损伤若涉及内脏或组织,往往需要早期手术治疗,如果错失手术时机,将造成严重后果,故从临床诊治角度来看,腹部闭合性损伤具有更重要的意义。

此外,穿刺、内镜、灌肠、刮宫、腹部手术等各种诊疗措施导致的腹部损伤称医源性损伤。

二、病因

开放性损伤多由刀剑等利器或枪弹、弹片等火器所引起。闭合性损伤常系坠落、碰撞、冲击、震荡、挤压、拳打脚踢、棍棒等钝性暴力所致。无论闭合性损伤或开放性损伤,都可导致腹部内脏损伤。

腹部损伤的严重程度、是否涉及内脏、涉及何种内脏等情况在很大程度上取决于暴力的强度、速度、着力部位和作用方向等因素,同时还与脏器解剖特点、原有病理变化和功能状态等内在因素有关。如肝脏、脾脏等实质脏器,组织结构脆弱、位置比较固定,若已有病理改变如肝硬化等,受到暴力打击后比其他内脏更易破裂。上腹部受到挤压时,胃窦部、十二指肠第三段或胰腺可被挤压于脊柱上而断裂。充盈的空腔脏器比空虚的脏器更易损伤,如饱餐后的胃和未排空的膀胱。

三、临床表现

腹部损伤后的临床表现由于致伤原因及伤情不同可有很大差异,从无明显症状、体征到出现重度休克甚至濒死状态。严重者主要的病理变化是腹腔内出血或腹膜炎。

实质脏器如肝、脾、胰、肾等或大血管损伤主要临床表现为腹腔内或腹膜后出血,可致血容量急剧下降,严重者可发生休克。腹痛呈持续性,一般并不会很剧烈,腹膜刺激征也不明显。如果肝破裂伴有较大肝内胆管断裂时,因有胆汁沾染腹膜或胰腺损伤伴有胰管断裂,胰液溢入腹腔,可出现明显的腹痛和腹膜刺激征。肩部放射痛提示膈肌受刺激,多为肝或脾的损伤。肝、脾包膜下破裂或肠系膜网膜内出血可表现为腹部肿块。肾脏损伤时可出现血尿。

空腔脏器如胃肠道、胆道、膀胱等破裂的主要临床表现是局限性或弥漫性腹膜炎。患者常出现恶心、呕吐等胃肠道症状,早期为反射性,呕吐物主要是胃内容物,晚期可由于胃肠麻痹而呈溢出性呕吐。除胃肠道症状和随后出现的全身感染的表现外,最为突出的是腹膜刺激征,其严重程度因空腔器官内容物不同而异。通常胃液、胆汁、胰液的刺激最强,肠液次之,血液最轻。

腹痛常由于血液、肠液或尿液的扩散而范围逐渐扩大,腹痛最明显处常是病灶所在部位,临床可作为诊断的依据之一。伤者可因肠麻痹而出现腹胀,空腔脏器破裂超过 12 小时,若处理不及时可能继发感染,引起感染性休克。腹膜后十二指肠破裂的患者有时可出现睾丸疼痛、阴囊血肿、阴茎异常勃起等症状和体征。空腔脏器破裂处也可有程度不同的出血,但出血量一般不大,除非合并邻近大血管损伤。

四、诊断

腹部损伤的诊断主要依据详细询问外伤史和细致的体格检查。腹部损伤无论是开放性损伤还是闭合性损伤,都应在排除身体其他部位的合并伤(如颅脑损伤、胸部损伤、肋骨骨折、脊柱骨折、四肢骨折等)后,首先确定有无内脏损伤,再分析脏器损伤的性质、部位和严重程度,确定有无剖腹探查的指征。

腹部开放性损伤诊断相对较明确,但是要慎重考虑是否为穿透伤。有腹膜刺激征、伤口有胃肠内容物溢出或腹内脏器、组织等从伤口脱出,提示腹膜已穿透,且绝大多数都有内脏损伤。穿透伤诊断还应注意:①穿透伤的入口或出口可能不在腹部,而可能在胸、肩、腰、臀或会阴等处。②未穿透腹膜的腹壁切线伤,也不能排除内脏损伤的可能。③穿透伤的入、出口与伤道不一定呈直线,因受伤时的姿势与检查时的姿势可能不同,低速或已减速投射物可因遇到阻力大的组织而转向。④伤口大小与伤情的严重程度不一定成正比。

闭合性损伤诊断中需要仔细判断是否有内脏损伤,如不能及时确诊,可能贻误手术时机而导致严重后果。腹部闭合性损伤的诊断要明确以下问题:

1. 明确有无内脏损伤　多数伤者根据临床表现即可确定内脏是否受损,但仍有不少伤者早期腹内脏器损伤体征并不明显。因此,需进行严密观察直至明确诊断。值得注意的是,有些伤者常有较严重的合并损伤,可能掩盖腹部内脏损伤的表现。单纯腹壁损伤常见表现是受伤部位疼痛、局限性腹壁肿胀和压痛,有时可见皮下瘀斑,较严重的腹肌挫伤可发生腹壁血肿,其程度和范围往往比较固定,随时间推移逐渐缓解或缩小,多无恶心、呕吐等胃肠道症状,无腹膜炎和休克征象等,肠鸣音存在。

开放性损伤患者,若腹膜完整、腹内脏器无外露,伤情多不严重。闭合性损伤若腹腔内脏器发生破裂,可因损伤脏器不同而表现各异。常见受损内脏在闭合性损伤中依次是脾、肾、小肠、肝、肠系膜等。开放性损伤时,是否有腹内脏器损伤,可根据腹壁伤口、伤口流出液的性质或脱出伤口的脏器,容易做出正确的诊断。常见受损内脏在开放性损伤中依次是肝、小肠、胃、结肠、大血管等。胰、十二指肠、膈、直肠等由于解剖位置较深,故损伤机会较少。腹部损伤的诊断过程与手段主要包括以下几方面:

(1)**详细收集病史**:了解受伤的时间、暴力的性质和大小、着力部位、受伤时的姿势、伤后急救处理经过等,有利于做出正确的诊断。对于危重或昏迷患者,可向知情者了解其受伤经过。

(2)**严密观察全身情况的变化**:包括监测神志、脉率、呼吸、血压和体温等,特别注意有无休克征象。

(3)**全面而有重点的体格检查**:按视、触、叩、听的顺序重点进行腹部体征检查,包括是否有腹膜刺激征,其范围和程度;是否有肝浊音界改变或移动性浊音;是否有肠鸣音改变和直肠指诊是否有阳性体征发现等。注意有无腹外部位合并损伤,有些火器伤或利器伤的入口虽不在腹部,但伤道却通向腹腔。

凡腹部损伤后有下列情况之一者,均应考虑有腹内脏器损伤的可能:①较早出现休克征象者,尤其是失血性休克。②存在持续性甚至进行性加重的腹部剧痛,伴恶心、呕吐等消化道症状者。③有明显腹膜刺激征者。④腹部有移动性浊音者。⑤有气腹征者。⑥直肠指检前壁有压痛或波动感,或指套上沾有血迹者。⑦有便血、呕血或尿血者。

(4)**实验室检查**:①血液,如空腔器官破裂白细胞计数可明显升高,实质器官破裂可有红细胞计数、血红蛋白含量、血细胞比容下降。②尿液,常规检查尿中有大量红细胞时考虑为肾损伤。③血、尿淀粉酶升高提示胰腺损伤或胃肠道穿孔。

2. 何种脏器损伤　腹腔内脏器损伤包括实质脏器、空腔脏器和血管损伤等多种情况。诊断时首先要确定是哪一类脏器受损,然后再考虑具体脏器和损伤程度。

(1)**区分实质脏器与空腔脏器损伤**

1)实质脏器如肝、脾、胰、肾或大血管损伤。以腹腔内(腹膜后)出血为主,多有面色苍白、脉率加快,严重时脉搏微弱,血压不稳甚至休克。腹痛呈持续性,一般不严重,腹膜刺激征也并不严重。当有胰腺损伤伴胰管断裂或肝脏破裂伴较大肝内胆管断裂时,因漏出的胰液或胆汁沾染腹膜,腹痛和腹膜刺激征严重,往往以前者更为明显。体征最明显处一般即是损伤所在。出血量多时可有腹胀和移动性浊音,但肝、脾破裂后,因局部积血凝固,可出现固定性浊音。移动性浊音虽是内出血的有力证据,但属晚期体征,对早期诊断帮助不大。

2)空腔脏器如胃肠道、胆道、膀胱等破裂,以弥漫性腹膜炎和腹膜后间隙感染为主,多有腹痛、腹胀、恶心、呕吐、便血、呕血等胃肠道症状及稍后出现的全身性感染的表现,体检可发现腹膜刺激征、肝脏浊音界改变、肠鸣音减弱或消失。值得注意的是,空腔器官破裂所致的腹膜炎不一定在伤后很快出现,尤其是下消化道破裂,腹膜炎体征通常出现得较迟。有时肠壁的破口很小,可因黏膜外翻或肠内容物残渣堵塞暂时闭合而不发展为弥漫性腹膜炎。伤者有时可出现气腹征,随之出现肠麻痹而有腹胀,严重时可发生感染性休克。空腔脏器破裂处也可有某种程度的出血,但出血量一般不大。如果两类脏器同时破裂,则兼有腹膜炎和出血性表现。

(2)**确定损伤脏器**:根据损伤部位和临床特点可获得具体脏器受损的线索。

1)有恶心、呕吐、便血、气腹者,提示多为胃肠道损伤,再结合暴力打击部位、腹膜刺激征最明显的部位和程度,可确定损伤在胃、上段小肠、下段小肠或结肠。

2)有膈面腹膜刺激表现同侧肩部牵涉痛者,提示上腹脏器损伤,尤以肝、脾破裂多见。

3)有下位肋骨骨折者,提示有肝或脾破裂可能。

4)有血尿、排尿困难、外阴或会阴部牵涉痛者,提示泌尿系脏器损伤。

5)有睾丸疼痛、阴囊血肿和阴茎异常勃起等表现,提示有腹膜后十二指肠破裂可能。

6)有骨盆骨折者,提示有直肠、膀胱、尿道损伤可能。

3. **是否有多发性损伤** 严重的腹部损伤,往往有多脏器受伤。多发性损伤有以下几种类型:

(1)一个脏器多处破裂。

(2)腹腔内一个以上脏器同时或相继受损。

(3)腹内脏器损伤合并有腹腔以外的脏器或组织受损。

(4)腹部以外的损伤累及腹内脏器。多发性损伤病情复杂,在诊断和治疗的过程中需要高度重视,全面检查,综合判断,以免发生漏诊而造成严重后果。

4. **诊断困难时如何处理**

(1)**常用检查技术**:根据患者病情,选择合适的检查项目,有助于明确有无腹内脏器损伤及何种脏器损伤。

1)诊断性腹腔穿刺术和腹腔灌洗术:阳性率可达90%以上,对于判断腹内脏器有无损伤和哪类脏器损伤有很大帮助,腹腔穿刺术对医院设备要求不高,可不必搬动患者,在基层医院和急诊室内均可进行,为目前诊断有无内脏损伤最简便、最可靠的方法。腹腔穿刺术的穿刺点多选择在脐与髂前上棘连线中、外1/3交界处或经脐水平线与腋前线相交处(图27-1)。把有多个侧孔的细塑料管经针管送入腹腔深处,进行抽吸(图27-2)。抽到液体后,根据其性状(血液、胃肠内容物、混浊腹水、胆汁或尿液),可作出初步诊断并推断出哪类脏器受损。

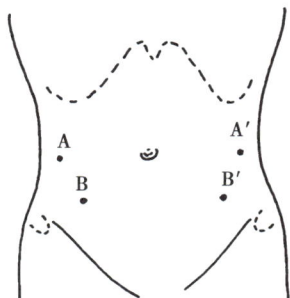

图 27-1 诊断性腹腔穿刺术的进针点

(1)A、A′经脐水平线与腋前线交点;(2)B、B′髂前上棘与脐连线中、外1/3交点。

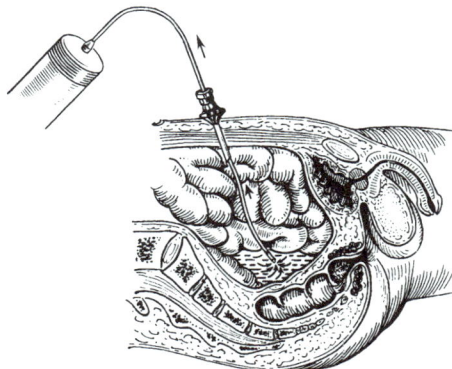

图 27-2 诊断性腹腔穿刺术抽液方法

必要时可作液体的涂片检查。怀疑有胰腺损伤时,可测定其淀粉酶含量。如抽到不凝血,提示实质器官破裂所致内出血;抽出胃肠内容物,提示空腔脏器损伤;抽出胆汁或尿液时,可诊断为肝胆或膀胱的损伤。若腹腔穿刺时误入腹腔血管或前腹壁血肿、后腹膜间隙血肿,则抽出的血液很快凝固或抽不出血液。抽不到液体并不能完全排除内脏损伤的可能性,应继续观察,必要时可重复穿刺,或改行腹腔灌洗术。

诊断性腹腔灌洗术是经上述诊断性腹腔穿刺置入的塑料管向腹腔内缓慢灌入 500~1 000ml 无菌生理盐水,待液体灌完或患者感到腹胀时即停止,等待 3 分钟左右,再将输液瓶翻转并放到床面以下,腹腔内的灌洗液借虹吸原理流回输液瓶内(图 27-3)。取瓶中液体进行肉眼或显微镜下检查,必要时涂片、培养或测定淀粉酶含量。此法对腹腔内少量出血者比一般诊断性穿刺术更为可靠,有利于早期诊断并提高准确率。检查结果符合以下任何一项,即属阳性:①灌洗液中含有肉眼可见的血液、胆汁、胃肠内容物、尿液。②显微镜下红细胞计数超过 $100 \times 10^9/L$ 或白细胞计数超过 $0.5 \times 10^9/L$。③淀粉酶超过 100 Somogyi 单位。④灌洗液中发现细菌。

诊断性腹腔穿刺术如能在超声引导下进行穿刺,可以避开重要脏器避免损伤,可以提高诊断的可靠性。对于有严重腹内胀气,中、晚期妊娠,巨大卵巢囊肿者,膀胱充盈未行导尿者,既往有腹部手术或炎症史(广泛腹膜粘连)及躁动不能合作者,不宜做腹腔穿刺。诊断性腹腔灌洗虽然很敏感,但仍有少数假阳性及假阴性结果,因此如决定是否剖腹探查,仍应根据全面检查的结果,慎重考虑。

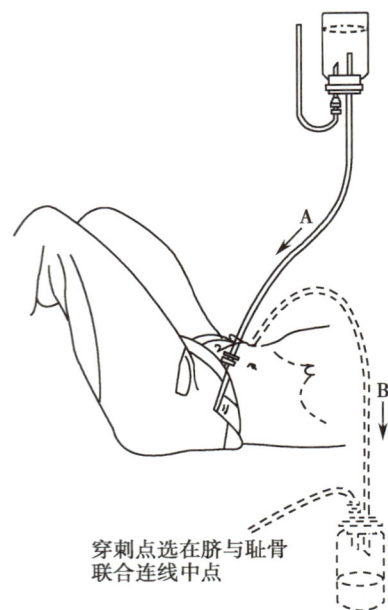

图 27-3　诊断性腹腔灌洗术
A. 向腹腔灌入生理盐水;B. 腹腔内液借虹吸作用流出。

穿刺点选在脐与耻骨联合连线中点

2)X 线检查:最常用的是胸片及平卧位腹部平片,必要时可拍骨盆片。骨盆骨折,应注意有无盆腔内器官损伤。腹部立位平片可表现为膈下新月形阴影,这对空腔脏器破裂的诊断有重要意义。腹膜后积气提示腹膜后十二指肠或结直肠穿孔。若腹腔内有大量积血仰卧位时小肠多浮动到腹部中央,肠间隙增大,充气的左、右结肠可与腹膜脂肪线分离。腹膜后血肿时,腰大肌影消失。胃右移、横结肠下移,胃大弯有锯齿形压迹(脾胃韧带内血肿)是脾破裂的征象。右膈升高、肝正常轮廓消失及右下胸肋骨骨折,提示有肝破裂的可能。左侧膈疝时多能见到胃泡或肠管突入胸腔。右侧膈疝诊断较难,必要时可行人工气腹以做鉴别。静脉或逆行肾盂造影可诊断泌尿系损伤。若腹内脏器损伤的患者伤情紧急危重,甚至处于休克状态,X 线检查时要尽量减少搬动,以免加重损伤。

3)超声检查:有安全、简便、无创、可重复等优点,可在病床旁检查,并可重复进行动态观察。主要用于诊断肝、脾、胰、肾等实质脏器的损伤,可了解损伤的有无、部位和程度,以及周围积血、积液情况。对于空腔脏器损伤的判断因肠腔内气体干扰受限,而且还受到检查者经验的影响,如果空腔脏器周围有积液,可以在超声引导下进行腹腔穿刺,有助于诊断。

4)CT 检查:具有高度的敏感性、特异性和准确性,能清晰地显示病变的部位及范围,尤其对实质脏器损伤有重要的诊断价值,但要求被检查者病情稳定、可搬动。

5)腹腔镜检查:可应用于一般状况良好而又不能明确有无或何种腹腔内脏损伤的患者早期诊断,可提高诊断准确率,避免不必要的剖腹探查。有些损伤,可在腹腔镜下进行治疗。进行腹腔镜检查与治疗时,要求患者腹腔内无广泛粘连、血流动力学状况稳定、能耐受全身麻醉及人工气腹等。现有应用无气腹腔镜检查的方法。

(2)严密观察:对于暂时不能明确有无腹内脏器损伤而生命体征尚平稳的患者,严密观察也是诊断的一个重要步骤。观察期间要反复检查伤情，并根据变化，进行综合分析，尽早作出诊断而不致贻误治疗。

观察的内容一般包括：①动态监测生命体征，每 15~30 分钟测定一次血压、脉率和呼吸。②动态监测腹部体征，每 30 分钟检查一次，注意腹膜刺激征程度和范围改变。③动态监测血常规，每 30~60 分钟测定一次红细胞数、血红蛋白和血细胞比容，了解是否有所下降，并复查白细胞数是否上升。④必要时可重复进行诊断性腹腔穿刺和腹腔灌洗术、超声检查等。

（3）**剖腹探查**：对腹部损伤有诊断和治疗的双重意义。对以上方法未能排除腹内脏器损伤或观察期间出现以下征象时，应考虑有内脏损伤，及时手术探查：①腹痛或腹膜刺激征进行性加重或范围扩大。②肠鸣音逐渐减弱、消失或腹部逐渐膨隆。③全身情况有恶化趋势，出现口渴、烦躁、脉率增快或体温及白细胞计数上升或红细胞计数进行性下降。④积极救治休克而情况不见好转或继续恶化。⑤腹腔穿刺抽出气体、不凝血、胆汁、胃肠内容物或尿液。⑥膈下有游离气体，肝浊音界缩小或消失，或者出现移动性浊音。⑦消化道有出血者。⑧直肠指诊有明显触痛。

五、治疗

1. **急救处理**　腹部损伤往往伴有腹部以外的合并伤，在急救时应全面衡量各种损伤的轻重缓急。首先处理对生命威胁最大的损伤，如呼吸心搏骤停应紧急进行心肺复苏、出现窒息应及时解除气道梗阻、大出血者应迅速控制明显的外出血、开放性气胸则应快速封闭患侧胸壁上的伤口、张力性气胸则可利用粗针头穿刺胸膜腔排气减压、颅脑外伤致颅内压急剧增高者则应快速降低颅内压等；腹腔脏器损伤的伤者很容易发生休克，故防治休克是救治中的重要环节。

对已发生休克者应迅速建立通畅的静脉通路，及时补液，必要时输血，尽快恢复循环血容量、控制休克，若在积极治疗下休克仍未能纠正，则提示腹内可能有活动性大出血，应在抗休克的同时迅速剖腹止血。对腹部开放性损伤，应妥善处理伤口，及时止血并做好包扎固定。穿透性损伤如伴腹内脏器或组织自腹壁伤口脱出，有扭转血管受压者，应及时解除，避免发生绞窄，切勿强行将外露肠管回纳腹腔，以免加重污染，可用清洁敷料覆盖并用碗、盆等加以保护后包扎后尽快送医院救治。

2. **非手术治疗**　单纯腹壁闭合性损伤按一般软组织损伤处理。对于生命体征稳定、暂时不能明确有无腹内脏器损伤的患者或已经明确是轻微内脏损伤者，可在严密观察病情变化的前提下，考虑行非手术治疗，主要包括以下措施：

（1）**卧床休息**：不宜随便搬动伤者，以免加重伤情。

（2）**禁食禁饮**：对确定或疑有腹内脏器损伤者，应禁食禁饮，以免有胃肠道穿孔而加重腹腔污染。疑有空腔脏器破裂或有明显腹胀时，应进行胃肠减压。

（3）**营养支持**：维持水、电解质及酸碱平衡，给予营养支持。腹部损伤患者因不能正常进食且额外丢失，会引起体液失衡和营养不足，应予纠正和补充。

（4）**防治感染和休克**：腹内脏器损伤很容易发生休克和感染。因此，应积极采取抗休克措施，合理选用广谱抗生素，以预防或治疗腹腔内感染。

（5）**对症处理**：诊断明确后，如患者烦躁、疼痛剧烈，可考虑使用镇静、镇痛药；未明确诊断者，禁用或慎用镇痛药，以免掩盖伤情。

3. **手术治疗**　对于已确诊或高度怀疑腹内脏器损伤者，处理的原则是做好紧急术前准备，力争尽早手术。腹部穿透性开放损伤和闭合性腹内脏器损伤多需手术。手术方法主要为清创或剖腹探查。剖腹探查包括探查、止血、修补、切除、清理腹腔内残留液和引流等。实质性脏器损伤可行修补、部分切除或切除等手术。空腔脏器损伤可行修补、肠切除及吻合等手术。

（1）**清创术**：对腹壁非贯通伤应按规定进行清创。腹部穿透性开放损伤合并腹内脏器损伤，腹壁伤口清创后，另作切口行剖腹手术，以免发生切口愈合不良；若有内脏脱出，将内脏清洗后还纳腹腔再清创。

（2）**剖腹探查术**：早期剖腹是治疗腹内脏器损伤的关键性措施。

1）手术指征：①腹部穿透性开放损伤；②任何腹部损伤已确诊或高度怀疑有腹内脏器损伤者；③在肩部、腰骶部、下胸部、臀部、会阴部的盲管伤，有内出血或腹膜炎者。④任何腹部伤观察或非手术治疗期间出现提示腹内脏器损伤征象者。

2）手术要点

A. 麻醉选择：要求镇痛完全、腹肌松弛好、对全身影响较小、能预防误吸，多选用气管内插管麻醉，如患者合并有胸部穿透伤，麻醉前应先做患侧胸腔闭式引流，以免在正压呼吸时发生危险的张力性气胸。

B. 切口选择：要求进腹迅速、创伤小、出血少，便于探查和显露受伤器官，必要时可以延长；伤情不明时，常选择正中切口，腹部有开放伤时，不可通过扩大伤口去探查腹腔，以免伤口感染和愈合不良。

C. 探查重点：可能受伤的脏器、凝血块集中的部位、纤维蛋白沉积最多处或网膜包裹处。

D. 探查要求：动作轻柔、有序有重点、不遗漏伤情、不反复翻动腹内组织与器官。

E. 探查顺序：损伤部位不能确定时，应进行全面探查，进入腹腔后，首先控制活动性出血，继而钳闭胃肠裂口，污染重的下消化道裂口宜先钳闭，待查明伤情后一并处理。一般先检查肝、脾等实质性脏器，同时探查膈肌、胆囊等有无损伤，接着从胃开始，逐段探查十二指肠第一段、空肠、回肠、结肠以及其系膜，然后探查盆腔脏器，之后再切开胃结肠韧带显露网膜囊，检查胃后壁和胰腺。如有必要，最后应切开后腹膜探查十二指肠第二、三、四段。

F. 处理顺序：对多脏器损伤，原则上先处理出血性损伤，后处理空腔脏器穿破性损伤，对于后者则先处理污染严重的损伤，后处理污染轻的损伤。

G. 关腹要求：关腹前应彻底清除腹腔内残留的液体和异物，恢复腹腔内脏器的正常解剖关系；用生理盐水冲洗腹腔，污染严重的部位应反复冲洗；根据需要选用乳胶管引流或双套管负压吸引；腹壁切口污染不重者，可以分层缝合，污染较重者，可在皮下可放置乳胶片引流，或暂不缝合皮肤和皮下组织，留作延期处理。

3）探查术后处理：①禁食，肛门排气后开始进食流质；持续胃肠减压。②积极抗休克治疗，维持水、电解质及酸碱平衡，给予营养支持。③防治感染，选用广谱抗生素。④密切观察全身情况变化、术后内出血等情况，防治并发症。

> **知识链接**
>
> ## 损伤控制外科
>
> 　　损伤控制外科（damage control surgery，DCS）理念是严重外科疾病的一种救治理念，即根据患者全身情况、病损范围、术者的技术、后续治疗条件等，为患者设计最佳手术治疗方案。严重腹部损伤患者常存在多个脏器损伤，患者就诊时往往已发生低血容量性休克，出现严重的生理功能紊乱和机体代谢功能失调。如果此时对患者进行长时间复杂的外科确定性手术及麻醉，可能加重机体的生理紊乱，增加复苏难度。应用DCS治疗严重腹部损伤，首先采用各种暂时性措施，减轻患者的二次创伤和应激，以维持最基本的生命状态，通过复苏纠正各种代谢紊乱，提高患者耐受确定性手术的能力，最后根据患者病情行确定性手术或分次的确定性手术。

第二节 常见腹内脏器损伤的诊断与治疗

一、脾脏损伤

脾脏因结构脆弱、位置固定,是腹部最易受损伤的器官之一,脾损伤(splenic injury)的发生率占腹部各种损伤的 40%~50%,是腹部闭合性损伤中最易受损的实质性脏器,多因钝性外力作用于左下胸或左上腹部引起。其中脾破裂(splenic rupture)占腹部闭合性损伤的 20%~40%,占腹部开放性损伤的 10% 左右。脾脏有慢性病理性改变,如有血吸虫病、疟疾、淋巴瘤等病史时,更易发生破裂。

脾破裂可以根据损伤的范围分为中央型破裂(脾脏实质深部破裂)、被膜下破裂(脾实质周边部分破裂但被膜完整)和真性破裂(脾实质和被膜均破裂)三种,前两型为不完全性破裂,后者为完全性破裂。破裂部位较多见于脾上极及膈面,有时裂口对应部位有下位肋骨骨折存在。破裂如发生在脏面,尤其是邻近脾门的损伤撕裂了脾蒂,可引起大量出血,患者迅速发生休克,常来不及救治即死亡。不完全性破裂,因被膜完整,出血受到限制,早期可无明显内出血征象,不易被发现,可形成血肿而最终被吸收,但血肿(特别是被膜下血肿)在某些微弱外力的影响下,可突然转为真性破裂,导致诊治中出现措手不及的局面。

(一)诊断

1. 外伤史 左下胸或左上腹部外伤史。

2. 临床表现 左上腹痛,可放射到左侧肩背部;真性脾破裂时因大量失血引起休克。查体:腹部隆起,左上腹压痛,叩诊有移动性浊音。不完全脾破裂表现可不典型,部分患者可于左上腹发现固定而逐渐增大的浊音区。

3. 辅助检查

(1)**腹腔穿刺或灌洗**:于左下腹抽出不凝血有确诊意义,腹腔灌洗液中红细胞计数 $>0.1 \times 10^9$/L,有诊断意义。

(2)**X 线检查**:可见脾影加宽、左膈肌升高和活动受限,胃泡向右前方移位,结肠脾曲下降,胃大弯呈锯齿状,有时可见肿大而轮廓模糊的脾脏影。

(3)**超声检查和 CT**:可见脾脏形态不完整、脾包膜破损、脾影增大或腹腔内积液等。

(4)**选择性脾动脉造影**:可见脾脏与侧腹壁间距增大,脾动脉支受血凝块挤压而分开和造影剂自血管外溢。

(二)治疗

脾破裂的处理原则是"抢救生命第一,保脾第二"。

1. 非手术治疗 对无休克或容易纠正的一过性休克,影像学证实脾破裂伤比较局限、表浅,无其他腹腔脏器合并伤者,可在严密观察血压、脉搏、腹部体征、血细胞比容及影像学变化条件下进行非手术治疗。主要措施为绝对卧床休息至少一周、禁食、禁水、胃肠减压、输血、补液、用止血剂和抗生素等。

2. 手术治疗 观察中如发现继发出血或合并其他脏器损伤,应立即中转手术。不符合非手术治疗条件者,应尽快行剖腹探查,以防延误治疗。伤情彻底查明后,再决定手术方式。传统的手术方式为脾切除,但脾脏是人体最大的免疫器官,切除后对感染的抵抗力降低,尤其是婴幼儿,甚至可以发生以肺炎球菌为主要致病菌的脾切除术后凶险感染(overwhelming post-splenectomy infection, OPSI)而致死。

目前提倡在不影响抢救生命的前提下,并明确可能保脾者,可根据伤情采用生物胶黏合止血、物理凝固止血、单纯缝合修补、脾破裂捆扎、脾动脉结扎及部分脾切除。对于脾中心部碎裂、脾门撕裂或有大量失活组织,缝合修补不能有效止血,高龄及多发伤情况严重者,迅速施行全脾切除术。

对于脾被膜下破裂形成的血肿和少数脾真性破裂后被网膜等周围组织包裹形成的局限性血肿,可发展为延迟性脾破裂,常发生在伤后 2 周,也可发生在伤后数月,此种情况下应行脾切除。

二、肝脏损伤

肝脏是腹腔内最大的实质器官,质地脆弱,血运丰富,位置也比较固定。作用于右下胸或右上腹部的直接暴力,或作用于腹部的间接暴力均可造成肝损伤(liver injury),在腹部损伤中占 20%~30%,是腹部开放性损伤中最易受损的实质性脏器,约占 37%。肝右叶破裂较肝左叶多,肝脏有某些慢性病变时更易受损。肝外伤在病理类型和临床表现方面与脾外伤极为相似,主要危险是失血性休克、胆汁性腹膜炎和继发性感染。肝外伤后可能有肝内胆管损伤而使胆汁流入腹腔,其引起的腹痛和腹膜刺激征常较脾破裂伤者更为明显。肝脏被膜下破裂也有可能发展为真性破裂,而中央型破裂若感染则易发展为继发性肝脓肿。

(一)诊断

1. 受伤史 多见于右下胸或右上腹部受到钝性暴力的直接作用,也可由下腹部的暴力向上传导所致,特别是伴有肋骨骨折时,或有开放性损伤的伤道通往右下胸部或右上腹部时,均有可能损伤到肝。

2. 临床表现 浅表的肝裂伤出血可自行凝结止血,被膜下或中央型破裂形成局部血肿,临床表现常不重,仅有右上腹痛,可向右肩背部放射,肝脏浊音界扩大;较大的肝裂伤出血较多,可有急性失血表现,如面色苍白、四肢湿冷、血压下降、脉搏细速,甚至休克或死亡。合并胆管或胆囊损伤有胆汁进入腹膜腔时,腹痛和腹膜刺激征会较明显,还可有移动性浊音阳性,肠鸣音减弱或消失等表现。肝破裂(liver rupture)后,血液有时可通过胆管进入十二指肠而出现呕血或柏油样便,称为外伤性胆血症,诊断中应予注意。

3. 辅助检查

(1)**诊断性穿刺**:抽出不凝或混有胆汁的血液,阳性率可达 90%,可反复进行。

(2)**X 线检查**:可见右侧膈肌抬高,活动受限。

(3)**超声和 CT 检查**:有助于肝破裂尤其是中央型和被膜下肝破裂的诊断。

(二)治疗

1. 非手术治疗 适用于轻度肝实质裂伤,或生命体征稳定或经补充血容量后保持稳定的伤者。方法为绝对卧床休息,酌情输血补液,使用抗生素和止血剂,并严密观察病情变化。

2. 手术治疗

(1)**适应证**:①肝火器伤和累及空腔器官的非火器伤者;②生命体征经补充血容量后仍不稳定或需大量输血才能维持者。

(2)**基本要求**:确切止血、彻底清创、清除胆汁溢漏、处理其他脏器损伤和建立通畅的引流。

(3)**方法**

1)暂时控制出血,尽快查明伤情。可用纱布压迫创面暂时止血,同时用手指压迫或用乳胶管阻断肝十二指肠韧带中的肝固有动脉和门静脉,控制出血,常温下每次阻断的时间为 20~30 分钟,有肝硬化等病理情况时,每次不宜超过 15 分钟,若需控制更长时间,应分次进行,以预防肝组织缺血性坏死。

2)根据损伤类型再进行下一步处理。可分别采用单纯缝合术、间断缝合修补、肝动脉结扎术、肝切除术、纱布块填塞法等。

3)累及肝静脉或肝后下腔静脉的处理。对阻断肝十二指肠韧带仍有出血者,应考虑肝静脉和肝上或肝后下腔静脉损伤,应阻断全肝血流对其进行修补。

4)引流。手术结束后,在创面或肝周围放置多孔硅胶双套管行负压吸引引流。

三、胰腺损伤

胰腺损伤（pancreatic injury）占腹部损伤的 1%~2%，多因上腹部外力冲击，强力挤压胰腺于脊柱所致。因此，损伤多发生在胰的颈、体部。胰腺损伤后发生胰瘘，胰液腐蚀性强，又影响消化功能，故胰腺损伤的病情较重，死亡率高达 20% 左右。

（一）诊断

胰腺破损或断裂后，外渗的胰液经网膜孔或破裂的小网膜进入腹腔，可很快引起弥漫性腹膜炎伴剧烈腹痛。结合致伤原因、受伤部位和临床表现，应考虑胰腺损伤的可能。单纯的胰腺钝性伤，无或仅有少量胰液外漏，临床表现可不明显。部分病例渗液局限于网膜囊内，可形成胰腺假性囊肿。血淀粉酶和腹腔穿刺液的淀粉酶升高，对诊断有参考价值。超声可发现胰腺回声不均和周围积血、积液。诊断不明而病情稳定者可作 CT 或 MRI 检查，能显示胰腺轮廓是否整齐及周围有无积血、积液。

（二）治疗

上腹部创伤后若高度怀疑或诊断为胰腺损伤，特别有明显腹膜刺激征者，应立即手术探查胰腺。手术原则是彻底止血，控制胰液外漏和充分引流。在手术探查时发现胰腺附近后腹膜有血肿、积气、积液、胆汁者，应将此处切开，探查胰腺的腹侧和背侧，以查清是否存在胰腺损伤。被膜完整的胰腺挫伤，仅作局部引流；胰体部分破裂但主胰管未断裂者，可缝合修补；胰颈、体、尾部的严重挫裂伤或横断伤，可行胰腺近端缝合、远端切除术。胰腺头部严重挫裂或断裂时，为了部分保留胰腺功能，可结扎头端主胰管、缝闭头端腺体断端处，并行远端与空肠 Roux-en-Y 吻合术；胰头损伤合并十二指肠破裂者，必要时可将十二指肠旷置；只有在胰头严重毁损确实无法修复时才施行胰头十二指肠切除。

四、十二指肠损伤

十二指肠位于上腹部腹膜后，受伤机会较少，约占整个腹部损伤的 1.16%。十二指肠损伤（duodenal injury）多发生于第二、三部。

（一）诊断

十二指肠损伤若裂口位于腹腔内部，破裂后可有胰液和胆汁流入腹腔而早期引起腹膜炎，术前因症状明显，一般不致耽误手术时机；若损伤发生在腹膜后部分，可引起严重的腹膜后感染，明确诊断较困难，但下述情况可为诊断提供线索：①出现持续而进行性加重的右上腹和腰部疼痛。②腹部体征相对轻微而全身情况不断恶化。③可有血性呕吐物。④血清淀粉酶含量明显升高。⑤腹部平片可见腰大肌轮廓模糊，胃管内注入水溶性碘剂可见外溢。⑥CT 显示右肾前间隙气泡更加清晰。⑦直肠指检可在骶前触及捻发音。

（二）治疗

十二指肠损伤处理的两大关键是抗休克和及时正确的手术。如疑有损伤，应及时手术探查。如术中发现十二指肠附近腹膜后有血肿，组织被胆汁染黄或横结肠系膜根部有捻发音，应高度怀疑十二指肠腹膜后破裂的可能。此时，应切开十二指肠外侧后腹膜或横结肠系膜根部后腹膜，探查十二指肠降部和横部，以免漏诊。

十二指肠破裂手术处理方法主要有：①单纯修补术，多数十二指肠损伤可用此方法治疗。②带蒂肠片修补术，适用于裂口较大，不能直接修补者。③损伤肠段切除吻合术，适用于十二指肠第三、四部严重损伤不宜缝合修补者。④十二指肠憩室化手术，适用于十二指肠第一、二段严重损伤或同时伴有胰腺损伤者。⑤胰头十二指肠切除术，适用于十二指肠第二部严重碎裂殃及胰头无法修补者。以上处理方法都应附加减压术及胆囊造瘘或胆总管造瘘等，以利十二指肠损伤愈合，减少术后并发症。

五、小肠损伤

小肠占据腹腔中、下腹的大部分空间,损伤的机会比较多。多因钝性外力的直接或间接打击、锐器伤和火器伤致伤所致。

(一)诊断

小肠损伤后可在早期出现明显的腹膜炎表现,故诊断一般并不困难。部分患者由于小肠裂口不大,大网膜及邻近肠管粘连,穿孔后被食物残渣或膨出的黏膜堵塞,肠内容物外流少,可能无弥漫性腹膜炎的表现,易导致误诊。但局部仍有触痛及肠鸣音减弱等体征,应密切观察。

(二)治疗

小肠破裂一旦明确诊断,无论是何种类型损伤,均需立即施行手术治疗。手术中要特别注意位于肠系膜缘的小穿孔有时难以发现。小肠穿透伤常有多处穿孔,应防止遗漏。手术方式应根据损伤部位、程度、范围及是否多发伤等而定。但一般以单纯修补为主,采用间断横向缝合。

下列情况宜采用部分小肠切除吻合术:①裂口大而不规则难以缝合者。②肠管大部分断裂或完全断裂者。③短距离肠管内有多处破裂者。④肠管严重挫伤、有血液循环障碍者。⑤肠壁内或系膜缘有大血肿者。⑥肠系膜损伤影响肠壁血液循环者。

六、结肠损伤

(一)诊断

结肠损伤发病率远比小肠低,且多为单发破裂。当裂口位于结肠腹腔内部分时,结肠内容物因碱性弱且干结不易流入腹腔,伤后腹痛不及小肠损伤后那样剧烈、广泛,易延误诊断,由于进入腹腔的结肠内容物细菌含量多,腹腔污染重,腹膜炎出现较晚且严重。当结肠损伤发生在腹膜后的部分时,因其部位隐蔽,伤后不易察觉而漏诊。结肠损伤后的感染常成为致命威胁。结肠破裂主要表现为腹膜炎,常被其他脏器合并伤所掩盖。

(二)治疗

结肠壁薄、血液供应差、愈合力弱,结肠破裂的处理比小肠破裂复杂,治疗效果取决于能否早期手术。在手术处理上,对裂口小而整齐、腹腔污染轻、全身情况好的右半结肠损伤患者,可行一期修补或一期切除吻合术。除此之外,大部分患者应先采用肠造口术或肠外置术处理,待 3~4 周后患者情况好转时,再行关闭瘘口。

结肠损伤一期修复手术的主要禁忌证为:①腹腔严重污染;②全身严重多发性损伤或腹腔内其他脏器合并伤,须尽快结束手术;③全身情况差或伴有其他严重疾病如肝硬化、糖尿病等。结肠损伤手术务必尽量清除腹腔内粪便污染,腹腔内置管引流。术后加强抗感染治疗,并加强营养支持。

(雷 辉)

> **思考题**

1. 腹部损伤患者出现哪些临床表现时应考虑有腹内脏器损伤?

2. 对暂时不能明确有无腹部内脏损伤的患者,在非手术治疗期间观察的内容有哪些?

3. 脾破裂的处理原则有哪些?

ER 27-3

练习题

第二十八章 | 急性化脓性腹膜炎

教学课件

思维导图

学习目标

1. 掌握:急性弥漫性腹膜炎的诊断方法和治疗原则。
2. 熟悉:急性弥漫性腹膜炎的病因、病理、临床表现和病程演变。
3. 了解:腹腔脓肿的临床表现和诊断。
4. 具备对急性弥漫性腹膜炎初步诊断及初步处理的能力。
5. 能够与患者进行沟通交流,让患者了解病情、治疗方案及可能出现的并发症,并取得患者的理解与配合。

案例导入

患者女性,40 岁。突发上腹痛伴恶心 8 小时入院。疼痛由局部逐渐波及全腹,伴发热。既往有十二指肠溃疡病史 20 年。查体:体温 38.4℃,脉搏 104 次/min,呼吸 26 次/min,血压 110/70mmHg;双肺呼吸音清,未闻及干湿啰音,心律齐;全腹肌紧张,压痛和反跳痛阳性,肠鸣音消失。

请思考:

1. 该患者最可能的诊断是什么?
2. 简述治疗方案。

急性化脓性腹膜炎(acute purulent peritonitis)是一种常见的急腹症。腹膜炎是腹腔脏腹膜和壁腹膜的炎症,可由细菌感染、化学性或物理性损伤等引起。按病因可分为细菌性和非细菌性;按临床过程可分为急性、亚急性和慢性;按发病机制可分为原发性和继发性;按累及的范围可分为弥漫性和局限性。

第一节 解剖生理概要

腹膜分为相互连续的壁腹膜和脏腹膜。壁腹膜贴附于腹壁、横膈脏面和盆壁的内面;脏腹膜覆盖于内脏的表面,成为它们的浆膜层,将内脏器官悬垂或固定于膈肌、腹后壁或盆腔壁,形成网膜、肠系膜及韧带。

腹膜腔是壁腹膜和脏腹膜之间的潜在间隙,腹膜腔在男性是密闭的,而女性则经输卵管、子宫、阴道与体外相通。腹膜腔分为大、小腹腔两部分,即腹腔和网膜囊,经由网膜孔(omental foramen,又称 Winslow 孔)相通(图 28-1)。

大网膜起自横结肠,下垂遮盖其下方的脏器。大网膜有丰富的血液供应和大量的脂肪组织,活动度大,能够移动到所及的病灶处并将其包裹,填塞,使炎症局限,有修复病变和损伤的作用。

壁腹膜主要受体神经(肋间神经和腰神经分支)的支配,对各种刺激敏感,痛觉定位准确。腹前壁腹膜在炎症时,可引起局部疼痛、压痛、反跳痛及腹肌紧张,是诊断腹膜炎的主要临床依据。膈肌中心部分的腹膜受到刺激时,通过膈神经的反射可引起肩部放射性痛或呃逆。脏腹膜受自主神经支配,来自交感神经和迷走神经末梢,对牵拉、胃肠腔内压力增高或炎症、压迫等刺激较为敏感,其性质常为钝痛,且定位性差。多感觉为脐周和中腹部疼痛,腹膜刺激严重时常可引起心率减慢、血压下降和肠麻痹。

腹膜表面被覆一层排列规则扁平的间皮细胞。腹膜深面依次为基底膜、浆膜下层、含有丰富血管的结缔组织、脂肪组织、巨噬细胞、胶原和弹力纤维。腹膜有很多皱襞,其面积与体表面积几乎相等,有 $1.7\sim2.0m^2$。腹膜是双向的半透膜,水、电解质、尿素及一些小分子物质能透过腹膜。在急性炎症时,腹膜分泌出大量渗出液,以稀释毒素和减少刺激。渗出液中的巨噬细胞能吞噬细菌、异物和破碎的组织。渗出液

图 28-1 腹膜解剖模式图

中的纤维蛋白沉积在病变周围,发生粘连,以防止感染的扩散并修复受损的组织,因此可造成腹腔内的纤维性粘连。腹膜具有很强的吸收能力,能吸收腹腔内的积液、血液、空气和毒素等。在严重腹膜炎时,可因腹膜吸收大量的毒性物质,而导致感染性休克。

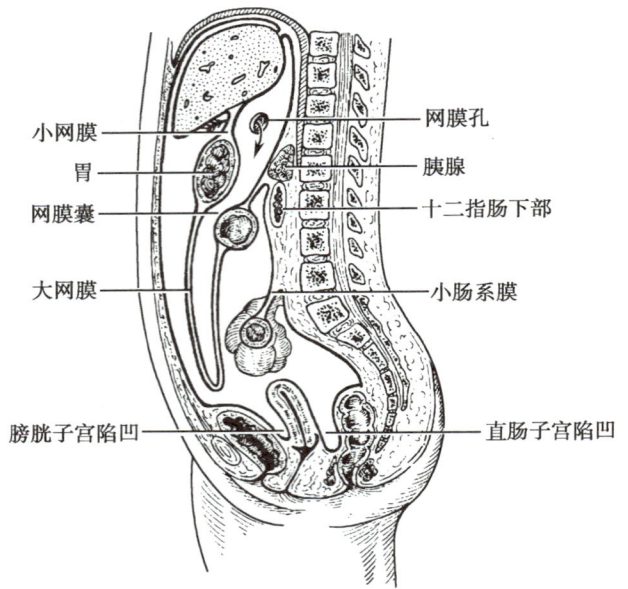

第二节　急性弥漫性化脓性腹膜炎

急性化脓性腹膜炎累及整个腹腔称为急性弥漫性化脓性腹膜炎。临床上主要分为原发性腹膜炎和继发性腹膜炎。

一、病因

1. 继发性腹膜炎 (secondary peritonitis)　继发性腹膜炎是最常见的化脓性腹膜炎。继发性腹膜炎致病菌主要是胃肠道内的常驻菌群,其中以大肠埃希菌最为多见,其次为厌氧拟杆菌、链球菌、变形杆菌等。一般为混合性感染,故致病力强。其原因主要有以下几种:

(1)消化道急性穿孔:胃十二指肠溃疡急性穿孔、急性阑尾炎坏疽穿孔、恶性肿瘤穿孔、急性胆囊炎坏死穿孔等是引起急性继发性化脓性腹膜炎的常见原因。

(2)腹腔内急性炎症与感染:急性阑尾炎、胆囊炎、胰腺炎、憩室炎、坏死性肠炎、急性输卵管炎等可蔓延至腹膜引起炎症。

(3)急性肠梗阻:肠扭转、肠套叠、嵌顿性疝、肠系膜血管栓塞等原因引起的绞窄性肠梗阻后,可引起腹膜炎。

(4)腹部外伤:腹壁穿透性损伤造成的空腔脏器穿孔、实质脏器破裂出血或将外界细菌引入腹腔,腹部闭合性损伤导致的内脏破裂等可造成急性腹膜炎症。

(5)医源性:胃肠吻合口瘘、胆瘘、胰瘘、术后急性腹腔内出血、异物存留等均可引起急性腹膜炎(图 28-2)。

2. 原发性腹膜炎 (primary peritonitis)　原发性腹膜炎又称自发性腹膜炎,即腹腔内无原发病灶。原发性腹膜炎多为单一细菌感染,致病菌多为溶血性链球菌、肺炎双球菌或大肠埃希菌。细菌进入腹腔的途径一般为:①血行播散;②上行性感染;③直接扩散;④肠道细菌移位;⑤淋巴途径。

原发性腹膜炎感染范围很大,脓液性质与细菌的种类有关。

二、病理生理

胃肠内容物和细菌进入腹腔后,腹膜受刺激而充血、水肿并失去光泽,产生大量浆液性渗出液以稀释腹腔内的毒素,巨噬细胞、中性粒细胞也随体液渗出,加上坏死组织、细菌和凝固的纤维蛋白,使渗出液变混浊而形成脓液,并形成脓苔附着在脏器表面。不同致病菌形成不同的脓液:以大肠埃希菌为主的脓液呈黄绿色,常与其他致病菌混合感染而变得稠厚、并有粪臭味。

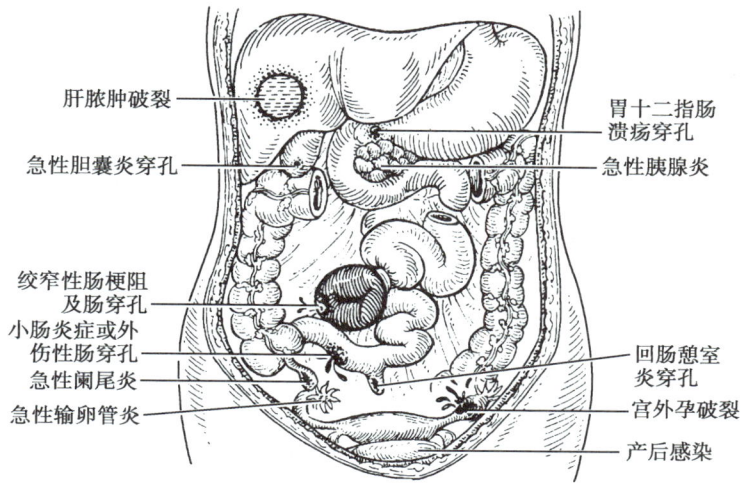

图 28-2　急性腹膜炎的常见病因

腹膜炎的结局取决于两方面,一方面是患者全身和局部的免疫能力,另一方面是细菌的性质、数量和作用时间等。细菌及其产物(内毒素)刺激患者的细胞免疫机制,激活许多炎性介质,如肿瘤坏死因子α(TNFα)、白介素-1(IL-1)、白介素-6(IL-6)和弹性蛋白酶等可升高,其在腹腔渗出液中的浓度更高。这些细胞因子多来自巨噬细胞,另一些是直接通过肠屏障逸入腹腔,或由于损伤的腹膜组织所生成。腹膜渗出液中细胞因子的浓度更能反映腹膜炎的严重程度。

在病程后期,腹腔内细胞因子具有损害器官的作用。除了细菌因素以外,这些毒性介质不被清除,其终末介质 NO 将阻断三羧酸循环而导致细胞缺氧窒息,造成多器官衰竭和死亡。此外,腹内脏器浸泡在脓性液体中,腹膜严重充血、水肿并渗出大量液体,引起脱水和电解质紊乱,血浆蛋白减低和贫血,加之发热、呕吐,肠管麻痹,肠腔内大量积液使血容量明显减少,导致低血容量性休克,同时细菌毒素入血而引发感染性休克。肠管因麻痹而扩张、胀气,可使膈肌抬高而影响心肺功能,使血液循环和气体交换受到影响,加重休克导致死亡(图 28-3)。

年轻体壮、抗病能力强者,致病菌的毒性反应相对较弱。病变损害轻的能与邻近的肠管和其他脏器以及移过来的大网膜发生粘连,将病灶

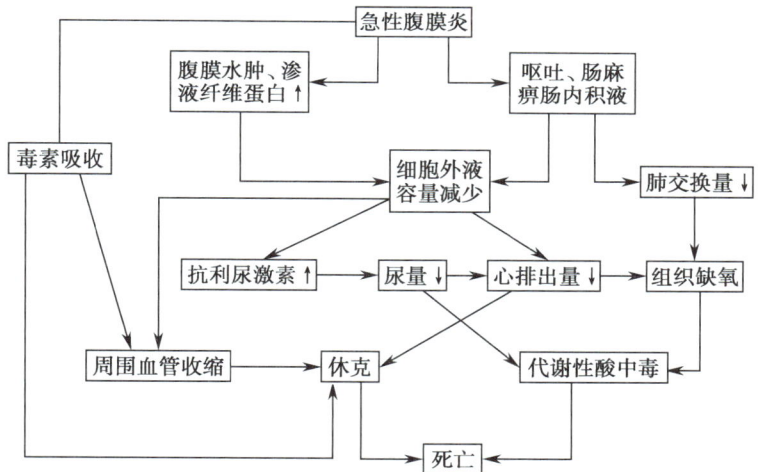

图 28-3　急性腹膜炎的病理生理

包裹,使病变局限于腹腔内的一个部位成为局限性腹膜炎。渗出物逐渐被吸收,炎症消散,自行修复而痊愈。若化脓部位局限于膈下、髂窝、肠袢间、盆腔,则可形成脓肿。

腹膜炎治愈后,腹腔内多有不同程度的粘连,大多数粘连无不良后果。部分粘连可造成肠管扭曲或形成锐角,使肠管不通发生机械性肠梗阻,即粘连性肠梗阻。

三、临床表现

由于病因不同,腹膜炎的症状可以是突然发生的,也可能是逐渐出现的。如空腔脏器损伤破裂

或穿孔引起的腹膜炎，发病较突然；而阑尾炎、胆囊炎等引起的腹膜炎多先有原发病症状，之后才逐渐出现腹膜炎的表现。

1. 腹痛 是最主要的临床表现。疼痛的程度与发病原因、炎症的轻重、年龄及身体素质等有关。疼痛一般都很剧烈，呈持续性。深呼吸、咳嗽、转动体位时加剧，因此患者多不愿改变体位。疼痛先从原发病变部位开始，随着炎症扩散而波及全腹。

2. 恶心、呕吐 腹膜受到刺激，引起的反射性呕吐，多为胃内容物。发生麻痹性肠梗阻时，可呕出粪水样肠内容物。

3. 感染中毒症状 病情进一步发展，可出现面色苍白、虚弱、眼窝凹陷、皮肤干燥、四肢发凉、呼吸急促、口唇发绀、脉细微弱、体温骤升或下降、血压下降、神志恍惚，表明已有重度缺水、代谢性酸中毒及休克。

4. 腹部体征

（1）**视诊**：明显腹胀，腹式呼吸减弱或消失。腹胀加重是病情恶化的重要标志。

（2）**触诊**：腹部压痛（tenderness）、腹肌紧张（rigidity）和反跳痛（rebound tenderness）是腹膜炎的标志性体征，尤以原发病灶所在部位最为明显，有助于定位诊断。

（3）**叩诊**：因胃肠胀气而呈鼓音。胃十二指肠穿孔时，肝浊音界缩小或消失。腹腔内积液较多时可叩出移动性浊音。

（4）**听诊**：肠鸣音减弱，肠麻痹时肠鸣音可能完全消失。

5. 生命体征 开始时正常，以后体温逐渐升高、脉搏逐渐加快。年老体弱的患者体温可不升高，脉搏多加快。如脉搏快体温反而下降，这是病情恶化的征象之一。

6. 直肠指检 直肠前窝饱满及触痛，这表示盆腔已有感染或形成盆腔脓肿。

四、辅助检查

1. 实验室检查 白细胞计数及中性粒细胞比例增高，病情危重或机体反应能力低下的患者，白细胞计数不增高，仅中性粒细胞比例增高，甚至出现中毒颗粒。

2. 影像学检查

（1）**腹部立位平片**：胃肠道穿孔时多可见膈下游离气体。小肠普遍胀气并有多个气液平面是肠麻痹征象。

（2）**超声检查**：可显示出腹腔内有不等量的液体。已婚女性患者可选择作阴道超声检查。可在超声引导下行腹腔穿刺或阴道后穹穿刺检查。

（3）**CT 检查**：对腹腔内实质性脏器病变（如急性胰腺炎）的诊断帮助较大；此外，对评估腹腔积液的量也有一定的帮助。CT 可提供腹部平片无法提供的定位及病理信息，如诊断肠梗阻的部位和病因等。

3. 诊断性腹腔穿刺术 根据抽出液的性质来判断病因和病情。腹内液体少时腹腔穿刺往往抽不出液体，可注入一定量的生理盐水后再进行抽液检查。

4. 腹腔镜技术 可应用于弥漫性腹膜炎的诊治，尤其是有手术指征、病因不明的腹膜炎，可提高诊断准确率，避免盲目的剖腹探查。

ER 28-3
腹腔穿刺术

五、诊断与鉴别诊断

根据病史、典型体征及辅助检查结果，腹膜炎的诊断一般比较容易。但进一步明确原发病是诊断中的重要环节。可采用腹腔穿刺、灌洗或应用腹腔镜检查。细菌培养对鉴别诊断和抗菌药物的选择具有重要价值。对难以确定病因，而有肯定手术指征者，应尽早行剖腹探查，以便及时发现和处理原发病灶。

六、治疗

治疗原则是在纠正感染中毒的同时，尽快找到病因并解除。分为非手术和手术治疗两种方法。

（一）非手术治疗

对病情较轻，或病程超过 24 小时，且腹部体征已减轻或有减轻趋势者，或伴有严重心肺等脏器疾患而禁忌手术者，可行非手术治疗。非手术治疗也可作为手术前的准备工作。

1. 体位 一般取半卧位，以促使腹腔内渗出液流向盆腔，减少吸收和减轻中毒症状，有利于感染局限和引流；经常活动双腿，以防下肢静脉血栓形成。休克患者取头和躯干抬高 20°~30°、下肢抬高 15°~20° 的体位。

2. 禁食禁饮、胃肠减压 胃肠穿孔患者必须禁食禁饮，并留置胃管持续胃肠减压。

3. 纠正水、电解质紊乱及营养支持 根据患者的出入量及应补充的液体量计算补充的液体总量（晶体、胶体），以纠正缺水和酸碱失衡。病情严重的应纠正低蛋白血症和贫血。长期不能进食的患者应及早考虑用肠外营养。

4. 使用抗生素治疗 继发性腹膜炎大多为混合感染，致病菌主要为大肠埃希菌、肠球菌和厌氧菌（拟杆菌为主）。在选择抗生素时，应考虑致病菌的种类。尚无细菌培养报告时应选用广谱抗生素，第三代头孢菌素足以杀死大肠埃希菌而无耐药性。根据细菌培养及药敏结果选用抗生素是合理的。初始剂量不足及剂量调整不当将导致治疗失败。值得强调的是，抗生素治疗不能替代手术治疗，有些病例单是通过手术就可以获得治愈。

5. 镇静、止痛、吸氧 可减轻患者的痛苦与恐惧心理。已经确诊、治疗方案已定及手术后的患者，可用镇痛治疗。但诊断不明确或需进行观察的患者，暂不能用镇痛药，以免掩盖病情。

6. 保护重要脏器功能 急性腹膜炎引起脓毒性休克的患者较易发生多脏器功能衰竭。因此要保护重要脏器的血液灌注，保证组织供氧。

（二）手术治疗

继发性腹膜炎绝大多数需要手术治疗。

1. 手术适应证 ①经上述非手术治疗 6~8 小时（一般不超过 12 小时），腹膜炎症状及体征不缓解反而加重者。②腹腔内原发病变严重。③腹腔内炎症较重，尤其是有休克表现者。④腹膜炎病因不明确，无局限趋势者。

2. 手术方法

（1）**麻醉方法**：多选用全身麻醉或硬膜外麻醉，个别休克危重患者可用局部麻醉。

（2）**切口选择**：根据原发病的器官所在部位而定，如不能确定原发病变位于哪个脏器，则以腹部正中切口为宜。

（3）**处理原发病**：为手术的主要目的。查清腹膜炎的病因后，决定处理方法。胃十二指肠溃疡穿孔可行胃大部切除术，但穿孔时间超过 12 小时，腹腔污染严重或患者全身症状严重，则只能行穿孔修补术。化脓坏疽的阑尾或胆囊应及时切除，如胆囊炎症重，解剖层次不清，全身情况不能耐受手术，只宜行胆囊造口和腹腔引流术，有条件的可行超声引导下的胆囊造口术。坏死的肠管应尽早切除，坏死的结肠如不能一期切除吻合，应行坏死肠段外置或结肠造口术。

（4）**彻底清理腹腔**：吸净腹腔内脓液和渗出液，清除脓苔、假膜、纤维蛋白分隔、食物残渣、粪便和异物等。反复冲洗腹腔直至清洁。为避免造成腹腔严重粘连，关腹前一般不在腹腔内应用抗生素。

（5）**充分引流**：为减轻腹腔感染，防止术后发生腹腔脓肿，应将腹内残留渗出液和继续产生的渗出液经引流物排出体外。引流物一般放在病灶附近和最低位，从腹壁另开口引出固定。常用引流物有硅胶管、乳胶管或双腔管等。留置腹腔引流管的指征：①坏死病灶已切除或穿孔已修补，预防术后发生渗漏。②坏死灶未能彻底清除或有大量坏死组织无法清除。③手术部位有较多渗液或渗血。④已形成局限性脓肿。

（6）**术后处理**：继续禁食、胃肠减压、补液、应用抗生素和营养支持治疗，保证引流管通畅。待患者全身情况好转，临床感染症状消失后，可停用抗生素。一般待每日引流量<10ml，非脓性，患者无发热、无腹胀等，表示腹膜炎已控制，可拔除引流管。

知识链接

腹腔镜应用

　　近年来腹腔镜手术越趋普及。其在弥漫性腹膜炎的诊断和治疗方面应用日益广泛，尤其在腹膜炎原因不明的情况下，腹腔镜探查是一种较好的选择，诊断准确率可达88%~100%，高于X线检查、超声或CT等检查方法，并可在明确病变后随时行镜下手术或转行开腹手术。因为腹腔镜手术需要充分的操作空间及清晰的解剖结构，故以往曾做过腹部手术、血流动力学不稳定、高度腹胀的患者以及孕妇不宜做腹腔镜手术。腹腔镜手术的并发症少，手术时间不长，绝大多数可提供确定的诊断，住院时间短。半数以上的病例可经腹腔镜手术获得确定性治疗，并发症及死亡率均较低。但不宜用于合并脓毒性休克和低血容量性休克的患者。

第三节　腹腔脓肿

　　脓液在腹腔内积聚，由肠管、内脏、网膜或肠系膜等粘连包裹，与游离腹腔隔离，形成腹腔脓肿（图 28-4）。腹腔脓肿可分为膈下脓肿、盆腔脓肿和肠间脓肿。一般均继发于急性腹膜炎或腹腔内手术后，原发性感染少见。

一、膈下脓肿

（一）解剖概要

　　横结肠及系膜将腹腔分为结肠上区和结肠下区。结肠上区称膈下区，又可分为肝上间隙和肝下间隙，肝镰状韧带和肝圆韧带把肝上间隙及肝下间隙再分为左、右两侧共四个间隙。脓液积聚在一侧或两侧的膈下、横结肠及其系膜以上的间隙内，称膈下脓肿（subphrenic abscess）。膈下脓肿可发生在一个或两个以上的间隙。

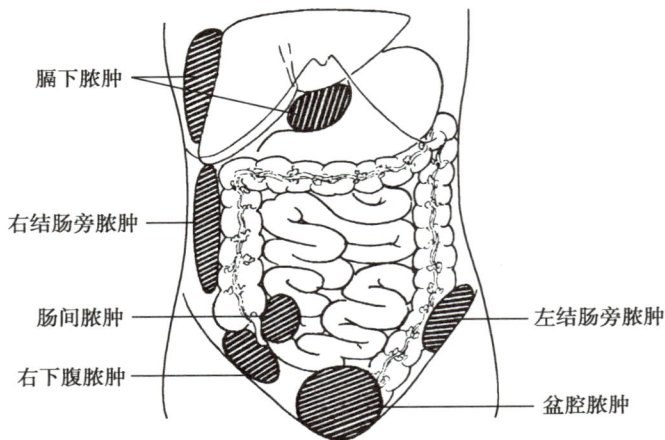

图 28-4　腹腔脓肿好发部位

膈下脓肿

右结肠旁脓肿

肠间脓肿

右下腹脓肿

左结肠旁脓肿

盆腔脓肿

（二）病理

　　患者平卧时膈下部位最低，急性腹膜炎时腹腔内的脓液常积聚于此。脓肿位置与原发病有关，临床上右膈下脓肿多见。小的膈下脓肿经非手术治疗一般可被吸收，较大的脓肿通常需要手术引流。膈下感染可引起反应性胸腔积液，或经淋巴途径蔓延至胸腔引起胸膜炎，亦可穿入胸腔形成脓胸等并发症。

（三）临床表现

　　1. 局部症状　可有咳嗽、胸痛，患侧季肋部、腹部或胸部持续性钝痛，深呼吸时加重，并向肩部放射或伴有呃逆。

2. **全身症状**　初为弛张热,后为中等程度以上的持续发热,脉快、乏力、食欲减退、盗汗、消瘦等。

3. **体征**　①视诊:季肋部略显隆起。②触诊:局部有压痛及局部皮肤凹陷性水肿,皮温升高。③叩诊:季肋区有叩痛,右膈下脓肿时肝浊音界可有扩大。④听诊:患侧胸部下方呼吸音减弱或消失。

4. **辅助检查**

(1)**实验室检查**:血白细胞计数及中性粒细胞比例增加。

(2)**X线透视及平片**:患侧膈肌抬高、呼吸活动受限或消失,肋膈角模糊或反应性胸腔积液,可有膈下液平面或占位阴影、肺下叶部分不张等。

(3)**超声和CT检查**:可显示液性平面、脓肿部位和大小。

(4)**诊断性穿刺**:不仅可帮助诊断,还可同时抽脓、冲洗脓腔,并注入有效的抗生素进行治疗。

(四)诊断

根据腹膜炎或腹腔手术后,全身情况一度好转又出现全身感染症状和上述体征,结合X线、超声和CT检查,诊断一般不困难。膈下诊断性穿刺可确诊。但穿刺阴性者不能排除脓肿存在的可能。

(五)治疗

1. **全身支持治疗**　包括补液、输血、营养支持及抗生素的应用。

2. **经皮穿刺置管引流术**　目前已成为临床治疗膈下脓肿的主要方法。

(1)**优点**:创伤小,可在局部麻醉下施行,一般不会污染游离腹腔,引流效果较好。

(2)**适应证**:与体壁贴近的、局限的单房脓肿。

(3)**操作步骤**:①确定经皮穿刺路径。原则上要求穿刺点距脓肿近,入路无内脏。②常规消毒铺巾。③套管针穿刺。局麻后在超声引导下按选定的径路刺入脓腔。④抽取脓液,送细菌培养和药物敏感性试验。⑤置管引流。经套管插入导丝,退出套管针,用尖刀扩大进针口,扩张器扩大针道,循导丝置入导管,拔除导丝,吸尽脓液,固定导管,接引流袋。⑥定期冲洗。可用无菌盐水或抗生素溶液冲洗。⑦拔管。临床症状消失,超声检查显示脓腔缩小甚至消失,每日引流量<10ml,即可拔管。

3. **切开引流术**　目前已很少应用。

(1)**经前腹壁肋缘下切口**:适用于肝右叶上、肝右叶下靠前或膈左下靠前脓肿。

(2)**经后腰部切口**:适用于肝右叶下、膈左下靠右脓肿(图28-5、图28-6)。

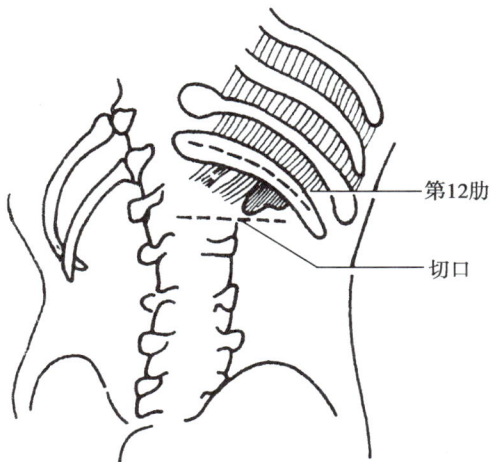

图 28-5　经后腰部切口引流肝下脓肿皮肤切口位置(右侧)

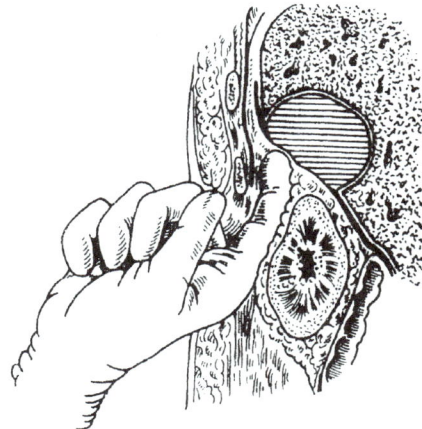

图 28-6　经后腰部切口引流肝下脓肿术者示指插入腹膜后直向脓肿(右侧)

二、盆腔脓肿

（一）解剖概要

盆腔于人体直立、坐位时，处于腹腔的最低位置，腹腔内的炎性渗出物或脓液易积聚于此而形成脓肿。盆腔脓肿（pelvic abscess）因盆腔腹膜面积小，吸收毒素的能力较低，故全身感染中毒症状较轻，但局部症状常较明显。

（二）诊断

急性腹膜炎治疗过程中出现典型的直肠或膀胱刺激症状，应考虑其诊断。直肠指检、已婚妇女经阴道检查，有助于诊断。下腹部超声及经直肠或阴道超声均有助于明确诊断，必要时可作 CT 检查，有助于确定脓肿位置、大小等。经阴道后穹穿刺抽出脓液可确定诊断。

（三）治疗

1.非手术治疗 全身应用抗生素，辅以热水坐浴、温盐水保留灌肠及物理透热等疗法，有些患者经过上述治疗，脓液可自行完全吸收。

2.手术治疗 脓肿较大者，可在骶管或硬膜外麻醉下，经直肠前壁（图 28-7），行脓肿切开引流术。已婚女性可经阴道后穹行脓肿切开引流术（图 28-8）。

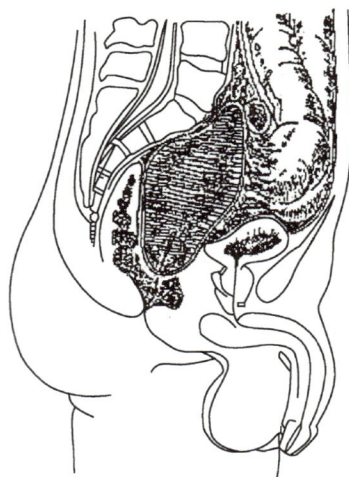

图 28-7　经直肠切开盆腔脓肿

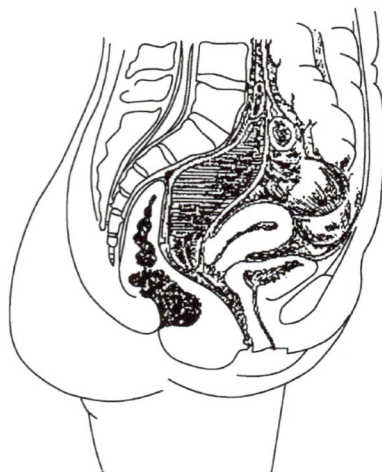

三、肠间脓肿

急性化脓性腹膜炎发展过程中，脓液不能充分吸收或引流，聚积于肠管、肠系膜与网膜之间，形成大小不等的肠间脓肿（interloop abscess）。可单发，也可为多发。

（一）临床表现与诊断

发热、腹痛、腹胀、腹部压痛或触及边界不清有压痛的包块。若脓肿周围粘连广泛，可引起不同程度的机械性肠梗阻。脓肿自行破入肠管或膀胱形成内瘘，脓液随大、小便排出。X 线检查可发现肠壁间距增宽，局部肠袢积气，有时可见小肠液气平面。超声、CT 检查可显示脓肿的范围和大小。

图 28-8　经阴道切开盆腔脓肿

（二）治疗

1.非手术治疗 应用抗生素、局部热敷、物理透热及全身支持等治疗。

2.手术治疗 脓肿较大、非手术治疗无效或发生肠梗阻时，则应考虑剖腹探查解除梗阻，清除脓液并引流。对贴近腹壁的单房脓肿，可在超声或 CT 引导下采用经皮穿刺置管引流术。

（潘　淳）

思考题

1.继发性腹膜炎常见的病因有哪些？
2.急性腹膜炎的非手术疗法有哪些？
3.如何运用腹膜炎的相关知识，对外科急腹症进行诊断和鉴别诊断？

ER 28-4

练习题

第二十九章 ︱ 胃十二指肠外科疾病

教学课件

思维导图

学习目标

1. 掌握：胃十二指肠溃疡并发急性穿孔、大出血及瘢痕性幽门梗阻的病理、临床表现、诊断与鉴别诊断及治疗原则；胃癌的临床表现、诊断、治疗原则。

2. 熟悉：胃十二指肠溃疡常见并发症；胃大部切除术治疗胃十二指肠溃疡的理论基础、手术适应证、方法及术后并发症；胃癌病因、病理、临床病理分期。

3. 了解：胃与十二指肠的解剖和生理。

4. 具备对胃十二指肠溃疡常见并发症和胃癌进行初步诊断的能力；会运用所学知识分析病情，选择适宜的辅助检查和治疗措施。

5. 能够与患者及家属进行有效沟通，以赢得理解、信任和配合，并提出预防建议；能与医护、医技人员开展有效的专业交流和良好的团队协作。

案例导入

患者男性，58 岁，司机，主因反复上腹痛 3 年余，加重 1 小时入院就诊。近 3 年反复出现上腹不适和反酸，饱食后较明显，口服胃药或进食后缓解。3 天前饮酒后上腹痛加剧，睡眠欠佳。1 小时前进餐时突发上腹部剧痛，伴恶心，呕吐少量胃内容物。此次腹痛呈持续性，范围很快扩展到右下腹至全腹。活动时腹痛加剧，大汗淋漓及头晕。自行服用奥美拉唑未见好转。查体：急性病容，面色苍白，多汗，消瘦。呼吸急促，腹式呼吸消失，全腹肌紧张，板状腹，压痛及反跳痛明显，以右上腹最为显著，移动性浊音阳性，肝浊音界减小，肠鸣音消失。

请思考：

1. 该患者的初步诊断和诊断依据是什么？
2. 拟采取何种治疗方法？

第一节　解剖生理概要

一、胃

（一）胃的位置与分区

胃大部分位于左季肋区，小部分在上腹部，上端经贲门与食管连接，下端经幽门与十二指肠相连，有前、后壁和上、下缘。上缘偏右、短而凹，称胃小弯，下缘靠左、长而凸，为胃大弯。距幽门 5~6cm 的小弯最低处有一凹陷，称角切迹。胃小弯和胃大弯平均分成三等份的连线将胃分为三个区：自上而下依次为贲门胃底区、胃体区和胃窦幽门区（图 29-1）。也有将胃分为：①胃底，指贲门左侧高于贲门水平的部分。②胃窦，指角切迹右侧至幽门的部分。③胃体，指胃底与胃窦之间的部分（图 29-2）。

（二）胃的韧带

胃通过胃膈韧带、肝胃韧带、脾胃韧带、胃结肠韧带和胰胃韧带固定于上腹部，并与周围脏器相连。

（三）胃的血管

胃的血液供应源于腹腔动脉干（图 29-3），由沿胃小弯和胃大弯走行的两条动脉弓组成供血网，血运十分丰富。胃小弯侧由胃左动脉和胃右动脉供血，前者来自腹腔动脉干，后者来自肝固有动脉。胃大弯侧由胃网膜左动脉及胃网膜右动脉供血，前者来自脾动脉，后者来自胃十二指肠动脉。胃底由胃短动脉和胃后动脉供血，两者均来自于脾动脉。静脉与同名动脉伴行，最后汇入门静脉。胃左静脉的血液可直接或经脾静脉汇入门静脉，并在贲门处与食管下段的静脉形成吻合支，称食管下段胃底静脉丛；胃右静脉的血液直接汇入门静脉。胃短静脉、胃网膜左静脉的血液均汇入脾静脉；胃网膜右静脉的血流则注入肠系膜上静脉。

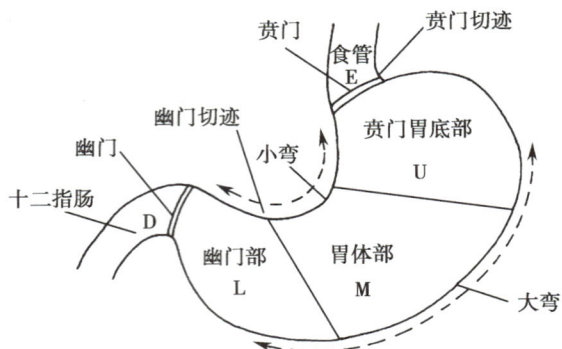

图 29-1 胃的解剖分区 1

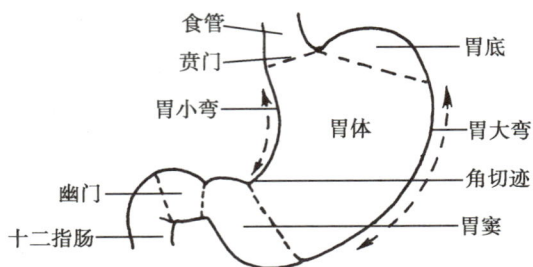

图 29-2 胃的解剖分区 2

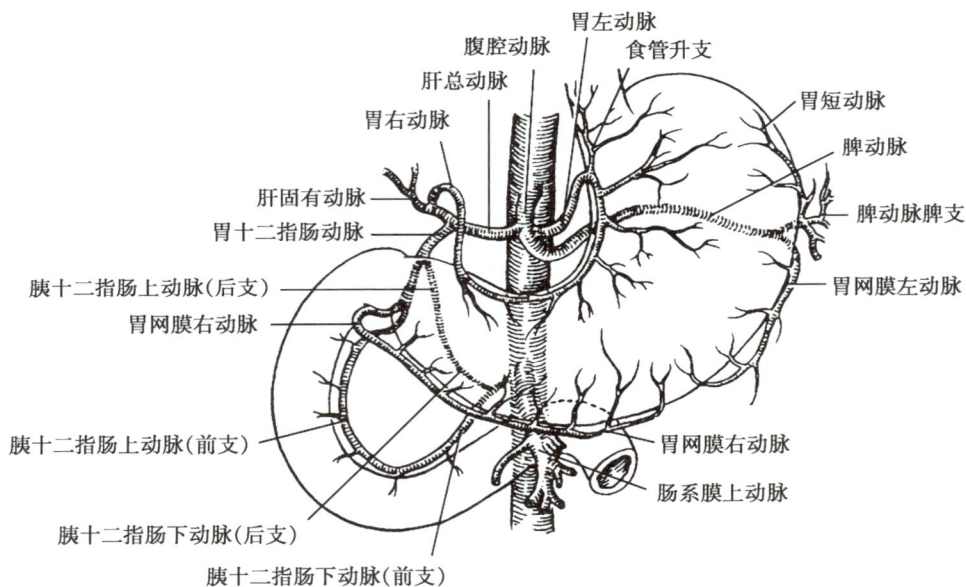

图 29-3 胃和十二指肠的血液供应

（四）胃的淋巴引流

胃黏膜下层淋巴管网丰富，在胃近端和远端分别与食管和十二指肠的淋巴管网相连通，淋巴液经毛细淋巴管引流至胃周围的淋巴结。按淋巴液引流方向，胃周围的淋巴结主要分为 4 群：①胃小弯上部淋巴液注入到胃左动脉周围的腹腔淋巴结群。②胃小弯下部淋巴液引流到胃右动脉周围的幽门上淋巴结群。③胃大弯右侧淋巴液汇入到胃网膜右动脉周围的幽门下淋巴结群。④胃大弯上部淋巴液引流至胰脾淋巴结群（图 29-4）。

（五）胃的神经

胃的交感神经来自腹腔神经丛，兴奋时抑制胃的运动与分泌；副交感神经来自迷走神经，作用与交感神经相反。副交感神经的前、后干即为左、右迷走神经。左迷走神经在贲门前面分出肝支和胃前支；右迷走神经在贲门后面分成腹腔支和胃后支。胃前、后支沿胃小弯发出分支与血管伴行，分别进入胃前、后壁，其终末支在距幽门 5~7cm 处，呈鸦爪状进入胃窦，控制胃窦的运动和幽门的开放（图 29-5）。

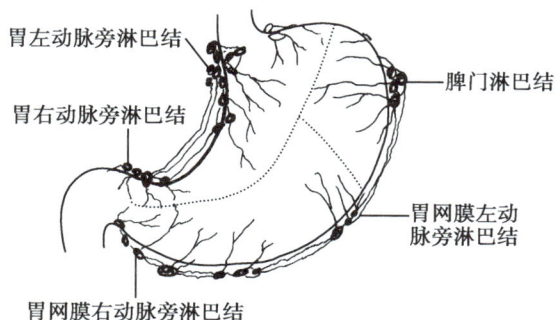

图 29-4　胃的淋巴引流

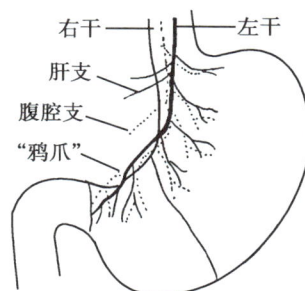

图 29-5　胃的迷走神经

胃除了受上述神经支配外，胃还受内在神经丛的调控。胃肠道壁内含有两层内在的神经结构，称为肠神经系统（enteric nervous system，ENM）或肠脑（gut brain），系由大量神经元和神经纤维组成的复杂神经网络。根据两层神经结构所在位置又分为黏膜下神经丛和肌间神经丛，前者主要调节腺细胞和上皮细胞功能，后者主要支配平滑肌的活动。

（六）胃壁结构

胃壁由内向外依次为黏膜层、黏膜下层、肌层和浆膜层。平滑肌层由外向内有三层，分别是纵行、环行和斜行肌层；环行肌在幽门处增厚形成幽门括约肌，有延缓胃排空和防止肠内容物逆流入胃的作用。黏膜下层结构疏松，因此常作为内镜和手术时进行黏膜剥离的操作层面。

黏膜层内含有胃的腺体，主要分布在胃体和胃底部，胃腺由三种细胞组成：①主细胞，分泌胃蛋白酶原和凝乳酶原。②壁细胞，分泌盐酸和内因子。③黏液细胞，分泌碱性黏液。在贲门部，腺体主要分泌黏液。在胃窦和幽门部黏膜下，G 细胞产生胃泌素，进入血液循环后作用于壁细胞，促进胃酸分泌；D 细胞分泌生长抑素；嗜银细胞和其他内分泌细胞还可分泌组胺、5-羟色胺和其他多肽类激素。

（七）胃的运动

胃依靠胃壁平滑肌协调性舒缩，实现容纳、研磨和输送功能，促进对食物化学性消化。空腹状态时，胃的容量约 50ml。食物进入胃内，胃底、胃体容纳性扩张，其容量可达 1 000ml。食物在胃内被搅拌并与胃液充分混合，自近端被推挤进入胃窦；当其被研磨成直径约 1mm 的食糜颗粒时幽门开放，每次约有 2~10ml 食糜进入十二指肠，周而复始直至胃排空。胃排空的速度受神经和内分泌激素调节，也与食物的性质和量有关。

（八）胃液分泌

胃液由胃黏膜内腺体的分泌物组成，其主要成分为盐酸、消化酶、黏液、电解质和水。胃液除消化作用外，富含糖蛋白的黏液能保护胃黏膜；盐酸可以杀菌，维持上消化道的无菌状态，其酸性环境有利于钙和铁在小肠内的吸收。胃酸缺乏易致骨质疏松和缺铁性贫血。胃液内含有内因子，不仅保护维生素 B_{12} 免受肠消化酶的水解，还可促进维生素 B_{12} 的吸收，缺乏时将导致维生素 B_{12} 缺乏性巨幼细胞贫血。

胃液分泌可分为消化间期分泌（基础分泌）和消化期分泌（餐后分泌）。基础分泌是指不受食物刺激的自然分泌,量少。餐后分泌也称为刺激性分泌,分为三相:

1. 脑相（迷走相） 食物经味觉、视觉或嗅觉刺激神经中枢,使迷走神经兴奋,胃液分泌增加;迷走神经还通过兴奋 G 细胞和其他内分泌细胞分泌促胃液素、组胺,进一步刺激胃酸分泌。

2. 胃相 食物扩张胃壁的物理性刺激,以及食物与黏膜接触产生的化学性刺激,分别通过迷走反射和胆碱反射,导致胃液分泌,这是主要的。

3. 肠相 食糜刺激十二指肠和空肠上段黏膜分泌肠促胃液素,也能促进胃酸分泌,但作用较弱。

二、十二指肠

十二指肠为小肠起始部,位于胃与空肠之间,长约 25cm,呈 C 形,是小肠中最短、最粗、位置最深,且最为固定的肠段。按十二指肠走行分四部分:

1. 上部 周边被腹膜遮盖,较活动;其近侧与幽门相连接的一段肠管,长 2~5cm,临床称为十二指肠球部,是十二指肠溃疡及穿孔的好发部位。

2. 降部 大部分位于腹膜后,后内侧与胆总管及下腔静脉相邻,内侧包绕胰头,十二指肠大乳头开口于其中点上方附近,为肝胰壶腹开口处,距中切牙 75cm。

3. 水平部 自降部向左平行,完全固定于腹膜后,肠系膜上动、静脉紧贴其前方下行,如果动脉血管下行夹角过小,可压迫该部分十二指肠,引起梗阻,临床上称"肠系膜上动脉综合征"。

4. 升部 先向上行,然后急转向下、向前,与空肠相接,形成十二指肠空肠曲,由十二指肠悬韧带（Treitz 韧带）固定,该韧带为术中确定空肠起始的重要标志。

十二指肠的血液供应来自于胰十二指肠上动脉和胰十二指肠下动脉。胰十二指肠上动脉源于胃十二指肠动脉,位于十二指肠降部与胰头之间;胰十二指肠下动脉源于肠系膜上动脉,位于十二指肠水平部与胰腺下缘之间。胰十二指肠上、下动脉之间相互吻合成环。十二指肠接受胃内食糜以及胆汁、胰液,其黏膜内 Brunner 腺分泌碱性的十二指肠液,内含肠蛋白酶、乳糖酶、蔗糖酶等多种消化酶;黏膜内的内分泌细胞还可分泌胃泌素、胆囊收缩素和肠抑肽等内分泌激素,对胃液、胆汁和胰液的分泌有调节作用。

第二节　胃十二指肠溃疡的外科治疗

一、概述

在因胃肠黏膜被自身消化而形成的消化性溃疡（peptic ulcer）中,胃十二指肠溃疡最为常见,好发于男性。十二指肠溃疡多见于青壮年,发病年龄常在 20~40 岁;胃溃疡则多见于中老年,发病年龄为 40~60 岁,两者发病比率约为 3∶1。

胃十二指肠溃疡发病与多种因素相关,包括遗传易感性、幽门螺杆菌（*Helicobacter pylori*,Hp）感染、胃排空障碍,以及长期饮酒或服用非甾体抗炎药（NSAID）等药物导致胃黏膜损伤。应激、吸烟、进食无规律、精神过度紧张或焦虑、抑郁等是常见诱因。其发病机制较为复杂,目前认为是破坏因素即胃酸、胃蛋白酶等的侵袭作用与保护因素即黏膜的防御能力之间失衡,前者破坏黏膜所致。

胃溃疡多发生在胃小弯,常见于胃角,也可发生在胃窦和胃体,大弯侧溃疡较为少见。十二指肠溃疡好发于球部。十二指肠球部以远部位发生的溃疡,称为十二指肠球后溃疡。活动期溃疡一般为单发,也可为多个,直径多在 1cm 以内,呈圆形或椭圆形,深达黏膜肌层,边缘光滑整齐,基底肉芽上多附有黄白色渗出物或纤维膜,周围黏膜充血水肿。溃疡反复发作和修复,边缘增厚形成瘢痕,壁较硬,中央部凹陷,呈漏斗状。胃溃疡和十二指肠溃疡同时存在,称为复合性溃疡。十二指肠溃疡很少恶变,而胃溃疡有恶变可能,因此应密切观察和积极治疗。

胃镜检查可确定有无病变及部位,结合局部活检鉴别良恶性,对合并出血给予治疗,因而作为胃十二指肠溃疡首选的诊断方法。随着 H_2 受体拮抗剂、质子泵抑制剂、根除幽门螺杆菌和黏膜保护剂等药物的广泛应用,规范的内科治疗已使胃十二指肠溃疡愈合率达到 95% 左右,外科手术主要针对胃十二指肠溃疡并发症,或非手术治疗无效者。

二、胃十二指肠溃疡急性穿孔

急性穿孔是胃十二指肠溃疡的常见并发症,起病急,发展快,病情重,需要紧急处理。

(一)病因病理

溃疡进展向深层侵蚀穿透胃十二指肠壁而形成。常见于近幽门处的胃小弯侧或十二指肠球部前壁,绝大多数为单发。急性穿孔时,胃十二指肠内大量酸性或碱性内容物突然流入腹腔,引起化学性腹膜炎,导致腹部剧烈疼痛及腹腔渗液。6~8 小时后细菌开始繁殖,形成化脓性腹膜炎,以大肠埃希菌、链球菌和厌氧菌引起混合性感染多见。体液丢失和细菌毒素吸收,可引起感染性休克。后壁溃疡在进展侵蚀到全层之前多已与邻近器官粘连,而形成慢性穿孔,又称为穿透性溃疡。

(二)临床表现

多数患者既往有溃疡病史。穿孔前常有溃疡病症状加重,且多存在暴食、进食刺激性食物、精神紧张、过度疲劳等诱因。临床表现与患者年龄、一般状况及溃疡发生穿孔的情况有关。

1.腹痛 是最主要的症状,多在夜间或饱餐后发生。表现为突发剑突下或上腹部持续性刀割样剧痛且阵发性加重,腹痛很快扩散至全腹,或因消化液沿升结肠旁沟流注而波及右下腹。

2.恶心、呕吐 由于腹膜受到刺激及合并麻痹性肠梗阻,可引起恶心、呕吐等胃肠道反应,呕吐物多是胃内容物,也可吐出黄绿色胆汁。

3.感染中毒症状 患者可出现发热、脉速、呼吸浅快、冷汗等,病情进一步发展,可出现面色苍白、脉搏细速、血压下降等,后期多为感染性休克。

4.体征 患者多呈屈曲卧位。腹式呼吸减弱或消失,可为舟状腹。全腹压痛、反跳痛和腹肌紧张显著,甚至呈板状腹,以上腹部最为明显。肝浊音界缩小或消失,腹腔积液明显时有移动性浊音,肠鸣音减弱甚至消失。

(三)诊断与鉴别诊断

根据溃疡病史和突发持续剧烈腹痛及显著的腹膜刺激征表现,X 线检查有膈下游离气体,即能确诊。辅助检查发现外周血白细胞和中性粒细胞均增高;腹部立位 X 线平片检查约 80% 患者可见膈下新月形游离气体影;腹腔穿刺有助于明确诊断,腹腔穿刺液呈黄色、混浊、无臭味,可有食物残渣,或穿刺出气体。也有表现不典型者尚需注意与其他急腹症相鉴别。

1.急性阑尾炎 腹痛一般开始于脐周或上腹部,持续性逐渐加重,数小时后转移至右下腹,伴恶心、呕吐。症状不如胃十二指肠溃疡急性穿孔严重,进展也较之缓慢。腹膜炎体征以右下腹为著,通常不伴有休克,也无气腹征,腹腔穿刺脓液略稠,可有粪臭味。

2.急性胆囊炎 反复发作的右上腹绞痛或持续性腹痛伴阵发性加剧,可放射至右肩背部。腹部体征以右上腹显著,墨菲征(Murphy sign)阳性,有时可触及肿大有压痛的胆囊。超声检查发现强回声光团和炎症征象可确定诊断。

3.急性胰腺炎 既往有胆道疾病或发病前常有大量饮酒、暴食或高脂餐史。多为上腹持续性剧痛,可向腰背部放射。早期腹膜刺激征不明显,无气腹征。腹腔穿刺抽出稀薄、淡血性液体。血、尿和腹腔穿刺液淀粉酶常有明显增高。超声或 CT 检查显示胰腺肿胀、周围渗出等。

（四）治疗

1. 非手术治疗 适于症状轻,体征局限,全身状况稳定的单纯空腹穿孔。治疗目标是吸除胃内容物,减少消化液外漏,控制腹腔感染,促进穿孔闭合和胃肠功能恢复。患者取半卧位,禁饮食,应用质子泵抑制剂等制酸,补液、支持等。治疗期间必须严密观察病情,当非手术治疗 6~8 小时无效时,应及时进行手术治疗。

2. 手术治疗

（1）**适应证**:①饱餐后穿孔;②急性穿孔伴有大出血、瘢痕性幽门梗阻、恶变等并发症;③顽固性溃疡穿孔或反复穿孔;④非手术治疗无效,或腹膜炎严重。

（2）**手术方法**:手术主要目的是消除消化液外漏及腹腔污染。穿孔时间短,估计腹腔污染较轻时可选择腹腔镜方式,否则应选择开腹手术。

1）单纯穿孔缝合术,为主要术式,尤适用于穿孔时间较长、腹腔感染严重和全身情况或耐受性较差的患者,术后仍需规范的抗溃疡药物治疗。缝合时要注意:对溃疡怀疑恶变时取穿孔处组织做病检;缝针不可缝对侧胃壁;打结松紧适度,避免缝线切割组织。

2）彻底性手术,一般适用于既往有幽门梗阻或大出血史,且穿孔在 12 小时以内,腹腔炎症和胃十二指肠壁水肿较轻,全身情况基本稳定的患者。术式较常采用胃大部切除术。

三、胃十二指肠溃疡大出血

胃十二指肠溃疡是上消化道出血最常见的原因之一,约占所有病因的 50% 以上。胃十二指肠溃疡大出血是指溃疡出血量大,呕血和黑便症状明显,并引起血流动力学显著变化,甚至发生失血性休克者。

（一）病因病理

多系溃疡基底部的血管受侵蚀破裂所致,常为中等动脉出血,血管侧壁破裂出血更不易自止。溃疡通常位于胃小弯侧或十二指肠球部后壁。

（二）临床表现

2/3 以上患者有溃疡病史,出血前症状加重。

1. 呕血或黑便 为主要症状,其性质、程度与溃疡位置、出血量与速度有直接关系。胃溃疡多有呕血,出血缓慢而量少时呕吐物呈咖啡样,快速而大量出血则为鲜红色;出血量较少也可仅有黑便而无呕血。十二指肠溃疡出血以黑便为主,多为柏油样便,短时间内大量出血可呈暗红色或鲜红色血便,且可发生呕血。呕血前常有恶心,便血前多感觉腹部不适,有便意。便时或便后常出现心悸、乏力、眼前发黑,甚至晕厥等。

2. 失血性循环障碍 短期内快速失血 400ml,出现面色苍白、脉搏快而有力、血压正常或略高等循环代偿表现;短期失血超过 800ml,则出现烦躁不安、脉搏细速、呼吸急促、血压下降、四肢湿冷等休克失代偿期表现。

3. 腹部体征 通常出血时无明显腹部体征。可有轻度腹胀,溃疡所在处压痛。肠道内积血刺激,使肠鸣音增强。

（三）诊断与鉴别诊断

根据典型溃疡病史,结合出现大量呕血和黑便,伴有不同程度失血性休克表现,一般诊断不困难。血红蛋白值、红细胞计数和血细胞比容的连续检测有助于判断出血量和速度,以确定治疗方案。胃镜检查可明确出血部位和病因,还可实施止血。出血期选择性动脉造影也有助于发现出血部位,有时可同时进行止血治疗。

确定诊断前,应与胃癌鉴别。另外,还应与食管下段胃底曲张静脉破裂大出血、应激性溃疡出血等相鉴别,前者多有肝硬化病史,患者呈慢性肝病面容,查体可发现肝掌、蜘蛛痣和腹壁静脉曲张;后者发病前常有重度感染、创伤或使用激素、非甾体抗炎药等情况。

（四）治疗

大多数病例经非手术治疗可以止血,仅有 5%~10% 需要手术治疗。

1. 非手术治疗　主要是纠正失血性休克、应用药物和外科微创治疗技术进行止血。

（1）**一般治疗**:包括禁饮食,补充血容量,防治休克;放置胃管冷盐水冲洗后观察,可经胃管灌注含去甲肾上腺素的冷盐水(8mg/200ml),然后夹闭胃管保留 30 分钟,必要时 4~6 小时可重复。可应用凝血酶、H_2 受体拮抗剂或质子泵抑制剂、生长抑素等。

（2）**微创治疗**:对严重器质性疾病而不能耐受手术者尤其适用。胃镜下经电凝、激光、局部喷洒止血药物或使用止血夹等,可使大部分溃疡出血停止;无效时还可采取经腹腔动脉干或肠系膜上动脉介入作选择性血管栓塞,或采取动脉内注射止血药物等措施。

2. 手术治疗　目的是止血和防止再出血,时机把握是关键。若需手术,最好在出血发生 48 小时之内进行,对年长而无手术禁忌者更应力争早期手术。

（1）**手术适应证**:①持续出血,积极的非手术治疗无效。②出血急剧,短期内出现休克。③出血发生在高龄患者伴有动脉硬化者。④短期内大出血复发或有复发倾向。⑤大出血发生于抗溃疡药物治疗期间。⑥大出血同时还存在溃疡病的其他并发症。

（2）**手术方法**:①胃大部切除术,主要适于溃疡直径 >2cm 或已穿透至胰腺者,原则上应切除出血的溃疡,若因溃疡切除困难而旷置,须贯穿缝扎溃疡基底部及处理周围血管。②溃疡贯穿缝扎止血术,适用于病情危重,不能耐受胃大部切除者。

四、胃十二指肠溃疡瘢痕性幽门梗阻

胃十二指肠溃疡反复发作所形成的瘢痕收缩,引起幽门狭窄,致使胃内容物通过幽门发生障碍,造成瘢痕性幽门梗阻。

（一）病因病理

溃疡病引起幽门梗阻的原因有:①幽门痉挛。②幽门水肿。③溃疡瘢痕收缩。

前两者常在溃疡活动期出现,多为暂时性;后者则为永久性狭窄导致机械性梗阻,通常三种因素同时存在。初期胃壁代偿性肥厚,蠕动频率加大及幅度增加,胃腔轻度扩张,以克服远端梗阻;后期胃壁张力减弱而变薄,蠕动频率减小及幅度减弱,胃内容物潴留和胃腔扩张,胃酸分泌增加,导致黏膜慢性炎症、糜烂,形成溃疡。由于不能进食和经常呕吐,引起脱水、电解质紊乱、代谢性碱中毒及营养障碍等。

（二）临床表现

1. 症状　主要是腹痛和呕吐。早期为上腹部胀闷不适,阵发性腹痛,伴有嗳气、恶心。其后出现典型呕吐,其特点是:常在下午或晚间发生,呕吐物多为宿食,带有酸臭味,不含胆汁,量较大。吐后上腹饱胀不适明显减轻,因此患者常设法诱发呕吐,以缓解症状。

2. 体征　可有皮肤干燥、弹性下降、眼窝凹陷等脱水表现和贫血、消瘦等。上腹部隆起,有时可见胃型及蠕动波,振水音阳性。

（三）诊断与鉴别诊断

大多数患者有长期溃疡病史。根据溃疡病史、典型的呕吐特点,结合上消化道造影检查结果,即可明确诊断。辅助检查可有低蛋白血症,低钾、低氯和碳酸氢盐升高。应用水性造影剂行上消化道造影检查,能明确梗阻的部位和性质,对鉴别诊断具有重要价值。在进行造影检查时不选用钡剂,因为钡剂很难经胃管吸出。此外,内镜、CT 或 MRI 检查也有助于鉴别。

1. 幽门痉挛和水肿　有溃疡活动引起的疼痛,呕吐虽较剧烈,但为间歇性,不含宿食。X 线造影检查无胃扩张。一般经药物及其他非手术措施治疗后,症状明显减轻或缓解。

2. 胃癌 病程较短,无典型呕吐,常伴进行性消瘦和贫血,晚期可触及上腹部肿块。X 线造影检查可见胃窦部充盈缺损,而胃扩张程度较轻。胃镜检查可确诊。

3. 十二指肠球部以下梗阻性病变 主要包括十二指肠降部或胰头肿瘤压迫等,患者也有呕吐,但呕吐物多含胆汁。上消化道造影检查有胃扩张和潴留,但显示病变及梗阻发生在十二指肠球部以下部位。

(四)治疗

1. 非手术治疗 是手术治疗的前提。放置较粗胃管进行胃肠减压引流,以高渗盐水反复洗胃,消除胃内潴留,减轻胃壁水肿,增加血供,同时补充水和电解质,改善营养状况,并纠正贫血等。轻症病例可选用经胃镜气囊扩张方法。

2. 手术治疗 该疾病是手术的绝对适应证,手术目的是解除梗阻,恢复胃肠道通畅,并治疗溃疡。术式首选胃大部切除术。

五、胃大部切除术

胃远端大部切除术是根治胃十二指肠溃疡的主要手术方式,常简称为胃大部切除术。

(一)手术适应证及治愈机制

1. 适应证 胃十二指肠溃疡非手术治疗无效,以致影响机体状况,不能维持工作与正常生活;或并发急性穿孔、大出血、瘢痕性幽门梗阻、胃溃疡恶变或可疑恶变。

2. 治愈机制 该术式可以治愈溃疡的具体机制包括:①切除大部分胃组织,壁细胞和主细胞减少,分泌胃酸和胃蛋白酶可大为减少。②切除胃窦部,减少 G 细胞分泌促胃液素所引起的胃酸分泌。③切除溃疡好发部位以及溃疡本身。

(二)手术要点

1. 胃的切除范围 一般切除胃远端 2/3~3/4,包括大部胃体、胃窦部、幽门和近幽门侧的部分十二指肠球部(图 29-6)。胃切断线的解剖标志是胃小弯侧胃左动脉第一降支与胃大弯侧胃网膜左动脉最下第一条垂直分支的连线,据此可切除远端 60% 的胃组织。

2. 重建胃肠道 胃大部切除后,须将残胃与肠道吻合,恢复胃肠道连续性。

(1)**毕 I(Billroth I)式吻合术**:胃远端大部切除后,将残胃与十二指肠吻合(图 29-7)。优点是手术操作简单,重建的胃肠道接近正常解剖生理状态,故术后并发症较少。不足之处在于十二指肠溃疡伴有炎症、瘢痕或粘连时,吻合常

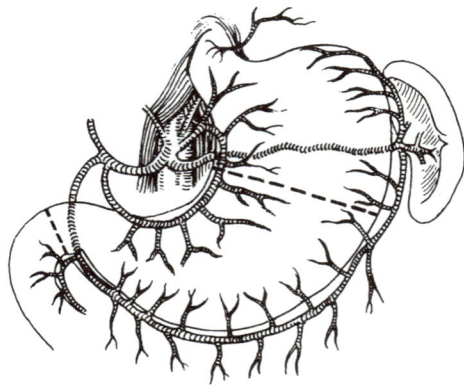

图 29-6　胃大部切除范围

有困难,因此多用于胃溃疡的治疗。若遇到胃十二指肠吻合口张力较大,宜采用 Billroth Ⅱ式或胃肠 Roux-en-Y 吻合术。

(2)**毕Ⅱ(Billroth Ⅱ)式吻合术**:切除胃远端大部后,将十二指肠残端缝闭,残胃与上段空肠吻合(图 29-8),吻合口可位于结肠后或结肠前。吻合口近端空肠袢到 Treitz 韧带的长度,结肠后术式 6~8cm,结肠前术式为 8~10cm。按近端空肠段和大小弯吻合关系分为顺蠕动和逆蠕动两种方式。吻合口大小一般为 3~4cm 为宜。与毕 I 式吻合术相比,优点是能切除足够的胃而不致吻合口张力过大,术后溃疡复发率较低;同时食物不再经过十二指肠,即使十二指肠溃疡旷置也能愈合。不足之处是操作较复杂,胃空肠吻合改变了正常解剖关系,术后并发症较多。适用于各种情况的胃十二指肠溃疡。

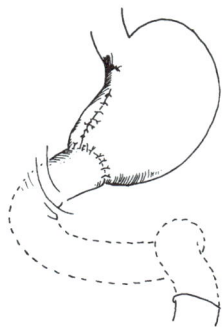

图 29-7　BillrothⅠ式胃大部切除术

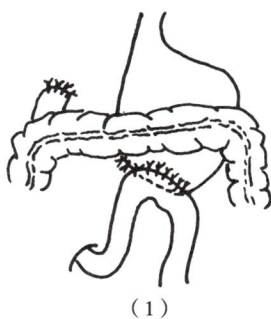

（1）　　　　　　　　　（2）

图 29-8　常用的 BillrothⅡ式胃大部切除术

（1）结肠后胃空肠吻合;（2）结肠前胃空肠吻合。

（3）**胃空肠 Roux-en-Y 吻合术**:胃远端大部切除后,缝闭十二指肠残端,在 Treitz 韧带以远 10~15cm 切断空肠,在结肠前或结肠后将空肠长臂与残胃吻合,短臂在 Treitz 韧带下 15cm 左右与空肠长臂吻合（图 29-9）。两个吻合口之间距离应在 40cm 以上,防止胆汁反流。

ER 29-5

胃十二指肠溃疡手术治疗

（三）手术后并发症

1.早期并发症

（1）**术后出血**:出血可来自胃肠腔内和腹腔内。胃大部切除术后 24 小时,自胃管引流出少量暗红或咖啡色胃液,多为术中残留或创面少量渗血,一般不超过 300ml。超过此量,或超过 24 小时仍有出血,即可诊断。此类出血主要来自吻合口或缝闭的胃十二指肠残端。发生于术后 24 小时之内,多因术中止血不彻底所致;发生在术后 4~6 天,常为黏膜坏死引起;术后 10~20 天出现,多与缝线处感染灶腐蚀血管有关。绝大多数经非手术疗法而止血。非手术治疗无效的大出血,应再次手术。

（2）**术后胃瘫**:胃大部切除术后可出现以胃排空障碍为主要表现的胃动力紊乱综合征,属于非机械性梗阻,又称术后胃排空障碍。通常发生在开始进流质或半流饮食时,主要表现为恶心、呕吐,呕吐物可含有胆汁,不伴有腹痛。体检为轻度腹胀,偶有胃型,肠鸣音弱。上消化道造影显示胃无张力,蠕动减弱,吻合口通过欠佳、无狭窄;胃镜检查有助于鉴别诊断。治疗应禁饮食、胃肠减压、补液和营养支持,应用甲氧氯普胺及红霉素等促胃动力药,原则上不宜再次手术。

（3）**胃肠吻合口破裂或瘘**:手术使残胃大弯侧或十二指肠残端血供不足,导致胃肠壁缺血坏死,形成吻合口破裂或瘘。多发生于术后 5~7 天,常

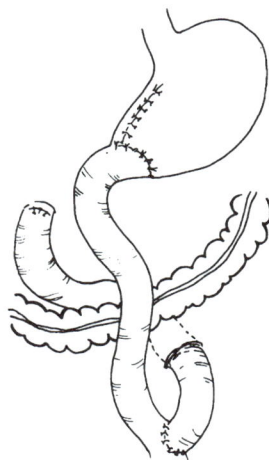

图 29-9　胃空肠 Roux-en-Y 吻合术

突然出现明显腹膜刺激征表现,须立即手术修补。如已局限形成脓肿或穿破形成外瘘,通过引流、胃肠减压和支持治疗常能自愈,必要时手术探查。

（4）**十二指肠残端破裂**:常发生于术后 3~6 天。多见于十二指肠残端处理不当,或毕Ⅱ式胃大部切除术后发生输入段梗阻。表现为突发右上腹剧痛和明显的腹膜炎体征,似溃疡急性穿孔,需立即手术。术中尽量妥善关闭十二指肠残端,经破裂处置入导管持续吸引或十二指肠造瘘,并充分引流残端周围间隙。如有近端空肠段梗阻,应同时予以处理。术后应用抗生素,注意补充水、电解质和给予必要的肠内或肠外营养。

（5）**术后梗阻**

1）吻合口梗阻:可因吻合口水肿,或吻合口过小及内翻过多等引起。前者通常发生在术后 7~10 天或开始进半流质食物时,呕吐含胆汁的胃内容物、量少,非手术治疗可缓解。后者表现为进食后上腹饱胀,呕吐食物,不含胆汁,X 线造影或胃镜检查证实吻合口狭窄者,需再次手术解除梗阻。

2）空肠输入段梗阻

A. 急性完全性梗阻:多发生于毕Ⅱ式结肠前输入段对小弯的吻合术后,属于闭袢性梗阻,易导致肠段坏死穿孔。典型症状为突发上腹部剧痛,可放射至肩背部,呕吐频繁,不含胆汁。上腹偏右压痛明显,甚至触及包块,可有烦躁、脉速、血压下降,甚至出现黄疸和血淀粉酶升高。一经确诊,须尽早手术。

B. 慢性不全性梗阻:多发生于毕Ⅱ式输入段对小弯的术式,表现为进食后 15~30 分钟左右,上腹突发胀痛或绞痛,呕吐大量胆汁,不含食物。原因常为输入袢空肠口狭窄、牵拉成角、曲折粘连等。X 线检查造影剂可顺利通过吻合口及输出段,而不进入输入段,目的是除外输出袢及吻合口梗阻。应先采取非手术治疗,症状长期不能自行缓解,需再次手术。

3）空肠输出段梗阻:多因术后输出袢粘连或结肠后吻合系膜压迫肠管所致。表现为上腹饱胀,呕吐含胆汁的胃内容物。X 线造影检查可确诊。如不能自行缓解,应立即手术。

2. 远期并发症

（1）**倾倒综合征**（dumping syndrome）:胃大部切除术后丧失了幽门括约肌及其功能,导致胃排空过快所产生的一系列综合征,多见于毕Ⅱ式胃大部切除术后。根据进食后症状出现的时间分为早期和晚期倾倒综合征,部分患者可两种类型并存。

1）早期倾倒综合征:因高渗性食物过快进入空肠,将大量细胞外液吸入到肠腔内,致使有效循环血量骤减引起。表现为进食,尤其食入较甜的流质食物后 10~20 分钟内,出现心悸、乏力、面色苍白、出冷汗,并伴有上腹不适或绞痛,恶心、呕吐、腹泻及肠鸣活跃等。平卧 10~20 分钟后症状缓解。

2）晚期倾倒综合征:由于胃排空过快,血糖一过性升高,刺激胰岛素分泌增加,反应性引起血糖降低所致,又称为低血糖综合征。常发生于进食后 2~4 小时,表现头晕、心悸、无力、出汗、手颤、嗜睡甚至虚脱。防治措施主要是饮食调整。术后进食初期,要少量多餐,避免过甜或过热流质,也可在食物中加入果胶延缓吸收。出现低血糖综合征时,可进食少量食物或糖类,多数患者可逐渐适应。症状严重者,皮下注射生长抑素常可改善;症状不能缓解持续 2 年以上者,考虑手术矫正。

（2）**碱性反流性胃炎**:常于术后 1~2 年出现,导致黏膜充血、水肿、糜烂。临床表现为三联征:①剑突下持续性烧灼样疼痛,进食后加重,服用制酸剂无效;②胆汁性呕吐,呕吐后腹痛不缓解;③体重减轻。胃镜检查显示慢性萎缩性胃炎。可应用保护胃黏膜、调节胃动力等治疗,严重者应手术。

（3）**溃疡复发**:通常在十二指肠溃疡行胃大部切除术后 2 年内发病,多位于吻合口,症状和原有溃疡病相似,疼痛较为剧烈,无明显节律性,压痛偏左上腹,易发生出血、穿孔等并发症。一般先行规范的药物治疗,无效可考虑再次手术。术前评估时应做血清促胃液素测定,以除外胃泌素瘤引起的胰源性溃疡。

（4）**营养性并发症**:主要因残胃容量过小,消化吸收功能障碍所致。

1）营养不良、体重减轻:应针对病因,合理膳食,加强营养。

2）贫血：术后胃酸不足可致缺铁性贫血或内因子缺乏致巨幼细胞贫血，应补充铁剂或叶酸和维生素 B_{12} 等，重者需输注红细胞。

3）腹泻和脂肪泻（粪便中脂肪排出量超过摄入量的 7%）：多与术后胃肠蠕动加快，食物不能和消化液充分混合有关。应给予高蛋白、低脂肪、易消化的少渣饮食，酌情应用肠蠕动抑制剂、胆汁酸结合药物和抗生素治疗。

4）骨病：常发生于术后 5~10 年，女性较多见。可分为骨质疏松、隐性骨质软化和混合型。需补充钙剂和维生素 D。

(5)残胃癌： 指因良性病变行胃大部切除术至少 5 年以上所发生的残胃原发性癌。发生率在 2% 左右，可能与残胃黏膜发生慢性萎缩性胃炎有关。表现为进食后饱胀、上腹痛，伴贫血和消瘦。一经确诊应手术治疗。

第三节　胃　癌

胃癌（gastric carcinoma）在我国恶性肿瘤中发病率及死亡率均居第三位，发病多在 40~60 岁之间，男女之比约为 2:1。

（一）病因

病因未明，可能与多种因素有关。外因包括地域环境、职业、饮食生活习惯等，内因有种族、血型、遗传等，其中遗传和基因及饮食生活习惯（吸烟、食物中亚硝基化合物、真菌毒素等致癌物作用）最为重要。幽门螺杆菌感染也是已知重要的发病因素。胃息肉、慢性萎缩性胃炎及胃部分切除后的残胃等易发生癌变。

ER 29-6

早期胃癌形态
示意图

（二）病理

胃癌可以发生在胃的任何部位，最多见于胃窦，其他依次为贲门胃底部、胃小弯、前壁和胃大弯。

1. 大体类型　分为早期胃癌和进展期胃癌。

(1)早期胃癌： 指局限于黏膜或黏膜下层的胃癌，无论病灶大小或有无淋巴结转移。根据病灶形态，普通型早期胃癌分为三型（表 29-1）。特殊类型早期胃癌包括：①浅表扩散型，肿瘤最大径≥4cm。②微小癌，肿瘤范围≤5mm。③小胃癌，肿瘤范围≤10mm。④多发性早期癌，≥2 个独立的早期胃癌病灶。⑤残胃早期胃癌。胃镜黏膜活检发现，但切除后的胃标本经全黏膜取材未见癌组织者，为一点癌。

表 29-1　早期胃癌分型

类型	基本特征	类型	基本特征
I型隆起型	癌块突出 >5mm	III型凹陷型	癌块凹陷深度 >5mm
II型浅表型	癌块平坦，微隆与低陷≤5mm，分为三种亚型 IIa 表面隆起型 IIb 平坦型 IIc 表面凹陷型	混合型	上述类型的混合，如IIa+IIc、IIc+III

(2)进展期胃癌： 指癌组织浸润深度突破黏膜下层的胃癌。按 Borrmann 分型法分为四型（表 29-2）。若全胃受累，胃腔缩窄、胃壁僵硬如革袋，称皮革胃，其恶性度高，转移早，预后差。

表 29-2　进展期胃癌 Borrmann 分型

分型	基本特征	分型	基本特征
I型　结节隆起型	块状癌灶突入胃腔内，边界清楚	III型　溃疡浸润型	溃疡形癌灶向周围浸润，边界不清
II型　溃疡局限型	溃疡形癌灶边界清楚，略隆起	IV型　弥漫浸润型	癌灶向胃壁各层及周围浸润，边界不清

2. 组织学类型 按世界卫生组织（WHO）规定,将胃癌分为腺癌(肠型和弥漫型)、乳头状腺癌、管状腺癌、黏液腺癌、印戒细胞癌、腺鳞癌、鳞状细胞癌、小细胞癌、未分化癌和其他类型。常见类型为管状腺癌和黏液腺癌,乳头状腺癌和鳞状细胞癌较少。

3. 扩散与转移

(1)直接浸润:癌组织向胃壁纵向和横向浸润生长,也可向胃周浸润,直接侵入腹壁、邻近器官和组织,如网膜、横结肠及系膜、肝、脾、胰腺等。贲门胃底癌和胃窦癌可分别向食管下段和十二指肠扩散。

(2)淋巴转移:淋巴转移是胃癌最主要的转移方式,进展期胃癌的淋巴转移率高达70%左右,早期胃癌也可发生淋巴转移。癌细胞侵入淋巴管后,形成微小癌栓随淋巴液转移至局部所属淋巴结,最后汇集到腹腔淋巴结。由于各淋巴结间有丰富的淋巴管网沟通,一处癌肿可累及其他区域淋巴结。原发肿瘤恶性度高或终末期可转移至远隔部位淋巴结,最常见的包括:①经胸导管转移至左锁骨上淋巴结,即 Virchow 淋巴结;②经肝圆韧带的淋巴管转移到脐周。

(3)血行转移:癌细胞进入门静脉或体循环,随血流播散到肝、肺、胰、骨、脑等处形成转移灶,以肝脏转移多见。

(4)腹腔种植:癌细胞穿透胃壁脱落种植于腹膜、网膜或腹腔其他脏器表面,形成转移结节。腹膜广泛转移,形成大量癌性腹水。女性胃癌患者出现卵巢转移性肿瘤,称为 Krukenberg 瘤。

(三)临床表现

1. 症状 早期症状不明显或缺乏特异性,可有隐痛不适、嗳气、食欲减退等,类似胃十二指肠溃疡或慢性胃炎。腹痛与体重减轻是进展期胃癌最常见的表现。病情进展,症状日渐加重,患者常有明确的消化道症状,如餐后饱胀不适,上腹疼痛加重,食欲减退,乏力,贫血,消瘦,部分患者有恶心、呕吐,甚至可出现出血和急性穿孔的表现。不同部位胃癌也有特殊表现,比如贲门胃底癌可有胸骨后疼痛和进食哽噎感或吞咽困难;胃窦癌可引起幽门梗阻出现明显呕吐,含宿食。

2. 体征 早期体检无明显发现。进展期上腹部可触及表面不光滑、质硬肿块,有轻压痛。晚期出现上腹肿块固定、肝大、腹水、锁骨上淋巴结肿大或直肠前凹触及肿块等表现,并有明显贫血、腹水、黄疸、消瘦和恶病质等。

(四)诊断

根据上腹疼痛、上腹部肿块、进行性贫血、消瘦等表现,结合胃镜和上消化道造影检查,进展期胃癌的诊断多无困难。

早期胃癌术后5年生存率在90%以上,明显高于进展期胃癌。因此,胃癌的早期诊断是提高治愈率的关键,应重视对以下高危人群的筛查和随诊:①40岁以上,既往无胃病史而出现前述早期消化道症状或有长期溃疡病史,近期症状加重或疼痛节律发生改变者。②有胃癌家族史,或胃大部切除手术史。③胃酸减少或缺乏,有萎缩性胃炎、胃溃疡、胃息肉等癌前状态。④有原因不明的消化道慢性失血或短期内体重明显减轻者。

胃癌诊断手段主要包括胃镜、影像学检查和病理学检查,用于胃癌的定性、定位和分期诊断。通过上述检查,胃癌在诊断时也可与胃的良性溃疡、良性肿瘤及胃间质瘤和胃淋巴瘤相鉴别。

1. 内腔镜检查 胃镜检查可直视观察病变的部位和范围,并可获取病变组织进行病理学检查,是高危筛查和诊断胃癌最有效的方法。内镜活检组织病理学诊

进展期胃癌形态

中晚期胃癌大体标本彩色图片

胃癌转移彩色示意图

内镜检查图片胃癌与胃溃疡对照

早期胃癌Ⅱc气钡双对比X线造影图片

进展期胃癌气钡双对比X线造影图片

进展期胃癌Borrmann Ⅱ型X线造影与腹部增强CT图片对照

断是胃癌确诊和治疗的依据。亚甲蓝染色结合高清晰图像放大技术,有利于及早发现黏膜中断、变形,色泽的显著变化等征象,显著提高细微病变的发现率。超声内镜检查术(EUS)结合细针穿刺,有助于了解肿瘤向深层浸润和周围侵犯及明确病变性质。诊断性腹腔镜探查术在评价胃癌病变、邻近器官受累、局部淋巴结转移和腹膜转移方面具有较高价值。

2. 影像学检查

(1)**X 线造影检查**:目前仍为诊断胃癌的常用方法,可采取不同充盈度的投照、黏膜纹显示、加压控制投照和双重对比等方法。早期胃癌的隆起型显示为小的胃充盈缺损;表浅型可见一小片造影剂积聚或在充盈相呈微小的突出;凹陷型可有造影剂积聚形态不规则,邻近黏膜呈杆状中断。进展期胃癌肿块型为突向腔内的不规则充盈缺损;溃疡型则是形态不规整的龛影,局部胃壁僵硬,蠕动波不能通过;弥漫型可见胃黏膜皱襞粗乱,胃壁僵硬,蠕动波消失,胃腔缩窄,造影剂排空较快,全胃受累时呈狭窄、僵硬的"革袋胃"。目前主要应用于内镜检查不便,评估病变范围特别是累及食管情况。

(2)**CT 检查**:CT 平扫及增强可基本明确病变范围(T 分期)、局部淋巴结转移(N 分期)、肝肺等远处转移情况(M 分期)。

(3)**其他影像学检查**:MRI、PET-CT 分别作为 CT 疑似肝转移及全身转移时的甄别手段。腹部普通 B 超和超声造影检查可用于了解胃邻近脏器浸润及转移的情况。

3. 其他检查 部分患者血细胞分析提示贫血和大便隐血阳性。CEA、CA19-9 和 CA125 部分患者升高,可作为胃癌诊断的参考,也可作为判断预后和评估治疗效果的指标。病理学检查是胃癌的确诊手段。术后结构化的病理报告不仅明确病理分期,更为评估病期进展、判断预后和制订有针对性的个体化治疗方案提供必要的组织病理学依据。病理学检查还包括转移灶活检和对腹腔灌洗液的评价。对于经组织病理诊断证实为胃腺癌的病例,需要进行胃癌组织免疫组化或原位杂交的人类表皮生长因子受体 2(HER2)分子分型检测,以作为选择分子靶向治疗的依据。

(五)临床与病理分期

为准确描述胃周围淋巴结转移情况,中国临床肿瘤学会 2022 年颁布了《胃癌诊疗指南》,明确规定胃周围淋巴结的分组标准(表 29-3、图 29-10),便于确定胃癌临床和病理分期,以指导临床治疗选择、评价疗效和预后。

表 29-3 胃周围淋巴结分组标准

组别	淋巴结及部位	组别	淋巴结及部位
No1	贲门右淋巴结	No12p	肝十二指肠韧带淋巴结(沿门静脉)
No2	贲门左淋巴结	No13	胰头后淋巴结
No3	小弯淋巴结	No14v	沿肠系膜上静脉淋巴结
No4sa	大弯淋巴结(沿胃短动脉)	No14a	沿肠系膜上动脉淋巴结
No4sb	大弯淋巴结(沿胃网膜左动脉)	No15	结肠中动脉周围淋巴结
No4d	大弯淋巴结(沿胃网膜右动脉)	No16a1	腹主动脉周围淋巴结 a1
No5	幽门上淋巴结	No16a2	腹主动脉周围淋巴结 a2
No6	幽门下淋巴结	No16b1	腹主动脉周围淋巴结 b1
No7	胃左动脉淋巴结	No16b2	腹主动脉周围淋巴结 b2
No8a	肝总动脉前上部淋巴结	No17	胰头前淋巴结
No8b	肝总动脉后部淋巴结	No18	胰下淋巴结
No9	腹腔动脉干周围淋巴结	No19	膈下淋巴结
No10	脾门淋巴结	No20	食管裂孔淋巴结
No11p	脾动脉近端淋巴结	No110	胸部下食管旁淋巴结
No11d	脾动脉远端淋巴结	No111	膈上淋巴结
No12a	肝十二指肠韧带淋巴结(沿肝动脉)	No112	后纵隔淋巴结
No12b	肝十二指肠韧带淋巴结(沿胆管)		

按照胃周围区域淋巴结与胃的距离分为三站。第一站为胃旁淋巴结,第二站和第三站为胃周围血管分支的其余各组。癌细胞通常由原发部位经淋巴管转移到第一站淋巴结,按淋巴回流方向使胃血管周围的第二站、第三站淋巴结甚至更远部位的淋巴结相继受累。原发癌肿部位不同,各站包含的淋巴结组别不同(表29-4)。

国际抗癌联盟(UICC)和美国癌症联合会(AJCC)2016年共同公布胃癌第8版TNM分期法,主要依据原发肿瘤浸润深度、淋巴结转移和远处转移的情况进行分期,作为合理选择胃癌治疗方案的可靠依据(表29-5)。

不同的TNM组合,在胃癌临床分期(表29-6)和病理分期(表29-7)中存在差异。

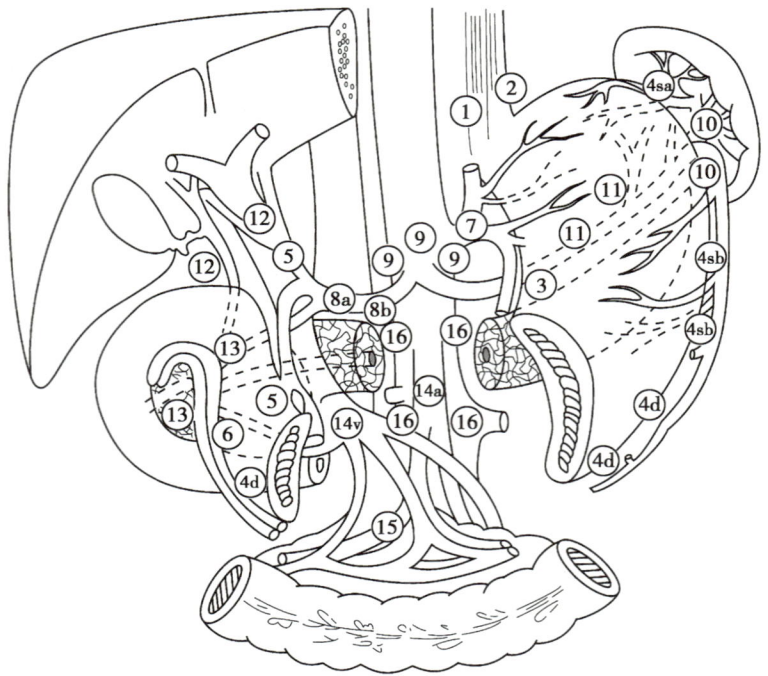

图 29-10　胃周围区域淋巴结分组

表 29-4　不同部位胃癌区域淋巴结站别的划分

原发部位	第一站	第二站	第三站
全胃	1、2、3、4、5、6	7、8、9、10、11	12、13、14
胃窦部	3、4、5、6	1、7、8、9	2、10、11、12、13、14
胃体部	1、3、4、5、6	2、7、8、9、10、11	12、13、14
贲门部	1、2、3、4	5、6、7、8、9、10、11	12、13、14

表 29-5　胃癌 TNM 分期的具体含义

胃癌 TNM 分期	基本特征
原发肿瘤(T)	
T_x	原发肿瘤无法评估
T_0	无原发肿瘤的证据
T_{is}	原位癌:上皮内肿瘤,未侵及固有层,高度不典型性增生
T_1	肿瘤侵犯固有层、黏膜肌层或黏膜下层
T_{1a}	肿瘤侵犯固有层或黏膜肌层
T_{1b}	肿瘤侵犯黏膜下层
T_2	肿瘤侵犯固有肌层 *
T_3	肿瘤穿透浆膜下结缔组织,而尚未侵及脏腹膜或邻近结构 **、***
T_4	肿瘤侵犯浆膜(脏腹膜)或邻近结构 **、***
T_{4a}	肿瘤侵犯浆膜(脏腹膜)
T_{4b}	肿瘤侵犯邻近结构

胃癌 TNM 分期	基本特征
区域淋巴结（N）	
N_x	区域淋巴结无法评估
N_0	区域淋巴结无转移
N_1	1~2 个区域淋巴结转移
N_2	3~6 个区域淋巴结转移
N_3	7 个及 7 个以上区域淋巴结转移
N_{3a}	7~15 个区域淋巴结转移
N_{3b}	16 个及 16 个以上区域淋巴结转移
远处转移（M）	
M_0	无远处转移
M_1	有远处转移

注：

* 如穿透固有肌层达胃结肠韧带或肝胃韧带或大小网膜，但未穿透覆盖这些结构的脏腹膜为 T_3；若也穿透覆盖这些结构的脏腹膜为 T_4。

** 胃的邻近结构包括脾、横结肠、肝脏、膈肌、胰腺、腹壁、肾上腺、肾脏、小肠以及后腹膜。

*** 经胃壁内扩展至十二指肠或食管的肿瘤不考虑为侵犯邻近结构，而是应用任何这些部位的最大浸润深度进行分期。

表 29-6　胃癌的临床分期（cTNM）

期别	T	N	M	期别	T	N	M
0 期	T_{is}	N_0	M_0	III期	T_3	$N_{1~3}$	M_0
I期	T_1	N_0	M_0		T_{4a}	$N_{1~3}$	M_0
	T_2	N_0	M_0	IVA 期	T_{4b}	任何 N	M_0
IIA 期	T_1	$N_{1~3}$	M_0	IVB 期	任何 T	任何 N	M_1
	T_2	$N_{1~3}$	M_0				
IIB 期	T_3	N_0	M_0				
	T_{4a}	N_0	M_0				

表 29-7　胃癌的病理分期（pTNM）

期别	T	N	M	期别	T	N	M
0 期	T_{is}	N_0	M_0	IIIB 期	T_1	N_{3b}	M_0
IA 期	T_1	N_0	M_0		T_2	N_{3b}	M_0
IB 期	T_1	N_1	M_0		T_3	N_{3a}	M_0
	T_2	N_0	M_0		T_{4a}	N_{3a}	M_0
IIA 期	T_1	N_2	M_0		T_{4b}	$N_{1~2}$	M_0
	T_2	N_1	M_0	IIIC 期	T_3	N_{3b}	M_0
	T_3	N_0	M_0		T_{4a}	N_{3b}	M_0
IIB 期	T_1	N_{3a}	M_0		T_{4b}	N_{3a}	M_0
	T_2	N_2	M_0		T_{4b}	N_{3b}	M_0
	T_3	N_1	M_0	IV期	任何 T	任何 N	M_1
	T_{4a}	N_0	M_0				
IIIA 期	T_2	N_{3a}	M_1				
	T_3	N_2	M_0				
	T_{4a}	$N_{1~2}$	M_0				
	T_{4b}	N_0	M_0				

(六) 治疗

1. 治疗策略 胃癌治疗的总体原则是以手术为主的综合治疗。目前,可按照胃癌诊治规范化流程,在确诊后首先区分是否为转移性胃癌和进行可切除性评估,再根据肿瘤病理学类型及临床分期,结合患者一般状况、重要器官功能状态和基础疾病的情况,以综合治疗为基本原则,采取多学科诊疗模式(multiple disciplinary team,MDT),合理运用手术、化疗、放疗和分子靶向治疗等手段,达到根治或最大限度遏制肿瘤的目的,延长患者生命,提高患者生存质量。

(1) **可切除非转移性胃癌**:应依据治疗前分期进行方法的选择。

1) 早期胃癌:首先考虑是否可以内镜治疗,主要方式有内镜下黏膜切除术(endoscopic mucosal resection,EMR)和内镜下黏膜剥离术(endoscopic submucosal dissection,ESD),目前的绝对适应证是分化较好、黏膜内癌(T_{1a})、直径 <2cm、不伴随溃疡的非转移性胃癌。该适应证有扩大趋势。对于不适合内镜治疗者可行开放性手术或腹腔镜手术,术后病理证实淋巴结阳性,以及进展期胃癌应行术后辅助化疗。

2) 进展期胃癌:采取以手术为主的综合治疗,标准治疗方案是根治性手术切除联合术后辅助化疗。分期较晚的病例(临床分期Ⅲ期及以上)可在术前先行新辅助治疗,再考虑根治性手术。成功实施根治性手术后,需根据术后病理分期选择辅助性治疗。新辅助治疗后疾病进展,以及无法实现 R_0 切除(切缘镜下未见残留肿瘤)者,应根据个体情况制订最佳方案。

(2) **不可切除非转移性胃癌**

1) 因肿瘤原因不可切除,原发肿瘤外侵严重,与正常组织无法分离也不宜联合脏器切除或已包绕大血管;区域淋巴结转移固定、融合成团,或转移淋巴结不在手术可清扫范围内等。

2) 因存在手术禁忌证或拒绝手术者,包括全身情况差,严重的低蛋白血症和贫血、营养不良,或合并严重基础疾病不能耐受手术者。处理原则为先行新辅助治疗(同步放化疗,或化疗后的序贯放疗),之后由多学科团队讨论和评价治疗后手术的可能性。如能做到完全性切除,可考虑手术。对于局部肿瘤不可切除,且一般情况较差的患者,首选单纯化疗或联合放疗。化疗多采用联合用药方案,可延长患者生存期;放疗在减少出血,缓解疼痛,减轻梗阻等临床症状方面效果明显。

(3) **晚期转移性胃癌或胃癌复发**:目前公认采取以全身药物治疗为主的综合治疗。在对失去手术根治机会或复发转移晚期胃癌的治疗中,选择恰当的时机,给予姑息性手术、姑息性放疗、射频消融、腹腔灌注、动脉介入栓塞灌注等局部治疗,可显著改善患者生存质量。

(4) **加强治疗期支持**:胃癌原发病灶不仅直接影响患者的营养状况,还可造成出血、穿孔、梗阻,甚至导致胆道梗阻等并发症的出现。因而在整个治疗过程中,应有效止痛,内置支架,及时补给营养等最佳的支持治疗,积极预防和处理各种并发症,促进患者快速康复,或尽可能维持其生活质量。

2. 手术疗法 外科手术是胃癌主要治疗手段,分为根治性手术和姑息性手术两类。

除存在不可切除的全身因素及确有远处转移和恶病质外,均应争取尽早剖腹探查。术前纠正贫血、低蛋白血症以及缺水和电解质紊乱。术中仔细探查,如发现癌肿已固定、有腹水或广泛转移,应放弃根治手术。若仅与肝左叶或横结肠有较小局限性浸润,并非根治手术禁忌。

(1) **根治性手术**:目前早期胃癌和进展期胃癌最有效的治疗方法。原则是彻底切除胃癌原发灶,按临床分期标准清扫胃周围区域淋巴结,并重建消化道。

1) 胃切除范围:依据肿瘤部位而定,关键是保证足够的切缘,胃切断线要求距肿瘤边缘≥5cm。T_2 以上 Borrmann Ⅰ~Ⅱ型胃癌近切缘至少 3cm,Borrmann Ⅲ~Ⅳ型至少 5cm,若肿瘤侵犯食管或幽门,胃切断线并非必须距肿瘤边缘 5cm 以上,需要做冷冻病理检查以保证 R_0 切除。

2) 淋巴结清扫:淋巴结清扫范围以 D(Dissection)表示,一般分为:D_0(未完全清扫第一站淋巴结)、D_1(清扫全部第一站淋巴结)、D_2(清扫到全部第二站淋巴结)和 D_3(清扫到全部第三站淋巴结)。

根据胃切除的类型进行相应淋巴结清扫(表 29-8),D_2 淋巴结清扫目前已作为标准术式推荐。淋巴结清扫至少需要 16 枚以上,才能保证准确的分期和预后判断。

表 29-8　不同胃切除类型的淋巴结清扫范围

淋巴结清扫	远端胃切除	近端胃切除	全胃切除
D_1	1、3、4sb、4d、5、6、7	1、2、3a、4sa、4sb、7	1~7
D_2（D_{1+}*）	D_1+8a、9、11p、12a	D_1+8a、9、11、19**	D_1+8a、9、11p、11d、12a**

注：* 为 D_{1+} 术式，推荐用于分期较早的近端胃癌。** 肿瘤位于胃食管结合部，应包括 19、20、110 和 111 组，12a 可不清扫。

3）手术方式：取决于肿瘤的部位和临床分期。

A. 早期胃癌：D_1 切除术适于黏膜内癌直径超过 2cm 的，以及侵犯黏膜下层不适合进行内镜治疗的胃癌；一旦出现淋巴结转移，应当施行 D_2 切除术。可酌情采用腹腔镜或开放性手术治疗，两者对 I 期胃癌远端胃切除的安全性和治疗效果上相当。

B. 进展期胃癌：D_2 胃切除术是标准术式，多采用开放性术式。根据癌肿位置和侵及邻近组织或脏器的情况，可选择近端胃切除术、远端胃切除术、全胃切除术等，以及联合其他脏器切除术等。目前认为腹腔镜下远端胃大部切除联合 D_2 淋巴结清扫，可以降低出血量，加速胃肠恢复，缩短住院时间，长期生存无差异，可在技术规范和有经验的医疗中心开展。

4）消化道重建：包括 Billroth I 式吻合术、Billroth II 式吻合术、食管残胃吻合术、管状胃食管吻合术和胃空肠 Roux-en-Y 吻合术，或食管空肠 Roux-en-Y 吻合术等。

（2）**姑息性手术**：癌肿广泛转移不能彻底切除，而原发肿瘤尚能切除，或原发病灶无法切除，胃癌引起梗阻、穿孔、出血等并发症，可酌情行姑息性切除术、胃空肠吻合术、穿孔修补术、空肠造口营养管置入术等，达到减少肿瘤负荷，便于进一步放化疗，或消除症状，改善生活质量。

3. 化学疗法

（1）**适应证**：①术后病理结果证实淋巴结阳性，或有病理残留（R_1 切除）和肉眼残留（R_2 切除）的早期胃癌；②进展期胃癌；③姑息性手术后、不能手术或术后复发的晚期胃癌。

化疗的一般要求是胃癌病理诊断明确，患者一般情况尚好，心、肝、肾与造血功能正常，无严重并发症。

（2）**化疗方式与给药途径**：根据药物应用目的和使用的时间段，分为新辅助化疗、术中化疗、术后辅助化疗及姑息性化疗。术后辅助化疗旨在消灭微转移灶，降低发生转移的可能性，提高术后长期生存率。新辅助化疗主要是通过术前化疗减小肿瘤负荷，降低肿瘤细胞活力，提高肿瘤根治手术的切除率，为一些不具备手术条件的患者提供手术的机会。对于术后复发、局部晚期不可切除、转移性胃癌患者，采用以全身姑息性化疗为主的综合治疗。联合用药可提高疗效，并减轻化疗药物的副作用。给药途径除口服和静脉输注以外，还可选择腹膜腔给药、动脉插管区域灌注等疗法。

（3）**常用方案和药物**

1）新辅助化疗：新辅助化疗 + 手术 + 术后辅助化疗的围手术期化疗是当今胃癌综合治疗的重要组成部分，可达到肿瘤降期，提高 R_0 切除率和改善患者生存的效果。对于 $T_3N_{2~3}M_0$ 和 $T_{4a}N_{1~3}M_0$ 的 III 期非食管胃结合部癌，目前新辅助化疗方案包括奥沙利铂联合卡培他滨（XELOX）、奥沙利铂联合 S-1（SOX）等；对 $T_3N_{2~3}M_0$ 和 $T_{4a}N_{1~3}M_0$ III 期食管胃结合部癌，实施新辅助放化疗的同步化疗方案为紫杉类联合氟尿嘧啶类或铂类、氟尿嘧啶类联合铂类。新辅助治疗后应及时进行疗效评价，可借助超声内镜、CT 及 PET/CT 等手段，治疗后经手术切除标本证实为病理完全缓解患者，一般仍按原化疗方案进行术后辅助治疗。对治疗后疾病进展者，预计可达到 R_0 切除者可以考虑手术，判断无法达到 R_0 切除者，应经多学科诊疗模式讨论决定后续治疗方案。

2）术后辅助化疗

A. 早期胃癌，未实现 R_0 切除者或有淋巴结转移者，术后辅助化疗方案为奥沙利铂或顺铂联合卡培他滨，或 S-1 单药。

B. 进展期胃癌，以 D_2 根治性手术为基础，术后辅助化疗的适应证包括：D_2 手术 R_0 除，且未接受术前治疗的 T_2 以上和/或 N_+ 的患者，以及 $T_2N_0M_0$ 具有低龄（<40 岁），组织学分级高级别或低分化，有神经束或血管、淋巴管浸润等高危因素者，方案为 5-FU 或卡培他滨联合奥沙立铂或顺铂，或 S-1 单药等。因各种原因导致手术未能达到 D_2 标准者，术后应用以氟尿嘧啶为基础，或卡培他滨联合顺铂的同步放化疗。对于手术未达到 R_0 切除者（非远处转移因素），应进行术后放化疗（同期化疗选用氟尿嘧啶类）或由多学科诊疗模式讨论决定治疗方案。

C. 单纯性化疗：对晚期转移性胃癌的姑息性化疗，主要药物是氟尿嘧啶类、铂类和紫杉类。一线化疗方案以氟尿嘧啶类为基础，联合铂类和/或紫杉类，组成两药或三药联合方案，依据患者身体状况、年龄、基础疾病等综合考虑用药选择。持续治疗一般为 4~6 个月，疾病得到控制后定期复查。

4. 放射疗法 胃癌放疗在术前和术后均可进行，常采用化疗后序贯放疗或同步放化疗。在手术患者，放疗照射野除了必须包括治疗前影像学确定的可视肿瘤（原发、转移肿瘤或转移淋巴结等）以外，可适当外扩至高危的淋巴结引流区。对不考虑手术者，一般仅包括可视肿瘤。具体放疗范围和剂量需根据患者一般情况、照射野大小、预计生存期和对正常器官可能造成的放射性损伤等多方面因素加以考虑。姑息性放疗用于肿瘤病期晚，高龄、心肺功能差或合并多发基础疾病而不考虑手术者，可显著缓解晚期胃癌患者出血、疼痛、梗阻等症状。

5. 其他疗法 主要有分子靶向治疗、免疫治疗和中医药治疗等。

知识链接

多学科诊疗模式——多学科优势的强强联合

多学科诊疗模式又称为多学科协作团队。在此诊疗模式下，来自肿瘤外科、肿瘤内科、医学影像科、病理科、内镜中心、放疗科等科室的专家组成相对比较固定的诊疗团队，针对某一患者和疾病，通过定期、定时专家会诊方式，适时提出适合患者病情的最佳治疗方案，再由主管科室单独或多学科联合严格执行拟定的治疗方案，同时定期反馈效果并进行治疗质量评估和优化，以期达到临床治疗获益最大化。多学科诊疗模式不仅使医疗资源得以合理利用，也避免了单一方实施可能造成的片面性治疗，如今在我国胃肠肿瘤外科领域已经得到较为普遍的运用。

（七）随访

疑似胃癌者多有癌前疾病，或存在癌前病变，应注意随访和定期复查。早期胃癌根治术后患者，随访在前 3 年每 6 个月 1 次，然后每年 1 次，至术后 5 年。进展期胃癌根治术后及不可切除姑息性治疗患者，随访在前 2 年每 3 个月 1 次，然后每 6 个月 1 次，至术后 5 年。随访内容包括临床病史、体格检查、血液学检测（CEA 和 CA19-9）、体重监测、功能状态（Performance Status，PS）评分（表 29-9）、超声、胸腹 CT（早期每年 1 次，进展期每 6 个月 1 次，在 CEA 提示异常时）。确诊患者出现症状恶化及有新发症状时应随诊。

表 29-9 功能状态（PS）评分标准 *

Karnofsky 评分法（KPS，百分法）	
体力状况	评分
正常，无症状和体征	100
能进行正常活动，有轻微症状和体征	90
勉强可进行正常活动，有一些症状或体征	80
生活可自理，但不能维持正常生活工作	70

体力状况	评分
生活能大部分自理,但偶尔需要别人帮忙	60
常需人照料	50
生活不能自理,需要特别照顾和帮助	40
生活严重不能自理	30
病重,需要住院和积极地支持治疗	20
重危,临近死亡	10
死亡	0
Zubrod-ECOG-WHO(ZPS,5 分法)	
体力状况	分级
正常活动	0
症状轻,生活自如,能从事轻体力活动	1
能耐受肿瘤的症状,生活自理,但白天卧床时间不超过 50%	2
肿瘤症状严重,白天卧床时间超过 5%,但还能起床站立,部分生活自理	3
病重卧床不起	4
死亡	5

注:* 一般要求 KPS 评分≥70,ZPS 评分≤2 才考虑化疗。

（高瑞忠）

思考题

1. 胃十二指肠溃疡急性穿孔时应如何选择治疗方法? 手术治疗有哪些术式?

2. 为什么胃大部切除术能够治疗胃十二指肠溃疡? 胃大部切除术的并发症有哪些?

3. 如何做到胃癌的早期诊断?

ER 29-14

练习题

第三十章 ｜ 小肠疾病

学习目标

1. 掌握:肠梗阻的病因、分类、临床表现、诊断、治疗及手术适应证;克罗恩病的临床表现、并发症和治疗。

2. 熟悉:肠梗阻的病理和病理生理、常见类型的特点;克罗恩病的病理、辅助检查、诊断与鉴别。

3. 了解:小肠的解剖和生理;小肠肿瘤、急性出血性肠炎及肠瘘的病因病理、临床表现、诊断和治疗。

4. 具有对常见小肠疾病进行初步诊断的能力,能正确选择小肠疾病的辅助诊断方法,综合分析判断病情,并制订适宜的治疗方案。

5. 能够通过积极有效的沟通,赢得患者和家属的尊重、信赖与合作,获得同行的支持和帮助;会换位思考和开展小肠疾病的诊疗工作。

案例导入

患者女性,64 岁,因间歇腹胀,停止排便、排气,伴腹痛 2 个月,加重 5 天急诊入院。2 个多月来,无明显诱因间歇发作腹胀、腹痛、停止排便,经对症治疗后能缓解。5 天前上述症状加重,呕吐胃内容物一次,不能进食。发病以来,乏力、消瘦,无明显发热。既往无结核及手术史。查体:体温 37.8℃,脉搏 70 次/min,呼吸 20 次/min,血压 140/90mmHg,心肺检查未见异常。全腹明显膨隆,叩诊鼓音,全腹部轻度压痛,无肌紧张,余未见异常。左下腹深部隐约可及包块,直径约 5cm,实性,轻度压痛。移动性浊音(−),肠鸣音活跃。X 线腹平片:右上腹可见液气平面。

请思考:

1. 该患者的初步诊断是什么? 诊断依据是什么?

2. 治疗原则有哪些?

第一节　解剖生理概要

一、小肠的解剖

(一) 小肠的分部

肠道是人体消化系统最重要的组成部分,其中小肠包括十二指肠、空肠和回肠,在消化管中长度最长,成人长 3~5.5m。十二指肠以下小肠的上 2/5 为空肠,下 3/5 为回肠,空肠与回肠(图 30-1)之间无明显界限。空肠始于十二指肠悬韧带,回肠末端借回盲瓣与盲肠连接。空肠大致位于上腹部,回肠分布于左下腹、盆腔和右下腹,两者均由肠系膜固定于腹后壁。小肠系膜在腹后壁的附着点为系膜根部,在腹后壁起自第 2 腰椎左侧斜向右下方走行,止于右骶髂关节的前方,长约 15cm。

(二)小肠的血管

空、回肠的血液供应源于腹主动脉分出的肠系膜上动脉,后者进入系膜根部后分出 10~20 个小肠动脉支,其分支相互吻合形成动脉弓,最后分支直达肠壁。在近段肠管为初级血管弓,直支较长;延至远段则有二、三级血管弓,直支较短。静脉回流至肠系膜上静脉,然后汇入门静脉。

(三)小肠的淋巴

小肠的淋巴系统源于小肠绒毛中央的乳糜管,淋巴液汇入肠系膜根部的淋巴结,再经肠系膜上动脉周围的淋巴结,汇集于腹腔淋巴结而至乳糜池。空肠黏膜下淋巴小结散在,且多孤立,回肠黏膜淋巴集结(Peyer 集结)则较为丰富。

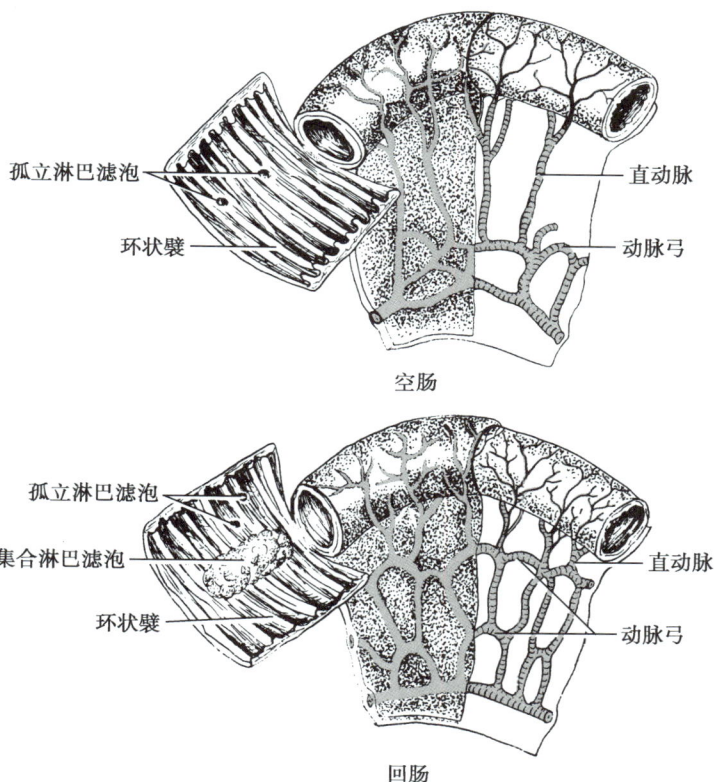

图 30-1　空肠与回肠

(四)小肠的神经

小肠由自主神经系统支配。交感神经兴奋可使小肠蠕动减弱和血管收缩;迷走神经兴奋可使小肠蠕动增强,肠腺分泌增加。小肠的痛觉由内脏神经的传入纤维传导。

(五)小肠壁结构

小肠壁由黏膜、黏膜下层、肌层和浆膜层构成,肌层有内环肌和外纵肌。空肠的肠腔较为宽大,黏膜形成的环状皱襞高大而密集且突向肠腔内;随肠管由近及远延伸,皱襞逐渐变得低平而稀疏,至回肠远端完全消失。

二、小肠的生理

小肠的生理功能有运动、分泌、消化、吸收及屏障功能。食糜在小肠停留约 3~8 小时,为机体充分消化和吸收养分提供了充裕的时间。小肠黏膜腺体分泌含多种消化酶的碱性肠液,消化食糜并吸收营养物质。正常成人每日分泌消化液约 8 000ml,其中所含的大部分水和电解质,以及被分解为葡萄糖、氨基酸、脂肪酸等的小分子营养物质和维生素等均可经小肠黏膜吸收至绒毛内的毛细血管,直接进入血液运输到肝脏和机体其他各处,为细胞新陈代谢提供营养补给,仅 2 000ml 左右进入大肠。肠梗阻或肠瘘发生时,可引起严重的营养障碍和体液代谢失调。

小肠黏膜吸收面积远大于维持正常营养所必需的吸收面积,有充足的功能储备,因此机体能够耐受部分肠段切除,而不发生症状。一般来讲,切除长度超过小肠总长的 50% 及以上者可导致吸收不良。结肠完整,小肠保留少于 75cm;或无回盲瓣,小肠保留少于 100cm,均可引起短肠综合征。

小肠的内分泌细胞能分泌多种胃肠激素,如促胃液素、肠抑胃多肽、胆囊收缩素、生长抑素、血管活性肠肽等,参与消化功能的调节。

肠道屏障功能有赖于由肠黏膜上皮组成的机械屏障结构完整、连接紧密,包含有黏液、消化液及肠腔内正常寄生菌所产生抑菌物质的化学屏障组分比例正常,由肠道常驻菌群与宿主微空间结构形成的微生态系统状态稳定,由肠黏膜淋巴组织和肠道内浆细胞分泌型抗体构成的免疫屏障,对病原抗原介导的细胞和体液免疫应答及时适度,能有效阻止细菌及内毒素等有害物质透过肠黏膜进入血液,进一步防止致病性抗原对机体的伤害。肠道是人体最大的细菌库,肠内正常菌群对防御外来菌株定植具有重要作用,一旦其稳定性因梗阻、缺血等因素遭到破坏,肠道定植抵抗力显著降低,肠道中包括条件致病菌在内的潜在性病原体定植和入血,引发肠源性感染,可导致全身炎性反应综合征、全身性感染,甚至继发多器官功能障碍综合征。

第二节　肠　梗　阻

一、概述

肠梗阻(intestinal obstruction)是任何原因引起肠腔内容物的正常运行和通过发生障碍,为外科常见的急腹症,其危害不仅影响肠管局部,而且涉及全身,病情复杂多变,一旦发生绞窄性肠梗阻病死率显著增加,必须高度重视,并予以及时有效地治疗。

(一)病因与分类

1. 按病因分类

(1)**机械性肠梗阻**:最为常见。由于各种原因引起肠腔变狭小,使肠内容物通过障碍。主要原因有:①肠腔堵塞,因寄生虫、粪块、结石、异物所致,一般梗阻不重。②肠壁病变,可由先天性肠道闭锁、狭窄、肠管炎症(如克罗恩病)、肠套叠和肠肿瘤等引起。③肠管受压,如肠粘连、索带压迫、肠扭转、腹部疝嵌顿或肠外肿瘤压迫等。

(2)**动力性肠梗阻**:由于神经反射或毒素刺激,发生肠壁运动功能障碍,致使肠内容物不能正常运行,而无器质性肠腔狭窄。一般包括:①麻痹性肠梗阻,较常见,因肠壁肌肉失去正常蠕动能力所致。如急性弥漫性腹膜炎、腹部大手术、腹膜后血肿或感染及严重低钾血症时均可发生。②痉挛性肠梗阻,甚少见,系肠壁肌肉强烈痉挛,肠蠕动失常引起,见于肠功能紊乱或慢性铅中毒。

(3)**血运性肠梗阻**:由于肠系膜血管栓塞或血栓形成,引起肠壁血运障碍使蠕动功能丧失,致使肠内容物通过发生障碍。

2. 按肠壁有无血运障碍分类

(1)**单纯性肠梗阻**:仅肠内容物通过障碍,而无肠壁血运障碍。

(2)**绞窄性肠梗阻**:肠壁有血运障碍。可因肠系膜血管及肠壁小血管严重受压或损伤等引起,也包括血运性肠梗阻。

3. 其他分类

(1)**按梗阻部位**:分为高位小肠梗阻(空肠)、低位小肠梗阻(回肠)和结肠梗阻。

(2)**按梗阻程度**:分为完全性肠梗阻(肠内容物完全不能通过)和不完全性肠梗阻(仅部分肠内容物不能通过)。

(3)**按病程急缓**:分为急性肠梗阻(临床较多见)和慢性肠梗阻(多见于低位结肠)。在不断发展和变化的过程中,各类型间在一定条件下是可以相互转化的,有时多种类型也会同时存在。

(二)病理与病理生理

肠梗阻发生后,既可引起肠管本身解剖与功能上的改变,还可导致一系列复杂的全身性生理紊乱。

1. 局部变化　各类型肠梗阻肠管局部病理变化不完全一致。

(1)**机械性肠梗阻**:梗阻以上肠管蠕动增加,以克服阻力促使肠内容物通过,梗阻以上肠管因积气、积液而膨胀扩张。咽下空气是肠胀气的主要来源,尤其在梗阻早期,随着细菌发酵产气的增多,积气更为明显。积液多为消化液,因水、电解质双向交换平衡被打破,肠黏膜净分泌量增加,细菌繁殖、肠黏膜释放炎症介质也发挥一定作用。梗阻部位愈低,持续时间愈长,肠管扩张范围愈广,肠膨胀愈明显。梗阻以下肠管空虚、瘪陷或仅存少量粪便。扩张与瘪陷交界处即为梗阻所在处,对术中寻找梗阻部位非常重要。急性起病,肠管迅速膨胀,肠壁变薄,肠腔内压不断升高,很快发生肠壁血运障碍。慢性进展,则梗阻以上肠蠕动明显增强,肠壁代偿性增厚较突出。

(2)**动力性肠梗阻**:痉挛性肠梗阻常为暂时性,局部改变不明显。麻痹性肠梗阻为全部肠管蠕动减弱或消失,并有肠管积气、积液和扩张。

(3)**绞窄性肠梗阻**:单纯性肠梗阻发展到一定阶段引起肠壁血运障碍,一般先有静脉回流受阻,继而波及动脉血供,肠腔和腹腔内均可有血性渗液,最终肠壁缺血坏死,甚至穿孔。绞窄、穿孔多发生于梗阻部位,并形成急性腹膜炎。血运性肠梗阻也可首先发生动脉血供阻断。

(4)**闭袢性肠梗阻**:指一段肠袢两端都发生梗阻,多为急性完全性肠梗阻。肠扭转、腹部疝嵌顿而疝内容物为肠管,以及回盲瓣功能良好的结肠梗阻,均属此类型。因肠腔内压力不断升高,很快影响肠壁血运,常迅速发展为绞窄性肠梗阻。

2. 全身变化　主要由于体液丧失、肠膨胀、毒素吸收和感染所致。

(1)**体液代谢失调**:由于不能进食及频繁呕吐,加之梗阻发生后肠黏膜再吸收障碍,大量体液丢失或潴留于肠腔内。肠管过度膨胀,肠壁水肿甚至绞窄,致使血浆或血液渗入肠壁、肠腔或腹腔内,造成水、电解质代谢紊乱及酸碱平衡失调,常出现缺水、低钾血症及代谢性酸中毒。

(2)**感染和中毒**:梗阻以上肠腔内细菌大量繁殖,肠壁血运障碍或失去活力,细菌、毒素及坏死组织等毒性物质渗入腹腔或吸收入血,引起严重的腹膜炎和全身性感染。

(3)**休克**:因严重的缺水、血容量减少、血液浓缩、电解质紊乱、酸碱失衡以及腹腔内感染和中毒等多种因素所引起,严重时出现低血容量性休克和感染性休克,甚至出现多器官功能障碍。

(4)**呼吸、循环功能障碍**:肠膨胀使腹内压增高、膈肌升高、腹式呼吸受限,影响肺内气体交换,同时妨碍下腔静脉血液回流,加之血容量减少、心排血量降低,最终导致呼吸、循环障碍,甚至衰竭。

(三)临床表现

梗阻发生后,具有共同的临床表现:腹痛、呕吐、腹胀及停止排气排便。但由于肠梗阻病因、部位、程度、发生急缓的不同,临床表现也会有所差异。

1. 症状

(1)**腹痛**:机械性肠梗阻为阵发性腹部绞痛,多位于梗阻部位附近,有时可见肠型及蠕动波,肠鸣音亢进,呈金属音或气过水音。若腹痛发作间歇期缩短,甚至成为持续性腹部剧痛,或持续性腹痛阵发性加重,表明可能已发展为绞窄性肠梗阻。麻痹性肠梗阻多为持续性腹部胀痛。

(2)**呕吐**:早期呈反射性,吐出物为胃内容物;其后为反流性,因梗阻部位不同而异。高位肠梗阻呕吐频繁,主要为胃十二指肠内容物;低位肠梗阻呕吐发生晚而量少,呈粪样肠内容物;结肠梗阻呕吐较少见,多在晚期才出现;麻痹性肠梗阻多为溢出性呕吐;呕吐物呈血性或棕褐色,提示肠管有血运障碍。

(3)**腹胀**:与梗阻部位和程度有关。高位肠梗阻有时可见胃型,而腹胀不明显;低位及麻痹性肠梗阻腹胀显著,可遍及全腹;结肠梗阻呈周边性腹胀;肠扭转等闭袢性肠梗阻腹胀常不对称。

(4)**停止排气排便**:发病后有多次排气排便,可能是不完全性肠梗阻。完全性肠梗阻多无排气排便,但肠梗阻早期尤其是高位肠梗阻,仍可有少量排气排便。绞窄性肠梗阻,如肠套叠、肠系膜血管栓塞或血栓形成,可排血性黏液便。

2. 体格检查

(1)**全身检查**:单纯性肠梗阻早期多无明显全身改变,晚期或绞窄性肠梗阻可有明显缺水、感染中毒和休克征象。

（2）**腹部检查**：视诊腹部膨胀，机械性肠梗阻可见肠型或蠕动波；触诊时单纯性肠梗阻有轻压痛，无腹膜刺激征；绞窄性肠梗阻腹部压痛固定，腹膜刺激征明显，并可触及痛性包块（发生绞窄的肠襻）。叩诊多呈鼓音，腹腔渗液多时移动性浊音可呈阳性。机械性肠梗阻听诊有肠鸣音亢进，气过水声或金属音；麻痹性肠梗阻则肠鸣音减弱或消失。

（3）**直肠指检**：若触及肿块，可能为肠套叠的套头、低位肠外肿瘤或直肠肿瘤。指套染有血迹，常表明存在绞窄性肠梗阻。

3. 实验室检查　早期变化不明显，其后因缺水、血液浓缩可有尿比重增高，血红蛋白及血细胞比容升高。绞窄性肠梗阻还多有白细胞和中性粒细胞数明显增加。呕吐物和粪便检查有大量红细胞或隐血试验阳性，应考虑肠梗阻有血运障碍。了解水电解质紊乱、酸碱失衡和肾功能情况，应测定血电解质及血气分析，并观察血尿素氮和肌酐的变化。

4. X 线检查　立位或侧卧位腹部 X 线片，对肠梗阻诊断具有重要价值。梗阻 4~6 小时即可显示肠腔内积气。典型征象为多个气液平面（图 30-2），或数个胀气的肠襻。怀疑肠套叠、乙状结肠扭转或结肠梗阻，可行气钡灌肠以助诊断。

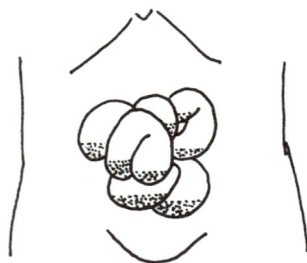

图 30-2　小肠梗阻气液平面示意图

（四）诊断

在肠梗阻诊断过程中，必须明确下列问题：

1. 是否存在肠梗阻　根据痛、呕、胀、闭等典型表现和腹部体征，结合 X 线检查多可作出诊断。早期临床表现不典型时，应注意与其他急腹症相鉴别。

2. 是机械性还是动力性肠梗阻　机械性肠梗阻较多为急性起病，腹痛为阵发性，可见肠型或蠕动波，肠鸣音亢进，早期腹胀不明显，X 线检查见肠管扩张限于梗阻以上部位。痉挛性肠梗阻有阵发性腹痛，但持续时间短暂，呕吐较突出而腹胀不明显，X 线片表现无明显异常。麻痹性肠梗阻多继发于腹膜炎、腹膜后出血或感染、低钾血症及大手术后，为持续性腹部胀痛，显著的均匀性全腹胀，肠鸣音明显减弱或消失，X 线片显示全部肠管积气、积液扩张。

3. 是单纯性还是绞窄性肠梗阻　绞窄性肠梗阻必须尽早手术，因而区分两者至为重要。出现下列表现，应考虑为绞窄性肠梗阻：

（1）腹痛突发、部位固定，为持续性剧烈腹痛；或腹痛由阵发性变为持续性；或在阵发性加重之间仍有持续性腹痛，有时疼痛牵涉腰背部。

（2）病情发展迅速，早期出现休克，抗休克治疗改善不明显。

（3）有腹膜炎表现，以及发热、脉搏增快、白细胞计数增高等感染中毒征象。

（4）腹胀不对称，腹部局限性隆起或触及痛性肿块（孤立胀大的肠襻）。

（5）呕吐出现早而频繁，呕吐物、胃肠抽吸液、肛门排出物为血性或腹腔穿刺抽出血性液体。

（6）X 线检查发现孤立胀大的肠襻位置固定或有假肿瘤状阴影。

（7）经积极非手术治疗，症状体征无显著好转。

4. 是高位还是低位肠梗阻　高位小肠梗阻呕吐早而频繁，腹胀不明显；低位小肠梗阻呕吐迟而量少，可吐粪样物，腹胀明显；结肠梗阻晚期才出现呕吐，腹胀以腹周为著。X 线检查有助于鉴别，其征象各有特点：小肠梗阻积气、积液的肠襻多在中腹部，多个气液平面呈"阶梯状"排列，而结肠内无积气；空肠黏膜有环状皱襞可呈"鱼肋骨刺"状，回肠黏膜则无此表现。结肠梗阻时扩大的肠襻分布在腹部周边，以盲肠积气最为显著，并显示结肠袋形，胀气的结肠袋阴影在梗阻部位突然中

ER 30-3
单纯性和绞窄性肠梗阻立位腹平片检查对比

ER 30-4
单纯性肠梗阻立位腹平片和 CT 平扫检查对比

ER 30-5
绞窄性肠梗阻立位腹平片和 CT 平扫检查对比

ER 30-6
单纯性小肠梗阻立位腹平片检查

断,而小肠胀气常不明显。

5. 是完全性还是不完全性肠梗阻 完全性肠梗阻呕吐频繁,完全停止排气排便,低位肠梗阻还有严重腹胀。X线检查所见梗阻以上肠袢积气扩张明显,梗阻以下结肠内无气体。不完全性肠梗阻呕吐少,腹胀较轻,尚有少量排气排便,X线检查显示肠袢积气扩张均不甚明显,结肠内仍有气体。

6. 是什么原因引起梗阻 应结合年龄、病史、临床表现、X线检查等综合分析。新生儿以先天性肠道畸形为多见,2岁以内小儿多为肠套叠,儿童可由蛔虫团所致。青壮年饱餐剧烈活动后应想到肠扭转,老年人则要考虑粪块堵塞、肿瘤或乙状结肠扭转等。还应注意到临床上最为常见的粘连性肠梗阻多有腹腔感染、腹部损伤或手术史。诊断机械性肠梗阻时,应仔细检查腹外疝的好发部位,以及时发现嵌顿性或绞窄性疝。如有动脉粥样硬化、心脏瓣膜病或近期心肌梗死等,且严重的腹痛与较轻的体征不相吻合,需警惕肠系膜血管缺血性疾病的发生。

（五）治疗

治疗原则是纠正肠梗阻引起的全身性生理紊乱、解除梗阻和保护肠屏障功能。治疗方法依据梗阻发生部位、类型和患者具体情况而定。

1. 基础疗法 治疗的首要措施,无论手术与否均需采用。

（1）**禁食禁饮、持续胃肠减压**:是最为基础的治疗措施。可减轻腹胀,降低肠内压,减少毒素吸收,改善肠壁血运,保护肠黏膜屏障,有利于呼吸和循环。最好选用长的小肠减压引流管,在内镜引导下使引流管通过幽门,以确切减压。

（2）**纠正体液代谢紊乱和营养支持**:是极为重要的治疗手段。根据患者情况,结合实验室检查结果制订补液计划。早期以补充晶体液为主,最常用平衡盐溶液或等渗盐水,并酌情应用碱性药及补钾,必要时输血浆代用品、血浆或全血等。

（3）**防治感染和中毒**:肠梗阻时,肠黏膜屏障功能受损导致肠道细菌易位,引起腹腔及远隔器官感染(如肺部感染),或肠内细菌直接累及腹膜腔产生感染,应联合使用有效抗生素,控制感染,减轻全身中毒症状。

（4）**其他治疗**:禁食期间予以肠外营养支持。腹胀可影响肺的功能,宜给予吸氧。还可采用解痉、镇静等对症治疗,按急腹症处理原则选用镇痛药。

2. 解除梗阻

（1）**非手术治疗**:主要适用于单纯性粘连性肠梗阻、动力性肠梗阻(包括假性肠梗阻)、肠套叠早期、蛔虫或粪块堵塞引起的肠梗阻以及肠结核等炎症所致不全性肠梗阻。除基础疗法外,包括:①口服或胃肠道灌注生植物油;②按病因采用相应的复位法,如腹部按摩、颠簸、灌肠及经乙状结肠镜插管复位等;③肾周脂肪囊封闭。非手术治疗期间必须严密观察病情,如不见好转或反而加重,即应手术。

（2）**手术治疗适应证**:①绞窄性肠梗阻;②先天性肠道畸形或肿瘤引起的肠梗阻;③肠梗阻非手术治疗无效。主要目的是解除梗阻和恢复肠道通畅。手术方法视患者情况、梗阻部位与性质及原因而定。

手术方法包括:①去除梗阻病因的手术,如粘连松解、肠套叠或肠扭转复位、肠切开取异物、肿瘤切除等。②肠切除吻合术(图30-3),用于治疗肠肿瘤、炎性狭窄、肠管失活坏死等。③肠造口或肠外置术,适于全身情况差不允许做复杂手术,又伴急性结直肠梗阻者,原发病留待二期手术处理。④短路手术,对梗阻原因不能简单切除,或无法切除者,如肿瘤广泛浸润、肠粘连与周围重要组织粘连成团等情况,可旷置梗阻处肠段,行梗阻近、远端肠袢侧侧吻合术。腹腔感染严重,如绞窄性肠梗阻时,手术同时应作腹腔引流。

ER 30-7

单纯性小肠梗阻仰卧位腹平片检查

ER 30-8

单纯性小肠梗阻CT检查

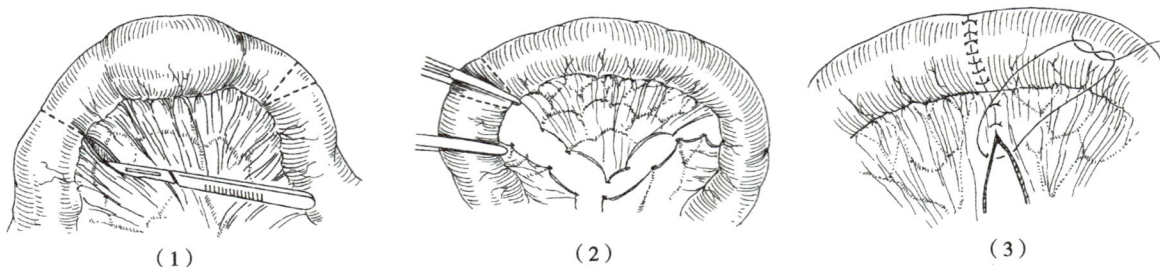

图 30-3　小肠部分切除、肠端-端吻合术手术示意图
(1) V 形切开肠系膜;(2) 钳夹切断肠管两端;(3) 肠管端端吻合、系膜裂孔缝合。

　　绞窄性肠梗阻的手术处理,首先是解除梗阻,恢复肠管血运循环,而后判断肠管是否有生机尤为重要。应从肠管色泽、张力和蠕动以及相应系膜终末动脉搏动几方面观察,如肠管瘪陷,呈紫黑色,无光泽和弹性,刺激后无收缩,相应系膜动脉搏动消失,说明肠管已坏死,应予以切除。活力可疑者,经温热等渗盐水纱垫湿敷、1% 普鲁卡因或酚妥拉明系膜根部封闭,观察 10~30 分钟再行判定。还可借助多普勒超声和静脉注射荧光素判断肠祥有无生命力。如果生命力可疑的肠段较长,且一时难以判断,应做好标记后回纳腹腔,暂时关腹,严密观察 24 小时后,再决定处理方式。

> **知识拓展**
>
> ## 肠梗阻的中西医结合治疗
>
> 　　中医学称肠梗阻为"关格""结胸""肠结""肠痹"等。为有针对性地选择治疗方法,一般将肠梗阻分为痞结型、瘀结型、疽结型。
>
> 　　疽结型肠梗阻必须手术治疗,中西医结合非手术疗法主要适用于痞结型肠梗阻及轻症瘀结型肠梗阻。在西医基础治疗的同时,中医药治疗分内治法和外治法,重点对痞结型和瘀结型肠梗阻进行辨证论治。一般而言,痞结型肠梗阻的治疗宜通里攻下,行气止痛。实证者用大承气汤,虚证者用增液承气汤、五仁汤加减。对瘀结型肠梗阻,热实者宜通里攻下,行气活血,行水逐饮,用复方大承气汤。虚寒者则温中补气,用大建中汤。再依据病因病机不同,予以适当的药味加减。

二、粘连性肠梗阻

　　粘连性肠梗阻(adhesive intestinal obstruction)是肠祥间粘连或腹腔内粘连带所致的肠梗阻,占各种类型肠梗阻的 40%~60%,为临床最常见的肠梗阻类型。

(一) 病因病理

　　粘连形成有先天性和后天性因素,前者由于发育异常或胎粪性腹膜炎引起,较少见;后者常因腹部手术、炎症、损伤、出血、异物等所致,临床上以手术后粘连最为多见(图 30-4)。

　　病理类型与发病背景有关。局限性粘连多为粘连带压迫肠管;肠祥套入由索带构成的环孔而形成内疝;或以固定粘连处为支点发生肠扭转等,常在手术切口下方、原有病灶或异物存留的部

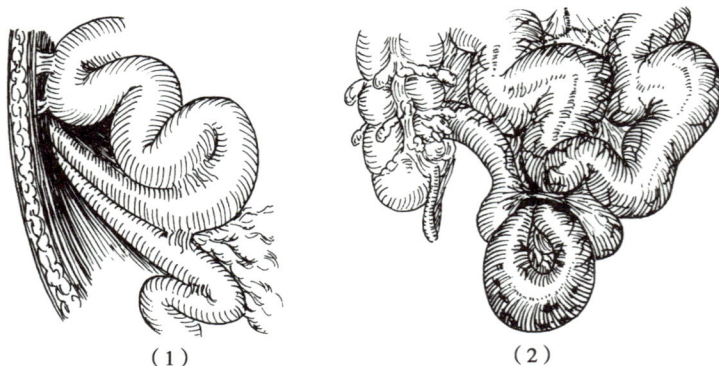

图 30-4　粘连性肠梗阻
(1) 粘连牵扯肠管成角;(2) 粘连带压迫肠管。

位,往往属于完全性闭袢性肠梗阻,甚至是绞窄性肠梗阻。广泛粘连多由胎粪性腹膜炎、腹腔结核、腹腔内出血造成,肠袢粘连固定形成团块,妨碍肠蠕动,引起肠腔受压变窄,或肠管受牵扯折扭成角,多为单纯性不完全性肠梗阻。肠粘连的程度与患者体质也有一定关系,肠粘连造成梗阻多见于小肠,结肠少见。

(二)临床表现

多有腹部手术、腹腔感染、损伤、出血等病史,常有胃肠功能紊乱、暴饮暴食、体位突然改变等促发因素。肠粘连形成后可长期无症状,一般为慢性不完全性肠梗阻表现,急性发作同机械性肠梗阻。

(三)诊断

既往病史有助于提示本病,确诊依赖于剖腹探查。需识别粘连造成绞窄性肠梗阻的情况,并注意区分术后早期发生的梗阻、局部炎性反应所致肠动力障碍以及术后肠麻痹,后两者随病情逐渐好转,症状自行消失,一般无需手术治疗。

(四)治疗

一般采用非手术治疗,术后早期发生(术后5~7天)者更应如此。非手术治疗无效甚至病情加重,出现绞窄性肠梗阻或可疑者须尽早手术,反复频繁发作也需考虑手术治疗。手术方式有:①粘连松解术,适于粘连带和局限性小片粘连。②肠切除吻合术,用于处理已坏死或粘连成团无法分离的肠袢。③小肠折叠排列术,适合广泛粘连、屡次梗阻者。④梗阻近远端肠吻合的短路手术,在粘连严重、肠切除困难时选用。

(五)预防

正确处理腹部损伤,及时治疗腹腔内出血以及腹腔和腹壁切口的感染,对防止粘连形成有重要意义。控制围手术期医源性粘连促发因素是预防的关键。应做到:①手术开始前冲净手套上的滑石粉。②术中彻底止血。③操作轻巧,防止腹膜撕裂和缺损以及大块组织结扎。④避免肠管暴露过久或长时间与敷料接触,以致浆膜受损。⑤合理放置腹腔引流物。⑥鼓励患者术后早期离床活动,促进肠蠕动尽早恢复等。

三、肠扭转

肠扭转(volvulus)是一段肠袢沿其系膜长轴旋转而形成的闭袢性肠梗阻。

(一)病因病理

发病的解剖因素为肠袢及其系膜过长,相应系膜根部过窄或因粘连收缩而靠拢;物理因素是肠内容质量骤增,如饱餐、便秘或肠管肿瘤等,诱发因素有肠管动力异常(应用重泻剂)以及体位突然改变等。扭转部位最多发生于小肠(部分或全部),其次为乙状结肠,偶见于盲肠、横结肠。旋转方向以顺时针为多,轻者在360°以下,重者可达720°以上。肠扭转发生形成闭袢性肠梗阻,系膜血管也同时受压,属于绞窄性肠梗阻。

(二)临床表现

主要是急性机械性肠梗阻的表现,因部位不同各有其特点。

1. 小肠扭转 多发生于青壮年,常在饱餐后剧烈活动时发生,偶见儿童因先天性肠旋转不良导致全小肠扭转(图30-5)。表现为突发剧烈腹部绞痛,位于脐周,常呈持续性痛伴阵发性加重,疼痛可放射至腰背部。呕吐频繁,腹部因局部隆起而多不对称,并可触及胀大压痛的肠袢,扭转肠袢较多时腹胀可不明显,肠鸣音可不亢进,较早期即可发生休克。

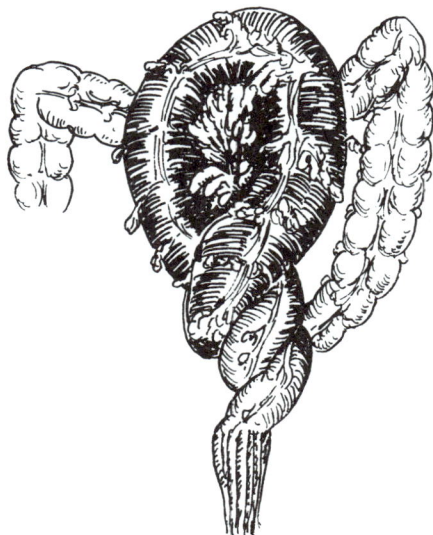

图30-5 全小肠扭转(已坏死)

2. 乙状结肠扭转　多见于老年男性,常有便秘习惯和多次腹痛发作经排气排便后缓解的既往史。表现为腹部持续胀痛、恶心而呕吐较少,左侧腹部膨胀显著,可触及明显胀大的肠袢(图30-6)。

(三)诊断

符合上述临床表现的肠梗阻,应考虑肠扭转。小肠扭转腹部 X 线检查可具有绞窄性肠梗阻征象,还可见到空、回肠换位或排列成多种形态的小跨度蜷曲肠袢等特有征象,CT 增强检查可见肠系膜血管拉长、增粗、扭曲(旋涡征)、集中、狭窄甚至闭塞,其中旋涡征是肠扭转特异性影像学表现。乙状结肠扭转时,腹部 X 线检查可见巨大的双腔充气肠袢呈马蹄状,圆顶向上,立位有时还可见两个宽大的气液平面。低压灌肠灌入量不足 500ml,或钡灌肠显示钡剂在扭转部位受阻,尖端呈"鸟嘴"状,有助于确定诊断。

(四)治疗

一般应及时手术,方法有:①扭转复位,按扭转相反方向回转复位,并处理病因。②肠切除吻合或肠外置术,用于已发生肠坏死者。乙状结肠坏死先行肠外置术较为安全。

乙状结肠扭转早期,或年老体弱、病程超过 2 天,尚无血运障碍者,可试行非手术治疗:在结肠镜的直视下,将肛管插入扭转部位以上减压,并保留 2~3 天,需严密观察病情,疑有肠绞窄者须及时手术。

四、肠套叠

一段肠管套入其相连的肠腔内所引起的肠梗阻,称为肠套叠(intestinal intussusception)。

(一)病因病理

发病人群以小儿多见,80% 发生于 2 岁以内;少数见于成年人。肠套叠的发生常与肠管的解剖特点(如盲肠活动过度大)、病理因素(如肠息肉、肿瘤等)以及肠蠕动异常(如食物性质改变或器质疾患所致)等有关。

以近侧肠管套入远侧肠腔多见(图30-7),按发生部位分为回盲型(回肠套入结肠)、小肠型(小肠套入小肠)、结肠型(结肠套入结肠)等。套叠的结构可分为三层:外层为鞘部,中层是回返层,内层为进入层。套入的肠管不仅因肠腔变窄发生梗阻,而且系膜血管也受压。

(二)临床表现

1. 小儿肠套叠　急性起病,多在断乳前后、突然改变食物性状或腹泻以后发生。三大典型表现是腹痛、血便和腹部肿块。小儿肠套叠发作时患儿因突然发作的剧烈腹痛而哭闹不安、面色苍白、出汗,伴有呕吐和排果酱样血便。查体时常在脐右上方触及一个表面光滑的腊肠形肿块,稍活动,有压痛,而右下腹触诊则有空虚感。随病程进展,腹胀等肠梗阻症状逐渐出现。直肠指检有时可触及套叠肠管的套头。

2. 成人肠套叠　少见,属于慢性复发性肠套叠,与游动盲肠、肠息肉、憩室或肿瘤等有关,病变处为套叠点。成人肠套叠表现为阵发性腹痛,程度较轻,便血较少见。多为不完全性肠梗阻,可自行复位,发作后检查常为阴性。

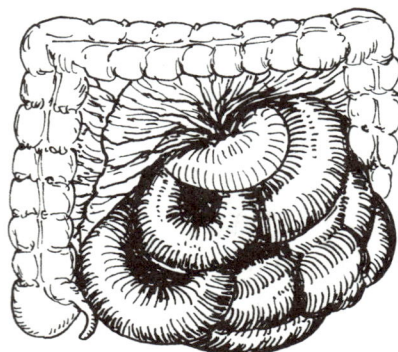

图 30-6　乙状结肠扭转

肠扭转 CT 增强

乙状结肠扭转钡灌肠检查

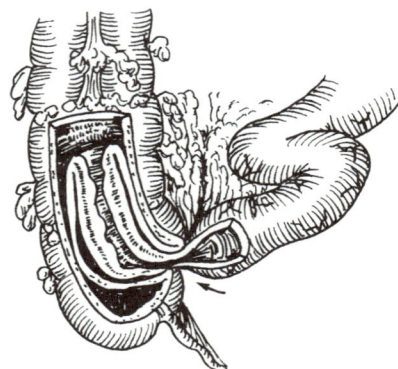

图 30-7　肠套叠(回盲型)

肠套叠钡灌肠检查

（三）诊断

具有典型临床表现可提示本病的诊断。X线空气或钡灌肠可见空气或钡剂在结肠受阻,其尖端为"杯口"状,甚至呈"弹簧状"阴影,有助于明确诊断。

（四）治疗

1. 小儿肠套叠的治疗

（1）**灌肠复位法**:肠套叠早期(一般在24小时以内)可选用空气(或氧气)、钡剂灌肠复位,经X线检查确定诊断后逐渐加压注气或灌注钡剂,直至套叠复位。

（2）**手术适应证为**:①灌肠不能复位,发病已超过48小时或疑有肠坏死者。②灌肠复位后出现腹膜炎,全身情况恶化。方法有手术复位及肠切除吻合术,用于手术复位失败,肠管损伤严重或已有坏死者。③肠切除肠外置术:全身情况不良者,肠切除后将断端肠管外置,再择期行二期吻合。

2. 成人肠套叠的治疗

成人肠套叠的治疗一般主张手术处理相应病变。

第三节　肠炎性疾病

一、克罗恩病

克罗恩病(Crohn disease)是胃肠道慢性肉芽肿性炎性疾病,又称为节段性肠炎、肉芽肿性肠炎。好发于年轻人,男性发病略多于女性。

（一）病因病理

病因未明,可能与感染、免疫异常和家族遗传等因素有关。病变可累及胃肠道任何部位,最多见于末段回肠和邻近右侧结肠,可单发亦可多发,也可同时累及小肠和结肠。病变局限于一处或多处,呈节段性或跳跃式分布。

急性期炎症波及肠管壁全层,浆膜充血、水肿,伴纤维素性渗出;病变黏膜增厚,可有较深的纵行溃疡和裂隙溃疡,将突出表面的水肿黏膜分割,呈鹅卵石样外观。慢性期肉芽肿性病变及纤维组织增生使肠壁增厚、肠腔狭窄、肠系膜增厚。病变肠管常与邻近肠袢或其他组织粘连,甚至成团,可导致不同程度的肠梗阻。肠壁深浅不等的溃疡可发生穿孔而形成腹腔脓肿,甚至造成肠内瘘、肠外瘘。偶可并发急性穿孔或大出血,结直肠黏膜受累者可发生恶变。

（二）临床表现

起病缓慢,病程较长,急性活动期与慢性缓解期交替,并逐步进展。多数患者有腹泻、腹痛和体重下降等表现。少数急性起病,临床经过与急性阑尾炎或急性肠梗阻相似。

腹痛一般位于右下腹或脐周,呈痉挛性间歇发作,常于进餐时加重,排便后暂时缓解。慢性溃疡穿透、肠内瘘和粘连形成时,可出现腹部肿块或低位不全性小肠梗阻征象。部分患者有肛裂或肛瘘表现。严重者有消瘦、贫血、低蛋白血症和营养不良等全身改变。肠外表现可有口腔黏膜溃疡、皮肤结节性红斑、关节炎、虹膜睫状体炎、皮肤湿疹、硬化性胆管炎及慢性活动性肝炎等。

ER 30-12

克罗恩病小肠X线造影

ER 30-13

克罗恩病肠镜检查

（三）诊断

依据反复右下腹痛、腹泻和体重下降及腹部肿块等,结合X线钡餐检查显示病变主要在末段回肠与邻近结肠,有肠腔狭窄,管壁僵硬,狭窄部呈线样征,黏膜皱襞消失,近端肠管扩张,应考虑克罗恩病诊断。CT和MRI提示多处肠段受累,可见肠腔狭窄、肠壁增厚,系膜血管增多,呈"木梳征",肠周脂肪液化,相应肠系膜淋巴结肿大,并可发现肠管周围蜂窝织炎、腹腔脓肿、肠瘘和肠梗阻等并发症,为临床评估克罗恩病的活动指数提供参考。纤维结肠镜检查可见结肠及末段回肠浅表溃疡,黏膜呈鹅卵石样改变,活检证实为非干酪坏死性肉芽肿,有助于确诊。必要时行胶囊内镜、小肠镜等检查。

除腹痛、腹泻外,患者也可因肠梗阻、腹腔脓肿、急性穿孔或出血、瘘管形成、肛周病变等并发症或发生癌变而就诊,应注意与肠结核、溃疡性结肠炎、急性阑尾炎及肠淋巴瘤、结肠癌等相鉴别。

(四)治疗

以非手术治疗为主,主要是应用药物控制炎症反应、全身支持和对症治疗。手术适应证为因狭窄引发肠梗阻,并发肛周病变,急性穿孔导致弥漫性腹膜炎,慢性穿孔形成腹腔脓肿或肠瘘,肠道出血严重,不能除外癌变或结核,以及非手术治疗无效者。术式一般采用肠切除吻合术,切除范围包括病变部位及肉眼可见病变远近侧2cm的正常肠段,以及相应的肠系膜和淋巴结。不主张行病变旷置的短路手术。如有脓肿,应同时切开引流。该病术后复发率很高,多发生在吻合口附近,应注意随诊和加强患者的健康教育。

二、急性出血性肠炎

急性出血性肠炎(acute hemorrhagic enteritis)是一种好发于小肠以局限性出血坏死为特征的急性炎性肠病。

(一)病因病理

可能是长期低蛋白饮食,使肠内胰蛋白酶水平低下,肠腔内C型魏氏(Welch)杆菌产生的β毒素不能被灭活,引起肠道过敏痉挛或变态反应,加之感染导致病变发生。病变主要累及空肠或回肠,甚至整个小肠,一般以空肠下段最为严重,偶有结肠同时受累,或波及胃、十二指肠。病变肠管呈节段性,一般与邻近正常肠管界限清楚,严重时可融合成片。肠壁水肿明显,有广泛出血坏死和溃疡形成,甚至穿孔。腹腔内可有混浊或血性渗液。

(二)临床表现

儿童和青少年多见,夏秋季多发。发病前常有不洁饮食史或上呼吸道感染病史。以急性腹痛、腹泻、便血和全身中毒症状为主要表现。急性腹痛呈阵发性绞痛或持续性腹痛伴阵发性加剧,伴有寒战、发热、恶心、呕吐。腹泻随后出现,多为血水样便或果酱样腥臭便。常有不同程度的腹胀。肠坏死穿孔引起腹膜炎时,则出现腹膜刺激征和肠鸣音减弱或消失。严重病例往往出现高热、谵妄、昏迷和中毒性休克。

诊断应注意与肠套叠、克罗恩病、中毒性菌痢和绞窄性肠梗阻等鉴别。

(三)治疗

主要采用非手术治疗,方法包括禁食禁饮、胃肠减压,维持水、电解质与酸碱平衡,予以肠外营养,应用广谱抗生素和甲硝唑抑制肠道细菌,防治感染和抗休克治疗。手术适应证有:①有明显的腹膜炎,或腹腔穿刺有脓性或血性渗液,疑有肠穿孔或坏死。②不能控制的肠道大出血。③有肠梗阻,经非手术治疗无缓解,全身中毒症状加重或有休克倾向。术中根据具体病变进行处理,一般需行小肠部分切除术,广泛切除病变肠管应慎重,切除后可行远近两端造瘘术,待病情稳定后再行二期吻合。术后继续进行积极的药物与支持治疗。

第四节 小肠肿瘤

小肠肿瘤(small intestinal tumor)较胃肠道其他部位少见,约占胃肠道肿瘤的2%左右,其中良性肿瘤占1/4,恶性肿瘤占3/4。

(一)病理类型

良性肿瘤较常见的有腺瘤、平滑肌瘤,其他如脂肪瘤、纤维瘤、血管瘤等,其好发部位自上而下逐渐递增,约半数在回肠。原发恶性肿瘤有恶性淋巴瘤、腺癌、平滑肌肉瘤和类癌等,部位以十二指肠最常见。小肠间质瘤也较常见。

（二）临床表现

临床表现常不典型，且良、恶性肿瘤在早期难以区别。

1.**腹痛和腹部肿块** 腹痛最为常见。部位常不确切，以脐周或下腹部为主，可为隐痛、胀痛甚至剧烈绞痛，伴食欲减退、恶心、呕吐、腹泻等。并发肠梗阻时，腹痛较为剧烈。良性肿瘤多活动度较大，常有位置不固定的肿块；恶性者腹部肿块质硬、活动度小或位置固定。

小肠腺癌 X 线造影检查

2.**并发症表现** 肿瘤侵蚀血管或坏死，造成肠腔狭窄及肠管受压，或溃疡型肿瘤穿透肠壁，引起肠道出血、肠梗阻和肠穿孔。肠道出血多间断发生，量少仅为大便隐血，可因反复发生而表现为慢性贫血；量多则间断出现柏油样便或血便，或大出血。肠梗阻常为反复发生的慢性不完全性肠梗阻；如诱发肠套叠或肠扭转，则可出现急性肠梗阻。急性穿孔引起腹膜炎；慢性穿孔则有腹腔脓肿或形成肠瘘。

小肠间质瘤 CT 检查

3.**类癌综合征** 小肠类癌早期不易发现，晚期常出现肠梗阻和类癌综合征。由于肿瘤细胞分泌大量的 5-HT 和缓激肽未被肝脏灭活而进入体循环引起一组特征性的临床表现，称为类癌综合征，在类癌发生肝转移后更易出现。

主要表现为皮肤潮红，因进食、饮酒、情绪激动、肿瘤受挤压而诱发。典型发作是皮肤潮红突然出现，初起面部皮肤呈砖红色，很快扩展到颈部和胸部，皮温增高，可延及四肢。结膜也可充血，并出现眼睑及口唇水肿，还可出现水样腹泻、哮喘、低血压甚至休克，以及三尖瓣纤维增生性病变等。

小肠淋巴瘤 CT 检查

（三）诊断

小肠肿瘤临床症状很不典型，早期缺乏阳性体征，诊断较困难，易造成延误。诊断主要依据临床表现和 X 线钡餐检查。疑有小肠肿瘤，需通过辅助检查明确诊断。

1.**影像学检查** 以小肠气钡双重造影最为常用，可发现溃疡、占位病变、肠腔狭窄、扩张等。腹部 CT、PET-CT 有助于诊断。选择性动脉造影可显示小肠肿瘤特异性血管征象，对伴有活动性出血的病例具有定性和定位诊断价值。

2.**内镜检查** 纤维十二指肠镜、纤维小肠镜和胶囊内镜可显著提高术前诊断正确率。前两者可直接观察小肠黏膜病变和进行组织活检，还可行肿瘤高频电凝切除和止血等治疗性操作。术中小肠镜配合组织活检是诊断小肠肿瘤最有效的方法。

知识拓展

胶囊内镜

胶囊内镜全称为智能胶囊消化道内镜系统，又称医用无线内镜。原理是受检者通过口服内置摄像与信号传输装置的智能胶囊，借助消化道蠕动使之在消化道内运动并拍摄图像，医生利用体外的图像记录仪和影像工作站，了解受检者的整个消化道情况，从而对其病情做出诊断。胶囊内镜具有检查方便、无创伤、无导线、无痛苦、无交叉感染、不影响患者的正常工作等优点，扩展了消化道检查的视野，克服了传统的插入式内镜所具有的耐受性差、不适用于年老体弱和病情危重等缺陷，可作为消化道疾病尤其是小肠疾病诊断的首选方法。

3.**24 小时尿 5-羟吲哚乙酸（5-HIAA）测定** 类癌患者常有尿中 5-HT 降解产物 5-羟吲哚乙酸含量增高，测定有助于类癌诊断。

4.**腹腔镜或剖腹探查术** 高度怀疑小肠肿瘤，其他方法又难以确诊时应用。

（四）治疗

由于小肠肿瘤术前难以确定其良恶性,且良性也多有恶变可能,故治疗应以手术为宜。小的或带蒂的良性肿瘤,可连同周围肠壁组织一并作局部切除。肿瘤较大或局部多发者需作部分肠切除术。恶性肿瘤则需连同肠系膜及其区域淋巴结一并作根治性肠切除术。确属晚期,条件具备也应切除肿瘤及其周围发生转移的肠系膜。肿瘤浸润与周围组织固定而无法切除,并有肠梗阻者,可作短路手术,以预防或解除梗阻。术后根据肿瘤病理类型及浸润情况,选用化疗等辅助措施。

对小肠类癌的治疗是手术切除原发病灶和转移病灶。应用抗组胺药物和氢化可的松,有助于控制类癌综合征的症状。

第五节　肠　瘘

肠瘘(intestinal fistula)是指消化道与其他空腔脏器、体腔或体腔外形成异常通道,胃肠内容物进入其他脏器、体腔或体外的一种疾病,包括胃、十二指肠、空肠、回肠和结直肠瘘。按照肠袢上瘘口的数量,肠瘘分为单个瘘(肠袢上为一个瘘口,腹壁上有多个瘘口,也属于此类)和多发瘘,根据肠腔是否与外界相通,肠瘘分为肠外瘘和肠内瘘。漏出的消化液腐蚀、刺激作用强烈,增加患者痛苦,影响生活质量;消化液大量丢失,导致胃肠功能障碍,引起严重的内环境紊乱、营养不良、腹内和/或全身性感染和多器官功能障碍,这些改变相互影响,形成恶性循环,甚至危及患者生命。

一、肠外瘘

肠腔与外界相通,内容物经通道流出体外者,称为肠外瘘。因瘘口部位不同各有其特征,但肠外瘘也有较多的共性表现。

（一）病因病理

肠外瘘形成原因很多,以继发于腹腔感染、脓肿形成和手术后肠瘘最为多见。

1. 腹部手术后并发症　术后肠瘘占所有肠瘘的 75%~85%。由于吻合口缝合欠妥、吻合口感染或吻合口远端梗阻,致使吻合口裂开;手术误伤肠壁及其血运;引流管压迫肠管等因素,形成肠外瘘,成为腹部手术后严重的并发症之一。肠瘘的发生是先在吻合处出现的小裂隙,消化液外溢在局部形成感染病灶,由于引流不畅,感染病灶变成较大的积液池;随着感染物质及消化液的腐蚀,小裂隙周围肠管瘘口扩大或吻合口破裂,大量消化液会进入腹腔,造成严重感染。

2. 其他疾病　腹部创伤、放射性损伤、腹腔感染、腹内肿瘤或肠炎症性病变并发肠壁坏死、破裂等。

3. 医疗需要　为达到治疗目的,通过肠造口术人为制造的肠外瘘。

（二）分类与特点

1. 根据瘘管形态分类

（1）**断端瘘**:多为满足治疗需要的人工肠造口,肠管全部或接近全部断裂,肠内容物全部从瘘口流出,又称为完全瘘。

（2）**唇状瘘**:常为创伤所致,肠管紧贴腹壁,肠黏膜与皮肤或者周围组织粘连并外翻呈唇状,一般需手术才能治愈。

（3）**管状瘘**:多见于术后吻合口破裂,或由肠炎性疾病所致。肠壁内口与腹壁外口间存在小而长的瘘管,多合并内瘘,肠内容物流入到远段肠管内,仅有少量由腹壁外口流至体外,有时仅有气体排出,多数可通过非手术疗法治愈。

2. 根据瘘口所在部位分类

（1）**高位瘘**:发生在十二指肠或距 Treitz 韧带 100cm 以内空肠段的肠瘘。因有消化液的大量丢失,常导致严重的体液代谢紊乱和酸碱平衡失调以及营养吸收障碍。

（2）低位瘘：发生在 Treitz 韧带 100cm 以外的空肠、回肠和结肠的肠瘘。进展缓慢,虽消化液丢失较少,机体内环境紊乱和营养吸收障碍较轻,但引发的感染较为严重。

（三）临床表现

1. 瘘口 肠外瘘最主要的表现是腹壁可见一个或多个瘘口,有脓液、消化液、气体或肠内容物排出。术后肠外瘘可于术后 3~5 天出现症状,先有腹痛、腹胀及体温升高,继而出现局限性或弥漫性腹膜炎或腹腔脓肿征象。术后 1 周左右,脓肿向切口或引流口穿破,创口内可见脓液、消化液和气体排出。较小的肠外瘘仅表现为经久不愈的感染性通道,瘘口处间断有肠内容物或气体排出。唇状瘘可在创面直接观察到破裂的肠管和肠黏膜外翻。由于瘘口流出液对组织的消化和腐蚀,再加上感染的存在,可引起瘘口部位及周围皮肤糜烂或出血。

2. 体液代谢失调和营养不良 由于消化液大量丢失,患者可出现明显的体液代谢紊乱及酸碱平衡失调。大量含氮物质从瘘口丢失、营养吸收障碍、继发感染等因素使蛋白质分解代谢增强,可导致负氮平衡和低蛋白血症。病情严重且病程较长者,营养不良性水肿或消瘦明显。

3. 感染 病情进展,有肠袢间脓肿、膈下脓肿或瘘口周围脓肿形成者,出现发热、血白细胞计数增高等感染表现,严重时可引起脓毒症,甚至发生多器官功能障碍。

（四）诊断

肠外瘘诊断一般不难,但还需明确肠外瘘的病因与类型、瘘口所在部位和大小,了解瘘管的走行情况,确定瘘口远端肠袢有无梗阻或其他病变,以及有无未处理的腹腔脓肿等。

ER 30-17

克罗恩病伴肠瘘 MRI 及造影检查

1. X 线消化道造影 有效的诊断手段,可明确肠外瘘的部位与数量、瘘口的大小、瘘口与皮肤的距离、瘘口是否伴有脓腔以及瘘口的引流情况,同时还可明确瘘口远、近端肠管是否通畅。通过消化道造影检查诊断肠瘘,应注意造影剂的选择,一般多用 60% 泛影葡胺,不宜使用钡剂。造影时应动态观察胃肠蠕动和造影剂分布的情况,注意造影剂漏出部位、漏出量与速度、有无其他支管和脓腔等。

2. 口服染料或骨炭粉 适于早期疑有肠瘘,但未见有明确的肠液或气体从伤口溢出时。观察瘘管的分泌物有无染色,阳性结果能确定诊断,阴性结果不能排除诊断。

3. 瘘管造影 适用于晚期肠瘘,有助于明确其位置、大小、长度、走行方向及脓腔范围等。

4. 其他检查 注入造影剂后进行 CT、MRI 检查,可协助术前评估,了解肠道通畅程度和瘘管情况,有助于手术时机的选择,是临床诊断肠瘘及其并发腹腔脓肿的理想方法。超声检查可发现腹腔内深部脓肿、积液或占位病变。

5. 瘘管内组织活检 为明确有无结核、克罗恩病及肿瘤等,必要时取瘘管内组织做病理检查。

（五）治疗

治疗原则是疾病早期加强内环境调整、瘘口处理,中期强化营养支持和消化液回输,后期依据病情合理选择手术时机和手术方式。

1. 腹腔引流 及时、有效地将溢出的肠液充分引流至体外是控制感染、促进瘘口愈合的关键,有被动引流和主动引流两种方式。肠瘘早期引流不畅,应扩大腹壁的瘘口以利引流,必要时剖腹探查彻底冲洗腹腔,并在多处放置引流管进行被动引流;目前多在肠瘘或腹腔脓肿处,采用双套管持续负压吸引的主动引流方式,在外套管和内吸管之间形成冲入和吸出的回路,将腹腔内消化道漏出物引出体外,减少毒素吸收;避免消化液外溢造成皮肤糜烂和感染,还可在瘘口旁附加置管持续灌注,同时应用有效的抗生素。

2. 加强支持 早期进行全胃肠外营养（TPN）支持,逐渐过渡到胃肠外营养（PN）与胃肠内营养（EN）结合,最终恢复经口进食。TPN 加入双歧杆菌、嗜酸乳杆菌等,以维持肠道菌群。应用生长抑素,

减少胃肠液分泌量。消除患者焦虑和悲观情绪,安抚和鼓励患者积极配合治疗,有利于肠瘘康复。

3. 消化液回输　在患者全身或局部炎症得到控制,引流出消化液无脓性分泌物,肠蠕动恢复后,若肠液引流量超过 500ml/d,可进行消化液的收集后回输,可减少消化液丢失,有利于内稳态平衡,促进肠内营养物质的消化与吸收,减少肠源性感染的发生。

4. 瘘口处理　当前肠外瘘的治疗策略是按照病期分别采取"吸、堵、补"等治疗方法,先通过有效的引流等非手术疗法,促进瘘口自愈。对人工肠造瘘口,早期加强换药,注意观察瘘口处肠黏膜血运,有无出血和坏死,肠管周围用凡士林纱布保护,直至切口愈合。瘘口的护理包括保持周围皮肤清洁、干燥,外涂鱼肝油氧化锌膏或防漏膏或喷洒无痛皮肤保护膜等。感染控制、瘘管形成后,经造影证实无脓腔、远侧肠祥无梗阻时,可应用纤维蛋白胶、硅胶片等,通过胶堵的方法促进瘘口缩小和闭合。

唇状瘘或管状瘘经非手术治疗瘘口仍不愈合,应予手术治疗。手术宜选择在感染已控制、患者全身情况良好时进行,一般在瘘管形成后 3 个月或更长的时间。主要术式包括:①瘘管切除和瘘口单纯缝合术。②受累肠段切除肠吻合术。③瘘口近、远端肠祥间短路吻合术。④肠瘘部外置造口术。⑤带蒂肠浆肌层片或肠祥浆膜覆盖修补术。

二、肠内瘘

肠腔与肠腔及其他空腔脏器形成异常通道,肠内容物由此流至另一肠祥或其他空腔脏器者,称为肠内瘘。形成原因有损伤、感染和肿瘤浸润等,其临床表现与治疗,依瘘管穿入空腔脏器不同而各异。

肠管之间的肠内瘘可以无症状,有时也引起腹泻、急性感染、营养障碍等。肠管与其他空腔脏器间形成内瘘,多因继发严重感染引起相应症状,如胆肠瘘,可因继发胆管炎而出现反复发作的胆绞痛、寒战、高热甚至黄疸和感染性休克,此时多需手术治疗。术前确定肠内瘘的位置极为困难,有时需经剖腹探查才能确定诊断。手术治疗的原则是切除瘘管和肠壁病变,闭合肠腔与其他脏器相通的瘘孔。

（李　玲）

思考题

1. 在肠梗阻诊断中应明确哪些问题?
2. 需要外科治疗的两种炎性肠病各有何特点?
3. 何谓管状瘘、唇状瘘? 两者有何不同?

ER 30-18

练习题

第三十一章 | 阑 尾 炎

ER 31-1
教学课件

ER 31-2
思维导图

学习目标

1. 掌握：急性阑尾炎的临床表现、诊断、鉴别诊断和治疗。
2. 熟悉：阑尾的解剖，急性阑尾炎的病因和病理。
3. 了解：特殊类型阑尾炎的特点和处理原则，慢性阑尾炎的诊断和治疗。
4. 具备对急、慢性阑尾炎的初步诊断及处理能力；能把握阑尾切除术的适应证。
5. 能够与患者进行有效沟通，重点讲解施行阑尾切除术的必要性，以取得配合与理解；关注患者的疾苦，培养自身医德修养。

案例导入

患者男性，33 岁，转移性右下腹疼痛 8 小时。患者 8 小时前进食后突然发生上腹部阵发性隐痛，伴恶心、呕吐，自服消炎药物后症状无明显缓解，约 2 小时前腹痛转移至右下腹部，伴发热、腹胀，排便有里急后重感。查体：体温 39℃，呼吸 20 次/min，脉搏 98 次/min，血压 110/70mmHg，下腹部有压痛、反跳痛及肌紧张，尤以右下腹为重。移动性浊音阴性，肠鸣音减弱。腹腔穿刺抽出少量脓性液体。血常规检查：白细胞 16.0×10^9/L，中性粒细胞 90%。腹部 X 线透视可见中腹部有 2 个小气液平面。

请思考：

1. 该患者的诊断是什么？
2. 诊断依据是什么？需要与哪些疾病鉴别？
3. 对该患者应采取哪些主要治疗措施？

阑尾是位于盲肠下端后内侧的一条蚓状盲管，长 5~10cm，直径 0.5~0.7cm。阑尾系膜呈三角形，沿升结肠纵行走行的结肠带在回盲部交汇处即可寻到阑尾根部，其腹壁体表投影在右髂前上棘至脐连线中外 1/3 交点处，称为麦氏点（McBurney 点）。麦氏点是选择阑尾手术切口的标志点。阑尾尖端可因移动而指向各个方位，以盲肠内侧位、下位、外侧位及后位较多见（图 31-1）；不同的阑尾末端指向的患者，其临床表现轻重不一，手术切除的难易程度不同。

阑尾是一个淋巴器官，具有一定免疫功能。阑尾可退化缺如或过长，少数阑尾可部分或全部位于腹膜外，个别可随同盲肠异位到右肋缘下，甚至反位到左下腹。阑尾的血运由阑尾动脉供给，属肠系膜上动脉的回结肠动脉的分支（图 31-2），是一条缺乏侧支的终末动脉，故易因血供障碍发生阑尾坏死。阑尾静脉经回结肠静脉和肠系膜上静脉回流入门静脉，因此阑尾炎症时，可以导致门静脉炎和细菌性肝脓肿。阑尾的感觉冲动，由交感神经纤维经腹腔丛和内脏小神经传入，其传入的脊髓节段在第 10、11 胸节，故阑尾炎症初始时，常有脐周及上腹部痛，属内脏性疼痛。

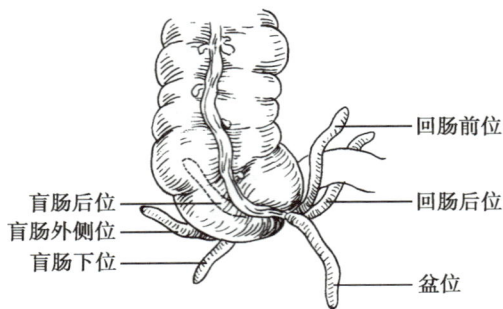

图 31-1　阑尾的解剖位置

回肠前位
回肠后位
盲肠后位
盲肠外侧位
盲肠下位
盆位

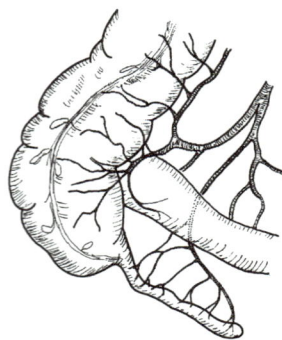

图 31-2　阑尾的动脉

第一节　急性阑尾炎

急性阑尾炎（acute appendicitis）是阑尾的急性化脓性感染，为外科最多见的急腹症。目前由于外科技术、麻醉、抗菌药物治疗和护理的进步，大多数患者得到早诊、早治，收到良好治疗效果，死亡率已明显降低。少数患者因症状不典型，病情复杂，可延误诊治，引起严重并发症。

一、病因

由多种革兰氏阴性需氧菌和厌氧菌所致混合性化脓感染。其发病除全身抵抗力下降外，主要与下列因素有关：

1. **阑尾管腔阻塞**　是急性阑尾炎最常见的病因。阑尾管腔阻塞的最常见原因是淋巴滤泡的明显增生，约占 60%，多见于年轻人。肠石也是阻塞的原因之一，约占 35%。由于阑尾管腔细窄、卷曲成弧形，开口狭小，易为食物残渣、粪石、异物、蛔虫、虫卵或肿瘤阻塞，使腔内黏膜分泌液积聚，发生炎症。

2. **细菌入侵**　由于阑尾腔阻塞和炎症，细菌繁殖，分泌内毒素和外毒素，损伤黏膜上皮并使黏膜形成溃疡，细菌穿过溃烂的黏膜进入阑尾肌层。阑尾壁间质压力升高，妨碍动脉血流，造成阑尾缺血，最终造成梗死和坏疽。

3. **其他**　阑尾先天畸形，如阑尾过长、过度扭曲、管腔细小、血运不佳等都是急性炎症的病因，胃肠道功能障碍引起内脏神经反射，导致肠管肌肉和血管痉挛，黏膜受损，细菌入侵而致急性炎症。胃肠道疾病影响，如急性肠炎、炎性肠病、血吸虫病等，直接延至阑尾，或引起阑尾壁肌肉痉挛，发生血供障碍而致炎症。

二、临床病理类型

根据急性阑尾炎的临床过程和病理解剖学变化，可分为 4 种病理类型。

1. **急性单纯性阑尾炎**　属轻型阑尾炎或病变早期。感染局限于黏膜及黏膜下层，阑尾轻度肿胀，表面充血，浆膜失去光泽，附有少量纤维素性渗出物，腔内有少量渗液。临床症状和体征均较轻。

2. **急性化脓性阑尾炎**　常由单纯性阑尾炎发展而来。病变扩展到肌层和浆膜层，阑尾明显肿胀、充血，表面覆盖脓性分泌物，腔内有大量积脓。阑尾周围的腹腔内可有稀薄脓液，形成局限性腹膜炎。临床症状和体征较重。

3. **坏疽性及穿孔性阑尾炎**　属重型阑尾炎。炎症进一步加剧，阑尾管壁坏死或部分坏死，呈紫色或紫黑色。合并穿孔，穿至腹膜腔如无局限，将导致弥漫性腹膜炎。

4. **阑尾周围脓肿**　急性阑尾炎化脓坏疽或穿孔，被大网膜和周围肠管包裹粘连，则可形成阑尾周围脓肿。

急性阑尾炎的转归有以下几种：①炎症消退，一部分单纯性阑尾炎经及时药物治疗后炎症消退。大部分将转为慢性阑尾炎，易复发。②炎症局限化，化脓、坏疽或穿孔性阑尾炎被大网膜包裹粘连，炎症局限，形成阑尾周围脓肿。需用大量抗生素或中药治疗，治愈缓慢。③炎症扩散，阑尾炎症重，发展快，未予及时手术切除，又未能被大网膜包裹局限，炎症扩散，发展为弥漫性腹膜炎、化脓性门静脉炎、感染性休克等。

三、临床表现

（一）症状

1. 腹痛 典型的腹痛发作始于脐周或上腹部，数小时（6~8 小时）后转移并局限在右下腹，呈持续性。这是阑尾炎症侵及浆膜，使局部壁腹膜受刺激引起的体神经定位痛。约 70%~80% 的患者具有这种典型的转移性腹痛的特点。部分病例发病开始即出现右下腹痛。阑尾因其位置变异，其转移的腹痛部位可有不同，如盲肠后位者痛在右腰部；盆腔位者痛在耻骨上区；肝下位者可为右上腹痛；极少数左侧腹阑尾炎呈左下腹痛。腹痛的程度与阑尾炎病理类型有关，单纯性阑尾炎呈轻度隐痛，化脓性、坏疽性阑尾炎呈阵发性绞痛和持续性剧痛；一旦腹痛突然减轻，常为阑尾穿孔后腔内压减轻所致，但出现腹膜炎后，腹痛又会持续加剧并且范围扩大。

2. 胃肠道症状 早期可有厌食、恶心、呕吐，程度较轻，有的可能发生腹泻，同时伴有食欲缺乏。盆腔位阑尾炎可因炎症刺激直肠和膀胱，而出现排便里急后重和尿频尿痛症状。继发腹膜炎时则出现腹胀等麻痹性肠梗阻症状。

3. 全身症状 早期乏力，炎症加重则可出现畏寒、发热等全身感染中毒症状。单纯性阑尾炎体温轻度升高，一般不超过 38℃；如发热达 39℃~40℃，常提示阑尾有化脓、坏疽、穿孔；腹膜炎时可有畏寒、高热。如发生门静脉炎还可有寒战、高热和轻度黄疸。

（二）体征

1. 右下腹痛 右下腹固定的压痛点是诊断阑尾炎的重要体征，压痛点通常位于麦氏点，可随阑尾位置的变异而改变，但压痛点始终在一个固定的位置上。当炎症扩散到阑尾周围时，压痛范围也随之扩大，但仍以阑尾部位最为明显。

2. 腹膜刺激征 单纯性阑尾炎可无腹膜刺激征；当阑尾炎发展到化脓、坏疽或穿孔时，由于炎症刺激壁腹膜而出现压痛、反跳痛及腹肌紧张等腹膜刺激征象，但小儿、老年人、孕妇、肥胖、盲肠后位阑尾炎时，腹膜刺激征可不明显。

3. 右下腹肿块 如体检发现右下腹饱满，可触及右下腹边界不清、有压痛的固定性包块，结合阑尾炎病史，应考虑为阑尾周围脓肿。

4. 其他体征

（1）结肠充气试验：检查者先用一手压降结肠，再以另一手压近侧结肠，并逐步向近侧结肠移动，将结肠内气体赶向盲肠和阑尾，引起右下腹痛为阳性。

（2）腰大肌试验：左侧卧位将右下肢向后过伸，引起右下腹痛为阳性。表明阑尾位置深，在盲肠后近腰大肌处。

（3）闭孔内肌试验：仰卧位，右髋、右大腿及膝关节前屈 90° 并内旋，诱发右下腹痛为阳性，表明阑尾位置较低，靠近闭孔内肌。

（4）直肠指检：当发生炎症的阑尾位于盆腔或炎症已波及盆腔时，直肠指检直肠右前壁可有触痛。当形成阑尾周围脓肿时，有时可触及痛性肿块。

（三）实验室检查

多数患者白细胞总数及中性粒细胞比例增高。白细胞总数一般可升高至 $10 \times 10^9/L$ 以上，化脓或坏疽性阑尾炎则可达到（18~20）× 10^9/L、中性粒细胞比例达到90% 以上。单纯性阑尾炎或老年人急性阑尾炎白细胞总数可无明显升高。尿检查一般无阳性发现，如尿中出现少数红细胞，提示阑尾的炎症刺激右侧输尿管；如出现明显血尿，应注意与泌尿系结石等疾病鉴别。血清淀粉酶检查有助于除外急性胰腺炎。

（四）影像学检查

B 超检查有时可发现阑尾肿大征象和阑尾腔脓肿影像；X 线检查多用于与消化道穿孔、胰腺炎、肠梗阻等疾病的鉴别；CT 和 MRI 用于诊断阑尾炎的较少；但是必须强调，这些特殊检查在急性阑尾炎的诊断中不是必需的，多用于鉴别诊断，当诊断不肯定时可选择应用。

（五）腹腔镜检查

腹腔镜可以直接观察阑尾情况，也能分辨与阑尾炎有相似症状的其他脏器疾病，且同时可经腹腔镜阑尾切除术。

四、诊断与鉴别诊断

（一）诊断

根据转移性右下腹痛、右下腹固定的压痛点、体温及白细胞计数升高、多数急性阑尾炎可得到确诊。选用 B 超检查或 CT 检查有助于阑尾周围脓肿的诊断。诊断困难的必要时可用腹腔镜诊断，并同时作阑尾切除术。

（二）鉴别诊断

少数急性阑尾炎临床表现不典型，需认真鉴别，避免误诊。需与急性阑尾炎鉴别的常见疾病如下：

1. 胃、十二指肠溃疡急性穿孔　因穿孔后的胃内容物沿右侧结肠旁沟流至右髂窝，出现右下腹疼痛，类似阑尾炎的转移性疼痛。患者多有溃疡史；发病急，先有右上腹疼痛，很快扩散到右下腹和全腹部；腹痛剧烈似刀割样，可有休克；肝浊音界缩小或消失；X 线检查膈下有游离气体；腹穿抽出胃肠内容物等均有助于明确诊断。

2. 右侧输尿管结石　输尿管结石虽引起右下腹疼痛，但其疼痛呈阵发性绞痛，难以忍受，疼痛沿输尿管向外阴部、大腿内侧放射。右下腹压痛和肌紧张均不明显。尿常规检查有大量红细胞。B 超检查或 X 线平片可见结石阴影影像。

3. 妇产科疾病　在育龄妇女中特别要注意鉴别。

（1）右侧输卵管妊娠破裂：近期有停经史和不规则阴道出血史，可突然发生剧烈腹痛，腹痛从下腹部开始，伴腹内出血，甚至失血性休克症状，腹腔穿刺或阴道后穹穿刺抽到不凝固血液，妊娠试验阳性有助于诊断。

（2）卵巢囊肿蒂扭转：突然发生的急性剧烈阵发性绞痛，双合诊时下腹部可触及包块和触痛，B 超检查为囊性包块。

（3）卵巢滤泡或黄体囊肿破裂：卵巢滤泡或黄体囊肿破裂的临床表现与异位妊娠相似，但无停经史，病情较轻，多发病于排卵期或月经中期以后。

（4）急性输卵管炎和急性盆腔炎：双侧下腹部对称性压痛、脓性白带，阴道后穹穿刺有脓性分泌物，盆腔 B 超有助于诊断。

4. 急性肠系膜淋巴结炎　多发生于儿童。患儿常有上呼吸道感染史，先发热后有右下腹痛，不伴有恶心、呕吐，腹部压痛范围大而不固定，可随体位变动，无明显肌紧张及反跳痛。

5. 其他　急性胃肠炎时，恶心、呕吐和腹泻等消化道症状较重，无右下腹固定压痛和腹膜刺激体征。胆道系统感染性疾病，易与高位阑尾炎相混淆，但有明显绞痛、高热，甚至出现黄疸，常有反复右上腹痛史。右侧肺炎、胸膜炎时可出现反射性右下腹痛，但有呼吸系统的症状和体征。此外，回盲部肿瘤、克罗恩病、梅克尔憩室炎或穿孔、小儿肠套叠等,亦需进行临床鉴别。

上述疾病有其各自特点,应仔细鉴别。基层医院如遇到患者诊断难度大者,应及时转至上级医院进行进一步诊治。

五、治疗

阑尾炎一经确诊应尽早行阑尾切除术,因早期手术既安全、简单,又可减少近期或远期并发症的发生。如超过72小时,病变阑尾及盲肠组织脆,加之与大网膜、肠管粘连,手术切除难度较大且并发症多,如阑尾炎症已趋局限最好先行非手术治疗,择期行阑尾切除术。但应注意的是,急性阑尾炎手术治疗不确定因素较多,基层医院手术选择要慎重,对急性化脓性及坏疽穿孔性阑尾炎,估计手术难度较大者,应转到有条件的医院进行治疗。

(一)非手术治疗

1.适应证

(1)急性单纯性阑尾炎,因伴有其他严重器质性疾病而有手术禁忌证者。

(2)急性阑尾炎早期患者不接受手术或不具备手术条件。

(3)急性阑尾炎发病超过72小时,已形成阑尾周围脓肿并有局限趋势者。

2.治疗措施　禁食或进流质饮食,静脉补液,全身应用抗生素。

3. 如为急性化脓性阑尾炎,经非手术治疗炎症消退,3个月后可择期行阑尾切除,以防复发。

(二)手术治疗

急性单纯性阑尾炎采用麦氏切口,一期缝合。急性化脓性、坏疽性阑尾炎或阑尾穿孔可采用经麦氏点或经腹直肌切口,注意保护切口,预防切口感染。有条件者也可采用腹腔镜阑尾切除术。并发弥漫性腹膜炎者,切除阑尾的同时,还应尽量吸除脓液,去除脓性纤维组织,大量盐水冲洗腹腔,放置引流。如形成脓肿无法切除阑尾,可行阑尾周围脓肿引流术。

如有条件,也可选择采用腹腔镜阑尾切除术。腹腔镜阑尾切除具有损伤小、术后疼痛轻、胃肠功能恢复快及术后肠粘连少等优点,尤其是术中能全面观察腹腔,彻底冲洗腹腔,减少漏诊率和腹腔感染的可能,对于肥胖者、孕妇以及不明原因的腹痛其意义较大。

六、特殊类型阑尾炎

(一)小儿急性阑尾炎

小儿不能清楚提供病史,大网膜发育不全,对炎症局限能力差,临床症状不典型,一旦发病,进展快而病情重,阑尾穿孔率高、发生早。早期可有高热、呕吐,甚至腹泻等,右下腹体征不明显,压痛和肌紧张需在耐心取得患儿合作下,经左、右下腹对比可获正确判断。一旦确诊应尽早行阑尾切除,并予以输液和应用广谱抗生素。

(二)妊娠期急性阑尾炎

妊娠早期伴发急性阑尾炎,为防止流产及妊娠后期阑尾炎复发造成处理棘手,一般应尽早手术治疗,为防胎儿畸形,使用抗生素应有所选择。妊娠中、晚期伴发急性阑尾炎(约占80%),逐月增大的妊娠子宫将阑尾推向右上腹,使压痛部位随之升高,腹膜刺激征不明显,诊断较困难。大网膜难以包裹炎症阑尾,炎症发展可致流产或早产,故一旦确诊应早行阑尾切除,围手术期加用孕酮,术中尽量减少对子宫的刺激,避免腹腔引流,术后使用广谱抗生素。临产期并发阑尾穿孔,应经腹行剖宫产术,同时切除阑尾。妊娠后期及临产期急性阑尾炎处理时最好与产科医师合作,以保证孕妇和胎儿安全。

(三)老年人急性阑尾炎

老年人对疼痛感觉迟钝,腹肌薄弱,免疫力降低,同时阑尾壁薄,血管硬化,常无转移性右下腹痛特点。所以主诉不强烈,体征不典型,临床表现轻而病理改变却很重,体温和白细胞升高均不明显,容易延误诊断和治疗。约 30% 就诊时阑尾已穿孔,穿孔后炎症不易局限,易并发腹膜炎。一旦诊断应及时手术切除阑尾,高龄不是手术禁忌证。围手术期注意处理老年人伴发疾病。

第二节　慢性阑尾炎

慢性阑尾炎(chronic appendicitis)多由急性阑尾炎转变而来,部分无急性阑尾炎病史。急性阑尾炎时,阑尾炎症引起阑尾纤维组织增生,管壁变厚,甚至管腔狭窄、弯曲或闭塞,导致急性期后阑尾腔梗阻;也可能因阑尾腔内存在粪石、异物、虫卵等,使阑尾炎症反复发作。

一、临床表现与诊断

常有典型的急性阑尾炎发作史,剧烈活动或饮食不洁可诱发急性发作,呈现不规则右下腹隐痛或消化不良症状。重要的体征是右下腹固定而局限性压痛,非急性发作时一般无肌紧张和反跳痛。X 线吞钡检查既可检查阑尾也可排除小肠憩室,而钡灌肠检查可较直接观察阑尾。慢性阑尾炎可能出现的影像包括:阑尾不显影;阑尾腔充盈缺损或变细、中断;钡剂排出缓慢、阑尾充盈虽然正常但排空时间延迟至 48 小时以上;充盈的阑尾位置不易移动或有压痛等。纤维结肠镜检可直接观察阑尾开口及周围黏膜的变化和活检,对鉴别诊断有一定意义。

二、治疗

诊断明确后需行阑尾切除术,并行病理检查。当术中发现病变与诊断不符时,应探查附近脏器有无病变,以明确诊断。

(蔡雅谷)

思考题

1. 简述急性阑尾炎的临床表现、诊断和治疗原则。
2. 急性阑尾炎需要与哪些疾病鉴别?

ER 31-3

练习题

第三十二章 | 结肠、直肠与肛管疾病

ER 32-1
教学课件

ER 32-2
思维导图

学习目标

1. 掌握:肛裂、痔、结肠癌、直肠癌的临床表现、诊断和治疗。

2. 熟悉:直肠和肛管疾病的检查方法;直肠肛管周围脓肿、肛瘘的临床表现和治疗;肛裂及痔的预防措施。

3. 了解:先天性巨结肠的临床表现和治疗;不同类型先天性直肠肛管畸形的临床表现。

4. 具备对结直肠和肛管疾病的患者进行初步诊断及鉴别的能力,并制订合理的治疗计划。

5. 能够进行良好的医患沟通,以积极善良的心态和高度的责任感去帮助和救治患者,弘扬 "医者仁心" 精神,树立预防为主的健康理念。

案例导入

患者女性,55 岁,已婚,于半年前无明显诱因出现右中下腹隐痛,起初腹痛不明显且呈间歇性,不伴发热,饮食及大、小便均正常。1 个月前腹痛由阵发性逐渐变为持续性,大便次数增多且有时不成形,自感消瘦。查体:右中下腹可触及 5cm × 4cm 大小的包块,质地中等,表面光滑,有一定的移动度。血常规:RBC 320 × 10^{12}/L,Hb 76g/L,WBC 5.9 × 10^9/L;大便常规:隐血(+)。

请思考:

1. 该患者的初步诊断是什么? 如需确诊需要做什么检查?
2. 该病的发病原因有哪些?

第一节　结肠、直肠及肛管的解剖生理

一、结肠解剖

结肠分为盲肠、升结肠、横结肠、降结肠和乙状结肠。成人结肠全长 120~200cm(平均约 150cm)。升结肠和降结肠前面和两侧有腹膜覆盖为腹膜间位器官,横结肠和乙状结肠全部由腹膜包裹为腹膜内位器官。升结肠与横结肠交界处称肝曲;横结肠与降结肠交界处称脾曲。在回肠进入盲肠处,黏膜和环肌折叠形成回盲瓣,回盲瓣具有括约功能,它可防止结肠内容物反流及控制小肠食糜残渣过快进入结肠,由于它的存在,结肠梗阻时易发展为闭袢性肠梗阻。乙状结肠在成人平均长约 40cm,在第 3 骶椎水平处与直肠连接,盲肠和乙状结肠为腹膜内位器官,故有一定的活动度,其长度过长时,易发生扭转。结肠壁由外向内分为浆膜层、肌层、黏膜下层和黏膜层。结肠带、结肠袋和肠脂垂是结肠的三个解剖标志。

结肠的血液供应来自两部分:右半结肠由肠系膜上动脉所供应,分出回结肠动脉、右结肠动脉和中结肠动脉;左半结肠由肠系膜下动脉所供应,分出左结肠动脉和数支乙状结肠动脉。静脉与同

名动脉伴行,其血液分别经肠系膜上静脉和肠系膜下静脉汇入门静脉。结肠的淋巴在回盲部最多,乙状结肠次之,降结肠最少,分为壁内丛、中间丛和壁外丛,其中壁外丛淋巴结沿结肠动脉排列,又可分为结肠上淋巴结、结肠旁淋巴结、中间淋巴结和中央淋巴结,中央淋巴结位于结肠系膜根部及肠系膜上、下动脉的周围,最后淋巴液引流至腹主动脉周围腹腔淋巴结。结肠的淋巴液不仅流向结肠动脉根部的淋巴结,且与邻近动脉弓附近的淋巴结相沟通,故行结肠癌根治术时,应将该部位结肠动脉所供应的整段肠管及其系膜一并切除。

二、直肠肛管解剖

直肠上起于第 3 骶椎平面接乙状结肠,沿骶前向下至尾骨平面连接肛管,向前形成约 90° 的弯曲,直肠长 12~15cm,分为上段直肠和下段直肠,两者以腹膜反折为界,前面的腹膜反折成直肠膀胱凹或直肠子宫陷凹。直肠下端黏膜形成 8~10 个隆起纵形皱襞,称肛柱。相邻两柱基底间的半月形皱襞,称肛瓣。肛瓣与肛柱之间的直肠黏膜形成的袋状小窝,称肛窦。其窦口向上,深 3~5mm,窦底有肛腺开口。窦内容易积存粪屑,常易引发肛窦炎。

肛管上起自齿状线,下至肛门缘,长 1.5~2cm。肛管可分为解剖学肛管和外科学肛管。肛门部疾病主要发生在齿状线上下 1.5~2cm 范围内,长 3~4cm,故称外科学肛管。

齿状线为直肠与肛管的交界线,由肛瓣和肛柱下端组成,该线呈齿状,肛管与肛柱连接的部位,有三角形的乳头状隆起,称为肛乳头(图 32-1)。肛垫位于直肠、肛管结

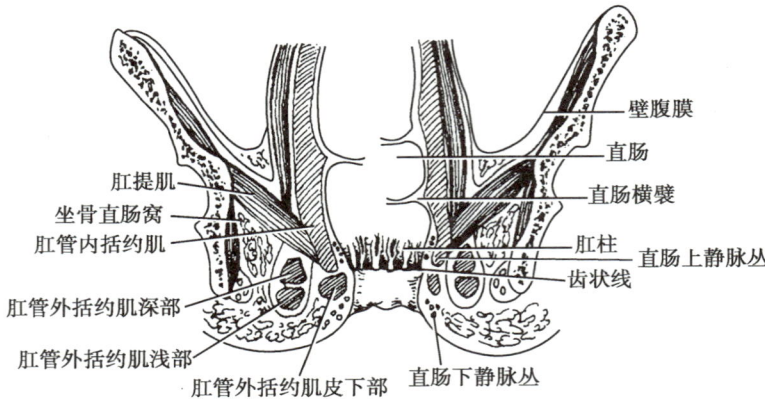

图 32-1 直肠肛管的纵剖图

合处,亦称直肠肛管移行区(痔区)。该区为一环状、约 15cm 宽的海绵状组织带,富含血管、结缔组织及与平滑肌纤维相混合的纤维肌性组织(Treitz 肌)。Treitz 肌呈网络状结构缠绕直肠静脉丛,构成一个支持性框架,将肛垫固定于内括约肌上。肛垫似一胶垫协助括约肌封闭肛门。

齿状线在解剖和临床上均有重要意义,其上下的血液供应、淋巴引流、神经支配都不相同(表 32-1)。

表 32-1 齿状线上下解剖特点对比

部位	动脉供血	静脉回流	淋巴回流	神经支配	组织
齿状线以上	直肠上、下动脉供应	直肠上静脉丛血液经肠系膜下静脉回流入门静脉	腹主动脉周围或髂内淋巴结	自主神经支配,无痛觉,有温度觉和触觉	直肠黏膜
齿状线以下	肛管动脉	直肠下静脉丛的血液经髂内静脉流入下腔静脉	腹股沟淋巴结及髂外淋巴结	阴部内神经支配,其痛觉异常敏感	肛管皮肤

直肠内层环肌延伸至直肠下端增厚,构成肛管内括约肌,属不随意肌。肛管直肠环括约肌分皮下部、浅部和深部,为随意肌,对控制大便排泄起主要作用。皮下部围绕肛管下端,切断不致引起肛门失禁。这样在肛管内括约肌与外括约肌皮下部之间,直肠指诊时可触及有环形浅沟,称白线。由外括约肌深部、耻骨直肠肌、肛管内括约肌和直肠外层纵肌纤维组成一个肌环,称肛管直肠环(图 32-2)。此环是括约肛管的重要结构,如被切断可引起大便失禁。

直肠肛管周围有数个间隙,是感染的常见部位。

在肛提肌以上的间隙包括：①骨盆直肠间隙，在直肠两侧，左右各一。②直肠后间隙，在骶骨与直肠之间。

在肛提肌以下的间隙包括：①坐骨肛管间隙，在肛管两侧，左右各一。②肛门周围间隙，位于坐骨肛管横隔与肛门周围皮肤之间。这些间隙内充满脂肪和疏松结缔组织，是感染的常见部位（图32-3）。

齿状线以上的供应动脉主要来自肠系膜下动脉的终末支——直肠上动脉。直肠上动脉在直肠上端分为左右两支，沿直肠两侧下行，穿过肌层达黏膜下层，与来自髂内动脉的直肠下动脉相吻合，在齿线上黏膜下层的主要分支是内痔的供应血管，位于左侧、右前和正后，构成痔的好发部位；其次为来自髂内动脉的直肠下动脉和骶正中动脉。齿状线以下的血液供应为肛管动脉，它们之间有丰富的吻合。

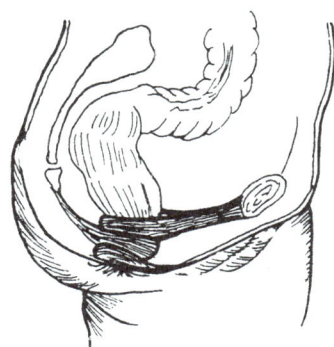

图32-2　肛门括约肌

直肠肛管有两个静脉丛。直肠上静脉丛，位于齿线以上的直肠黏膜下层内，扩张形成内痔。该静脉丛汇成分支后穿过直肠壁，集成直肠上静脉，经肠系膜下静脉注入门静脉。直肠下静脉丛位于齿状线下方，扩张形成外痔，在直肠、肛管的外侧汇集成直肠下静脉和肛管静脉，分别通过髂内静脉和阴部内静脉回流到下腔静脉。

直肠肛管的淋巴引流亦是以齿状线为界分上、下两组。上组在齿状线以上，有三个引流方向：向上沿直肠上动脉到肠系膜

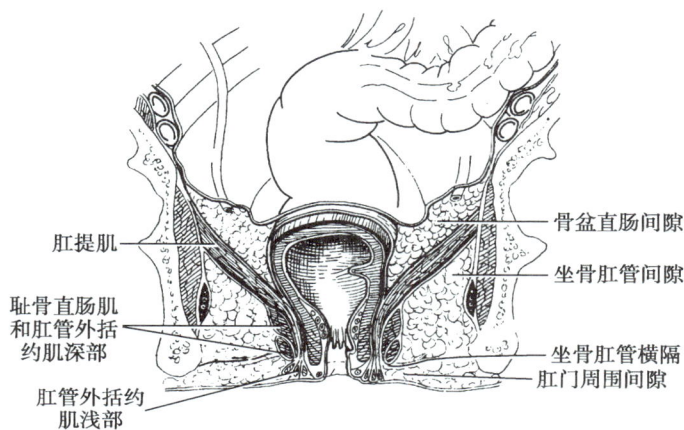

图32-3　直肠肛管周围间隙

下动脉旁淋巴结，这是直肠最主要的淋巴引流途径；向两侧经直肠下动脉旁淋巴结引流到盆腔侧壁的髂内淋巴结；向下穿过肛提肌至坐骨肛管间隙，沿肛管动脉、阴部内动脉旁淋巴结到达髂内淋巴结。下组在齿状线以下，有两个引流方向：向下外经会阴及大腿内侧皮下注入腹股沟淋巴结，然后到髂外淋巴结；向周围穿过坐骨直肠间隙沿闭孔动脉旁引流到髂内淋巴结。上、下组淋巴网有吻合支，因此，直肠癌有时可转移到腹股沟淋巴结。

以齿状线为界，齿状线以上由交感神经和副交感神经支配，交感神经纤维来自 $T_{11} \sim L_2$ 脊髓神经，经腹下神经丛与副交感神经相连，分布至直肠止于齿状线，骶前神经损伤可以使精囊、前列腺失去收缩力，导致患者不能射精。交感神经能抑制直肠蠕动，并使肛门内括约肌收缩，副交感神经能加强直肠蠕动、促进分泌和内括约肌松弛。第2~4骶神经的副交感神经形成盆神经后分布在直肠、膀胱和阴茎海绵体，支配排尿和阴茎勃起，也称勃起神经，在盆腔手术时要注意避免损伤。齿状线以下主要由阴部内神经支配，主要的分支有肛直肠下神经、前括约肌神经、会阴神经和肛管神经，肛直肠下神经的感觉纤维异常敏感，故肛管的皮肤非常敏感。此处的疼痛也会反射性引起肛提肌和肛门外括约肌痉挛，导致排尿困难或尿潴留。

三、结、直肠的生理功能

结肠的主要功能是吸收水分，储存和转运粪便，也能吸收葡萄糖、电解质和部分胆汁酸。此外，还能分泌碱性的黏液润滑肠道，也分泌多种胃肠激素。吸收功能主要位于右侧结肠。

直肠有排便、吸收和分泌功能。可吸收少量的水、盐、葡萄糖和一部分药物，也能分泌黏液以利排便。直肠和肛管均有排便的功能，粪便储存于乙状结肠内，当粪便积累到一定数量后，结肠产生

图32-3中标注：肛提肌、耻骨直肠肌和肛管外括约肌深部、肛管外括约肌浅部、骨盆直肠间隙、坐骨肛管间隙、坐骨肛管横隔、肛门周围间隙

蠕动把粪便推进直肠,直肠内压力增高,骨盆神经丛发出冲动,完成排便。直肠下端是排便反射的主要发生部位,是排便功能中的重要环节,在直肠手术时应予以足够的重视。

第二节 结肠、直肠及肛管检查方法

一、常见检查体位

检查体位的原则是患者易于接受及可耐受检查,检查部位光线充足,视野显露良好(图32-4)。

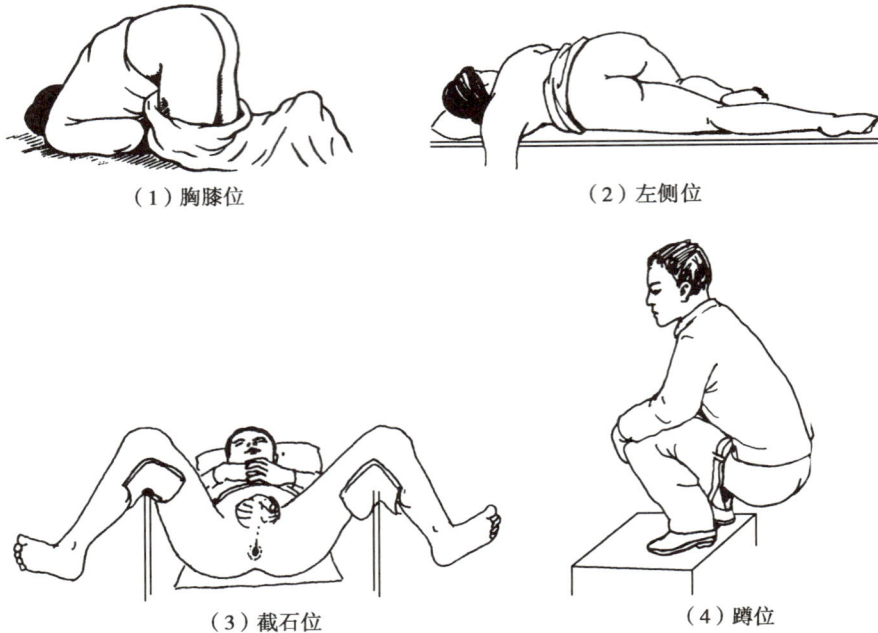

（1）胸膝位　　　　　　　　　　　　　　（2）左侧位

（3）截石位　　　　　　　　　　　　　　（4）蹲位

图32-4　直肠肛管检查体位

1. **膝胸卧位**　此检查体位最常用。患者双膝跪于检查床上,头胸部紧贴床面,臀部抬高,两膝略分开。膝胸卧位是检查直肠肛管的常用体位,肛门部显露清楚,肛镜、直肠镜易于插入。

2. **左侧卧位**　多用于老年、体弱者。患者左侧卧位,左下肢略屈,右下肢屈曲贴近腹部。

3. **截石位**　直肠肛管手术常用此体位。仰卧屈起下肢并抬高外展,同时髋膝关节屈曲。此体位患者舒适,但要求有特殊检查床。

4. **蹲位**　排大便姿势,用于检查内痔、直肠息肉脱出和直肠黏膜脱垂等。蹲位时直肠肛管承受压力最大,可使直肠下降1~2cm,尤其用于内痔或脱肛。

二、检查方法

1. **肛门视诊**　用两手分开臀沟,嘱患者用力屏气或取蹲位,观察肛门及周围有无脱出物、瘘口、脓肿、脓性便迹、外痔、疣、肛裂等。肛瘘可见瘘管外口或肛周沾有粪便或脓性分泌物;血栓性外痔可见紫蓝色的肿块;肛裂多在肛管后正中处可见条形溃疡;肛周脓肿可见到炎性肿块。

2. **肛管直肠指诊**　是肛管直肠疾病重要的检查法,对及早发现肛管、直肠癌意义重大,如有肛裂、肛管周围感染应暂缓检查。

(1) **指诊的方法**:先戴好手套或指套,并涂上润滑剂,首先进行肛门周围检查,将示指指腹首先接触肛管,然后将示指缓缓伸入。检查肛管直肠壁有无触痛、波动、肿块及狭窄,触及肿块时要确定大小、形状、位置、硬度及能否推动。女性患者应注意直肠前壁的子宫颈,男性患者在前壁距肛缘4~5cm处可以触及前列腺。退指观察指套有无血迹、黏液、脓液,若有脓血,应进一步行纤维结肠镜检查。

（2）**直肠指诊的意义**：内痔柔软触之变小或消失，伴血栓时有触痛、出血；肛瘘可触及内口处的瘢痕及条索状的瘘管；直肠息肉可触及质软可推动的圆形肿块，可呈分叶状；腺瘤质地稍硬，有蒂、乳头状、活动，有时指套有血液；肛管或直肠癌可触及高低不平的硬结、溃疡、菜花状肿物，肠腔可有狭窄，指套上常有脓血和黏液。

3. 肛门镜检查　用于低位直肠病变和肛门疾病的检查，能了解低位直肠癌、痔、肛瘘等疾病的情况，还可进行简单的治疗，如取活组织检查等。如果局部炎症、肛裂、月经期应暂缓检查。

4. 肛门周围病变的记录方法　视诊、直肠指诊和肛门镜检查的病变部位，一般用时钟定位记录，并标明体位，比如截石位 7 点或者膝胸位 1 点肛门检查的时钟定位（图 32-5）。

5. 纤维结肠镜检查　纤维结肠镜可以行结肠和直肠检查，具有极高的诊断价值。肉眼直接观察结肠腔内黏膜表面情况，可以病理取材，也可用于治疗结直肠病变，如肠内息肉切除、下消化道出血的止血、乙状结肠扭转复位等。

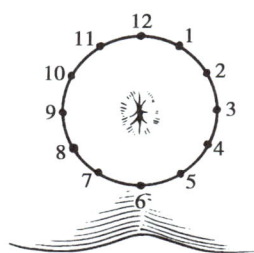

图 32-5　肛门检查的时钟定位（截石位）

6. 超声内镜检查术　超声内镜检查术（EUS）是将内镜和超声相结合的消化道检查技术，将微型高频超声探头安置在内镜顶端，当内镜插入体腔后，在内镜直接观察消化道黏膜病变的同时，可利用内镜下的超声行实时扫描，可以获得胃肠道的层次结构的组织学特征及周围邻近脏器的超声图像。

第三节　先天性巨结肠

先天性巨结肠（congenital megacolon）是结肠远端及直肠壁神经节细胞缺如的肠道先天性发育畸形，其发病率为 1/5 000~1/2 000，仅次于先天性直肠肛管畸形，以男性多见，男女比例为 4:1。研究认为先天性巨结肠症的发生与多基因遗传缺陷有关，系胚胎时因病毒感染或代谢紊乱、中毒等产生运动神经元发育障碍，使远端肠道肠壁肌间神经丛中神经节细胞缺如，导致远端肠管持续性痉挛、狭窄，近端肠管继发性扩张、肥厚。根据无神经节细胞肠段长短不同，先天性巨结肠可分为长段型和短段型（图 32-6）。

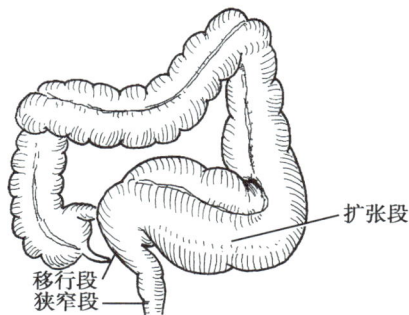

图 32-6　先天性巨结肠

（一）临床表现

本病临床特点是顽固性便秘和逐渐加重的腹胀，表现为慢性不完全性结肠梗阻。

大多数新生儿巨结肠病例在出生后 1 周内发生急性肠梗阻，临床表现为 90% 患儿有胎粪性便秘；24~48 小时没有胎粪排出，或只有少量，必须灌肠或用其他方法处理才有较多胎粪排出。除胎粪不排或排出延迟外，患儿还会有顽固性便秘、腹胀、呕吐等症状。直肠指诊对诊断颇有帮助，可发现直肠壶腹空虚，粪便停留在扩张的结肠内，指诊可激发排便反射，手指拔出后，大量粪便和气体随之排出，腹胀可有一定程度段缓解。婴儿期大便秘结，需要灌肠、使用开塞露等，而且便秘越来越顽固。随着年龄增长，患儿表现为营养不良、发育迟缓。多需灌肠或其他方法帮助排便。体检最突出的体征为腹胀，部分病例可在左下腹触及肿块。

（二）诊断

根据病史和临床表现多可作出诊断。在诊断时还须了解病变部位和程度，故应做如下检查：

1. X 线检查　①腹部平片：可见充气扩张结肠影显示结肠梗阻。②钡剂灌肠造影：可见到典型的痉挛肠段和扩张肠段，排钡功能差，若 24 小时后仍有钡残留是巨结肠症的有力证据。

2. 直肠指诊 可见直肠壶腹部空虚,退出手指时扩张结肠内粪便和气体大量排出。

3. 直肠测压检查 可了解肛管是否有正常松弛反射(正常直肠内压为 12cmH₂O 左右),可鉴别先天性巨结肠和其他原因引起的便秘。

4. 直肠黏膜下层组织化学检查 采用此法对其进行染色,可见乙酸胆碱酶阳性的神经纤维。

5. 病理组织学检查 病变肠段黏膜下及肌层组织活检见不到神经节细胞。

(三)治疗

先天性巨结肠症多以手术治疗为主。

1. 非手术治疗 非手术治疗包括扩肛、甘油栓、盐水灌肠、缓泻药。适用于全身情况不良患儿、超短段型病例及出生不足半年的新生儿等。

2. 手术治疗 手术治疗的原则是切除神经节细胞缺如的肠段及继发扩张、肥厚、神经节细胞变性的肠段,解除功能性肠梗阻,行正常结肠与直肠肛管吻合。常用手术有三种(图 32-7)。

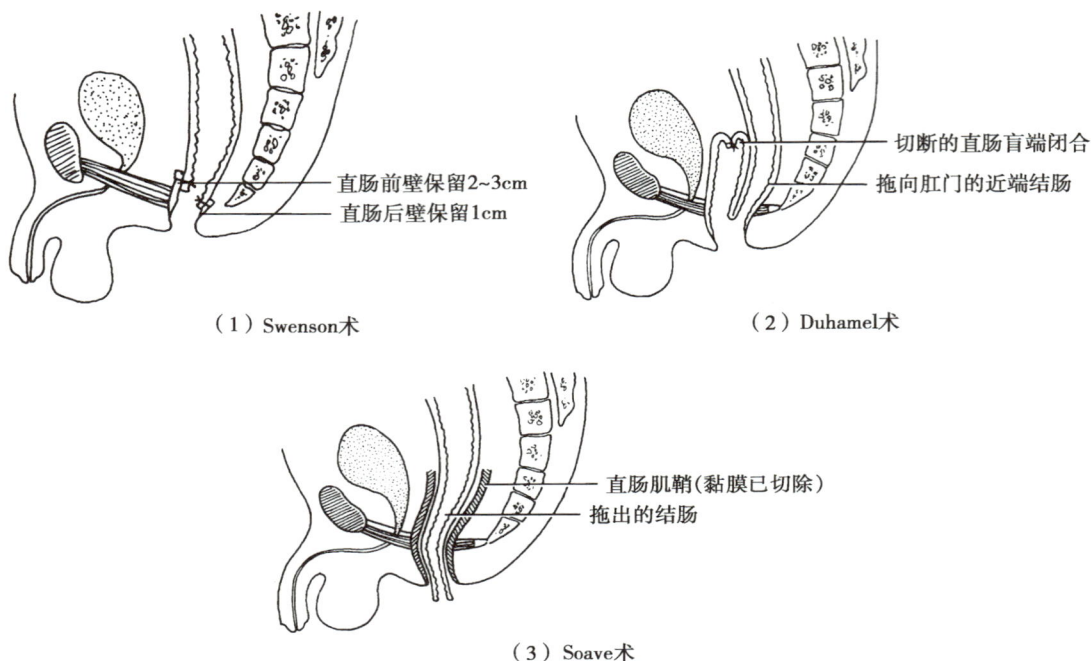

图 32-7　先天性巨结肠手术

(1)**Swenson 手术**:切除病变肠段,直肠远端保留前壁 2cm 和后壁 1cm,自肛门翻出,结肠由翻出的直肠内拉出,行结肠直肠斜形吻合术。

(2)**Duhamel 手术**:切除病变结肠,保留直肠,远切端闭锁。正常结肠自直肠后拖出,将直肠后壁与结肠前壁行侧侧吻合。也可以用钳夹的方法使肠壁坏死脱落,结、直肠自然愈合。

(3)**Soave 手术**:切除病变结肠,剥除直肠黏膜。结肠经直肠肌鞘内拖出,断端黏膜与肛管黏膜吻合术。

第四节　先天性直肠肛管畸形

先天性直肠肛管畸形(congenital anorectal malformation)是胚胎发育后期肠发育障碍的结果,居消化道畸形的首位,是小儿肛肠外科常见病、多发病。临床约有 50% 先天性直肠肛管畸形伴有直肠与泌尿生殖系之间的瘘管形成。直肠闭锁盲端或狭窄与瘘管位置各异,从而形成不同的畸形。

（一）分类

分类方法很多，仅介绍两种分类法。

1. 按直肠盲端与肛提肌的相对位置分类　直肠盲端位于肛提肌以上者为高位畸形；直肠盲端位于肛提肌中间或稍下者为中间位畸形；直肠盲端位于肛提肌以下者为低位畸形。

（1）**高位畸形**：①肛管直肠发育不全（包括闭锁或合并直肠尿道、前列腺、阴道或子宫瘘）。②直肠闭锁、肛管存在。

（2）**中间位畸形**：①无瘘的肛管发育不全。②合并直肠前庭、阴道、尿道球部瘘。

（3）**低位畸形**：①肛管狭窄（包括肛膜闭锁）。②合并肛管前庭瘘、皮肤瘘。

2. 四型分类法

（1）**第一型（肛门直肠狭窄）**：肛门、肛管或直肠末端管状或环状狭窄。

（2）**第二型（肛门膜样闭锁）**：胚胎期肛门膜未破裂或仅有一个小孔。

（3）**第三型（肛门闭锁）**：肛门、肛管、直肠下段闭锁。这种类型多合并有直肠与膀胱、尿道、子宫、阴道瘘管相通。

（4）**第四型（直肠闭锁）**：直肠下段闭锁，肛管与肛门正常（图 32-8）。

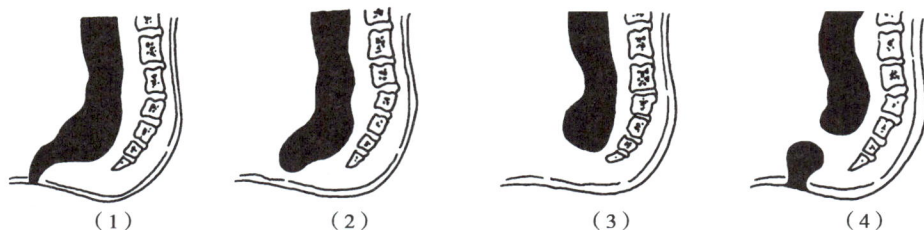

图 32-8　肛门闭锁的类型
（1）肛管狭窄；（2）肛管低位闭锁；（3）肛管直肠高位闭锁；（4）直肠闭锁（肛门正常）。

（二）临床表现

1. 新生儿出生后检查正常位置无肛门。

2. 不伴有瘘或伴有狭小瘘管的病例，出生不久即表现为无胎粪排出、腹胀、呕吐等肠梗阻的表现。

3. 在肛门直肠狭窄或伴有瘘管的病例，可在几周、几个月甚至更长时间后才出现排便困难、便秘、粪石形成，继发巨结肠等慢性肠梗阻症状。

（三）诊断

根据以下几方面进行诊断：

1. 生后无胎粪，检查肛门即可证实。

2. 若肛管正常，直肠闭锁，指诊多可确诊。

3. 合并瘘管病例，详细检查会阴部，阴道口有无粪便，或尿液混浊、排尿含气等。必要时可作瘘管造影予以证实。

4. 为确定畸形类型，明确直肠盲端的位置，可在出生 12 小时后行倒立侧位 X 线平片（摄片前倒悬患儿 2~3 分钟）。

（四）治疗

目的是重建具有正常控制排便功能的肛门，方法和时间的选择根据畸形类型和合并瘘管情况而定。

1. 肛管直肠闭锁或合并细小瘘管，早期出现排便困难，应在生后立即手术。

2. 低位畸形的治疗，如肛门或直肠下段轻度狭窄，采用扩张术多能恢复正常功能。肛门膜样闭锁，仅需切除肛膜。肛管闭锁可经会阴游离直肠盲端，行肛管成形术。

3. 高位畸形可采用经腹、会阴肛门或后矢状切口入路行肛门直肠成形术。手术原则：①游离盲端与皮肤缝合；②合并瘘管须切除修复；③肛门直肠成形。如因患儿条件暂不宜做成形术，可先行暂时性结肠造瘘术，待 6~12 个月时施行肛门直肠成形术，术后 3 个月关闭造瘘口。

第五节　直肠息肉

直肠息肉（rectal polyp）是泛指从直肠黏膜突出到肠腔的隆起性病变。直肠是息肉的多发部位，常合并有结肠息肉。除幼年型息肉外，其他直肠息肉多发生于 40 岁以上，年龄越大发生率越高。

（一）病理

直肠息肉的分类：

1. 腺瘤性息肉　最为常见，包括管状、绒毛状及管状绒毛状腺瘤。

2. 幼年型息肉（又称先天性息肉）　多发生于 5~10 岁儿童，多数小于 1cm，多为单个。

3. 炎性息肉（又称继发性息肉）　是继发于各种肠道炎症的黏膜增生而形成，最多见溃疡性结肠炎，常为多发，较小，无蒂，癌变机会小。

4. 绒毛状腺瘤（又称乳头状腺瘤）　表面呈绒毛状，触之有海绵状感觉，较少见，常发生于成年人，腺瘤直径大于 2cm 者，约半数癌变。

5. 家族性腺瘤性息肉病（又称遗传性多发性息肉）　是一种常染色体显性遗传性疾病，结、直肠内常满布大小不等的息肉，广基或带蒂，癌变倾向很大。

（二）临床表现

小息肉一般无症状，息肉增大可出现以下症状：

1. 肠道刺激症状腹泻或排便次数增多，继发感染者可出现黏液脓血便。

2. 便血间断性便血，血染于粪便之外，高位出血者粪便中混有血，直肠下段出血者粪便外附有血，出血量多者为鲜血或血块。

3. 息肉脱出若息肉位置低，排便时可脱出肛门外，呈鲜红色，樱桃状，便后多能自行回缩。

4. 肠梗阻及肠套叠以盲肠息肉多见。

（三）诊断

直肠息肉患者常因排便有鲜血、黏液便或便后有肿物脱出肛门外而就诊；大肠息肉发生在直肠中下段，直肠指检可以触及；发生在乙状结肠的息肉，纤维结肠镜检查即可确认。必要时取活组织检查以确诊其病理性质，决定治疗方案。

（四）治疗

直肠息肉的治疗主要是外科手术，切除标本送病理检查。

1. 内镜下电灼或冷冻切除　有蒂或直径 <2cm 的广基腺瘤性息肉可内镜下切除。

2. 手术切除

（1）**经肛门切除**：位置较低的息肉，用肛门镜或扩肛器扩开肛门，在蒂部切断取出，残端贯穿缝扎。

（2）**肛门镜下显微手术切除**：适用于直肠上段的腺瘤。经肛插入显微手术用肛门镜，通过电视屏幕，镜下切除息肉。

（3）**开腹手术**：适用于内镜下难以切除、位置较高的癌变息肉或直径大于 2cm 的广基息肉。

第六节　肛　裂

肛裂（anal fissure）是齿状线以下的肛管皮肤全层裂伤后所形成的慢性溃疡。与肛管纵轴平行，呈梭形或椭圆形，大小为 0.5~1.0cm。好发于青壮年男性，多在截石位 6 点和 12 点处。

（一）病因病理

病因尚不清楚,与多种因素有关。在解剖上肛门外括约肌浅部在肛管后部形成的肛尾韧带较坚硬,固定弹性差,且排便时肛管后壁承受的压力最大,因此长期便秘,大便干燥,排便用力过猛是造成肛管皮肤撕裂的直接原因。肛窦炎可向肛管皮下蔓延,使肛管皮肤更易裂伤或形成脓肿破溃。粗暴的检查亦可造成肛裂。

急性肛裂可见裂口边缘整齐,底浅,呈红色。慢性肛裂因反复发作,底深不整齐,质硬,边缘增厚纤维化、肉芽灰白;肛裂基底灰白,裂口上端齿状线上有乳头肥大,下端为一突出肛门外的袋状皮垂,又称前哨痔(图32-9)。肛裂、前哨痔、乳头肥大常同时存在,称为肛裂三联症,为慢性肛裂的典型表现。

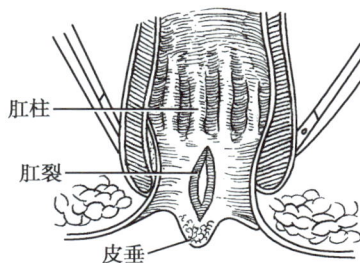

图 32-9　肛裂

（二）临床表现

疼痛、出血和便秘是肛裂典型的临床表现。

1.疼痛　疼痛是肛裂的主要症状,疼痛多剧烈,有典型的周期性;排便时由于肛裂病灶内神经末梢受刺激,立刻感到肛管烧灼样或刀割样疼痛,称为排便时疼痛;便后数分钟可缓解,称为间歇期;随后因肛门括约肌收缩痉挛,再次剧痛,此期可持续半小时到数小时,临床称为括约肌挛缩痛。直至括约肌疲劳、松弛后疼痛缓解,但再次排便时又发生疼痛。以上称为肛裂周期性疼痛。

2.出血　出血是肛裂的常见症状,可时有时无,量一般不多。往往是粪便干结滴鲜血,软便带鲜血,稀便手纸染鲜血。

3.便秘　形成肛裂后又因疼痛恐惧排便,粪便更加干结,形成疼痛和便秘的恶性循环。

（三）诊断

肛裂具有典型的疼痛、便秘及出血的表现,肛门检查可以见到裂口、肛乳头肥大和"前哨痔"即可以确诊。但须与肛管上皮癌、结核性溃疡、克罗恩病、梅毒、软下疳等鉴别,宜取活组织做病理检查予以证实。

（四）治疗

治疗原则是软化大便、清洁创面、减轻疼痛、解除括约肌痉挛、促使局部愈合。

1.急性肛裂　主要采用非手术治疗:①指导患者饮食,多吃水果蔬菜等,纠正便秘。②口服缓泻剂,如液状石蜡、麻仁润肠丸等,以软化大便。③1:5 000 高锰酸钾温水坐浴,创面可用 20% 硝酸银涂抹,以利肉芽生长。④可用 0.5% 利多卡因 10~15ml 局麻,患者侧卧位,先用示指扩肛后,逐渐再伸入中指,维持扩张 5 分钟,扩张后可解除括约肌痉挛,扩大创面,促进裂口愈合。

2.慢性肛裂　主要采用手术治疗,行肛裂切除、内括约肌切断术。

（1）**肛裂切除术**:包括溃疡、肥大的肛乳头及前哨痔一并切除,还可切断外括约肌的皮下环肌纤维。创面不予缝合,术后保持排便通畅,热水坐浴和伤口换药。该法的优点是病变全部切除、创面宽大、便于肉芽组织从基底生长,但其缺点是创面较大、创口愈合缓慢。

（2）**内括约肌切断术**:肛裂疼痛的根源是内括约肌的痉挛性收缩。用 0.5% 的利多卡因局部浸润麻醉,在距离肛缘 1~1.5cm 做一切口,剪刀分离皮肤与内括约肌到齿状线,切断内括约肌,将肥大的肛乳头及"前哨痔"一并切除。该术式治愈率高,但处理不当可以造成肛门失禁。

第七节　肛管直肠周围脓肿

肛管直肠周围脓肿(perianorectal abscess)是指直肠肛管周围软组织或其周围间隙发生的急性化脓性感染,发展成为脓肿,是多种病菌的混合性感染,包括大肠埃希菌、链球菌、结核分枝杆菌及厌氧菌等。多数脓肿在穿破或切开后形成肛瘘。

（一）病因病理

肛管直肠周围脓肿多源自于肛窦感染，肛窦底部是肛腺的开口，肛窦感染很易延及肛腺；肛腺形成脓肿后可向上下蔓延至直肠肛管周围组织和间隙；少数继发于外伤或感染直接发生于间隙内并形成脓肿。脓肿向体表穿破后可形成肛瘘。肛管直肠周围脓肿按其部位分为肛门周围脓肿、坐骨肛管间隙脓肿、骨盆直肠间隙脓肿。

（二）临床表现

肛管直肠周围脓肿的共同症状为肛周持续性疼痛和全身中毒症状。由于脓肿部位不同，又各有不同特点。

1. 肛门周围脓肿 最为常见类型，局部具有浅部软组织化脓性感染的典型表现，以肛周持续性跳痛为主要症状。由于脓肿表浅，全身症状不明显。脓肿形成后有波动感，可穿刺确诊。

2. 坐骨肛管间隙脓肿 坐骨肛管间隙脓肿又称坐骨直肠窝脓肿，因坐骨肛管间隙位于肛提肌以下，范围较大，故形成脓肿大而深。局部红肿、压痛、双臀不对称，有时出现排尿困难。有发热，畏寒等全身症状。局部触诊或直肠指诊患侧肛管上方局部隆起，触痛，脓肿形成后有波动感，穿刺可抽出脓液。

3. 骨盆直肠间隙脓肿 骨盆直肠间隙脓肿较前两者少见。该间隙位置深，范围大，因而全身感染中毒症状重而局部症状不明显。肛门坠痛，里急后重，排尿不畅。直肠指诊可在直肠壁上触及有压痛和波动感的肿块。

（三）治疗

1. 非手术治疗 适用于初期脓肿尚未形成。①抗生素治疗。选用对革兰氏阴性杆菌有效的抗生素。②温水或1∶5 000的高锰酸钾坐浴。③局部理疗。④调节饮食、防止便秘、保持肛周皮肤清洁，口服缓泻剂或液状石蜡以减轻排便时疼痛。

2. 手术治疗 切开引流是肛周脓肿治疗最主要的方法。根据脓肿的类型选择合适的引流方式。括约肌间脓肿可通过内括约肌切开，经肛门引流。括约肌间隙感染向上蔓延引起的深部脓肿，通过切开直肠壁或经肛门在脓腔中置入引流管。坐骨肛管间隙感染引起的深部脓肿，可行肛周切口引流。马蹄形脓肿多起源于肛管后间隙，单向或双向向坐骨肛管间隙扩展，可行 Hanley 术。下面根据脓肿部位不同，介绍几种常用的切开引流方法。

（1）**肛门周围脓肿**：在波动最明显处作肛管口放射状切开引流，不需要填塞，以保证引流通畅。

（2）**坐骨肛管间隙脓肿**：在腰麻或骶管麻醉下进行，在距肛缘3~5cm处作弧形切口，用手指进入脓腔内分开间隔，应置管或放置油纱布条引流。

（3）**骨盆直肠间隙脓肿**：在腰麻或全麻下进行，先行穿刺脓肿定位，在距肛缘2~5cm处作切口，在穿刺针引导下作切开，通过坐骨肛管间隙，穿破肛提肌，用止血钳穿入脓腔或用手指分开脓肿间隔，置管引流；或经直肠壁切开，置入软胶管引流。

临床有30%~70%肛周脓肿患者同时伴随肛瘘。肛周脓肿引发周围组织炎症水肿严重，内口的位置难以判断，盲目探查可能造成假内口，甚至更大的损伤。因此，脓肿引流同期行瘘管切开应认真细致，尽量选择那些脓肿合并瘘管表浅的患者。权衡复发率的降低与肛门失禁发生率的升高之间的利弊，谨慎行瘘管切开术，必要时可行挂线引流，刺激管壁形成，留待二次手术。

第八节　肛　瘘

ER 32-3

直肠肛管周围脓肿与肛瘘的病因

肛瘘（anal fistula）是肛管或直肠下部与肛周皮肤相通的肉芽肿性管道，由内口、瘘管和外口组成。多数肛瘘起源于肛管直肠周围化脓性感染，少数为结核性，也可由肛管创伤感染所致。内口位于齿状线附近，外口位于肛周皮肤上，经久不愈。为肛管直肠常见病之一，多见于青壮年。

（一）分类

分类方法很多,以下介绍常见的两种分类方法
(图 32-10):

1. 按瘘管位置高低分类

（1）**低位肛瘘**:瘘管位于外括约肌深部以下。可
分为低位单纯性肛瘘（只有一个瘘管）和低位复杂性
肛瘘（有多个瘘口和瘘管）。

（2）**高位肛瘘**:瘘管位于外括约肌深部以上。可
分为高位单纯性肛瘘（只有一个瘘管）和高位复杂性肛瘘（有多个瘘口和瘘管）。此种分类方法临床
较为常用。

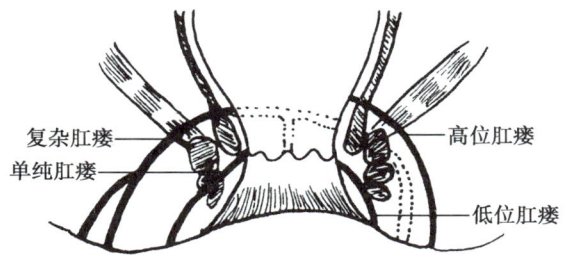

图 32-10　肛瘘分类

2. 根据瘘管与括约肌关系分类　①括约肌间瘘,约占 70%,多为低位肛瘘,瘘管穿过内括约肌,外
口常只有一个,距肛缘 3~5cm。②经括约肌瘘,可为低位或高位肛瘘,约占 25%,瘘管穿过内括约肌、
外括约肌浅部和深部之间,外口常有多个,距肛缘约 5cm。③括约肌上瘘,为高位肛瘘,占 4%,瘘管向
上穿过肛提肌,再向下穿过坐骨肛门窝在肛周远处皮肤穿出。④括约肌外侧瘘,最少见,仅占 1%,瘘
管穿过肛提肌与直肠相通,外口在肛周远处皮肤上（图 32-11）。

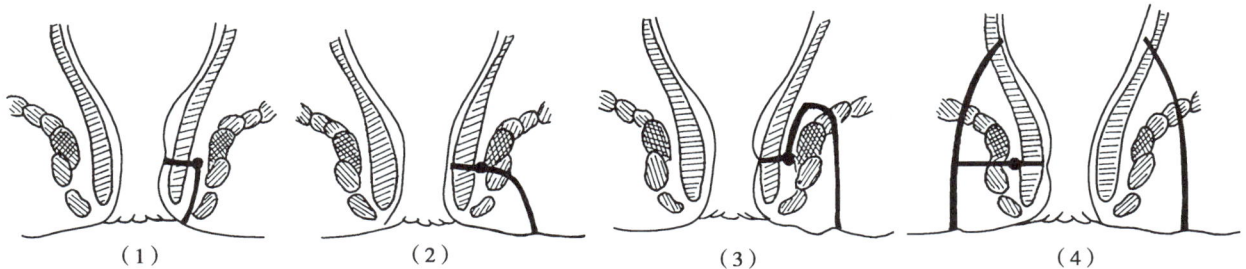

图 32-11　肛瘘的四种解剖类型
(1)括约肌间瘘;(2)经括约肌瘘;(3)括约肌上瘘;(4)括约肌外瘘。

（二）临床表现

临床主要症状是外口流出少量脓性、血性、黏液性分泌物。局部皮肤受到刺激有瘙痒或形成
湿疹。高位较大的瘘管还可有粪便及气体从外口排出,因瘘管位于肛管直肠环以上,不受括约肌限
制。当外口愈合,瘘管中有脓肿形成时,可感到明显疼痛,同时可伴有发热、寒战、乏力等全身感染
症状,脓肿穿破或切开引流后,症状缓解。上述表现反复发作,是肛瘘的临床特点。

（三）诊断

根据典型的临床表现,肛瘘的诊断并不困难,观察到外口和寻找到内口是诊断关键。

1. 肛门检查　检查时在肛周皮肤上可找到外口,呈乳头状突起或肉芽组织隆起,挤压时有少量
脓性分泌物排出。

2. 直肠指检　可触及较硬的条索状瘘管,沿瘘管触摸可发现齿状线附近的内口。

肛瘘内口是病灶的原发部位,手术切除或切开内口是治愈肛瘘的关键。在直肠指检不能找到内口
时可采用以下几种方法:①肛镜检查,直视下观察齿状线附近有分泌物的红肿的内口。②探针检查,先
在肛门内插入手指,另一只手持探针以圆头由外口向管腔内轻轻探入,直到手指能摸到探针,切忌盲目
用力,以造成假道。③染色检查,可用白干纱布填入肛管至直肠下端,由外口注入亚甲蓝溶液 1~2ml,
然后抽出纱布,观察纱布条染色部位,以判断内口位置。必要时碘油造影检查,显示瘘管部位及走向。

（四）治疗

肛瘘多不能自愈,须采取手术方法切除病灶或敞开瘘管,暴露创面使其愈合。肛瘘的治疗目标
是尽可能减少括约肌损伤,消除肛瘘内口和上皮化瘘管。肛瘘治疗方案一定要根据病因、解剖、症

状程度、是否有合并症以及外科医师的经验来确定。应该权衡括约肌切断范围、治愈率和肛门功能损伤之间的利弊。

1. 肛瘘切开或切除术 适用于低位肛瘘。先用探针从外口向内口穿出,沿探针切开或切除瘘管,敞开创面,坐浴换药至愈合。低位复杂性肛瘘可分期处理。

2. 肛瘘挂线疗法 适用高位单纯性肛瘘或者复杂性肛瘘的辅助治疗。此部位的肛瘘如果采用切开术就会引起肛门失禁。挂线疗法是挂线将瘘管敞开的过程中,被扎断的括约肌与周围组织不断产生粘连,肛周括约肌不会产生回缩失禁。该法具有操作简单,出血少,不用换药,不会造成肛门失禁的优点。

挂线手术在骶管麻醉或局部麻醉下进行,用银质探针由外口沿瘘管缓缓探入,至内口伸出,将探针尖端用手指钩出肛门外,缚上一个消毒的橡皮筋或粗丝线(或药线)。再缓慢将探针由内口经瘘管退出外口,线也随之引出(图32-12)。切开外口至内口间皮肤,将挂线嵌入皮肤切口之中,然后扎紧挂线,术后每日温水坐浴,更换敷料,使局部清洁,保持大便通畅,适当使用抗生素防治感染,隔日勒紧1次,一般术后10~14天被扎组织割裂,挂线脱落而自愈。

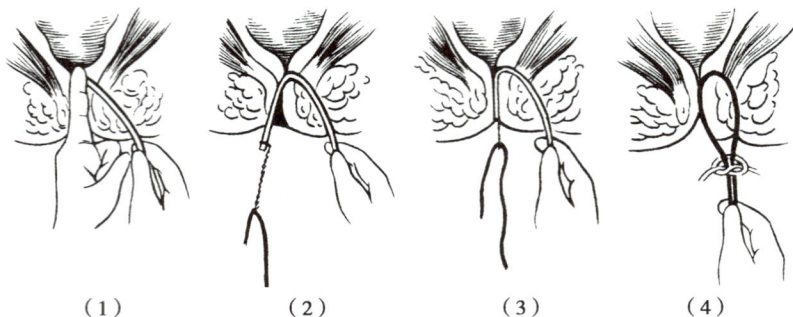

图32-12 肛瘘挂线疗法

(1)用探针由瘘管外口探入内口,同时手指插入直肠或肛管内;(2)弯曲探针前端,把它拉至肛外;探针前端缚一条丝线,并接上橡皮筋;(3)逐渐退出探针;(4)全部退出探针,使橡皮筋通过瘘管,提起拉紧,以线结扎之。

知识链接

括约肌间瘘管结扎术

括约肌间瘘管结扎术是肛瘘的一种"微创"手术方式,最佳适应证为经括约肌肛瘘,逐步运用于其他类型的肛瘘。该术式主要操作是在肛管括约肌间结扎和切断瘘管,术前先挂线引流,以促进瘘管的纤维化。相比传统的手术,该术式具有保留括约肌、操作相对简单、费用较低、并发症较少等优点,愈合时间4~8周。

第九节 痔

痔(hemorrhoid)是最常见的肛管直肠疾病,是指直肠下段黏膜下和肛管皮下静脉丛淤血、扩大、曲张而形成的静脉团。任何年龄皆可发生,但随年龄增长而发病增多、病变加重。内痔是肛垫的支持结构、静脉丛及动静脉吻合支发生病理性改变或移位。外痔是齿状线远侧皮下静脉丛的病理性扩张或血栓形成。内痔通过丰富的静脉丛吻合支和相应部位的外痔相互融合为混合痔。

(一)病因

痔的形成可能与多因素有关,尚未完全清楚,目前公认的主要有以下因素:

1. 静脉曲张学说 齿状线以上的直肠上静脉丛属于门静脉系统,无静脉瓣;直肠上、下静脉丛相互汇合,且静脉丛管壁薄、位置浅;末端直肠黏膜下组织松弛,上述因素都容易使静脉丛血液淤积和扩张。

2. 肛垫增生下移学说 肛垫是肛管上部黏膜下层的纤维肌性组织,位于肛管的右前、右后及左侧,即截石位的 3、7、11 点处,三个区域凸向肛管内,起到闭锁肛管、控制排便的作用。由于局部组织慢性损伤或感染变性,腹内压增高等,肌纤维和结缔组织弹性下降使肛垫滑脱,向内下移位形成痔。

3. 诱发因素 任何导致腹内压长期增高的因素(如长期的坐立、便秘、妊娠、腹水、前列腺增生等)或门静脉高压,也可使静脉丛内压力升高,回流受阻,使静脉淤血扩张成痔。

另外,年老体弱或慢性疾病引起营养不良使局部组织萎缩;长期饮酒及进食大量辛辣刺激性食物可使局部充血加重而发生痔。

(二)分类与病理

按解剖部位痔可分为三类。

1. 内痔 是直肠上静脉丛曲张形成的静脉团,位于齿状线以上,表面覆盖直肠黏膜,好发部位为截石位 3、7、11 点。内痔分为四度:①Ⅰ度,无明显自觉症状,排便时带血,无痔脱出;②Ⅱ度,常有便血,排便时痔块脱出肛门外,便后可自行回纳;③Ⅲ度,痔块脱出肛门后不能自行回纳,需用手还纳;④Ⅳ度,痔块长期脱出,不能回纳或还纳后又脱出。

2. 外痔 位于齿线以下,是由肛管皮肤覆盖曲张的浅表静脉团块。分为血栓性、静脉曲张性、结缔组织性、炎性,其中血栓性外痔会出现明显的疼痛。

3. 混合痔 内痔通过丰富的静脉丛吻合支和相应部位的外痔相互融合或者内痔在黏膜下滑脱成为混合痔。位于齿状线上下,表面覆盖直肠黏膜和肛管皮肤,具有内、外痔共同特点。内痔发展到Ⅲ度以上多形成混合痔。当痔块脱出肛门外被痉挛的括约肌嵌顿而形成嵌顿性痔或绞窄性痔(图 32-13)。

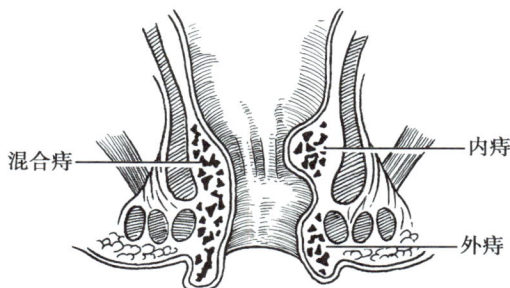

图 32-13 痔的分类

(三)临床表现

临床表现主要为出血和痔块脱出。

1. 便血 是内痔或混合痔的早期症状,常在便时或便后出现间歇性无痛性鲜血便,量不多,可自行停止。偶有较大量出血,甚至喷射状。长期便血,可致贫血。

2. 痔块脱出 见于第Ⅱ、Ⅲ、Ⅳ度内痔或混合痔。若脱出的痔块未能及时复位,引起炎性水肿,刺激肛门括约肌痉挛,形成内痔嵌顿和血栓形成或绞窄。

3. 疼痛 单纯内痔无疼痛,当内痔黏膜继发感染或发生嵌顿绞窄时出现。

4. 瘙痒 Ⅱ度以上内痔,由于内痔脱出,肛门括约肌松弛,直肠分泌的黏液流出而刺激肛周皮肤,引起瘙痒,有的发生皮肤湿疹。

(四)诊断

根据病史、临床表现和痔的检查,诊断并不困难,但应与直肠癌、直肠息肉、溃疡性结肠炎等鉴别。

痔的检查应按视诊、直肠指诊和肛门镜检查等顺序进行。如血栓性外痔位于齿状线以下肛管,呈暗紫色长圆形肿块,质硬,触痛明显。内痔或混合痔脱出时痔块常呈暗紫色,有时可见出血点,柔软。Ⅰ度痔核肛门视诊不能看到,Ⅱ、Ⅲ、Ⅳ度痔核可见,不能脱出的痔核则需肛镜才能看到,可见齿状线上黏膜呈结节状隆起,截石位 3、7、11 点处最明显,为红色或暗红色、易出血、柔软、无触痛。

(五)治疗

治疗应遵循三个原则:①无症状的痔无需治疗;②有症状的痔重在减轻或消除症状,而非根治;③以保守治疗为主。

1. 一般治疗 早期痔宜多饮水,调理饮食,多吃蔬菜;便秘者服用缓泻剂以软化大便,便后热水坐浴。局部可用消炎止痛类油膏或栓剂,兼润滑和消炎作用。内痔脱出应立即手法复位;发生嵌顿应立即先行高锰酸钾温水坐浴,当括约肌松弛后将其回纳;若水肿明显或有部分坏死,可用 50% 硫酸镁溶液或抗生素液持续湿热敷,待水肿、炎症消退后复位。

纯化微粒化黄酮成分在痔治疗中的价值

纯化微粒化黄酮成分（micronized purified flavonoid fraction, MPFF）又名柑橘黄酮片，提取自天然柑橘，是地奥司明（90%）和其他活性黄酮类化合物（10%）的微粒化混合物，作为最具代表性的一种静脉活性药物，由于含有地奥司明和黄酮成分，使得 MPFF 比单纯的地奥司明更强效。由于 MPFF 活性成分的微粒化工艺，使溶解和吸收率都有所增加，从而发挥最佳药理学活性。

多项临床研究发现，MPFF 可快速有效地缓解急性痔患者的症状和体征，且具有较好的长期疗效。MPFF 可改善痔患者的主要症状，包括出血、疼痛、瘙痒、肛门渗液和里急后重，且可使痔复发风险降低。因此 MPFF 作为主要药物用于治疗 I~IV 度痔患者。

2. 内痔栓塞疗法 内痔栓塞疗法适用于 I、II 度内痔并出血。

（1）**注射疗法**（图 32-14）：将药液注入黏膜下痔静脉丛周围组织内，使其周围产生无菌性炎症反应，致局部血管闭塞，痔块纤维性硬化萎缩。传统注射的硬化剂有 5% 苯酚植物油、5% 鱼肝油酸钠、4% 明矾水溶液等，但由于硬化剂注射并发症相对较多，现在临床应用较少。现在临床常用的注射药物有消痔灵、15% 氯化钠溶液、5% 石碳酸杏仁油和 95% 酒精等。每种药物的治疗成功率和并发症发生率不同，其中 95% 酒精和 5% 石碳酸杏仁油的治愈率高但并发症多，15% 氯化钠溶液和 50% 葡萄糖注射液的并发症少但治愈率低。

（2）**物理性疗法**

1）冷冻疗法：是用液态氮（-196℃）通过探头与痔块接触 2~3 分钟，使冻结的痔块坏死脱落。

2）激光光凝治疗：痔块经激光点射后，整个痔块立即变苍白、萎缩，上覆痂皮 7~10 天脱落，黏膜愈合。

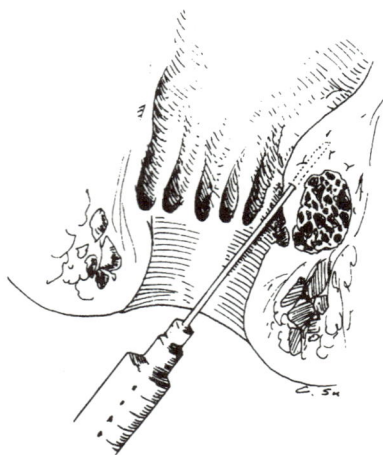

图 32-14 痔核注射法

3. 胶圈套扎法 适用于 I、II、III 度内痔。借助器械将小乳胶圈套入痔核根部，利用胶圈的紧缩力，阻断痔核的血液供应，使之缺血坏死脱落。

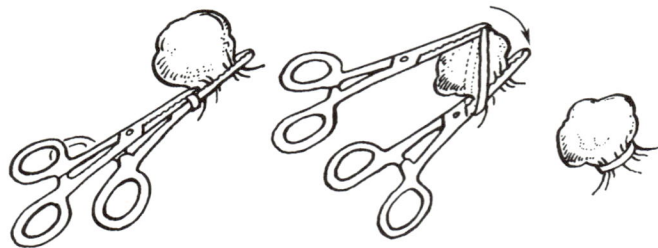

图 32-15 痔核结扎

将乳胶圈套在一把止血钳的根部，用此钳夹住痔核基底部，用另一把止血钳夹住乳胶圈的一侧，将乳胶圈拉长绕过痔核上端套扎在痔核基底部即可。I 度痔核可以一次套扎，II、III 度痔核应分 2~3 次套扎，间隔 3 周（图 32-15）。

4. 多普勒超声引导下痔动脉结扎术 适用于 II~IV 度的内痔。采用一种特制的带有多普勒超声探头的直肠镜，于齿状线上方 2~3cm 探测到痔上方的动脉，然后进行准确的缝合结扎，通过阻断痔的血液供应以达到治疗缓解症状的目的。

5. 手术治疗 适用于经非手术治疗无效，痔块脱出较重的病例。手术的目的是摘除痔块和曲张的静脉、切除感染的肛窦。术后须保持大便通畅，预防感染。

（1）**痔单纯切除术**：适用于 II、III 度内痔和混合痔。可在骶麻或局麻下进行。显露痔块后作与肛缘垂直的梭形切口，切开皮肤及黏膜将痔核分离，直至显露肛管括约肌。肠线缝合黏膜，肛管皮肤切口不缝合，创面用凡士林纱布填塞。嵌顿痔也可用同样方法急诊切除。

（2）**吻合器痔上黏膜环切术**（procedure for prolapse and hemorrhoid，PPH）：也称吻合器痔上黏膜环切除术：该方法主要适用于Ⅲ、Ⅳ度内痔，环形痔和部分非手术治疗失败的Ⅱ度内痔。主要方法是通过管状吻合器环行切除距离齿状线 2cm 以上的直肠黏膜 2~4cm，使下移的肛垫上移固定。该方法具有疼痛轻、恢复快、手术时间短的优点。

（3）**外痔血栓取出术**：适用于血栓性外痔引起剧痛者。在局麻下作放射状切口，取出血栓后伤口开放，经常换药至伤口愈合。

第十节 结 肠 癌

结肠癌（colon cancer）是胃肠道常见的恶性肿瘤。近年来，我国的结肠癌发病率呈明显上升且有高于直肠癌的趋势，发病年龄逐渐老龄化。好发部位依次为乙状结肠、回盲部、升结肠、降结肠和横结肠。

（一）病因

1.癌前疾病

（1）**腺瘤**：大约 70% 的结肠癌是由腺瘤性息肉演变而来，从形态学上可见到增生、腺瘤及癌变各阶段以及相应的染色体改变，耗时 10~15 年，但也有约 30% 的癌不经腺瘤演变直接以癌巢的形式出现。

（2）**溃疡性结肠炎**：特别是长期慢性溃疡性结肠炎，由于肠黏膜反复破坏和修复，因而癌变率随病史的延长而增高，其病变程度及范围也与癌变相关。

2.膳食和运动
如过多的动物脂肪及动物蛋白饮食，缺少新鲜蔬菜水果及纤维素食品，缺乏适度的体力活动，使肠的蠕动功能下降，肠道菌群发生变化，肠道中胆酸和胆盐含量增多等，其结果都会引起或加重肠黏膜的损害。

3.遗传因素
遗传易感性在结肠癌发病中有重要地位，如遗传性非息肉性结肠癌的错配修复基因突变的家族成员，应视为结肠癌的一组高危人群；家族性肠息肉病，已被公认为癌前期疾病。

（二）病理与分期

1.大体形态分型

（1）**隆起型**：肿瘤向肠腔内生长，易发生溃疡、出血、继发感染和坏死，恶性程度低，转移较晚。好发于右侧结肠，特别是盲肠。

（2）**浸润型**：沿肠壁浸润，容易引起肠腔狭窄和肠梗阻，多发生于左侧结肠。早期即可有溃疡，易出血，此型分化程度较低，转移较早。

（3）**溃疡型**：是结肠癌常见类型。其特点是向肠壁深层生长并向周围浸润，易发生出血、感染和穿孔。此型分化程度低，转移早而预后差（图 32-16）。

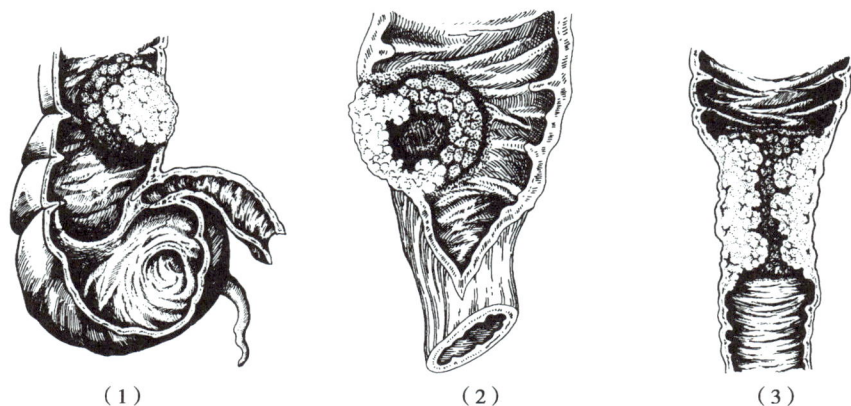

（1）　　　　　　　　（2）　　　　　　　　（3）

图 32-16　结肠癌大体形态分型
（1）肿块型结肠癌；（2）溃疡型结肠癌；（3）浸润型结肠癌。

2. 组织学分型

（1）腺癌：约四分之三的结肠癌是腺癌，腺癌细胞排列成腺管状或腺泡状。

（2）腺鳞癌：亦称腺棘细胞癌，肿瘤由腺癌细胞和鳞癌细胞构成。其分化多为中分化至低分化。腺鳞癌较少见，主要位于直肠下段和肛管。

（3）未分化癌：癌细胞体积小，形状与排列不规则，浸润明显。分化程度很低，预后最差。

3. 病理分期　目前多采用改良的 Dukes 法。

（1）A 期：癌仅局限于肠壁内。又分为三个亚期，即 A_0 期，癌局限于黏膜内；A_1 期，穿透黏膜达黏膜下层；A_2 期，累及黏膜肌层但未穿透浆膜。

（2）B 期：穿透肠壁侵及浆膜或及浆膜外，但无淋巴结转移。

（3）C 期：癌穿透肠壁且有淋巴结转移。又分为两个亚期，即：C_1 期，淋巴结转移仅限于癌肿附近如结肠壁及结肠旁淋巴结；C_2 期，肠系膜淋巴结转移，包括系膜根部淋巴结转移。

（4）D 期：已有远处转移或腹腔转移，或广泛侵及邻近脏器无法切除者。

4. TNM 分期法　见表 32-2。

表 32-2　结肠癌 TNM 分期表

T 分期原发肿瘤	N 分期区域淋巴结	M 分期远处转移
T_0：无原发肿瘤证据	N_0：无区域淋巴结转移	M_0：无远处转移
T_{is}：原位癌：局限于上皮内或侵犯黏膜固有层	N_{1a}：有 1 枚区域淋巴结转移	M_{1a}：远处转移局限于单个器官或部位
T_1：肿瘤侵犯黏膜下层	N_{1b}：有 2~3 枚区域淋巴结转移	M_{1b}：远处转移分布于一个以上的器官/或部位或腹膜转移
T_2：肿瘤侵犯黏膜肌层	N_{1c}：浆膜下、肠系膜、无腹膜覆盖结肠/直肠周围组织内有肿瘤种植，无区域淋巴结转移	
T_3：肿瘤穿透固有肌层到达浆膜下层，或侵犯无腹膜覆盖的结肠旁组织	N_{2a}：4~6 枚区域淋巴结转移	
T_{4a}：肿瘤穿透腹膜脏层	N_{2b}：7 枚及更多区域淋巴结转移	
T_{4b}：肿瘤直接侵犯或粘连于其他器官或结构		

结肠癌的转移方式主要为淋巴转移，首先转移到结肠壁和结肠旁淋巴结，然后到肠系膜血管周围和肠系膜根部淋巴结。血行转移依次是肝、肺、骨等。结肠癌也可直接浸润到邻近器官，如乙状结肠癌常侵犯膀胱、子宫、输尿管，横结肠癌可侵犯胃壁。脱落的癌细胞也可在腹膜种植转移。

（三）临床表现

结肠癌早期症状不明显，发展后可出现以下症状：

1. 排便习惯和粪便性状的改变　排便次数增多、腹泻与便秘交替出现、粪便不成形、黏液便或黏液脓血便等。排便习惯改变是结肠癌患者的首发症状。

2. 腹痛　多为定位不确切的持续性隐痛、不适或腹胀感，出现肠梗阻时可以表现为绞痛。

3. 肠梗阻表现　为不全性或完全性低位肠梗阻症状，如腹胀、腹痛（胀痛或绞痛）、便秘或便闭。体检可见腹隆、肠型、局部有压痛，并可闻及高亢的肠鸣音。部分左侧结肠癌患者以急性完全性结肠梗阻为首发症状。

4. 腹部包块　为瘤体或与网膜、周围组织浸润粘连的肿块，质硬、形状不规则，可随肠管有一定的活动度，晚期时肿瘤浸润较深，肿块可固定。

5. 全身症状　患者可出现贫血、消瘦、乏力、低热等。晚期还可出现肝大、黄疸、水肿、腹水、锁骨上淋巴结肿大及恶病质等。

由于右侧结肠癌和左侧结肠癌病理类型不同,临床表现也有区别。一般右侧结肠癌的临床表现以全身症状、贫血和腹部肿块为主,而左侧结肠癌则以排便习惯改变、肠梗阻和便血为主。

(四) 诊断

结肠癌早期诊断的难点在于早期症状多较轻或不明显,易被忽视。为了做到早期诊断,应重视对高危人群和怀疑为结肠癌患者的监测。凡 40 岁以上有以下任何一种表现者应视为高危人群:①一级亲属有结直肠癌病史。②有癌症史或肠道腺瘤或息肉史。③大便隐血试验持续阳性。对高危人群,推荐行结肠镜检查,镜下发现病灶取病理活检不难明确诊断。

辅助检查方法:①钡剂灌肠或气钡双重对比造影及乙状结肠镜或纤维结肠镜检查,有助于明确诊断。②腹部 B 超、CT 对了解腹内肿块和肿大淋巴结、肝内转移灶均有帮助。③血清癌胚抗原(CEA)和糖类抗原 19-9(CA19-9)分别在约 45% 和 30% 的结肠癌患者中升高,对结肠癌的特异性诊断意义不大,用于术后判断预后和复发更有价值。

(五) 治疗

治疗原则是以手术切除为主的综合治疗。

1. 手术治疗

(1) **术前准备**:术前肠道准备十分重要,主要方法是:术前 2 天进流质饮食,并发肠梗阻时,应禁食、禁饮、补液、胃肠减压;口服肠道抗菌药物(如新霉素、甲硝唑等)和缓泻剂(如蓖麻油、硫酸镁或番泻叶等);近年来采用复方聚乙烯二醇电解质散作肠道准备,口服后可吸收肠道内水分,促使肠道蠕动,使患者腹泻而达到清洁肠道的目的。术前晚及手术日晨作灌肠,除非有肠梗阻一般不需要反复灌肠。

(2) **结肠癌根治性手术**:切除范围包括肿瘤所在肠袢及其系膜和区域淋巴结(图 32-17)。适用于 Dukes A、B、C 期患者。

1) 右半结肠切除术:适用于盲肠、升结肠、结肠肝曲的癌肿。切除范围包括右半横结肠、升结肠、盲肠和末端回肠 15~20cm。对结肠肝曲癌应加切整个横结肠和胃网膜右动脉组淋巴结。

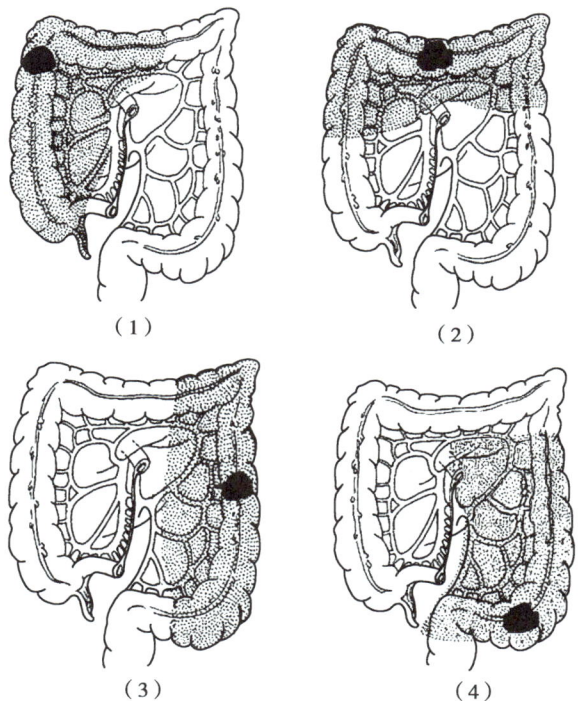

图 32-17 各部位结肠癌的根治切除范围

2) 横结肠切除术:适用于横结肠癌,切除范围包括结肠肝曲和脾曲的全部横结肠及胃结肠韧带的淋巴结组。

3) 左半结肠切除术:适用于结肠脾曲、降结肠癌。切除范围包括横结肠左半、降结肠及部分或全部乙状结肠。

4) 乙状结肠切除术:切除范围包括全部乙状结肠和全部降结肠或部分降结肠及部分直肠。

(3) **结肠癌合并急性肠梗阻的手术**:结肠癌合并急性肠梗阻时应在进行胃肠减压、补液纠正电解质紊乱和酸碱失衡等适当准备后,尽早行手术治疗。右半结肠癌可行右半结肠癌切除一期回结肠吻合术。若患者情况不允许可先行盲肠造瘘术解除梗阻,二期癌肿根治术。若癌肿不能切除,可切断末段回肠,行近切端回肠横结肠端侧吻合,远切端回肠断端造口术。左半结肠癌并发急性肠梗阻时,应在梗阻近侧作横结肠造瘘,在肠道条件允许时做二期癌肿根治术。对于不能切除者,则行姑息结肠造瘘。

2. 化学药物治疗

辅助化疗用于根治术后,Dukes B、C 期结肠癌的综合治疗。化学治疗配合根治性手术,可提高 5 年生存率。目前,常用的化疗方案均以氟尿嘧啶为基础用药。最常用静脉化疗,也可经肛门用氟尿嘧啶栓剂或乳剂用药的方法,以减轻化疗的全身毒性。还有经口服、动脉局部灌注及腔内给药等方法。

3. 其他辅助治疗 大肠癌由于存在腺瘤—腺癌的演进序列,历时长,因而为预防提供了可能。结直肠癌筛查显得意义重大,不仅使早期癌发现率升高,且能阻断结直肠癌的发生与发展。

第十一节 直 肠 癌

直肠癌(carcinoma of rectum)是消化道最常见的恶性肿瘤之一。以腹膜反折为界分为上段直肠癌和下段直肠癌,也可分为低位直肠癌(距肛缘 5cm 以内)、中位直肠癌(距肛缘 5~10cm)和高位直肠癌(距肛缘 10cm 以上),以肿瘤下缘确定位置。在我国直肠癌有以下流行病学特点:直肠癌比结肠癌的发病率高,发病率比约 15:1,但近年来有些地区结肠癌的发病率增高,结肠癌与直肠癌发病率比已接近 1:1;青年人(年龄 <30 岁)直肠癌占 10%~15%;低位直肠癌占直肠癌的 60%~75%。

(一)病因

病因不明,已知与直肠慢性炎症的刺激、息肉病的恶变、少纤维素膳食及遗传因素有关。具体参照结肠癌病因所述。

(二)病理

1. 大体分型

(1)**溃疡型**:多见,占 50% 以上,形状呈圆形或卵圆形,中央凹陷,深入肌层并向四周浸润。早期可形成溃疡,易出血,分化程度低,转移较早。

(2)**隆起型(菜花型)**:肿块向肠腔突出生长,向周围浸润少,预后较好。

(3)**浸润型**:沿肠壁浸润,使肠管周径缩小而形成狭窄,转移早而预后差。

2. 组织学分类 腺癌占 75%~85%;黏液腺癌占 10%~20%;未分化癌易侵入小血管和淋巴管而预后最差;其他有印戒细胞癌、鳞状细胞癌等。

3. 扩散与转移

(1)**直接浸润**:癌肿在肠壁内扩展多环绕肠腔蔓延,沿肠管长轴扩展者少;晚期可穿透肠壁向盆腔浸润,累及盆腔内脏器,如膀胱、内生殖器等。

(2)**淋巴转移**:为主要扩散途径。向上沿直肠上动脉、肠系膜下动脉及腹主动脉周围淋巴管转移,一般不向下转移;当正常的淋巴流向受阻时,可逆向转移至较原发部位更低的淋巴结。直肠下端癌肿可向两侧转移至髂内淋巴结或腹股沟淋巴结。

(3)**血行转移**:肿瘤可经门静脉转移至肝,也可由髂静脉转移至肺、骨和脑等。手术时应注意无瘤操作,以防术中血行转移。

4. 分期 参照结肠癌病理分期。

(三)临床表现

早期直肠癌的临床特征主要为排便习惯改变和便血,往往不被重视,至癌肿增大,发生溃疡或感染时,可引起重视。

1. 直肠刺激症状 便意频繁,排便习惯改变;便前肛门有下坠感、里急后重、排便不尽感,晚期有下腹痛。

2. 癌肿破溃出血症状 大便表面带血及黏液,甚至有脓血便。

3. 肠腔狭窄症状 癌肿侵犯致肠管狭窄,初时大便进行性变细,当造成肠管部分梗阻后,有腹痛、腹胀、肠鸣音亢进等不全性肠梗阻表现。

4. 其他症状 癌肿侵犯周围组织或转移远处器官引起相应症状。侵犯前列腺、膀胱,可出现尿频、尿痛、血尿。侵犯阴道,可出现阴道异常分泌物。侵犯骶前神经可出现骶尾部剧烈持续性疼痛。

5. 体征　直肠指诊触及肿物,60%~70% 的直肠癌能在直肠指诊时触及;腹股沟淋巴结肿大多见于累及齿状线以下的直肠癌,提示肿瘤可能含有鳞癌成分;肠梗阻可表现为腹部膨隆、肠鸣音亢进;肝转移可表现为肝大、黄疸、移动性浊音;晚期可表现为营养不良或恶病质等。

(四) 诊断

结合病史、体检、影像学及内镜检查,直肠癌诊断准确率达 95%。为了早期诊断直肠癌,必须重视对有大便习惯改变和便血这些高危人群的筛查工作,直肠癌的筛查遵循自简到繁的步骤进行。

1. 大便隐血检查　为初步筛查性检查。

2. 直肠指诊　是诊断直肠癌重要的方法,具有简便、易行、较准确的优点。指诊可检查出癌肿部位、大小、距肛缘的距离、固定程度、与周围的组织关系等。

3. 内镜检查　包括直肠镜、乙状结肠镜及纤维结肠镜检查。直肠指诊后应在直视下协助诊断,并取活组织做病理检查,以确定肿块性质。位于直肠中上段癌肿,当手指无法触到时宜采用乙状结肠镜或纤维结肠镜检查,并取活组织送病理检查。

4. 影像学检查　钡灌肠造影对直肠癌诊断价值不大,是结肠癌的重要检查方法;由于手术时有10%~15% 的结、直肠癌同时存在肝转移,腹部 B 超或 CT 检查应作为常规,两者同时可发现有无腹腔淋巴结的肿大;腔内超声、超声内镜检查及 MRI 检查可显示癌肿在直肠壁内的浸润程度,对手术前的诊断和分期有重要价值。

5. 肿瘤标志物癌胚抗原 (CEA) 及 CA19-9　目前公认 CEA 对结、直肠癌有诊断价值,但缺乏特异性。其水平高低与肿瘤进展程度有关,对监测预后和复发有重要意义。CA19-9 的临床意义与CEA 相似。

(五) 治疗

根治性手术是目前直肠癌的主要治疗方法,化疗和放疗等予以辅助治疗,加强手术治疗效果。

1. 手术治疗

(1) **根治性手术**:对无远处淋巴结转移或脏器转移的患者,又无其他禁忌者,应尽早施行直肠癌根治术。施行直肠癌根治术的同时,要充分考虑患者的生活质量,术中尽量保护排尿功能和性功能。具体手术方式有:

1) 腹会阴直肠癌根治术 (Miles 手术):适用于腹膜反折以下的直肠下段癌。切除范围包括乙状结肠下部及其系膜、直肠全部、肠系膜下动脉和旁淋巴结、肛提肌、坐骨肛门窝内组织、肛管和肛周皮肤直径约5cm (图 32-18)。乙状结肠近端拉出左下腹做永久性乙状结肠单腔造口。目前,也有利用股薄肌或臀大肌代替括约肌行原位肛门成形术,但疗效待肯定。

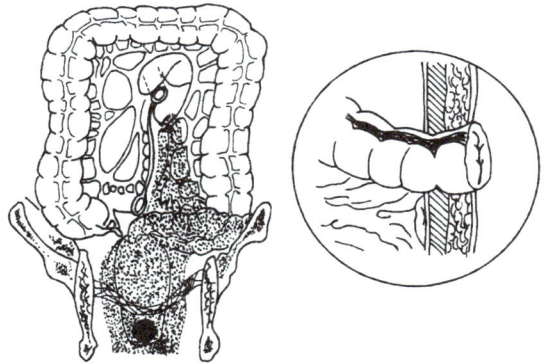

图 32-18　腹会阴直肠癌根治术 (Miles 手术)

2) 低位前切除术 (Dixon 手术):适用于距齿状线5cm 以上的直肠上段癌。此术式保留足够的直肠,行直肠与乙状结肠对端吻合。该术式是目前应用最多的直肠癌根治术。临床有更近距离直肠癌行 Dixon 手术报道,但原则要以根治性切除为前提,要求远端切缘距癌肿 2cm 以上。由于吻合器能完成直肠、肛管任何位置的吻合,随着吻合器技术发展和吻合器吻合法的广泛应用,使许多中、低位直肠癌患者避免了人工肛门 (图 32-19)。

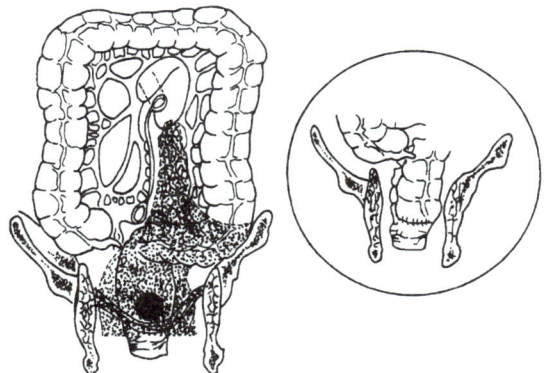

图 32-19　低位前切除术 (Dixon 手术)

3）经腹直肠癌切除、人工肛门、远端封闭手术（Hartmann 手术）：适用于年老、体弱等原因不能行 Miles 手术或急性梗阻不宜行 Dixon 手术的患者。

（2）**局部切除术**：适用于肿瘤较小，局限于黏膜下层内，组织学分化程度高的早期直肠癌。可经肛局部切除或骶后径路局部切除。

（3）**姑息性手术**：如癌肿局部浸润严重或转移广泛而无法根治时，为了缓解症状，减轻患者痛苦，可将癌肿肠段作局限切除，缝闭直肠远切端，作乙状结肠造口，或仅作乙状结肠造口。术后辅以放疗、介入治疗及化疗等综合治疗。

近年来兴起的腹腔镜下施行 Miles 和 Dixon 手术，具有创伤小、恢复快的优点，但对淋巴结清扫及周围被侵犯脏器处理尚有争议。

知识链接

医者，治病为本，兼顾人文

对于大多数直肠癌患者来讲，内心恐怕还有一个事情与"癌症复不复发"同等重要，那就是"能不能保肛"或者"改不改道"的问题。对医生来说能不能保肛，不是单单一句话那么简单，我们要考虑根治手术的需要，更应该考虑术后患者的生活质量。

"医者，治病为本，兼顾人文"。医生看病，不仅要看患者的病，更要看患者的人。以人为本，为患者解除疾患之痛苦，提高术后生活品质是我们不断追求的目标；医者仁心，用高尚的医德抚慰人心，用精湛的医术为生命护航。

---

2. 化学治疗　目前方法较多，可选择应用。

（1）**给药途径**：①经肛门灌注；②术中静脉分支置管；③静脉用药，是最普遍的化疗途径；④动脉灌注化疗。

（2）**药物**：一般认为以选择氟尿嘧啶为主，配合其他药物联合化疗，如羟喜树碱、丝裂霉素、表柔比星、亚叶酸钙和铂类。

3. 放射治疗　术前放疗可控制原发病灶，提高切除率。病理证实有淋巴转移，癌肿已明显浸润至直肠周围组织时，可用术后放疗以降低复发率。

4. 其他治疗　可采用生物治疗、免疫治疗、基因治疗及中药治疗等。靶向治疗已经显示出较好的临床效果，还可采用电灼、温热、冷冻、激光等治疗方法。

（周毕军）

思考题

1. 简述内痔的主要临床特征。
2. 简述不同部位直肠癌手术选择有何区别。
3. 简述直肠肛门周围脓肿的类型及手术切开方式。

ER 32-4

练习题

第三十三章 | 肝脏疾病

教学课件

思维导图

ER 33-1   ER 33-2

学习目标

1. 掌握：原发性肝癌的病因、病理、临床表现、辅助检查、诊断、治疗与预防；细菌性肝脓肿的诊断、鉴别诊断和治疗原则。
2. 熟悉：肝脏的解剖结构和生理功能。
3. 了解：肝棘球蚴病的病因、病理、临床表现、诊断和治疗。
4. 具备早期识别、诊断肝脏疾病的能力，制订合理的治疗方案，培养临床诊疗思维。
5. 能够以同情心和同理心与患者及家属进行有效沟通，帮助肝癌患者树立信心，积极治疗，为晚期肝病患者提供人文关怀。

案例导入

患者男性，66 岁，无明显诱因右上腹隐痛间断发作伴消瘦 3 个月入院，呈持续性钝痛，服用止痛药后好转，反复发作，无发热、腹泻、便秘、恶心、呕吐等症状。体重减轻 4kg 左右，有乙肝病史 28 年。查体：体重减轻，轻度贫血貌，全身皮肤巩膜无黄染，腹平软，肝肋缘下 3cm，质硬，有触痛，移动性浊音（ - ）。Hb 95g/L，WBC 6.3×10^9/L，ALT 118U/L，AST 72U/L，HbsAg（ + ）、HBeAb（ + ）和 HbcAb（ + ），肝脏彩超示肝右后叶可见一个 5cm × 7cm 的低回声区，回声不均匀，边界欠清，内有少量血流。

请思考：

1. 患者的初步诊断是什么？为了进一步明确诊断，还应做哪些检查？
2. 需要与哪些疾病鉴别？
3. 该病的治疗要点是什么？

第一节　肝脏解剖生理

肝脏是人体最大的实质性消化器官，成人重 1 200~1 500g。肝脏的血液供应非常丰富，占心排血量的 1/4，其中肝动脉供血 25%~30%，门静脉供血 70%~75%，肝动脉含氧丰富，占所需氧量的 40%~60%，而营养物质则主要来自门静脉。肝动脉和门静脉分别进入肝脏，流经肝窦再进入肝中央静脉，经肝静脉回流入下腔静脉。门静脉、肝动脉和肝总管在肝脏脏面横沟各自分出左、右干进入肝实质，称为第一肝门；肝静脉是肝血液的流出管道，三条主要的肝静脉在肝脏后上方的静脉窝进入下腔静脉，称为第二肝门；肝脏还有小部分血液经过数支肝短静脉流入肝后方的下腔静脉，又称为第三肝门。肝十二指肠韧带与门静脉、胆总管、肝固有动脉以及淋巴管和神经等形成蒂状结构，称为肝蒂。

在肝内，肝动脉、门静脉、肝胆管均被包裹在 Glisson 纤维鞘内，与肝静脉方向不同。根据肝内血管、胆管的分布规律,从下腔静脉的左侧缘到胆囊窝的中点做一连线,将肝脏分为左半肝、右半肝,分别进一步划分为左外叶、左内叶和右前叶、右后叶、尾状叶,结合肝静脉的位置,目前一般把肝脏分为8段(Couinaud 分段法):Ⅰ段(尾状叶),Ⅱ、Ⅲ段(左外叶),Ⅳ段(左内叶),Ⅴ、Ⅷ段(右前叶),Ⅵ、Ⅶ段(右后叶)(图 33-1)。

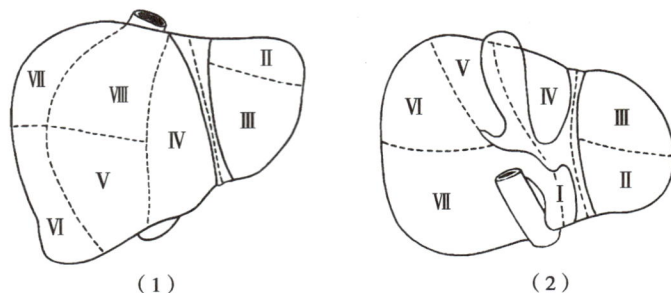

图 33-1　Couinaud 肝分段法
(1)膈面;(2)脏面。

肝脏有重要的生理功能和再生能力,肝部分切除后能再生长到接近原来的容积,因此当肝脏发生局限性病变时,可以施行肝部分切除术。目前较明确的生理功能包括:①分泌胆汁,每天分泌600~1 000ml,帮助脂肪消化以及促进脂溶性维生素 A、D、E、K 的吸收。②代谢功能,肝脏是合成蛋白质的最重要部位,主要在蛋白质代谢过程中起合成、脱氨和转氨作用。还参与脂肪、维生素、激素的代谢。③凝血功能,产生凝血因子Ⅴ、Ⅶ、Ⅷ、Ⅸ、Ⅹ、Ⅺ和Ⅻ。④解毒作用,排出代谢过程中产生的毒物或外来的毒物。⑤吞噬和免疫作用,主要是单核-吞噬细胞系统的吞噬作用。

第二节　肝 脓 肿

一、细菌性肝脓肿

当患者出现全身细菌感染,特别是腹腔内感染时,细菌循各种途径侵入肝脏,可在肝内形成一个或多个脓肿。细菌性肝脓肿的致病菌常见为大肠埃希菌、金黄色葡萄球菌、厌氧链球菌、类杆菌属等。

(一)病因与病理

肝脓肿(liver abscess)的病因可分为:

1.胆源性　胆源性是最常见的病因,多由胆道感染引起,细菌沿胆管上行,可以形成多个小的脓肿。

2.血源性　全身各个部位的化脓性感染,形成菌血症时,细菌均可以经肝动脉进入肝脏,也可因腹腔内的感染如坏疽性阑尾炎、菌痢、痔核感染等经门静脉进入。

3.外伤性　开放性肝损伤时,细菌经肝损伤处直接进入肝脏。

4.邻近组织、器官感染　细菌经淋巴系统侵入或直接扩散感染至肝脏。

(二)临床表现

本病多见于 50 岁以上中老年人,男女发病约为 1.5∶1。起病急,可表现为高热,伴或不伴有寒战,多为弛张热。肝区疼痛,感觉为肝区持续性胀痛或钝痛,当存在靠近肝膈面的脓肿时,疼痛可向右上牵涉到右肩部。肝脓肿巨大时可见右季肋部呈饱满状态或局部隆起,或有皮肤凹陷性水肿。可出现非特异性的消化道症状如恶心、呕吐、食欲缺乏等。体检发现有肝大、压痛和肝区叩击痛。严重时或者并发胆道梗阻者,可出现黄疸。

肝脓肿如不及时治疗,可能穿破进入腹腔、胸腔、心包,造成膈下脓肿或急性腹膜炎、胸腔或心包积脓,偶有穿破血管致胆道出血。

(三)辅助检查

血液常规可见白细胞计数升高、核左移;病程长者可有贫血。B 超检查能确定病变的性质、部位和有无液化,并可引导穿刺抽出脓液而确诊,诊断率高,为首选检查方法。X 线检查可能发现右侧膈肌抬高、活动受限。CT 和 MRI 也对诊断和鉴别诊断有重要的作用。

(四)诊断与鉴别诊断

根据病史、临床表现、辅助检查结果,即可诊断本病。诊断性穿刺抽出脓液可证实本病。主要需鉴别的疾病有:

1. 阿米巴肝脓肿 此病起病较缓慢,常继发于阿米巴痢疾后,大便或乙状结肠镜检查可发现阿米巴滋养体或包囊,多在右叶、为单发性,在B超引导下穿刺为棕褐色无臭脓液。抗阿米巴药物治疗有好转。如合并感染,鉴别较难,可先按细菌性肝脓肿治疗。

2. 原发性肝癌 当肝癌合并组织坏死、液化,可类似肝脓肿表现。但肝癌患者多有乙肝、肝硬化病史,甲胎蛋白(AFP)升高和B超、CT检查肝肿物有丰富血供可鉴别。

(五)治疗

肝脓肿应早期诊断、积极治疗。过去较强调手术,目前更多采用非剖腹手术的引流治疗。

1. 全身支持治疗 予充分营养支持,纠正水电解质紊乱和酸碱平衡失调。可采用肠内或肠外营养支持,给予维生素、血浆清蛋白、血浆或人体免疫球蛋白增强营养和免疫能力。贫血者可少量多次输血。

2. 抗生素治疗 早期应大剂量、足疗程使用广谱抗生素。尽早做血液或脓液的细菌培养,然后根据结果选择敏感抗生素。在未获得细菌培养结果以前,选用针对大肠埃希菌、金黄色葡萄球菌、厌氧菌的抗生素,如青霉素类、头孢菌素类、甲硝唑等。此外,选用抗生素还应考虑该药物最好在肝脏能达到较高浓度。

3. 引流治疗 下列情况应及时给予手术引流:①全身症状明显,脓肿为单发且有脓液时;②非手术治疗无效的胆源性肝脓肿;③脓肿穿破进入胸腔、心包或腹腔;④慢性肝脓肿。

(1)**B超引导下穿刺引流**:适用于单个脓肿,随着超声介入治疗技术的发展,大多数的肝脓肿均可经此法置管引流,并经引流管冲洗脓腔而逐渐获得痊愈。随着消化内镜技术的发展,部分胆源性肝脓肿也可在穿刺引流的同时配合做内镜鼻胆管引流术(ENBD)、Oddi括约肌切开取石,或经皮肝胆管穿刺引流。

(2)**经腹腔镜脓肿切开引流**:适用于较大的脓肿或穿破入腹腔者。还可同时行胆囊或胆管的引流。

(3)**经腹腔手术切开引流**:当肝脓肿经穿刺引流失败或治疗无效,或因经过重要脏器超声引导无法施行,或严重胆道感染合并单发或多发性胆源性肝脓肿,脓肿穿破入胸腔、心包,脓肿导致胆道大出血等情况时,才适宜行经腹腔的手术切开引流。

(4)**经腹膜外手术切开引流**:经穿刺治疗无效的位于右后叶的脓肿,可经右侧第12肋骨床切开,在腹膜外到达脓腔,置管引流。

4. 中医中药治疗 应根据病情早晚及严重程度辨证论治,以清热解毒为主,常用方剂有五味消毒饮和柴胡解毒汤加减。

二、阿米巴性肝脓肿

阿米巴性肝脓肿多见于20~40岁男性,男女发病约为10∶1。常继发于肠道阿米巴感染之后,其原虫从结肠溃疡进入肠系膜静脉,后经门静脉进入肝脏。阿米巴性肝脓肿多为单发,常见于右半肝。首选非手术治疗,非手术治疗无效或脓肿破溃入胸腔、腹腔者外科手术治疗。

(一)非手术治疗

应用抗阿米巴药物如甲硝唑、氯喹、依米丁等,慢性病患者需加强全身支持治疗,若合并感染则与细菌性肝脓肿处理大致相同。大多数患者疗效良好。

(二)手术治疗

1. B超引导下穿刺置管引流术 适用于脓肿较大、病情较重、有破溃可能或继发细菌感染者、经抗阿米巴治疗及多次穿刺吸脓脓腔未见缩小者。

2. 切开引流　适用于经穿刺置管引流治疗无效,或脓肿位于不能穿刺的部位而又有穿破危险者。除无细菌感染者采用闭式引流外,处理与细菌性肝脓肿相同(表 33-1)。

表 33-1　细菌性肝脓肿与阿米巴肝脓肿的鉴别

	细菌性肝脓肿	阿米巴肝脓肿
年龄(岁)	>50	20~40
男女比例	1.5∶1	10∶1
病史	继发于胆道感染或者其他化脓性疾病后,多有糖尿病病史	继发于阿米巴痢疾后
临床症状	起病急,全身中毒症状明显,有寒战、高热,可有黄疸	起病较缓慢,病程长,可有高热或者不规则发热、盗汗,黄疸少见
血液化验	白细胞计数及中性粒细胞可明显升高,血液细菌培养阳性	白细胞计数可升高,如无继发细菌感染,细菌血培养阴性,血清阿米巴抗体检测阳性
粪便检查	无特殊表现	部分患者可找到阿米巴滋养体或者包囊
脓液	多为黄白色脓液,涂片和培养可发现细菌	大多为棕褐色脓液,无臭味,镜检有时可找到阿米巴滋养体。若无混合感染,涂片和培养无细菌
诊断性治疗	抗阿米巴药物治疗无效	抗阿米巴药物治疗有好转
脓肿	较小,常为多发性	较大,多为单发,多见于肝右叶

第三节　肝棘球蚴病

肝棘球蚴病又称肝包虫病,系绦虫的蚴或者包囊感染所致。主要发生在我国西北和西南畜牧地区,在我国流行主要有两型:囊型棘球蚴病,由细粒棘球绦虫(犬绦虫)的蚴感染引起,绝大多数是单房型;泡型棘球蚴病,由泡球蚴引起,为多房型。

一、病因病理

犬绦虫寄生在狗小肠内,虫卵随粪便排出后常黏附于狗、羊的毛上。人被动物污染,误吞食虫卵,经肠内孵化为蚴虫后,蚴虫穿过肠黏膜进入门静脉系统,再进入肝、肺、肾等。蚴在体内发育为包虫囊(图33-2)。包虫囊肿(内囊)分为外层和内层。外层为纤

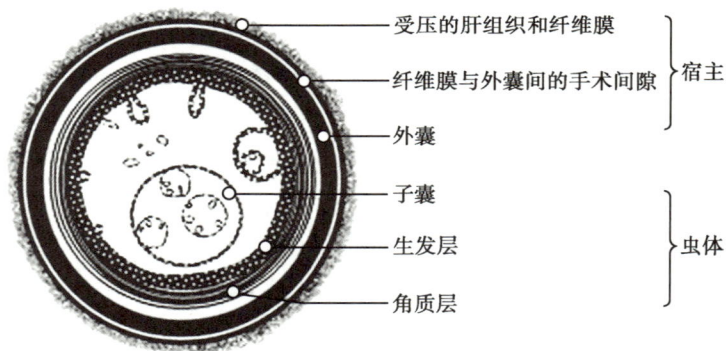

图 33-2　肝包虫囊肿示意图

维包膜,内层分为角质层和生发层,角质层容易与纤维包膜分离,生发层为包虫虫体,可长出无数小的子代或孙代个体,为子囊、孙囊。棘球蚴囊不断发育,可因外力造成破裂,大量含有异源蛋白的囊液流入体腔可引起过敏反应,可导致过敏性休克甚至死亡。

二、临床表现

发病年龄跨度大,以20~40岁最多。多数患者无症状,主要表现为上腹肿物,边缘清楚、表面光滑、囊性感,但泡球蚴病肿块较硬、表面有结节感。肿物可压迫胃肠道引起上腹胀痛、食欲减退、恶心、呕吐等;位于肝上部的囊肿可抬高膈肌,影响呼吸;压迫门静脉可出现脾大、腹水等。有时也可因对蚴虫过敏出现荨麻疹、哮喘、腹痛等。如囊肿并发感染,酷似肝脓肿,有发热、肝区疼痛、白细胞增

多、核左移等。如囊肿破裂,可因破入部位不同而出现相应症状,破入胆管可引起黄疸、胆绞痛等胆道梗阻症状;破入腹腔可出现较轻的腹膜刺激征和过敏症状;破入胸腔可形成液气胸,出现呼吸困难。

三、诊断

在询问病史时,应了解患者有无畜牧区生活和工作史,是否有狗、羊等接触史。腹部发现肿物的患者应及时作 B 超检查以明确诊断。对怀疑此病的患者应做包虫皮内试验(Casoni test)或血清免疫试验,可出现阳性反应。X 线检查可见肝影增大、右侧膈肌升高,偶见钙化影。CT、MRI 能明确诊断和准确定位。禁用穿刺抽吸囊液作为诊断方法。

四、治疗

肝棘球蚴病药物治疗主要使用阿苯达唑,疗程长达半年以上。外科手术为首选,包括腹腔镜手术和剖腹手术,方法有:全囊肿摘除,内囊摘除加外囊缝合或外引流、大网膜填塞、外囊空肠吻合术,肝切除与肝移植术等。也可采用超声引导下经皮肝穿刺抽吸术治疗。

第四节 原发性肝癌

原发性肝癌在我国是一种常见的恶性肿瘤,由于发展快,容易转移和复发,因此死亡率高。近年来其发病率有上升趋势,已经升至恶性肿瘤死亡率的第二位。本病多见于 40~60 岁,在我国以40~49 岁的发病率最高。

一、病因病理

病因和发病机制尚未明确,目前已经证明有关的因素包括:①肝炎病毒,其中乙型肝炎病毒在我国为主要因素,目前也已经证明与丙型肝炎感染有关。②黄曲霉素,由于玉米、花生等粮食被黄曲霉菌污染而霉变,产生的黄曲霉素 B_1 是一种强致癌物质。③水土因素,部分地区以饮用沟塘水的危险性最大,可能与化学品污染(如亚硝胺、农药等)、某些微量元素(如硒)含量低有关。

大体病理类型可分为结节型、巨块型和弥漫型等三型。①结节型:该类型有大小和数目不等的癌结节,一般直径 <5cm,结节多在肝右叶,与周围肝组织的分界不如巨块型清楚。②巨块型:在临床上,巨块型症状很容易出现,通常是呈单个、多个或融合成块,直径 >5cm,常会出现肝破裂、腹腔内出血等并发症。③弥漫型:有米粒至黄豆大的癌结节弥漫分布于整个肝脏,不易与肝硬化区分,患者往往因肝功能衰竭而死亡。其中以结节型最多见,弥漫型最少见。传统以直径 5cm 为界,将肝细胞癌分为小肝癌(≤5cm)和大肝癌(>5cm)两类;中华医学会外科学分会肝脏外科学组将其分为 4 类:微小肝癌(直径≤2cm)、小肝癌(2cm< 直径≤5cm)、大肝癌(5cm< 直径≤10cm)和巨大肝癌(>10cm)。

肝癌组织细胞学类型分为肝细胞癌、胆管细胞癌和混合型癌,其中绝大多数为肝细胞癌。

原发性肝癌主要通过血运转移,最常见通过门静脉形成癌栓向肝内扩散,甚至阻塞门静脉主干引起门静脉高压的临床表现;也可通过肝静脉进入下腔静脉形成癌栓或向全身播散,转移至肺、骨、脑等;还可直接侵入胆管形成胆管癌栓,造成胆道梗阻。淋巴转移为通过肝门淋巴结向腹腔淋巴结转移。肝癌生长过快导致包膜破溃、腹腔内出血并腹膜种植转移。

二、临床表现

原发性肝癌早期缺乏典型症状,出现症状和体征时多已进入中、晚期。因此可分为亚临床期和临床期。亚临床期即存在肿瘤但无临床症状、体征,检查可发现肿瘤影像、AFP 升高。临床期肝癌主要表现为:上腹右季肋部持续性钝痛、刺痛或胀痛,可类似溃疡病、胆囊炎,半数以上患者以此为首发症状,还可出现食欲下降、不明原因体重减轻、低热等;如出现肝大、黄疸、腹水则多为晚期;肝癌破裂时可有腹膜刺激征、腹水征、血红蛋白下降等表现;远处转移表现:肺转移可有咳嗽、咯血、胸痛等;骨转移可有骨痛;脑转移可有头痛、视力下降、甚至昏迷等。

三、诊断

乙肝、丙肝或肝硬化病史,AFP≥400μg/L,结合影像学证据,可作定性诊断和定位诊断。可有或无临床症状、体征,如有明显的临床症状、体征,诊断时多为晚期肝癌。

(一)肝癌血清标志物监测

AFP 检测是诊断肝细胞癌最常用和最有价值的指标。强调排除妊娠、慢性或活动性肝炎、生殖腺胚胎源性肿瘤以及消化道肿瘤后,AFP 异常增高者,应首先考虑诊断为肝癌。血清 AFP 轻度升高者,应结合影像学检查或进行动态观察,并与肝功能变化对比分析,有助于诊断。如 AFP 持续 2 个月超过正常值,应密切监测 AFP 变化并积极作多种影像学检查,注意发现或排除肝癌。

对于血清 AFP 阴性人群,异常凝血酶原(DCP)、血浆游离 miRNA 和血清甲胎蛋白异质体(AFP-L3)也可以作为肝癌早期诊断标志物。

(二)影像学检查

肝癌影像学检查包括 B 超、CT、MRI、血管造影等。B 超是无损伤的筛选性检查,是发现细小病变、监测病变变化、引导穿刺活检和治疗的主要方法。CT 具有较高分辨率,肝癌诊断符合率可达90% 以上,目前多使用螺旋 CT 平扫,可检测出直径 1.0cm 左右的微小癌灶,主要表现为静脉期低密度、动脉期不均匀强化。CT 动态增强扫描可提高分辨率,有助于鉴别肝癌和肝血管瘤。MRI 检查肝癌与 CT 相仿,但对血管瘤的鉴别优于 CT,而且可进行肝静脉、门静脉、下腔静脉和胆道重建成像。由于 CT 和 MRI 技术的发展,现已较少使用动脉造影诊断肝癌,但对于未能确诊或者拟行血管放射介入治疗的患者,动脉造影仍是常用检查方法。

(三)TNM 分期诊断

全面科学评估肿瘤患者病情,是肿瘤规范化治疗的基础。提高肿瘤患者治疗前完成临床 TNM分期评估的比例可以提高肿瘤患者诊疗方案的科学性、合理性,提升肿瘤患者诊疗效果和生存率。肝癌 TNM 分期见表 33-2。

表 33-2　肝癌 TNM 分期(2017 AJCC 第 8 版)

分期	T	N	M	病理特点
I$_A$	T$_{1a}$	N$_0$	M$_0$	孤立的肿瘤最大径≤2cm
I$_B$	T$_{1b}$	N$_0$	M$_0$	孤立的肿瘤最大径 >2cm 无血管侵犯
II	T$_2$	N$_0$	M$_0$	孤立的肿瘤最大径 >2cm,有血管侵犯;或者多发的肿瘤,无一最大径 >5cm
III$_A$	T$_3$	N$_0$	M$_0$	多发的肿瘤,至少有一个最大径 >5cm
III$_B$	T$_4$	N$_0$	M$_0$	任意大小的单发或多发肿瘤,累及门静脉的主要分支或者肝静脉;肿瘤直接侵及除胆囊外的邻近器官,或穿透腹膜
IV$_A$	任何 T	N$_1$	M$_0$	存在区域淋巴结转移
IV$_B$	任何 T	任何 N	M$_1$	存在远处转移

国家卫生健康委办公厅印发的《原发性肝癌诊疗指南(2022 年版)》结合中国的具体国情及实践积累,依据患者体力活动状态(performance status,PS)、肝肿瘤及肝功能情况,建立中国肝癌分期方案(China liver cancer staging,CNLC),包括:CNLC I$_a$ 期、I$_b$ 期、II$_a$ 期、II$_b$ 期、III$_a$ 期、III$_b$ 期、IV期。

(四)鉴别诊断

原发性肝癌需与下列疾病鉴别:

1. 继发性肝癌 常有胃癌、结肠癌、乳腺癌、妇科肿瘤、鼻咽癌等原发肿瘤病史,AFP 不增高或增高不明显,肠道肿瘤有 CA19-9、CEA 升高。B 超、CT 检查有典型的影像可资鉴别。

2. 肝血管瘤 AFP 阴性,B 超能做出鉴别,CT 延迟增强扫描可见门静脉期逐渐强化为等密度,MRI 在 T_1 加权像呈均匀低信号,T_2 加权像为明显高信号,成为特征的"灯泡征"。

3. 肝脓肿 典型病例有寒战、发热、肝痛、白细胞升高并核左移等表现。B 超及 CT 增强都可发现血供不丰富或无血供。

肝癌还需要与肝硬化、肝良性肿瘤、肝棘球蚴病,及邻近器官如右肾及肾上腺、结肠肝曲、胃、胰腺等处肿瘤相鉴别。

四、治疗与预后

肝癌常见治疗方法包括肝切除术、肝移植术、消融治疗、经导管动脉化疗栓塞术(TACE)、放射治疗、系统抗肿瘤治疗等多种手段,针对不同分期的肝癌患者选择合理的治疗方法可以使疗效最大化。目前临床重视多学科团队综合诊疗模式,有序组合的规范化综合疗法治疗肝癌的长期疗效最佳,特别是对疑难复杂病例的诊治,避免单科治疗的局限性,促进学科交流、提高整体疗效。但是,早期诊断、早期手术切除仍是提高疗效的关键。

(一)手术切除

术后 5 年生存率可达 40% 以上,如为小肝癌可达 60% 甚至 80% 以上。由于肝癌合并肝硬化占 60%~80%,因此肝癌切除受到肝脏代偿功能的限制,目前肝癌切除主张局部切除,切除的范围包括肿瘤及周围 1cm 以上的肝组织,或者作肿瘤所在的肝段或肝叶切除。根治切除需要达到:肿瘤彻底切除、余肝无残癌、门静脉无癌栓、术后 2 个月 AFP 在正常值以下且不增高、影像学检查未见肿瘤残存及再发。

对于超过 10cm 的大肝癌或明显肝硬化者,可根据情况作其他治疗,然后争取二期切除,二期切除的 5 年生存率可达 60%。合并门静脉或胆管癌栓的肝癌,仍主张手术切除治疗,术后给予综合治疗。

当手术中因肿瘤大小、位置、肝脏硬化程度等判断肿瘤不能切除时,宜施行术中肝动脉栓塞、微波固化、射频消融、液氮冷冻等治疗,或行肝动脉结扎加插管、皮下埋藏药盒等,留待术后给予栓塞、灌注放射性核素微球或化疗药物治疗。

知识链接

披肝沥胆,医者仁心

吴孟超,中国科学院院士、国家最高科学技术奖获得者。他创造了中国医学界乃至世界医学肝胆外科领域的无数个第一:创造了间歇性肝门阻断切肝法和常温下无血切肝法;完成了世界上第一例中肝叶切除手术;完成了世界上第一例在腹腔镜下直接摘除肝脏肿瘤的手术;创造切除肿瘤重量最大、肝脏手术年龄最小、肝癌术后存活时间最长等世界纪录。吴孟超团队创立中国人肝脏"五叶四段"的经典解剖学理论,奠定了我国肝脏外科的理论基础。

"一个好医生,眼里看的是病,心里装的是人。如果一个医生对患者不负责任,那就失去了做医生的基本资格"。医者仁心,吴孟超不仅凭医术,更凭仁爱感动世人。

(二)消融治疗

消融治疗具有对肝功能影响少、创伤小、疗效确切等特点,在一些早期肝癌患者中可以获得与手术切除相类似的疗效。肝癌消融治疗是借助 B 超、CT 和 MRI 等医学影像技术的引导,对肿瘤病灶靶向定位,局部采用物理或化学的方法直接杀灭肿瘤组织的一类治疗手段,主要包括射频消融（RFA）、微波消融（MWA）、无水酒精注射治疗（PEI）、冷冻消融（CRA）、高强度超声聚焦消融（HIFU）、激光消融（LA）、不可逆电穿孔（IRE）等。

消融的路径有经皮、腹腔镜、开腹或经内镜四种方式。消融治疗主要适用于 CNLC I$_a$ 期及部分 I$_b$ 期肝癌（即单个肿瘤、直径≤5cm；或 2~3 个肿瘤、最大直径≤3cm）；无血管、胆管和邻近器官侵犯以及远处转移，肝功能 Child-Pugh A/B 级者，可以获得根治性的治疗效果。大多数的小肝癌可以经皮穿刺消融，具有经济、方便、微创等优点。对于不适合手术切除的直径 3~7cm 的单发肿瘤或多发肿瘤，可以联合 TACE 治疗，其效果优于单纯的消融治疗。

（三）经动脉化疗栓塞治疗

经动脉化疗栓塞治疗是肝癌常用的非手术治疗方法，对于高龄、肝功能储备不足、肿瘤高危部位等不能或不愿接受手术或消融治疗者，可作 X 线下经导管肝动脉化疗栓塞治疗。TACE 是指将带有化疗药物的碘化油乳剂或载药微球、补充栓塞剂 [明胶海绵颗粒、空白微球、聚乙烯醇颗粒（PVA）] 等经肿瘤供血动脉支的栓塞治疗。栓塞时应尽可能栓塞肿瘤的所有供养血管，尽量使肿瘤去血管化。根据栓塞剂的不同，可以分为常规 TACE（cTACE）和药物洗脱微球 TACE（DEB-TACE）。

（四）其他治疗

1. 免疫治疗 如免疫多糖类药物、白细胞介素-2（IL-2）、干扰素、肿瘤坏死因子（TNF）、淋巴细胞激活杀伤细胞（LAK 细胞）、肿瘤细胞疫苗、靶向治疗（帕博利珠单抗、卡瑞利珠单抗）等，常作为术前、术后辅助治疗或联合治疗。目前，免疫检查点抑制剂治疗广泛应用于各种实体瘤的治疗，单一的免疫检查点抑制剂有效率较低，抗血管生成联合免疫治疗可以取得协同效果。免疫检查点抑制剂联合大分子抗血管生成药物（贝伐珠单抗或生物类似物）一线治疗晚期肝癌，已经有两项Ⅲ期研究取得成功。

2. 基因治疗 可导入杀伤或抑制肿瘤细胞生长的基因如 p53 基因、增强肝癌细胞免疫原性或肿瘤对化疗敏感性的基因等，但基因治疗应用于临床仍需继续研究。

3. 化学治疗 是肝癌非手术治疗的主要方法，可通过肝动脉灌注及全身治疗，有效率在 10%~20% 之间。FOLFOX4 方案（奥沙利铂、氟尿嘧啶、亚叶酸钙）在我国被批准用于一线治疗不适合手术切除或局部治疗的局部晚期和转移性肝癌，其他化疗药物还有烷化剂顺铂（DDP）、吉西他滨，抗生素类多柔比星（ADM）、丝裂霉素（MMC）等。另外，三氧化二砷对中晚期肝癌也具有一定的姑息治疗作用，在临床应用时应注意监测和防治肝肾毒性。化学治疗的效果是肯定的，但肿瘤的耐药性和严重的副反应常常妨碍了化疗的实施。

4. 放射治疗 对不能手术的肝癌有作用，多主张作经血管的内放射治疗，也可外放射治疗。

5. 中医中药治疗 根据不同阶段进行辨证施治，早期多为肝气郁结，宜疏肝理气、消结化瘀，合并肝硬化者多为气滞血瘀，宜活血化瘀、行气消结，晚期多为脾虚湿阻或肝肾阴虚，宜益气健脾利湿或滋补肝肾、利水解毒等治疗。此外，临床上已有使用中药介入治疗，取得可喜的疗效。

肝癌手术后有较高的复发率，2 年内复发率约为 60%。术后定期做 AFP、超声检查对早期发现复发有重要意义，复发肿瘤应给予积极的治疗。

（靳光辉）

思考题

1. 简述原发性肝癌的临床表现、诊断和治疗方法。
2. 简述细菌性肝脓肿和阿米巴性肝脓肿的鉴别诊断。

ER 33-3

练习题

第三十四章 ｜ 门静脉高压症与上消化道出血

教学课件

思维导图

ER 34-1 ER 34-2

学习目标

1. 掌握：门静脉高压症的临床表现、诊断和治疗原则。
2. 熟悉：上消化道出血的常见原因及处理原则；脾脏切除的适应证。
3. 了解：门静脉的组成及结构特点，门静脉高压症的病理概述和三腔二囊管的应用方法及脾切除后的并发症。
4. 具备对门静脉高压症和上消化道出血初步诊断和急救处理的能力。
5. 能够根据病情和临床资料对上消化道出血的原因做出正确的判断。

案例导入

患者女性，50 岁，晚饭后上腹不适，继而恶心，呕鲜血 500ml，排柏油便 2 次。肝未触及，脾大肋下 2.0cm，有肝硬化病史。查体：血压 100/70mmHg。脉搏 102 次/min。纤维胃镜检查显示食管曲张静脉出血。

请思考：
1. 胃底、食管下段曲张静脉出血常见诱因是什么？
2. 胃底、食管下段曲张静脉出血有哪些特点？
3. 如何开展治疗？

第一节 门静脉高压症

门静脉高压症（portal hypertension）是指各种原因导致门静脉血流受阻和/或血流量增加所引起的门静脉系统压力增高，继而引起脾大、脾功能亢进，食管胃底静脉曲张、呕血或黑便和腹水等。门静脉正常压力 13~24cmH$_2$O，平均值 18cmH$_2$O，比肝静脉压高 5~9cmH$_2$O。门静脉压力大于 25cmH$_2$O 时即定义为门静脉高压，多数病例的门静脉压力可上升至 30~50cmH$_2$O。

一、解剖特点

门静脉有别于体静脉的两大特点：门静脉系统位于两个毛细血管网之间，门静脉系统内没有瓣膜。门静脉主干是由肠系膜上、下静脉和脾静脉汇合而成，肠系膜上、下静脉和脾静脉由来自胃、肠、脾、胰的毛细血管网逐渐汇合而成。门静脉主干在近肝门处分为左、右两支分别进入左、右半肝后逐渐分支，其小分支最终与肝动脉小分支的血流汇合于肝小叶内的肝窦（肝的毛细血管网），然后汇入肝小叶的中央静脉，再汇入小叶下静脉、肝静脉，最后汇入下腔静脉。门静脉系与腔静脉系之间有四个交通支（图 34-1）：胃底-食管下段交通支、直肠下端-肛管交通支、前腹壁交通支、腹膜后交通支，当门静脉血入肝血流受阻时，可通过这些交通支分流到腔静脉。其中胃底-食管下段交通支是门静脉高压症引起上消化道出血的主要血管。

二、病因

按阻力增加的部位,可将门静脉高压症分为肝前型、肝内型和肝后型。

1. 肝前型门静脉高压症的常见病因是肝外门静脉血栓形成(脐炎、腹腔内感染、创伤等)、先天性畸形(闭锁、狭窄或海绵样变等)和外在压迫(转移癌、胰腺炎等)。

2. 肝内型门静脉高压症是常见的类型,分为窦前、窦后和窦型。在我国,最常见的是肝炎后肝硬化引起肝窦变窄或闭塞,形成肝窦和窦后阻塞性门静脉高压症,窦前型常见病因是肝血吸虫病。

3. 肝后型门静脉高压症的常见病因包括巴德-吉亚利综合征、缩窄性心包炎、严重右心衰竭等。

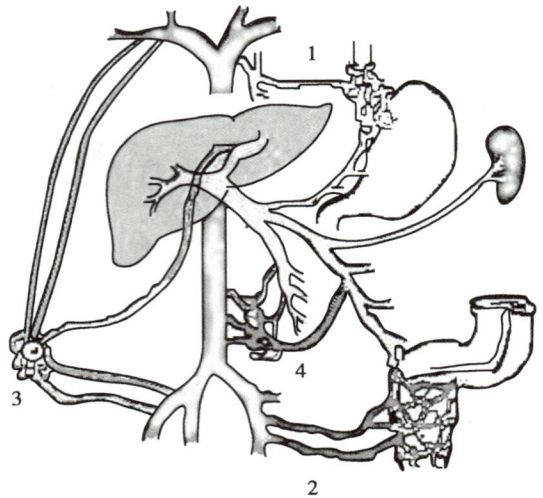

图 34-1　门静脉与腔静脉之间的交通支
1. 胃底-食管下段交通支;2. 直肠下端-肛管交通支;
3. 前腹壁交通支;4. 腹膜后交通支。

知识链接

巴德-吉亚利综合征

巴德-吉亚利综合征(Budd-Chiari syndrome),也称布-加综合征,是指由肝静脉或其开口以上的下腔静脉阻塞引起的以门静脉高压和下腔静脉高压为特征的一组疾病,是肝后型门静脉高压症,最常见者为肝静脉开口以上的下腔静脉隔膜和肝内静脉血栓形成。

三、病理生理

门静脉高压症形成后,可发生下列病理变化:

1. 脾大、脾功能亢进　门静脉压力升高后,脾静脉血回流受阻,脾窦扩张,脾髓组织增生,脾大。脾巨噬细胞吞噬功能增强,吞噬大量血细胞,导致外周血白细胞、血小板和红细胞减少,称为脾功能亢进。

2. 交通支扩张　食管下段-胃底静脉交通支离门静脉主干和腔静脉最近,压力差最大,容易破裂引起上消化道出血。前腹壁交通支扩张可出现腹壁静脉曲张。直肠下端-肛管交通支扩张可形成痔,可有大便带血。

3. 腹水　主要由于:①门静脉压力升高,使门静脉系统毛细血管床的滤过压增加;②肝硬化肝脏合成白蛋白能力下降,引起低蛋白血症;③血浆胶体渗透压下降及淋巴液生成增加,促使液体从肝表面、肠浆膜面漏入腹腔;④继发醛固酮分泌增加,导致钠、水潴留。

知识链接

送瘟神,驱疫魔

血吸虫病曾是我国一种发病率较高、威胁地区较广的传染病和寄生虫病,晚期常导致肝脾大、门静脉高压。"千村薜荔人遗矢,万户萧疏鬼唱歌。"毛主席在《七律二首·送瘟神》里曾用这两句诗来形容血吸虫病的危害。1956年2月,毛主席发出了"全党动员,全民动员,消灭血吸虫病"的战斗号召,中共中央成立了防治血吸虫病领导小组,派出大批医疗队到疫区进行血吸虫病防治工作,仅用了两年时间,就基本控制了困扰中国人上千年的瘟神顽疾。从防治血吸虫病到抗击新冠肺炎疫情,始终坚持人民至上、生命至上,彰显了中国共产党领导和中国特色社会主义制度的显著政治优势。

四、临床表现

本病多有肝炎或血吸虫病史。主要表现为脾大和脾功能亢进、呕血或黑便、腹水或非特异性全身表现(主要是肝功能不良的表现如疲乏、嗜睡、厌食、肝病面容、蜘蛛痣、肝掌、男性乳房发育、睾丸萎缩等)。曲张的食管、胃底静脉一旦破裂,立刻出现消化道大出血,呕吐鲜红色血液。由于肝功能损害引起凝血功能障碍,又因脾功能亢进引起血小板减少,因此出血不易自止。由于大出血引起肝组织严重缺氧,容易导致肝性脑病。

体检时如能触及脾,提示可能有门静脉高压。如有黄疸、腹水和前腹壁静脉曲张等体征,表示门静脉高压症严重。如肝病属于早期,可以触到质地较硬、边缘较钝而不规整的肝,但临床更多见的是肝硬化致肝缩小而难以触到。

实验室检查:血常规呈现血细胞计数减少,其中以白细胞和血小板减少最为多见。肝功能检查常出现在血浆白蛋白降低而球蛋白增高,白、球蛋白比例倒置。凝血酶原时间延长。乙型肝炎病原学检查有助于了解有无合并肝炎。血清甲胎蛋白(AFP)检测有助于排除肝癌。CT肝脏体积监测和吲哚菁绿排泄试验对肝功能尤其是肝储备功能的评价有临床指导意义。骨髓检查可以排除骨髓纤维化患者髓外造血引起的脾大,避免误切脾脏,还可评价脾切除术后患者三系细胞恢复情况。

影像学检查:①超声检查可以显示腹水、肝密度及质地异常、门静脉扩张、血管开放情况、门静脉与肝动脉血流量、门静脉系统有无血栓等。②X线钡餐检查,食管在钡剂充盈时,曲张的静脉使食管的轮廓呈虫蚀状改变;排空时,曲张的静脉表现为蚯蚓样或串珠状负影,钡餐进入胃、十二指肠中还可显示有无胃底静脉曲张、鉴别有无溃疡形成。但这些在内镜检查时更为明显。③CT、CT血管造影(CTA)或磁共振门静脉血管成像(MRPVG),可以了解肝硬化程度(包括肝体积)、肝动脉和脾动脉直径、门静脉和脾静脉直径、入肝血流,以及了解侧支血管的部位、大小及其范围。有助于指导手术方式的选择。手术切口和穿刺口需规避腹壁曲张静脉,尽可能保留天然分流通道。

内镜检查:可直接观察食管胃底静脉曲张程度,并施行内镜下的注射硬化剂、曲张静脉套扎等治疗。

五、诊断与鉴别诊断

主要根据肝炎和血吸虫病等肝病病史和脾大、脾功能亢进、呕血或黑便、腹水等临床表现,结合辅助检查,诊断并不困难。当出现消化道大出血时,应与其他原因引起的出血鉴别,如胃癌、溃疡病、胆道出血等。但是,门静脉高压症的肝硬化表现、脾大、血细胞计数减少,较为容易同其他疾病引起的上消化道出血鉴别。必要时可行内镜检查,以便确诊。脾脏增大有时还需要与血液病脾大鉴别。

六、治疗

主要是针对食管胃底曲张静脉破裂出血,脾大、脾功能亢进,顽固性腹水和原发性肝病的治疗。

1.食管胃底静脉曲张破裂出血的治疗 出血时需紧急处理。

(1)**补液、输血**:建立有效的静脉通道,监测患者生命体征。如出血量较大、血红蛋白小于70g/L时应同时输血,扩充有效血容量。维持血流动力学稳定并使血红蛋白水平维持在80g/L左右后,输血补液应缓慢进行,避免过量,防止门静脉压力反跳性增加而引起再出血。

（2）**药物治疗**：①止血。首选血管收缩药。三甘氨酰赖氨酸加压素（特立加压素），首剂 2mg 静脉输注，然后每 4 小时 1 次，维持剂量为 1~2mg，延续 24~48 小时，直至出血控制。建议出血停止后仍维持治疗 1~2 天，以防止再出血；生长抑素及其八肽衍生物奥曲肽，生长抑素首次剂量 250μg 静脉注射，以后 250μg/h 持续静脉滴注。奥曲肽首次剂量 50μg 静脉注射，以后 25~50μg/h 静脉滴注。推荐使用 5 天；β 受体拮抗药如普萘洛尔长期口服可预防出血。药物治疗的早期再出血率较高，必须采取进一步的措施防止再出血。②预防感染。使用头孢类广谱抗生素。③其他。包括使用质子泵抑制剂抑制胃酸分泌、利尿、预防肝性脑病以及护肝治疗等。

（3）**应用三腔二囊管压迫止血**（图 34-2）：三腔二囊管一腔通胃囊，充气后压迫胃底；一腔通食管囊，充气后压迫食管下段；一腔通胃腔，经此腔可行吸引、冲洗和注入止血药。Minnesota 管还有第四个腔，用以吸引充气气囊以上口咽部的分泌物。三腔二囊管压迫止血原理是利用充气的气囊分别压迫胃底和食管下段的曲张静脉，以达到止血目的，是紧急情况下暂时控制出血的有效方法。三腔二囊管放置充气压迫一般不超过 24 小时。

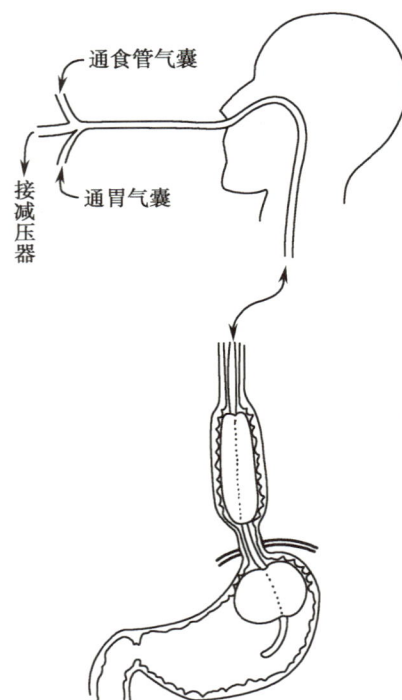

图 34-2　三腔二囊管应用

（4）**内镜治疗**：①内镜下硬化治疗（EIS）。经内镜将硬化剂（如鱼肝油酸钠）直接注射到曲张静脉腔内或曲张静脉旁的黏膜下组织，使曲张静脉闭塞，以治疗食管静脉曲张出血和预防再出血。主要并发症是食管溃疡、狭窄或穿孔。②内镜下食管曲张静脉套扎术（EVL）。是经内镜将要结扎的曲张静脉吸入结扎器中，用橡皮圈套扎在曲张静脉基底部。此方法与硬化治疗比，简单而且安全，是控制急性出血的首选方法。

（5）**经颈静脉肝内门体分流术**（TIPS）：是采用介入放射方法，经颈静脉途径在肝内肝静脉与门静脉主要分支间建立通道，置入支架以实现门体分流。适用于经药物和内镜治疗无效、外科手术后再出血以及等待肝移植的患者，但支架的狭窄和闭塞率较高。

（6）**紧急手术**：当非手术方法治疗无效时，无明显黄疸、无明显肝性脑病、腹水基本控制在中度以下，应行紧急手术，紧急手术应以贲门周围血管离断术为首选，该术式对肝功能影响较小，手术死亡率及并发症发生率低，术后生存质量高，而且操作简单，易在基层医院推广。

2. 择期手术

（1）**肝功能的判定**：门静脉高压症手术前，必须评估患者的肝功能，才能避免可能出现的肝脏衰竭。目前常用的是 Child-Pugh 肝功能分级（表 34-1），按照分值相加，5~6 分为 A 级，7~9 分为 B 级，10~15 分为 C 级，C 级肝功能不宜行择期手术。

表 34-1　肝功能的 Child-Pugh 分级标准

计分项目	1 分	2 分	3 分
血浆清蛋白/（g·L⁻¹）	>35	28~35	<28
血清胆红素/（μmol·L⁻¹）	<34.2	34.2~51.3	>51.3
凝血酶原延长时间/s	<4	4~6	>6
腹水	无	少量，易控制	中等量，难控制
肝性脑病	无	轻度	中度以上

（2）**门-体静脉分流术**：可分为非选择性分流和选择性分流两类。目前极少应用非选择性分流术，如门静脉-下腔静脉端侧分流术。选择性分流术有中心性或远端脾-肾静脉分流术、门静脉-腔静脉限制性分流或人造血管"桥式"（H形）分流术（图34-3）。

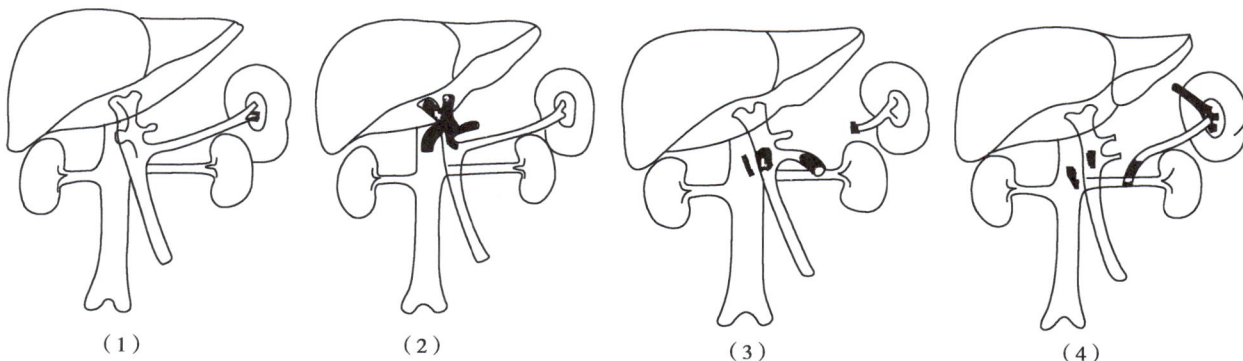

图 34-3　选择性门-体静脉分流术

（1）门静脉-腔静脉限制性分流；（2）人造血管"桥式"分流；（3）脾-肾静脉分流；（4）远端脾-肾静脉分流

（3）**断流手术**：断流术是指通过阻断门奇静脉间的反常血流，达到止血的目的。断流手术的具体方式也很多，应用较多的有贲门周围血管离断术、胃周围血管缝扎术、食管下端横断术、胃底横断术以及食管下端胃底切除术等。其中以脾切除加贲门周围血管离断术最为常用。不仅离断了食管胃底的静脉侧支，还保存了门静脉入肝血流。

3. 脾大、脾功能亢进的治疗　门静脉高压症时脾功能处于紊乱状态，会促进肝病的进展。脾切除是治疗脾功能亢进最有效的方法，而且能够降低门静脉压力，延缓肝病进展。几乎全部断流术及部分分流术均包含有脾切除术。脾射频消融术、脾动脉栓塞术治疗脾功能亢进效果不确切，并发症多，主要适用于不愿手术或不能耐受手术的患者。

4. 顽固性腹水的治疗　是指腹水量较大、持续时间较长，经过正规的利尿、补充白蛋白等消腹水治疗无效的腹水。可采用腹腔穿刺外引流、经颈静脉肝内门腔静脉内支架分流术（TIPS）、腹腔-上腔静脉转流术或腹水皮下转流术等治疗。如存在原发性腹膜炎加用抗生素则会起到更好效果。

5. 原发肝病　我国绝大多数门静脉高压症是病毒性肝炎肝硬化所致，肝功能损害多较严重，所以抗病毒和护肝治疗应贯彻于整个治疗过程。如果肝硬化严重，肝功能差而药物治疗不能改善者，应做肝移植，既替换了病肝，又使门静脉系统血流动力学恢复到正常，目前认为是最根本的治疗方法。缺点是供肝短缺、终身服用免疫抑制剂、费用昂贵。

由上可见，门静脉高压症患者病因多样、病变复杂、治疗方法繁多、各有优缺点。为了提高治疗效果、改善患者预后，应根据具体情况选择科学合理的个体化治疗方案。

第二节　上消化道出血的鉴别诊断和治疗原则

上消化道出血是指 Treitz 韧带以上的消化道，包括食管、胃、十二指肠或胰胆等病变引起的出血，胃空肠吻合术后的空肠病变出血亦属这一范围。大量出血是指急性出血一次失血量达800~1 200ml 以上，或占总循环血量的 20%，其临床主要表现为呕血和/或黑粪，往往伴有血容量减少引起的急性周围循环衰竭，是常见的急症，病死率高。

一、病因

上消化道大出血的病因多达几十种，常见病因有五种：

1. **胃、十二指肠溃疡** 最常见,约占 40%~50%,其中 3/4 是十二指肠溃疡。大出血的溃疡一般位于十二指肠球部后壁或胃小弯,由溃疡基底动脉被侵蚀破裂所致。

2. **门静脉高压症** 约占 25%。是危及生命的上消化道出血最常见的病因。食管胃底静脉曲张破裂出血多是肝硬化门静脉高压症的并发症,出血常很突然,多表现为大量呕吐鲜血。

3. **急性糜烂性胃炎或应激性溃疡** 约占 20%。其中急性糜烂性胃炎与服用非甾体抗炎药、肾上腺皮质激素药物有关;而应激性溃疡多发生在大手术、休克、脓毒症、烧伤等损伤后。

4. **胃癌** 占 2%~4%。癌组织缺血坏死,表面发生糜烂或溃疡,侵蚀血管引起大出血。

5. **胆道出血** 各种原因导致肝内血管与胆道沟通,以致血液进入胆道,再进入十二指肠出现呕血和便血,称胆道出血。临床常见的病因有胆道感染、肝外伤,肝胆肿瘤、医源性损伤等。胆道出血三联症是胆绞痛、梗阻性黄疸和消化道出血。

其他引起上消化道出血的原因还有上消化道损伤、上消化道(血管)畸形、急性胃扩张出血、食管-贲门黏膜撕裂综合征(Mallory-Weiss 综合征)以及其他系统疾病引起的消化道出血等。

二、临床分析

上消化道大出血的临床表现取决于出血的速度和出血量的多少,而出血的部位高低则是次要的。如果出血很急、量很多,则既有呕血,也有便血;反之,出血较慢,量较少,则常表现为便血。不同部位的出血仍有其不同特点,上消化道大出血的位置大致可分为下列 3 个部位:①食管或胃底出血(曲张静脉破裂),一般很急,来势很猛,一次出血量常达 500~1 000ml 以上,可引起休克。临床主要表现是呕血,单纯便血的较少。即使采用积极的非手术疗法止血后,仍可再次发生呕血。②溃疡、糜烂性胃炎、胃癌引起的胃或十二指肠球部出血,虽也很急,但一次出血量一般不超过 500ml,发生休克的较少。临床上可以呕血为主,也可以便血为主。经过积极的非手术疗法多可止血,但若病因未得到及时治疗,日后仍可再次出血。③胆道出血,量一般不多,一次为 200~300ml,很少引起休克,临床表现以便血为主。采用积极的非手术疗法后,出血可暂时停止,但常呈周期性复发,间隔期一般为 1~2 周。

临床上判断上消化道出血的病因和部位时,还必须结合病史、体检、实验室与影像学等辅助检查进行综合分析,才能得出正确的诊断。

需要注意的是,临床上有时虽已明确诊断上述 5 种病因的某一种疾病,但不一定该疾病就是引起出血的直接原因,如在肝硬化门静脉高压症的患者,20%~30% 大出血可能是门静脉高压性胃病引起,10%~15% 可能是合并的胃、十二指肠溃疡病所致。

三、诊断与鉴别诊断

上消化道出血正确的诊断必须结合病史、临床表现和辅助检查等方面进行综合判断。

1. **病史与症状体征** 多数上消化道出血患者有消化性溃疡、急慢性胃炎、慢性肝病、消化道肿瘤等病史,有程度不同的贫血、吐血或黑便的表现,重者可有面色苍白、手足厥冷、烦躁不安、晕厥、少尿以及血压下降、休克等症状和体征。胃、十二指肠溃疡患者,多有溃疡病史,有慢性、周期性、节律性上腹部疼痛发作史,尤其是出血前疼痛加剧,而出血后疼痛反见减轻或缓解,抗酸解痉药物有效。肝硬化、门静脉高压症患者一般有肝炎或血吸虫病病史,或过去经 X 线吞钡或内镜检查证实有食管静脉曲张。持续性上消化道出血的中年以上患者,近期出现上腹部疼痛,并伴厌食、进行性体重下降者,应警惕胃癌的可能性;出血性胃炎可有服用阿司匹林等非甾体抗炎药和类固醇类抗炎药病史,或发生在严重创伤、大手术、重度感染和休克等应激状态后;体检时发现有蜘蛛痣、肝掌、腹壁皮下静脉曲张、肝脾大、腹水、巩膜黄染等表现,多可诊断为食管或胃底曲张静脉破裂的出血;频繁恶心呕吐,呕吐物起初无血,以后有少量或多量出血者,应考虑出血是由食管贲门黏膜撕裂症引起的;胆道出血多有胆绞痛、寒战、高热和黄疸。

2. 实验室检查　血红蛋白测定、红细胞计数和血细胞比容等在出血的早期并无变化。出血后，组织液回吸收入血管内，使血液稀释，一般需经 3~4 小时以上才能反映失血的程度。肝功能检验、血氨测定和凝血功能检查等都有助于胃、十二指肠溃疡与门静脉高压症引起大出血的鉴别。前者肝功能正常，血氨不高;后者肝功能常明显异常，血氨升高。

3. 辅助检查

(1)**三腔二囊管检查**:将三腔二囊管放入胃内后，将胃气囊和食管气囊充气压迫胃底和食管下段，用等渗盐水经第三腔将胃内积血冲洗干净。如果没有再出血，则可证明为食管或胃底曲张静脉的破裂出血;如果吸出的胃液仍含血液，则以胃、十二指肠溃疡或出血性胃炎出血的可能较大。对这类患者用三腔二囊管检查来明确出血部位，更有实际意义。该检查简单易行，但需要取得患者的充分合作。

(2)**X 线钡餐检查**:对于没有内镜检查条件、内镜检查未发现或不能确定出血病变时，应在出血停止后 36~48 小时进行 X 线钡餐检查。可采用不按压技术作双重对比造影，明确出血部位。

(3)**纤维内镜检查**:出血早期内镜检查是上消化道出血诊断的首选方法。可明确出血的部位和性质，并可同时进行止血治疗(双极电凝、激光、套扎和注射硬化剂等)。

(4)**选择性腹腔动脉或肠系膜上动脉造影**:如胃内有大量积血和血块影响内镜检查，行选择性腹腔动脉或肠系膜上动脉造影可帮助明确出血部位，并可同时行栓塞止血，对急诊手术前定位诊断亦很有意义。

(5)**核素检查**:常用静脉注射 ^{99m}Tc 标记的红细胞，行腹部扫描，只要出血速度每分钟达 0.05~0.1ml，核素就能聚积在血管溢出部位显像，对确定胃肠道出血相当敏感。

(6)**超声、CT 或 MRI**:有助于发现肝胆系统结石、肿瘤或脓肿等病变或鉴别诊断。

四、治疗

1. 初步处理　首先，建立 1~2 条足够大的静脉通道(如颈内静脉或锁骨下静脉穿刺置管输液)，先滴注平衡盐溶液，同时进行血型鉴定、交叉配血、备足量的全血或红细胞。要每 15~30 分钟测定血压、脉率，同时结合尿量观察和中心静脉压的监测，可作为补液、输血速度和输血量的监测指标。如果收缩压降至 70~90mmHg，脉率增速至 130 次/min，表示失血量约达全身总血量的 25%，患者黏膜苍白，皮肤湿冷，表浅静脉塌陷。此时即应大量补液、输血，将收缩压维持在 90mmHg 以上，脉率在 100 次/min 以下。

注意卧床休息;记录血压、脉搏、出血量与每小时尿量;保持患者呼吸道通畅，避免呕血时引起窒息。大量出血者宜禁食，少量出血者可适当进流质。多数患者在出血后常有发热，一般不需使用抗生素。

2. 病因治疗

(1)**胃十二指肠溃疡大出血**:30 岁以下的患者，常是急性溃疡，出血经过初步处理后，出血多可自止。中等量的消化性溃疡出血，可经内镜用电凝、激光和微波治疗。如果患者年龄在 50 岁以上或病史较长的慢性溃疡，可行胃大部分切除术。年老体弱或有重要器官功能不全的患者，可行出血点缝扎、迷走神经切断加幽门成形术。如果十二指肠溃疡位置很低，靠近胆总管或已穿透胰头，则可切开十二指肠前壁，用粗丝线缝合溃疡面，同时结扎胃十二指肠动脉和胰十二指肠动脉，旷置溃疡，再施行胃部分切除术。吻合口溃疡的出血多难自止，应早期施行手术，切除胃空肠吻合口，再次行胃空肠吻合，并同时行迷走神经切断术;重要的是，如果发现原十二指肠残端太长，有胃窦黏膜残留的可能，应再次切除原残端，才能获得持久的疗效。

(2)**门静脉高压症引起的食管胃底曲张静脉破裂出血**:应视肝功能的情况决定处理方法。对肝功能差的患者(有黄疸、严重腹水或处于肝性脑病前期者),应积极采用三腔管压迫止血,或在纤维内镜下注射硬化剂或套扎止血,必要时可急诊作经颈静脉肝内门-体分流术。对肝功能好的患者,保守治疗无效时,应积极采取紧急手术止血,不但可以防止再出血,而且是预防发生肝性脑病的有效措施。手术方式有断流术和分流术两类。常用的手术方法是贲门周围血管离断术。

（3）**急性糜烂性胃炎或应激性溃疡**:可采用非手术治疗。药物治疗与治疗消化性溃疡出血大致相同。可静脉注射 H_2 受体拮抗剂或质子泵阻滞药,以抑制胃液分泌。天然或人工合成生长抑素不但能减少内脏血流量,抑制促胃液素的分泌,且能有效地抑制胃液分泌,止血效果显著。如果仍然不能止血,则可采用胃大部切除术,或选择性胃迷走神经切断术加行幽门成形术。

（4）**胃癌引起大出血**:根据局部情况行根治性胃大部或全胃切除术。

（5）**胆道出血**:多采用非手术疗法,包括抗感染和止血药物,如果出血不能停止,可先进行超选择性肝动脉造影,明确出血灶后,同时进行栓塞(常用吸收性明胶海绵)止血,如仍不能止血,则应积极采用手术治疗,结扎病变侧的肝动脉分支或肝固有动脉,术中行胆道镜检查或术中胆道造影,都有助于确定出血病灶的部位。肝叶切除既能控制出血,又可清除病灶,适用于其他方法难以止血,而明确病灶局限于一侧肝内者。

3. 对部位不明的上消化道大出血,经过积极的初步处理后,血压、脉率仍不稳定,应考虑早期行剖腹探查,以找到病因,进行止血。

4. **判断是否继续出血** 临床上有下列表现时应视为有继续出血:①反复呕血,黑便次数及量增多,或排出暗红色或鲜红色血便。②胃管抽出物有较多新鲜血。③在 24 小时内经积极输液、输血后血压和脉搏仍不能稳定,一般状况未见改善;或经过迅速输液、输血后,中心静脉压仍继续下降。④血红蛋白、红细胞计数与血细胞比容继续下降,网织红细胞计数持续增高。⑤在补液量和排尿量足够的情况下,患者无肾病,而血 BUN 持续升高。⑥肠鸣音活跃。该指征仅作参考,因肠道内有积血时肠鸣音亦可活跃,如自觉症状好转,能安稳入睡,而无冷汗及烦躁不安,脉搏及血压恢复正常或稳定不再下降,则可认为出血量减少或停止。

五、健康教育

消化道出血疾病是非常严重的一种疾病,如果得不到有效的治疗很容易会危及生命。消化道出血疾病的发生和人们日常不良的生活饮食习惯息息相关,在生活中人们要注意合理膳食、多注意休息,注意劳逸结合,避免消化道大出血的发生。

1. 时刻保持足够的警惕性。慢性肝病患者要了解和掌握目前自己的身体状态,比如有无肝硬化、有无食管或胃底静脉曲张等。患者一定要听从医生的劝告与指导,避免诱发上消化道出血的因素,切忌侥幸心理。

2. 合理休息,避免过劳。慢性肝病患者应注意休息,做到力所能及、劳逸结合。提倡散步、练气功、打太极拳等较为舒缓的运动,不适合做快跑、急走等剧烈的活动。

3. 软化饮食,禁忌粗糙。进食粗糙的食物有可能划破食管或胃底曲张的静脉而引起出血。饮食要注意少食多餐,不过饱。进食最好细嚼慢咽,食物以稀软易消化、富含营养及少渣为宜。患者还应禁辛辣、油煎食品。

4. 经常喝牛奶可预防上消化道出血。溃疡病所致的上消化道出血,多因酸性胃液销蚀胃壁,损伤血管所致,为防止晚间胃酸分泌高峰期分泌过多胃酸,临睡时喝杯热牛奶,可保护胃黏膜并中和胃酸,并可有效地预防反复发作的胃出血。

5. 宜多吃新鲜蔬菜和水果。凡有出血倾向者,宜多吃含维生素 C、维生素 K 食物。多吃含维生素 C、维生素 K 新鲜水果和蔬菜,能改善毛细血管的渗透性,降低血管的脆性,有利于止血。还可多进食花生衣、白木耳等有止血作用的食物。

第三节 脾切除的适应证

脾切除的主要适应证为外伤性脾破裂、门静脉高压症脾功能亢进,其他适应证为脾占位性病变,以及造血系统疾病等。

一、脾破裂

脾脏是腹腔内最易因外伤而发生破裂的脏器。可分为外伤性和自发性两类。外伤性脾破裂常见,又分闭合性和开放性两种。常用的手术方法有全脾切除、部分脾切除。

二、门静脉高压症

脾切除术适合于门静脉高压症所致充血性脾大和脾功能亢进,我国多为肝炎后肝硬化和血吸虫病性肝硬化,而西方国家多为酒精性肝硬化。

三、脾原发性疾病及占位性病变

1. **游走脾** 又称异位脾。多为脾蒂和脾韧带先天性过长或缺失,脾沿左腹侧向下移动可至盆腔。主要表现为腹部可推动的肿块和压迫邻近脏器所引起的症状。游走脾治疗以脾切除为佳。

2. **脾囊肿** 可分为真性和假性两种。真性囊肿有皮样囊肿、淋巴管囊肿或寄生虫性囊肿等,其中以棘球蚴病囊肿较为常见。假性囊肿可为损伤后陈旧性血肿或脾梗死后局限性液化而成等,多位于脾被膜下。小的非寄生虫性、非肿瘤性脾囊肿不需治疗。

3. **脾肿瘤** 较少见。良性肿瘤多为血管瘤、内皮瘤。肿瘤小者多无明显症状,肿瘤大者表现为脾大及压迫邻近器官等相关症状。良性肿瘤行手术切除效果好。恶性肿瘤多为肉瘤。肉瘤发展迅速,如未扩散,首选脾切除加放射治疗或化学疗法。

4. **脾脓肿** 多来自血行感染,为全身感染疾病的并发症。脾中央破裂有时可继发感染,形成脾脓肿。临床表现为寒战、发热、左上腹或左胸疼痛,左上腹触痛、脾区叩击痛。超声波、CT 检查可确定诊断。脾脓肿除抗生素治疗外,如脾已与腹壁粘连,可在 B 超或 CT 监视引导下行穿刺抽脓或置管引流术,也可行脾切除治疗。

四、造血系统疾病

1. **遗传性球形红细胞增多症** 由于其球形红细胞胞膜的内在缺陷,易在脾内滞留、破坏。临床表现贫血、黄疸和脾大,多于幼年时即出现,病情缓慢。但急性发作时,可出现溶血危象。脾切除术后黄疸和贫血多在短期内消失,贫血可获完全、持久纠正,但血液中球形红细胞仍然存在。由于幼儿脾切除后易发生感染,4 岁以下的儿童一般不宜施行脾切除。

2. **遗传性椭圆形红细胞增多症** 遗传性椭圆形红细胞增多症为少见疾病,有家族遗传性。血液中出现大量以椭圆形细胞为主的异形红细胞,有溶血性贫血和黄疸者,脾切除对消除贫血和黄疸有效,但血液中椭圆形红细胞依然增多。4 岁以下的儿童一般不宜施行脾切除。

3. **丙酮酸激酶缺乏症** 由于红细胞内缺乏丙酮酸激酶,其在脾中破坏增多,生存期缩短。此病在新生儿期即出现症状,黄疸和贫血都较重。脾切除虽不能纠正贫血,但有助于减少输血量。

4. **珠蛋白生成障碍性贫血** 珠蛋白生成障碍性贫血又称地中海贫血,本病多见于儿童。病情重者出现黄疸,肝脾大。脾切除主要是减少红细胞在脾中的破坏,对减轻溶血或减少输血量有帮助。一般适用于贫血严重需长期反复输血,或巨脾并有脾功能亢进的重症患者。但多数主张也应在 4 岁以后手术为宜。

5. **自体免疫性溶血性贫血** 自体免疫性溶血性贫血为自体抗体吸附于红细胞表面造成其被免

疫破坏,可分为温抗体型和冷抗体型两种。脾切除对温抗体型有效,但不作为首选,仅适用于肾上腺皮质激素治疗无效,或须长期应用较大剂量激素才能控制溶血时。

6. 免疫性血小板减少性紫癜　免疫性血小板减少性紫癜是免疫介导的血小板过度破坏,以广泛皮肤黏膜及内脏出血为主要表现的一组疾病。出血明显者应输新鲜血,并应用肾上腺皮质激素。脾切除适用于:①严重出血不能控制,危及生命,特别是有发生颅内出血可能者。②经肾上腺皮质激素治疗6个月以上无效;或治疗后缓解期较短,仍多次反复发作者。③大剂量激素治疗虽能暂时缓解症状,但出现了激素引起的副作用,而剂量又不能减少者。④激素应用禁忌者。脾切除后约80%患者获得满意效果,出血迅速停止,血小板计数在几天内即迅速上升。

7. 慢性粒细胞白血病　病情缓慢,约有70%可发生急变。约90%患者脾大。脾切除对有明显脾功能亢进,尤其是伴有血小板减少者,或巨脾引起明显症状或因脾梗死引起脾区剧痛者,能缓解病情,但不能延缓其急变发生和延长生存。

8. 慢性淋巴细胞白血病　部分患者并发进行性血小板减少或溶血性贫血,脾大显著,采用肾上腺皮质激素治疗效果不明显者,可行脾切除术。术后血红蛋白和血小板计数常能上升,在一定程度上缓解病情。

9. 多毛细胞白血病　多毛细胞白血病是一种少见的慢性白血病。有明显脾大,大多数患者全血细胞减少。α-干扰素和脱氧助间型霉素治疗最有效。若全血细胞减少,反复出血或感染,伴有巨脾,应施行脾切除,可使血象迅速改善,生存期延长。

10. 霍奇金(Hodgkin)淋巴瘤　诊断性剖腹探查及脾切除,可确切地决定霍奇金淋巴瘤分期和治疗方案。近年来,由于CT、腹腔镜等无创和微创诊断手段的发展;放疗、联合化疗显著提高了疗效,因而剖腹探查进行分期及脾切除已较少应用。

（张松峰）

思考题

1. 简述门静脉高压症的临床表现、诊断和治疗原则。
2. 简述上消化道出血的常见原因及处理原则。
3. 简述脾脏切除的手术适应证。

ER 34-3

练习题

第三十五章 ｜ 胆道疾病

教学课件

思维导图

学习目标

1. 掌握：急性胆囊炎、胆囊结石、肝内外胆管结石、急性梗阻性化脓性胆管炎、胆囊癌、胆管癌的临床表现、诊断和治疗原则。
2. 熟悉：胆石症、胆囊炎和胆管炎的病因与病理。
3. 了解：慢性胆囊炎、胆囊息肉、胆囊腺瘤的临床表现、诊断和处理原则。
4. 具备对常见胆道疾病初步诊断的能力，同时制订合理治疗方案。
5. 能够开展胆道疾病的健康教育，提高预防意识。

案例导入

患者女性，45 岁，突发右上腹绞痛，伴右肩背部痛，恶心、呕吐 24 小时。既往有类似发作。进食油腻食物后出现右上腹胀痛，嗳气。查体：体温 39.5℃，脉搏 97 次/min，血压 144/88mmHg，巩膜无黄染，可触及肿大的胆囊，有腹膜刺激征，墨菲征阳性。

请思考：

1. 该患者的诊断是什么？诊断依据有哪些？还应做哪些特殊检查？
2. 该患者应如何治疗？

第一节　概　述

一、胆道系统解剖生理

（一）胆道系统的应用解剖

胆道系统由肝内胆管、肝外胆道组成。肝内胆管是由毛细胆管、小叶间胆管、肝段胆管、肝叶胆管、肝内部分的左右肝管组成。肝外胆道是指左、右肝管及肝总管、胆囊和胆囊管、胆总管。

1. 肝内胆管 肝内胆管起自毛细胆管，最终汇成左右肝管。左肝管由左内叶和左外叶胆管汇合而成，右肝管由右前叶和右后叶胆管汇合而成。左、右肝管为一级支，左内叶、左外叶、右前叶、右后叶胆管为二级支，各肝段胆管为三级支。

2. 肝外胆道（图 35-1）

（1）**左右肝管和肝总管**：左肝管细长，长约 2.5~4cm；右肝管粗短，长约 1~3cm。左、右肝管出肝后，在肝门部汇合成肝总管。肝总管直径为 0.4~0.6cm，长约 3cm，最长可达 7cm，其下端与胆囊管汇合形成胆总管。左、右肝管，门静脉左、右支，肝动脉左、右支，淋巴管及神经等出入肝门的结构称为肝蒂，走行于肝十二指肠韧带内。肝门处，一般左、右肝管及肝总管在前偏右，肝动脉左右支及主干居中偏左，门静脉左、右支及主干在两者后方；左、右肝管的汇合点位置最高，门静脉左右支的分叉点稍低；肝固有动脉左、右支的分叉点最低。

（2）**胆总管**：胆总管是由肝总管与胆囊管汇合而成，长约 7~9cm，直径 0.4~0.8cm。胆总管有四段：①十二指肠上段，长约 1.4cm，经肝十二指肠韧带右缘下行，肝动脉在其左侧，门静脉位于两者后方，临床上是胆总管探查、引流的常用部位；②十二指肠后段，长约 2cm，行经十二指肠第一段后方，下腔静脉在其后方，左侧有门静脉和胃十二指肠动脉；③胰腺段，长约 1~2cm，在胰头后方胆管沟内或实质内下行，易受胰头肿瘤侵及压迫致梗阻性黄疸；④十二指肠壁内段，长约 1cm，行至十二指肠降部中段，斜行进入肠管后内侧壁。70% 的人胆总管与主胰管在肠壁内汇合，膨大形成肝胰壶腹，亦称乏特（Vater）壶腹。壶腹周围有括约肌（Oddi 括约肌）包绕，末端常开口于十二指肠乳头；约 20% 的人胆总管与主胰管没有汇合形成一个管道，而是在十二指肠有一个共同的开口；胆总管与主胰管分别开口于十二指肠者约占 10%。Oddi 括约肌主要包括胆管括约肌、胰管括约肌和壶腹括约肌，具有控制胆汁和胰液排出以及防止十二指肠内容物反流重要作用。

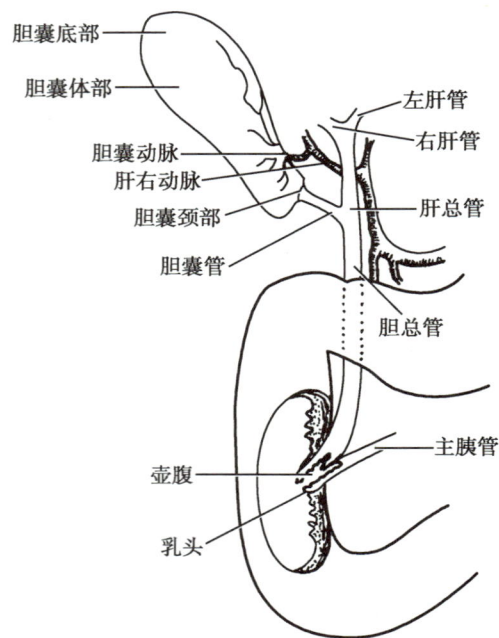

图 35-1　肝外胆道系统解剖

（3）**胆囊**：呈梨形，位于肝脏脏面胆囊窝内，为腹膜间位器官。长 5~8cm，宽 3~5cm，容积 30~60ml；分为底、体、颈三部。底部为盲端，是胆囊穿孔的好发部位，向左上方延伸为体部，体部向前上弯曲变窄形成胆囊颈，三者间无明显界限。颈上部呈囊性扩大部分，称 Hartmann 袋，是胆囊结石易于滞留之地。

（4）**胆囊管**：由胆囊颈延伸而成，长 1~5cm，直径 0.2~0.4cm。胆囊起始部胆囊管内壁黏膜为螺旋状皱襞，称 Heister 瓣，可防止胆结石进入胆总管。

（5）**胆囊三角（Calot 三角）**：由胆囊管、肝总管、肝下缘所构成三角区域，称为胆囊三角。胆囊动脉、肝右动脉、副右肝管在此区穿过，胆道手术时应特别注意，勿损伤。胆囊淋巴结位于胆囊管与肝总管汇合处夹角的上方，是手术寻找胆囊动脉和胆管的重要标志。

3. 胆道血管、淋巴和神经　胆管有丰富血液供应，主要来自胃十二指肠动脉、肝总动脉和肝右动脉，这些动脉分支在胆管壁周围相互吻合成丛状。胆囊、胆囊管、胆总管上部由胆囊动脉供血；胆总管下部的血供来自胰十二指肠动脉及十二指肠后动脉的分支。胆囊静脉和肝外胆道静脉直接汇入门静脉。胆囊的淋巴引流入胆囊淋巴结和肝淋巴结，并与肝组织内的淋巴管有吻合。肝外胆管的淋巴引流入位于肝总管和胆总管后方的淋巴结。胆道系统分布着丰富的神经纤维，主要来自腹腔丛发出的迷走神经和交感神经。迷走神经可因术中过度牵拉胆囊受到激惹，从而诱发胆心反射，产生胆心综合征，甚至发生心搏骤停，应高度重视。

（二）胆道系统的生理功能

胆道系统具有分泌、贮存、浓缩与输送胆汁的功能，对胆汁排放起着重要的调节作用。

1. 胆管与胆汁的生理功能　胆管有输送胆汁至胆囊和十二指肠、分泌黏液的功能，由胆囊和 Oddi 括约肌协调完成；成人肝细胞和胆管每天分泌胆汁约 800~1 200ml，其中肝细胞分泌胆汁约占总量的 3/4，胆管分泌黏液约占 1/4；胆汁的主要成分是水占 97%，其他成分主要是胆汁酸与胆汁酸盐（胆盐）、胆固醇、磷脂、胆红素、脂肪酸和无机盐等。胆汁呈弱碱性，主要生理功能包括：①乳化脂肪，促进脂肪、胆固醇、脂溶性维生素吸收。②清除毒素及代谢产物。③抑制细菌生长及内毒素形成。④刺激肠蠕动。⑤中和胃酸。

胆汁分泌受神经及体液因素调节。当空腹时 Oddi 括约肌收缩，胆管内的压力升高，胆汁流向压力较低的胆囊并在胆囊内浓缩储存；当进食时，刺激十二指肠黏膜分泌促胰液素和胆囊收缩素（cholecystokinin，CCK），引起胆囊平滑肌收缩、Oddi 括约肌松弛，促使胆汁流入十二指肠。胆管分泌的黏液具有保护胆管黏膜的作用。

2. 胆囊生理功能 胆囊通过吸收分泌和运动而发挥浓缩、储存和排出胆汁的作用。

（1）**浓缩储存胆汁**：胆囊容积为 30~60ml，但 24 小时内能接纳约 500ml 胆汁，胆囊黏膜吸收水和电解质，并将浓缩 5~10 倍的胆汁储存于胆囊内。

（2）**排出胆汁**：胆汁的分泌是持续的，而胆汁的排放则随进食是断续的，并通过胆囊平滑肌收缩和 Oddi 括约肌松弛来实现，受神经系统和体液因素（胃肠道激素、代谢产物、药物等）调节。每次排胆时间长短与食物的种类和量有关。CCK 是餐后胆囊收缩的主要生理性刺激因子。餐后 40 分钟，胆囊排空内容物约 50%~70%，60~90 分钟 CCK 浓度下降，胆汁重新储存于胆囊内并进一步浓缩。

（3）**分泌功能**：胆囊黏膜每天分泌黏液性物质约 20ml，主要是黏蛋白，有润滑和保护胆囊黏膜的作用。胆囊管梗阻，胆汁中胆红素被吸收，胆囊黏膜分泌黏液增加，胆囊内积存的液体呈无色透明，称为"白胆汁"，积存"白胆汁"的胆囊称胆囊积水。胆囊切除后，胆总管稍有代偿性扩大，管壁增厚，黏膜腺体肥厚增多，从而使肝胆汁在通过胆管系统时可得到一定的浓缩。

二、特殊检查方法

胆道疾病大多数可根据病史、临床表现和实验室检查做出诊断。但为明确疾病的位置、性质及鉴别诊断的需要，仍需做一些特殊检查。

（一）超声检查

B 超检查是一种安全、快速、简便、经济的检查方法，能检出直径在 2mm 以上的结石，是诊断胆道疾病的首选方法。对胆囊结石及肝内胆管结石诊断准确率高达 90% 以上，肝外胆管结石诊断准确率为 80% 左右。对阻塞性黄疸的判断，根据胆管有无扩张、扩张部位和程度，可对黄疸进行定位和定性诊断，其准确率为 93%~98%。超声显示肝内胆管直径 >4mm，肝外胆管直径 >10mm，即表示胆管扩张；胆总管及以上胆管扩张，提示胆总管下端或壶腹部梗阻；如肝内外胆管均未扩张，表示胆道没有梗阻。根据梗阻部位病变的回声影像可判别梗阻原因，胆囊结石呈强回声光团伴声影，可随体位移动；肿瘤呈不均匀增强回声或低回声，不伴声影。超声还可诊断胆囊炎、胆囊及胆管肿瘤、胆道蛔虫、先天性胆道畸形等其他胆道疾病。有些检查和治疗需要超声引导，包括术中胆道疾病诊治。

（二）经皮穿刺肝胆道成像

经皮穿刺肝胆道成像（PTC）是在 X 线或 B 超监视下，经皮穿入肝内胆管，再将造影剂直接注入，使肝内外胆管迅速显影。可显示肝内外胆管病变部位、范围、程度和性质等，有助于胆道疾病，特别是黄疸的诊断和鉴别诊断及胆道疾病定性。本法对有胆管扩张者更易成功，结果不受肝功能和血胆红素浓度的影响。但其可能发生胆汁漏、出血、胆道感染等并发症，术前应检查凝血功能及注射维生素 K 2~3 天；必要时应用抗生素，特别是有感染者。做好剖腹探查的准备，及时处理胆汁性腹膜炎、出血等紧急并发症。另外，可通过造影管行胆管引流或置放胆管内支架用做治疗。

（三）经内镜逆行胆胰管成像

经内镜逆行胆胰管成像（ERCP）是纤维十二指肠镜直视下通过十二指肠乳头将导管插入胆管和/或胰管内进行造影。可直接观察十二指肠及乳头部的情况和病变，取材活检，收集十二指肠液、胆汁、胰液。造影可显示胆道系统和胰腺导管的解剖和病变。同时可行鼻胆管引流治疗胆道感染，行 Oddi 括约肌切开胆总管下端结石取石及胆道蛔虫病取虫等治疗。ERCP 可诱发急性胰腺炎和胆管感染。

（四）CT、MRI 和磁共振胆胰管成像（MRCP）

CT、MRI 具有成像无重叠，对比分辨力高的特点。可用于胆道肿瘤可切除性评估及复杂胆道系统疾病鉴别诊断。磁共振胆胰管成像能清楚显示胆管分支形态,对胆管狭窄、胆管损伤、肝内外胆管结石、胆道系统变异以及胆道梗阻定位均有重要价值。CT 及 MRI 检查安全、准确且无损伤。

(五)术中及术后胆管造影

胆道手术时可经胆囊管插管、胆总管穿刺或置管行胆道造影,了解有无胆道系统解剖变异、胆管狭窄、结石残留及胆总管下端通畅情况,有助于确定手术方式。凡行胆总管 T 管引流或其他胆管置管引流者,拔管前均应常规经 T 管或置管行胆道造影。

(六)胆道镜检查

胆道镜是适用于胆道检查和治疗的纤维内镜和电子内镜,外径一般在 0.5cm 以下。胆道镜能直接观察胆管内有无病变、病变的性质、部位,且能作为手术的补充治疗,如碎石、网篮取石、冲洗、球囊扩张狭窄、活体组织检查、局部止血等。术中胆道镜可从胆总管切开处插入胆管内检查,术后胆道镜可经 T 管瘘管或皮下空肠袢插入。

(七)核素扫描检查

1. 单光子发射计算机断层显像(SPECT) 静脉注射 ^{99m}Tc 标记的二乙基亚氨二醋酸,利用 γ 相机或 SPECT 定时记录,对胆道系统动态观察。肝、左右胆管、胆囊正常显影时间分别是 3~5 分钟、10 分钟、15~30 分钟,胆道梗阻时显像延迟,有助于黄疸鉴别及术后胆瘘的识别。

2. 正电子发射断层显像(PET) PET 通常用 PDG(^{18}F 脱氧葡萄糖)作为标记物,根据局部组织代谢的改变发现疾病。恶性肿瘤的生化特征是葡萄糖高代谢状态,肿瘤增生加快与葡萄糖分解代谢加速呈正相关。因此,PET 可用于鉴别良恶性病变、检测恶性肿瘤复发及转移。

(八)超声内镜检查术

超声内镜检查术(EUS)能显示胆管及十二指肠肠壁的层次结构,帮助判断壶腹周围病变的性质和累及范围。判断困难时,采取超声引导下的穿刺活检,可明确病理诊断。

(九)其他放射学检查

其他的放射学检查包括腹部 X 线平片、口服法胆囊造影、静脉法胆道造影、低张十二指肠造影等。这些方法由于阳性率低、对疾病判断作用有限、影像不够清晰等原因,逐步被更现代化的检查手段代替,临床上已较少应用。

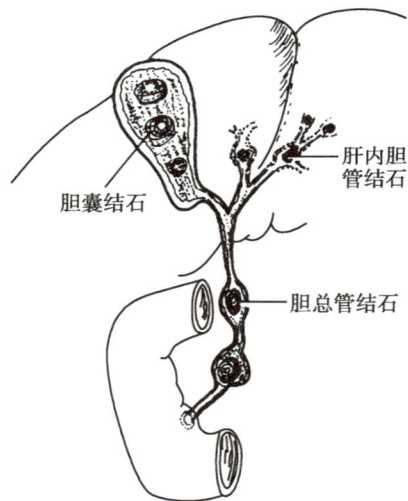

图 35-2 胆石的分布

三、常见胆道疾病

胆石病也称胆石症,是指发生在胆囊和胆管的结石,是常见病和多发病。按结石部位分为胆囊结石、肝外胆管结石和肝内胆管结石(图 35-2)。发生在胆囊内的结石为胆囊结石,发生在左右肝管汇合部以下的肝总管和胆总管内的结石为肝外胆管结石,汇合部以上的为肝内胆管结石。女性与男性发病比例约为 3:1。

胆石按其组成成分,分为三类(图 35-3)。

1. 胆固醇类结石 胆固醇类结石包括纯胆固醇结石和混合性结石两种,均以胆固醇为主,含量超过 70%,但在纯胆固醇结石中,含量超过 90%;其他组成成分有胆红素、钙盐等,呈白黄、灰黄或黄色,小如砂粒,大的呈多面体、圆形或椭圆形。质硬表面多光滑,剖面呈放射性条纹状。X 线检查多不显影。主要位于胆囊内。

2. 胆色素类结石 胆色素类结石分为胆色素钙结石和黑色素石。胆色素钙结石主要成分为游离胆色素,与钙等金属离子结合而成,并含有脂肪酸、胆汁酸、细菌、黏蛋白等成分,其质软易碎呈棕色或褐色,故又称棕色石。结石大小不一、形状不定,呈粒状、长条状或铸管形,多发、质软、易碎,X

线不显影。主要位于肝内和肝外胆管。黑色素石不含细菌,呈黑色,质硬,由不溶性的黑色胆色素多聚体、各种钙盐和黏液糖蛋白组成,几乎均发生于胆囊内。常见于溶血性贫血、肝硬化、心脏瓣膜置换术后患者。

3. 其他结石 其他有碳酸钙、磷酸钙、棕榈酸钙为主要成分的少见结石,含钙多的X线可显影。

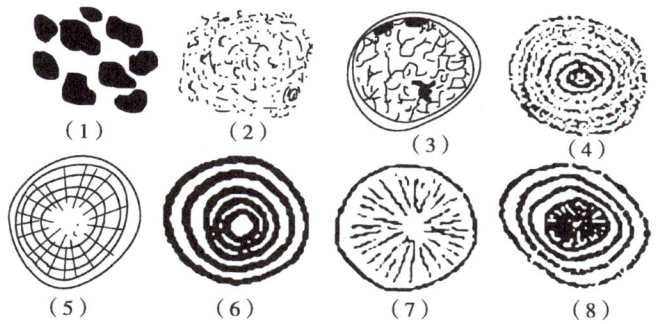

图 35-3　胆石剖面分类图
(1)黑色石;(2)~(4)胆色素类结石;(5)~(8)胆固醇类结石。

胆石症最主要的危险是引起胆道感染,根据胆石症产生和存在部位的不同,可并发胆囊炎、胆管炎,如化脓性细菌感染可并发急性化脓性胆管炎甚至全身的脓毒症、继发多器官功能障碍综合征。

胆道寄生虫以胆道蛔虫最常见,华支睾吸虫也寄生于胆道。胆道肿瘤包括良性和恶性肿瘤,如胆囊息肉、胆道腺瘤、癌肿,随着检查技术的进步,胆管癌的诊断治疗已有较多的报道。

第二节　胆道感染

胆道感染主要是指胆囊炎和胆管炎,按发病缓急分为急性、亚急性和慢性炎症。胆囊炎又根据其内有无结石分为结石性和非结石性胆囊炎,两者分别占95%、5%。胆道感染与胆石症常互为因果关系,胆道感染主因胆道梗阻、胆汁淤滞、细菌生长繁殖产生,多先有胆道结石,是导致胆道梗阻的最主要原因,梗阻促进感染,反复感染又诱发结石形成,结石再进一步加重胆道梗阻,如此反复形成恶性循环。

一、急性胆囊炎

急性胆囊炎是临床最常见的急腹症之一,女性多于男性,以结石性为主。

(一)急性结石性胆囊炎

1. 病因 急性结石性胆囊炎初期炎症可因结石直接损伤受压部位胆囊黏膜引起,进而胆汁淤积,细菌感染。主要原因有:①胆囊管梗阻,胆囊结石移动至胆囊管附近,堵塞胆囊管或嵌顿于胆囊颈,嵌顿结石直接损伤黏膜,以致胆汁排出受阻,胆汁滞留、浓缩。高浓度胆汁酸盐具有细胞毒性,可引起细胞损害,加重黏膜炎症,引发水肿甚至坏死。②细菌感染,致病菌多从胆道逆行进入胆囊或经血液循环或经淋巴途径进入胆囊,因胆汁流出不畅而感染。致病菌主要是革兰氏阴性杆菌,以大肠埃希菌最常见,其他有克雷伯菌、粪肠球菌、铜绿假单胞菌等。常合并厌氧菌感染。

2. 病理

(1)**急性单纯性胆囊炎**:病变开始时胆囊管结石梗阻,黏膜充血、水肿、胆囊内渗出液增加,胆囊肿大。如果此时积极解除梗阻因素,炎症消退,大部分组织可恢复原来结构,不遗留瘢痕,此为急性单纯性胆囊炎。

(2)**急性化脓性胆囊炎**:如病情进一步加重,波及胆囊壁全层,胆囊壁增厚,血管扩张,甚至浆膜炎症,纤维素或脓性渗出,则发展为化脓性胆囊炎。愈后会产生纤维组织增生、瘢痕化,易再发胆囊炎症。

(3)**急性坏疽性胆囊炎**:胆囊炎经反复发作呈现慢性过程,可致胆囊完全瘢痕化而萎缩。如果胆囊管梗阻未解除,胆囊内压继续升高,胆囊壁血管明显受压致胆囊血供障碍,进而继发缺血坏疽,此时则演变成坏疽性胆囊炎,胆囊穿孔易发,多发生于底部和颈部;如全胆囊坏疽,则胆囊功能消失。

急性结石性胆囊炎的炎症可累及邻近器官,如穿破十二指肠、结肠可致胆囊胃肠道内瘘,因内瘘减压反而使急性炎症快速消退。

3. 临床表现　女性多见,50 岁前为男性的 3 倍,50 岁后为 1.5 倍。

(1)症状

1)上腹部疼痛:急性发作主要是上腹部疼痛,开始时仅有上腹胀痛不适,逐渐发展至呈阵发性绞痛;夜间发作常见,饱餐、进食肥腻食物常诱发发作。疼痛放射到右肩、肩胛和背部。如病情发展,疼痛可为持续性、阵发加剧。

2)消化道症状:恶心、呕吐、厌食、便秘等消化道症状。

3)全身症状:患者常有轻度至中度发热,通常无寒战,可有畏寒,如出现寒战高热,表明病变严重,如胆囊坏疽、穿孔或胆囊积脓,或合并急性胆管炎。

(2)体征

1)墨菲征阳性:右上腹胆囊区域可有压痛,程度个体有差异。墨菲征(Murphy sign)操作方法为,患者平卧,医生站于患者右侧,左手拇指放置于胆囊部,即右侧腹直肌外缘与肋弓交界处(第 9 肋软骨尖),其余四指放于右胸前下方,嘱患者深呼吸,吸气时肝脏下移,使发炎的胆囊与拇指接触,患者因感觉疼痛加剧而突然屏气,即可诊断为墨菲征阳性,说明胆囊有急性炎症。

2)腹膜刺激征:炎症波及浆膜时可有腹肌紧张及反跳痛,有些患者可触及肿大胆囊并有触痛。如发生坏疽、穿孔则出现弥漫性腹膜炎表现。

3)黄疸。10%~20% 患者轻度黄疸,可能是胆色素通过受损胆囊黏膜进入血液循环,或邻近炎症引起 Oddi 括约肌痉挛所致。有 10%~15% 患者可因合并胆总管结石导致黄疸,胆总管结石并梗阻者黄疸较重。

(3)辅助检查

1)实验室检查:85% 患者白细胞总数、中性粒细胞比例升高、核左移。老年人可不升高。血清丙氨酸转移酶、碱性磷酸酶常升高,少数血清转氨酶升高,约 1/2 患者血清胆红素升高,1/3 患者血清淀粉酶升高。

2)超声检查:对急性结石性胆囊炎诊断准确率约为 85%~95%,为首选检查。可见胆囊增大、囊壁增厚,明显水肿时可见"双边征",胆囊内结石显示强回声、其后有声影。

3)CT 检查:可见胆囊增大,直径 >5cm,胆囊壁增厚 >3mm,分层状强化,内层强化明显,外层无强化组织水肿层;炎症渗出,胆囊坏死、穿孔,可见胆囊壁连续性中断,胆囊窝可见液平面的脓肿。

4)MRI 检查:胆囊增大,胆囊壁增厚,胆汁含水量增加。

4. 诊断与鉴别诊断

(1)诊断要点:①有胆囊疾病史;有饱餐、进油腻食物后发病或夜间发病史。②典型的临床表现。右上腹部剧烈绞痛,可向右肩胛及背部放射,墨菲征阳性,消化道症状,全身感染中毒表现等。③辅助检查。结合实验室白细胞总数、中性粒细胞比例升高和影像学超声检查,一般均可确诊。

(2)鉴别诊断:需与消化性溃疡穿孔、急性胰腺炎、高位阑尾炎、肝脓肿、胆囊癌、肝曲结肠癌或小肠憩室穿孔以及右侧肺炎、胸膜炎和肝炎等疾病相鉴别。

5. 治疗

(1)急性期非手术治疗:包括患者取半坐卧位,禁食,胃肠减压,纠正水、电解质及酸碱代谢失衡;应用抗生素、维生素 K、解痉止痛、消炎利胆、中药柴胡汤治疗等。抗生素选用对革兰氏阴性细菌及厌氧菌有效的抗生素。

(2)手术治疗:急性期手术力求安全、简单、有效,对年老体弱、合并多个重要脏器疾病者,选择手术方法应慎重。

1)急诊手术的适应证:发病在 48~72 小时内者;经非手术治疗无效或病情恶化者;有胆囊穿孔、弥漫性腹膜炎、并发急性化脓性胆管炎、急性坏死性胰腺炎等并发症者。

2）手术方法：胆囊切除术，首选腹腔镜胆囊切除，也可应用传统的或小切口的胆囊切除；部分胆囊切除术，如估计分离胆囊床困难或可能出血者，可保留胆囊床部分胆囊壁，用物理或化学方法破坏该处的黏膜，胆囊其余部分切除；胆囊造口术，对高危患者或局部粘连解剖不清者，可先行造口术减压引流，3个月后再行胆囊切除；超声或 CT 导引下经皮经肝胆囊穿刺引流术（PTGD），可减低胆囊内压，急性期过后再择期手术，适用于病情危重又不宜手术的化脓性胆囊炎患者。

（二）急性非结石性胆囊炎

急性非结石性胆囊炎发生率约占急性胆囊炎的 5%。

1. 病因　病因仍不清，通常发生在严重创伤、烧伤、感染或手术等应激状态下，约 70% 患者伴有动脉粥样硬化；长期的全胃肠外营养、艾滋病也易发生。

2. 病理　病理变化与急性结石性胆囊炎相似，但病情发展更迅速。致病因素主要是胆汁淤滞和缺血，导致细菌的繁殖且供血减少，易出现胆囊坏疽、穿孔。

3. 临床表现与诊断　多见于男性、老年患者。临床表现与急性结石性胆囊炎相似。腹痛症状常被其他严重疾病掩盖，易误诊和延误治疗。

对危重的、严重创伤及长期应用肠外营养支持的患者，出现右上腹疼痛并伴有发热时应警惕本病可能。若右上腹压痛及腹膜刺激征，或触及肿大胆囊、墨菲征阳性时，及时做进一步 CT 检查。肝胆系统核素扫描约 97% 的患者可获得诊断。

4. 治疗　因本病易坏疽穿孔，一经诊断，应尽早手术治疗。可选用腹腔镜胆囊切除术或胆囊造口术或 PTGD 治疗。未能确诊或病情较轻者，应严密观察，积极行非手术治疗（方法同急性结石性胆囊炎），一旦病情加重，及时行手术治疗。

二、慢性胆囊炎

慢性胆囊炎是胆囊持续的、反复发作的炎症过程，超过 90% 的患者有胆囊结石。

1. 病理　病理特点是黏膜下和浆膜下纤维组织增生及单核细胞浸润，随着炎症反复发作，胆囊与周围组织粘连、囊壁增厚并逐渐瘢痕化，最终出现胆囊萎缩，完全失去功能。

2. 临床表现　临床表现常不典型，多数患者有胆绞痛病史。患者常在饱餐、进食油腻食物后出现腹胀、腹痛。腹痛程度不一，多在上腹部，牵涉到右肩背部，较少出现畏寒、高热和黄疸，可伴有恶心、呕吐。腹部检查可无体征，或仅有右上腹轻度压痛，墨菲征或呈阳性。

3. 诊断　凡是有右上或中上腹痛并胆囊结石者提示慢性胆囊炎诊断的可能。超声检查首选，可显示胆囊壁增厚，胆囊排空障碍或胆囊内结石。胃肠道钡餐、纤维胃镜、腹部 CT、泌尿系静脉造影等检查对鉴别胃食管反流性疾病、消化性溃疡、胃炎、急性胰腺炎、消化道肿瘤、右肾及输尿管疾病等有帮助。

4. 治疗　对伴有结石或确诊为本病的无结石者行胆囊切除，首选腹腔镜胆囊切除。对无症状者或腹痛可能由其他并存疾病如消化性溃疡、胃炎等引起者，手术治疗应慎重。不能耐受手术者可选择非手术治疗，方法包括口服溶石药物、有机溶石剂直接穿刺胆囊溶石、体外震波碎石等，也可低脂饮食、服用消炎利胆药、应用抗生素、中医中药等治疗。

三、急性梗阻性化脓性胆管炎

急性梗阻性化脓性胆管炎（acute obstructive suppurative cholangitis，AOSC）是急性胆管炎的严重阶段，又称为急性重症胆管炎（acute cholangitis of severe type，ACST）。本病的发病基础是胆道梗阻及细菌感染。急性胆管炎时，如胆道梗阻未解除，胆管内细菌引起感染也没得到控制，可逐渐发展至 AOSC 并威胁患者生命。

1. 病因病理　在我国，最常见的病因是肝内外胆管结石，其次为各种原因引起的胆管梗阻，如胆道寄生虫、胆管狭窄、胆道肿瘤、硬化性胆管炎等。在欧美等发达国家常见的原因是恶性肿瘤、胆道良性病变引起的狭窄。近年随着手术及介入治疗的增加,由胆肠吻合口狭窄、经皮穿刺肝胆道成像、经内镜逆行胆胰管成像放置内支架等引起者逐渐增多。实验证明,当胆道因梗阻压力 >15cmH$_2$O 时,放射性核素标记的细菌即可在外周血中出现;而胆汁及淋巴液培养在胆道压力 <20cmH$_2$O 时为阴性,但 >25cmH$_2$O 时则迅速变为阳性。在梗阻的情况下,经胆汁进入肝内的细菌大部分被单核-吞噬细胞系统吞噬,约 10% 细菌可逆行入血,形成菌血症。致病的细菌主要是革兰氏阴性细菌,其中以大肠埃希菌、克雷伯菌最常见。在革兰氏阳性细菌感染中,常见的有肠球菌。有 25%~30% 合并厌氧菌感染。AOSC 最主要的损害是胆管内压增加,胆管黏膜炎症、水肿、糜烂,胆小管破溃至门静脉系统,大量细菌和毒素进入体循环,引起全身化脓性感染和多器官功能障碍。

2. 临床表现 男女发病比例接近,多见于青壮年。患者常有反复胆道疾病发作和/或胆道手术史。本病除有急性胆管炎发作的典型腹痛、寒战高热、黄疸的 Charcot 三联征外,还有休克、神经中枢系统受抑制表现,称为雷诺五联征(Reynolds pentad)。

本病发病急骤,病情发展迅速。可分为肝外梗阻和肝内梗阻两种,肝外梗阻腹痛、寒战高热、黄疸均较明显,肝内梗阻则主要表现为寒战高热,可有腹痛,黄疸较轻。常伴有恶心、呕吐等消化道症状。神经系统症状主要表现为神情淡漠、嗜睡、神志不清,甚至昏迷;合并休克可表现为烦躁不安、谵妄等。体格检查体温常呈弛张热或持续升高达 39~40℃以上,脉搏快而弱,血压降低。口唇发绀,指甲床青紫,全身皮肤可能有出血点和皮下瘀斑。剑突下或右上腹有压痛,可有腹膜刺激征。肝常肿大并有压痛和叩击痛。胆总管梗阻者胆囊肿大。

实验室检查:白细胞计数升高,可超过 20×10^9/L,中性粒细胞比例升高,胞质内可出现中毒颗粒。肝功能有不同程度的损害,凝血酶原时间延长。肾功能也可能受损。可行超声、CT、磁共振胆胰管成像(MRCP)、经皮穿刺肝胆道成像(PTC)、经内镜逆行胆胰管成像(ERCP)检查。

3. 诊断与鉴别诊断 有胆道疾病发作史和胆道手术史,胆道疾病出现雷诺五联征,即可诊断为急性梗阻性化脓性胆管炎。如实验室检查白细胞明显升高,B 超发现胆道有结石、胆管扩张,应能确诊。应注意与消化性溃疡穿孔、急性重症肝炎鉴别。

4. 治疗 原则是紧急解除胆道梗阻并引流胆道,及早有效地降低胆管内压力。

(1)**非手术治疗**:既是治疗手段又是术前准备。①积极抗休克,维持有效的输液通道,尽快恢复血容量,除用晶体液扩容外,应加入胶体液;②联合应用足量抗生素,应先选用针对革兰氏阴性杆菌及厌氧菌的抗生素;③纠正水、电解质紊乱和酸碱失衡,常见为等渗或低渗性缺水及代谢性酸中毒;④对症治疗如降温、使用维生素和支持治疗;⑤如经短时间治疗后患者仍不好转,应考虑应用血管活性药物以提高血压、肾上腺皮质激素保护细胞膜和对抗细菌毒素,应用抑制炎症反应药物,吸氧纠正低氧状态;⑥经以上治疗病情仍未改善,应在抗休克的同时紧急行胆道引流治疗。

(2)**紧急胆管减压引流**:只有使胆道压力降低,才有可能中止胆汁或细菌向血液的反流,阻断病情的恶化。胆道减压主要为抢救患者生命,尽量作简单有效的胆道引流如胆总管切开减压、T 管引流。

(3)**后续治疗**:急诊胆管减压引流一般不可能完全去除病因,如不作后续治疗,可能会反复发作。如患者一般情况恢复,宜在 1~3 个月后根据病因选择彻底的手术治疗。

第三节 胆 石 症

胆石症包括发生在胆囊和胆管的结石,是常见病多发病。

一、胆囊结石

胆囊结石(cholecystolithiasis)主要为胆固醇结石或以胆固醇为主的混合性结石和黑色素结石。

主要见于成年人,发病率 40 岁后随年龄增长而增加,女性多于男性。

胆囊结石的成因非常复杂,与多种因素有关。任何影响胆固醇与胆汁酸磷脂浓度比例和造成胆汁淤积的因素都能导致结石形成。如某些地区和种族的居民、女性激素、肥胖、妊娠、高脂肪饮食、长期肠外营养、糖尿病、高脂血症、胃切除或胃肠吻合术后、回肠末端疾病和回肠切除术后、肝硬化、溶血性贫血等。在我国经济发达城市及西北地区的胆囊结石发病率相对较高,可能与饮食习惯有关。

(一)临床表现

临床上大多数患者无症状,称为无症状胆囊结石。随着健康检查的普及,无症状胆囊结石的发现明显增多。胆囊结石的典型症状为胆绞痛,只有少数患者出现,其他常表现为急性或慢性胆囊炎。

1. 胆绞痛　典型的发作是在饱餐、进食油腻食物后或睡眠中体位改变时,胆囊收缩或胆石移位加上迷走神经兴奋,结石嵌顿在胆囊壶腹部或颈部,胆囊排空受阻、内压力升高,强力收缩而绞痛。疼痛位于右上腹或上腹部,呈阵发性,或持续疼痛阵发性加剧,可向右肩胛部和背部放射,部分患者因剧痛而不能准确说出疼痛部位,可伴有恶心、呕吐。首次胆绞痛出现后,约 70% 的患者一年内会再发作,随后发作频率会增加。

2. 上腹隐痛　多数患者仅在进食过多、吃肥腻食物、工作紧张或休息不好时感到上腹部或右上腹隐痛,或者有饱胀不适、嗳气、呃逆等,常被误诊为"胃病"。

3. 胆囊积液　胆囊结石长期嵌顿或阻塞胆囊管但未合并感染时,胆囊黏膜吸收胆汁中的胆色素,分泌黏液性物质,导致胆囊积液。积液呈透明无色,称为白胆汁。

4. 其他　①极少引起黄疸,即使黄疸也较轻;②小结石可通过胆囊管进入并停留于胆总管内成为胆总管结石;③进入胆总管的结石通过 Oddi 括约肌可引起损伤或嵌顿于壶腹部导致胰腺炎,称为胆源性胰腺炎;④因结石压迫引起胆囊炎症慢性穿孔,可造成胆囊十二指肠瘘或胆囊结肠瘘,大的结石通过瘘管进入肠道偶可引起肠梗阻称为胆石性肠梗阻;⑤结石及炎症的长期刺激可诱发胆囊癌。

5. Mirizzi 综合征　是特殊类型的胆囊结石,形成的解剖因素是胆囊管与肝总管伴行过长或者胆囊管与肝总管汇合位置过低,持续嵌顿于胆囊颈部的和较大的胆囊管结石压迫肝总管,引起肝总管狭窄;反复的炎症发作导致胆囊-肝总管瘘,胆囊管消失,结石部分或全部堵塞肝总管。临床特点是胆囊炎及胆管炎反复发作及黄疸。胆道影像检查可见胆囊增大、肝总管扩张、胆总管正常。

(二)诊断

临床典型胆绞痛病史是诊断的重要依据,影像学检查可协助确诊。首选超声检查,其诊断准确率接近 100%。超声显示胆囊内强回声团、随体位改变而移动、其后有声影即可确诊为胆囊结石。约有 10%~15% 的患者结石含钙超过 10%,这时腹部 X 线片也可看到。但要注意与右肾结石区别。CT、MRI 也可显示胆囊结石,不作为常规检查。

(三)治疗

胆囊结石治疗是手术治疗为主。尤其对于有症状和/或并发症的胆囊结石,首选胆囊切除术治疗。腹腔镜胆囊切除已是常规手术,具有损伤小、恢复快、疼痛轻、瘢痕不易发现等优点。对于病情复杂或没有腹腔镜设备的医院,也可作开腹胆囊切除。注意儿童胆囊结石以及无症状的成人胆囊结石,一般不做预防性胆囊切除术,可观察和随诊。长期观察发现,约 30% 的患者会出现症状及并发症而需要手术治疗:①结石数量多、直径 >2cm;②胆囊壁钙化或瓷性胆囊;③伴有胆囊息肉 >1cm;④胆囊壁增厚(>3mm),即伴有慢性胆囊炎。

行胆囊切除时,应同时行胆总管探查术的情况见于:①术前病史、临床表现或影像检查提示胆总管有梗阻、包括梗阻性黄疸,胆总管结石,反复发作胆绞痛、胆管炎、胰腺炎;②术中证实胆总管有病变,如术中胆道造影证实或扪及胆总管内有结石、蛔虫、肿块;③胆总管扩张直径超过 1cm,胆囊壁明显增厚,发现胰腺炎或胰头肿物,胆管穿刺抽出脓性、血性胆汁或泥沙样胆色素颗粒;④胆囊结石小,有可能通过胆囊管进入胆总管。术中应行胆道造影或胆道镜检查,避免使用金属胆道探子盲目胆道探查造成不必要并发症。探查后一般放置 T 管引流。

二、肝外胆管结石

肝外胆管结石分为原发性和继发性胆管结石。原发性结石是指在胆管内形成的结石,形成的诱因有胆道感染、胆道梗阻、胆管阶段性扩张、胆道异物如蛔虫残体、虫卵、华支睾吸虫、缝线线结等。继发性结石主要是胆囊结石排进胆管并停留在胆管内,多为胆固醇结石或黑色素结石。少数可能来源于肝内胆管结石。胆管结石多见于胆总管下方,多数会引起胆管炎,极少数单纯肝外胆管结石也可以无症状。

(一)病理

1. 急性和慢性胆管炎 结石引起胆汁瘀滞、容易引起感染,造成胆管壁黏膜充血、水肿,加重胆管梗阻;反复胆管炎症使管壁纤维化并增厚、狭窄,近端胆管扩张。

2. 全身感染 胆管梗阻后,胆道内压增加,感染胆汁可逆向经毛细胆管进入血液循环,引起毒血症甚至脓毒症。

3. 肝损害 梗阻并感染可引起肝细胞损害,甚至可发生肝细胞坏死及形成胆源性肝脓肿;反复感染和肝损害可导致胆汁性肝硬化。

4. 胆源性胰腺炎 结石嵌顿于壶腹部时可引起胰腺的急性和/或慢性炎症。

(二)临床表现

肝外胆管结石一般无症状或仅有上腹部不适,当结石造成胆管梗阻时可出现反复腹痛或黄疸;如继发胆管炎,可出现典型的 Charcot 三联征,即腹痛、寒战高热和黄疸。

1. 腹痛 发生在剑突下或右上腹,多为绞痛,呈阵发性发作,或为持续性疼痛阵发性加剧,可向右肩或背部放射,常伴恶心、呕吐。是结石下移嵌顿于胆总管下端或壶腹部,胆总管平滑肌或 Oddi 括约肌痉挛所致。若胆管扩张或平滑肌松弛、结石上浮,则嵌顿解除,腹痛缓解。

2. 寒战高热 胆管梗阻继发感染导致胆管炎,胆管壁炎症水肿,加重梗阻致胆管内压升高,细菌及毒素逆行经毛细胆管入肝窦至肝静脉,再进入体循环引起全身感染。约 2/3 的患者可出现寒战高热,体温高达 39~40℃。

3. 黄疸 胆管梗阻出现黄疸,其轻重程度、发生和持续时间取决于胆管梗阻程度、部位和有无并发感染,胆管部分梗阻者、黄疸程度较轻;完全梗阻者,黄疸较深;结石嵌顿于 Oddi 括约肌部导致胆管完全梗阻,黄疸呈进行性加深。合并胆管炎,胆管黏膜与结石间隙因水肿而缩小甚至消失,黄疸逐渐明显,随着炎症发作及控制,黄疸呈间歇性和波动性。出现黄疸时常伴有尿色加深,粪色变浅,完全梗阻时大便呈陶土样,皮肤瘙痒。

腹部检查有胆囊肿大,右上腹压痛、肌紧张和反跳痛等腹膜炎体征。

无症状者实验室检查正常。胆管炎患者白细胞计数及中性粒细胞升高,血清总胆红素及结合胆红素增高,血清转氨酶和碱性磷酸酶升高,尿中胆红素升高,尿胆原降低或消失,粪中尿胆原减少。

影像学检查首选 B 超检查,可发现胆管内结石及胆管扩张影像;CT 能客观显示结石位置、梗阻部位以及有无肝脓肿存在;超声内镜检查术(EUS)、经皮穿刺肝胆道成像(PTC)、经内镜逆行胆胰管成像(ERCP)、磁共振胆胰管成像(MRCP)均可提供结石部位、数量、大小、胆管有无解剖变异、梗阻部位和程度等。

(三)诊断与鉴别诊断

肝外胆管结石根据临床表现及影像学检查,一般诊断可明确。腹痛应与下列疾病鉴别:

1. 右肾绞痛 始于右腰,向右股内侧或外生殖器放射,伴肉眼或镜下血尿,右肾区叩击痛或脐旁输尿管行程压痛。腹部平片可显示肾、输尿管区结石。

2. 肠绞痛 以脐周为主。机械性肠梗阻则伴恶心、呕吐,腹胀,腹部肠型,肠鸣音亢进,气过水声;腹部压痛和/或腹膜刺激征。腹部平片显示有肠胀气和气液平面。

3. 壶腹癌或胰头癌 黄疸者需作鉴别,该病起病缓慢,黄疸呈进行性加深;一般不伴寒战高热。体检时腹软、无腹膜刺激征,肝大、常可触及肿大胆囊;晚期有腹水或恶病质表现。超声内镜检查术(EUS)、经内镜逆行胆胰管成像、磁共振胆胰管成像(MRCP)或CT检查有助于诊断。

(四)治疗

肝外胆管结石的主要治疗方法为手术治疗。手术治疗原则是应达到尽量取尽结石、解除胆道梗阻,术后保持胆汁引流通畅。近年对单发或少发(2、3枚)且直径小于15mm的肝外胆管结石采用经十二指肠内镜取石,治疗效果好,但需严格掌握治疗适应证,对取石过程中行Oddi括约肌切开(EST)的利弊仍有争议。

1. 非手术治疗 ①禁食,如有呕吐、明显腹胀等可放置胃管;②纠正水、电解质及酸碱平衡紊乱;③解痉止痛;④利胆药物;⑤使用敏感抗生素;⑥护肝及纠正凝血功能异常。待炎症控制后择期手术。

2. 手术治疗

(1)**胆总管切开取石、T管引流术**:可采用开腹或腹腔镜手术。适用于单纯胆总管结石,胆管上、下端通畅,无狭窄或其他病变者。若伴有胆囊结石和胆囊炎,可同时行胆囊切除术。为防止和减少结石遗留,术中可采用胆道造影、B超或纤维胆道镜检查。术中应尽量取尽结石,如条件不允许,也可以在胆总管内留置橡胶T管(不提倡应用硅胶管),术后行造影或胆道镜检查取石。术中应细致缝合胆总管壁和妥善固定T管,防止T管扭曲、松脱、受压。

放置T管后的注意事项:①观察胆汁引流的量和性状,术后T管引流胆汁约200~300ml/d,较澄清,如T管无胆汁引出,应检查管有无脱出或扭曲,如胆汁过多,应检查胆管下端有无梗阻,如胆汁混浊,应注意结石遗留或胆管炎症未控制;②术后10~14天可行T管造影,造影后应继续引流24小时以上;③如造影发现结石遗留,在手术6周后待纤维窦道形成再行纤维胆道镜检查和取石;④如胆道通畅无结石和其他病变,夹闭T管24~48小时,无腹痛、黄疸、发热等症状可拔管。

(2)**胆肠吻合术**:亦称胆汁内引流术。仅适用于:①胆总管远端炎症狭窄造成的梗阻无法解除,胆总管扩张;②胆胰汇合部异常,胰液直接流入胆管;③胆管因病变而部分切除无法再吻合,常用的吻合方式为胆管空肠Roux-en-Y吻合。

3. 内镜治疗 如胆囊已切除或仅有胆总管结石时,可行内镜下Oddi括约肌切开取石。将十二指肠镜插至十二指肠,从十二指肠乳头置入取石网篮,将结石取出。在开腹手术中、手术后,也可以使用胆道镜取石。

三、肝内胆管结石

肝内胆管结石又称肝胆管结石,是我国常见而难治的胆道疾病。肝左外叶结石最常见,左肝管结石多于右肝管,右肝管结石又多见于右后叶。

(一)病因病理

1. 病因 其病因复杂,主要与胆道感染、胆道寄生虫(蛔虫、华支睾吸虫)、胆汁淤滞、胆管解剖变异、营养不良等有关,绝大多数结石为含有细菌的棕色胆色素结石,常呈肝段、肝叶分布,但也有多肝段、肝叶结石。肝内胆管结石易进入胆总管,成为继发肝外胆管结石。

2. 病理

(1)**肝胆管梗阻**:结石阻塞或反复胆管感染引起炎症性狭窄,阻塞近端胆管扩张、充满结石,长时间梗阻导致梗阻以上肝段或肝叶纤维化或萎缩,大面积胆管梗阻最终引起胆汁性肝硬化及门静脉高压症。

(2)**肝内胆管炎**:结石导致胆汁引流不畅,易引起胆管内感染,反复感染加重胆管的炎症狭窄;急性感染可发生化脓性胆管炎、肝脓肿、全身脓毒症、胆道出血。

（3）**肝内胆管癌**：肝胆管长期受结石、炎症及胆汁中致癌物质的刺激，可发生癌变。

（二）临床表现

肝内胆管结石可多年无症状或仅有上腹和胸背部胀痛不适。多数为体检或做超声等影像检查偶然发现。常见的临床表现是急性胆管炎引起寒战、高热和腹痛，除合并肝外胆管结石或双侧肝胆管结石外，局限于某肝段、肝叶者可无黄疸。严重者出现急性梗阻性化脓性胆管炎、全身脓毒血症或感染性休克。反复胆管炎可导致多发肝脓肿，较大脓肿可穿破膈肌和肺形成胆管支气管瘘，咳出胆砂或胆汁样痰；长期梗阻导致肝硬化，表现为黄疸、腹水、门静脉高压和上消化道出血、肝衰竭。如发现持续性腹痛，进行性消瘦，难以控制的感染，腹部出现肿物或腹壁瘘管流出黏液样液，应考虑肝胆管癌的可能。体格检查肝区有压痛和叩击痛，少数病例可触及肿大或不对称的肝脏。

实验室检查：急性胆管炎时白细胞升高、分类中性粒细胞增高并左移，肝功能酶学检查异常。CA19-9 或 CEA 明显升高应高度怀疑恶变。

（三）诊断

1. 有肝内感染、胆汁瘀滞、胆道蛔虫等病史。

2. 临床表现颇不典型，间歇期仅有右上腹持续不适或隐痛，急性发作期有畏寒发热和胀痛，晚期可出现门静脉高压的表现。

3. 对反复腹痛、寒战高热者应进行影像学检查。超声检查可显示肝内胆管结石及部位，根据肝胆管扩张范围可判断狭窄的部位，但需与肝内钙化灶鉴别，后者常无相应的胆管扩张。经皮穿刺肝胆道成像（PTC）、经内镜逆行胆胰管成像（ERCP）、磁共振胆胰管成像（MRCP）均能直接观察胆管树，可观察到胆管内结石负影、胆管狭窄及近端胆管扩张，或胆管树显示不全、某部分胆管不显影、左右胆管影呈不对称等。CT 或 MRI 对肝硬化或癌变者有重要诊断价值。

（四）鉴别诊断

1. **肝炎**　肝炎是肝炎病毒引起的传染病，有与肝炎患者密切接触史，或到过病毒性肝炎流行区，或半年内接受过输血及血制品治疗等。主要表现为食欲减退、厌油、恶心、疲乏、巩膜黄染、肝大、肝区疼痛及肝功能异常等表现。肝穿刺病理检查对诊断有较大价值。

2. **胃炎**　有上腹部饱胀不适、疼痛和消化不良等症状。胃镜及活体组织检查可明确诊断，当胃镜检查结果与病理组织学检查有误差时，应以病理检查为依据。

（五）治疗

无症状的胆管结石可不治疗，仅定期观察、随访即可；临床症状反复出现者应手术治疗，原则为尽可能取净结石、解除胆道狭窄及梗阻、去除结石部位和感染病灶、恢复和建立通畅的胆汁引流、防止结石的复发。

1. **胆管切开取石**　最基本的方法，应力争切开狭窄部位，沿胆总管向上切开甚至可达二级胆管，直视下或通过术中胆道镜取出结石，直至取净。

2. **胆肠吻合术**　不能作为替代对胆管狭窄、结石病灶处理方法。当 Oddi 括约肌仍有功能时，应尽量避免行胆肠吻合手术，手术多采用肝管空肠 Roux-en-Y 吻合。适应证包括：①胆管狭窄充分切开后整形、肝内胆管扩张并肝内胆管结石不能取净者。②Oddi 括约肌功能丧失，肝内胆管结石伴扩张、无狭窄者。③为建立皮下空肠盲袢，术后再反复治疗胆管结石及其他胆道病变者；对胆肠吻合后可能出现吻合口狭窄者，应在吻合口置放支架管支撑引流，支架管可采用经肠腔或肝面引出；或采用 U 管，其两端分别经肠腔和肝面引出，为防止拔管后再狭窄，支撑时间应维持 1 年。

3. **肝切除术**　切除病变部分的肝，包括结石和感染的病灶、不能切开的狭窄胆管，去除了结石的再发源地，并可防止病变肝段、肝叶的癌变，是治疗肝内胆管结石的积极的方法。适应证：①肝区域性的结石合并纤维化、萎缩、脓肿、胆瘘；②难以取净的肝段、肝叶结石并胆管扩张；③不易手术的高位胆管狭窄伴有近端胆管结石；④局限性的结石合并胆管出血；⑤结石合并胆管癌变。根据情况选择肝段、肝叶、肝脏切除术。

4. 术中的辅助措施 术中胆道造影、超声等检查可确定结石的数量、部位。胆道镜可用于术中诊断、碎石和取石。

5. 残留结石的处理 较常见，后续治疗对结石残留有重要的作用。治疗措施包括术后经引流管窦道胆道镜取石；激光、超声、等离子碎石等。

第四节　胆道肿瘤

一、胆囊良性肿瘤

（一）胆囊息肉

胆囊息肉（gallbladder polyp）是形态学的名称，泛指向胆囊腔内突出或隆起的病变，可以是球形或半球形，有蒂或无蒂，多为良性。

1. 病理

（1）**肿瘤性息肉**：包括腺瘤和腺癌，其他少见的还有血管瘤、脂肪瘤、平滑肌瘤、神经纤维瘤等。

（2）**非肿瘤性息肉**：如胆固醇息肉、炎性息肉、腺肌增生等，尚有很少见的如腺瘤样增生、黄色肉芽肿、异位胃黏膜或胰腺组织等。胆固醇息肉是胆囊黏膜面的胆固醇结晶沉积；炎性息肉是胆囊黏膜的增生，呈多发，直径常小于 1cm，多同时合并胆囊结石和胆囊炎；胆囊腺肌增生是胆囊壁的增生性改变，如为局限型则类似肿瘤，但呈良性经过。

2. 临床表现 本病大部分是体检时由 B 超检查发现，无症状。少数患者可有右上腹疼痛，恶心呕吐，食欲减退；极个别病例可引起阻塞性黄疸、无结石性胆囊炎、胆道出血、诱发胰腺炎等。查体可有右上腹压痛。对此病的诊断主要依靠 B 超，但难以区分是肿瘤性还是非肿瘤性息肉，是良性还是恶性病变。鉴于少数胆囊息肉可能为早期胆囊癌或可发生癌变，因此以下情况视为恶性病变的危险因素：直径超过 1cm；单发病变且基底部宽大；息肉逐渐增大；合并胆囊结石和胆囊壁增厚等；特别是年龄超过 60 岁、息肉直径大于 2cm 者。

实验室检查肿瘤标志物如癌胚抗原（CEA）、CA19-9 有助于早期发现恶性病变。确诊的方法有：①常规超声加彩色多普勒超声或声学血管造影检查；②超声内镜检查术（EUS）检查；③CT 增强扫描或 MRI；④超声引导下经皮细针穿刺活检。

3. 治疗 对有明显症状的患者，在排除精神因素、胃十二指肠和其他胆道疾病后，宜行手术治疗。无症状的患者如有上述恶变危险因素的存在，应考虑手术。患者如无以上情况，不宜急于手术，应每 6 个月超声复查一次。直径小于 2cm 的胆囊息肉，可行腹腔镜胆囊切除；超过 2cm 或高度怀疑恶变，应剖腹手术，以便于行根治切除。

（二）胆囊腺瘤

胆囊腺瘤是胆囊常见的良性肿瘤，约占胆囊切除标本的 1.1%，多见于中、老年女性。可单发或多发，直径 0.5~2.0cm，最大者可充满胆囊。腺瘤表面可破溃出血、坏死、感染。恶变率约为 1.5%，是胆囊癌的癌前病变，一旦确诊，应手术切除。切除的胆囊连同腺瘤送冰冻切片或快速切片病理检查，术后还应作常规石蜡切片检查。

二、胆囊癌

胆囊癌（carcinoma of gallbladder）是胆道最常见的恶性病变，90% 的患者发病年龄超过 50 岁，平均 59.6 岁，女性发病为男性的 3~4 倍，国内统计约占肝外胆道癌的 25%。

（一）病因病理

流行病学显示，70% 的患者与胆结石有关，例如，胆囊癌合并胆囊结石是无结石胆囊癌的 13.7

倍,直径 3cm 的结石合并胆囊癌是 1cm 的 10 倍,而胆囊结石至发生胆囊癌的时间为 10~15 年。这说明胆囊结石引起胆囊癌是长期物理刺激的结果,可能还有黏膜的慢性炎症、细菌产物中的致癌物质等综合因素参与。此外,胆囊空肠吻合,完全钙化的"瓷化"胆囊,胆囊腺瘤,胆胰管结合部异常,溃疡性结肠炎等因素与胆囊癌的发生也可能有关。

胆囊癌多发生在胆囊体部和底部。腺癌占 82%,最常见,其次为未分化癌占 7%,鳞状细胞癌占 3%,混合性癌占 1%;其他少见的还有淋巴肉瘤、横纹肌肉瘤、网状组织细胞肉瘤、纤维肉瘤、类癌、癌肉瘤等。胆囊癌可经淋巴、静脉、神经、胆管腔内转移、腹腔内种植和直接侵犯。沿淋巴引流方向转移较多见,途径多由胆囊淋巴结至胆总管周围淋巴结,再向胰上淋巴结、胰头后淋巴结、肠系膜上动脉淋巴结、肝动脉周围淋巴结、腹主动脉旁淋巴结转移。肝转移也常见,尤其是靠近胆囊床的体部肿瘤,常由直接侵犯或淋巴管转移。

胆囊癌的预后与分期有关,有多种分期方法。国际上目前多采用美国癌症联合委员会(AJCC)联合制定的胆囊癌 TNM 分期(表 35-1)。这种分期对治疗和预后的判断均有帮助。

表 35-1　AJCC 第 8 版胆囊癌 TNM 分期标准

原发肿瘤(T)	分期
T_{is}:原位癌	0:T_{is}、N_0、M_0
T_{1a}:侵及固有层	I:T_1、N_0、M_0
T_{1b}:侵及肌层	IIA:T_{2a}、N_0、M_0
T_{2a}:腹腔侧肿瘤侵及肌周结缔组织,未超出浆膜	IIB:T_{2b}、N_0、M_0
T_{2b}:肝脏例肿瘤侵及肌周结缔组织,未超出浆膜	IIIA:T_3、N_0、M_0
T_3:穿透浆膜和/或直接侵入肝脏和/或一个邻近器官或结构	IIIB:$T_{1\sim3}$、N_1、M_0
T_4:侵及门静脉或肝动脉主干,或直接侵入两个或更多肝外器官或结构	IVA:T_4、$N_{0\sim1}$、M_0
	IVB
局部淋巴结(N)	任何 T、N_2、M_0
N_0:无区域淋巴结转移	任何 T、任何 N、M_1
N_1:1~3 枚区域淋巴结转移	
N_2:≥4 枚区域淋巴结转移	
远处转移(M)	
M_0:无远处转移	
M_1:有远处转移	

(二)临床表现

胆囊癌患者早期无特异性症状,如原有慢性胆囊炎或胆囊结石发作时可引起腹痛、恶心呕吐、腹部压痛等,患者可因胆囊切除标本病理检查意外发现胆囊癌。肿瘤侵犯至浆膜或胆囊床,则出现定位症状,如右上腹痛,可放射至肩背部。胆囊管受阻时可触及肿大的胆囊。能触及右上腹肿物往往已到晚期,常伴有腹胀、食欲差、体重减轻或消瘦、贫血、肝大,甚至出现黄疸、腹水、全身衰竭。少数肿瘤穿透浆膜,发生胆囊急性穿孔、腹膜炎,或慢性穿透至其他脏器形成内瘘;还可引起胆道出血、肝弥漫性转移引起肝衰竭等。

实验室检查:CEA、CA19-9、CA125 等升高,其中以 CA19-9 较为敏感,但无特异性。细针穿刺胆囊取胆汁行肿瘤标志物检查更有诊断意义。影像学检查如 B 超、CT 检查均可显示胆囊壁增厚不均匀,腔内有位置及形态固定的肿物;或能发现肝转移或淋巴结肿大。增强 CT 或 MRI 显示胆囊肿块血供丰富,则胆囊癌的可能性更大。

(三)诊断与鉴别诊断

胆囊癌诊断可根据病史、腹部触及肿物、影像学发现胆囊肿物等做出诊断。如胆囊癌合并坏死、感染需要与胆囊炎或胆囊坏疽形成的脓肿鉴别,但胆囊癌血供丰富、CA19-9 升高。B 超引导下的细针抽吸活检,可获得病理学诊断。手术中如发现胆囊肿物,需要与胆囊腺肌增生、胆囊息肉等鉴别,当不能确诊时,应及时作冷冻病理切片检查。

(四)治疗

胆囊癌化学或放射治疗大多无效。首选手术切除。手术切除范围依据胆囊癌分期确定。

1. 单纯胆囊切除术 适用于 AJCC 0 期和 I 期胆囊癌。如病变切除后病理检查发现局限于胆囊黏膜层或达固有层,但未侵犯肌层的胆囊癌,不必再行手术。如病理检查切缘阳性,应行再次手术切除并清除局部淋巴结。

2. 胆囊癌根治性切除术 适用于 II_A、II_B、III_A 期胆囊癌。切除范围除胆囊外,还包括肝IVb段(方叶)和 V 段切除或亚肝段切除,并做胆囊引流区域淋巴结的清扫。

3. 胆囊癌扩大根治术 适应证为某些III_B、IV_A、IV_B 期病变,切除范围还包括肝右三叶肝切除,甚至肝+胰十二指肠切除。临床上虽有成功的病例,但因手术死亡率高,备受争议。

4. 姑息性手术 适用于不能切除的胆囊癌。方法包括肝管空肠 Roux-en-Y 吻合内引流术,经皮、肝穿刺或经内镜在胆管狭窄部位放置内支撑管引流术以及胃空肠吻合术等,目的是减轻或解除肿瘤引起的黄疸或十二指肠梗阻。

(五)预防

胆囊癌手术后长期生存率依然很低,故重在预防其发生。对有症状的胆囊结石患者,特别是结石直径 >3cm 者;胆囊息肉单发、直径 >1cm 或基底宽广者;腺瘤样息肉以及"瓷化"胆囊,应积极行胆囊切除。

三、胆管癌

胆管癌(carcinoma of bile duct)是指发生在肝外胆管,即左、右肝管至胆总管下端的恶性肿瘤。随着诊断水平的提高,本病已常见。

(一)病因

胆管癌病因仍不明,多发于 50~70 岁,男、女比例约 1.4∶1。本病可能与下列因素有关:①肝胆管结石,约 1/3 的胆管癌合并胆管结石,而胆管结石 5%~10% 发生胆管癌;②原发性硬化性胆管炎;③先天性胆管囊性扩张症,胆管囊肿空肠吻合术后;④肝吸虫感染、慢性伤寒带菌者、溃疡性结肠炎等。

(二)病理

胆管癌病理大体形态分为:①乳头状癌,好发于胆管下段,呈息肉样突入腔内,有时为多发且有大量的黏液分泌物;②结节状癌,肿瘤小而且局限,可表现为硬化型或结节型,硬化型多在上段,结节型多在中段向管腔内突出;③弥漫性癌,胆管壁广泛增厚、管腔狭窄,向肝十二指肠韧带浸润,难与硬化性胆管炎鉴别。组织学类型 95% 以上为腺癌,其中主要是高分化腺癌,低分化、未分化癌较少见且多发生在上段胆管,癌肿生长缓慢,发生远处转移者少见。其他尚有鳞状上皮癌、腺鳞癌、类癌等。胆管癌的扩散方式有局部浸润、淋巴转移以及腹腔种植等。

根据肿瘤生长的部位,胆管癌分为上段、中段、下段胆管癌,上段胆管癌又称肝门部胆管癌,位于左右肝管至胆囊管开口以上部位,占 50%~75%;中段胆管癌位于胆囊管开口至十二指肠上缘,占 10%~25%;下段胆管癌位于十二指肠上缘至十二指肠乳头,占 10%~20%。

(三)临床表现与诊断

1. 黄疸 90%~98% 的患者出现,逐渐加深,梗阻完全时大便呈灰白色,多数患者伴皮肤瘙痒和体重减轻。少数无黄疸者主要有上腹部疼痛,晚期可触及腹部肿块。

2. 胆囊肿大 中下段可触及肿大胆囊,墨菲征(Murphy sign)可能呈阴性。上段胆囊不肿大,甚至缩小。

3. 肝大 肋缘下可触及肝脏,黄疸时间较长,可出现腹水和下肢水肿。肿瘤侵犯或压迫门静脉,可造成门静脉高压症而导致上消化道出血;晚期患者可并发肝肾综合征,出现尿少、无尿。

4. 胆管炎表现 若合并胆道感染可出现典型的胆管炎表现:右上腹疼痛、寒战高热、黄疸,甚至出现休克。感染细菌最常见为大肠埃希菌、粪链球菌及厌氧性细菌。

5. 实验室检查 血清总胆红素、直接胆红素、ALP 和 γ-GT 均显著升高,而 ALT 和 AST 只轻度异常。胆道梗阻致维生素 K 吸收障碍,肝合成凝血因子受阻,凝血酶原时间延长。血清 CA19-9 可能升高,CEA、AFP 可能正常。

6. 影像学检查

(1)首选超声检查,可见肝内胆管扩张或见胆管肿物;彩色多普勒超声检查可了解门静脉及肝动脉有无受侵犯;超声内镜检查术的探头频率高且能避免肠内气体的干扰,检查中、下段和肝门部胆管癌浸润深度的准确性分别达 82.8% 和 85%。在超声导引下还可行经皮穿刺肝胆道成像检查,穿刺抽取胆汁作 CEA、CA19-9、胆汁细胞学检查和直接穿刺肿瘤活检。

(2)经内镜逆行胆胰管成像(ERCP)对下段胆管癌诊断帮助大,可同时放置内支架引流减轻黄疸,用于术前准备。CT、MRI 胆道成像能显示胆道梗阻的部位、病变性质等。磁共振胆胰管成像(MRCP)将逐渐代替经皮穿刺肝胆道成像(PTC)及 ERCP 等有创性检查。核素显影扫描、血管造影有助于了解癌肿与血管的关系。

(四)治疗

胆管癌化学治疗和放射治疗效果不肯定,主要采取手术治疗,不同部位的胆管癌手术方法有所不同,上段胆管癌可行胆管癌切除或合并肝切除、胆管空肠吻合手术;中段胆管癌可行切除肿瘤、肝总管空肠吻合术;下段胆管癌需行胰十二指肠切除术。如局部转移的肿瘤还可行扩大根治术。

一些患者癌肿不能切除,为解除胆道梗阻,可行各种减黄手术,如肝管空肠吻合术、U 形管引流术,下段癌可行胆囊空肠吻合术等。如胆管癌侵犯或压迫十二指肠造成消化道梗阻,可行胃空肠吻合术恢复消化道通畅。不能接受手术的患者可经皮肝穿刺胆道造影并引流或放置内支架、经内镜鼻胆管引流或放置内支架,以达到引流胆道的目的。

第五节　先天性胆道疾病

一、先天性胆道闭锁

先天性胆道闭锁(congenital biliary atresia)是新生儿出生后胆管无内腔而呈完全闭塞,是新生儿持续性黄疸的最常见病因,病变可累及整个胆道、肝内或肝外的部分胆管,其中以肝外胆道闭锁常见,占 85%~90%。发病率女性高于男性。

1. 临床表现 梗阻性黄疸是本病突出表现。患儿出生 1~2 周后,新生儿生理性黄疸呈进行性加深。大便呈灰白色,尿如浓茶样,尿布黄染。随着黄疸加深,患儿出现呕吐、腹泻、体重减轻,半年内病情恶化,易合并感染。体检可发现巩膜皮肤明显黄染,肝大、质硬,脾脏也可肿大,晚期出现腹水和门静脉高压。实验室检查肝功能受损,总胆红素和结合胆红素明显升高。

2. 诊断 新生儿黄疸持续 2 周以上,且逐渐加重,应考虑胆道闭锁。早期应与生理性黄疸鉴别,后期应与先天性胆管囊性扩张、新生儿肝炎及新生儿胆汁淤积鉴别。通过 B 超检查可发现患儿胆管无腔隙,CT、磁共振胆胰管成像(MRCP)可显示胆管病变部位。

3. 治疗 先天性胆道闭锁主要采用手术治疗,出生后 2 个月内进行。手术方法有扩张胆管与空肠吻合手术、肝门空肠吻合术。对肝内胆道闭锁者可行部分肝移植,以取得良好的疗效。

二、先天性胆管扩张

先天性胆管扩张(congenital biliary dilatation)是胆管系统发育不良形成囊肿和胆道狭窄,病变分布在肝内、肝外胆管。

1. 病因　过去认为此病是先天性胆总管发育不良引起，目前认为是胚胎期就发生的胆胰管汇合畸形引起，由于胰管胆总管下端括约肌以上与胆管汇合，使压力较高的胰液逆流入胆总管内，引起胆管软化，加上胆总管末端的相对梗阻，胆道内压增加，最终形成胆管囊性扩张。

2. 临床类型　先天性胆管扩张临床分型方法较多，较为简单和明确的是 Flanigan 分型（图 35-4）。

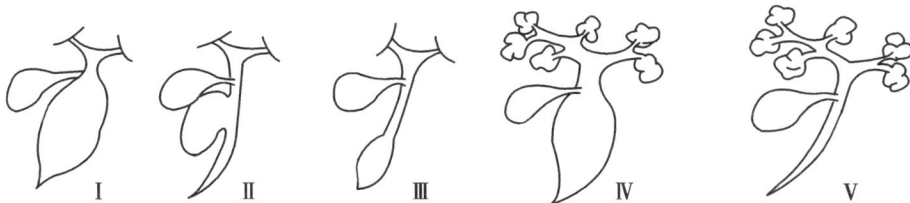

图 35-4　先天性胆管囊性扩张的 Flanigan 分型
Ⅰ型为胆总管囊状扩张，Ⅱ型为胆总管憩室，Ⅲ型是末端膨出，Ⅳ型为肝内外胆管囊状扩张，Ⅴ型为肝内胆管囊状扩张（Caroli 病）。

3. 临床表现　先天性胆管扩张典型临床表现为腹痛、腹部包块和黄疸三联征。腹痛位于右上腹部，可为持续性钝痛；黄疸呈间歇性；80% 以上患者右上腹部可扪及表面光滑的囊性肿块。合并感染时，出现黄疸持续加深，腹痛加重，肿块触痛，并有畏寒、发热等表现。晚期出现胆汁性肝硬化和门静脉高压症表现。囊肿破裂可导致胆汁性腹膜炎。

4. 诊断　对于有典型三联征及反复发作胆管炎者诊断先天性胆管扩张不难。但"三联征"俱全者仅占 20%~30%，多数患者仅有其中 1~2 个症状，故对怀疑本病者需借助其他检查方法确诊。绝大多数囊肿可被 B 超检查或放射性核素扫描检出，经皮穿刺肝胆道成像（PTC）、经内镜逆行胆胰管成像（ERCP）、磁共振胆胰管成像（MRCP）等检查对确诊有帮助。

5. 治疗　先天性胆管扩张一经确诊应尽早手术。由于囊肿易产生结石和癌变，不宜单纯作囊肿空肠吻合术，应手术切除囊肿、胆肠吻合。肝内局限性病变应作包括囊肿的肝切除。如全肝弥漫性病变，可考虑行肝移植手术。

（赵　军）

思考题

1. 胆道疾病的特殊检查方法有哪些？
2. 简述急性结石性胆囊炎的临床表现、诊断要点及急诊手术适应证。
3. 试述急性梗阻性化脓性胆管炎的临床表现和治疗原则。

ER 35-3

练习题

第三十六章 ｜ 胰腺疾病

教学课件

思维导图

学习目标

1. 掌握：急性胰腺炎的病理、临床表现、诊断和治疗。壶腹周围恶性肿瘤的临床表现和诊断。

2. 熟悉：慢性胰腺炎的病理、临床表现、诊断和治疗。

3. 了解：胰腺囊肿的病理、临床表现、诊断和治疗。

4. 具备对胰腺疾病作出初步诊断的能力，并制订合理的治疗方案。

5. 能够与患者及家属进行有效沟通，开展急性胰腺炎预防的健康教育。具有职业认同感，关注健康、关爱胰腺，培养学生求真务实、开拓创新的科学精神。

案例导入

患者男性，64 岁。8 个月前无明显诱因出现反复上腹部疼痛，2 周前出现全身及巩膜黄染，皮肤瘙痒及尿黄。患者体重减轻，既往无高血压、糖尿病、心脏病、肝炎等病史。查体：全身皮肤巩膜重度黄染，腹肌软，上腹正中偏右有深压痛，无反跳痛，肝脏胆囊肋下均可触及肿大，腹水征阴性。

请思考：

1. 该患者可能的诊断是什么？

2. 为了明确诊断需要完善的辅助检查有哪些？

3. 该患者的治疗方案有哪些？

第一节 概　述

胰腺位于上腹中部腹膜后位，斜向左上方紧贴第 1、2 腰椎体前方，位于胃及小网膜后方，十二指肠降部与脾之间。正常成人胰腺长 15~20cm，宽 3~4cm，厚 1~3cm，重 75~125g。分为头、颈、体、尾四部分。胰头被十二指肠 C 形环包绕，后方有胆总管下段和下腔静脉。胰头下部向后、向左突出，包绕肠系膜上动、静脉，称为胰腺钩突。胰腺的血供丰富。胰头部血供来源于胃十二指肠动脉和肠系膜上动脉的胰十二指肠前、后动脉弓。胰体尾部血供来自脾动脉的胰背动脉和胰大动脉及胃网膜左动脉的短支，过胰横动脉构成胰腺内动脉网。胰腺的静脉回流与同名动脉伴行，胰头部血液经胰十二指肠静脉、体尾部血液经脾静脉汇入门静脉（图 36-1）。

胰腺的淋巴十分丰富，有多组淋巴结群引流。胰头部淋巴结、胰十二指肠沟淋巴结与幽门上下、肝门、横结肠系膜、小肠系膜及腹主动脉等处淋巴结相连通；颈部的淋巴结直接引流到肠系膜上动脉附近淋巴结；体尾部的淋巴结大部分汇入胰体上、下缘和脾门淋巴结。胰腺受交感和副交感神经双重支配。交感神经横穿后腹膜支配胰腺，是胰腺疼痛的主要通路。副交感神经传出纤维对胰

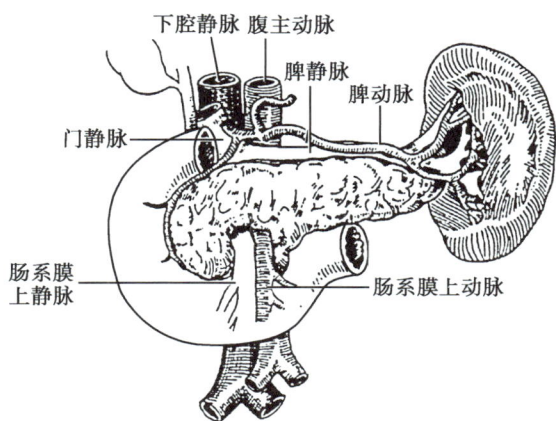

图 36-1 胰腺与周围血管的关系

十二指肠大乳头上方开口于十二指肠副乳头。

胰腺具有外分泌和内分泌两种功能。胰腺的外分泌物为胰液,是一种透明的等渗碱性液体,pH 为 7.4~8.4,每日分泌量为 750~1 500ml,其主要成分为水、碳酸氢钠和胰腺细胞分泌的各种胰酶。胰酶主要有胰淀粉酶、胰蛋白酶、糜蛋白酶、弹性蛋白酶、胶原酶、羧基肽酶、氨基肽酶、胰脂肪酶、胰磷脂酶、胰麦芽糖酶、核糖核酸酶和脱氧核糖核酸酶等。胰液的分泌受迷走神经和体液调节的双重支配,以体液调节为主。胰腺的内分泌来源于胰岛,胰岛是大小不一、散布在腺泡之间的细胞团,胰体尾部较多。人体胰岛主要由三种细胞组成,其中 β(B)细胞分泌胰岛素,约占胰岛细胞的 80%;α(A)细胞分泌胰高血糖素,约占胰岛细胞的 10%;δ(D)细胞分泌生长抑素,约占胰岛细胞的 8%。另外还有其他少数胰岛细胞:PP 细胞分泌胰多肽,D1 细胞分泌血管活性肠肽,G 细胞分泌促胃液素(胃泌素)等。

岛、腺泡和导管起调节作用。

胰管分主胰管和副胰管。主胰管(Wirsung 管)由胰尾行至胰头部,横贯胰腺全长,直径 2~3mm。约 85% 的人主胰管与胆总管在肠壁内汇合形成一"共同通道",末端膨大形成肝胰壶腹,亦称 Vater 壶腹。壶腹周围有括约肌(Oddi 括约肌),通常开口于十二指肠大乳头。Oddi 括约肌主要包括胆管括约肌、胰管括约肌和壶腹括约肌,它具有控制和调节胆总管和胰管的排放,以及防止十二指肠内容物反流的重要作用。一部分患者虽有共同开口,但两者之间有分隔,少数患者两者分别开口于十二指肠(图 36-2)。副胰管(Santorini 管)在胰颈部由主胰管分出,在

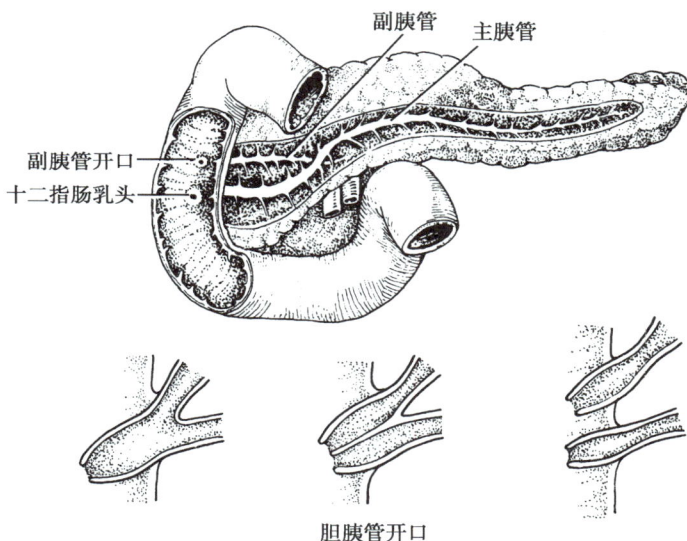

图 36-2 胰管系统的解剖结构及主、副胰管的解剖关系

第二节 胰 腺 炎

一、急性胰腺炎

急性胰腺炎(acute pancreatitis)是一种常见的急腹症,临床上按病理分类可分为水肿性和出血坏死性。前者多见,病情轻,具有自限性,预后良好;后者较少见,病情险恶,炎症多波及邻近组织,可并发多种脏器损害,病死率高。

(一)病因与发病机制

急性胰腺炎的病因和发病机制目前尚未完全阐明。在我国,胆道疾病为常见病因,占 50% 以上,称为胆源性胰腺炎。在西方国家,主要与过量饮酒有关。

1.胆道疾病 胆道因结石、炎症阻塞胆总管末端,此时肝脏分泌的胆汁可经过"共同通道"反

流入胰管引起急性胰腺炎。此外,造成胆总管末端阻塞的原因还有胆道蛔虫以及内镜下手术操作引起十二指肠乳头水肿、Oddi 括约肌痉挛等。

2. 过量饮酒 是引起急性胰腺炎的常见原因,其机制可归纳为:①酒精的刺激作用,大量饮酒能刺激胰腺分泌,引起 Oddi 括约肌痉挛和胰管梗阻,使胰管压力增高;②酒精对胰腺小管和腺泡有直接损伤作用。

3. 十二指肠液反流 当十二指肠内压力升高时,十二指肠液可反流入胰管引起胰腺炎。常见病变有穿透性十二指肠溃疡、十二指肠乳头旁憩室、先天性十二指肠环状胰腺、十二指肠炎性狭窄、胰腺钩突部肿瘤和胃次全切除术后输入祥淤滞症等。

4. 其他 暴饮暴食、手术创伤、经内镜逆行胆胰管成像、脓毒症、病毒感染、妊娠、高脂血症、高钙血症和某些药物如雌激素、避孕药等均可引起急性胰腺炎。

(二)病理

急性胰腺炎的基本病理改变是胰腺呈不同程度水肿、充血、出血和坏死。

1. 急性水肿性胰腺炎 病变轻,胰腺呈局限性或弥漫性水肿、充血。镜下可见腺泡及间质性水肿,中性粒细胞及单核细胞浸润,可有轻度出血或局灶性坏死,胰腺周围可有积液。此型多见,预后良好。

2. 急性坏死性胰腺炎 病变重,以胰腺实质广泛的出血、坏死为特征。胰腺肿胀、肥厚、出血呈深红色,坏死灶呈散在或块状分布。病灶大小不等,呈灰黑色,后期坏疽时为黑色。腹腔及腹膜后间隙有血性渗液,胰腺周围组织可见散在的黄白色皂化斑或小块状坏死灶。镜下可见脂肪坏死和腺泡严重破坏,间质壁坏死,大片状出血,腺泡及小叶结构破坏,胰腺导管扩张,动脉血栓形成。坏死灶外有炎性细胞围绕。晚期坏死胰腺组织合并感染,形成胰腺或胰周脓肿。

(三)临床表现

1. 症状

(1)**腹痛**:主要临床症状,常于饱餐和饮酒后突然发生,呈持续性,剧烈腹痛,起始于上腹正中,胆源性者腹痛起始于右上腹,累及全胰呈束带状腰背部疼痛。

(2)**腹胀**:与腹痛同时存在,腹胀程度通常反映病情的严重程度,早期为反射性肠麻痹所致,严重时由腹膜后炎性刺激所致。腹腔积液时腹胀更为明显,患者排气、排便停止。

(3)**恶心呕吐**:发作早,呕吐剧烈而频繁。其特点是呕吐后症状不能缓解。呕吐物为胃十二指肠内容物,饮酒后常可见咖啡色物。

(4)**其他症状**:早期常有中度发热,约 38℃。胆源性胰腺炎伴胆道梗阻者可伴寒战、高热。胰腺坏死有感染时,高热为主要症状之一。黄疸为结石嵌顿在胆总管远端引起,亦可由胰头部水肿压迫胆总管所致。

2. 体格检查 轻型上腹正中、偏左有压痛,无腹膜炎体征。重症有不同程度的休克症状,上腹部或全腹部出现腹膜炎体征,压痛、反跳痛及肌紧张。伴有急性肺功能衰竭者有呼吸急促、呼吸困难和发绀。严重病例两侧胁腹部皮肤可见片状灰紫色斑(Grey-Turner 征),脐周皮肤也可见青紫色斑(Cullen 征),是由于胰液外溢至皮下组织间隙,溶解皮下脂肪,毛细血管破裂出血所致。

3. 实验室检查

(1)**胰酶测定**:血、尿淀粉酶测定是诊断急性胰腺炎的主要手段之一。血清淀粉酶一般在发病 1~2 小时后开始升高,24 小时达高峰,可持续 4~5 天。淀粉酶 >500U/L(正常值 40~180U/L,Somogyi 法)应考虑诊断急性胰腺炎。尿淀粉酶在起病 12~24 小时后开始升高,其下降缓慢,可持续 1~2 周。尿淀粉酶明显升高(正常值 80~300U/L,Somogyi 法)具有诊断意义。淀粉酶升高的程度并不完全反映疾病的严重程度。血清脂肪酶明显升高(正常值 23~300U/L)是诊断急性胰腺炎较客观的指标。

（2）**血清钙**：血钙降低与脂肪组织坏死和组织内钙的形成有关，其下降程度与预后明显相关。若血钙低于 2.0mmol/L，常预示病情严重。

（3）**血糖**：较长时间禁食后血糖仍超过 11.1mmol/L，同时伴有血钙明显降低，预示预后不佳。

（4）**其他**：白细胞升高，血气分析及 DIC 指标异常。

4. 影像学检查

（1）**B 超检查**：常可显示胰腺弥漫性肿大和胰周液体积聚。水肿病变胰腺呈均匀的低回声分布；出血坏死时可出现粗大的强回声。缺点是易受腹部胃肠气体干扰。

（2）**CT 检查**：是诊断胰腺炎及判断其程度的首选检查方法。急性水肿性胰腺炎时，胰腺弥漫增大，密度不均匀，边界模糊，胰腺周围有渗出液；出血坏死型可在肿大的胰腺内出现泡状密度减低区，增强时更为明显。动态 CT 扫描可作为了解病情进展及治疗效果的重要依据。

（3）**MRI 检查**：可提供与 CT 相类似的诊断信息。

（4）**ERCP**：由于消化内镜的发展，目前可于十二指肠大乳头逆行造影显示胆总管和胰管情况，了解梗阻部位及胰管扩张程度。并可于内镜下行十二指肠大乳头切开、取石等相关操作，对胆源性胰腺炎的效果明显，但手术风险性较大，可根据临床情况考虑施行。

（四）局部并发症

1. 胰腺及胰周组织坏死　指胰腺实质的弥漫性或局灶性坏死，伴有胰周脂肪坏死。胰腺坏死根据感染与否又分为感染性胰腺坏死和无菌性胰腺坏死，增强 CT 是目前诊断胰腺坏死的最佳方法。

2. 急性液体积聚　发生于胰腺炎病程的后期，位于胰腺内或胰周，无囊壁包裹的液体积聚。通常靠影像学检查发现，表现为无明显囊壁包裹的急性液体积聚，多自行吸收，少数可发展为急性假性囊肿或胰腺脓肿。

3. 胰腺及胰周脓肿　胰腺和/或胰腺周围的包裹性积脓，由胰腺组织和/或胰周组织坏死液化继发感染所致。脓液培养有细菌或真菌生长。感染征象是其最常见的临床表现。

4. 急性胰腺假性囊肿　指急性胰腺炎后形成的有纤维组织或肉芽囊壁包裹的胰液积聚。急性胰腺炎患者的假性囊肿少数可通过触诊发现，多数通过影像学检查确诊，常呈圆形或椭圆形，囊壁清晰。

知识链接

胰　瘘

《胰腺术后外科常见并发症诊治及预防的专家共识（2017）》中将胰瘘定义为：术后第 3 天或之后，出现任意量的引流液中淀粉酶含量高于正常血清淀粉酶值上限的 3 倍以上，同时必须具有相应临床表现，即可诊断。根据胰瘘对患者术后过程的影响，分为 A 级瘘（非胰瘘）、B 级瘘、C 级瘘 3 级。其中 A 级瘘最常见，一般无临床意义，治疗上仅需延迟拔除引流管。B 级瘘、C 级瘘常需禁食，使用肠外或肠内营养支持治疗等，甚至可能需要二次手术。

（五）临床诊断与分型

1. 轻型急性胰腺炎　轻型急性胰腺炎也称急性水肿性胰腺炎。主要表现为腹痛、恶心呕吐；血、尿淀粉酶增高，一般全身状态良好，腹膜炎局限于上腹部。经及时液体治疗短期内可好转，死亡率低。

2. 重症急性胰腺炎　重症急性胰腺炎也称出血坏死性胰腺炎。除轻型急性胰腺炎的症状外，腹痛范围可波及全腹，呈弥漫性腹膜炎，腹胀明显，肠鸣音减弱，出现全身中毒症状，休克，脏器功能障碍和严重的代谢障碍,腹腔穿刺液为血性。实验室检查:白细胞增多($\geq 16 \times 10^9$/L),血糖升高(>11.1mmol/L),血钙降低(<1.87mmol/L),血尿素氮和肌酐增高,酸中毒,PaO_2下降(<60mmHg),出现肾衰竭、ARDS、DIC。死亡率高。

(1)**严重程度评估**:针对重症急性胰腺炎,国际上有许多评定标准,急性生理和慢性健康评分标准 APACHE Ⅱ 对急性胰腺炎病情评估及预后估计有帮助,但是较为烦琐。

(2)**临床分期**:①急性反应期。起病至2周左右,可出现休克,不同脏器功能衰竭,中枢神经系统功能障碍等。②全身感染期。起病2周至2个月不等,主要表现为全身细菌感染甚至二重感染为主的相关并发症。③残余感染期。起病至2~3个月后,其特点表现为腹腔及腹膜后腔隙的残余脓肿,常常合并全身营养不良,消化道瘘等。

(六) 治疗

1. 轻型急性胰腺炎均采用非手术疗法。

(1)**禁食和胃肠减压**:持续有效的胃肠减压是治疗胰腺炎的有效方法,其能间接减少胰腺分泌,同时减轻呕吐和腹胀。

(2)**补液、维持水电解质酸碱平衡**:根据液体出入量及热量需求,静脉补充液体、电解质和热量,纠正水与电解质酸碱平衡紊乱。

(3)**镇痛和解痉**:吗啡、哌替啶可引起 Oddi 括约肌痉挛,因此宜同时应用解痉药(山莨菪碱、阿托品)。

(4)**抑制胰腺分泌及胰酶抑制剂**:抗胆碱能药(如山莨菪碱、阿托品)、H_2 受体拮抗剂可抑制胃肠分泌从而减少胰腺分泌。生长抑素能有效地抑制胰腺外分泌及胃酸分泌。胰蛋白酶抑制剂如抑肽酶,具有一定的抑制胰蛋白酶的作用。

(5)**营养支持**:早期禁食,完全胃肠外营养(PN)。腹痛、腹膜炎和肠梗阻症状减轻后应尽早恢复肠内营养。

(6)**预防和治疗感染**:早期给予抗生素治疗,选择针对肠源性革兰氏阴性杆菌的抗生素,如喹诺酮类、头孢他啶、亚胺培南、甲硝唑等。预防真菌感染,可用氟康唑等。

2. 重症急性胰腺炎病因不同,病期不同,治疗方法亦不完全相同。

(1)**胆源性胰腺炎的治疗原则**:凡伴有胆道下端梗阻或胆道感染的患者,应早期或急诊手术(72小时以内),手术目的以解除梗阻、通畅胆道引流为主,术中可根据情况行胰腺周边坏死组织清除和小网膜囊及胰腺区引流术。手术方法可选择经纤维十二指肠镜下 Oddi 括约肌切开取石及胰胆管引流,或实施开腹手术。胆源性急性胰腺炎以胰腺病变为主的治疗原则与非胆源性重症急性胰腺炎相同。

(2)**非胆源性重症急性胰腺炎治疗原则**:先行非手术治疗,治疗措施与轻型急性胰腺炎的相同。重点是加强监护治疗,纠正血流动力学异常,营养支持,防治休克、肺水肿、急性呼吸窘迫综合征(ARDS)、急性肾功能障碍及脑病等严重并发症。

手术适应证:①对治疗中出现感染者应及时手术。②若患者过去的非手术治疗不够合理和全面,则应加强治疗24小时,病情继续恶化者也应行手术治疗。③胰腺脓肿形成。④急性胰腺假性囊肿形成。当囊肿>6cm,经 B 超、CT 等检查证实确实无感染坏死组织者,可作经皮穿刺引流术。囊肿经过3个月仍不吸收者,作囊肿空肠内引流术。

手术方法主要是胰腺感染坏死组织清除术及小网膜囊引流加灌洗,有胰外后腹膜腔侵犯者,应作相应腹膜后坏死组织清除及引流,或经腰侧作腹膜后腔引流。有胆道感染者,加做胆总管引流。如坏死感染范围广泛且感染严重者,需作胃造瘘及空肠造瘘(肠内营养通道)。必要时创口敞开灌洗引流。

急性胰腺炎早期液体复苏

有效的液体复苏可以维持患者血流动力学,改善胰腺的微循环。"控制性液体复苏"策略将早期补液分为快速扩容和调整体内液分布两个阶段。第一阶段强调积极补液、快速扩容,以维持患者血流动力学。第二阶段强调反复评估患者补液情况,防治快速补液引起的第三间隙积液相关并发症。

二、慢性胰腺炎

慢性胰腺炎(chronic pancreatitis)是由多种原因所致的胰腺弥漫性或局限性炎症。其临床特征是反复发作性上腹部疼痛伴不同程度的胰腺内外分泌功能减退或丧失。

(一)病因病理

慢性胰腺炎是一个多因素的疾病,在我国以胆道疾病为主要原因,其次是长期酗酒。急性胰腺炎发生坏死感染后,可以引起胰管狭窄,导致慢性阻塞性胰腺炎。甲状旁腺功能亢进的高血钙可刺激腺体外分泌,胰管内蛋白凝聚形成胰腺结石也可导致慢性胰腺炎。病理改变为胰腺组织的不可逆性破坏,包括腺泡减少、腺体萎缩、纤维增生、钙化和瘢痕狭窄。

(二)临床表现

1. 腹痛 是慢性胰腺炎的主要症状,通常位于上腹剑突下或偏左,向腰背部呈束腰带状放射。平时为隐痛,发作时呈持续性剧痛。

2. 消瘦 消瘦程度与发作次数及持续时间有明显联系。

3. 脂肪泻 为疾病发展到胰腺外分泌减少所致。腹泻的特征是排便次数增多,粪不成形,恶臭,粪便有油光。镜下可见脂肪球。

4. 糖尿病 为疾病晚期表现,由于内分泌腺遭受破坏,胰岛素分泌减少所致。

5. 恶心呕吐 多为腹痛发作时的伴随症状。呕吐严重者应警惕是否合并十二指肠或结肠梗阻。

(三)诊断

主要诊断依据是:反复发作性腹痛,体重减轻,胰腺内、外分泌功能逐渐衰竭。腹部平片显示胰腺钙化或结石影。B超显示胰腺肿大或萎缩,边缘不整,胰管扩张,胰腺内钙化和结石影。CT检查显示胰腺腺体形态改变,胰管扩张和钙化。ERCP显示胰管不规则串珠状扩张,结石影。

(四)治疗

1. 非手术治疗 主要目的是控制腹痛,治疗胰腺内分泌及外分泌功能不全。

(1)**病因治疗**:包括饮食控制,戒酒,高蛋白、高纤维素、低脂饮食。消化不良,特别对脂肪泻患者,口服胰酶制剂。

(2)**治疗糖尿病**:控制饮食,胰岛素替代治疗。

(3)**缓解疼痛**:可应用一般止痛药或长效抗胆碱能药物。

(4)**营养支持**:采用有计划的肠外和/或肠内营养。

2. 手术治疗

(1)**手术治疗原则**:解除胰管梗阻,解除或缓解疼痛和处理胆道疾病。

(2)**手术方式**:①胰管空肠侧侧吻合术,适合于胰管扩张>1cm,要求胰腺空肠吻合口>6cm。②胰腺切除术,适合于胰腺纤维化严重而无胰管扩张者,行胰腺局部切除或全胰切除。③保留十二指肠的胰头切除术,适合于胰头部炎性肿大,局限性严重纤维化而胰体尾胰管不扩张者。④胰头切除及胰管引流术,适用于胰头部纤维增生同时伴有胰体尾部胰管扩张者。⑤内脏神经破坏手术,仅适合于其他方法对疼痛缓解无效者,可采用内脏神经切断术或无水酒精注射神经节,破坏神经功能。

第三节　胰腺假性囊肿

胰腺假性囊肿(pancreatic pseudocyst)是最常见的胰腺囊肿病变,多继发于急慢性胰腺炎或胰腺损伤后,也可由外伤引起。其形成原因是胰管破裂和损伤,胰液外溢积聚在网膜囊内,刺激周围组织及器官的浆膜形成纤维包膜,但因内壁无上皮细胞覆盖,故称其为假性囊肿。囊肿多位于胰体尾部。

(一)临床表现

1. 假性囊肿本身所引起的症状　囊肿占位引起上腹胀满或囊内炎症可引起上腹部持续性疼痛,常可涉及季肋部、腰部和背部。

2. 囊肿压迫周围脏器所引起的症状　压迫消化道可引起上腹不适、恶心、呕吐;压迫胆总管下端可引起黄疸。

3. 消耗性症状　急慢性炎症所致的消耗可使患者明显消瘦,体重下降。胰腺内外分泌功能不足引起消化吸收不良。

(二)诊断

有急慢性胰腺炎或上腹部外伤史,上腹部逐渐膨隆腹胀,可触及囊性肿物。血常规检查往往有白细胞数增高,部分患者血、尿淀粉酶升高;X线钡餐造影可见胃、十二指肠、横结肠受压移位;B超检查可确定囊肿部位、大小;CT检查不但可显示囊肿,还能显示囊肿与胰腺的关系以及鉴别是否为肿瘤性囊肿。

(三)治疗

胰腺假性囊肿可无症状,囊肿形成的早期(<6周),其囊壁较薄,如无严重感染,全身无中毒症状以及囊肿较小,可采取保守治疗。手术治疗指征为:持续腹痛不能忍受;囊肿增大(≥6cm),出现压迫症状;合并囊内出血、感染等并发症者,应及时手术治疗。

1. 囊肿切除术　常限于胰体尾部囊肿,行保留(或不保留)脾脏的胰体尾切除术。

2. 外引流术　适用于囊肿继发性感染、胰腺脓肿、囊壁薄不能完成内引流者,以及患者全身情况差,不能耐受内引流手术者。亦可经皮穿刺置管行外引流术。外引流的缺点是易形成胰腺瘘。

3. 内引流术　囊壁成熟者采用内引流术。适用于大的假性胰腺囊肿,壁厚、无囊内感染和出血者。

(1)**囊肿空肠吻合术**:是假性胰腺囊肿的首选手术方法。

(2)**胃囊肿吻合术**:适用于假性囊肿位置较高、与胃后壁粘连紧密者。

第四节　胰腺癌和壶腹部癌

一、胰腺癌

胰腺癌(pancreatic carcinoma)是一种较常见的恶性肿瘤,其发病率有明显升高的趋势。男性比女性多见,癌肿好发于胰头部。恶性程度高,不易早期发现,切除率低,预后差。

(一)病理

胰腺癌包括胰头癌、胰体尾部癌,临床上以胰头部最多见,其次是体尾部,全胰癌较少。组织分类依次为导管细胞腺癌、腺泡细胞癌、黏液性囊腺癌。胰腺癌具有早期向周围神经和血管浸润并易经血运和淋巴系统发生转移的生物学行为特点。胰腺癌转移和扩散途径最多见的是淋巴结转移和局部浸润：①直接浸润，早期即可穿破胰管壁向周围组织浸润、转移，胰体尾部癌较胰头癌更易发生胰外浸润，沿神经末梢扩散是胰腺癌特有的转移方式，癌细胞可直接破坏神经束膜，或经神经束膜的脉管周围侵入神经束膜间隙，并沿此间隙扩散。②淋巴转移早，多见于胰头前后、幽门上下、肝十二指肠韧带内、肝总动脉、肠系膜上动脉和腹主动脉旁淋巴结，晚期可转移至锁骨上淋巴结。③血行转移和腹腔种植是晚期胰腺癌的主要转移方式。

（二）临床表现

最常见的临床表现为腹痛、黄疸和消瘦。胰头癌以腹痛、黄疸、上腹胀满不适为最常见；胰体尾癌则以腹痛、上腹胀满不适、腰背痛为多见。

1. 上腹痛和上腹胀满不适　是常见的首发症状。早期因肿块压迫胰管，使胰管不同程度的梗阻、扩张、扭曲及压力增高，可出现上腹部不适或者隐痛、钝痛、胀痛等。腹痛位于中上腹深处，胰头癌偏右，体尾癌偏左，常为持续性疼痛，饭后 1~2 小时加剧。中晚期肿瘤浸润腹腔神经丛时，使腹痛症状加剧，常有腰背痛，直至昼夜腹痛不止。

2. 黄疸　是胰头癌的最主要症状和体征。由癌肿浸润和压迫胆总管下段所致。黄疸呈进行性加重，伴皮肤瘙痒。胆道完全梗阻，黄疸加深，大便呈陶土色。

3. 消瘦乏力　患病初期即有消瘦乏力，这与腹痛、饮食减少、睡眠不足和癌肿消耗有关。

4. 消化道症状　如食欲缺乏、腹胀、消化不良、腹泻或便秘、恶心呕吐等，晚期癌肿侵犯十二指肠可出现消化道出血或者梗阻。

5. 其他　胰头癌致胆道梗阻合并胆道感染，可出现寒战、高热。晚期患者可触及腹部肿块，出现腹水和恶病质。少数患者有轻度糖尿病表现。

（三）诊断

胰腺癌早期无特异症状。原因不明的上腹及腰背部疼痛、消瘦、乏力，凡中年以上，近期体重明显下降，难以解释的消化道症状，或用胰腺炎不能解释的胰腺酶类变化者，需作进一步检查。

1. 实验室检查

（1）**血清生化检查**：早期可有血、尿淀粉酶增高，血糖增高，尿糖阳性。黄疸时，血清总胆红素和结合胆红素升高，碱性磷酸酶升高。

（2）**肿瘤标志物检查**：癌胚抗原（CEA）、胰胚抗原（POA）、糖类抗原（CA19-9）、胰腺癌相关抗原（PCAA）和胰腺癌特异抗原（PaA）可有升高，但缺乏特异性。肿瘤标志物联合检测可提高诊断的敏感性。相对而言，CA19-9 对胰腺癌的诊断较为敏感，特异性较好。

2. B 超检查　为诊断胰腺癌的首选方法。胰腺癌的声像图为：①胰腺呈局限性肿大或弥漫性肿大。②癌肿轮廓不规则，局部呈高回声、低回声或斑状回声。③间接现象：癌肿压迫阻塞胆管和胰管，可见胆囊肿大，肝内外胆管扩张，胰管扩张。

3. CT 检查　诊断准确性高于 B 超。可显示胰胆管扩张和直径>0.5~1cm 的胰腺病变，还可发现腹膜后淋巴结转移和肝内转移。通过静脉注射造影剂后，高性能 CT 血管成像（CTA）检查能够显示肿瘤与邻近血管的关系，对判断胰腺癌能否行根治性切除有较大帮助。

4. MRI 或磁共振胆胰管成像（MRCP）　单纯 MRI 诊断并不优于增强 CT，MRCP 可显示肝内外胆管扩张，胰管扩张。

5. 经皮穿刺肝胆道成像（PTC）　适用于胰腺癌引起胆管扩张或伴有黄疸者。可显示肝内外胆管扩张、胆囊肿大、胆管狭窄、充盈缺损、管壁僵硬。

6. 经内镜逆行胆胰管成像（ERCP）　可直接观察十二指肠乳头区并能进行活检，收集胰液行细胞学、生化和酶学检查。造影可显示主胰管不规则狭窄、管壁僵硬、中断、移位、其末端呈鼠尾状截断。胆管、胰管均有扩张呈"双管状"表现。

经内镜逆行胆胰管成像（endoscopic retrograde cholangiopancreatography，ERCP）是将内镜插至十二指肠降段，找到十二指肠乳头以后，由内镜活检孔插入造影管至乳头开口部，注入造影剂，作胆胰管 X 线造影、胆汁细菌学和细胞学、胆道压力及乳头括约肌功能测定等检查，此外，可作乳头括约肌切开术、胆胰管碎石取石术、胆胰管内支架安置引流术、鼻胆管引流术及胆道蛔虫取出术等治疗。主要用于胆总管下端结石、胰管结石、胆道肿瘤、急性胆源性胰腺炎及胆道蛔虫症等疾病，与传统外科手术相比，具有创伤小、恢复快、费用低等优点，已成为胆胰疾病治疗的重要手段。

7. 超声内镜检查 不受腹壁和胃肠道气体的影响，具有定位准确和充分显示病变的优点。

8. 胃肠钡餐 X 线检查 可显示胰腺癌压迫引起胃和十二指肠形态改变的间接征象，胃十二指肠球部出现阴影缺损，降段有肿瘤压迫。

9. 细针穿刺细胞学检查 对难以确定诊断，但又高度怀疑的病例，可在 B 超或 CT 引导下采用细针穿刺胰腺肿块做细胞学检查。

（四）治疗

胰腺癌的治疗原则是早期手术治疗。手术切除是其有效的治疗方法。尚无远处转移的胰腺癌均应争取手术切除以延长生存时间和改善生存质量。

1. 根治性手术

（1）**胰十二指肠切除术**：是胰头癌的标准术式，切除范围包括肝总管以下胆管（包括胆囊）、胰头（包括钩突部）、远端胃、十二指肠和部分空肠上段，同时清除肝十二指肠韧带内、腹腔动脉旁、胰头周围以及肠系膜血管根部的淋巴结。切除后重建胰管、胆管和胃肠道通路。

（2）**保留幽门的胰十二指肠切除术**：适用于幽门上下淋巴结无转移，术中十二指肠切缘肿瘤细胞病理检查阴性者。

（3）**胰体尾切除术**：适用于胰体尾部癌。

2. 姑息性手术 适用于高龄、肿瘤不能切除、已有肝转移或合并明显心肺功能障碍不能耐受较大手术者。

（1）**解除胆道梗阻**：可行胆囊空肠吻合术或胆管空肠吻合术，也可行内镜下放置胆道支架以解除梗阻。

（2）**解除或预防十二指肠梗阻**：可行胃空肠吻合术。

（3）**解除晚期胰腺癌的顽固性疼痛**：术中双侧腹膜后内脏神经节周围注射 95% 酒精行化学性内脏神经切断术或腹腔神经节切除术，以减轻疼痛。

（4）**区域性介入治疗**：经肝总动脉、脾动脉及肠系膜上动脉等插管局部灌注化疗药物，同时作放射治疗，争取使原不能切除的胰腺癌获得再次手术切除的机会。

二、壶腹部癌

壶腹部癌（periampullary carcinoma）是指胆总管末端、壶腹部和十二指肠乳头附近的癌肿。其恶性程度明显低于胰头癌，手术切除率高于胰头癌，术后 5 年生存率可达 40%~60%。

（一）病理

壶腹部癌的组织类型以腺癌多见，其次为乳头状癌和黏液癌。肿瘤生长阻塞胆管开口，引起黄疸。十二指肠乳头癌可致十二指肠梗阻和上消化道出血。壶腹部癌的转移方式以淋巴转移为主，出现比胰头癌晚，远处转移多转移到肝脏。

（二）临床表现与诊断

1. 临床表现 壶腹部癌与胰头癌的临床表现很相似。常见的临床症状为黄疸、消瘦和腹痛。

（1）**黄疸**：是壶腹部癌最主要症状。黄疸出现早，黄疸深浅呈波动性是本病的特点，主要由于肿瘤组织坏死、脱落，可使胆道暂时再通。随着肿瘤生长，黄疸呈进行性加深，可出现皮肤瘙痒，大便呈陶土色。

（2）**腹痛**：胰胆管梗阻，内压升高，可引起患者上腹饱胀不适、腹痛；合并急性胰腺炎，出现持续疼痛，当并发胆道感染时，可出现腹痛、畏寒、发热、黄疸加深。

（3）**其他**：可有消化道出血、消瘦、乏力等症状。

2. **实验室检查**

（1）**血清生化检查**：黄疸患者，血清总胆红素和结合胆红素升高，血清碱性磷酸酶（ALP）、谷氨酰转肽酶（γ-GT）升高可出现于血清总胆红素升高之前。

（2）**肿瘤标志物检查**：CEA、CA19-9可升高，但缺乏特异性。CA19-9可作为随访观察项目。

3. **影像学检查**　同胰腺癌检查，经内镜逆行胆胰管成像（ERCP）是确诊壶腹部癌的主要手段，内镜可直接观察乳头病变，并可行组织活检。MRCP为无创伤性胆道及胰管影像检查方法。

（三）治疗

壶腹部癌的根治性术式为胰十二指肠切除。对难以耐受胰十二指肠切除的高危患者、病变仅局限于十二指肠乳头者可行乳头局部切除术。肿瘤不能切除者，可行胆肠吻合术以解除胆道梗阻。

（寇桂香）

思考题

1. 如何早期诊断急性重症胰腺炎？
2. 简述急性胰腺炎的非手术治疗方法。

ER 36-3

练习题

第三十七章 | 急腹症的诊断与鉴别诊断

教学课件

思维导图

学习目标

1. 掌握：急腹症的鉴别手段和处置原则。
2. 熟悉：急腹症的常见原因。
3. 了解：急腹症手术探查的指针和方法。
4. 具备对急腹症患者进行初步诊断并制订下一步治疗策略的能力。
5. 能够与患者及家属良好沟通，提供健康教育，帮助患者树立康复信心。

案例导入

患者男性，35 岁。6 小时前上腹部突然发生刀割样剧痛，并迅速波及全腹部，在当地诊所就诊，给颠茄合剂口服，腹痛不缓解。急诊入院。既往有溃疡病史 10 年，近 3 年来反复发生剑突下饥饿性疼痛，伴反酸嗳气。体检：体温 38℃，脉搏 90 次/min，呼吸 20 次/min，血压 85/60mmHg。面色苍白，神志清楚，表情痛苦，平卧不愿翻动体位。头颈、心、肺未见异常，腹平坦，腹式呼吸弱，全腹压痛、反跳痛、肌紧张，以右下腹为甚，肝脾未及，肝浊音界缩小，肠鸣音消失。实验室检查：血 WBC $15.6×10^9$/L，其余正常。

请思考：
1. 该患者最可能的诊断是什么？有何诊断依据？
2. 为进一步明确诊断应做哪些辅助检查？

第一节 急腹症的分类和特点

急腹症（acute abdomen）是一组起病急、变化多、进展快、病情重，需要紧急处理的腹部病症。急腹症的诊断、鉴别诊断以及处理时机和方法的正确把握十分重要，一旦延误诊断，处理失当，常危及生命。

一、按神经支配、传导途径不同分类

1. **内脏性腹痛**（true visceral pain） 由内脏的传入神经末梢受到消化道平滑肌痉挛、强烈收缩、突然扩张、化学物刺激所引起，其特点是：①疼痛范围广泛而弥散，在腹中线附近、深在的腹部弥散性隐痛，定位不准确；②痛阈较高，对针刺、切割、烧灼等不敏感，对内脏的炎症、牵拉、突然膨胀、剧烈收缩，尤其对缺血的疼痛十分灵敏；③疼痛性质和程度与脏器结构有关；④疼痛部位与脏器胚胎起源有关；⑤常伴有迷走神经兴奋如恶心、呕吐等消化道症状。体格检查的特点是压痛。

2. **躯体性腹痛**（somatic pain） 躯体性腹痛又称体干性腹痛、体位痛，由腹部（壁腹膜）脊神经受刺激引起，其特点是：①定位明确；②疼痛常伴有腹膜刺激征；③痛阈较低，痛觉敏感；④迷走神经

兴奋缺如或少见。体格检查的主要特点是肌紧张、反跳痛。

3.感应性腹痛（referred pain） 感应性腹痛又称牵涉痛、放射痛。牵涉痛是由于病变器官与牵涉痛部位（皮肤）具有同-脊髓节段的神经纤维分布。如胆囊急性病变牵涉到同侧肩胛区痛，胸腔内病变牵涉到上腹部痛，输尿管痉挛牵涉到同侧下腹和会阴部痛等。

二、按引起急性腹痛的常见病因分类

有炎症性腹痛、脏器穿孔性腹痛、梗阻性腹痛、出血性腹痛、缺血性腹痛、损伤性腹痛及功能紊乱性或其他疾病所致腹痛等（表37-1）。

表 37-1 各类急腹症的特点及常见原因

分类	临床基本特点	常见疾病
炎症性腹痛	腹痛+发热+压痛或腹肌紧张	急性阑尾炎、急性胆囊炎、急性胰腺炎、急性坏死性肠炎、急性盆腔炎、急性子宫内膜炎、急性附件炎、急性盆腔腹膜炎
脏器穿孔性腹痛	突发的持续性腹痛+腹膜刺激征+气腹	胃、十二指肠溃疡穿孔，伤寒肠穿孔
梗阻性腹痛	阵发性腹痛+呕吐+腹胀+排泄障碍	肠梗阻，肠套叠，小肠扭转，乙状结肠扭转，嵌顿性腹股沟疝，肝内、外胆管结石，胆道蛔虫病，肾、输尿管结石
出血性腹痛	腹痛+隐性出血或显性出血+失血性休克	异位妊娠破裂、腹主动脉瘤破裂、胆道出血、肝癌的自发性破裂出血
缺血性腹痛	持续腹痛+随缺血坏死而出现的腹膜刺激征	肠系膜血管缺血性疾病、卵巢囊肿蒂扭转、卵巢破裂
损伤性腹痛	外伤+腹痛+腹膜炎	胃、肠等空腔性脏器破裂，肝、脾等实质性脏器破裂
功能紊乱性或其他疾病所致腹痛	腹痛无明确定位+精神因素+全身性疾病史	肠易激综合征、结肠肝（脾）曲综合征、胆道运行功能障碍、慢性铅中毒、腹型癫痫、急性溶血、糖尿病酮症酸中毒以及腹型紫癜等

三、按学科分类

分为外科急性腹痛、内科急性腹痛及妇科及其他科急性腹痛，不同专科的急性腹痛有各自不同特点。一般内科急性腹痛的部位多不固定，喜按，无腹膜刺激征，可伴发热、呕吐、腹泻等症状。外科急性腹痛的部位和疼痛的性质多明确，腹痛多为最先出现或最主要症状，以病灶区为著，压痛明显而拒按的部位，多为病灶之所在，可伴发热，但发热多出现在腹痛之后，部分需手术治疗。妇科或其他科的急性腹痛则有其自身专科疾病的特点。

第二节 急腹症的临床诊断与分析

一、病史

（一）现病史

1.腹痛 腹痛依据接受痛觉的神经分为内脏神经痛、躯体神经痛和牵涉痛。内脏神经主要感受胃肠道膨胀等机械和化学刺激，通常腹痛定位模糊，范围大，不准确。依据胚胎来源，前肠来源器官引起的疼痛位置通常在上腹部。中肠来源的器官在脐周。后肠来源的器官在下腹部。躯体神经属于体神经，主要感受壁层和脏腹膜的刺激，定位清楚、腹痛点聚焦准确。牵涉痛也称放射痛，是腹痛时牵涉到远隔部位的疼痛，如肩部，这是因为两者的痛觉传入同一神经根。

（1）**诱因**：急腹症发病常有诱因，如急性胆囊炎、胆石症发病常在进油腻食物后。急性胰腺炎多有过量饮酒或暴食史。胃或十二指肠溃疡穿孔常在饱餐后。肠扭转常有剧烈运动史。

（2）**部位**：腹痛起始和最严重的部位通常即是病变部位（表37-2）。如急性胃或十二指肠溃疡穿孔，腹痛起始于溃疡穿孔部位，很快腹痛可蔓延到全腹，但是穿孔处仍是腹痛最显著部位。

表37-2　急腹症腹痛部位与常见疾病关系

部位	腹内病变	腹外病变
右上腹	肝脏：肝脓肿破裂、肝癌破裂等 胆囊与胆管：胆道蛔虫、急性胆囊炎和胆管炎、胆石绞痛、胆囊扭转 结肠肝曲：结肠癌梗阻	右膈胸膜炎、右肋间神经痛、急性心肌梗死、急性右心衰
左上腹	脾：脾梗死、脾破裂、脾扭转 结肠脾曲：结肠癌梗阻，结肠脾曲缺血	左膈胸膜炎、左肋间神经痛
右下腹	阑尾：急性阑尾炎 回肠：末端回肠炎、回肠憩室炎、克罗恩病 卵巢、输卵管：右侧卵巢囊肿扭转、右侧卵巢破裂、右侧输卵管炎 肾脏、输尿管：右侧肾结石、输尿管结石、右侧肾盂肾炎	脊柱病变（脊髓痨、椎间盘突出、胸腰椎压缩性骨折等）、右侧骶髂关节积脓、带状疱疹等
左下腹	结肠：急性乙状结肠憩室炎、左侧嵌顿性腹股沟疝或股疝、溃疡性结肠炎 卵巢、输卵管：左侧卵巢囊肿扭转、左侧卵巢破裂、左侧输卵管炎 肾脏、输尿管：左侧肾结石、左输尿管结石、左侧肾盂肾炎	左侧骶髂关节积脓等
上中腹	胃十二指肠：急性胃肠炎、急性胃扩张、急性胃扭转、消化性溃疡急性穿孔、胃癌急性穿孔 胰腺：急性胰腺炎、胰腺脓肿 小肠：急性出血坏死性小肠炎 肠系膜：肠系膜动脉急性梗阻肠系膜静脉血栓形成、急性肠系膜淋巴结炎 腹主动脉和门静脉：腹主动脉瘤、夹层动脉瘤、急性门静脉或肝静脉血栓形成	急性心肌梗死、急性心包炎
下腹部	急性盆腔炎、异位妊娠破裂、妊娠子宫扭转、痛经	
弥漫或部位不定	腹膜：急性原发性或继发性腹膜炎 肠：急性肠穿孔、急性机械性肠梗阻、肠缺血性病变 大网膜：大网膜扭转	铅或铊中毒、尿毒症、急性血卟啉病、糖尿病酮症酸中毒、腹型过敏性紫癜、腹型癫痫、神经性腹痛等

转移性腹痛：是急性阑尾炎的典型腹痛类型。阑尾在炎症未波及浆膜层（内脏神经）时，先表现为脐周或上腹痛，随着病情发展，炎症波及浆膜层（躯体神经）后，疼痛定位于右下腹。有时急性十二指肠溃疡穿孔，肠内容物沿着右结肠旁沟下行也可引起类似腹痛，需要鉴别。

牵涉痛或放射痛：急性胆囊炎、胆石症患者诉有上腹或剑突下痛时，可有右肩或右腰背部的放射痛。急性胰腺炎或十二指肠后壁穿孔多伴有右侧腰背部疼痛。肾或输尿管上段结石腹痛可放射到同侧下腹或腹股沟。输尿管下段结石可伴有会阴部放射痛。

腹腔以外的某些病变，如右侧肺炎、胸膜炎等可刺激肋间神经和腰神经分支（胸6~腰1）引起右上或右下腹痛，易被误诊为急性胆囊炎或者急性阑尾炎。

（3）**腹痛发生的缓急**：空腔脏器穿孔性疾病起病急，如胃或十二指肠溃疡一旦穿孔，立即引起剧烈腹痛。炎症性疾病起病缓，腹痛也随着炎症逐渐加重。如急性胆囊炎、急性阑尾炎。

（4）**性质**：持续性钝痛或隐痛多为炎症或出血引起。如胰腺炎、肝破裂等。空腔脏器梗阻引起的疼痛初起呈阵发性，疼痛由于肠管痉挛所致，表现为绞痛。间隙期无腹痛。如小肠梗阻、输尿管结石等。持续性疼痛伴阵发性加剧则为炎症与梗阻并存。肠系膜血管栓塞患者多见于高龄患者，通常腹痛和体征不显著,临床症状与严重的全身状况(如休克症状)不匹配,需要警惕。

(5)程度:炎症初期的腹痛多不剧烈,可表现为隐痛,定位通常不确切。随着炎症发展,疼痛加重,定位也逐渐清晰。空腔脏器穿孔引起的腹痛起病急,一开始即表现为剧烈绞痛。实质性脏器破裂出血对腹膜的刺激不如空腔脏器穿孔的化学刺激强,故腹痛和腹部体征也较弱。

2. 消化道症状

(1)**厌食**:小儿急性阑尾炎患者常先有厌食,其后才有腹痛发作。

(2)**恶心、呕吐**:腹痛发生后常伴有恶心和呕吐。病变位置高一般发生呕吐早且频繁,如急性胃肠炎、幽门或高位小肠梗阻等。病变位置低则恶心、呕吐出现时间迟或无呕吐。呕吐物的色泽,量和气味可以帮助判断病变部位。呕吐宿食且不含胆汁见于幽门梗阻。呕吐物含胆汁表明病变位于胆总管开口以远。呕吐物呈咖啡色提示伴有消化道出血。呕吐物如粪水状,味臭通常为低位小肠梗阻所致。

(3)**排便**:胃肠道炎症患者多伴有排便次数增多。消化道梗阻患者可表现为便秘。消化道肿瘤患者可伴有血便。上消化道出血粪便色泽深,呈柏油状黑色。下消化道出血色泽鲜,依据其距肛缘的距离和滞留肠道的时间可呈紫色、暗红或鲜红。

3. 其他伴随症状 腹腔器官炎症性病变通常伴有不同程度的发热。急性胆管炎患者可伴有高热、寒战和黄疸。消化道出血患者可见贫血貌。肝门部肿瘤、胰头癌等引起梗阻性黄疸的患者可伴皮肤瘙痒。有尿频、尿急、尿痛者应考虑泌尿系疾患。

(二)月经史

月经史有助于鉴别妇产科急腹症。育龄期妇女的末次月经时间有助于判断异位妊娠。卵巢滤泡或黄体破裂多发生在两次月经之间。

(三)既往史

既往有消化性溃疡病史者,突发上腹部疼痛,要考虑溃疡穿孔。有胆囊结石病史,出现腹痛、黄疸应怀疑胆石落入胆总管。既往有手术史者出现阵发性腹痛有助于粘连性肠梗阻的鉴别。

二、体格检查

(一)全身情况

患者的面容、精神状态、体位可有助于判断病情。腹腔出血患者通常面色苍白,呈贫血貌;腹膜炎患者面容痛苦,体位屈曲,不敢伸展;脱水患者眼眶凹陷,皮肤皱缩、弹性下降;胆道梗阻患者伴有巩膜和皮肤黄染,皮肤有抓痕。

(二)腹部检查

应该充分展露从乳头至腹股沟的整个区域。检查包括望、触、叩、听四个方面,按步骤进行。心、肺、血压等相关检查也不能忽略。

1. 望诊 望诊时应充分显露整个腹部,包括腹股沟区。应注意腹部形态、皮肤色泽与弹性、腹壁浅表静脉和其他异常表现。如肠梗阻时腹部膨隆,腹壁浅表静脉显现。消化性溃疡穿孔时,腹部凹陷,呈舟状腹。幽门梗阻伴严重脱水时腹壁皮肤皱缩,弹性差。肝硬化患者可见腹壁浅静脉显露,皮肤可见蜘蛛痣,这有助于鉴别上消化道出血病因。腹壁局部隆起伴肠型可见于肠扭转。腹股沟区或阴囊可见囊性肿块应考虑嵌顿疝。

2. 触诊 腹部触诊应取仰卧屈膝体位,以放松腹壁肌肉。必要时也可变更体位,如腰大肌试验。触诊时应从无腹痛或腹痛较轻的部位开始检查。腹腔有炎症时,触诊时有腹膜炎体征,包括压痛、肌紧张和反跳痛。腹膜炎体征的程度通常能反映病变的轻重。压痛最明显的部位通常就是病变部位,如急性阑尾炎起始阶段,患者主诉为脐周腹痛,但右下腹已有压痛。肌紧张反映腹腔炎症的程度。轻度肌紧张见于腹腔轻度炎症或出血。明显肌紧张显示腹腔内有较严重感染或化脓性炎症,如化脓性阑尾炎、化脓性胆囊炎等。高度肌紧张表现为"板状腹",见于空腔脏器穿孔性疾病,如胃十二指肠溃疡穿孔。腹腔出血时,腹部反跳痛明显,但肌紧张程度可能较轻。

值得注意的是老年患者、儿童、肥胖者、经产妇、体弱或休克患者腹部体征可比实际病情表现轻。

腹部触诊还应注意肝脾是否肿大及质地,腹腔是否有肿块以及肿块的形态、大小、质地,有无搏动等。如肝癌破裂出血常可扪及肝脏肿块。男性患者需要注意睾丸是否正常,有无睾丸扭转。

3. 叩诊　叩诊也应从无痛区或轻痛区开始。叩痛明显区域常是病变所在处。腹部叩诊应注意音质和界限,实质性器官或肿瘤叩诊为实音。鼓音显示该区域下为气体或肠袢。移动性浊音表明伴有腹腔积液或积血。消化道穿孔时肝浊音界可消失。

4. 听诊　腹部听诊多选脐部周围或右下腹开始,肠鸣音活跃表明肠蠕动增加,机械性肠梗阻初起时肠鸣音增加,音质高亢,常伴有气过水声。麻痹性肠梗阻、急性腹膜炎、低钾血症时肠鸣音减弱或消失。幽门梗阻或胃扩张时上腹部可闻振水声。

（三）直肠指检

急腹症患者均应行直肠指检,检查时需明确直肠内有无占位,直肠腔外有无压迫性肿块。注意区分肿物和粪块:肿物与肠壁相连,粪块可以活动。不要把女性宫颈误认为肿物。还应注意直肠壁、子宫直肠凹有无触痛。观察指套上粪便性质和色泽,有无染血和黏液。

三、辅助检查

（一）实验室检查

白细胞计数和分类提示有无炎症。红细胞、血红蛋白和血细胞比容连续测定有助于判断出血速度。尿液白细胞计数升高提示泌尿系炎症,出现红细胞显示泌尿系出血,可能源于肿瘤或结石损伤。尿胆红素阳性表明黄疸为梗阻性。血、尿和腹腔穿刺液淀粉酶明显升高有助于胰腺炎的诊断。腹腔穿刺液的涂片镜检见到革兰氏阴性杆菌常提示继发性腹膜炎,溶血性链球菌提示原发性腹膜炎,革兰氏阴性双球菌提示淋病奈瑟球菌感染。人绒毛膜促性腺激素（HCG）测定有助于判断异位妊娠。

（二）影像学检查

1. 超声　超声检查对于腹腔实质性器官损伤、破裂和占位的诊断以及结石类强回声病变诊断敏感,如胆囊、胆总管结石,患者必须空腹。输尿管、膀胱超声检查需要饮水充盈膀胱。由于气体影响,胃肠道一般不选择超声检查。超声检查可用于妇科盆腔器官检查,如子宫、卵巢。可协助对病变进行定位,判断形态和大小。超声可用于腹腔积液和积血的定位和定量,并可协助进行腹腔定位穿刺引流。

2. X线平片或透视　胸腹部X线平片或透视是最常用的诊断方法。它可协助了解横膈的高低,有无膈下游离气体,肠梗阻时腹部立位平片可以了解肠道气液平和肠袢分布。卧位片可以了解肠腔扩张程度,借以判断梗阻部位和程度。腹部X线平片也可发现阳性结石,胆囊结石多为阴性结石,泌尿系结石多为阳性结石。

3. 选择性动脉造影　对于不能明确出血部位的病变,可采用选择性动脉造影。它可以协助明确出血部位,并可用于栓塞出血血管。

4. CT、MRI　CT和MRI已成为急腹症常用的诊断方法,可以帮助了解病变的部位、性质、范围以及与周边脏器的关系,如急性胰腺炎时,可以显示胰腺的肿胀程度、胰腺导管有无扩张,胰管有无结石、胰腺周围有无渗出等。

（三）内镜检查

内镜检查是消化道病变常用的诊断和治疗方法。在消化道出血时,内镜检查可判断出血的部位、性质,也可以进行注射硬化剂、喷洒止血粉、上血管夹等止血处理。在急性胆管炎时它可以经十二指肠乳头放置经鼻胆管引流管或支架,进行胆管减压,避免急诊手术的风险,是急性胆管炎首选的治疗方法。

（四）诊断性腹腔穿刺

对于诊断不明者,可进行腹腔诊断性穿刺。穿刺点通常选在左侧或右侧的髂前上棘和脐连线中外 1/3 处。已婚女性患者也可以选择经阴道后穹穿刺。如穿刺抽出不凝血可以断定有腹腔内脏器出血。如穿得脓性渗液可以明确腹膜炎诊断。腹腔穿刺液的涂片镜检有助于鉴别原发性或继发性腹膜炎。对于已经明确诊断者或肠梗阻患者不宜采用腹腔穿刺。

四、常见急腹症的诊断与鉴别诊断要点

1. **胃十二指肠溃疡急性穿孔** "板状腹"和 X 线检查膈下游离气体是溃疡穿孔的典型表现。患者既往有溃疡病史,突发上腹部刀割样疼痛,迅速蔓延至全腹部,明显腹膜刺激症状,典型的"板状腹",肝浊音界消失、X 线检查膈下游离气体可以确诊。部分患者发病前无溃疡病史。

2. **急性胆囊炎** 进食油腻食物后发作右上腹绞痛,向右肩和右腰背部放射。体检时右上腹有压痛、反跳痛、肌紧张,Murphy 征阳性。胆石症所致腹痛多在午夜发病,不少患者被误诊为"胃病"。超声检查可见胆囊壁炎症、增厚、胆囊内结石有助于诊断。

3. **急性胆管炎** 上腹疼痛伴高热、寒战、黄疸是急性胆管炎的典型表现。急性胆管炎由于胆管的近端是肝血窦这一解剖特殊性,一旦感染,细菌很容易进入血液循环,导致休克和精神症状,宜尽早通过内镜进行经鼻胆管减压引流。如内镜插管失败需立即改行手术进行胆管减压引流。

4. **急性胰腺炎** 常见于饮酒或暴食后。腹痛多位于左上腹,疼痛剧烈,呈持续性,可向肩背部放射。腹痛时伴有恶心、呕吐。呕吐后腹痛不缓解。血清和尿淀粉酶明显升高。增强 CT 可见胰腺弥漫性肿胀,胰周积液。胰腺有坏死时可见皂泡征。

5. **急性阑尾炎** 转移性右下腹痛和右下腹固定压痛是急性阑尾炎的典型表现。疼痛始于脐周或上腹部,待炎症波及阑尾浆膜(脏腹膜),腹痛转移并固定于右下腹。阑尾炎病变加重达到化脓或坏疽时,可出现右下腹局限性腹膜炎体征。阑尾一旦穿孔,腹膜炎体征可扩大到全腹,但压痛仍以右下腹最重。

6. **小肠急性梗阻** 小肠梗阻时通常有腹痛、腹胀、呕吐和便秘四大典型症状,但视梗阻部位的不同有所变化。高位小肠梗阻症状以呕吐为主,腹胀可以不明显。反之,低位小肠梗阻时,腹胀明显,但呕吐出现较晚。小肠梗阻初期肠蠕动活跃,肠鸣音增强,可闻"气过水声"。梗阻后期出现肠坏死时,肠鸣音减弱或消失。X 线立卧位平片可见气液平,肠腔扩张。超声检查对肠套叠引起的小肠梗阻有诊断意义,对其他类型小肠梗阻无诊断价值。

7. **腹部钝性损伤** 随着交通的发达,腹部钝性损伤明显增加。腹部钝性损伤需鉴别有无合并腹腔其他脏器损伤:①实质性脏器破裂出血;②空腔脏器破裂穿孔;③血管损伤。有实质性脏器破裂出血或伴有血管损伤者应伴有心率加快,血压下降等血容量降低的相应临床表现。合并空腔脏器破裂穿孔者应伴有腹膜刺激症状和体征。单纯的腹壁挫伤和轻度实质性脏器损伤,全身情况稳定者可以先行非手术治疗,加强观察。合并严重实质性或空腔脏器损伤者都应进行手术探查。

8. **妇产科疾病所致急性腹痛** ①急性盆腔炎:多见于年轻人,常由淋病奈瑟球菌感染所致。表现为下腹部疼痛伴发热,腹部有压痛和反跳痛,一般压痛点比阑尾点偏内、偏下。阴道分泌物增多,直肠指检有宫颈提痛,阴道后穹触痛,穿刺可抽得脓液,涂片镜检可见白细胞内有革兰氏阴性双球菌可确诊。②卵巢肿瘤蒂扭转:其中最常见为卵巢囊肿扭转。患者有卵巢囊肿史。疼痛突然发作。出现腹膜炎体征提示有扭转肿瘤缺血、坏死。③异位妊娠:最常见为输卵管妊娠破裂。有停经史,突发下腹疼痛,伴腹膜炎体征,应警惕异位妊娠。有出血征象,如心率快,血压下降,提示内出血。

腹部压痛和肌紧张可不明显,但有明显反跳痛。阴道不规则流血,宫颈呈蓝色,阴道后穹抽得不凝血可确诊。实验室检查 HCG 阳性及盆腔超声也可协助确诊。

第三节　急腹症的处理

首先应尽可能查明病因,针对病因进行治疗。如果暂时不需手术,应在严格把握手术指征前提下密切观察,并及时根据病情变化随时调整治疗方案。

一、非手术治疗

1. 适应证　①暂难确定诊断需继续观察。②一般状态极差,不能耐受手术探查及手术治疗。③诊断明确,病理损害较轻,炎症较局限,全身状况较好,临床症状不明显。

2. 方法　①饮食:大多应禁食,并进行有效的胃肠减压。②体位:一般取半卧位。伴有休克者采取头和躯干抬高约 20°~30°、下肢抬高约 15°~20° 的体位,以增加回心血量。③补液输血:有休克或休克趋向者,应纠正水、电解质与酸碱平衡失调,补充血容量,必要时输血。④营养支持:对短时期内不能恢复经口进食的患者,应早期给予胃肠外营养。⑤抗生素应用:伴感染者应用有效抗生素控制感染。⑥对症处理:对一般腹痛者可酌情选用解痉镇痛类药物,腹部有明显压痛及肌紧张者要慎重,以免掩盖其病情。不能排除肠坏死或肠穿孔时,禁用泻药和灌肠。高热时采用物理降温或解热镇痛剂;急性胰腺炎患者可应用抑制胰腺分泌药物;对肠梗阻患者采取安全通便措施。

二、手术治疗

1. 手术指征　①弥漫性腹膜炎而病因不明;②腹膜刺激征经观察无好转,反而恶化或加重者;③腹部症状和体征局限,但非手术治疗后范围不断扩大和加重;④腹腔穿刺抽出不凝固血液,伴失血性休克或休克再度出现;⑤疑有空腔脏器穿孔无局限趋势;⑥腹膜刺激征不典型,观察中腹痛、腹胀加重体温和白细胞计数上升、全身反应严重;⑦疑有脏器绞窄者;⑧腹内病变明确,伴有感染性休克,尤其难以纠正或逐渐加重。

2. 方法　①病灶切除:如阑尾切除、坏死肠段切除等;②修补病变:如胃肠穿孔修补缝合术;③减压造瘘:如胆囊造瘘、肠造瘘等;④腹腔引流:吸尽腹腔积液,去除异物,放置引流物。术中腹部探查时应遵循全面、有序、仔细的原则。

(沈曙红)

思考题

1. 简述常见急腹症原因和特点。
2. 简述急腹症的非手术处理方法。

ER 37-3

练习题

第三十八章 | 周围血管和淋巴管疾病

教学课件

思维导图

学习目标

1. 掌握:原发性下肢静脉曲张的临床表现、诊断和治疗。

2. 熟悉:下肢动脉硬化闭塞症和血栓闭塞性脉管炎的临床表现、诊断和治疗。

3. 了解:急性深静脉血栓形成的诊断和治疗原则;雷诺综合征的临床表现和治疗原则;下肢淋巴水肿诊断要点和治疗原则。

4. 具备运用常用检测方法对周围血管疾病作出初步诊断的能力,具备处理下肢静脉曲张、动脉硬化闭塞症、血栓闭塞性脉管炎等外科常见病的知识和能力。

5. 能够给予患者健康保健指导,提高生活质量。

案例导入

患者男性,69岁。4年前行走后右下肢出现酸胀,疼痛,休息后缓解,无下肢感觉障碍,未予重视,未到医院治疗。4年来自觉症状加重,伴行走距离缩短,右下肢皮温偏低。近半年症状加重明显,难以行走,休息后无明显缓解。既往史:吸烟30余年,每天1包;高血压病史12年,最高达165/95mmHg,血压控制较好。

问题:

1. 该患者应考虑何诊断?为明确诊断,尚需做什么检查?

2. 如何与其他下肢动脉缺血性疾病鉴别?

第一节 概 述

周围血管和淋巴疾病种类繁多,但其主要的病理改变是狭窄、闭塞、扩张、破裂以及静脉瓣膜关闭不全等。临床表现各有异同,常见的症状体征如下。

一、疼痛

疼痛是常见的症状,通常分为间歇性和持续性两类。

1. **间歇性疼痛** 与下列3种因素有关:

(1)**肢体活动**:在慢性动脉阻塞或静脉功能不全时,步行时可以出现疼痛,患者被迫止步,休息后疼痛缓解,称"间歇性跛行"。疼痛可表现为沉重、乏力、胀痛、钝痛、痉挛痛或锐痛。从开始行走到出现疼痛的时间,称为跛行时间,其行程称为跛行距离。在行走速度恒定的情况下,跛行时间和距离愈短,提示血管阻塞的程度愈严重。

(2)**肢体体位**:动脉阻塞性疾病时,疼痛因患肢抬高后供血减少而加重,因患肢下垂后血供增加而缓解。相反,静脉病变时,疼痛因患肢抬高后静脉回流改善而减轻,因患肢下垂后淤血而诱发或加重。

（3）**温度变化**：动脉阻塞性疾病时，热环境能舒张血管并促进组织代谢，如果需要量超过了所能供应的血液量，则疼痛加剧。血管痉挛性疾病，在热环境下疼痛减轻，寒冷刺激则使之加重；血管扩张性疾病则在热环境下症状加重。

2. **持续性疼痛** 严重的血管病变，在静息状态下仍有持续疼痛，又称为静息痛。

（1）**动脉性静息痛**：动脉闭塞时，可因组织缺血及缺血性神经炎引起持续性疼痛。急性病变，如动脉栓塞可引起突发而严重的持续性疼痛。由慢性动脉阻塞引起者，症状常于夜间加重，影响睡眠，患者常取抱膝端坐体位来减轻症状。

（2）**静脉性静息痛**：急性主干静脉阻塞时，肢体远侧因严重淤血而有持续性胀痛。伴有静脉回流障碍的其他表现，如肢体肿胀及静脉曲张等，抬高患肢可有一定程度减轻。

（3）**炎症及缺血坏死性静息痛**：动、静脉或淋巴管的急性炎症，局部表现为持续性疼痛。由动脉阻塞造成组织缺血坏死，或静脉性溃疡周围炎，可激惹邻近的感觉神经引起持续性疼痛；由缺血性神经炎引起的疼痛，为持续性，并伴有间歇性剧痛及感觉异常。

二、肿胀

静脉或淋巴回流障碍时，组织液积聚于组织间隙致肢体肿胀。

1. **静脉性肿胀** 下肢深静脉回流障碍或有逆流病变时出现，肿胀呈凹陷性，以足、踝部最明显，伴浅静脉曲张、色素沉着或足靴区溃疡等表现。动静脉瘘造成局限性静脉性肿胀，程度较轻，局部温度升高，伴有震颤及血管杂音等症状。

2. **淋巴性肿胀** 淋巴管阻塞时，肿胀一般硬实，多起自足趾，伴皮肤粗糙增厚，后期形成典型的象皮肿。

三、感觉异常

感觉异常主要有肢体沉重，浅感觉异常或感觉丧失等表现。

1. **沉重** 行走不久，肢体出现沉重、疲倦，休息后可消失，提示早期动脉供血不足。静脉病变时，常于久站、久走后出现倦怠，平卧或抬高患肢后消失。

2. **异样感觉** 动脉缺血影响神经干时，可有麻木、麻痹、针刺或蚁行等异样感觉。小动脉栓塞时，麻木成为主要症状。慢性静脉功能不全而肿胀时间较久者，皮肤感觉往往减退。

3. **感觉丧失** 严重的动脉缺血病变，可出现缺血肢体远侧浅感觉减退或丧失；深感觉随病情进展而丧失，常伴有足（腕）下垂及不能主动活动。

四、皮肤温度改变

动脉阻塞性病变时血流量减少，皮温降低；静脉阻塞性病变时血液淤积，皮温高于正常；动静脉瘘时，局部血流量增多，皮温升高。皮肤温度的改变除患者能自我察觉外，可作皮肤测温检查。在恒温环境下，比较肢体两侧对称部位或同一肢体的不同部位，可查出皮温的差别或皮温改变的平面，如相差 2℃ 以上有临床意义。

五、色泽改变

皮肤色泽能反映肢体的循环状况。

1. **正常和异常色泽** 正常皮肤温暖，呈淡红色。动脉供血不足时皮色呈苍白色或发绀，伴有皮温降低。皮色暗红，伴有皮温轻度升高，是静脉淤血的征象。

2. **指压性色泽改变** 如以手指重压皮肤数秒钟后骤然放开，正常者皮肤受压时呈苍白色，放开后 1~2 秒即恢复。有动脉血流减少或静脉回流障碍疾病时，恢复时间延长。在发绀区，若指压后不出现暂时的苍白色,提示局部组织已发生不可逆性坏死。

3. 运动性色泽改变 静息时正常,而在运动后肢端皮肤呈苍白者,提示动脉供血不足。

4. 体位性色泽改变 Buerger试验是指抬高下肢70°~80°,或上肢高举过头持续60秒,正常者趾(指)、跖(掌)皮肤保持淡红色或稍微发白,如呈苍白或蜡白色,提示动脉供血不足;再将下肢下垂于床沿或上肢下垂于身旁,正常人皮肤色泽可在10秒内恢复,如恢复时间超过45秒,且色泽不均匀者,进一步提示动脉供血障碍。肢体持续下垂,正常人至多仅有轻度潮红,凡出现明显潮红或发绀者,提示为静脉逆流或回流障碍性疾病。

六、形态改变

动脉和静脉都可以出现扩张或狭窄性形态改变,并引起临床症状。

1. 动脉形态改变 ①动脉搏动减弱或消失,见于管腔狭窄或闭塞性改变。②杂音,动脉管腔狭窄或局限性扩张,或在动静脉之间存在异常交通,可在体表位置听到杂音,触到震颤。③形态和质地,正常动脉富于弹性,当动脉有粥样硬化或炎症病变后,拍触动脉时,可出现呈屈曲状、增硬和结节等变化。

2. 静脉形态改变 主要表现为静脉曲张。肢体出现浅静脉曲张时,往往是静脉瓣膜破坏或回流障碍。如果曲张的原因为动静脉瘘,常常伴有皮肤温度升高,伴有杂音及震颤。曲张静脉感染后,可在局部出现硬结并与皮肤粘连。

七、肿块

由血管病变引起的肿块,可以分为搏动性和无搏动性两类。

1. 搏动性肿块 单个、边界清楚、表面光滑的膨胀性搏动性肿块,提示动脉瘤或假性动脉瘤,可伴有震颤和血管杂音。肿块边界不甚清楚,或范围较大,可能为蔓状血管瘤。与动脉走向一致,范围较大的管状搏动性肿块,多由动脉扩张所致,最常见于颈动脉。

2. 无搏动性肿块 静脉性肿块具有质地柔软,受压可缩小的特点。浅表静脉的局限性扩张,透过皮肤可见蓝色肿块,常见于颈外静脉、肢体浅静脉及浅表的海绵状血管瘤。深部海绵状血管瘤及颈内静脉扩张,肿块部位深在,边界不清。淋巴管瘤呈囊性、色白透亮。

八、营养性改变

1. 皮肤营养障碍性改变 由动脉缺血引起的营养障碍性变化表现为皮肤松弛,汗毛脱落,趾(指)甲生长缓慢、变形发脆。慢性动脉缺血可引起肌萎缩。静脉淤血性改变表现为皮肤薄、色素沉着,伴有皮炎、湿疹,好发于小腿足靴区。淋巴回流障碍时,因皮肤、皮下组织纤维化,汗腺、皮脂腺破坏,皮肤出现干燥、粗糙,有疣状增生物。

2. 溃疡或坏疽 动脉性溃疡好发于肢体远端、趾(指)端或足跟。溃疡边缘常呈锯齿状,底部为不易出血的灰白色肉芽组织,有剧烈疼痛。静脉性溃疡好发于足靴区,尤以内侧多见;初期为类圆形浅溃疡,以后可为不规则较大溃疡,底部为易出血的湿润肉芽组织,其周有皮炎、水肿和色素沉着等,愈合缓慢且易复发。坏疽性病灶提示动脉供血已不能满足静息时组织代谢的需要,初为干性坏疽,继发感染后转为湿性坏疽。

3. 肢体增长变粗 在先天性动静脉瘘的患者,肢体出现增长、软组织肥厚的改变,并伴有骨骼增长肥大。

第二节 下肢动脉硬化性闭塞症

动脉硬化性闭塞症是全身性疾患,发生在大、中动脉。男性多见,发病年龄多在45岁以上,发生率有增高趋势。

一、病因病理

高脂血症、高血压、吸烟、糖尿病、肥胖等是高危因素。发病机制主要有以下几种学说：①内膜损伤及平滑肌细胞增殖，细胞生长因子释放，导致内膜增厚及细胞外基质和脂质积聚。②动脉壁脂代谢紊乱，脂质浸润并在动脉壁积聚；③血流冲击在动脉分叉部位造成的剪切力，或某些特殊的解剖部位（如股动脉的内收肌管裂口处），可对动脉壁造成慢性机械性损伤。病理表现为内膜出现粥样硬化斑块，中膜变性或钙化，腔内有继发血栓形成，最终使管腔狭窄，甚至完全闭塞。血栓或斑块脱落，可造成远侧动脉栓塞。

二、临床表现

早期症状为患肢冷感、苍白，进而出现间歇性跛行。早期慢性缺血引起皮肤及其附件的营养性改变、感觉异常及肌萎缩。患肢的股、腘、胫后及足背动脉搏动减弱或不能扪及。后期，患肢皮温明显降低、色泽苍白或发绀，出现静息痛，肢体远端缺血性坏疽或溃疡。

三、检查

（一）一般检查

四肢和颈部动脉触诊及听诊，记录间歇性跛行时间与距离，对比测定双侧肢体对应部位皮温差异，肢体抬高试验（Buerger 试验）。

（二）特殊检查

1. **超声多普勒**　应用多普勒听诊器，根据动脉音的强弱判断血流强弱。计算踝/肱指数（ABI，踝部动脉压与同侧肱动脉压比值），正常值 0.9~1.3，<0.9 提示动脉缺血，<0.4 提示严重缺血。此检查还可显示管壁厚度，狭窄程度、有无附壁血栓及测定流速。

2. **X 线平片与动脉造影平片**　可见病变段动脉有不规则钙化影，而 DSA、MRA 与 CTA 等，能显示动脉狭窄或闭塞的部位、范围、侧支及阻塞远侧动脉主干的情况，以确定诊断指导治疗。

四、治疗

治疗主要目的为降低血脂，稳定动脉斑块，改善高凝状态，扩张血管与促进侧支循环，重建动脉通路。

（一）非手术治疗

目前主要包括控制体重、禁烟，适量锻炼，应用抗血小板聚集（如阿司匹林、氯吡格雷等）及扩张血管药物（如西洛他唑、贝前列素等）。高压氧舱治疗可提高血氧量和肢体的血氧弥散，改善组织缺氧状况。

（二）手术治疗

1. **经皮腔内血管成形术**　可经皮穿刺插入球囊导管至动脉狭窄段，以适当压力使球囊膨胀，扩大病变管腔，恢复血流。结合支架的应用，可以提高远期通畅率。

2. **内膜剥脱术**　剥除病变段动脉增厚的内膜、粥样斑块及继发血栓，主要适用于短段的主-髂动脉闭塞病变者。

3. **旁路转流术**　采用自体静脉或人工血管，于闭塞段近、远端之间作搭桥转流。

4. **腰交感神经节切除术**　先施行腰交感神经阻滞试验，如阻滞后皮肤温度升高超过 1~2℃者，提示痉挛因素超过闭塞因素，可考虑施行同侧 2、3、4 腰交感神经节和神经链切除术，解除血管痉挛和促进侧支循环形成。

5. 大网膜移植术 动脉广泛性闭塞,不适宜作旁路转流术时,可试用带血管蒂大网膜,或整片取下大网膜后裁剪延长,将胃网膜右动、静脉分别与股动脉和大隐静脉作吻合,经皮下隧道拉至小腿与深筋膜固定,借建立侧支循环为缺血组织提供血运。

(三)创面处理

干性坏疽创面,应予消毒包扎,预防继发感染。感染创面可作湿敷处理。组织坏死界限明确者,或严重感染引起毒血症的,需作截肢(趾、指)术。合理选用抗生素。

第三节　血栓闭塞性脉管炎

血栓闭塞性脉管炎(thromboangitis obliterans)又称为 Buerger 病,主要累及四肢中、小动静脉,以慢性进展性血管闭塞为特点。好发于男性青壮年。

一、病因

病因尚未完全明确。吸烟、寒冷、潮湿、营养不良和性激素异常是本病的主要发病因素,吸烟与发病的关系尤为密切。曾提出过血管神经调节功能障碍、血液高凝状态和肾上腺功能亢进等发病机制学说。在患者的血清中有抗核抗体存在,罹患动脉中发现免疫球蛋白(IgM、IgG、IgA)及 C3 复合物,提示免疫功能紊乱与本病的发生发展相关。

二、病理生理

病变常呈节段性,主要侵犯中、小动脉,伴行静脉亦多受累,病变血管之间可有比较正常的血管。病变动脉缩窄变硬,血管全层呈非化脓性炎症,血管壁的一般结构仍存在,管腔内血栓形成使血管闭塞。后期血栓机化,可使血管腔再通,但不能代偿正常的血流。静脉受累时的病理变化与动脉相似,尚有神经、肌肉、骨骼等组织的缺血性病理改变。

三、临床表现

绝大多数患者是青壮年男性,尤其有长期吸烟嗜好者。起病隐匿,初发时多为单侧下肢,常呈周期性发作,以后累及其他肢体。根据肢体缺血的程度,可分为 3 期。

1. 局部缺血期 局部缺血期为病变的初级阶段。主要表现为患肢麻木、发凉、怕冷、酸胀、易疲劳、沉重和轻度间歇性跛行。当患者行走 500~1 000m 路程后,小腿或足部肌肉出现胀痛;休息后疼痛立即缓解,间歇性跛行为本期典型征象。检查患肢皮温降低,皮色较苍白,足背动脉或/和胫后动脉搏动减弱。40% 患者伴有下肢游走性静脉炎,约 2 周逐渐消失。

2. 营养障碍期 患肢上述症状加重,间歇性跛行行走距离缩短,休息时间延长,疼痛转为持续性静息痛,以夜间更为明显。患肢皮温明显降低,皮色更加苍白,或出现紫斑、潮红、皮肤干燥,汗毛脱落,趾(指)甲增厚变形,小腿肌肉萎缩,足背动脉、胫后动脉搏动消失,腘动脉、股动脉搏动亦可减弱。

3. 组织坏死期 除上述症状继续加重外,静息痛更为严重,患者日夜屈膝抱足而坐,疼痛剧烈,经久不息。肢端组织缺血产生溃疡或坏疽,多为干性坏疽,继发感染后呈湿性坏疽,并可伴全身脓毒症表现。坏死组织脱落后,形成经久不愈的溃疡。

四、诊断

40 岁以下有吸烟史男性,肢体远端因缺血出现皮色苍白、皮温下降、感觉异常、乏力、营养障碍及局部溃疡、间歇性跛行及静息痛、远端动脉搏动减弱或消失,应考虑血栓闭塞性脉管炎。

为了确定动脉闭塞的部位、范围、程度及侧支循环形成状况,除一般检查外,还可行下列检查:

1. **肢体抬高试验（Buerger 试验）** 患者平卧，患肢抬高 70°~80°，3 分钟后，观察足部皮肤色泽变化；然后让患者坐起，下肢垂于床旁，观察肤色变化。若抬高后足趾和足底皮肤呈苍白或蜡黄色，下垂后足部皮肤为潮红或出现斑块状发绀，为阳性结果。

2. **其他检查**

（1）皮肤温度测定：患肢皮温较健侧低 2℃时，即表示血液供应不足。

（2）多普勒超声血管测定和血流测定：多普勒超声诊断仪可直接探查受累动脉，并显示病变动脉的形态、血管的直径和血液的流速等。

（3）CTA、MRA、DSA：可清楚显示动脉病变的部位、程度和范围以及侧支循环情况。一般在做血管重建性手术前才考虑。

五、鉴别诊断

1. **下肢动脉硬化闭塞症** 发病年龄较大，多数在 45 岁以上；常伴有冠状动脉粥样硬化、高血压、高脂血症或糖尿病；病变常位于大、中动脉，血管造影检查可显示动脉壁有钙化斑块，动脉狭窄、闭塞，伴扭曲、成角或虫蚀样改变。

2. **多发性大动脉炎** 多见于青年女性。活动期常有红细胞沉降率增速，免疫球蛋白升高；很少出现肢端坏死；动脉造影可见主动脉及其主要分支开口处不同程度的狭窄或阻塞。

3. **糖尿病足** 由糖尿病造成的肢体坏疽，多为湿性坏疽。有糖尿病史及其临床表现，且有尿糖阳性、血糖升高等实验室阳性结果。

4. **急性动脉栓塞** 突然起病，多有房颤病史，病情发展迅速，短期内远端肢体即可出现疼痛、麻木、运动障碍、苍白、动脉搏动减弱或消失等 "5P" 表现。

5. **雷诺综合征** 多见于各年龄段的女性，患肢远端动脉搏动正常，发生坏疽者少见。

六、治疗

血栓闭塞性脉管炎的治疗原则是促进侧支循环，重建血流，改进肢体血供，减轻或消除疼痛，促进溃疡愈合及防止感染，保存肢体，以恢复劳动力。重点是改善患肢的血液循环。

（一）非手术疗法

1. **一般疗法** 患肢适当保暖，但不宜热敷或热疗，以免组织需氧量增加而加重组织缺氧、坏死。鼓励患者适当活动及患肢作 Buerger 运动，以促进动脉血液循环和增加新陈代谢，并促进侧支循环建立，防止肌肉萎缩和恢复肢体生理功能。严禁吸烟，防止受冷、受潮和外伤，勿穿硬质鞋袜，以免影响足部血液循环。疼痛较重者可用镇痛药。应给予高蛋白质、低脂和富含维生素的补充饮食，禁食生冷、辛辣等刺激性食物；保证水分摄入，可改善循环，促进废物排泄，降低血液黏滞性，防止血栓形成。

知识链接

Buerger 运动

患者平卧，同时将双脚抬高 45°~60°，可架在棉被或倒置在椅背上，直到脚部皮肤发白、有刺痛感为止，持续 2~3 分钟。然后，患者坐于床沿或椅子，双腿自然下垂，脚跟踏于地面，踝部施行背屈、跖屈及左右摆动动作；其次，脚趾上翘并尽量伸开，再向下收拢，每一组动作持续 3 分钟，此时脚部应变为完全粉红色。如果此时肤色变蓝或疼痛时，应立刻平躺，高举脚部，直到感觉舒服为止。最后，患者恢复平卧姿势，双脚放平，并覆盖保暖，卧床休息 5 分钟后，抬高脚趾、脚跟运动 10 次。如此每日 3 次，每次操作 5~10 次。

2. **中医中药** 根据中医辨证和西医辨病相结合的方法,采用中药治疗。

3. **药物治疗** 应用血管扩张药物,可缓解血管痉挛和促进侧支循环。常用的血管扩张药有罂粟碱、烟酸、贝前列素那片等。低分子右旋糖酐能降低血液稠度和抗血小板集聚;去纤维蛋白治疗可降低纤维蛋白原和血液黏度;前列腺素 E1(PGE-1)可扩张血管、抗血小板和预防动脉粥样硬化,均有一定的治疗作用。

4. **物理疗法** 用超声波治疗仪,采用直接和间接接触法,对患肢进行治疗。肢体负压与正负压交替疗法,有改善血流和增加侧支循环形成的作用。

5. **高压氧疗法** 高压氧可提高血氧量,增加肢体的供氧量,对减轻疼痛和促进伤口愈合有一定疗效。

6. **创面处理** 加强创面换药,促进愈合,预防继发感染。已出现坏疽者,可予 70% 酒精消毒包扎,已有感染者选用抗生素溶液湿敷并酌情全身应用抗生素。

(二)手术疗法

目的是增加肢体血供和重建动脉血流管道,改善缺血引起的不良后果。根据病情可采取球囊扩张术、动脉旁路移植术、腰交感神经节切除术、动脉血栓内膜剥除术、大网膜移植术、肢体静脉动脉化和截肢术等方法。

第四节 雷诺综合征

雷诺综合征(Raynaud syndrome)是指由于寒冷刺激或情绪波动等引起小动脉阵发性痉挛,受累部位序贯出现苍白、发冷、青紫及疼痛、潮红后复原的典型症状。

一、病因病理

病因尚未完全明确,但与下列因素有关:寒冷刺激、情绪波动、精神紧张是主要诱发因素,其他诱发因素为感染、疲劳等。本病多见于女性,且病情常在月经期加重,因而亦可能与性腺功能有关。患者常呈交感神经功能亢奋状态,应用交感神经拮抗药可以缓解症状,因此本病与交感神经功能紊乱有关。患者家族中可有类似发病,提示与遗传因素相关。血清免疫检测多有阳性发现,提示与免疫功能异常有关。

早期病理改变为动脉痉挛造成远端组织暂时性缺血。后期出现动脉内膜增厚,弹性纤维断裂以及管腔狭窄和血流量减少。如有继发血栓形成致管腔闭塞时,出现营养障碍性改变,指(趾)端溃疡甚至坏死。

二、临床表现

多见于青壮年女性,初发年龄多见于 20 岁左右,很少超过 40 岁;好发于手指,常为双侧性,偶可累及趾、面颊及外耳。常于寒冷季节发病。上肢比下肢多见。典型的临床表现是肢端皮肤顺序出现苍白、青紫和潮红,常从指尖开始逐渐扩展至整个手指,甚至掌部,呈双手对称性出现。发作时感局部发凉、麻木、针刺感和感觉减退,但很少剧痛;热饮或饮酒以及暖和肢体后,常可缓解。

疾病早期发作的延续时间为数分钟至几十分钟,15~30 分钟恢复正常。随着病情进展,发作频繁,症状持续时间延长。伴指端营养性改变,指甲畸形脆弱、指垫萎缩、皮肤光薄、皱纹消失,但指尖溃疡很少见。发作间歇期,除手指皮温稍低外,无其他症状。桡动脉(或足背动脉)搏动正常。

三、诊断

根据发作时的典型症状即可作出诊断。手浸泡于冰水 20 秒后测定手指皮温,显示复温时间延长（正常约 15 分钟）。此外,尚应根据病史提供的相关疾病,进行相应的临床和实验室检查,以指导临床正确治疗。

四、治疗

疾病初期,症状轻而发作不频繁者,采用保暖措施,往往能达到治疗要求。应戒烟,避免寒冷刺激、情绪激动、长期应用麦角胺、β受体拮抗药和避孕药。

药物治疗方面,一般以交感神经阻滞药和直接扩张血管药物为主。继发于结缔组织疾病者,治疗以类固醇激素和免疫抑制剂为主。大多数患者经药物治疗后症状缓解或停止发展。长期内科治疗无效的患者,可以考虑手术治疗。交感神经末梢切除术,即将指动脉周围的交感神经纤维连同外膜一并去除一小段,近期效果较好。

第五节 原发性下肢静脉曲张

原发性下肢静脉曲张指仅涉及浅静脉,浅表静脉伸长、迂曲而呈屈曲状态,持久站立工作、体力活动强度高、久坐者多见。大多发生在大隐静脉,少数合并小隐静脉曲张或单独发生在小隐静脉。

一、解剖生理

下肢静脉分为深静脉与浅静脉两组。深静脉与同名动脉伴行于肌肉之间。浅静脉在筋膜浅面,分大隐静脉与小隐静脉。在深、浅静脉之间,以及大、小隐静脉之间,有静脉交通支相互沟通(图 38-1)。

在下肢深、浅静脉和交通支静脉内,都有瓣膜存在。静脉瓣膜呈单向开放,保持血流从远端向近端或由浅向深部流动。若瓣膜发生功能不全,则血液逆流而出现静脉曲张。

静脉壁由外膜、中膜和内膜构成。下肢远侧深静脉及小腿浅静脉分支的管壁较近侧薄,而静脉压力较近侧静脉高,因而易出现静脉曲

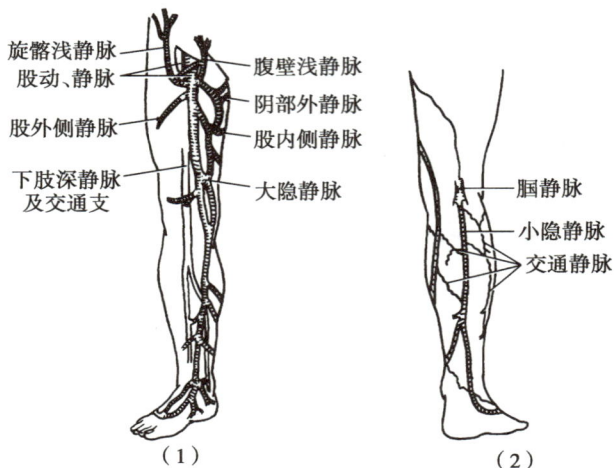

图 38-1 下肢浅静脉

张。当胶原纤维减少、断裂等静脉壁结构异常致强度下降时,也易致血管扩张。

二、病因

静脉壁薄弱、静脉瓣膜缺陷及浅静脉内压升高是引起浅静脉曲张的重要原因。静脉壁薄弱和静脉瓣膜缺陷,与遗传因素有关。长期站立、重体力劳动、妊娠、慢性咳嗽、习惯性便秘等后天因素,使瓣膜承受过大的压力,逐渐松弛,不能紧密关闭。循环血量经常超负荷,亦可造成压力升高,静脉扩张,而形成相对性瓣膜关闭不全。由于离心愈远的静脉承受的静脉压愈高,因此曲张静脉在小腿部远比大腿部明显。而且病情的远期进展比开始阶段迅速。

三、病理生理

因血流淤滞和毛细血管壁的通透性增高,血管内液体、蛋白质、红细胞和代谢产物渗出至皮下组织,引起纤维增生和色素沉着。局部组织缺氧、营养不良,使抵抗力降低,易并发皮炎、湿疹、溃疡和感染。上述病理改变,多发生在足靴区皮肤,一般在病变进入后期才出现。

四、临床表现

原发性下肢静脉曲张以大隐静脉曲张多见,单独的小隐静脉曲张较少见;以左下肢多见,但双侧下肢可先后发病。主要临床表现为下肢浅静脉扩张、迂曲、下肢沉重、乏力感。可出现踝部轻度肿胀和足靴区皮肤营养性变化:皮肤色素沉着、皮炎、湿疹、皮下脂质硬化和溃疡形成。

五、诊断

根据下肢静脉曲张的临床表现,诊断并不困难。必要时选用超声、容积扫描、下肢静脉压测定和静脉造影等辅助检查,以更准确地判断病变性质。

原发性下肢静脉曲张的诊断,必须排除下面几种疾病才能成立:

1. 原发性下肢深静脉瓣膜功能不全,症状相对严重,超声或下肢静脉造影,观察到深静脉瓣膜功能不全的特殊征象。

2. 下肢深静脉血栓形成后综合征,有深静脉血栓形成病史,浅静脉扩张伴有肢体明显肿胀。如鉴别诊断仍有困难,应做超声或下肢深静脉造影。

3. 动-静脉瘘,患肢皮肤温度增高,局部有时可扪及震颤或血管杂音,浅静脉压力明显上升,静脉血的含氧量增高。

原发性下肢静脉曲张的诊断,还常需进行以下检查和试验以明确浅静脉瓣膜功能、下肢深静脉回流情况和交通支瓣膜功能情况。

1. 下肢静脉功能检查

(1)**大隐静脉瓣膜功能及大隐静脉与深静脉之间交通支瓣膜功能试验**:患者仰卧抬高患肢使曲张静脉空虚,在大腿根部扎止血带阻止大隐静脉血液倒流。然后让患者站立,松解止血带后10秒内,大隐静脉立即自上而下充盈,提示大隐静脉瓣膜功能不全;若在松解止血带前30秒内大隐静脉已部分充盈曲张,松解止血带后,充盈曲张更为明显,说明大隐静脉瓣膜及其与深静脉间交通支瓣膜功能不全;若松解止血带前30秒内大隐静脉即有充盈曲张,而松解止血带后,曲张静脉充盈并未加重,说明大隐静脉与深静脉间交通支瓣膜功能不全,而大隐静脉瓣膜功能正常(图38-2)。

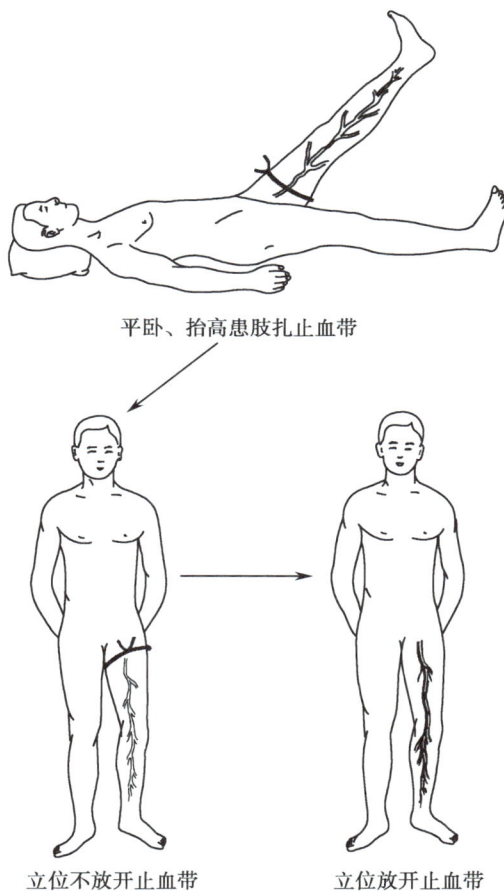

平卧、抬高患肢扎止血带

立位不放开止血带　　　　立位放开止血带

图38-2　下肢静脉瓣功能试验

(2)**小隐静脉瓣膜及小隐静脉与深静脉之间交通支瓣膜功能试验**:除止血带扎于腘窝外,试验方法与上述试验相同,结果及意义相似。

(3)**深静脉通畅试验**:站立时在患肢大腿根部扎止血带以阻断大隐静脉回流,然后嘱患者交替伸屈膝关节10~20次。若浅静脉曲张明显减轻或消失,提示深静脉通畅;若浅静脉曲张不减轻,甚至加重,提示深静脉阻塞(图38-3)。

(4)**交通静脉瓣膜功能试验**:患者仰卧抬高患肢使曲张静脉空虚,在大腿根部扎止血带阻止大隐静脉血液倒流。从足趾向上至腘窝缚扎第一根弹力绷带,再自止血带处向下缚扎第二根弹力绷带;让患者改站立位,一边向下松解第一根弹力绷带,一边向下缚扎第二根弹力绷带,如果在两根绷带的间隙内出现曲张静脉,即提示该处交通静脉瓣膜功能不全(图38-4)。

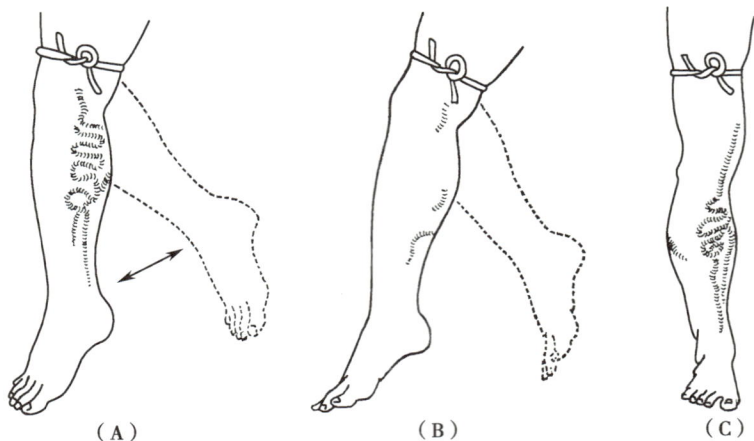

图 38-3 深静脉通畅试验

（A）患者站立，大腿上 1/3 扎上止血带；（B）交替伸屈膝关节 10 余次或行走；（C）浅静脉曲张明显，小腿胀痛，即为深静脉阻塞阳性。

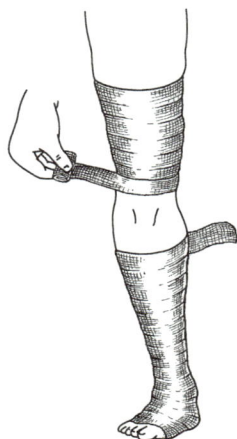

图 38-4 下肢静脉交通支瓣膜功能试验

2. **下肢静脉造影** 有顺行性与逆行性两种造影方法。单纯性下肢静脉曲张顺行造影见浅静脉明显扩张，交通支静脉可有扩张及逆流，深静脉正常；逆行造影见造影剂逆流通过隐-股静脉瓣，大隐静脉近端呈囊状扩张，而股静脉瓣膜无逆流。

3. **血管超声检查** 多普勒超声检查可以观察瓣膜关闭活动及有无血液逆流，也能观察静脉反流的部位和程度。

4. **其他** 如容积描记等对诊断也有一定帮助。

六、鉴别诊断

1. **原发性下肢深静脉瓣膜功能不全** 可继发较轻的浅静脉曲张，但下肢水肿、色素沉着、局部酸胀疼痛症状则较严重，早期即有较严重的溃疡。可通过下肢浅静脉测压试验、容积描记、血管超声检查和静脉造影加以区别。最可靠的检查方法是下肢静脉造影，能够观察到深静脉瓣膜关闭不全的特殊征象。

2. **下肢深静脉血栓后遗症** 发病前多有患肢深静脉回流障碍表现，如早期浅静脉代偿性扩张，肢体明显肿胀。如鉴别诊断仍有困难，应做深静脉通畅试验、下肢静脉造影、血管超声及容积描记等检查。

3. **动静脉瘘** 动静脉瘘的患肢皮温升高，局部可触及震颤或闻及连续的血管杂音。浅静脉压力明显上升，抬高患肢静脉不易排空。

七、治疗

1. **非手术疗法** 患肢穿医用弹力袜或用弹力绷带使曲张静脉处于萎瘪状态。避免久站、久坐，间歇抬高患肢。非手术疗法仅能改善症状，适用于：①症状轻微又不愿手术者；②妊娠期发病，鉴于分娩后症状有可能消失，可暂行非手术治疗；③手术耐受力极差者。

2. **硬化剂注射和压迫疗法** 利用硬化剂注入排空的曲张静脉后引起的炎症反应使之闭塞。也可作为手术的辅助疗法，处理残留的曲张静脉。硬化剂注入后，局部用纱布卷压迫，自足踝至注射处近侧穿弹力袜或缠绕弹力绷带，立即开始主动活动。大腿维持压迫 1 周，小腿 6 周左右。应避免硬化剂渗漏造成组织炎症、坏死或进入深静脉并发血栓形成。

3. **手术疗法** 诊断明确且无禁忌证者都可施行手术治疗，手术方式一般为大隐或小隐静脉高位结扎及主干与曲张静脉剥脱术。已确定交通静脉功能不全的，可选择筋膜外、筋膜下或借助内镜作交通静脉结扎术。近年出现了静脉腔内激光治疗（EVLT）、内镜筋膜下交通静脉结扎术（SEPS）、旋切刀治疗以及静脉内超声消融治疗等微创方法，有替代传统治疗方式的趋势。

八、并发症及其处理

1. **血栓性浅静脉炎**　曲张静脉易引起血栓形成及静脉周围炎，常遗留局部硬结与皮肤粘连，可用抗凝及局部热敷治疗，伴有感染时应用抗生素。炎症消退后，应施行手术治疗。

2. **溃疡形成**　踝周及足靴区易在皮肤损伤破溃后引起经久不愈的溃疡，愈合后常复发。处理方法：创面湿敷，抬高患肢以利回流，较浅的溃疡一般都能愈合，接着应采取手术治疗。较大或较深的溃疡，经上述治疗后溃疡缩小，周围炎症消退，创面清洁后也应做手术治疗，同时做清创植皮，可以缩短创面愈合期。

3. **曲张静脉破裂出血**　大多发生于足靴区及踝部。可以表现为皮下淤血，或皮肤破溃时外出血，因静脉压力高而出血速度快。抬高患肢和局部加压包扎，一般均能止血，必要时可以缝扎止血，以后再做手术治疗。

第六节　深静脉血栓形成

深静脉血栓形成（deep venous thrombosis，DVT）可发生于全身主干静脉，多见于产后、盆腔术后、外伤、晚期癌肿、昏迷或长期卧床的患者。临床以下肢深静脉血栓形成较常见，如未予及时治疗，急性期可并发肺栓塞（致死性或非致死性），后期则因血栓形成后综合征，影响生活和工作能力。

一、病因

深静脉血栓形成的三大因素为静脉血流滞缓、静脉壁损伤和血液高凝状态，其中血液高凝状态是最重要的因素。

二、病理生理

静脉血栓有 3 种类型：①红血栓，最为常见；②白血栓；③混合血栓。典型的血栓头部为白血栓，颈部为混合血栓，尾部为红血栓。

静脉血栓形成引起静脉回流障碍，导致近端静脉阻塞，远端静脉压升高，毛细血管淤血和渗透性增加，内皮细胞缺氧，阻塞远端肢体出现肿胀和浅静脉扩张。血栓可以机化、再管化和再内膜化，使静脉管腔能恢复一定程度的通畅。血栓可沿静脉血流方向向近心端蔓延，甚至累及对侧；血栓还可逆行向远端伸延。血栓与管壁一般仅有轻度粘连，容易脱落，可引起肺栓塞。激发炎症反应后，血栓与血管壁粘连也可较紧密。因管腔受纤维组织收缩作用影响，以及瓣膜本身的破坏，可致静脉瓣膜功能不全。

三、临床表现

深静脉血栓的临床表现主要是血栓静脉远端的回流障碍，起病较急，患肢肿胀发硬、疼痛，活动后加重，常伴有发热、脉快。

（一）下肢深静脉血栓形成

1. **小腿肌肉静脉丛血栓形成（周围型）**　为手术后深静脉血栓形成的好发部位。小腿部疼痛或胀痛，腓肠肌压痛，足踝部轻度肿胀。血栓若继续向近侧发展，可有小腿肿胀，浅静脉扩张，腘窝部沿腘静脉走行区域压痛。

2. **髂股静脉血栓形成（中央型）**　左侧多见。起病骤急，局部疼痛、压痛；腹股沟韧带以下患肢肿胀明显;浅静脉扩张,尤腹股沟部和下腹壁明显;在股三角区,可触及股静脉充满血栓所形成的条索状物;伴有体温升高,但一般不超过 38.5℃。

3. 整个下肢深静脉系统血栓形成(混合型) 主要临床表现为全下肢明显肿胀、剧痛,股三角区、腘窝、小腿肌层都可有压痛,常伴有体温升高和脉率加速(股白肿)。如病情继续进展,肢体极度肿胀,对下肢动脉造成压迫以及动脉痉挛,导致下肢动脉血供障碍,出现足背动脉和胫后动脉搏动消失,进而小腿和足背往往出现水疱,皮肤温度明显降低并呈青紫色(股青肿),如不及时处理,可发生静脉性坏疽。

(二)上肢深静脉血栓形成

1. 腋静脉血栓形成 前臂和手部肿胀和胀痛,手指活动受限。

2. 腋-锁骨下静脉血栓形成 整个上肢肿胀和疼痛,伴有上臂、肩部、锁骨上和患侧前胸部等部位的浅静脉扩张。上肢下垂时,上述表现加重。

(三)腔静脉血栓形成

1. 上腔静脉血栓形成 在上肢静脉血栓形成的基础上,出现面颈部和眼睑肿胀,球结膜充血水肿,相应区域浅静脉扩张,伴头痛、神经系统和原发病表现。

2. 下腔静脉血栓形成 双下肢深静脉回流障碍和躯干的浅静脉扩张,相应区域伴疼痛。

(四)血栓脱落

可形成肺栓塞,出现咳嗽、胸痛、呼吸困难,严重时发生发绀、休克甚至猝死。后期血栓吸收机化,常遗留静脉功能不全,出现浅静脉曲张、色素沉着、溃疡、肿胀等,称为深静脉血栓形成后综合征。

四、诊断

深静脉血栓形成结合病史、临床表现和体征,一般不难作出诊断。下列检查有利于确诊和了解病变的范围:

1. 多普勒超声检查 可闻及或描记静脉血流音,还可直接观察静脉直径及腔内情况,可了解栓塞的大小及其所在部位。

2. 静脉造影 静脉造影为最准确的检查方法,能使静脉直接显像,可有效地判断有无血栓,能确定血栓的大小、位置、形态及侧支循环情况。后期行逆行造影,还可了解静脉瓣膜功能情况。

3. 放射性核素检查 该法操作简便,无创伤,正确率高,可以发现较小静脉隐匿型血栓。

4. 静脉测压 用于病变早期侧支血管建立之前,才有诊断价值。

5. 实验室检查 了解血液黏滞程度;出血时间、凝血时间等。

五、治疗

1. 非手术疗法

(1)**卧床休息和抬高患肢**:卧床休息 1~2 周,避免活动和用力排便,以免引起血栓脱落。抬高患肢,改善静脉回流,减轻水肿和疼痛。开始下床活动时,需穿弹力袜或用弹力绷带。

(2)**抗凝疗法**:常作为深静脉血栓形成的基础治疗。常用的抗凝药物有肝素、香豆素类衍生物及新型口服抗凝制剂,如利伐沙班。

(3)**溶栓治疗**:常用药物有尿激酶、重组链激酶和重组纤溶酶原激活物,静脉滴注 7~10 天。

(4)**祛聚疗法**:临床常用的有低分子右旋糖酐等,扩充血容量、稀释血液、降低血黏度,防止血小板凝聚。

(5)**中药**:可用消栓通脉汤等。

2. 手术疗法

(1)**经导管直接溶栓术**:近年开展的血管腔内治疗技术,适用于中央型和混合型血栓形成。

(2)静脉血栓取出术：可切开静脉壁直接取栓，现多用 Fogarty 带囊导管取栓，手术简便。

第七节　下肢淋巴水肿

由于淋巴液回流障碍致淋巴液在皮下组织积聚，称为淋巴水肿。肢体肿胀，皮肤增厚、粗糙、坚如象皮，故又称"象皮肿"。可发生于外生殖器和四肢，以下肢为最多见。

一、病因病理

发病的原因可分为两大类。

1. 原发性淋巴水肿　由淋巴管发育异常所致，大多数是淋巴管发育不良，少数为淋巴管异常增生扩大。根据发病时间分：①先天性淋巴水肿，出生时即发病，有家族史者称为 Milroy 病；②获得性早发性淋巴水肿，35 岁前发病，有家族史者称 Meige 病；③获得性迟发性淋巴水肿，35 岁后发病。

2. 继发性淋巴水肿　常见于感染（链球菌感染、丝虫感染）、肿瘤压迫、癌肿施行放射治疗和淋巴结清扫术后等引起的淋巴水肿。

淋巴管是组织间液回流通道，淋巴结具有过滤与免疫保护功能。平卧位时，动脉端毛细血管压为 32mmHg，胶体渗透压 22mmHg，组织间隙压 3mmHg，因而滤过压为 7mmHg；而静脉端毛细血管压为 20mmHg，因此滤过压为 5mmHg。上述压力差，使毛细动、静脉与组织间液得以交换、循环。正常情况下自血管渗出处的液体量，超过静脉端回吸收量，依靠淋巴回流（2~4L/d）维持平衡，组织间液中的大分子物质（蛋白质），不能通过毛细血管内皮间隙，主要依赖淋巴管重吸收。在病理状态下，如静脉高压、低蛋白血症等，自血管渗出液增加、回吸收减少；淋巴系统本身疾病，直接影响淋巴的吸收与循环功能，两者均可造成组织间液积聚引起水肿。

二、临床表现

1. 水肿　自肢体远端向近侧扩展的慢性进展性无痛性水肿，可累及生殖器及内脏。

2. 皮肤改变　色泽微红，皮温略高；皮肤日益增厚，苔藓状或橘皮样变；疣状增生；后期呈"象皮腿"。

3. 继发感染　多数为乙型溶血性链球菌感染引起蜂窝织炎或淋巴管炎，出现局部红肿热痛及全身感染症状。

4. 溃疡　轻微皮肤损伤后出现难以愈合的溃疡。

5. 恶变　少数病例可恶变成淋巴管肉瘤。

淋巴水肿的程度的分度如下：

(1)**轻度**：肢体水肿呈凹陷性，抬高肢体后，可减退或消失，皮肤无纤维化样损害。

(2)**中度**：水肿压之不凹陷，抬高肢体水肿消退不明显、皮肤有中度纤维化。

(3)**重度**：出现象皮肿样皮肤变化。继发性淋巴水肿常有复发性淋巴管炎和逐渐加重的淋巴水肿。淋巴管炎发作时，局部红肿、疼痛，淋巴结肿大压痛，常伴有突发性寒战和高热。

三、诊断

晚期下肢淋巴水肿具有典型的象皮腿特征，诊断并不困难。能引起下肢肿胀的疾病较多，如深静脉血栓形成、血管神经性水肿、动静脉瘘等，但上述疾病都有各自的病史和表现，鉴别诊断一般较易。对下肢肿胀原因不明者，可以作放射性核素淋巴管造影和淋巴管造影检查。前者为目前诊断淋巴水肿最有价值的方法。

四、预防与治疗

灭蚊和丝虫病的防治,是预防丝虫感染引起淋巴水肿的主要措施。对于溶血性链球菌感染所造成的淋巴管炎,初次发作时就要彻底处理,抗生素的用量要足够,疗程适当延长。足癣是致病菌侵入的一个常见因素,应予积极处理。

1. 非手术疗法　其主要包括抬高患肢、穿弹力袜、限制水盐摄入、使用利尿药、预防感染以及烘绑疗法。烘绑疗法有电辐射热治疗器和烘炉法两种。温度一般调节在 60~80℃,每日 1 次,每次 1 小时,20 次为 1 疗程。同时使用弹力绷带将患肢加压包扎,每个疗程相隔 1~2 个月。通过反复热效应刺激,使局部组织代谢活动加强,促进淋巴管的再生与淋巴回流的恢复。

2. 手术疗法　目前应用的手术疗法有 3 种。①促进淋巴回流的手术:如带蒂皮瓣移植术、大隐静脉移植术和大网膜移植术等;②重建淋巴循环的手术:如淋巴静脉系统吻合术和原有淋巴系统桥接术等;③切除病变组织的手术,如皮下淋巴脂肪抽吸术等。

(王贵明)

思考题

1. 下肢静脉曲张治疗原则是什么?
2. 简述下肢动脉硬化闭塞症与血栓闭塞性脉管炎的异同。
3. 雷诺综合征的典型表现及治疗原则是什么?
4. 深静脉血栓形成的因素及治疗原则是什么?

ER 38-3

练习题

第三十九章 | 泌尿、男性生殖系统外科疾病的临床表现及检查

教学课件　　思维导图

学习目标

1. 掌握：泌尿、生殖系统疾病的主要症状与特征。

2. 熟悉：常见的泌尿男性生殖系统专科体征的临床特点和意义、泌尿外科器械检查方法和临床意义。

3. 了解：泌尿外科器械检查和造影检查的适应证及注意事项。

4. 具备对泌尿外科疾病患者进行系统检查和做出初步诊断的能力，学会泌尿外科检查方法。

5. 能够利用所学知识进行医患沟通，帮助患者选择个体化的诊疗方案，促进患者生理与心理的尽快康复。

第一节　泌尿、男性生殖系统外科疾病的主要临床表现

一、排尿异常

1. **尿频**　尿频（urinary frequency）是指患者排尿次数明显增多。严重时几分钟排尿一次，每次尿量仅几毫升。正常成人排尿白天 4~6 次，夜间 0~1 次，每次尿量约 300ml。尿频常由泌尿、男生殖系统炎症和各种原因所致的膀胱容量减少或残余尿量增多引起；若排尿次数增加而每次尿量并不减少，甚至增多，要考虑饮水多、服利尿药和由糖尿病、尿崩症或肾浓缩功能障碍所致的尿量增加引起排尿次数增多。尿频可由精神因素（如焦虑）引起。

2. **尿急**　尿急（urgency）是指一种突发的、强烈的排尿欲望，且很难被主观抑制而延迟排尿。每次尿量少。多伴尿频、尿痛。常见于各种原因引起的膀胱出口梗阻、神经源性排尿功能障碍、泌尿生殖系统感染等。

3. **尿痛**　尿痛（dysuria）是指排尿过程中出现膀胱区疼痛与不适，或尿道有程度不等的烧灼样痛、刺痛。多与膀胱、尿道炎症或结石有关。尿频、尿急、尿痛三者同时出现称为膀胱刺激征。

4. **排尿困难**　排尿困难（difficulty of urination）是指排尿延迟、费力，尿不尽、尿线细、射程短，尿流缓而不畅或呈滴沥状等。多由下尿路梗阻所致，常见于良性前列腺增生症。

5. **尿潴留**　尿潴留（urinary retention）是指膀胱充满尿液而不能排出。分急、慢性两类。急性尿潴留为突然不能自行排尿，尿液潴留在膀胱内，伴膀胱区胀痛难忍；常见于膀胱出口以下尿路梗阻如急性前列腺炎、脊髓麻醉、尿道损伤，或腹部、会阴部手术后不敢用力排尿等。慢性尿潴留常由膀胱颈部以下尿路不全性梗阻或神经源性膀胱所致，主要表现为有排尿困难史。

6. **尿流中断**　尿流中断（interruption of urinary stream）是指排尿过程中尿流突然中断，改变体位后又可继续排尿，常伴远端尿道疼痛。多见于膀胱结石，在膀胱颈部形成活塞所致。

7. **遗尿**　遗尿（enuresis）是指睡眠时尿液不自主地经尿道流出而尿湿床者。2~3 岁前多为功能性；3 岁以上常为病理性，由感染、尿道瓣膜病、神经源性膀胱等引起。

8.漏尿 漏尿（leakage of urine）是指尿液不经尿道口而由泌尿系其他部位或身体其他器官排出体外。近年来也有把漏尿归类为尿失禁，漏尿常见于外伤、产伤、手术、感染、肿瘤等所致的尿道瘘、尿道阴道瘘、膀胱阴道瘘、尿道直肠瘘、输尿管阴道瘘以及先天性输尿管开口异位、膀胱外翻、脐尿管瘘等。

9.尿失禁 尿失禁（incontinence）是指尿液不自主地经尿道流出，分为下述4类：

（1）**真性尿失禁**：又称持续性尿失禁，指控制排尿能力丧失，尿液不分昼夜不断流出，使膀胱空虚。常见于尿道括约肌损伤、先天性或获得性的神经源性疾病引起的尿失禁。

（2）**急迫性尿失禁**：因严重尿频、尿急，膀胱不受控制地排出尿液而出现的尿失禁。常见于急性膀胱炎和膀胱过度活动症。

（3）**压力性尿失禁**：当腹压突然增高时，如喷嚏、大笑、咳嗽等，出现尿液不自主流出。多见于经产妇和年老体弱者，这是由于膀胱和尿道之间正常解剖关系改变或盆底肌肉及膀胱支持组织松弛有关。

（4）**充盈性尿失禁**：又称假性尿失禁，因膀胱过度充盈使膀胱内压大于尿道阻力，导致尿液不断溢出。多见于良性前列腺增生、尿道狭窄等引起慢性尿潴留的患者。

二、尿液异常

1.血尿 血尿（hematuria）是指尿中有较多红细胞。分镜下血尿和肉眼血尿两种，前者显微镜下新鲜尿离心后尿沉渣每高倍镜视野红细胞>3个即有病理意义；后者肉眼可见尿呈血色，一般在1 000ml尿中含1ml血液即肉眼可见。根据血尿在排尿过程中出现的先后又可分为初始血尿，见于排尿初期，提示病变位于尿道；终末血尿，见于排尿终末，提示病变位于膀胱颈部或后尿道；全程血尿，见于排尿全程，提示病变位于膀胱以上尿路。

摄入某些食物（如甜菜根、黑浆果）或服用某些药物（如利福平等）可使尿液变红，血红蛋白或肌红蛋白尿也可以使尿色变红，并非真正的血尿。

不同原因的血尿临床表现各异，年龄、性别和伴随症状对分析病因也十分有帮助：损伤所致的血尿常有明确的受伤史，并伴疼痛；尿路感染炎症性血尿多伴有尿频、尿急和尿痛等尿路刺激症状；尿路结石所引起的血尿，多突然发作并伴腰腹部绞痛，以镜下血尿多见；泌尿系肿瘤所引起的血尿多间歇发作，为无痛性和全程性的肉眼血尿；良性前列腺增生引起的血尿，常伴有排尿困难症状。

2.脓尿 脓尿（pyuria）是指新鲜尿液离心后，尿沉渣镜检每高倍视野白细胞超过5个者。提示泌尿生殖系统感染。

3.晶体尿 晶体尿（crystalluria）是指尿中有机或无机物呈过饱和状态，或因pH改变而沉淀形成结晶。以草酸盐、磷酸盐多见。

4.乳糜尿 乳糜尿（chyluria）是指尿呈乳白色，含乳糜或淋巴液，放置后结成凝块。若含血液呈粉红色为乳糜血尿。常因丝虫病、炎症等造成腹膜后淋巴管或胸导管梗阻，淋巴液淤积致淋巴管扩张破裂后与尿路相通所致。乙醚可使尿液变清，确诊乳糜尿，称为乳糜实验。

5.少尿与无尿 少尿（oliguria）是指24小时尿量<400ml，无尿（anuria）是指24小时尿量<100ml，常由急性肾衰竭所致，可有肾前性、肾性和肾后性因素。在泌尿外科，少尿与无尿常见于输尿管或尿道梗阻。

三、尿道分泌物

尿道分泌物（urethral discharge）是泌尿、男性生殖系统疾病常见症状。清晨排尿前或便后尿道口有少许黏稠分泌物，常见于慢性前列腺炎；黄色脓性分泌物常为淋菌性尿道炎；少量无色或白色稀薄分泌物多为非淋菌性尿道炎；血性分泌物见于尿道肿瘤、损伤和精囊炎。

四、疼痛

泌尿、男性生殖系统疾病常出现疼痛,多由炎症和梗阻引起,可向他处放射。

1. 肾和输尿管疼痛 脊肋角、腰部和上腹部的钝痛或酸胀痛,多由肾脏感染、结石、积水等引起;肾绞痛表现为腰部或上腹部突然发生剧烈疼痛,呈阵发性,可向同侧下腹部、睾丸、外阴或大腿内侧放射,伴辗转不安、大汗淋漓、恶心、呕吐等,间歇期可无症状,常见于肾、输尿管结石所致的上尿路急性梗阻。

2. 膀胱区疼痛 表现为耻骨上区疼痛或不适,多由膀胱炎症、结石、肿瘤和急、慢性尿潴留引起。

3. 阴茎痛 在非勃起状态时,阴茎痛由膀胱或尿道炎症引起,还可由包皮嵌顿引起阴茎远端组织水肿、淤血所致。勃起时阴茎疼痛多见阴茎异常勃起。

4. 睾丸痛 表现为睾丸不适或坠胀痛,并向下腹部放射者,常由睾丸或附睾疾病引起;亦可由前列腺炎、肾绞痛放射所致。睾丸剧痛多见于睾丸扭转和急性附睾炎。

5. 前列腺痛 表现为会阴部、耻骨上区、腹股沟部、腰骶部及睾丸的疼痛和不适,常由急、慢性前列腺炎引起。

五、肿块

肾区肿块常见于肾的肿瘤、积水、积脓、囊肿或多囊肾、重度肾损伤等。膀胱区肿块多为尿潴留;阴囊肿块见于附睾与睾丸炎症、肿瘤,鞘膜积液,精索静脉曲张等;阴茎头部肿块常为阴茎癌;前列腺肿块见于良性前列腺增生和肿瘤。

六、性功能障碍

性功能障碍包括性欲低下(sexual indifference)、阴茎勃起功能障碍(erectile dysfunction,ED)、早泄(premature ejaculation,PE)、遗精(emission)、血精(hematospermia)、逆向射精(retrograde ejaculation)或不射精症(anejaculation,AE)等,可由精神心理性因素或病理性因素引起,有的与药物有关。勃起功能障碍(ED)是指持续或反复不能达到或维持足够阴茎勃起以完成满意性生活。血精为精液中含有血液,大多是因前列腺和(或)精囊的非特异性炎症引起。

第二节 泌尿、男性生殖系统外科检查

一、体格检查

在全面系统检查的同时,对泌尿生殖系统器官所在部位应作重点检查。

1. 一般检查 接诊患者时应注意其气味,如尿失禁者常有尿臭味,阴茎癌合并感染者可闻到恶臭味。

2. 肾区检查 注意观察上腹部、腰部或脊肋角处有无肿胀、隆起;触诊时患者取仰卧下肢屈曲位,检查者站在患者右侧,左手向上托起患者脊肋角处,右手在同侧上腹部作双手触诊(图39-1)。正常肾一般不能触及,深吸气时右肾下极有时可触及。肾积水、肾肿瘤常可触及囊性或质硬肿块。肾下垂者坐位或立位时可触及肾脏的一部分或全部。上尿路炎症或急性梗阻者肾区常有压痛和叩击痛。肾动脉狭窄、肾动脉瘤或动静脉瘘时,在上腹部或腰部可听到血管杂音。

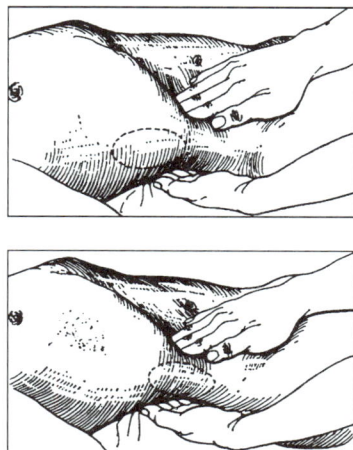

图 39-1 肾双合诊

3. **输尿管检查**　输尿管结石或炎症时,其走行径路可有压痛。输尿管下端较大的肿瘤、结石,经直肠或阴道有时可触及。

4. **膀胱区检查**　排尿后膀胱区仍隆起、触及囊性肿块、叩之浊音,提示尿潴留;较大的膀胱肿瘤或结石,与下腹部其他肿瘤鉴别时,先应排空膀胱,再作下腹、直肠双合诊。

5. **男性生殖系统检查**

(1)注意阴毛多少与分布状况。

(2)**阴茎与尿道外口**:有无阴茎弯曲和尿道口位置异常,包皮过长或包茎;尿道口有无红肿和分泌物;阴茎和冠状沟处有无肿物或溃疡;阴茎海绵体和尿道有无硬结或压痛。

(3)**阴囊及其内容物**:取站立位,观察阴囊大小,皮肤有无红肿和流脓窦道;检查睾丸、附睾时注意大小、形状、质地,有无触痛、硬结或肿块;精索有无增粗、输精管有无僵硬和结节;阴囊内摸不到睾丸者,应对同侧腹股沟部作详细检查;阴囊肿物应作透光试验,阳性者为睾丸鞘膜积液。

(4)**前列腺和精囊**:排空膀胱,取胸膝位或站立弯腰位作直肠指检,正常成人精囊不易触及,前列腺似栗子大小,质地中等,富弹性,表面光滑,中央沟存在;疑有病变时应注意其大小、质地、有无结节和压痛,中央沟是否变浅或消失。前列腺按摩方法:示指伸入直肠,由外侧向中间、自上而下按压前列腺 2~3次,再轻按中央沟一次,收集前列腺液送检(图 39-2),但急性前列腺炎时禁忌按摩。

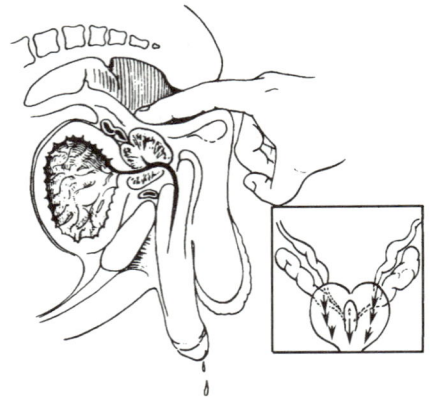

图 39-2　前列腺按摩

6. **女性尿道、阴道检查**　取截石位,注意尿道口识别,观察其大小、位置以及有无肉阜或肿瘤、有无阴道膨出等。通过咳嗽增加腹内压,可以诱发压力性尿失禁患者的溢尿。触诊阴道前壁时,可同时检查尿道、膀胱颈和膀胱三角区。双合诊检查可以了解浸润性膀胱癌侵犯周围组织的程度。

二、辅助检查

(一)实验室检查

1. **尿液检查**

(1)**标本收集**:尿常规宜用新鲜尿,男性翻转包皮后排尿,女性应留非月经期中段尿。尿培养标本,男性先清洁阴茎头、女性清洗外阴部后再取中段尿,亦可由导尿或耻骨上膀胱穿刺采集。各种24 小时尿标本需根据项目要求留取。

(2)**尿三杯试验**:应在一次连续排尿过程中收集,分别取初始、中段和末段尿各 10~20ml。离心后镜检可初步判断脓尿或血尿来源与病变部位:第一杯异常,提示病变在前尿道;第三杯异常,提示病变在膀胱三角区、颈部或后尿道;三杯均异常,提示病变在膀胱三角区以上尿路。

(3)**尿细菌学检查**:尿沉渣直接涂片染色镜检,可初步鉴定细菌种类;尿培养菌落数$>10^5$/ml 者,提示尿路感染,同时作药敏试验可供用药参考;动物接种和聚合酶链反应(PCR)检测可帮助诊断泌尿系统结核。

(4)**尿细胞学检查**:取新鲜尿做细胞学检查,可作为尿路上皮性肿瘤早期诊断、术后随访和普查的方法,阳性者提示尿路有上皮性肿瘤存在。

(5)**肿瘤标志物测定**:膀胱肿瘤抗原(BTA)测定,达 70% 的膀胱癌诊断正确率。其他如癌胚抗原(CEA)、核基质蛋白(NMP22)、尿纤维蛋白降解产物(FDP)、荧光原位杂交(FISH)及端粒酶活性等,对膀胱移行细胞癌筛选和术后随访有一定意义。

2. **前列腺液检查**　正常前列腺液稀薄,呈乳白色,含较多卵磷脂颗粒,白细胞数<10 个/HP,不

含红细胞。镜检白细胞>10 个/HP,提示炎症;若前列腺液呈血性,可能为前列腺精囊炎、结核或肿瘤。前列腺液培养和 PCR 检测对查明病原体有帮助。前列腺按摩前宜作尿常规检查,当取前列腺液失败时,留按摩后初段尿 10~15ml 送检,若白细胞数较按摩前明显增多,可间接提示前列腺炎。

3. 精液检查   检查前需 5 天无排精,用手淫或性交体外排精收集精液。正常精液乳白色、不透明,量 2~6ml,黏稠度适中,30 分钟内液化,pH 7~8,精子数>2 000 万/ml,精子活动度>60%,正常形态>60%。对判断男性生育力有重要意义。

4. 前列腺特异性抗原(prostate specific antigen,PSA) 测定   正常男性血清 PSA<4ng/ml,若 PSA>10ng/ml,应高度怀疑前列腺癌。但 PSA 水平受年龄增长、前列腺炎症、前列腺穿刺活检与按摩、药物非那雄胺等影响。结合测定 PSA 复合物(cPSA)、PSA 密度(PSAD)及游离 PSA(fPSA)与总 PSA(tPSA)的比值,对鉴别良性前列腺增生与前列腺癌有帮助。

5. 肾功能检查

(1)**尿比重测定**:反映肾浓缩功能和排泄废物功能,尿比重固定或接近 1.010,提示肾浓缩功能严重受损。

(2)**内生肌酐清除率**:主要反映肾小球滤过率。(90 ± 10)ml/min 为正常;50~80ml/min 为肾功能轻度损害;20~50ml/min 为中度损害;<10ml/min 为重度受损。

(3)**血肌酐和尿素氮**:正常人血肌酐为 42~133μmol/L,尿素氮为 2.5~5.0mmol/L;两者均升高提示肾功能受损。

(二)器械检查

1. 导尿检查   插入导尿管可了解尿道有无狭窄或梗阻;测定膀胱内压、容量与残余尿量;作尿液引流或解除尿潴留及注入造影剂作膀胱尿道造影等。

2. 残余尿(residual urine)测定   正常时膀胱内尿液<10ml,排尽后用 B 超检测膀胱内残留尿液>50ml 时,提示残余尿量增多,多见于良性前列腺增生。

3. 尿道金属探条   用于探查尿道有无狭窄,并作狭窄尿道的扩张。用法制(F)作计量单位,以 21F 为例,其直径为 7mm、周径是 21mm。尿道扩张时,以 18~20F 为首选,依次由细到粗;金属探条不能插入时,可改用丝状探子引导与其配套的金属探条通过狭窄部位达到治疗目的。

4. 膀胱尿道镜(cystourethroscope)   可直接窥视膀胱、尿道内的各种病变并做活检、治疗等;通过逆行插入输尿管导管,取分侧肾盂尿标本和进行逆行造影,了解上尿路情况;在膀胱镜下向输尿管、肾盂内置入双 J 管,作尿液内引流等。

5. 输尿管镜(ureteropyeloscopy)   通过硬性或软性输尿管镜,可直接观察输尿管和肾盂内病变。亦可直视下进行碎石或套石,切除或电灼表浅肿瘤、取活组织检查及输尿管狭窄部扩张等腔内手术。

6. 前列腺细针穿刺活检(needle biopsy of the prostate)   在直肠指检(digital rectal examination,DRE)发现前列腺结节或 PSA 异常升高时,可在直肠超声定位引导下,经直肠或会阴两种途径行前列腺穿刺活检,是目前诊断前列腺癌最可靠的检查方法。

7. 尿流动力学(urodynamics)   通过测定膀胱、尿道的压力和尿流率,以及肌电图、尿路动态放射学检查,可了解下尿路的输送、储存和排出尿液的功能,为下尿路的梗阻及排尿功能障碍的诊断、治疗和疗效判定提供重要依据。

(三)影像学检查

1. X 线检查

(1)**肾、输尿管及膀胱平片(kidney ureter bladder position,KUB position)**:范围包括双肾、输尿管、膀胱和后尿道。能显示双肾位置、轮廓、大小,腰大肌阴影,不透光结石或钙化影。侧位片可鉴别不透光阴影来源。

（2）**排泄性尿路造影**（excretory urography）：即静脉尿路造影（intravenous urogram，IVU），造影剂从尿路排泄时可显示肾功能和尿路形态，了解有无扩张、狭窄、受压、移位和充盈缺损。肾损伤时可观察有无造影剂外渗。造影前需作碘过敏试验和肠道准备。静脉注射 20ml 有机碘造影剂后 5 分钟、15 分钟、30 分钟和 45 分钟分别摄片；肾功能不良者需作延迟摄片。一般剂量显影不良可用双倍或大剂量（2ml/kg）造影剂静脉滴注或快速注射。碘过敏、妊娠和肝肾功能严重受损者为禁忌证。

（3）**逆行肾盂造影**（retrograde pyelography）：在膀胱镜下把输尿管导管插至肾盂，注入造影剂，可清晰显示肾盂和输尿管。适用于不宜行排泄性尿路造影或造影显示不清晰者。注入气体作对比，有助于了解有无肿瘤或阴性结石。

（4）**膀胱和尿道造影**：由导尿管注入造影剂 150~200ml 后摄片，可观察膀胱形态，有无憩室或充盈缺损。膀胱损伤时观察有无造影剂外渗；排尿期摄片可显示尿道有无狭窄、憩室、充盈缺损及膀胱输尿管反流等（图 39-3）。

（5）**经皮肾穿刺造影**：在 B 超引导下经皮穿刺成功后，抽出适量尿液再注入等量造影剂后摄片，可显示肾盂、肾盏、输尿管形态。适用于疑有上尿路梗阻性病变，行排泄性及逆行性造影失败或有禁忌证者。

（6）**选择性肾动脉造影**：经一侧股动脉穿刺插入导管至肾动脉适当部位，快速注入造影剂并摄片，可显示肾动脉及其分支的分布情况。适用于肾肿瘤、肾血管性疾病的诊断。

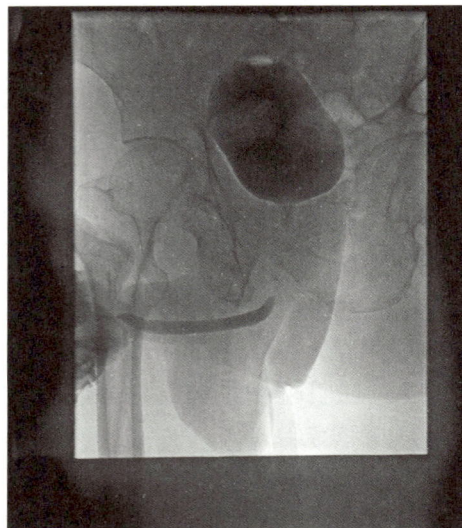

图 39-3　尿道造影

（7）**淋巴造影**：经足背淋巴管注入碘苯酯，显示腹股沟、盆腔、腹膜后淋巴结和淋巴管。了解乳糜尿患者的淋巴系统通畅性，亦能为膀胱癌、生殖系统肿瘤患者的淋巴结转移和淋巴管梗阻提供依据。

（8）**精道造影**：经输精管穿刺注入造影剂，以显示输精管、精囊和射精管。适用于血精症和疑有精道梗阻的诊断。

（9）**CT 检查**：通过横断面观察，能分辨 0.5~1.0cm 的占位性病变，对肾上腺肿瘤、肾癌、膀胱癌、前列腺癌等诊断和分期，显示腹膜后淋巴结转移情况、肾损伤的范围与程度、鉴别肾肿瘤属实质性还是囊性可提供可靠依据。CT 尿路成像（CT urography，CTU）是在静脉内注射对比剂前后，通过多层螺旋 CT 对肾盏、肾盂、输尿管及膀胱进行连续的扫描，从而获得整个泌尿系统立体图像的成像技术。

排泄性尿路造影、强化 CT、放射性核素肾扫描均可帮助判断分侧肾功能。

2. B 超检查　B 超检查为一种无创性检查。广泛用于泌尿、男性生殖系统疾病的诊断、治疗与随访，肾移植术后并发症的鉴别。

3. 磁共振检查　磁共振检查能多方向、多层面成像，组织分辨力高。对泌尿、男性生殖系统肿瘤的诊断和分期，肾上腺疾病、肾移植排斥反应的诊断，肾囊性病变的鉴别，可提供比 CT 更可靠的依据。磁共振尿路成像（MRU）是一种磁共振水成像。它不依赖于肾功能，无需造影剂和插管而显示肾盏、肾盂、输尿管的形态和结构，是了解上尿路梗阻的无创检查。适用于尿路造影失败或显影欠佳的病例。

4. 放射性核素显像（radionuclide imaging）　其特点是核素用量小，几乎无放射损害，能在不影响机体正常生理过程的情况下显示体内器官的形态和功能。

（1）**肾图**：是在两个肾区测得的放射性核素活度与时间的函数曲线图，可测定肾小管分泌功能和显示上尿路有无梗阻。它是一种分侧肾功能试验,反映尿路通畅及尿排出速率情况。其灵敏度高,而特异性与定量性差。

(2)**肾显像**:分静态和动态显像。静态显像显示核素在肾内的分布图像,而动态显像显示肾吸收、浓集和排出核素显像剂的全过程。能显示肾形态、大小及有无占位病变,可了解肾功能、测定肾小球滤过率和有效肾血流量。

(3)**单光子发射计算机断层照相**(SPECT):能观察器官功能的动态过程,亦能摄取矢状、冠状及横断面的解剖和功能像。当肾功能不全时,肾显像比尿路造影敏感。

肾上腺皮质髓质显像对肾上腺疾病的诊断有价值;骨显像可显示全身骨骼有无转移癌。

(文兆峰)

思考题

1. 如何鉴别血尿?
2. 尿失禁的类型有哪些?
3. 哪些检查可以了解分侧肾功能?

练习题

第四十章 | 泌尿系统损伤

教学课件

思维导图

学习目标

1. 掌握：肾损伤的病因、临床表现、诊断和治疗；尿道损伤的分类、临床表现、诊断和治疗。输尿管、膀胱损伤的临床表现、诊断和治疗。

2. 熟悉：肾损伤的病理和鉴别诊断；尿道损伤的病理和并发症的处理。

3. 了解：输尿管、膀胱损伤的病因和病理。

4. 具备对泌尿系统损伤患者进行初步诊断并选择适宜检查方法的能力，对肾脏、尿道损伤患者进行紧急处理的能力。

5. 能够关心患者，利用所学知识进行医患沟通，并能进行正确的心理疏导。

案例导入

患者男性，35岁，从高处坠落，右腰部着地2小时入院。伤后右侧腰痛并有肉眼血尿，尿中带有小血块，体格检查：血压110/70mmHg，脉搏100次/min，右腰部青紫压痛，腹部无压痛及反跳痛。

请思考：

1. 患者的初步诊断及诊断依据有哪些？

2. 患者目前有哪些治疗方案？

3. 如何开展治疗？

泌尿系统损伤中男性尿道损伤最多见，其次分别为肾、膀胱和输尿管。泌尿系统损伤的主要表现为出血和尿外渗。可继发血肿、血尿和感染，甚至导致休克、脓毒症、尿瘘或尿道狭窄。尽早确定诊断并及时正确处理对泌尿系统损伤极为重要。

第一节 肾 损 伤

肾脏位置较深，肾损伤（renal trauma）常为严重多发性损伤的一部分，多见于成年男性。

一、病因与分类

肾损伤根据不同的病因，分为开放性损伤和闭合性损伤。

1.开放性损伤 因枪弹、锐器等致伤，有创口与外界相通，常伴有胸、腹部等其他组织器官损伤。

2.闭合性损伤 因直接暴力（如撞击、跌打或挤压等）或间接暴力（如高处坠落产生对冲伤或突发暴力使肾急剧扭转等）所致，一般无创口与外界相通。

此外，肾本身病变（如积水、肿瘤、囊性变等）时更易受损，轻微外伤也可导致"自发性"肾破裂。

体外冲击波碎石术、经皮肾穿刺活检、经皮肾镜碎石术等医疗操作有可能造成不同程度的肾损伤。

二、病理

临床上以闭合性损伤最多见,由于损伤的病因和程度不同,可能有多种类型的损伤混合存在,其病理类型分为以下几种(图 40-1):

1. 肾挫伤 损伤局限于肾实质局部,形成肾瘀斑和/或包膜下血肿,肾包膜及肾盂黏膜完整,可有少量血尿。

2. 肾部分裂伤 肾实质部分裂伤,肾近包膜部位裂伤伴肾包膜破裂,可形成肾周围血肿。若伴肾盏肾盂黏膜破裂时,常有明显血尿。

3. 肾全层裂伤 肾实质的深度裂伤,外达肾包膜,内及肾盏肾盂黏膜,可有明显血尿和肾周围血肿与尿外渗;肾碎裂或横断伤常导致肾组织缺血。

4. 肾蒂血管损伤 肾蒂或肾段血管部分或全部撕裂,可发生大出血和休克。由于此类损伤引起肾急剧移位,血管内膜断裂形成血栓可使肾丧失功能。

晚期病理改变:由持久尿外渗形成的尿囊肿;由血肿、尿外渗引起组织纤维化压迫肾盂输尿管导致肾积水;肾实质缺血或肾蒂周围纤维化压迫肾动脉引起肾性高血压等。

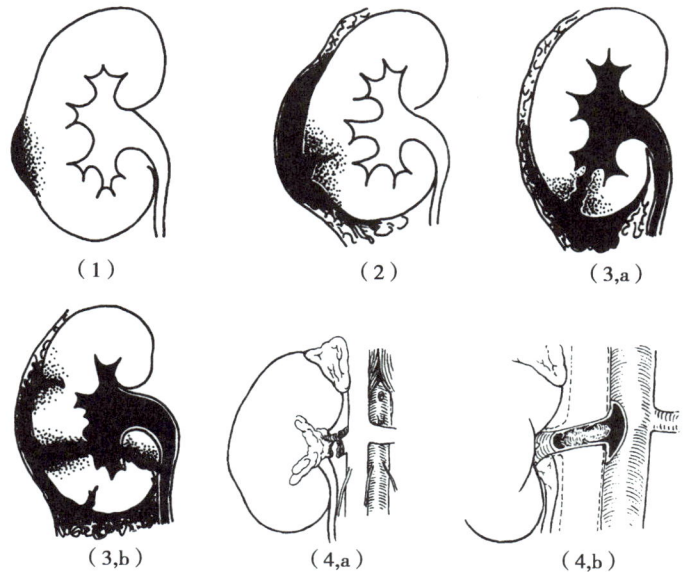

图 40-1　肾损伤的类型

(1)肾挫伤:肾瘀斑及包膜下血肿;(2)肾部分裂伤:表浅肾皮质裂伤及肾周围血肿;(3)肾实质全层裂伤:(3,a)肾周血肿、血尿和尿外渗;(3,b)肾横断、肾碎裂;(4)肾蒂血管损伤:(4,a)肾蒂血管断裂;(4,b)肾动脉内膜断裂及血栓形成。

三、临床表现

肾损伤的临床表现与损伤的程度有关,在合并其他器官损伤时,肾损伤的症状有时不易被察觉。

1. 休克 严重肾裂伤、肾蒂伤或合并胸、腹部脏器损伤者,因出血和创伤发生休克,甚至危及生命。

2. 血尿 大多有血尿,可出现轻微血尿或明显的血尿。有时血尿与损伤程度不一致,如肾蒂断裂、肾横断伤,肾盂、输尿管断裂或被血块堵塞时血尿不明显或无血尿。血尿停止后再度出血或血尿延续时间长者,常与继发感染有关。

3. 疼痛 肾包膜下血肿、肾周围软组织损伤、出血或尿外渗均可引起腰、腹部疼痛,血块通过输尿管时可引起肾绞痛。

4. 腰腹部肿块 尿液、血液使肾周围组织局部肿胀,可出现肿块。

5. 其他 血肿吸收或血肿、尿外渗继发感染可出现发热等全身症状。

四、诊断

1. 病史与体格检查 有腹部、腰背部、下胸部外伤史或受对冲力外伤的患者均要注意有无肾损伤。需要注意的是,肾损伤的严重程度有时与症状的轻重并不一致,且常伴随其他脏器损伤。

2. 实验室检查 尿中含较多红细胞;血红蛋白和血细胞比容持续下降提示有活动性出血。

3. 特殊检查 超声和 CT 能提示肾实质裂伤部位和程度,超声能提示有无血肿、尿外渗,其他器官损伤等情况,需注意肾蒂血管的情况;CT 平扫及增强能清晰显示肾实质裂伤程度、尿外渗和血肿范围,以及肾组织有无活力。MRI 诊断肾损伤的作用与 CT 类似,对血肿的显示更具有特征性。静脉尿路造影可了解双肾功能,显示肾裂伤时造影剂外渗和损伤程度;动脉造影能显示肾动脉和肾实质损伤情况,并可作肾动脉栓塞控制出血。

五、治疗

肾损伤的处理措施与损伤的程度相关,轻微肾挫伤一般症状轻微,大多数患者属于此类损伤,经短期休息可以康复,多数部分裂伤患者可行非手术治疗,少数需进行手术治疗。

1. 紧急处理 有大出血、休克的患者,立即予以抢救,观察患者生命体征,进行补液、输血等抗休克治疗;检查有无合并其他脏器损伤;做好手术探查的准备。

2. 非手术治疗 绝对卧床休息 2~4 周,伤后 2~3 个月内避免剧烈活动以防止再度出血;严密观察血压、脉搏、呼吸、体温,注意尿液颜色、腰部肿块范围及血红蛋白、血细胞比容的变化;补充血容量和热量,纠正水、电解质紊乱;早期应用抗生素预防感染;使用止血、镇静镇痛药等。

3. 手术治疗 适用于开放性肾损伤;闭合性肾损伤中严重肾部分裂伤、肾全层裂伤及肾蒂血管损伤需尽早进行手术;非手术治疗期间有经积极抗休克治疗病情无好转,血红蛋白和血细胞比容持续下降,血尿加重;腰部肿块逐渐增大,局部症状明显者;怀疑合并其他脏器损伤者需施行手术治疗。手术方式依伤情而定,依据具体情况可选择行肾修补或肾部分切除术,伤情严重而对侧肾功能良好者可施行肾切除术。

第二节　输尿管损伤

一、病因病理

输尿管位于腹膜后间隙,有周围组织的良好保护,输尿管损伤(ureteral trauma)以医源性多见,可与输尿管腔内器械操作有关,如经膀胱镜输尿管活检、碎石、套石等。可与输尿管腔外手术操作有关,如盆腔或腹膜后手术误伤所致。放射性损伤见于宫颈癌、膀胱癌、前列腺癌等放疗后。偶尔由枪弹、锐器伤所致,常合并腹部脏器损伤。

损伤分为钳夹伤、结扎、切断、撕裂伤、外膜剥离后缺血坏死等,可引起缺血性坏死、尿外渗、尿性腹膜炎、漏尿、感染、肾积水等一系列病理变化。

二、临床表现

损伤类型不同,临床表现各异。

1. 血尿 腔内器械损伤黏膜时可出现明显血尿。输尿管完全离断时,不一定出现血尿。

2. 尿外渗 尿外渗可引起腰痛、腹痛、腹胀、肌紧张和压痛,一旦尿液流入腹腔则出现腹膜刺激症状;尿外渗继发感染可有寒战、高热。

3. 尿瘘 尿液与腹壁、阴道或肠道等创口相通,会出现尿瘘,甚至经久不愈。

4. 梗阻症状 输尿管单侧被结扎数日后引起伤侧腰部胀痛、肾区叩击痛、发热和肌紧张,最终可导致肾积水和肾萎缩;孤立肾或双侧输尿管被结扎则可出现无尿和尿毒症。

三、诊断

疑有输尿管损伤时,静脉注射靛胭脂,术中能看到损伤处有蓝色尿液流出;术后通过膀胱镜观察,可见健侧输尿管口喷蓝色尿,而伤侧则常无;在窥阴器下观察阴道内可有蓝色液体溢出。术后B 超、CT、排泄性造影可显示损伤部位、尿外渗范围、肾积水;逆行造影显示梗阻和造影剂外渗;放射性核素肾显像可了解伤侧上尿路有无梗阻。

四、治疗

1. 紧急处理 积极抗休克,应用抗生素预防感染、处理其他合并损伤。术中发现输尿管损伤应立即修复,术后发现者应立即彻底引流尿外渗,争取早期手术修复。

2. 手术治疗 术中发现输尿管钳夹伤或轻度裂伤,可置入双 J 管作支架和引流尿液,留置 2 周后经膀胱镜拔除;输尿管被结扎应立即松解,必要时可切除缺血坏死段,行端端吻合,留置双 J 形支架管 3~4 周;输尿管被切断或部分缺损可作端端吻合术或输尿管膀胱吻合术等,若缺损过多可选作回肠代输尿管术或自体肾移植术等。晚期输尿管狭窄、尿漏、肾积水应择期作相应处理。

第三节　膀胱损伤

膀胱空虚时位于骨盆深处,除贯通伤或骨盆骨折外,一般不易发生膀胱损伤。膀胱充盈时顶部高于耻骨联合,其壁紧张而薄,失去骨盆保护,易受暴力导致膀胱损伤(bladder injury)。

一、病因病理

1. 病因

（1）**开放性损伤**:由子弹或锐器等贯穿引起,常合并直肠或阴道等损伤。

（2）**闭合性损伤**:膀胱充盈时,下腹部受到暴力打击或挤压,易发生膀胱损伤。骨盆骨折骨片可刺破膀胱壁。医源性损伤的常见原因有分娩异常、盆腔手术、膀胱镜检查或治疗等。

2. 病理 膀胱闭合性损伤病理类型分为:

（1）**膀胱挫伤**:仅有膀胱黏膜或肌层损伤,膀胱壁未穿破。

（2）**膀胱破裂**:分为腹膜外型与腹膜内型。腹膜外型破裂位于无腹膜覆盖的膀胱壁,膀胱壁破裂而腹膜完整,尿液易外渗至耻骨后间隙及膀胱周围。腹膜内型破裂位于有腹膜覆盖的顶部或后壁,膀胱壁破裂伴腹膜破裂,尿液流入腹腔可引起腹膜炎（图 40-2）。

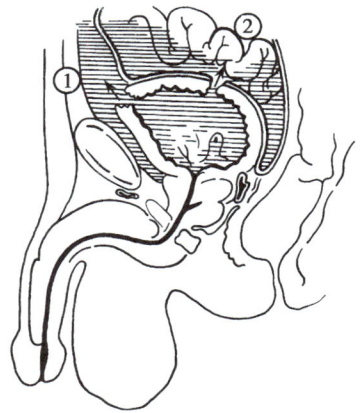

图 40-2　膀胱损伤（破裂）
①腹膜外型;②腹膜内型。

二、临床表现

膀胱轻度挫伤仅有下腹部疼痛不适和轻微血尿,短期内可自行消失。膀胱全层破裂则症状明显。闭合性外伤时局部症状常有皮肤肿胀、血肿和瘀斑。

1. 休克 骨盆骨折、大出血常发生休克。

2. 血尿与排尿困难 膀胱破裂后,尿液流入腹腔和膀胱周围组织间隙,患者有尿意但不能排尿或仅排出少量血尿。

3. 腹痛 腹膜外破裂时,血肿和尿外渗引起下腹部疼痛、肌紧张和压痛,直肠指诊触及有压痛肿物;腹膜内破裂时,尿流入腹腔可出现腹膜炎和移动性浊音。

4. 尿瘘 开放性损伤可出现体表伤口漏尿;如与直肠、阴道损伤相通时则经直肠或阴道漏尿。闭合性损伤尿外渗继发感染后破溃可形成尿瘘。

三、诊断

根据下腹部或骨盆部位外伤史、手术史和临床表现,结合以下两项检查有助于明确诊断。

1. 导尿试验　导尿管插入膀胱后引流 300ml 以上的清亮尿液,基本上排除膀胱破裂。导尿管能顺利插入膀胱,但仅引流出少量血尿。经导尿管注入灭菌生理盐水 200ml,停留片刻后引出,引出量明显减少或明显增加,即液体进出量差异很大,均提示膀胱破裂。导尿试验是诊断膀胱破裂最简单的方法。

2. 膀胱造影　自导尿管向膀胱注入造影剂 300ml,摄前后位和斜位片,抽出造影剂后再摄片,可见造影剂渗至膀胱周围或腹腔内,显示膀胱破裂部位。亦可注入空气造影,若膈下同时出现游离气体,提示为腹膜内膀胱破裂。膀胱造影是诊断膀胱破裂最准确的方法。

四、治疗

根据损伤的类型和程度相应处理。

1. 紧急处理　应尽早采取抗休克治疗如补液、输血、止痛和镇静等措施。

2. 保守治疗　仅有膀胱挫伤或少量尿外渗症状轻微者,经持续导尿 10 天左右,应用广谱抗生素预防感染,多可自愈。

3. 手术治疗　膀胱破裂伴出血、尿外渗或合并其他脏器损伤,病情严重应尽早施行急诊手术。先检查有无腹膜内破裂或其他腹腔内脏器损伤,如无异常,清除外渗尿液和血液,修补裂口,作耻骨上膀胱造瘘或留置导尿管引流尿液。如为腹膜内破裂应行剖腹探查,合并其他脏器损伤者应同时给予相应处理。

第四节　尿道损伤

尿道损伤(urethral trauma)是泌尿系统中的常见损伤,多发生于男性。男性尿道以尿生殖膈为界分为前、后两段。前尿道包括阴茎部和球部,后尿道包括前列腺部和膜部。损伤以球部和膜部多见。

一、前尿道损伤

1. 病因病理　男性前尿道损伤多发生于球部,这段尿道固定在会阴部,损伤多为会阴部骑跨伤所致。当硬物将会阴部挤向耻骨联合下方时,引起球部尿道挫伤、裂伤或完全断裂。导尿操作或经尿道操作如膀胱镜检查也可引起前尿道损伤。

按尿道损伤程度可分为挫伤、裂伤和断伤。尿道挫伤时仅局部水肿、出血,愈合后一般不发生尿道狭窄;尿道裂伤时,尚有部分尿道壁完整,尿道周围血肿和尿外渗愈合后可引起尿道狭窄。尿道完全断裂时因两断端完全离断、退缩,可形成血肿与尿外渗,如血肿较大则发生尿潴留。尿道球部裂伤或断裂时,血和尿渗入会阴浅袋内,使会阴、阴茎、阴囊肿胀并可向上扩展至腹壁,因会阴浅筋膜远侧附着于腹股沟部,近侧与腹壁浅筋膜深层相连续,后方附着于尿生殖膈,尿液不会外渗至两侧股部(图 40-3)。

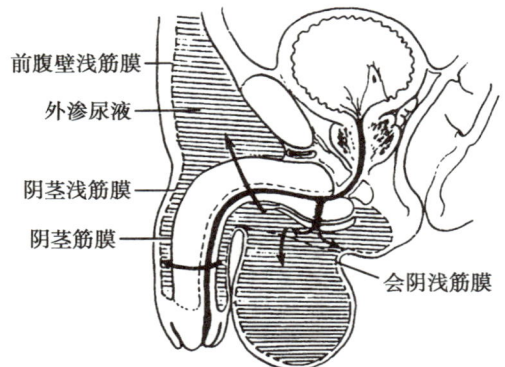

图 40-3　尿道球部破裂的尿外渗范围

2. 临床表现

(1)**尿道出血**:最常见症状,损伤后有尿道外口滴出或溢出鲜血。

(2)**疼痛**:局部疼痛,也可见排尿疼痛,并向阴茎头部及会阴部放射。

(3)**排尿困难**:尿道裂伤或断裂时可引起排尿困难或尿潴留。疼痛引起的括约肌痉挛也可导致排尿困难。

（4）**局部血肿**：会阴部骑跨伤后出现阴囊、会阴部肿胀、瘀斑及蝶形血肿。

（5）**尿外渗**：尿液可从裂口渗入周围组织，如处理不及时或处理不当，可继发皮下组织坏死、感染及脓毒症。开放性损伤常有尿液从创口漏出，处理不当可形成尿瘘。

3. 诊断

（1）**病史和体格检查**：球部尿道伤常有会阴骑跨伤史，尿道器械操作有可能对尿道产生不同程度损伤。根据病史、临床表现及血肿、尿外渗分布的区域可做出初步诊断。需要进一步明确损伤部位、判断损伤程度及有无其他脏器合并伤。

（2）**诊断性导尿**：可了解尿道的连续性和完整性。在无菌条件下试插导尿管，如能顺利导尿，提示尿道损伤不严重，可保留固定导尿管；若试插失败则提示尿道裂伤或断裂伤可能，不应反复试插，以免加重损伤，引起感染。

（3）**尿道造影**：逆行尿道造影是早期评估男性尿道损伤的主要方法，通过显示造影剂外渗情况，可了解尿道损伤部位及程度。

（4）**直肠指诊**：直肠指诊对于尿道损伤的部位和程度可提供线索，明确是否合并有直肠损伤，防止漏诊。

4. 治疗

（1）**紧急处理**：尿道球部损伤大出血可致休克，应立即压迫会阴部止血和抗休克治疗，尽早施行手术。

（2）**尿道挫伤**：尿道连续性尚存在，可止血、止痛，应用抗生素预防感染，必要时持续导尿1周。

（3）**尿道裂伤**：如导尿管顺利插入则留置导尿管引流2周。如插入失败，可能尿道部分裂伤，应立即行经会阴尿道修补术，留置导尿管2~3周。

（4）**完全断裂**：早期行大血肿清除、尿道修补或端端吻合术，术后留置导尿管3周。若条件不允许也可仅行耻骨上膀胱造瘘术。

（5）**并发症处理**：出现尿外渗应尽早在尿液外渗部位行皮肤切开，置多孔引流管引流，行耻骨上膀胱造瘘，后修补尿道。尿瘘应在解除狭窄的同时切除或清理瘘管。晚期发生尿道狭窄轻者定期行尿道扩张。狭窄严重引起排尿困难，可行内镜下尿道内冷刀切开，瘢痕严重者再辅以电切、激光等手术治疗。

二、后尿道损伤

1. 病因病理
骨盆骨折时附着于耻骨下支的尿生殖膈突然移位，产生剪切样暴力，可使穿过于此的膜部尿道撕裂或前列腺尖处断裂。后尿道损伤亦可由骨盆骨折端刺伤、尿道内器械检查损伤或手术引起。后尿道断裂时，常因骨折和血管丛损伤引起大量出血，形成膀胱和前列腺周围大血肿，后尿道损伤后亦可引起尿外渗（图40-4）。

2. 临床表现
后尿道损伤，常因大出血引起创伤性、失血性休克；尿道撕裂或断裂后排尿困难和尿潴留；血肿和尿外渗可引起下腹部疼痛、肌紧张和压痛。后尿道损伤尿外渗一般进入耻骨后间隙和膀胱周围，伴尿生殖膈撕裂时可有会阴、阴囊血肿和尿外渗。

3. 诊断
根据外伤史和临床表现，骨盆挤压伤出现尿潴留应考虑有后尿道损伤。直肠指诊时直肠前方可触及柔软、

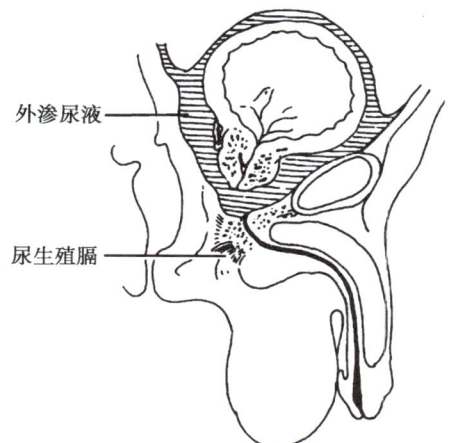

外渗尿液

尿生殖膈

图 40-4 后尿道损伤尿外渗范围

有压痛的血肿,有时可触及浮动的前列腺尖部。若指套有血迹提示合并直肠损伤。X线检查骨盆前后位片可显示骨盆骨折。

4.治疗

(1)**紧急处理**:优先治疗危及生命的损伤,骨盆骨折致后尿道损伤时,患者应平卧勿随意搬动,以免加重损伤;休克者应予补液、输血抗休克;应用抗生素预防感染。后尿道损伤较轻,局部部分破裂,破口较小的情况可先试插导尿管,如顺利进入膀胱,留置导尿2周。尿潴留者,不宜插导尿管以免加重损伤和感染,可行耻骨上膀胱穿刺抽出尿液。

(2)**手术治疗**:尿道吻合术是早期恢复尿道连续性最理想的方法,但常因伤情严重而难以施行。近年来多主张伤情稳定后,在局麻下行耻骨上膀胱造瘘(suprapubic cystostomy),若排尿通畅,明确无狭窄及尿外渗后,拔除膀胱造瘘管;若不能恢复排尿则提示尿道狭窄或闭锁,需待3个月后再行尿道瘢痕切除和尿道端端吻合术。为早期恢复尿道的连续性,避免瘢痕假道形成,部分患者会被采用早期尿道会师复位术治疗。尿道会师术简单易行,创伤小,手术方法:选择下腹部切口,显露并切开膀胱,用尿道会师用的尿道探条,将导尿管通过会师的尿道引进膀胱,但是断端并不是通过缝线缝合,可通过连接三腔水囊导尿管牵拉维持(图40-5)。术后留置导尿管3~4周。

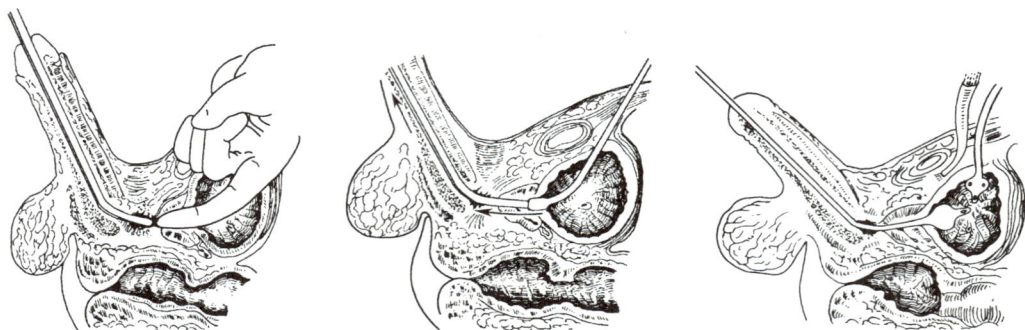

图40-5 尿道会师复位术

5.**并发症处理**

术后并发尿道狭窄者,需行定期尿道扩张;若狭窄严重可经尿道内冷刀切开或电切术治疗。合并直肠损伤宜早期立即修补并作暂时性结肠造瘘;尿道直肠瘘,则待3~6个月后再行修补术。

(唐丽萍)

思考题

1. 肾损伤行肾切除术的适应证是什么?
2. 简述膀胱损伤的治疗原则。
3. 如何鉴别前、后尿道损伤?治疗方法各有何特点?

ER 40-3

练习题

第四十一章 | 泌尿、男性生殖系统感染与结核

ER 41-1 教学课件

ER 41-2 思维导图

学习目标

1. 掌握：泌尿、男性生殖系统感染与结核的分类、临床表现、诊断、鉴别诊断和治疗。
2. 熟悉：泌尿、男性生殖系统感染与结核的病因。
3. 了解：泌尿、男性生殖系统感染与结核的病理变化。
4. 具备对泌尿、男性生殖系统感染与结核患者进行诊断和初步处理的能力。
5. 能够进行有效的医患沟通，对患者进行正确心理疏导，并提供健康指导。

案例导入

患者女性，28 岁，已婚。寒战、高热、右侧腰痛 2 天，伴尿急、尿频、尿痛、全身酸痛、食欲减退。体格检查：体温 39.6℃，脉搏 103 次/min，呼吸 26 次/min，血压 110/80mmHg。右侧肾区压痛及叩击痛，膀胱区无压痛。尿常规检查：WBC+++，RBC+，可见白细胞管型。

请思考：
1. 该患者的初步诊断是什么？
2. 患者明确诊断后的治疗措施有哪些？

第一节 概 述

泌尿生殖系统感染（genitourinary infection）是病原微生物在泌尿、男性生殖系统引起的炎症。病原微生物大多为革兰氏阴性杆菌。为泌尿外科常见病，女性多见。由于解剖学上的特点，泌尿道与生殖道关系密切，且尿道外口与外界相通，容易同时引发感染或互相传播。分为上尿路感染和下尿路感染。上尿路感染主要是肾盂肾炎，还有其他肾、输尿管感染，下尿路感染包括膀胱炎和尿道炎。感染因素包括梗阻性病变、医源性因素和机体抗病能力减弱等方面。感染途径有上行感染、血行感染、淋巴感染和直接感染四种。以上行感染和血行感染常见。

泌尿、男性生殖系统结核多为全身结核的一部分，多继发于肺结核，其中最主要是肾结核，肾结核如未及时治疗，可累及输尿管、膀胱和尿道。还可进入男生殖系统引起前列腺、精囊、输精管、附睾和睾丸结核。男生殖系统结核也可经血行直接播散引起。

第二节 急性肾盂肾炎

急性肾盂肾炎（acute pyelonephritis）是肾盂和肾实质的急性细菌性炎症。致病菌多由尿道进入膀胱上行，经输尿管到达肾，或经血行感染到肾。致病菌主要为大肠埃希菌和其他肠杆菌及革兰氏阳性菌。女性的发病率高于男性。尿路梗阻、膀胱输尿管反流及尿潴留时可以继发肾盂肾炎。

一、病理

急性肾盂肾炎时,肾水肿及肿大,体积增大,质地较软。肾盂黏膜充血水肿,出现散在小出血点,显微镜下可见多量中性粒细胞浸润,伴出血。黏膜表面散在大小不等的脓肿,肾切面可见大小不等的小脓灶,分布不规则。早期肾小球多不受影响,病变严重时肾小管、肾小球可受破坏。化脓灶愈合后可形成微小的纤维化瘢痕,一般不影响肾功能。病灶广泛而严重者,可使部分肾单位功能丧失。在致病菌及感染诱因未被彻底消除时,急性肾盂肾炎可由于病变迁延或反复发作而转为慢性。

二、临床表现

1. **发热** 发病突然,可出现寒战、高热,体温可上升至 39℃ 以上,伴有头痛、恶心呕吐等全身症状,热型类似脓毒症,持续 1 周左右。

2. **腰痛** 患侧或双侧腰痛,多呈胀痛。有明显肾区压痛和肋脊角叩击痛。

3. **膀胱刺激症状** 由下尿路上行感染所致急性肾盂肾炎,起病先出现尿频、尿急、尿痛、血尿等症状,后出现高热等全身症状。血行感染则常由高热开始,而后出现膀胱刺激症状,有时不明显。

三、诊断

诊断可以根据典型临床表现,结合尿液检查有白细胞、红细胞、蛋白、管型和细菌,尿细菌培养每毫升尿菌落计数 10^5 以上,血常规中可有白细胞计数升高,中性粒细胞增多明显,老年人症状常不典型。特别注意临床上急性肾盂肾炎常伴膀胱炎,注意有无合并存在前列腺炎及身体其他部位感染病灶,下尿路感染又可上行感染累及肾,有时不易区别。

四、治疗

1. **支持治疗** 卧床休息,注意饮食,多饮水,有利于炎性产物及代谢产物的排出。

2. **抗菌药物治疗**

(1)**β-内酰胺类抗生素**:如青霉素类药物;第一、二代头孢菌素可用于产酶葡萄球菌感染;第二、三代头孢菌素对严重革兰氏阴性杆菌感染作用显著,与氨基糖苷类合用有协同作用;头孢哌酮、头孢拉定等对铜绿假单胞菌及其他假单胞菌等感染有效;亚胺培南-西拉司丁钠抗菌谱广,对革兰氏阴性杆菌杀菌活性好,尤适用于难治性院内感染及免疫缺陷者的肾盂肾炎。

(2)**磺胺类药物**:对除铜绿假单胞菌外的革兰氏阳性与革兰氏阴性菌均有效。

(3)**喹诺酮类药物**:抗菌谱广、作用强、毒性小,临床已广泛应用,但不宜用于儿童、孕妇及肾功能不全者。

(4)**氨基糖苷类抗生素**:其中以妥布霉素等对铜绿假单胞菌效果较好。

(5)**去甲万古霉素**:适用于耐甲氧西林的葡萄球菌、多重耐药的肠球菌及对青霉素过敏患者的革兰氏阳性球菌感染。

抗菌药物选择在细菌培养和药物敏感试验结果出来之前以广谱抗生素治疗为主,以上治疗宜个体化,疗程一般为 7~14 日,静脉用药后在体温正常、临床症状改善、尿细菌培养转阴后改口服维持。

3. **对症治疗** 应用碱性药物(如碳酸氢钠、枸橼酸钾)可降低酸性尿液对膀胱的刺激症状。维拉帕米、盐酸黄酮哌酯可解除膀胱痉挛、减轻膀胱刺激症状。

第三节　肾　积　脓

肾实质感染的广泛化脓性病变或尿路梗阻后肾盂、肾盏积水继发感染而形成的脓性囊腔称为肾积脓（pyonephrosis）。

一、病因

多由上尿路结石、肾积水、肾盂肾炎、肾结核和手术史等基础上并发化脓性感染所致。

二、临床表现与诊断

表现为全身感染性症状，畏寒、高热、腰痛和肿块。若尿路无梗阻，常有脓液沿输尿管排入膀胱出现膀胱刺激症状，膀胱镜检查可见患侧输尿管口喷脓尿。B超和CT可显示患肾积脓，有助于诊断；排泄性造影提示患肾功能减退或丧失。

三、治疗

加强营养，应用抗生素，纠正水、电解质紊乱等全身治疗。施行脓肾造瘘术。全身状况改善后，若患肾丧失功能而对侧肾功能正常，可作患肾切除术。

第四节　肾皮质多发性脓肿

一、病因

多为疖、痈、扁桃体炎等体内病灶的细菌，经血运播散至肾皮质内形成多发性小脓肿，称为肾疖。多个小脓肿互相融合形成较大的脓肿，称肾痈（renal carbuncle）。致病菌多为金黄色葡萄球菌，亦有大肠埃希菌等。在病理上与典型急性肾盂肾炎不同是病变发展可从肾皮质向外破溃形成肾周围脓肿。

二、临床表现与诊断

肾皮质多发性脓肿临床表现为畏寒、高热和腰部疼痛，肾区有明显的压痛、叩击痛和肌紧张，无膀胱刺激症状；血白细胞升高，当脓肿与集合系统相通后，尿检可有脓细胞或菌尿。血培养致病菌生长。B超和CT可显示脓肿；尿路造影见肾盂肾盏受压、变形和患肾功能减退。

三、治疗

早期应用有效的抗生素，若肾脓肿形成或并发肾周围脓肿可作切开引流术。

第五节　急性细菌性膀胱炎

一、病因病理

急性细菌性膀胱炎（acute bacterial cystitis）女性多见，与女性尿道短而直、尿道口处女膜融合等解剖异常有关（图41-1）；会阴部常存在大量致病菌，性交、导尿、个人不卫生或抵抗力下降时均可导致上行感染。男性常继发于急性前列腺炎、良性前列腺增生、包皮炎、尿路结石、尿道狭窄等。亦可继发于邻近器官感

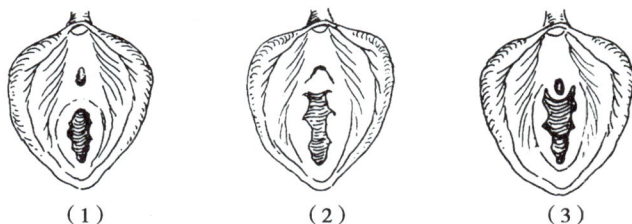

图 41-1　女性尿道外口正常解剖及畸形
（1）正常解剖；（2）处女膜伞；（3）尿道口处女膜融合。

染,如阑尾脓肿。致病菌多数为大肠埃希菌。炎症以尿道内口及膀胱三角为显著,可见黏膜充血水肿、点状出血、浅表溃疡或脓苔覆盖。若治疗不彻底,炎症可转为慢性。

二、临床表现与诊断

临床表现有明显的膀胱刺激症状,有尿频、尿急、尿痛、尿不尽感。常有尿道烧灼感,常见终末血尿,有时为全程血尿。膀胱区常有压痛。一般全身症状不明显或仅有低热。继发于急性肾盂肾炎或急性前列腺炎者可有高热。诊断时应了解男性有无前列腺炎或良性前列腺增生,女性有无阴道炎、尿道炎、尿道旁腺炎;若尿道口有脓性分泌物,应作涂片细菌学检查。尿沉渣检查白细胞增多,可有红细胞;尿培养有致病菌生长。

三、治疗

多饮水、口服碳酸氢钠碱化尿液,可减少膀胱、尿道刺激症状。使用颠茄、阿托品等药物,配合热敷、热水坐浴等解除膀胱痉挛。抗菌药物应用,可选用复方磺胺甲噁唑、喹诺酮类、头孢菌素类药物控制感染。绝经后妇女适当用雌激素治疗,维持正常阴道内环境,清除致病菌,可减少尿路感染发生。

第六节　慢性细菌性膀胱炎

一、病因与病理

慢性细菌性膀胱炎(chronic bacterial cystitis)是由上尿路急性感染的迁移或慢性感染所致。也可能是继发于前列腺增生、前列腺炎等导致排尿困难的下尿路病变。膀胱黏膜苍白,有时呈颗粒或小囊状,偶见溃疡。当炎症累及肌层使逼尿肌纤维化,膀胱容量可缩小。

二、临床表现与诊断

临床表现有尿频、尿急、尿痛反复或持续发作,膀胱充盈痛、耻骨上膀胱区不适。尿液混浊。根据病史和临床表现不难诊断,但应重视寻找病因,男性可行直肠指检了解前列腺有无病变,检查阴囊、阴茎、尿道口,排除生殖道炎症、尿道炎症或结石。女性检查尿道外口、处女膜有无畸形,检查有无阴道炎或宫颈炎等。注意有无糖尿病、免疫功能低下等疾病。尿沉渣、尿细菌培养、B超、CT、静脉尿路造影、膀胱镜等检查有助于明确诊断。

三、治疗

保持排尿通畅,应用抗菌药物,针对病因采取治疗措施,必要时手术纠正。病程较长,抵抗力弱者,应该全身支持,加强营养。

第七节　男性生殖系统感染

一、前列腺炎

根据1995年美国国立卫生研究院(NIH)提出的新分类法,前列腺炎(prostatitis)分为4型:急性细菌性前列腺炎(Ⅰ型)、慢性细菌性前列腺炎(Ⅱ型)、慢性非细菌性前列腺炎/慢性骨盆疼痛综合征(Ⅲ型)及无症状性前列腺炎(Ⅳ型)。

(一)急性细菌性前列腺炎(Ⅰ型)

1. 病因　病原体感染为急性细菌性前列腺炎的主要因素,致病菌多为大肠埃希菌,也有葡萄球菌、淋病奈瑟球菌等致病菌。多由尿道上行感染所致。感染后前列腺腺泡中有多量白细胞浸润，大部分经治疗后炎症消退，严重者可发展为前列腺脓肿。

2. 临床表现与诊断 急性发病，有急性疼痛伴排尿刺激症状、梗阻症状和发热等全身症状。典型症状为尿频、尿急、尿痛。梗阻症状为排尿犹豫、尿线间断甚至急性尿潴留，会阴部及耻骨上疼痛。直肠指诊：前列腺肿胀、压痛、局部温度升高；脓肿形成时前列腺有波动感。尿沉渣检查可见白细胞增多。血液和/或尿液细菌培养阳性。B超和CT对诊断有帮助。

3. 治疗 卧床休息，补充营养和大量饮水；应用抗生素和解痉、止痛、退热等药物治疗。急性尿潴留时避免经尿道导尿，可作耻骨上膀胱穿刺造瘘引流尿液。伴前列腺脓肿形成者可采用外科引流。急性期禁作前列腺按摩和穿刺，以免感染扩散。

（二）慢性细菌性前列腺炎（Ⅱ型）

1. 病因 致病菌有大肠埃希菌、变形杆菌、克雷伯菌属、葡萄球菌、淋病奈瑟球菌等。主要经尿道逆行感染所致，亦可由直肠内细菌侵袭（直接侵入或淋巴扩散）和血行感染引起。感染尿液在前列腺组织内形成微结石使感染更难以控制。

2. 临床表现与诊断 反复发作的下尿路感染，临床表现有尿频、尿急、尿痛，排尿时尿道不适或灼热，排尿后有"滴白"，可有下腹部、会阴部、腰骶部、腹股沟等疼痛或不适。可能有性功能减退症状，头晕、情绪低落等神经精神症状。直肠指诊：前列腺饱满，有压痛或体积小，质地不均。前列腺液白细胞>10个/HP，卵磷脂小体减少，培养可有细菌生长。超声示前列腺组织结构混乱、界限不清；膀胱镜检查见后尿道和精阜充血、肿胀。

3. 治疗 选用红霉素、多西环素、喹诺酮类、头孢菌素类等联合或交替用药，以防产生耐药性。配合前列腺按摩、热水坐浴、忌酒、忌辛辣食物、有规律的性生活和养成良好的卫生等综合治疗。

（三）慢性非细菌性前列腺炎/慢性骨盆疼痛综合征（Ⅲ型）

慢性非细菌性前列腺炎/慢性骨盆疼痛综合征又分为慢性非细菌性前列腺炎（ⅢA型炎症性）和慢性骨盆疼痛综合征（ⅢB型非炎症性）。

1. 病因 多数慢性前列腺炎属此型。病因尚未肯定。过量饮酒及进食辛辣食物可加重前列腺炎症状。性生活不规律、性交中断、长时间坐位或长途骑车等诱因导致盆腔和前列腺充血。

2. 临床表现与诊断 临床症状类似Ⅱ型前列腺炎，最常见是疼痛和下尿路症状如尿频、排尿困难，但无反复尿路感染发作。前列腺液细菌培养阴性。肛门指诊前列腺较饱满、轻压痛。膀胱镜检查可有轻中度膀胱颈部梗阻。尿动力学检查常有异常。50岁以上患者可常规行前列腺特异性抗原检测，与前列腺癌进行鉴别。

3. 治疗 ⅢA型适当应用抗生素，但ⅢB型不必常规使用抗生素。采用α受体拮抗药、前列腺按摩、布洛芬和镇静剂综合治疗，可有良好疗效。

（四）无症状性前列腺炎（Ⅳ型）

无症状性前列腺炎患者无主观症状，常在不育原因检查或前列腺活检时发现，一般不需治疗。

二、附睾炎

1. 病因 急性附睾炎（acute epididymitis）多见于中青年，常继发于尿路感染、前列腺炎、精囊炎、前列腺手术。感染从输精管逆行传播。致病菌多为大肠埃希菌。慢性附睾炎（chronic epididymitis）常由急性附睾炎演变而来。部分与慢性前列腺炎有关。

2. 临床表现与诊断 急性附睾炎临床表现包括起病突然、畏寒、高热等全身症状，患侧阴囊疼痛，疼痛沿精索向腹股沟放射。患侧阴囊肿胀、阴囊皮肤发红。附睾肿大、触痛明显，精索增粗。慢性附睾炎临床表现为阴囊长期不适，可有轻微不适或坠胀痛，附睾可呈局限性增厚和肿大。B超检查急性期附睾肿大、回声不均、血流增加。急性附睾炎注意与睾丸扭转鉴别。

3.治疗 急性期卧床休息,托起阴囊,局部热敷;应用抗生素和解热镇痛药;脓肿形成时可切开引流;慢性附睾炎反复发作、疼痛剧烈、久治不愈,可考虑手术切除附睾。

第八节　泌尿、男性生殖系统结核

一、泌尿系统结核

(一)病因病理

泌尿系统结核是一种由结核分枝杆菌引起的慢性感染性疾病,泌尿系统结核绝大多数继发于肺结核,少数来源于骨、关节结核或消化道结核。主要累及泌尿系统的各个器官,包括肾脏、输尿管、膀胱和尿道。首先发生肾结核,进而波及输尿管、膀胱、尿道和男性生殖系统。

泌尿系统结核的主要病因是结核分枝杆菌,结核分枝杆菌经血行播散到双肾的肾小球毛细血管丛中,在肾皮质内形成多发性微结核灶。个体的免疫状态也是泌尿系统结核发病的重要因素。若免疫力强,可自行愈合,不出现症状;若免疫力差,肾皮质内结核病灶不断扩大,侵入肾髓质后结核不易愈合,进而发生肾乳头溃疡,干酪坏死,蔓延至肾盏、肾盂或波及全肾,并累及尿路其他部位,以及生殖系统而出现临床症状(图41-2)。

肾结核的主要病理改变是浸润破坏、纤维化及钙化。病灶逐渐扩大、相互融合并坏死形成干酪性脓肿,破溃后成为结核性空洞。纤维化和钙化为肾结核的病理特点,病灶愈合时因纤维化可发生尿路狭窄。少数患者肾脏广泛钙化,输尿管完全闭合,含有结核分枝杆菌的尿液不能流入膀胱,膀胱刺激症状缓解,尿液趋于正常,这种情况称为"肾自截"。

输尿管和膀胱结核通常是由于肾结核蔓延而发生的。输尿管结核会导致输尿管狭窄和纤维化,最终可能导致尿潴留和输尿管梗阻。膀胱结核病变常从患侧输尿管口周围开始,逐渐扩散至膀胱其他处。初期为黏膜充血、水肿,然后形成结核结节和结核性溃疡并侵及肌层引起纤维化。膀胱发生广泛纤维化,可使容量显著减少,形成挛缩膀胱。膀胱结核病变及挛缩膀胱,若引起健侧输尿管口狭窄或输尿管失去抗反流作用,膀胱内压升高,导致肾盂尿液梗阻或膀胱尿液反流,可造成对侧肾积水。结核性溃疡穿透膀胱壁,可形成膀胱阴道瘘或膀胱直肠瘘。

尿道结核是相对较少见的,主要发生于男性,病理改变主要是结核性溃疡、纤维化可发生尿道狭窄引起排尿困难,加剧肾功能损害。常为前列腺、精囊结核形成空洞破坏后尿道所致,少数由膀胱结核蔓延引起。

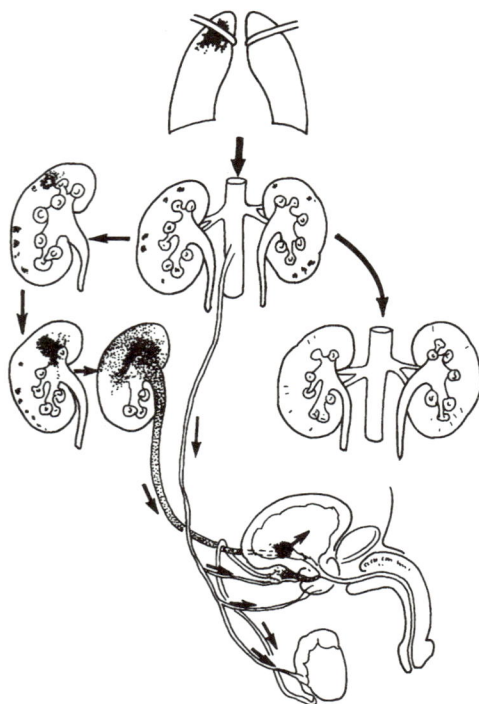

图 41-2　泌尿、男性生殖系统结核发病原理

> **知识链接**
>
> ### 肾结核对侧肾积水
>
> 吴阶平,著名医学科学家、医学教育家,新中国泌尿外科的奠基人之一。
>
> 20世纪50年代,肾结核是泌尿外科常见的疾病。当时临床在诊治肾结核时,一般不对双

侧肾结核或"一侧肾结核,另一侧因其他疾病而丧失功能"这两种情况做出明确的区分。而责任心强、工作严谨的吴阶平,注意到在部分被诊断为双侧肾结核的患者中,有的一侧肾有明显破坏,而另一侧无功能的肾并非是肾结核破坏的结果。于是他在结合大量文献资料、案例的基础上最终得出,有15%的双侧肾结核患者是可以治疗的,患者对侧的肾只是因肾积水导致功能丧失而已,而当时肾积水是完全可以治疗的,这无疑是一个重大突破,挽救了无数鲜活的生命。

(二)临床表现

泌尿系统结核主要病变在肾脏,肾结核约90%为单侧,早期多无明显症状,尿中可能发现结核分枝杆菌。泌尿系统结核的临床表现因病变的位置和程度而异。可出现以下典型的临床表现:

1. 尿频、尿急和尿痛 泌尿系统结核的典型症状之一。起初与含结核菌的尿液刺激膀胱引起,病变侵及膀胱壁发生结核性膀胱炎,尿频加剧并伴尿急、尿痛,晚期发生膀胱挛缩,呈进行性加重,每日排尿可达数十次,甚至类似尿失禁。

2. 血尿和脓尿 血尿为肾结核的重要症状,以终末血尿为主,多在尿频、尿急、尿痛症状发生后出现。脓尿为肾结核的常见症状,呈不同程度,严重者脓尿呈洗米水样,含碎屑和大量脓细胞。

3. 肾区疼痛和肿块 不常见。一般为腰部钝痛或肾区叩击痛,偶有因血块、脓块通过输尿管时引起的绞痛。合并肾积脓或肾积水时,肾区有时可触及肿块。

4. 全身症状 严重的肾结核,可出现消瘦、贫血、低热、盗汗、高血压等。伴对侧重度肾积水者可出现肾功能不全症状。

(三)诊断

泌尿系统结核的诊断通常需要进行临床评估、尿液分析、影像学检查以及尿液培养。对结核分枝杆菌的检测也是确诊的关键步骤。肾结核是慢性膀胱炎的常见原因。凡遇慢性膀胱炎,尤其青壮年男性有慢性膀胱炎症状,用一般抗感染治疗无好转;尿培养无细菌生长;肺结核或骨关节结核患者;男性附睾、输精管触及硬结、阴囊有慢性窦道者,应考虑肾结核。作下列进一步检查有助于诊断:

1. 实验室检查 尿呈酸性、尿蛋白阳性,有白细胞和红细胞;尿沉淀涂片抗酸染色检查至少连续三次,检查阳性率约50%~70%;尿结核分枝杆菌培养阳性率可达80%~90%;应用酶联免疫吸附试验或放射免疫测定法,以及聚合酶链反应(polymerase chain reaction,PCR)检测,对泌尿系结核的诊断均有参考意义。

2. 影像学检查

(1)**X线检查**:腹部X线平片可显示肾轮廓,可见肾区或输尿管钙化影;静脉尿路造影是早期肾结核的敏感检查方法,用于评估肾功能、病变程度与范围,早期可显示肾盏边缘呈虫蚀样改变,亦可显示肾盏颈狭窄、肾盏消失以及空洞形成等;病变严重者肾显影不清或不显影。输尿管结核的表现包括管壁僵硬、管腔不规则或狭窄;还可判断对侧肾功能、有无肾积水。对少数碘过敏者可作逆行尿路造影(图41-3)。

(2)**B超**:可了解肾的大小、轮廓,有无空洞、钙化和肾积水。

(3)**CT**:对中晚期肾结核能清楚地显示扩大的肾盏肾盂、空洞及钙化等改变。

(4)**MRI水成像**:对诊断肾结核对侧肾积水有独特优越性。

3. 膀胱镜检查 早期见膀胱黏膜充血水肿和结核结节,以患侧输尿管口附近及膀胱三角区为明显。后期出现结核性溃疡和瘢痕,患侧输尿管口呈"洞穴状",有时可见混浊尿液喷出。若病变严重形成容量小于50ml的挛缩膀胱,则禁行膀胱镜检查。

(四)治疗

根据肾结核病变程度和患者的全身状况,选择最适当的治疗方案。

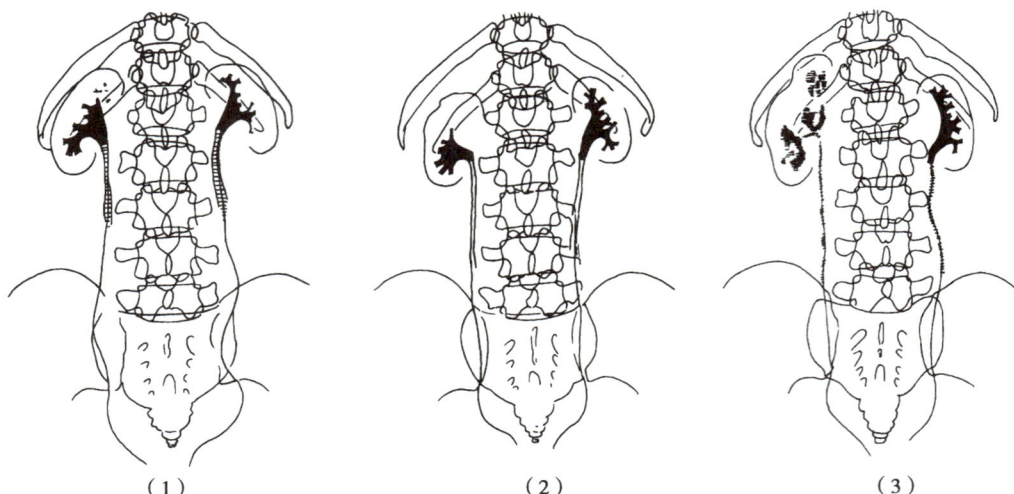

图 41-3　肾结核（逆行肾盂造影示意图）

（1）右侧上肾盏破坏；（2）右侧上肾盏未充盈；（3）右侧肾和输尿管严重破坏。

1. 药物治疗　适用于早期肾结核和术后继续治疗。常用药物有异烟肼、利福平、吡嗪酰胺等。疗程至少持续 6 个月。

2. 手术治疗　药物治疗 6~9 个月无效，肾结核破坏严重者，应在药物治疗的配合下行手术治疗。手术前至少进行 2 周的抗结核治疗。

（1）**肾切除术**：适用于一侧肾结核破坏严重，对侧肾功能正常，或双侧肾结核，一侧肾完全失去功能，对侧病变较轻，功能尚好者。一侧结核肾无功能，对侧肾积水，若功能代偿不良者，应先引流肾积水，待功能改善后，再考虑切除无功能肾。

（2）**保留肾组织的肾结核手术**：如肾部分切除，适用于病灶局限在肾的一极，但要保留的肾组织应是健康的。

（3）**解除输尿管狭窄的治疗**：肾结核病情稳定、肾功能良好、输尿管狭窄局限，可行狭窄段切除再吻合或输尿管膀胱再植术。

（4）**挛缩膀胱的手术治疗**：肾结核并发挛缩膀胱，在患肾切除及抗结核治疗 3~6 个月，待膀胱结核完全愈合后，对侧肾正常、无结核性尿道狭窄的患者，可行肠膀胱扩大术。挛缩膀胱的男性患者往往有前列腺、精囊结核引起后尿道狭窄，不宜行肠膀胱扩大术，尤其并发对侧输尿管扩张肾积水明显者，为了改善和保护积水肾仅有的功能，应施行输尿管皮肤造口或回肠膀胱或肾造口这类尿流改道术（图 41-4）。

二、男性生殖系统结核

男性生殖系统结核（genital tuberculosis）多数继发于肾结核，少数也可直接血行感染。病变先累及前列腺、精囊，再经输精管蔓延至附睾。

（一）临床表现

绝大多数发生于青壮年，部分患者有泌尿系统或其他部位结核病史。前列腺、精囊结核的症状多不明显，偶感直肠内和会阴部不适。直肠指诊前列腺、精囊可触及硬结。附睾结核表现为阴囊部肿胀不适或下坠感，附睾硬结，疼痛不明显。双侧病变则失去生育能力。

（二）诊断与鉴别诊断

有前述临床表现者，应考虑男性生殖系统结核。进一步检查精液和前列腺液可查到结核分枝杆菌。需与以下疾病相鉴别：

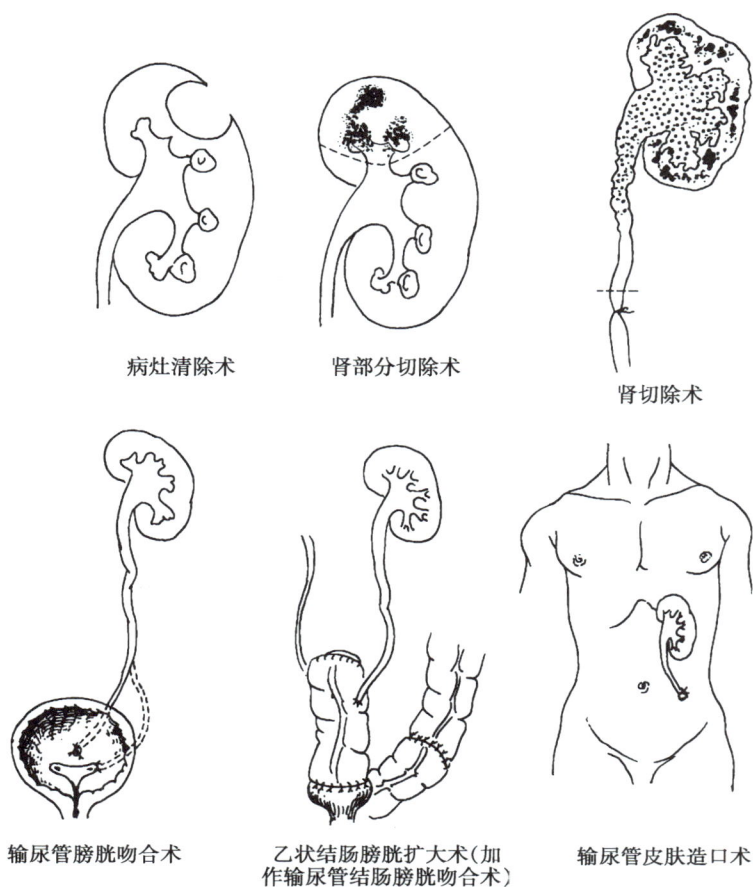

病灶清除术   肾部分切除术   肾切除术

输尿管膀胱吻合术   乙状结肠膀胱扩大术（加   输尿管皮肤造口术
                作输尿管结肠膀胱吻合术）

图 41-4　肾结核及其并发症的手术方法

1. **慢性前列腺炎**　前列腺结节较局限,用一般抗菌药物治疗可缩小或消失。

2. **前列腺癌**　前列腺增大、质地变硬,测定血清前列腺特异性抗原明显升高,CT、B 超、穿刺活检有助于确诊。

3. **慢性附睾炎**　附睾增大,压痛,输精管正常,无阴囊皮肤窦道。

（三）治疗

药物治疗同肾结核。附睾结核若经抗结核治疗无效或寒性脓肿破溃形成慢性窦道,可行附睾和窦道切除术。

（唐丽萍）

思考题

1. 慢性细菌性前列腺炎不易根治的原因是什么?
2. 临床上遇到患者出现哪些症状应想到肾结核的可能?

ER 41-3

练习题

第四十二章 | 尿 石 症

教学课件

思维导图

学习目标

1. 掌握:上尿路结石的临床表现、诊断、治疗及预防措施。
2. 熟悉:下尿路结石的临床表现、诊断及治疗。
3. 了解:尿路结石的成因、类型及继发性的病理改变。
4. 具备对尿石症患者做出初步诊断的能力,能正确处理肾绞痛。
5. 能够指导尿石症患者采取预防措施,并进行健康教育。

案例导入

患者男性,35 岁,晨跑锻炼时突发左侧腰背部剧烈绞痛,疼痛向下腹部及会阴区放射,急诊来院。入院后查体发现左侧脊肋角叩击痛阳性,尿常规提示红细胞++。

请思考:

1. 该患者的初步诊断是什么? 为明确诊断还需做哪些检查?
2. 对该患者应采取哪些治疗?

第一节　概　述

尿石症(urolithiasis)又称尿路结石,是最常见的泌尿外科疾病之一,包括上尿路结石(肾结石、输尿管结石)和下尿路结石(膀胱结石、尿道结石)。目前形成尿石症的机制尚未完全阐明,资料显示可能受多种因素影响。随着医疗技术的发展,绝大多数的尿石症可以采用非手术或微创手术达到治疗目的。尿石症复发率很高,既要重视尿石症的诊断和治疗,也应加强对结石发病机制的研究,探索更有效的防治方法,最大限度降低尿石症的发病率和复发率。

一、尿路结石形成因素

1. 环境因素 生活环境可直接或间接影响机体代谢。我国南方发病率明显高于北方,可能与气温高、活动少、饮水少,使尿液浓缩、晶体形成有关。

2. 代谢因素

(1)**形成结石物质排出过多**:甲状旁腺功能亢进、长期卧床、特发性高尿钙症、肾小管酸中毒等,均可引起钙磷代谢异常。尿酸盐排出增加,易形成尿酸盐结石。

(2)**尿 pH 改变**:在酸性尿液中易形成尿酸盐结石和胱氨酸结石。在碱性尿中容易形成磷酸镁铵及磷酸钙结石。

(3)**尿中抑制晶体形成和聚集的物质减少**:如枸橼酸、焦磷酸盐、酸性黏多糖、镁等。

3. 尿路梗阻 各种原因引起的尿路梗阻或管腔狭窄,均可导致尿流不畅,晶体或基质沉积,形成结石的核心,不易排出。在此基础上继发尿路感染,促使结石形成。

4. **尿路感染**　尿路感染时尿液中的菌落、脓块、坏死组织等可形成结石的核心。

5. **尿路异物**　尿路内存留的各种异物,均可使尿液中晶体物质附着形成结石。

二、尿路结石成分及性质

尿路结石成分多为草酸盐、磷酸盐、尿酸盐,其次是碳酸盐、胱氨酸、黄嘌呤等。草酸盐结石表面粗糙呈颗粒状或毛刺状,质硬,棕褐色,如桑葚样,X线平片易显影。磷酸钙、磷酸镁铵结石表面粗糙,灰白色,易碎,呈分层结构,充满整个肾盂后形成鹿角形结石,X线平片易显影。尿酸盐结石表面光滑,黄棕色,质硬,不规则形,常为多发性结石,X线平片不显影。胱氨酸结石表面光滑,呈蜡样外观,淡黄棕色。

三、病理生理

1. **梗阻**　结石在尿路各个部位均能造成梗阻,使梗阻上方尿路发生积水。多数情况下,尿液可通过造成梗阻的结石旁缝隙继续向下排出,但有时也可造成严重梗阻,甚至使患侧肾失去功能。双侧尿路梗阻则出现尿闭、肾功能不全(图 42-1)。

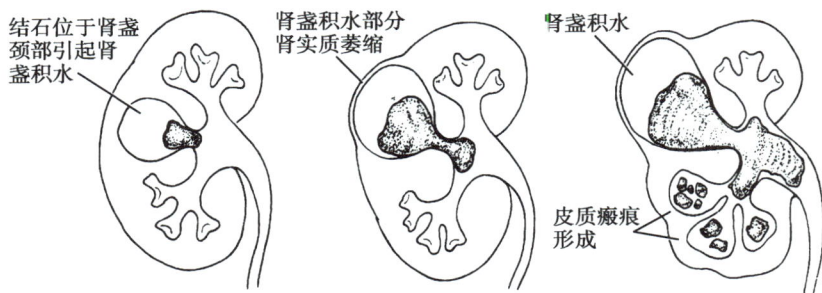

图 42-1　肾盏结石的发展

2. **直接损伤**　结石表面粗糙,容易造成尿路上皮损伤和血尿。长期慢性刺激可发生癌变,如肾盂或膀胱铸形结石可伴发鳞状上皮癌。

3. **感染**　结石梗阻尿路后,可导致尿路感染,重者可导致肾积脓和肾周炎症。可见结石、梗阻和感染三者互为因果关系。

第二节　肾及输尿管结石

肾及输尿管结石(renal and ureteral calculi)亦称上尿路结石。结石主要在肾盂内形成,输尿管结石大多来源于肾结石,多为单侧。

一、临床表现

临床主要表现为疼痛和血尿,程度与结石的大小、部位以及伴发的损伤、梗阻、感染等有关。

1. 疼痛　肾结石一般无明显症状,并发肾积水或感染时,出现上腹部或腰部隐痛或钝痛。输尿管结石梗阻时,出现肾绞痛,并沿输尿管走行放射至腰背部、下腹部、外阴部和大腿内侧,此时肋脊角叩击痛常明显。输尿管口结石嵌顿时,除肾绞痛外,可有膀胱刺激症状和里急后重。

2. 血尿　较大的肾结石,多在剧烈运动后出现镜下血尿。输尿管结石多数为肾绞痛后引起镜下血尿或肉眼血尿。

3. 恶心、呕吐　输尿管结石引起尿路梗阻时,输尿管管腔内压力增高,管壁局部扩张、痉挛和缺血。由于输尿管与肠有共同的神经支配而导致恶心、呕吐,常与肾绞痛伴发。

4. 膀胱刺激症状　结石伴感染或输尿管膀胱壁段结石时,可有尿频、尿急、尿痛。

5. 其他　上尿路结石并发急性肾盂肾炎或肾积脓时,可有畏寒、发热、乏力等全身症状。梗阻严重则导致患侧肾积水,肾功能受损。双侧输尿管结石或孤立肾输尿管结石完全梗阻时,可导致无尿。

二、诊断

凡是与活动有关的腰腹部疼痛和血尿,应首先考虑为上尿路结石。有典型的肾绞痛时,可能性更大。

1. 尿常规检查　可见镜下血尿、晶体尿,合并感染时有大量白细胞或脓细胞。

2. 血生化检验　血钙、磷、尿酸、肌酐、尿素氮等。必要时作钙负荷试验。

3. 影像学检查

(1)**超声检查**:应作为上尿路结石的首选影像学检查方式,既能显示结石的高回声及其后方声影,亦能显示结石梗阻引起的肾积水及肾实质萎缩等,可发现尿路平片不能显示的小结石和X线阴性结石。超声检查属无创性检查,且无放射与电磁辐射风险,孕妇、儿童、肾功能不全和对造影剂过敏者均适用。

(2)**X线检查**

1)尿路平片能发现90%以上的X线阳性结石。正、侧位摄片可以除外腹内其他钙化阴影如胆囊结石、肠系膜淋巴结钙化、静脉石等。

2)静脉尿路造影可以评价结石所致的肾结构和功能改变,有无引起结石的尿路异常如先天性畸形等。

3)逆行或经皮肾穿刺造影往往在其他方法不能确定结石的部位或结石以下尿路病情不明需要鉴别诊断时采用,属于有创检查,一般不作为初始检查手段。

4)平扫CT能发现上述检查不能显示的或较小的输尿管中、下段结石,有助于鉴别不透光的结石、肿瘤、血凝块等,还可了解有无肾畸形。增强CT能够显示肾脏积水的程度和肾实质的厚度,从而反映肾功能情况。

(3)**磁共振水成像**:不能显示尿路结石,因而一般不用于结石的检查。但磁共振水成像能够了解结石梗阻后肾、输尿管积水的情况,而且不需要造影剂即可获得与静脉尿路造影相似的影像,不受肾功能改变的影响。因此,对于不适合做静脉尿路造影的患者可考虑采用。

（4）**放射性核素肾显像**：放射性核素检查不能直接显示泌尿系结石，主要用于确定对侧肾功能，评价治疗前肾功能状况和治疗后肾功能恢复情况。

4.内镜检查　包括经皮肾镜、输尿管硬、软镜和膀胱镜检查等，属于侵入性检查。借助内镜可以明确诊断和进行治疗。

三、治疗

目的是解除梗阻，去除病因，保护肾功能，防止复发。根据结石部位、大小、数目，有无梗阻及感染，肾功能及全身情况确定治疗方案。有肾绞痛时应先处理。

1.肾绞痛的处理　解痉镇痛为主，可应用阿托品、哌替啶、吲哚美辛、孕酮，也可应用钙通道阻滞药，针刺肾俞、膀胱俞、三阴交等穴位，均能缓解肾绞痛。

2.非手术治疗　适用于结石直径小于0.6cm，表面光滑，无尿路梗阻和感染者。

（1）**大量饮水**：增加尿量，保持每日尿量2 500ml以上，减少晶体物质聚合沉淀。

（2）**控制感染**：根据细菌培养及药物敏感试验选用有效抗生素。

（3）**饮食调节**：少食含钙及草酸成分较高的食物，增加含纤维素丰富的食物。

（4）**调节尿液pH**：对尿酸和胱氨酸结石服碱化尿液的药物。口服氯化铵使尿液酸化，有利于防止感染性结石的生长。

（5）**中西医结合治疗**：中药清热解毒，疏中理气，有利尿排石的功效。西药解痉镇痛，利尿，跳跃活动均能促进结石排出。中药可用于体外冲击波碎石术后的排石治疗。

3.体外冲击波碎石术　体外冲击波碎石术（extracorporeal shock wave lithotripsy，ESWL）是指通过X线或超声对结石进行定位，利用高能冲击波聚焦后作用于结石，使结石裂解，直至粉碎成细砂，随尿液排出体外。实践证明这是一种安全而有效的非侵入性治疗方法，且大多数的上尿路结石可采用此方法治疗。

（1）**适应证**：适用于直径≤2cm的肾结石及输尿管上段结石。

（2）**禁忌证**：结石远端尿路梗阻、妊娠、出血性疾病、严重心脑血管病、主动脉或肾动脉瘤、尚未控制的尿路感染等。过于肥胖、肾位置过高、骨关节严重畸形、结石定位不清等，由于技术性原因而不适宜采用此法。

（3）**并发症**：碎石后多数患者出现一过性肉眼血尿，一般无需特殊处理。肾周围血肿形成较为少见，可保守治疗。感染性结石或结石合并感染者，由于结石内细菌播散、碎石梗阻引起肾盂内高压、冲击波引起的肾组织损伤等因素，可发生尿源性脓毒症，往往病程进展很快，可继发感染性休克甚至死亡，需高度重视。碎石排出过程中，由于结石碎片或颗粒排出可引起肾绞痛。若碎石过多地积聚于输尿管内，可引起"石街"，患者出现腰痛不适，有时可继发感染。

为了减少并发症应采用低能量治疗并限制每次冲击次数。若需要再次治疗，间隔时间10~14天以上为宜，每个疗程ESWL治疗次数不宜超过5次。

4.手术治疗　手术治疗目的是取净结石。目前腔内泌尿外科及体外冲击波碎石术的快速发展，多数上尿路结石不再行开放手术，但少数仍需开放手术治疗，可同时纠正原发梗阻因素。

（1）**非开放手术治疗**

1）输尿管镜取石术（ureteroscope lithotripsy，URL）：用于中、下段输尿管结石，不宜体外冲击波碎石者，可使用输尿管镜直视下取石或套出结石。较大结石，可在超声、激光或弹道气压等碎石后取出，或碎石后自行排出。

2）经皮肾镜取石术（percutaneous nephrolithotomy，PCNL）：适用于所有需要开放手术干预的肾结石，其他治疗方法失败后均可采用。一般用于直径大于2cm的肾盂或肾盏结石，且远端尿路梗阻者。质硬的残余结石，需再手术者尤为适宜。也可与体外冲击波碎石术联合应用治疗复杂性肾结石。

3)腹腔镜输尿管切开取石术(laparoscopic ureterolithotomy,LUL):一般不作为首选治疗方案,适用于输尿管结石大于2cm,原本考虑开放手术的患者或经体外冲击波碎石术、输尿管镜取石术治疗失败者。

(2)**开放性手术治疗**:适用于肾结石直径在2cm或输尿管结石直径在1.5cm以上,有梗阻和感染、肾积水、癌变者。手术方式有输尿管切开取石、肾盂切开取石、肾实质切开取石、肾窦肾盂切开取石、凝块法肾盂切开取石、无萎缩性肾切开取石、肾部分切除术、肾切除术等。

(3)**双侧上尿路结石的手术治疗原则**:①双侧输尿管结石应先处理梗阻严重的一侧,条件许可,同时取出双侧结石。②一侧输尿管结石、对侧肾结石应先处理输尿管结石,后处理肾结石。③双侧肾结石应先处理易取出及安全的一侧结石,待肾功能恢复后再处理对侧肾结石。若肾功能极差,先行经皮肾造瘘引流,全身状况及肾功能改善后分别处理双侧结石。

四、预防

形成尿路结石的影响因素很多,结石发病率和复发率高,经治疗后1/3的患者在5年内会复发,因而科学的预防措施有重要意义。如大量饮水以增加尿量,稀释尿中形成结石物质的浓度,减少晶体沉积并有利于结石排出,这对任何类型的结石患者都是一项很重要的预防措施。亦可根据结石成分、代谢状态等调节饮食结构,如高钙摄入者应减少含钙食物的摄入量,少食用奶制品、豆制品、坚果类食品;草酸盐结石的患者应限制浓茶,并口服维生素 B_6,减少草酸盐排出,服用氧化镁增加尿中草酸溶解度;高尿酸的患者应避免高嘌呤食物如动物内脏,口服别嘌醇和碳酸氢钠,以抑制结石形成。如有甲状旁腺功能亢进,有尿路梗阻、尿路异物、尿路感染或长期卧床等,应及时治疗,以避免结石发生。

第三节　膀胱及尿道结石

一、膀胱结石

膀胱结石(vesical calculi)有原发性和继发性两类,主要发生于5岁以下的儿童和60岁以上的老年人。原发性膀胱结石主要与营养不良和缺乏蛋白饮食、代谢性疾病等有关。继发性膀胱结石多见于下尿路梗阻,如前列腺增生、膀胱憩室、神经源性膀胱、膀胱异物、感染及长期留置导尿管等。

1.**临床表现**　典型的膀胱结石常见于儿童,在排尿时由于结石突然阻塞在膀胱颈部,发生排尿中断,并引起剧烈疼痛,此时病孩常用手握阴茎或蹲坐哭叫,但体位变化后又可顺利排尿。结石摩擦膀胱黏膜引起出血、感染、黏膜溃疡,偶可发生严重的膀胱溃疡,甚至穿破到阴道、直肠,形成尿漏。多数患者平时有尿频、尿急、尿痛和终末血尿,常有排尿中断现象。前列腺增生引起继发性结石,可能仅有排尿困难。大的膀胱结石在直肠指诊时可摸到。

2.**诊断**　根据病史及典型症状可做出初步诊断。B超、X线平片可辅助诊断。复杂的病例可以采用CT平扫检查帮助诊断。必要时可行膀胱镜检查以明确诊断。

3.**治疗**　膀胱结石采用手术治疗,并针对病因治疗。膀胱感染严重时,应用抗菌药物。若有排尿困难,先留置导尿,以利于引流尿液及控制感染。

(1)**经尿道膀胱镜取石或碎石**:大多数结石可应用碎石钳机械碎石,并将碎石取出,适用于结石小于2~3cm者。较大的结石需采用超声、激光或气压弹道碎石。结石过大、过硬或膀胱憩室病变时,应施行耻骨上膀胱切开取石。

(2)**耻骨上膀胱切开取石术**:为传统的开放手术方式。合并严重尿路感染者,应待感染控制后再行取石手术。

二、尿道结石

尿道结石（urethral calculi）多来自肾和膀胱结石，在经尿道排出时嵌顿于尿道所致。

1. 临床表现　主要表现为尿流中断及尿潴留，剧烈疼痛并放射至阴茎头部、阴囊及会阴部。也可为排尿不畅、点滴状排尿及排尿痛。继发感染则尿道有脓性分泌物流出。

2. 诊断　前尿道结石沿前尿道可触及硬的异物。后尿道结石经直肠指诊、B超、X线摄片可示结石阴影。尿道镜能直接窥视结石。

3. 治疗　前尿道结石在近端压迫尿道，经尿道口注入液状石蜡，向尿道口挤出，用钳夹或细长镊子夹出，也可用细金属弯钩将结石钩出。尿道狭窄应先切开狭窄处再取石。后尿道结石可推入膀胱内再按膀胱结石处理。尿道结石应尽量避免作尿道切开取石，以防止尿道狭窄。

（殷　森）

思考题

1. 简述尿路结石形成的因素。
2. 简述上尿路结石的典型临床表现。
3. 简述上尿路结石的治疗方法。

ER 42-3

练习题

第四十三章 ｜ 尿路梗阻

教学课件

思维导图

学习目标

1. 掌握：尿路梗阻的临床表现、诊断和治疗原则。
2. 熟悉：尿路梗阻的病因、诊断尿路梗阻常用的检查方法。
3. 了解：尿路梗阻的病理。
4. 具有对尿路梗阻的患者进行基本的分类诊断、简单处理及正确导尿的能力。
5. 能够根据病情正确判断尿路梗阻的原因；会运用人文关怀的理念对下尿路梗阻的患者进行心理治疗和疏导。

案例导入

　　患者男性，75 岁，尿频、排尿困难 7 年余，无排尿 1 天入院。患者 7 年余前无明显诱因出现尿线变细、排尿等待等排尿困难症状，伴有尿频，夜尿 2~3 次，无尿急、尿痛。无尿失禁，无发热，无肉眼血尿。近年来排尿困难渐加重，夜尿多时至 7~8 次。1 天前出现无排尿，逐渐出现小腹胀痛并逐渐加重，急诊入院。查体：双肾区不饱满，无叩击痛，双侧输尿管行径无压痛。耻骨上膀胱区膨隆，压痛，叩诊浊音。尿道外口外观正常。肛诊前列腺 Ⅱ 度增大，质韧，光滑无结节。

请思考：
1. 该患者的诊断是什么？
2. 应该进一步做哪些检查？
3. 治疗方案是什么？

第一节　概　述

　　泌尿系统从肾小管经过肾盏、肾盂、输尿管、膀胱及尿道，终止于尿道口。尿液的正常排出，有赖于尿路管腔通畅和输尿管壁肌肉蠕动功能、膀胱逼尿肌收缩功能以及尿道括约肌功能正常。泌尿系统梗阻也称尿路梗阻（obstruction of urinary tract），任何能使泌尿系统管道狭窄或神经肌肉功能障碍，影响尿液排出的疾病，均可造成泌尿系管腔的梗阻，引起梗阻近侧端尿路扩张积水。泌尿系统本身或以外的一些病变都能引起泌尿系管腔的梗阻。

　　尿路梗阻分为上尿路梗阻和下尿路梗阻。膀胱以上梗阻称上尿路梗阻，可直接影响肾，肾积水发生较快，多为一侧肾受影响。膀胱以下梗阻称下尿路梗阻，初期膀胱可作为缓冲，对肾脏影响较慢，但双侧肾脏均可发生积水。

一、病因与分类

(一) 病因

泌尿系统梗阻原因很多,有机械性、动力性和医源性原因。尿路梗阻常见原因如图 43-1 所示。

1. 机械性因素 机械性因素占多数。

(1) **尿路结石**:可在肾盏、肾盂、输尿管、膀胱、尿道的任何部位发生结石,造成尿路梗阻。

(2) **泌尿生殖系统肿瘤**:如肾癌、肾盂癌、输尿管癌、膀胱癌、尿道癌、前列腺癌等。

(3) **前列腺增生**:前列腺病理性增大,压迫前列腺部的尿道而造成梗阻。

(4) **先天发育异常**:常见的有肾盂输尿管连接部狭窄、输尿管异位开口、输尿管口囊肿、腔静脉后输尿管等。

(5) **邻近器官病变的压迫或侵犯**:如结直肠癌、子宫颈癌、卵巢癌、腹膜后纤维化、盆腔脓肿等病变压迫输尿管、膀胱或尿道而造成尿路梗阻。

(6) **创伤或炎症引起的瘢痕狭窄**:如输尿管感染修复后的瘢痕狭窄、尿道骑跨伤继发的前尿道狭窄、骨盆骨折导致尿道膜部断裂继发的后尿道狭窄等。

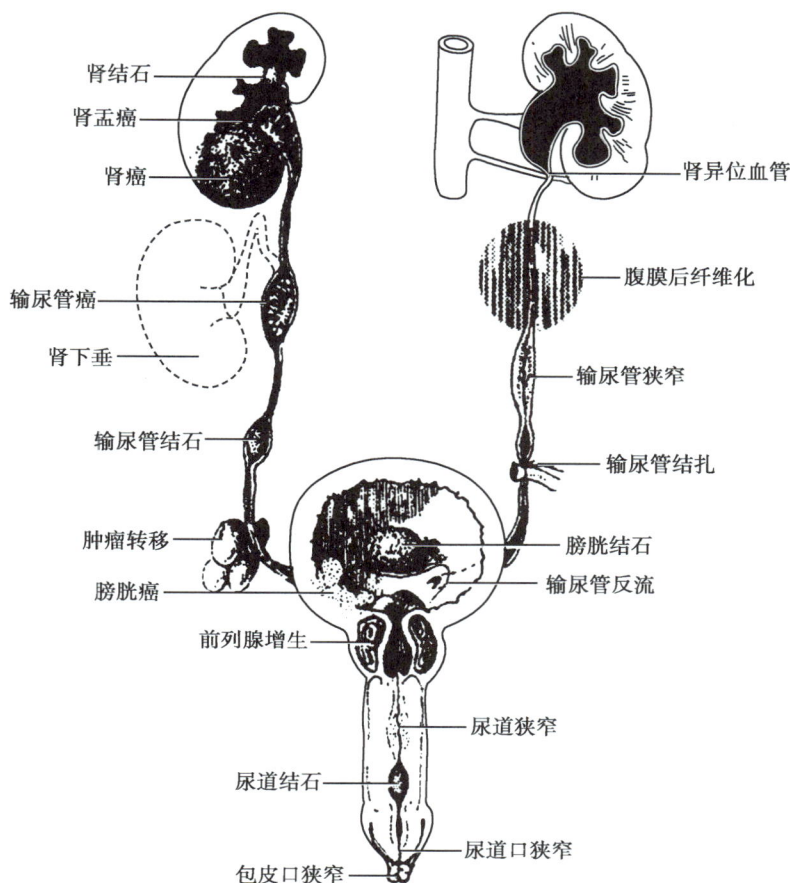

图 43-1 泌尿系统梗阻常见原因

(7) **结核**:泌尿系统结核可继发肾盏颈口狭窄、输尿管狭窄、膀胱挛缩造成梗阻,也可因结核破坏输尿管口的抗反流机制而造成尿液反流,最终导致尿路梗阻。

2. 动力性因素 如脑出血、脑梗死、脊髓损伤、脊髓肿瘤、糖尿病引起的神经病变均可引起膀胱神经功能障碍,发生尿潴留。

3. 医源性因素 常见于盆腔手术或输尿管镜检查、治疗时意外损伤输尿管,盆腔恶性肿瘤术后放射治疗损伤等,均可引起输尿管管腔狭窄或闭塞。

尿路梗阻原因在不同年龄和性别有一定的区别。小儿以先天性畸形为多见。成人男性常见原因是结石、损伤、肿瘤、结核等,成人女性因生育、子宫内膜异位症、子宫肿瘤及妇科手术等因素,发病率较高。在老年男性患者常见为良性前列腺增生和泌尿系统肿瘤等原因。

(二) 分类

尿路梗阻根据梗阻部位分为上尿路梗阻和下尿路梗阻;根据梗阻的程度可分为完全性梗阻和部分性梗阻;根据病程分为急性梗阻与慢性梗阻;根据病因分为先天性梗阻和后天获得性梗阻;根据梗阻的病因性质分为机械性梗阻和动力性梗阻。

二、病理生理

尿路梗阻的基本病理改变是梗阻部位以上压力增高,尿路扩张积水。初期表现为梗阻部位以上管壁肌肉增厚,收缩力增强以克服梗阻。后期表现为管壁肌肉失代偿、壁变薄、萎缩和张力减退,导致尿液滞留。

上尿路梗阻时,肾盂内压力升高,肾小球滤过率减少,但肾内血液循环仍保持正常,肾的泌尿功能仍能维持一段时间,部分尿液通过肾盂静脉、淋巴管、肾小管回流以及经肾窦渗至肾盂及肾周围,称为"安全阀"开放,起到保护肾组织作用,使短时间梗阻不致严重危害肾组织(图 43-2)。如果梗阻不解除,肾小管压力逐渐升高压迫血管,导致肾组织缺血缺氧,肾实质逐渐萎缩变薄,肾盂肾盏积水逐渐增多。急性完全性梗阻,肾实质可较快转入萎缩,肾脏增大不明显。部分或间歇性梗阻时,肾实质萎缩变薄,肾盂扩大,成为无功能的巨大水囊。下尿路长期严重梗阻,使输尿管口活瓣作用丧失,尿液逆流至输尿管、肾盂,导致肾积水。尿路梗阻后常见的并发症是结石和感染,最危险的是并发感染,发展为菌血症。

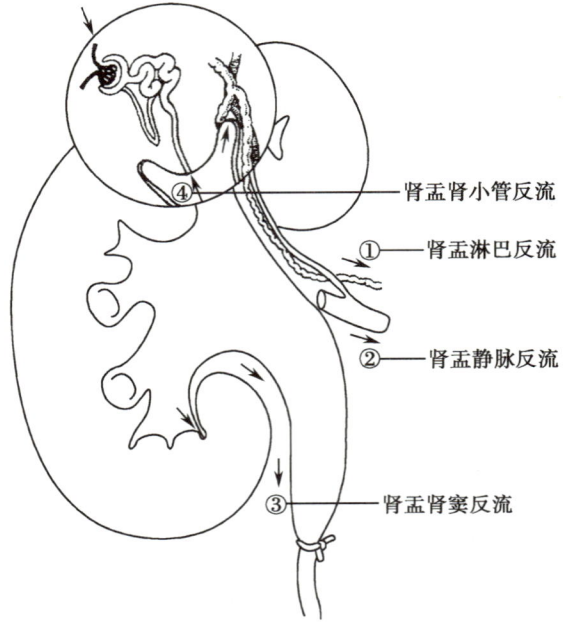

肾盂肾小管反流

① 肾盂淋巴反流

② 肾盂静脉反流

③ 肾盂肾窦反流

图 43-2 输尿管梗阻后尿液的反流

三、治疗原则

尿路梗阻的主要治疗原则是尽快解除梗阻,预防和控制感染,保护肾功能。如果患者不能耐受大的手术,应行梗阻近端尿流改道(肾造瘘、膀胱造瘘、输尿管皮肤造口术),将尿液引流出体外,逐渐恢复肾功能。待全身情况及肾功能改善后,再解除病因,恢复尿路通畅。梗阻病因无法解除,可作永久性尿路改道术。

第二节 肾 积 水

尿液从肾盂排出受阻,蓄积后肾内压力增高,肾盂肾盏扩张,肾实质萎缩,功能减退,称为肾积水(hydronephrosis)。肾积水容量超过 1 000ml 或小儿超过 24 小时尿液总量时,称为巨大肾积水。肾积水有时呈间歇性发作,称为间歇性肾积水。

一、临床表现

尿路梗阻的病因、部位、程度和时间长短不同,临床表现亦不同。

上尿路急性梗阻时,主要出现肾绞痛、恶心、呕吐、血尿及肾区压痛等表现。某些先天性病变,如肾盂输尿管连接部位狭窄、异位血管或纤维束压迫输尿管等引起的肾积水,无明显症状,当积水肾达到一定体积时,腹部出现肿块、胀痛不适。

下尿路梗阻时,主要表现为排尿困难和膀胱排空障碍,甚至出现尿潴留,而引起肾积水出现的症状常较晚,临床多表现为不同程度的肾功能损害。

结石、肿瘤、炎症和结核所致的肾积水,临床表现主要为原发病的症状和体征。肾积水合并感染,则表现为急性肾盂肾炎症状,出现高热、寒战、头痛、腰痛及膀胱刺激症状等。双肾或孤立肾完全梗阻时可无尿,出现尿毒症的表现。长时间持续梗阻,将使肾功能逐步减退。间歇性肾积水发作时,腹部肿块增大,剧烈绞痛,恶心呕吐,尿量减少,数小时或更长时间后尿液排出,随之肿块缩小,疼痛消失。

二、诊断

首先应确定有无肾积水,再查明积水的病因、梗阻部位、积水程度、有无感染以及肾功能损害情况。应注意腹部肿块的鉴别诊断,肾积水为位于肋缘下侧腹部、表面光滑的囊性肿物,边缘齐,有囊性感,压痛不明显,较大时越过腹中线。

1. **实验室检查**　应了解血尿素氮、肌酐、二氧化碳结合力、电解质情况。尿液方面除作尿常规及细菌培养外,必要时需行结核分枝杆菌及脱落细胞的检查。

2. **X 线检查**　对肾积水的诊断有重要价值。如肾积水是结石所致,尿路平片可见到尿路结石影及积水增大的肾轮廓。静脉尿路造影早期可见肾盏、肾盂扩张,肾盏杯口消失或呈囊状显影。当肾功能减退时,肾实质显影时间延长,显影不清楚,则用大剂量延迟造影才能显影。静脉尿路造影患肾显影不清晰时,可行逆行性肾盂造影,应严格无菌操作及应用抗生素,以避免感染的风险。

3. **超声、CT、MRI、核素肾扫描**　可区分增大的肾脏是肾积水还是实质性肿块,亦可了解是否为肾外压迫等。其中超声检查简便易行无创,应作为首选的检查方法。磁共振水成像(MRU)可以清晰显示肾积水、输尿管积水,但不能显示结石、无法判断肾功能情况。

4. **内镜检查**　输尿管镜及膀胱镜可用于部分尿路梗阻患者的检查、对腔内病变引起的梗阻如狭窄、结石、肿瘤等可明确诊断,也可同时进行治疗。输尿管逆行插管可立即解除梗阻,输尿管镜下可行狭窄内切开、碎石、肿瘤切除等治疗。

三、治疗

肾积水的治疗应根据梗阻病因、发病缓急、梗阻严重程度、有无感染、肾功能受损程度及全身情况综合分析确定治疗方案。肾积水是尿路梗阻所致,梗阻时间长短对肾功能的影响起到关键性的作用,应尽快解除梗阻。梗阻轻者去除病因后肾功能可恢复。若病情危急或病因暂不能去除时,采用梗阻以上作引流,待肾功能改善后,再施行病因治疗。梗阻原因不能解除,则作永久性肾造口术或输尿管皮肤造口术。肾积水严重或无功能,严重感染肾积脓,对侧肾功能良好,可切除病肾。

第三节　良性前列腺增生

良性前列腺增生(benign prostatic hyperplasia,BPH)简称前列腺增生,是引起男性老年人排尿障碍原因中最为常见的一种良性疾病,主要表现为组织学上的前列腺间质和腺体成分的增生、解剖学上的前列腺增大、尿动力学上的膀胱出口梗阻和以下尿路症状为主的临床症状。

一、病因

有关前列腺增生发病机制的研究很多,但至今病因尚不完全清楚。目前公认老龄和有功能的睾丸是前列腺增生发病的两个重要因素,二者缺一不可。前列腺增生的发病率随年龄的增大而增加。男性在 35 岁以后前列腺可有不同程度的增生,多在 50 岁以后出现临床症状。目前前列腺增生发生的具体机制尚不明确,可能是多种因素、多种机制的相互作用共同形成的,雄激素、生长因子、上皮和间质细胞的增殖和细胞凋亡的平衡性破坏起了重要作用。雄激素及其与雌激素的相互作用、前列腺间质-腺上皮细胞的相互作用、炎症细胞、神经递质及遗传因素等都与本病发生有关。

二、病理

前列腺腺体由移行带（占 5%）、中央带（占 20%）和外周带（占 75%）组成。移行带为围绕尿道精阜的部分，中央带为射精管通过的部分，其余外周为外周带。前列腺增生起始于移行带，主要是平滑肌增生或腺体扩大和增生（图 43-3），增生组织呈多发结节，并逐渐增大。增生的前列腺可将外周区腺体挤压萎缩成膜状，称为前列腺外科包膜，与增生腺体有明显界限，手术中易于分离。前列腺增生的程度并不一致，与尿流梗阻的程度亦不成比例。增大的腺体向膀胱内突入，可造成排尿困难及梗阻，前列腺尿道部延长、弯曲、受压，形成裂隙状，导致尿潴留。

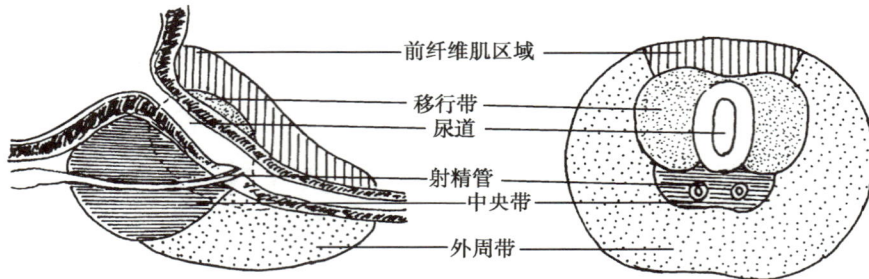

图 43-3　前列腺正常解剖图

此外，前列腺内尤其是围绕膀胱颈部的平滑肌内含有丰富的 α 肾上腺素受体，这些受体的激活使该处平滑肌收缩，可明显增加前列腺尿道的阻力。前列腺增生及 α 肾上腺素受体兴奋致后尿道平滑肌收缩，造成膀胱出口梗阻。最初膀胱逼尿肌代偿肥厚、肌束增粗并成为网状结构即小梁，黏膜从小梁间隙突出成小室，严重时可形成憩室（图 43-4）。

逼尿肌代偿性肥大时，由于逼尿肌退变、顺应性差，可发生不稳定的逼尿肌收缩，使膀胱内压增高，出现明显尿频、尿急和急迫性尿失禁。随着尿道受压、排尿阻力的增大，膀胱内尿液不易排空而出现残余尿。随着残余尿量的逐渐增加，膀胱内压力持续增高，导致膀胱壁扩张变薄，形成无张力膀胱，可出现充溢性尿失禁。长期膀胱高度扩张，可导致输尿管末端的活瓣作用丧失，发生膀胱输尿管反流。梗阻和反流可引起肾积水和肾功能损害而出现尿毒症，尿潴留易继发感染和结石。

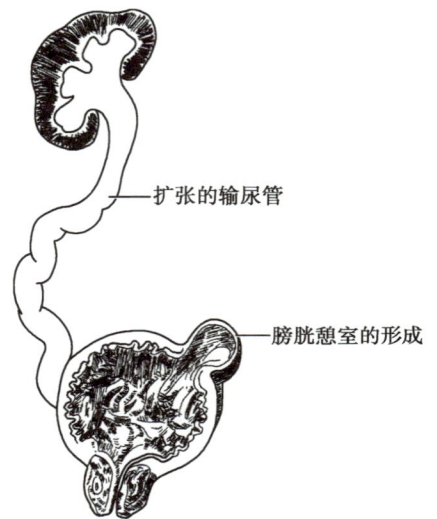

图 43-4　前列腺增生引起的病理改变

三、临床表现

前列腺增生多在 50 岁以后出现症状，60 岁左右症状更加明显。症状与前列腺体积大小不完全成比例，而取决于引起梗阻的程度、病变发展速度以及是否合并感染等，症状可时轻时重。

1. **尿频**　为最常见的早期症状，夜间更为显著。尿频的原因，早期是因增生的前列腺充血刺激引起。随着病情发展，梗阻加重，膀胱残余尿量增多，有效容量减少，尿频逐渐加重。

2. **排尿困难**　进行性排尿困难是前列腺增生最重要的症状，病情发展缓慢。典型表现为排尿迟缓，尿流缓慢，尿后滴沥不尽，尿线变细，排尿费力，射程缩短，甚至呈点滴排尿。如梗阻严重，残余尿量较多时，常需要用力并增加腹压以帮助排尿，排尿终末常有尿不尽感。

3. **尿潴留**　前列腺增生的过程中随时可发生急性尿潴留，常因气候变化、饮酒、劳累、憋尿、便秘、久坐等使前列腺突然充血、水肿所致。由于膀胱颈部梗阻，膀胱过度充盈而导致间断或不断的少量尿液从尿道口溢出,称为充溢性尿失禁。

4. 其他症状 前列腺增生合并感染或结石时,可出现明显尿频、尿急、尿痛的膀胱刺激症状。增生腺体表面较大的血管破裂时,可发生不同程度的血尿,应与泌尿系统肿瘤引起的血尿鉴别。梗阻引起严重肾积水、肾功能损害时,可出现慢性肾功能不全,表现为食欲减退、恶心、呕吐、贫血、乏力等症状。长期排尿困难可并发腹股沟疝、内痔、脱肛等。

四、诊断

1. 病史 凡 50 岁以上男性有尿频、排尿不畅,尤其是进行性排尿困难者,应考虑前列腺增生。

知识拓展

国际前列腺症状评分

国际前列腺症状评分(IPSS)是美国泌尿学会制订的关于前列腺增生所导致的症状的评估系统,是目前国际公认的判断前列腺增生患者症状严重程度的最佳手段。IPSS 是良性前列腺增生患者下尿路症状严重程度的主观反映,其与最大尿流率、残余尿量及前列腺体积无明显相关性。IPSS 总分 0~35 分,轻度症状 0~7 分,中度症状 8~19 分,重度症状 20~35 分(表 43-1)。

表 43-1 国际前列腺症状评分(IPSS)表

在最近 1 个月内,您是否有以下症状?	无	在 5 次排尿中					症状评分
		少于1 次	少于半数	大约半数	多于半数	几乎每次	
1. 是否经常有尿不尽感?	0	1	2	3	4	5	
2. 2 次排尿间隔是否经常小于 2h?	0	1	2	3	4	5	
3. 是否曾经有间断性排尿?	0	1	2	3	4	5	
4. 是否有排尿不能等待现象?	0	1	2	3	4	5	
5. 是否有尿线变细现象?	0	1	2	3	4	5	
6. 是否需要用力及使劲才能开始排尿?	0	1	2	3	4	5	
7. 从入睡到早起一般需要起来排尿几次?	没有	1 次	2 次	3 次	4 次	5 次	
症状总评分 =	0	1	2	3	4	5	

2. 直肠指诊 直肠指诊是重要的检查方法,前列腺增生患者均需作此项检查。可触及增大的前列腺,表面光滑,质地坚韧,有弹性,边缘清楚,中央沟变浅、消失或隆起。指检同时注意前列腺有无硬结、肛门括约肌张力是否正常,以排除前列腺癌和神经源性膀胱功能障碍引起的排尿困难。

3. 超声检查 采用经腹壁或直肠途径进行。可准确测量前列腺大小,内部结构,进行临床分度。经腹壁超声检查时膀胱需要充盈,检查结束嘱患者排尿后再次检查,还可以测定膀胱残余尿量。经直肠超声检查对前列腺内部结构显示更为清晰。

4. 尿流动力学检查 测定排尿时膀胱内压的改变,了解逼尿肌功能有无失常。一般认为排尿量在 150~400ml 时,如最大尿流率<15ml/s,表明排尿不畅;如<10ml/s,则表明梗阻较为严重。

5. 膀胱镜检 直接窥视前列腺突入膀胱的程度、小梁小房、假性憩室及有无结石等。

6. 血清前列腺特异性抗原(PSA)测定 对排除前列腺癌,尤其前列腺有结节时十分必要。血清 PSA 升高可以作为前列腺癌穿刺活检的指征。

五、鉴别诊断

1. 膀胱颈纤维化（膀胱颈挛缩）　多为慢性炎症、结核或手术后瘢痕形成所致，年龄较轻，40~50岁出现排尿不畅症状，但前列腺体积并不增大，膀胱镜检查可以确诊。

2. 前列腺癌　直肠指诊前列腺坚硬如石，呈结节状，血清 PSA 升高，可行前列腺穿刺活检或针吸细胞学检查。

3. 膀胱癌　膀胱颈附近的膀胱癌，临床亦表现为尿道口内梗阻，有血尿，膀胱镜检易于鉴别。

4. 尿道狭窄　多有尿道损伤或感染等病史，尿道探杆检查及尿道造影可以明确狭窄的部位及程度。

5. 神经源性膀胱功能障碍　有排尿困难和尿潴留，亦可继发感染、结石、肾积水和肾功能损害，但前列腺不增大，为动力性梗阻。尿流动力学检查可明确诊断。

六、治疗

由于患者的耐受程度不同，下尿路梗阻症状及其所致生活质量的下降是患者寻求治疗的主要原因。下尿路梗阻症状以及生活质量的下降程度是治疗措施选择的重要依据。应充分了解患者的治疗意愿，合理选择包括观察等待、药物治疗、手术治疗、物理治疗等在内的各种治疗方法。

1. 观察等待　观察等待是一种非药物、非手术的治疗措施，但并非完全不进行干预，包括对患者进行教育、给予生活方式指导、安排随访观察等。对于大多数前列腺增生患者来说，观察等待可以是一种合适的处理方式，特别是患者生活质量尚未受到下尿路梗阻症状明显影响的时候。轻度下尿路症状（IPSS 评分≤7）的患者，以及中度以上症状（IPSS 评分≥8）同时生活质量尚未受到明显影响的患者可以采用观察等待。

2. 药物治疗　目前治疗前列腺增生的药物很多，常用的药物有 α 受体拮抗药、5α 还原酶抑制药和植物类药等。α 受体分为 1、2 两型，其中 α_1 受体主要分布在前列腺基质平滑肌中，对排尿影响较大，拮抗 α_1 受体能有效地降低膀胱颈及前列腺的平滑肌张力，减少尿道阻力，改善排尿功能。常用药物有特拉唑嗪、阿夫唑嗪、多沙唑嗪及坦索罗辛等，对症状较轻、前列腺增生体积较小的患者有良好的疗效。

5α 还原酶抑制药是通过在前列腺内阻止睾酮转变为活性更强的双氢睾酮，进而降低前列腺内双氢睾酮的含量，达到缩小前列腺体积、改善排尿困难的目的。常用的有非那雄胺和爱普列特。一般用药 3 个月左右可使前列腺缩小，改善排尿功能，对体积较大的前列腺效果较明显，因停药后症状易复发，需要长期服药，与 α 受体拮抗药联合治疗效果更佳。

3. 手术治疗　下列情况应考虑手术治疗：①症状严重影响工作和生活，非手术治疗无效；②反复出现急性尿潴留或肉眼血尿及感染；③继发性膀胱结石；④慢性尿潴留、上尿路积水和肾功能损害。

对不能耐受手术治疗者可采用姑息性治疗，先作导尿或膀胱造瘘，待全身状况改善后再行手术。手术治疗方式分为开放性手术、经尿道手术、激光治疗。前列腺切除术是切除增生的部分，并非切除整个前列腺。在镜下行经尿道前列腺切除术（transurethral resection of prostate, TURP）适用于大多数前列腺增生患者，是目前最常用的手术方式。开放性手术主要适用于前列腺体积较大的患者，特别是合并膀胱结石，或合并膀胱憩室需一并手术者。开放性手术可分耻骨上经膀胱前列腺切除术、耻骨后前列腺切除术或经会阴前列腺切除术。近年来，随着前列腺剜除技术的成熟，即使大体积前列腺，也较少采用开放性手术。

4. 其他疗法　①经尿道激光治疗。②经尿道气囊高压扩张术。③经尿道高温治疗。④微波及射频治疗。⑤前列腺尿道部支架置入。

第四节　急性尿潴留

急性尿潴留（acute retention of urine）是指由于膀胱颈部以下严重梗阻，突然不能排出尿液，尿液潴留于膀胱内。原因很多，情况紧急，需及时诊断和处理。

一、病因

1. **机械性梗阻**　以机械性梗阻病变最多见。膀胱颈部至尿道口之间的任何梗阻性病变，都可引起急性尿潴留，常见的有前列腺增生、尿道损伤及尿道狭窄。膀胱、尿道的局部炎症、水肿、结石、肿瘤、异物及大量的凝血块、盆腔肿瘤、妊娠的子宫、处女膜闭锁阴道积血都可能是急性尿潴留的原因。

2. **动力性梗阻**　膀胱、尿道并无器质性梗阻病变，是由于排尿功能障碍所致，如麻醉、手术后尿潴留，尤其是腰麻和会阴部手术后。中枢或周围神经系统损伤、炎症、肿瘤等引发急性尿潴留。使用松弛平滑肌的抗胆碱类药物，如阿托品、山莨菪碱、丙胺太林或使用尿道括约肌收缩药物等，偶有发生急性尿潴留。抗高血压、抗心律失常的药物，高热、昏迷以及各种低血钾，亦可有急性尿潴留发生。

二、临床表现与诊断

急性尿潴留发病突然，膀胱内充满尿液不能排出，胀痛难忍，辗转不安，有尿意急迫感，尿潴留，可呈假性尿失禁。小儿或意识有障碍者，出现烦躁不安或牵拉阴茎动作。下腹部半球形隆起，光滑有弹性，叩诊呈浊音。应与无尿鉴别。

三、治疗

治疗原则是解除梗阻，恢复排尿。紧急解除尿潴留的方法有导尿、耻骨上膀胱穿刺引流及膀胱造瘘术引流。导尿是急性尿潴留时最常用的方法。

不能插入导尿管时，可在无菌操作下行耻骨上膀胱穿刺抽出尿液。如需长期引流，可行暂时或永久性尿流改道手术，如施行耻骨上膀胱造瘘术（图43-5）。麻醉及手术后出现的尿潴留，可采用药物治疗及针灸和穴位注射治疗。前列腺增生引起的急性尿潴留，应留置导尿管1周后再试行拔除导尿管。

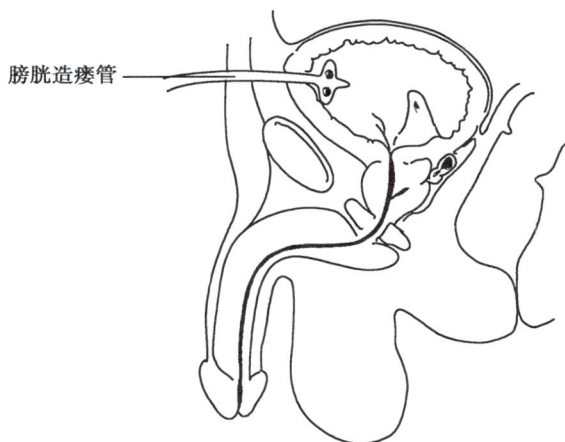

膀胱造瘘管

图 43-5　耻骨上膀胱造瘘术

（林建兴）

思考题

1. 试述良性前列腺增生的诊断和治疗。
2. 试述急性尿潴留的处理措施。

ER 43-3

练习题

第四十四章 | 泌尿、男性生殖系统肿瘤

教学课件

思维导图

学习目标

1. 掌握：肾癌、膀胱癌、前列腺癌的临床表现、诊断和治疗原则。
2. 熟悉：肾癌、膀胱癌、阴茎癌的病理。
3. 了解：睾丸肿瘤的临床表现及治疗原则。
4. 具备运用临床资料对泌尿系肿瘤患者进行综合分析并作出基本诊断的能力，会制订合理的治疗方案。
5. 能够运用人文关怀对患者进行精神关怀和心理疏导，指导其配合治疗。

案例导入

患者男性，62 岁。间歇性无痛性肉眼血尿 2 个月。患者 2 个月前无明显原因出现血尿，呈洗肉水样，有时可见片状血块。无尿频、尿急、尿痛，无腰痛、发热。曾在当地医院按"膀胱炎"服用抗生素，效果不佳。血尿间断出现。今来院就诊。起病以来患者精神尚好，食欲正常，大便正常。既往健康。家族内无类似疾病患者。查体：双侧肾区无包块，无叩击痛，膀胱区无膨隆，无压痛。B 超：膀胱左侧壁 1.5cm×1.2cm 肿物，不随体位改变而变化位置。

请思考：
1. 该患者可能的诊断是什么？
2. 为了明确诊断需要完善的辅助检查有哪些？

泌尿、男性生殖系统肿瘤是泌尿外科常见疾病之一，且大多数为恶性肿瘤。泌尿及男性生殖系肿瘤，国内最常见的是膀胱癌，欧美国家以前列腺癌最常见。近年来前列腺癌在我国发病率有明显增长，而阴茎癌随着卫生状况改善已日趋减少。

第一节 肾 肿 瘤

肾肿瘤（tumor of kidney）绝大多数为恶性，临床上较常见的肾肿瘤为来自肾实质的肾癌、肾母细胞瘤和来自肾盂的乳头状肿瘤。成人的肾恶性肿瘤较常见的是肾癌，肾盂癌较少。肾母细胞瘤是小儿最常见的腹部恶性肿瘤。

一、肾细胞癌

肾细胞癌（renal cell carcinoma，RCC）是起源于肾实质肾小管上皮细胞的恶性肿瘤，亦称肾腺癌，简称肾癌，是最常见的肾实质恶性肿瘤。

（一）病理

肾癌源自肾小管上皮细胞，病理类型包括透明细胞癌、乳头状细胞癌、嫌色细胞癌、未分类肾细

胞癌、集合管癌、肾髓质癌和基因相关性肾癌,其中透明细胞癌最常见。绝大多数肾癌发生于一侧肾脏,常为类圆形的实性单个肿瘤,外有假包膜,切面呈黄色,有时呈多囊性。肿瘤内可有出血、坏死和钙化。肿瘤穿透假包膜后可转移至肺、脑、肝、骨等,淋巴转移最先到肾蒂淋巴结,肿瘤还可直接扩展至肾静脉、下腔静脉形成癌栓。

(二)临床表现

肾癌多发生于 50~70 岁,男性多于女性。早期常无明显症状,常见症状为血尿、肿块、疼痛三大症状。

1. **血尿**　常表现为无痛性间歇性全程肉眼血尿,表明肿瘤已穿入肾盏或肾盂,并非早期症状。

2. **腰部肿块**　肿瘤较大时上腹部或腰部可触及质地较硬的肿块,无压痛。

3. **腰痛**　初期多为腰部钝痛或隐痛,多由于肿瘤生长牵张肾包膜或侵犯腰大肌、邻近器官所致,血块引起输尿管梗阻时可发生肾绞痛。

血尿、腰痛和腰部肿块被称为肾癌三联征。由于健康体检的普及,早期肾癌检出率明显提高,肾癌出现典型的三联征现在已经少见。

4. **肾外表现**　也称为副瘤综合征。肿瘤坏死、出血、毒性物质吸收可成为致热原,引起持续性或间歇性低热。还可见高血压、血沉快、贫血、红细胞增多症、高钙血症等。晚期可出现消瘦、贫血及恶病质。

5. **转移症状**　可由于肿瘤转移所致的骨痛、病理性骨折、咳嗽、咯血等症状就诊。

(三)诊断

肾癌早期多无明显症状,目前,临床出现血尿、腰痛、腹部肿块肾癌三联征的已经非常少见,这些患者诊断时往往为晚期,因此对三联征中任何一个症状都应重视。目前约有半数患者在体检时由超声或 CT 偶然发现,称之为偶发肾癌或无症状肾癌。B 超及 CT 检查对肾肿瘤的敏感性较高,应首先选用。X 线平片可见肾外形轮廓局限性突出,点状或不完整壳状钙化。排泄性或逆行尿路造影,可显示肾盂、肾盏受压不规则变形,侵入肾盂、肾盏则有充盈缺损(图 44-1)。CT 对肾癌诊断及病理分期价值大,可作为首选(图 44-2)。肾动脉造影、MRI 有助于鉴别。必要时行放射性核素扫描、经皮肾穿活检及针吸细胞学检查。肾癌应与肾错构瘤、肾嗜酸细胞瘤、肾球旁细胞瘤鉴别。

(四)治疗

经典治疗为根治性肾切除术,同时切除肾周围筋膜和脂肪、肾门淋巴结,肾上极肿瘤及肿瘤侵犯肾上腺时需切除同侧肾上腺。较大肾癌术前肾动脉栓塞治疗可减少术中出血。保留肾单位手术

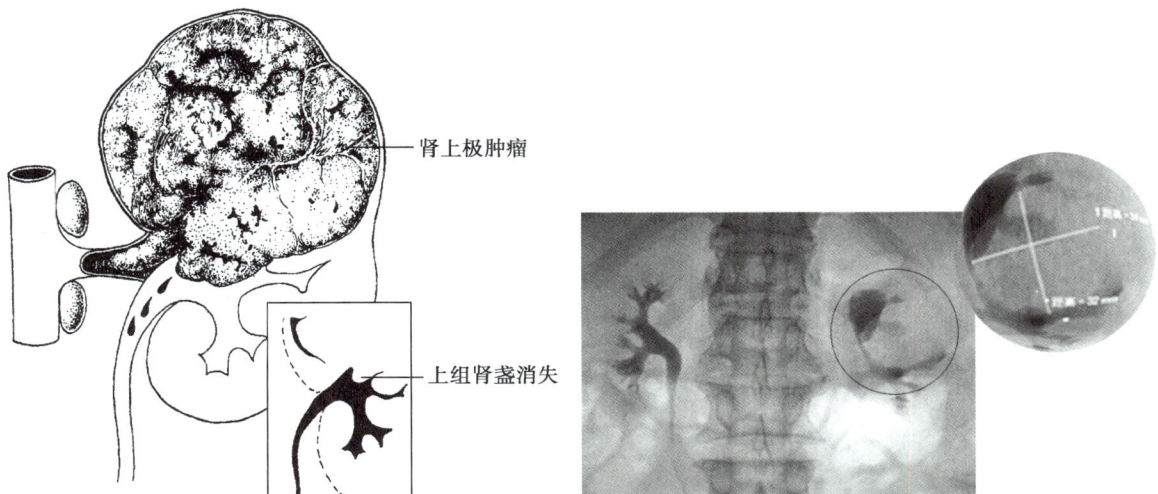

图 44-1　肾癌及其肾盂造影示意图及 X 线片

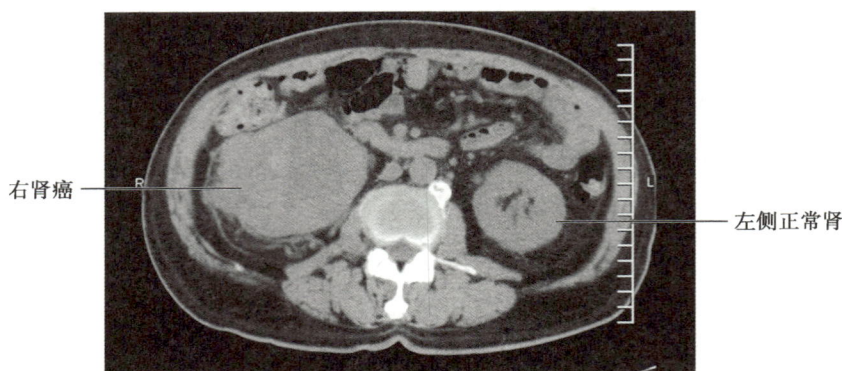

右肾癌 ——   —— 左侧正常肾

图 44-2　右肾癌 CT

的适应证为 T_1 期肾癌、肾癌发生于解剖性或功能性的孤立肾,根治性肾切除术将会导致肾功能不全或尿毒症的患者。

近年来开展腹腔镜根治性肾切除术或肾部分切除术,具有创伤小、恢复快的优点。肾癌对放疗、化疗不敏感。若同时结合免疫治疗有一定的疗效。近年来国内外研究表明,分子靶向药物可显著提高晚期患者的总体生存期。

二、肾母细胞瘤

肾母细胞瘤(nephroblastoma)又称肾胚胎瘤或 Wilms 瘤,是婴幼儿最常见的腹部肿瘤。

(一) 病理

肿瘤发生于胚胎性肾组织,是由上皮和间质组成的恶性混合瘤,内含腺体、肌肉、神经、软骨、脂肪等。切面呈灰黄色,有囊性变,瘤体组织与正常肾组织无明显界限。肿瘤生长极快,柔软。肿瘤穿破肾被膜后,侵入肾周围组织和器官,并可经淋巴和血行转移,但肿瘤很少侵入肾盂肾盏。在分子病理上,肾母细胞瘤主要与 WT1 基因突变相关。

(二) 临床表现

多在 5 岁以前发病,偶见于成人及新生儿。男女、左右无明显差别,双侧可同时发病。早期无症状。婴幼儿腹部巨大包块是本病的特点,大多数在小儿洗澡、穿衣时发现腹部包块。肿块增长迅速,多位于上腹部一侧,表面光滑,中等硬度,无压痛,一般不超过中线。常有发热、高血压及红细胞增多症。肿瘤很少侵入肾盂肾盏,故血尿少见。

(三) 诊断

婴幼儿腰部或腹部发现进行性增大的肿块,首先应考虑到肾母细胞瘤的可能。B 超、X 线、CT、MRI 对诊断有决定意义。肾母细胞瘤应与肾上腺神经母细胞瘤、肾积水、畸胎瘤等鉴别。

(四) 治疗

采用手术联合化疗和放疗的综合治疗可提高生存率。早期行根治性肾切除术。化疗药物治疗如长春新碱、放线菌素 D 等,术前、术后可行放疗。双侧肾母细胞瘤可给予上述辅助治疗后再行双侧肿瘤切除。

三、肾盂肿瘤

泌尿系统的肾盂、输尿管、膀胱及尿道均被覆变移上皮(又称移行上皮),肿瘤可发生在任何部位。其病因、病理及临床特点等相似,可同时或先后在不同部位出现肿瘤。

(一) 病理

肾盂肿瘤多数为移行细胞乳头状肿瘤。可单发或多发,肿瘤细胞分化和基底浸润程度差别很大。以低分级乳头状尿路上皮癌最常见。肿瘤血运丰富,生长快,表面易破溃出血引起血尿。瘤细胞脱落可种植于同侧输尿管及膀胱。早期可经淋巴转移。血行转移至多个部位,以肝、肺、骨常见。肾盂鳞状细胞癌少见,多与长期结石、感染等刺激有关。

（二）临床表现和诊断

肾盂肿瘤多发于 50~70 岁,男性多于女性。肾盂肿瘤早期多为无痛性间歇性全程肉眼血尿或镜下血尿。偶因血块堵塞输尿管引起肾绞痛。尿液细胞学检查容易找到癌细胞。膀胱镜检可见输尿管口喷出血性尿液或血块。排泄性尿路造影可见肾盂内充盈缺损、变形(图 44-3)。B 超、CT、MRI 检查及输尿管肾镜对肾盂癌的诊断及确定范围有重要价值。

（三）治疗

手术原则是切除肾、全程输尿管及输尿管管口周围膀胱壁。可通过开放手术、腹腔镜手术或开放手术与腹腔镜手术联合的方式进行手术。经活检细胞分化良好,无浸润的小肿瘤可局部切除。术后随访应注意其他尿路器官发生肿瘤。

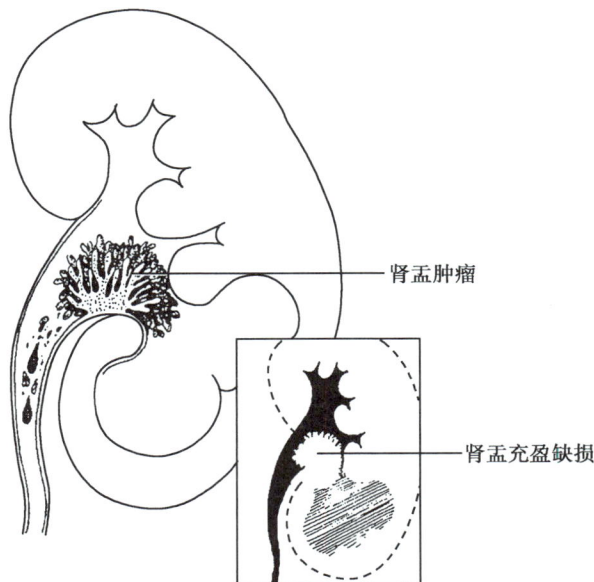

图 44-3 肾盂肿瘤及其肾盂造影

（图中标注：肾盂肿瘤、肾盂充盈缺损）

第二节 膀胱肿瘤

膀胱肿瘤(tumor of bladder)是我国泌尿系最常见的肿瘤。多见于 50~70 岁。吸烟、长期接触工业化学产品、膀胱慢性感染与异物长期刺激、长期大量服用含非那西丁的镇痛药、食物中或由肠道菌作用产生的亚硝酸盐以及盆腔放射治疗等,均可成为膀胱癌的诱因。近年来的研究认为,多数膀胱癌是由于癌基因的激活和抑癌基因的失活导致的,这些基因的改变不仅增加了膀胱癌的患病风险,且与膀胱癌侵袭力及预后密切相关。

一、病理

膀胱癌的预后与肿瘤的组织类型、细胞的分化程度、生长方式和浸润深度有关。其中,细胞的分化程度和浸润深度最为重要。膀胱肿瘤中上皮性肿瘤占 95% 以上,多数为移行细胞乳头状瘤和乳头状癌,鳞癌和腺癌各占2%~3%。非上皮性肿瘤较少见,由间质组织发生,多为肉瘤,好发于婴幼儿。上皮性肿瘤按瘤细胞大小、形态、核改变及分裂象等分为三级(WHO 1973年):Ⅰ级分化良好;Ⅱ级中等分化;Ⅲ级分化不良。分化越差恶性程度越高。WHO在2004年公布了新的分级法,此分级法将尿路上皮肿瘤分为低度恶性潜能尿路上皮乳头状肿瘤、低分级和高分级尿路上皮癌,目前存在同时使用WHO 1973年和WHO 2004年分级标准的情况。鳞癌和腺癌多为浸润癌。

浸润程度是临床(T)和病理(P)分期的依据:膀胱癌可分为非肌层浸润性膀胱癌(T_{is}、T_a、T_1)和肌层浸润性膀胱癌(T_2以上)。原位癌(T_{is});无浸润的乳头状癌(T_a);局限于固有层以内(T_1);肿瘤侵犯肌层(T_2),又分为肿瘤侵犯浅肌层(内侧1/2)(T_{2a}),肿瘤侵犯深肌层(外侧1/2)(T_{2b});肿瘤侵犯膀胱周围组织(T_3);肿瘤侵犯以下任一器官或组织,如前列腺、子宫、阴道、盆壁和腹壁(T_4)。病理分期(P)和临床分期相同(图44-4、表44-1)。

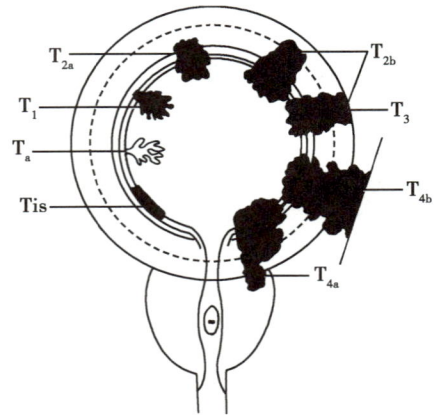

图44-4　膀胱肿瘤TNM分期

表44-1　膀胱癌2009年TNM分期

T(原发肿瘤)

T_x 原发肿瘤无法评估

T_0 无原发肿瘤证据

T_a 非浸润性乳头状癌

T_{is} 原位癌(扁平癌)

T_1 肿瘤侵及上皮下结缔组织

T_2 肿瘤侵犯肌层

　T_{2a} 肿瘤侵犯浅肌层(内1/2)

　T_{2b} 肿瘤侵犯深肌层(外1/2)

T_3 肿瘤侵犯膀胱周围组织

　T_{3a} 显微镜下发现肿瘤侵犯膀胱周围组织

　T_{3b} 肉眼可见肿瘤侵犯膀胱周围组织(膀胱外肿块)

T_4 肿瘤侵犯以下任一器官或组织,如前列腺、精囊、子宫、阴道、盆壁和腹壁

　T_{4a} 肿瘤侵犯前列腺、精囊、子宫或阴道

　T_{4b} 肿瘤侵犯盆壁或腹壁

N(区域淋巴结)

N_x 区域淋巴结无法评估

N_0 无区域淋巴结转移

N_1 真骨盆区(髂内、闭孔、髂外、髂前)单个淋巴结转移

N_2 真骨盆区(髂内、闭孔、髂外、髂前)多个淋巴结转移

N_3 髂总淋巴结转移

M(远处转移)

M_x 远处转移无法评估

M_0 无远处转移

M_1 远处转移

膀胱肿瘤多发生于膀胱侧壁及后壁,其次为膀胱三角区和顶部。可单发或多发。或同时伴有肾盂、输尿管、尿道肿瘤。

肿瘤主要向膀胱壁深部浸润至膀胱外组织及邻近器官。淋巴转移常见，血行转移多发生在膀胱癌晚期，可转移至肝、肺、骨和皮肤等。鳞癌和腺癌高度恶性，可早期发生浸润和转移。

二、临床表现

肾癌的发病年龄大多数为 50~70 岁，男性多于女性。

1. 血尿　间歇性无痛性全程血尿是最早出现且最常见的症状，血尿可为肉眼血尿或镜下血尿，可伴有血块。出血量与肿瘤大小、数目、恶性程度不一致。

2. 膀胱刺激征　患者出现尿频、尿急、尿痛等症状。常与弥漫性原位癌或浸润性膀胱癌有关，而 T_a、T_1 期肿瘤常无此类症状。盆腔广泛浸润时出现腰骶部疼痛、下肢水肿。

3. 排尿困难　肿瘤增大、坏死脱落的瘤体组织及血块阻塞尿道内口，可引起排尿困难、尿潴留。肿瘤浸润膀胱壁会影响膀胱收缩功能。小儿横纹肌肉瘤常以排尿困难为主要症状。

4. 其他　肿瘤坏死脱落的瘤体组织随尿液排出，易被发现。输尿管口被肿瘤浸润易导致肾积水，双侧则导致肾功能不全。膀胱癌晚期可有膀胱区疼痛及浸润性肿块、贫血、水肿等。

三、诊断

任何成年人，特别是 40 岁以上者，出现无痛性血尿，都应想到泌尿系肿瘤的可能，以膀胱癌最多见。下列检查方法有助于确诊：

1. 尿液检查　尿细胞学检查是膀胱癌诊断和术后随诊的主要方法之一。近年应用尿检查端粒酶、膀胱肿瘤抗原（BTA）、NMP22 等可提高膀胱癌的检出率。

2. 膀胱镜检查　膀胱镜检查和活检是诊断膀胱癌最可靠的方法，可以直接观察到肿瘤的部位、大小、数目、形态，初步估计浸润程度等，并可对肿瘤和可疑病变进行活检。荧光膀胱镜及窄谱光成像膀胱镜可以提高诊断率。

3. 影像学检查　B 型超声检查可发现 0.5cm 以上的膀胱肿瘤，可作为患者的最初筛查。经尿道超声扫描可准确显示肿瘤浸润膀胱壁的深度及范围和分期。排泄性尿路造影可以了解肾盂、输尿管有无肿瘤以及肾功能。CT、MRI 检查可显示肿瘤浸润深度及转移病灶。

4. 生物学特征　膀胱癌的 ABO（H）抗原、流式细胞计、肿瘤染色体、DNA 含量、二倍体及癌基因和抗癌基因的测定，可了解肿瘤恶性程度、浸润趋势及预后。

四、治疗

手术治疗为主，根据肿瘤的分化程度、临床分期并结合患者全身状况，选择合适的手术方式。非肌层浸润性膀胱癌采用经尿道膀胱肿瘤切除术（transurethral resection of bladder tumor，TURBT），术后辅助腔内化疗或免疫治疗；肌层浸润性膀胱癌及膀胱非尿路上皮癌采用根治性膀胱切除术（radical cystectomy），必要时术后辅助化疗或放疗。

1. 非肌层浸润性膀胱癌（T_{is}、T_a、T_1 期）　膀胱原位癌虽然属于非肌层浸润性膀胱癌，但通常分化差，属于高度恶性肿瘤，发生肌层浸润的概率明显高于 T_a、T_1 期膀胱癌，膀胱原位癌的治疗方案包括 TURBT+术后辅助 TURBT 灌注治疗和根治性 TURBT。TURBT 既是膀胱癌的重要诊断方法，同时也是非肌层浸润性膀胱癌主要的治疗手段。此外，经尿道激光手术可准确汽化切割膀胱壁各层，疗效与 TURBT 相近。而光动力学治疗、膀胱部分切除术和根治性膀胱切除术等治疗方式仅适用于特殊条件的患者。

TURBT 在术后存在复发或进展为肌层浸润性膀胱癌的风险，因此，术后应行辅助膀胱灌注化疗药物或免疫制剂。术后采用卡介苗、多柔比星、羟喜树碱等膀胱内灌注。方法是先排空膀胱内尿液，用等渗盐水或蒸馏水稀释的药物溶液 50ml 经导尿管灌注入膀胱，每 15 分钟变换体位一次，保留 2 小时以上,每周一次,共 6~8 周为一疗程。

2. 肌层浸润性膀胱肿瘤(T₂、T₃、T₄) T₂、T₃ 期选择根治性膀胱切除术联合盆腔淋巴结清扫术是其标准治疗方式,能减少局部复发和远处转移,提高患者生存率。化疗是根治性膀胱切除术的重要辅助治疗手段,主要包括术前新辅助化疗和术后辅助化疗。放疗可单独或联合化疗一起应用。膀胱鳞癌和腺癌为浸润性膀胱上皮肿瘤,分化差、侵袭性强,在明确诊断时往往已是晚期,根治性膀胱切除术联合盆腔淋巴结清扫术是其主要治疗方式。

晚期膀胱癌或转移者(T₄)仅采用姑息性放射及化学治疗减轻症状。生物治疗是一种很有发展前景的治疗方式。

第三节 阴 茎 癌

阴茎癌(carcinoma of penis)曾是我国常见的恶性肿瘤。随着生活和卫生保健水平的不断提高,发病率日趋下降。阴茎癌绝大多数发生于包茎或包皮过长和包皮龟头炎等。包皮内细菌产物及包皮垢长期刺激包皮和阴茎头是主要原因。人乳头状病毒是阴茎癌致癌物。此外,阴茎头白斑、红斑增生病等为阴茎癌诱发的因素。

一、病理

阴茎癌好发于龟头、包皮内板和系带及冠状沟等处。大多数为鳞状细胞癌,基底细胞癌和腺癌少见。阴茎癌分为乳头型和结节型(浸润型),常见为乳头型,以外生长性为主,穿破包皮或包皮口,呈菜花状肿物。结节型向深部浸润生长,扁平,有溃疡、坏死,可早期发生转移。阴茎筋膜和白膜坚韧,因此早期很少有阴茎癌浸润至尿道引起排尿困难。常经淋巴转移到腹股沟、股部、髂淋巴结等,血行转移可到肺、肝、脑、骨等。

二、临床表现

多见于 40~60 岁有包茎或包皮过长者,初期表现为红斑或硬块、乳头状肿物及慢性溃疡,无疼痛,不易发现,后期有血性分泌物自包皮口流出,肿瘤穿破包皮呈菜花状(图44-5),表面坏死,渗出物恶臭。可侵犯全阴茎和尿道海绵体。有区域淋巴结肿大及远处转移。

三、诊断

有包茎或包皮过长病史、阴茎头部出现菜花样肿物,包皮口流出血性分泌物,恶臭,溃疡经久不愈,即可考虑为阴茎癌。注意与包皮龟头炎、慢性溃疡、湿疹、尖锐湿疣、梅毒相鉴别。主要依据肿物活检病理确诊。腹股沟淋巴结肿大,可取活检。

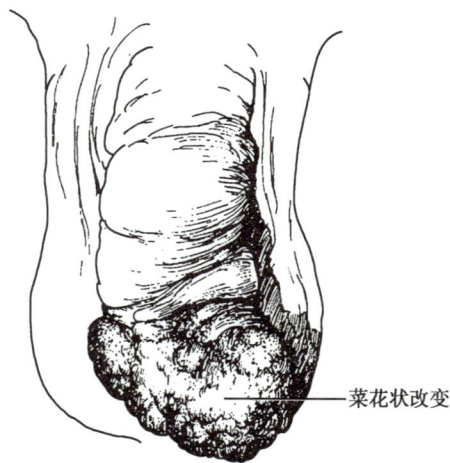

菜花状改变

图 44-5 阴茎癌

四、治疗

1. 手术治疗 肿瘤小、浸润不深的早期癌肿,采用局部切除或激光治疗。肿瘤局限于阴茎头,未累及海绵体,距肿瘤 2cm 处阴茎部分切除。肿瘤累及海绵体、残留阴茎过短小或溃烂范围过大行阴茎全切除加尿道会阴部移植术。有淋巴结转移应在术后 2~6 周控制感染后再行淋巴结清除术。

2. 放射和化学治疗 早期病变和青壮年可试行放射治疗。大剂量时可引起尿道瘘、尿道狭窄。

化疗可单独应用,也可配合手术或放射治疗,常用博来霉素、顺铂等。

第四节　睾丸肿瘤

睾丸肿瘤(tumor of testis)比较少见,多为恶性,多见于 20~30 岁青壮年。

一、病因病理

睾丸肿瘤病因尚不清楚,可能与隐睾、睾丸发育不全、种族、遗传、萎缩睾丸、化学致癌物质、内分泌异常、非生殖细胞瘤有关。病理可分为生殖细胞瘤和非生殖细胞瘤两类,生殖细胞瘤占 90%~95%,非生殖细胞肿瘤占 5%~10%。生殖细胞瘤可分为精原细胞瘤和非精原细胞瘤两类:精原细胞瘤多见于 30~50 岁;非精原细胞瘤有胚胎癌、畸胎癌、畸胎瘤、绒毛膜上皮细胞癌、卵黄囊肿瘤等,多数早期淋巴结转移。绒毛膜上皮细胞癌早期有血运转移。

二、临床表现

多见于 20~50 岁。右侧多于左侧,双侧睾丸肿瘤占 2%~3%。症状不明显,少数有疼痛。一般表现为患侧阴囊内单发无痛性肿块,睾丸肿大,表面光滑,保持正常形态。质硬有沉重感。少数患者出现阴囊钝痛或者下腹坠胀不适。隐睾发生肿瘤时则下腹部、腹股沟出现肿物。10% 左右患者出现远处转移的相关表现。

三、诊断

睾丸进行性肿大、质硬而疼痛轻者应考虑睾丸肿瘤。需与睾丸附睾炎、鞘膜积液等鉴别。超声检查是睾丸肿瘤的首选检查,CT、MRI 均有诊断价值。绒毛膜促性腺激素(β-HCG)、甲胎蛋白(AFP)等对诊断、分期和预后有重要作用。

四、治疗

早期治疗以根治性睾丸切除术为主。精原细胞瘤对放射治疗敏感,还可同时配合以顺铂为基础的化学治疗。胚胎癌、畸胎癌行根治性睾丸切除术后还应施行淋巴结清除术,配合化学治疗,如顺铂、长春新碱、博来霉素、放线菌素 D 等。

第五节　前列腺癌

前列腺癌(prostate cancer)是欧美国家泌尿、男性生殖系统最常见的肿瘤,国内近年来发病率显著增加。

一、病因病理

病因尚未清楚,可能与年龄因素及食物、遗传、环境、职业、性激素及肿瘤基因调控失衡有关。研究显示,双氢睾酮等雄激素在前列腺癌发生过程中起到重要作用。

前列腺癌 95% 为腺癌,好发于腺体外周带,多数呈多病灶。前列腺癌可局部浸润、淋巴转移及血行转移,晚期可转移至骨盆、脊柱等。前列腺癌多为激素依赖型,其发生、发展与雄激素有着密切关系。但激素依赖型前列腺癌的后期则可发展为非激素依赖型。前列腺癌的组织学分级,是根据腺体分化程度和肿瘤的生长形态来评估其恶性程度的工具,其中以 Gleason 分级系统应用最为普遍,并与肿瘤的治疗预后相关性最佳。前列腺癌临床分为四期:T_1 期为不能被扪及和影像学难以发现的临床隐匿肿瘤;T_2 期为局限于前列腺内的肿瘤;T_3 期为肿瘤突破前列腺包膜;T_4 期肿瘤固定或侵犯除精囊外的其他邻近组织结构,如膀胱颈、尿道外括约肌、直肠、肛提肌和/或盆壁。

二、临床表现

前列腺癌患者好发于老年男性。早期前列腺癌多数无明显临床症状,常因体检或者在其他非前列腺癌手术后通过病理检查发现。肿瘤增大时可压迫膀胱颈部出现梗阻、排尿困难、尿失禁、尿潴留、血尿等症状。晚期转移则可有腰腿痛、贫血、下肢水肿、骨痛、截瘫、病理骨折等。

三、诊断

前列腺癌可通过体格检查、实验室检查、影像学检查筛选可疑患者,并通过后续的前列腺穿刺病理活检加以确认。直肠指诊可触及前列腺结节,大小不一,直肠前壁固定肿块,表面不规则,质地坚硬如石。经直肠 B 超、MRI 检查或外周血中前列腺特异抗原(PSA)、前列腺特异膜抗原(PSM)检查有助于诊断,其中多参数 MRI 在诊断前列腺癌方面有着较高的敏感性和特异性,并可对肿瘤局部侵犯程度及有无盆腔淋巴结转移做出初步评估。前列腺癌经直肠针吸细胞学或经会阴部穿刺活检可确诊。

四、治疗

前列腺癌治疗可分为根治性手术治疗和姑息性治疗。前列腺癌 T_1 期,因多为前列腺手术后切除标本中发现,可进行激素治疗严密观察。T_2 期行根治性前列腺切除术,可采取开放手术或腹腔镜前列腺癌根治术、机器人辅助腹腔镜前列腺癌根治术。由于肿瘤本身生长缓慢,部分低危、高龄患者也可根据具体情况选择主动监测,待病情进展再进一步治疗。T_3、T_4 期前列腺癌内分泌治疗为主,可作睾丸切除或经尿道前列腺癌姑息性切除。配合抗雄激素治疗可提高生存率。促黄体释放激素类似物缓释剂每月或每 3 个月注射一次可达到药物去睾作用。雌二醇激素和抗肿瘤药物合用可控制晚期前列腺癌。放射治疗对局部控制效果良好,包括外放射治疗和近距离照射治疗(如永久粒子种植)。

ER 44-3

机器人辅助腹腔镜前列腺癌根治术

(文兆峰)

思考题

1. 简述肾癌的临床表现。
2. 简述膀胱肿瘤的诊断要点。
3. 简述前列腺癌的诊断思路。

ER 44-4

练习题

第四十五章 ┃ 泌尿、男性生殖系统 其他常见病

教学课件

思维导图

学习目标

1. 掌握:包茎、包皮过长的诊断和治疗;隐睾的临床表现、诊断与治疗;鞘膜积液的病因、分类、临床表现、诊断、鉴别诊断与治疗;精索静脉曲张的治疗。

2. 熟悉:包茎和包皮过长对健康的影响;精索静脉曲张和隐睾对生育功能的影响。

3. 了解:隐睾的病因;尿道下裂的分型、临床表现、诊断和治疗原则。

4. 具备对尿道下裂、包皮过长与包茎、隐睾、鞘膜积液、精索静脉曲张做出初步诊断的能力,并提出治疗建议。

5. 能够疏导患者及家属的心理压力,给予患者及家属正确的治疗指导。

案例导入

患儿男性,1 岁半,发现左侧阴囊肿块 3 个月。专科检查:站立位时左侧阴囊明显增大,可触及囊性肿块,约 3.5cm×3cm×3cm 大小,无触痛,左侧睾丸不能触及,透光试验阳性;平卧后左侧阴囊肿块消失,可触及睾丸。右侧阴囊未触及异常。

请思考:

1. 该患者的初步诊断是什么?

2. 患者明确诊断后的治疗措施有哪些?

第一节　尿道下裂

尿道下裂(hypospadias)是男性比较多见的先天性畸形。胚胎在发育过程中生殖结节腹侧纵行的尿生殖沟自后向前闭合形成尿道时,闭合过程停止则发生不同程度的尿道下裂。其特点是尿道开口异常、阴茎向腹侧弯曲畸形、阴茎腹侧包皮缺乏及尿道海绵体发育不全。

一、临床表现

根据尿道开口位置分为 4 型:阴茎头型、阴茎型、阴茎阴囊型、会阴型。

1. 阴茎头型　临床上多见,多见阴茎头裸露,阴茎头较扁平,阴茎头向腹侧弯曲,程度较轻,多不影响排尿和性行为。可并发尿道口狭窄。

2. 阴茎型　尿道外口位于阴茎腹侧冠状沟至阴囊之间。阴茎向腹侧弯曲,成年后影响排尿和生育功能。

3. 阴茎阴囊型　尿道外口位于阴茎阴囊交界处,阴茎短小、扁平、极度弯曲畸形,阴囊自中间分裂为两半,似如阴唇。常伴隐睾畸形。

4. 会阴型　尿道在会阴部开口,呈漏斗状,阴茎短小似阴蒂,阴囊分裂瓣酷似女性外阴,形成男

性假两性畸形。易误认为女性。必要时可作性染色体检查、性激素测定帮助确定性别,B超检查可发现有无男、女性内生殖器官。

二、治疗

手术矫形是唯一的治疗方法。目的是矫正阴茎弯曲畸形,恢复正常排尿和勃起功能。矫形标准为有功能的阴茎,能性交,能站立位排尿,外观满意。手术一般分两期进行,第一期先行阴茎矫正,二期行尿道成形术。近年来多采用一期手术,在矫正阴茎弯曲的同时作尿道成形术,取得良好效果。手术宜在学龄前施行。

第二节　包皮过长与包茎

一、包皮过长

包皮过长是阴茎在非勃起状态下,包皮覆盖整个阴茎头和尿道口,但仍能上翻显露阴茎头。包皮过长只要能保持干燥清洁,不形成包皮垢积聚,一般不影响健康,不需手术。若继发感染长期反复发作,包皮与阴茎头粘连,或形成包茎和尿道外口狭窄,待炎症消退后行包皮环切术。

二、包茎

包茎(phimosis)是指包皮口狭窄或包皮与阴茎头粘连,包皮不能上翻显露阴茎头。

(一)临床表现

新生儿的包皮与阴茎头存在粘连,随年龄增长和生理性勃起出现,包皮与阴茎头分离,包皮自行上退。因包皮口狭小包皮不能正常退缩,可阻碍阴茎头甚至整个阴茎的发育。

包皮口极度狭小的包茎,在排尿时可能导致尿液积聚,使包皮膨胀成球状。广泛的粘连可能导致排尿困难。此外,包皮内可积垢,或形成包皮垢结石,并发慢性炎症,易引起阴茎头炎和尿道外口的感染,进一步引发尿道外口变窄。长期慢性炎症反复刺激可致阴茎癌。如果包皮口狭小,强行将其翻转但未及时复位,使包皮紧箍于冠状沟,从而影响血液循环并引起阴茎头及包皮的水肿,这被称为嵌顿包茎。若不及时处理,包皮和阴茎头可发生溃烂,甚至坏死。

(二)治疗

婴幼儿期的生理性包茎,如无排尿困难、感染等,通常无需特殊治疗。但如果3岁后仍存在包茎,应适当治疗。治疗包括非手术和手术治疗。保持局部清洁卫生是所有包茎和包皮过长的基本治疗措施,在清洁时注意动作轻柔,避免包皮、系带撕裂损伤。手术治疗包茎和包皮过长最佳的方法是包皮环切术,术式分为传统术式和器械辅助式。近年采用激光切除包皮。

1. **包茎**　反复感染或伴有尿道外口狭窄者,应尽早行手术治疗。

2. **嵌顿包茎**　可采用手法复位和手术复位。

(1)**手法复位**:适用于嵌顿时间较短者,局部涂润滑油,先用一手紧握阴茎头冠状沟包皮水肿部位1~2分钟,使水肿逐渐消退,再用双手示指和中指拖住包皮向下拉,同时两拇指挤压阴茎头,向上推挤,嵌顿包茎即可复位(图45-1)。水肿及炎症消退后可作包皮环切术。

(2)**手术复位**:用于手法复位失败者。可作包皮背侧纵向切开狭窄环,复位后横行缝合。若有感染者不宜缝合,待感染及伤口愈合后再行包皮环切术。

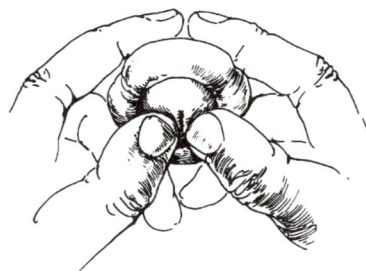

图 45-1　嵌顿包茎的手法复位

第三节　隐　睾

胎儿生长过程中,睾丸自腹膜后腰部下降入阴囊。出生时未降入者,多在出生后短期内降入阴囊。隐睾(cryptorchidism)是睾丸下降异常导致的睾丸未降入阴囊内,是内分泌腺异常中最常见的一种。睾丸停留于腹膜后、腹股沟管或阴囊入口处即成为隐睾。阴囊的舒缩能调节温度低于体温以维持正常生精功能,隐睾受温度影响而导致精子发生障碍。双侧隐睾症引起不育达50%以上,单侧达30%以上。隐睾易发生恶变。

一、临床表现

右侧隐睾多见。阴囊一侧或双侧发育不全,阴囊内空虚而无睾丸,有时可在腹股沟管内触及大小正常或小于正常的睾丸,并局部隆起,易并发腹股沟斜疝。若睾丸停留在腹膜后或其他部位,采用B超、MRI或CT检查,也可应用腹腔镜来帮助确诊及确定睾丸的位置。

二、治疗

睾丸下降不全应尽早治疗,必须先排除先天性睾丸缺如。如果到6个月时睾丸仍未降入阴囊,可采用激素治疗。1岁以内可应用绒毛膜促性腺激素,亦可应用促性腺激素释放激素(GnRH)。若1岁仍未降入阴囊,应尽快手术治疗。目前主张隐睾患儿的手术治疗时间窗应在出生后6~12个月,最晚不超过18个月。不同类型隐睾症有不同的手术方式,大部分低位隐睾(即术前查体可触及型隐睾症)可选择传统的经腹股沟或单纯阴囊小切口完成睾丸下降固定术。如隐睾萎缩或疑有恶变者,应行切除术。合并腹股沟斜疝者同时作疝修补术。

第四节　鞘膜积液

鞘膜积液(hydrocele)是指鞘膜囊内液体增多而形成囊肿者。

一、病因

在胚胎早期,睾丸位于腹膜后,以后逐渐下降,7~9个月时睾丸经腹股沟管下降至阴囊。下降的同时附着于睾丸的腹膜也一并下降形成鞘状突。出生前后鞘状突大部分闭合,仅睾丸部分形成一鞘膜囊。正常鞘膜囊内有少量液体,若其分泌与吸收功能失去平衡,则发生鞘膜积液。先天性鞘膜积液,根据精索腹膜鞘状突是否闭锁及闭锁部位的不同,形成多种类型的鞘膜积液。后天性分泌增多、吸收减少而形成的鞘膜积液,多为继发于睾丸及附睾病变如炎症、损伤、肿瘤、丝虫病等引起。

二、临床表现

1. **睾丸鞘膜积液**　睾丸鞘膜积液是最常见的一种类型,鞘状突闭合正常,睾丸鞘膜囊内有较多积液,呈球形或卵圆形,表面光滑,无压痛,睾丸与附睾触摸不清,透光试验阳性。有原发性和继发性。继发于睾丸及附睾病变如炎症、损伤、肿瘤、丝虫病等。

2. **睾丸、精索鞘膜积液(婴儿型)**　出生前鞘状突在内环处闭合而远端其他部分未闭合,精索部分鞘膜与睾丸鞘膜囊相通形成的积液,呈梨形肿物,与腹腔不相通。

3. **交通性鞘膜积液(先天性)**　鞘状突完全未闭合,鞘膜囊内积液由此与腹腔相通,又称先天性鞘膜积液。有时可导致先天性腹股沟斜疝。立位时阴囊肿大,卧位时随着积液流入腹腔,鞘膜囊缩小或消失,可触及睾丸。

4. **精索鞘膜积液**　囊性积液位于阴囊上方或腹股沟管内,呈椭圆形或梭形,牵拉睾丸时肿物随之上下移动,透光试验阳性。其下方可扪及正常睾丸、附睾(图 45-2)。

鞘膜积液临床表现以一侧鞘膜积液多见,主要是阴囊或腹股沟内慢性、无痛性增大的囊性肿物。少量积液时无不适,积液量增多站立或行走时下坠、胀痛不适感。巨大鞘膜积液时阴茎缩入包皮内,劳动、行走和排尿均受影响。

三、诊断与鉴别诊断

根据典型的临床表现和体征,鞘膜积液诊断较容易。鞘膜积液应与腹股沟斜疝、阴囊血肿、睾丸肿瘤、鞘膜积血和精索静脉曲张鉴别。临床上常用超声检查诊断鞘膜积液。

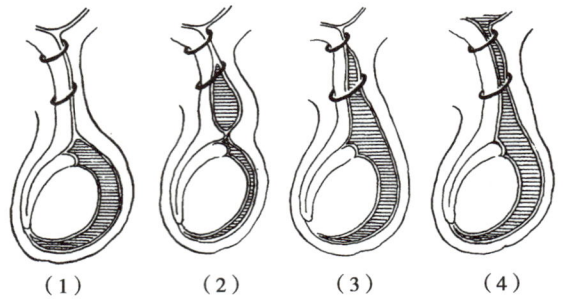

图 45-2 鞘膜积液分类
(1)睾丸鞘膜积液;(2)精索鞘膜积液;(3)睾丸、精索鞘膜积液(婴儿型);(4)交通性鞘膜积液(先天性)。

四、治疗

成人积液量少或无任何症状也可不必手术。积液量多,体积较大,有明显症状者,应作鞘膜翻转术。精索鞘膜积液需行鞘膜囊切除。交通性鞘膜积液应分离腹膜鞘状突,同时在内环口处作鞘状突高位结扎,防止斜疝发生。继发性鞘膜积液,在治疗原发病的同时可施行鞘膜翻转术。婴儿的鞘膜积液和急性炎症引起的反应性积液常能自行吸收。

第五节 精索静脉曲张

精索静脉曲张(varicocele)是一种血管病变,指精索内蔓状静脉丛的异常扩张、伸长和迂曲,可导致疼痛不适及进行性睾丸功能减退,是男性不育的常见原因之一。

一、病因

精索静脉曲张与其解剖特点和后天性因素有关。左侧精索内静脉沿腹膜后上行呈直角汇入左肾静脉,左侧精索内静脉下段受乙状结肠的压迫,肠系膜上动脉和主动脉搏动时易压迫左肾静脉,以上因素均可使左侧精索内静脉受压,增加血液回流阻力(图 45-3)。

原发性精索静脉曲张发生与下列因素有关:静脉瓣有防止静脉血反流的作用,当精索静脉瓣缺如或功能不良时可导致血液反流。精索静脉壁及其周围结缔组织薄弱或提睾肌发育不全。人的直立姿势影响精索静脉回流。

继发性精索静脉曲张可见于左肾静脉或腔静脉瘤栓阻塞、肾肿瘤、腹膜后肿瘤、盆腔肿瘤、巨大肾积水或肾囊肿、异位血管压迫等。

二、临床表现

多见于 20~30 岁青壮年,绝大多数发生在左侧,一般无任何症状,可出现患侧阴囊部持续性或间歇性的坠胀感、隐痛和钝痛,站立及行走时明显,平卧休息后减轻。多数患者在体检时发现阴囊

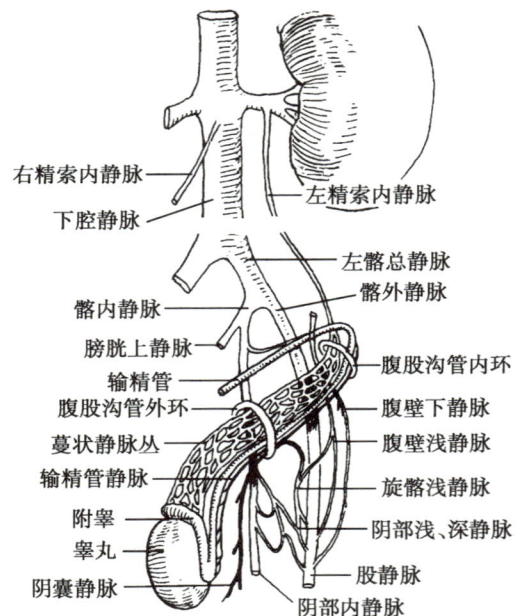

图 45-3 精索静脉回流示意图

右精索内静脉
下腔静脉
左精索内静脉
左髂总静脉
髂内静脉
髂外静脉
膀胱上静脉
输精管
腹壁下静脉
腹股沟管内环
腹股沟管外环
腹壁浅静脉
蔓状静脉丛
旋髂浅静脉
输精管静脉
附睾
阴部浅、深静脉
睾丸
股静脉
阴囊静脉
阴部内静脉

内无痛性蚯蚓状团块,或因为不育就诊时被发现。如平卧位时曲张的精索静脉不消失,可能为继发性,应查明原因。

精索静脉曲张可影响精子产生和精液质量,由于血管扩张淤血,局部温度升高,儿茶酚胺、皮质醇、前列腺素的浓度增加而影响睾丸的生精功能。双侧精索内静脉间有丰富的吻合支,均可相互影响引起男性不育。

三、诊断

站立位检查,患侧阴囊松弛,睾丸及阴囊下垂,触诊时睾丸上方曲张的静脉似蚯蚓状团块。改平卧位后,曲张静脉团缩小或消失。检查局部体征不明显时用力屏气,可呈现曲张静脉。近年对亚临床型精索静脉曲张采用多普勒、核素扫描帮助明确诊断。若平卧位曲张的静脉不能消失,应想到继发性病变,可采用超声、排泄性尿路造影、CT、MRI检查,明确原因。

四、治疗

无症状或症状较轻者,可穿弹力紧身内裤或用阴囊托带。症状较重,并有精子异常,影响生育功能者应行精索内静脉高位结扎术:原则是在腹股沟管内环处高位结扎和切断精索内静脉,并切除阴囊内部分扩张静脉。近年来,经腹腔镜下行一侧或双侧精索内静脉高位结扎术,创伤小疗效好,恢复快。

(唐丽萍)

> **思考题**
>
> 1. 如何对腹股沟区及阴囊内包块进行诊断及鉴别诊断?
> 2. 简述精索静脉曲张的发病机制。

ER 45-3

练习题

第四十六章 ｜ 男 科 学

教学课件

思维导图

学习目标

1. 掌握:勃起功能障碍的诊断及治疗方法。
2. 熟悉:男性不育症的常见原因及诊断、治疗方法。
3. 了解:射精功能障碍的分类及治疗。
4. 具备采集病史技巧、分析判断病因、正确选择适宜的检查方法的能力。
5. 能够对性功能障碍、不孕不育症进行治疗和保健康复指导。

案例导入

　　患者男性,35 岁,工人。阴茎不能勃起完成满意的性生活 8 个月。患者既往勃起正常,性生活满意。8 个月前性生活时受到惊吓,以后性生活时阴茎不能勃起,或勃起硬度不够,不能完成满意度性生活。国际勃起功能问卷-5 评分 12 分。无神经、血管系统疾病。查体:男性第二性征发育良好,睾丸、附睾、阴茎无明显异常。血尿常规、空腹血糖与血脂、肝肾功能、睾酮、催乳素均正常。

请思考:

1. 该患者可能的诊断是什么?
2. 为了明确诊断需要完善的辅助检查有哪些?

　　男性生殖器官分为内生殖器和外生殖器。内生殖器包括生殖腺、输精管道和附属性腺。生殖腺为睾丸。睾丸的主要功能有:①生精小管产生精子;②间质细胞分泌雄性激素。睾丸功能受下丘脑-垂体-性腺轴控制,并受垂体促性腺激素的调节。青春期后睾丸每日产生精子约 7 000 万个,每次射精可达 2 亿个以上精子。男性的生育能力没有明确的年龄界限。外生殖器包括阴茎和阴囊,阴茎为男性外生殖器的主体,位于耻骨之前阴囊的上方;阴囊居于阴茎根部与外阴之间,内藏睾丸、附睾和精索的一部分。

第一节　男性性功能障碍

　　正常男性性功能包括性欲、性兴奋、阴茎勃起、性交、射精和性高潮等过程。这一过程是正常的心理、神经、内分泌系统、血管系统及正常生殖系统参与下完成的一个极为复杂的过程,主要受到大脑控制和支配。男性性功能障碍根据临床表现可分为:①性欲改变;②勃起功能障碍;③射精障碍,包括早泄、不射精和逆行射精。勃起功能障碍和早泄是最常见的男性性功能障碍。

一、勃起功能障碍

　　勃起功能障碍是指阴茎持续(6 个月以上)不能达到或维持足够的勃起以完成满意的性生活。

（一）病因

勃起功能障碍的病因复杂,通常是多因素作用的结果,基本可分三大类:心理性、器质性和混合性。心理性因素常因心理创伤、夫妻间关系不和、焦虑和忧郁、性知识缺乏和不良的性经历等引起。器质性因素如生殖器官先天性畸形、心血管及内分泌疾病、阴茎血流动力学异常及勃起神经损伤,引起部分或完全性勃起功能障碍。混合性兼有心理性因素和器质性因素。

吸烟、嗜酒、缺乏运动、性生活不规律等生活方式,以及肥胖和许多慢性疾病都是勃起功能障碍的危险因素。

（二）诊断

1. 病史　全面了解性生活史、既往病史及心理社会史,判断性功能障碍是功能性还是器质性及其致病因素等。可结合勃起功能问卷作为诊断工具。

常用国际勃起功能问卷-5(IIEF-5)作为诊断工具,由患者填写。包括勃起信心、勃起硬度、维持勃起的能力及性交满意度等 5 项,共 25 分,22~25 分正常,12~21 分为轻度 ED,8~11 分为中度 ED,1~7 分为重度 ED。

2. 体格检查　全面的体格检查是诊断勃起功能障碍的重要措施,了解全身性疾病,检查有无神经、血管系统疾病。检查生殖器及第二性征有无异常。

3. 实验室和特殊检查　实验室检查包括血尿常规、空腹血糖与血脂、肝肾功能、睾酮、催乳素等。夜间阴茎胀大试验(NPT)、阴茎海绵体内注射血管活性药物试验、彩色多普勒超声检查、海绵体造影、神经诱发电位测定法对勃起功能障碍的诊断有帮助。海绵体活检已被用来评价海绵体结构与功能。

（三）治疗

矫正引起勃起功能障碍的因素,如掌握一定的性知识和性技巧、改变不利的生活方式和社会心理因素及药物因素、器质性疾病的积极治疗等。

1. 心理疗法　给予患者性心理治疗,咨询心理医生。

2. 口服药物　选择性 5 型磷酸二酯酶抑制剂,临床应用有效,但禁忌与硝酸酯类药物合用,否则会发生严重低血压。

3. 局部治疗　包括前列腺素 E_1 注射入阴茎海绵体、经尿道给药等,但因不良反应较多而应用较少。真空负压装置适用于所有勃起功能障碍的治疗。

4. 手术治疗　手术治疗包括血管手术和阴茎假体植入术,适用于任何器质性勃起功能障碍,经多方治疗无效者采用,但只能作为最后的治疗手段。

二、射精功能障碍

射精功能障碍可分为早泄、不射精、射精迟缓、逆行射精、射精痛等。因射精功能障碍时可影响男性正常性活动的完成,可导致生育障碍甚至不育。

（一）早泄

早泄的定义目前尚存争议。2014 年国际性医学会将早泄分为原发性早泄和继发性早泄,原发性早泄是指从初次性交开始,常常在插入阴道 1 分钟左右射精;继发性早泄是指射精潜伏时间显著缩短,通常在 3 分钟内射精,两者均表现为控制射精的能力差,总是或几乎总是不能延迟射精,并对身心造成消极的影响,如苦恼、忧虑、沮丧和/或躲避性生活。

大多数为精神心理因素,其次为神经病理性病变,如阴茎感觉过敏或感觉神经兴奋性增高,射精中枢功能异常等引起,包皮龟头炎、尿道炎、前列腺炎、慢性酒精中毒等,均可引起早泄。治疗可通过精神心理治疗、手法训练提高射精阈值、使用避孕套、龟头表面涂抹药物降低敏感性,也可应用镇静类药物使兴奋性降低,达到射精时间延长。近年来应用选择性 5-HT 重吸收抑制剂,取得较好疗效。

（二）不射精

性交过程中不发生射精活动和性高潮，称不射精，常导致男性不育症。不射精可有功能性和器质性两类，功能性不射精常见于性知识缺乏和自我克制不射精等。器质性不射精多发于手术、外伤、内分泌紊乱、药物及毒素影响和神经系统病变等。不射精应与逆行射精鉴别。逆行射精尿道内有精子，而不射精尿道内无精子。功能性不射精可采用药物如麻黄碱、左旋多巴治疗。器质性不射精可采用电震动按摩和刺激诱导射精或物理超短波治疗。

（三）逆行射精

性生活时精液未经尿道射出体外，而经尿道进入膀胱内，称为逆行射精。多数由于手术创伤或支配神经损伤所致膀胱颈关闭不全（如膀胱颈部手术、脊髓损伤等）引起，尤其经尿道前列腺切除术发生逆行射精的概率较高。另外，先天性尿道瓣膜、脊柱裂、尿道狭窄或炎症、糖尿病导致的神经性膀胱亦可导致本病。可采用抗组织胺及抗胆碱能药物治疗，也可进行膀胱颈重建术及尿道扩张术。对要求生育者，可采集尿内精液进行人工授精治疗。

第二节　男性不育症

世界卫生组织（WHO）规定，夫妇未采用任何避孕措施同居生活 1 年以上，由于男方因素造成女方不孕者，称为男性不育症。不育症的病因复杂，男性因素造成的约占 1/2。

一、病因

通常根据影响生殖的环节不同，分为睾丸前、睾丸和睾丸后三类因素，但仍有 60%~75% 的患者找不到病因（特发性男性不育）。

1. 睾丸前因素　通常为内分泌病因，主要与下丘脑-垂体-睾丸性腺轴功能紊乱有关，如卡尔曼综合征、垂体前叶功能不全、高催乳素血症、甲状腺功能亢进或减退等。

2. 睾丸性因素　如睾丸发育异常、隐睾、睾丸扭转、睾丸外伤、睾丸肿瘤、睾丸炎等，造成睾丸萎缩，出现精液异常。

3. 睾丸后因素　输精管道梗阻、精子功能或运动障碍、输精管道感染、性交或射精功能障碍等。

4. 特发性病因　特发性不育是指男性不育症找不到明确病因者，其影响生殖的环节可能涉及睾丸前、睾丸、睾丸后的一个或多个环节。目前倾向与遗传或环境因素等相关。

二、诊断

1. 病史　全面了解家族史、生育史、性生活史和其他对生育可能造成影响的因素，如勃起功能障碍、早泄及不射精或逆行射精、精液液化情况等，分析不育的原因在男方而不在女方或双方都存在病因。

2. 体格检查　包括全身及与第二性征相关的腋毛、阴毛、乳房等检查。着重生殖器官的检查，有无隐睾及睾丸和阴茎发育不良情况，有无精索静脉曲张、尿道下裂、附睾及输精管异常。直肠指诊检查前列腺和精囊是否正常。

3. 实验室检查

（1）**精液检查**：是男性不育的主要诊断方法。采集精液前 5 天内无排精。精子数减少、无精子症、精子活动力降低及死精子症、畸形精子过多、精液不液化均可导致男性不育（表46-1）。

（2）**尿液检查**：白细胞增多提示尿路感染或前列腺炎。排精后尿液检查有大量精子为逆行射精。

（3）**其他**：还应进行内分泌功能测定、睾丸活检、前列腺液检测、输精管造影、细胞遗传学及免疫学检查。

表 46-1　世界卫生组织精液分析参考值（2010 年第 5 版）

指标	参考值范围
量	1.5ml（1.4~1.7ml）
精子总数	$39×10^6[（33~46）×10^6]$
精子密度	$15×10^6/ml[（12~16）×10^6/ml$
运动精子百分率	40%（38%~42%）
向前运动精子百分率	32%（31%~34%）
存活率	58%（55%~63%）
精子形态学（正常形态）	4%（3%~4%）
pH	≥7.2
液化	<60min
过氧化物酶阳性白细胞数	$<1×10^6/ml$
圆形细胞	$≤5×10^6/ml$
MAR 试验	<50% 精子被黏附于颗粒上
免疫珠试验	<50% 活动精子附着免疫珠
精浆锌	≥2.4μmol/一次射精
精浆果糖	≥13μmol/一次射精
精浆中性葡萄糖苷酶	≥20mU/一次射精

三、治疗

不育夫妇双方共同参与诊断与治疗，在男方进行治疗前也应对女方检查生育力。

1. 药物治疗　适用于生精功能异常、精液黏稠度高或精液不液化及勃起功能障碍。可采用枸橼酸氯米芬、他莫昔芬、绒毛膜促性腺激素、丙酸睾酮等。皮质类固醇药物降低抗精子抗体滴度，使精液中的精子凝集滴度降低，精子活动度增加。黏液溶解栓剂如糜蛋白酶栓剂性交前塞入阴道，能较好地溶解黏度过高的不液化精液。核苷酸、精氨酸、单磷酸环腺苷等可增加精子细胞代谢的能量，提高精子的活力。选择性 5 型磷酸二酯酶抑制剂，可用于勃起功能障碍的治疗。生殖道有炎症者应用抗生素治疗。

2. 手术治疗　根据病因不同采用不同手术方法。隐睾者 1 岁时行松解固定术。尿道下裂行下裂矫正术。精索静脉曲张行精索内静脉高位结扎术。输精管阻塞行输精管吻合术或输精管附睾吻合术。近年来有施行同种睾丸移植术，但未获得生育能力。

3. 辅助生殖技术　丈夫精液人工授精和宫内人工授精术，主要用于男性免疫性不育，女性用于宫颈因素引起的不育。近年来采用卵子胞质内精子注射，在显微技术下将单个精子注入成熟卵子胞质内使其受孕。附睾、睾丸精子抽吸及人工精子库技术应用，适用于少精症、弱精症、无精症的不育。

（文兆峰）

思考题

1. 什么是勃起功能障碍？其治疗方法有哪些？
2. 早泄的病因有哪些？
3. 什么是男性不育症？

ER 46-3

练习题

第四十七章 | 骨科检查法

教学课件

思维导图

学习目标

1. 掌握:骨科理学检查的原则及方法;各部位专科的一般检查方法。
2. 熟悉:各关节的正常活动范围;各部位专科的特殊检查。
3. 了解:各种检查的适应证及关节活动度。
4. 具备对骨科患者进行常规的理学检查的能力,并能结合特殊检查,作出正确的诊断。
5. 能够与患者及家属进行有效沟通,取得理解及配合,尽量减少检查中带来的不适与疼痛,注重人文关怀。指导患者进行康复训练。

案例导入

患者男性,24 岁,骑单车时跌倒,左手掌撑地,腕部出现疼痛、肿胀、活动障碍,皮肤无伤口。急诊拍摄 X 线片,左手和腕部未见骨折征象,2 周后左腕关节仍有肿胀疼痛。

请思考:

1. 患者最可能的诊断是什么?
2. 进一步确诊需要做什么检查?

骨科检查的范围包括躯干、四肢的骨关节、肌肉、肌腱、韧带、筋膜、神经、血管、皮肤及皮下组织,这些组织的损伤和疾病,往往需要在系统体检、局部检查及某些特殊辅助检查的基础上综合分析,方能得出正确诊断。

第一节 骨科理学检查的原则

1. **高度的爱伤意识** 检查动作轻柔,切忌粗暴,以免增加患者痛苦或使病情加重。
2. **系统全面** 要处理好全身和局部的关系,注意有无休克、重要脏器合并伤及重要全身性疾病。关节部位的检查,需包括引起该关节运动的肌肉和神经。
3. **认真细致** 要仔细地检查,有时需反复检查,如实地反映客观情况,并做好记录。
4. **检查有序** 按照视诊、触诊、叩诊、动诊、测量和其他特殊检查的顺序进行。先健侧后患侧,先健处后患处,先主动后被动。
5. **充分显露** 检查上肢或腰背部时应脱去上衣,检查下肢时应脱去长裤,以免因衣服的遮盖而遗漏重要体征。
6. **两侧对比** 许多体征只有在两侧对比之下才能显示出来,如肢体的长短、肌肉萎缩、关节动度等。如两侧均有伤病,可与正常人对比。

第二节　一般检查内容

一、视诊

观察皮肤有无擦伤、发绀、瘀斑、水肿、浅静脉怒张、瘢痕、溃疡、窦道等。有无肌萎缩。骨关节有无畸形、短缩,两侧是否对称。观察四肢躯干的姿势、活动度及步态有无异常。

二、触诊

检查皮肤温度、张力、弹性、毛细血管充盈反应、压痛点及有无凹陷性水肿。有无肌肉痉挛和萎缩。有无皮下捻发音及关节积液。骨性标志是否正常,有无骨擦音及异常活动度。包块的大小、质地、活动度、是否压痛,与周围组织的关系,有无波动,所属淋巴结是否肿大。

三、叩诊

为明确骨折、脊柱病变或做反射检查时常用叩诊。明确是否有局部叩击痛、放射痛及轴向叩击痛。

四、动诊

检查关节的活动度及肌力大小,先观察有无主动活动及活动范围,后进行被动检查。

五、测量

根据检查原则,测量肢体长度、周径、轴线及关节主动、被动活动度(关节动度见本章第四节关节检查)。

1. 肢体长度

(1)上肢:全长自肩峰至桡骨茎突或中指尖。上臂由肩峰至肱骨外上髁。前臂自尺骨鹰嘴至尺骨茎突,或自肱骨外上髁至桡骨茎突。

(2)下肢:全长自髂前上棘至内踝下端。大腿长度自髂前上棘至内收肌结节或膝关节间隙,或大转子顶点至膝关节外侧间隙。小腿自膝关节外侧间隙至外踝下端,或膝关节内侧间隙至内踝下端。

2. 肢体周径

选择肌肉萎缩或肿胀明显之平面进行测量,如下肢常在髌上 10cm 处测量大腿周径。需对两侧对称平面的测量结果进行对比。测量时使用软尺。

3. 肢体轴线测量

(1)上肢轴线:上肢伸直、前臂旋后位,肱骨头、肱骨小头、桡骨头和尺骨小头 4 点连成一条直线。上臂与前臂之轴线相交形成一向外偏的角度(5°~15°)称提携角。如该角度增大或减少称肘外翻或肘内翻。

(2)下肢轴线:患者仰卧或立位,两腿伸直并拢,正常时两膝内侧和两内踝可同时接触,髂前上棘、髌骨中点与第 1、2 趾之间连成一条直线。膝内翻,两踝并拢时两膝之间有距离;膝外翻,两膝并拢时两侧内踝间有距离(图 47-1)。

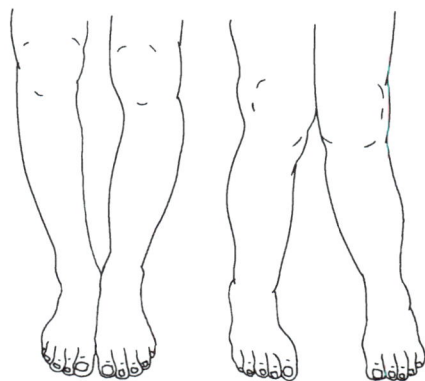

图 47-1　膝内、外翻

第三节　神经系统检查

一、感觉

一般检查痛觉和触觉即可,必要者进一步检查温觉、两点辨别觉和实体觉。常用棉花签测触觉,用注射针头测痛觉;记录障碍边界,了解病损部位及程度,观察疾病进展状况及治疗效果。

二、运动

检查步态、肌力及肌张力。肌力用6级分类法记录:0级,无肌肉收缩;1级,肌肉稍有收缩;2级,不对抗重力,能达到关节完全活动度;3级,对抗重力,能达到关节完全活动度,但不能对抗阻力;4级,对抗重力并加一定阻力,能达到关节完全活动度;5级,正常。

三、反射

检查各种深、浅反射,两侧对比,观察有无减弱、消失或亢进。并检查有无病理反射。

四、神经营养和括约肌功能检查

检查皮肤有无出汗、萎缩,检查毛发和指甲情况。检查大小便有无失禁及肛门括约肌有无收缩。

第四节　关节检查

一、四肢主要关节的活动度与肌肉神经支配

了解正常关节的活动范围,以识别关节活动的异常。了解肌肉的神经支配,根据肌肉运动功能来判断某一神经是否损伤及损伤程度(表47-1)。

表47-1　四肢主要关节活动度和肌肉神经支配

关节	动作	活动度	肌肉	神经
肩	前屈	0°~135°	三角肌(前份)	腋神经
			胸大肌	胸前神经
			喙肱肌	肌皮神经
	后伸	0°~45°	背阔肌	胸背神经
			大圆肌	肩胛下神经
			三角肌(后份)	腋神经
			肱三头肌长头	桡神经
	外展	0°~90°	三角肌(外份)	腋神经
			冈上肌	肩胛上神经
肩	内收	0°~40°	胸大肌	胸前神经
			背阔肌	胸背神经
			大圆肌	肩胛下神经
	内旋	0°~80°	肩胛下肌	肩胛下神经
			胸大肌	胸前神经
			背阔肌	胸背神经
			大圆肌	肩胛下神经
	外旋	0°~45°	冈下肌	肩胛上神经
			小圆肌	腋神经

关节	动作	活动度	肌肉	神经
肘	屈~伸	140°~+10°（过伸）		
	屈	0°~140°	肱二头肌	肌皮神经
			肱肌	肌皮神经
			肱桡肌	桡神经
	伸	0°~+10°（过伸）	肱三头肌	桡神经
前臂（上下桡尺关节）	旋后	0°~90°	肱二头肌	肌皮神经
			旋后肌	桡神经
	旋前	0°~90°	旋前圆肌	正中神经
			旋前方肌	正中神经
肘	伸	0°~+10°（过伸）	肱三头肌	桡神经
前臂（上下桡尺关节）	旋后	0°~90°	肱二头肌	肌皮神经
			旋后肌	桡神经
	旋前	0°~90°	旋前圆肌	正中神经
			旋前方肌	正中神经
腕	掌屈	0°~70°	桡侧腕屈肌	正中神经
			掌长肌	正中神经
			尺侧腕屈肌	尺神经
	背伸	0°~70°	桡侧腕长、短伸肌	桡神经
			尺侧腕伸肌	桡神经
	桡侧屈（外展）	0°~30°	拇长展肌	桡神经
			桡侧腕长伸肌	桡神经
			拇长短伸肌	桡神经
	尺侧屈（内收）	0°~30°	尺侧腕屈肌	尺神经
			尺侧腕伸肌	桡神经
髋	屈	0°~140°	髂腰肌	腰2~3
	伸	0°~+20°（过伸）	臀大肌	臀下神经
	外展	0°~45°	臀中肌	臀上神经
	内收	0°~30°	内收大肌	闭孔神经
			内收长肌	闭孔神经
	内旋	0°~40°	臀小肌	臀上神经
			阔筋膜张肌	臀上神经
	外旋	0°~40°	臀大肌	臀下神经
膝	屈曲	0°~140°	股二头肌	坐骨神经
	伸直	0°~+10°（过伸）	股四头肌	股神经
踝	背屈	0°~30°	胫骨前肌	腓总神经
			趾长伸肌	腓总神经
	趾屈	0°~40°	腓肠肌	胫神经
			比目鱼肌	胫神经
	内翻	30°	胫后肌	胫神经
	外翻	30°	腓骨长短肌	腓总神经

二、各关节的检查

（一）肩关节

1. **视诊** 肩的正常外形呈圆弧形，两侧对称。观察肩部是否浑圆，两肩胛是否等高、对称，有无畸形、肿胀等。方肩畸形提示肩关节脱位、三角肌瘫痪。副神经损伤表现斜方肌萎缩，表现为垂肩。高肩胛症及脊柱侧弯，肩部高低不对称。

2. **触诊** 肱二头肌腱鞘炎在结节间沟处压痛；冈上肌损伤多在肱骨大结节上压痛，肩峰下滑囊炎在肩峰下方稍内侧压痛。肩部骨折处局部压痛。

3. **量诊** 肩关节主动和被动活动度检查（图47-2）。

4. **特殊检查**

（1）**搭肩试验**：又称杜加斯征（Dugas sign），正常时屈肘位手能触及对侧肩部，肘部可同时贴胸，为搭肩试验阴性。当肩关节脱位时，手和肘不能同时接触对侧肩部及贴胸，为搭肩试验阳性（图47-3）。

（2）**疼痛弧**（painful arc）：肩关节运动时，当冈上肌腱有病损时，肩外展在70°~120°能引起疼痛，疼痛最常见的部位在肩峰下，在此范围内肌腱与肩峰下面摩擦撞击，在此范围外无疼痛（图47-4）。

（3）**肱二头肌长头紧张试验**（Yergason征）：患者屈肘90°，前臂旋后，检查者施以阻力，此时如肱骨结节间沟处发生疼痛则为阳性。提示肱二头肌长头肌腱炎或肱二头肌腱鞘炎（图47-5）。

（二）肘关节

1. **视诊** 两肘是否对称，有无肿胀、畸形。

2. **触诊** 骨折及脱位时局部有压痛；肱骨外上髁炎时外上髁有压痛。

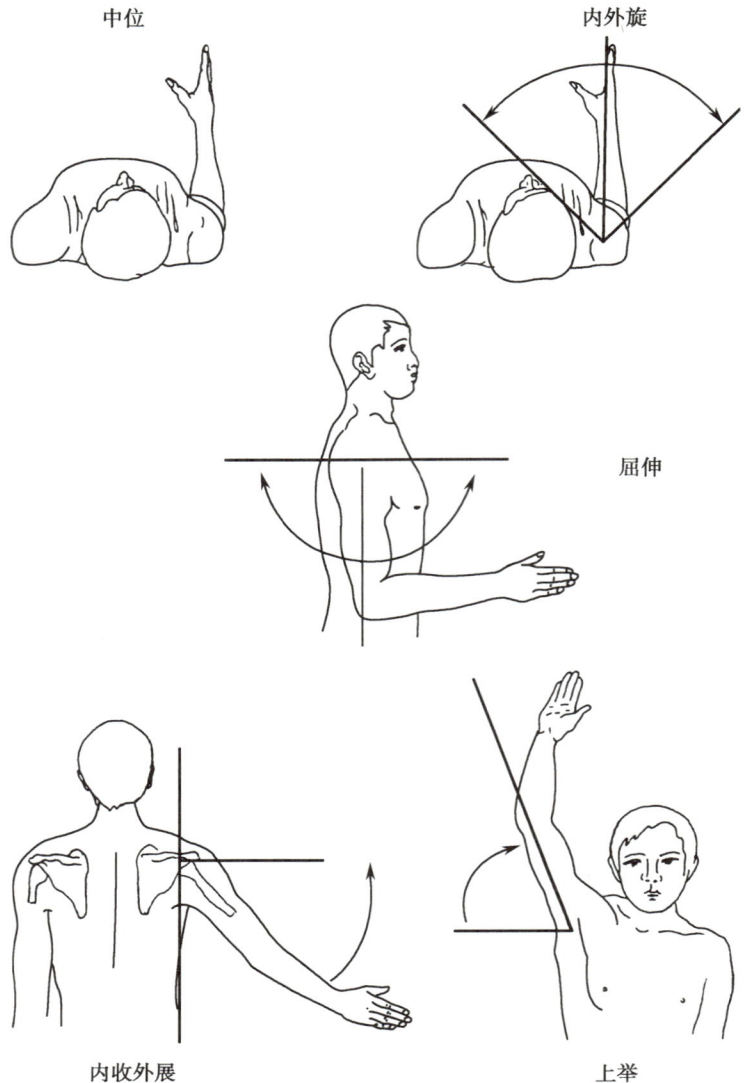

图47-2　肩关节功能测量

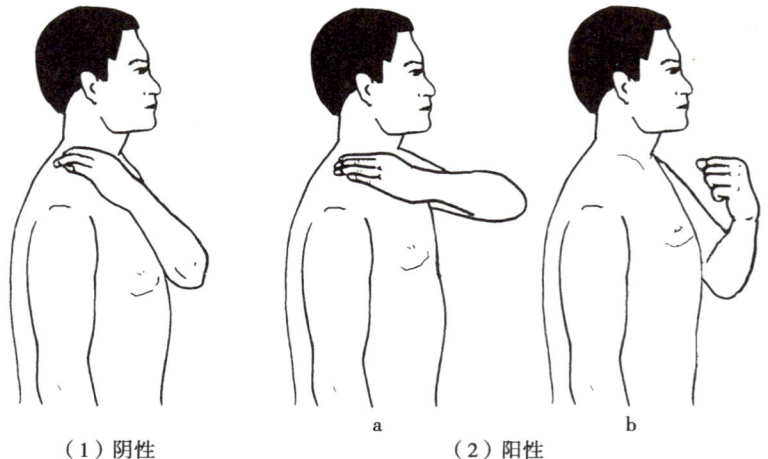

（1）阴性　　　　（2）阳性

图47-3　搭肩试验

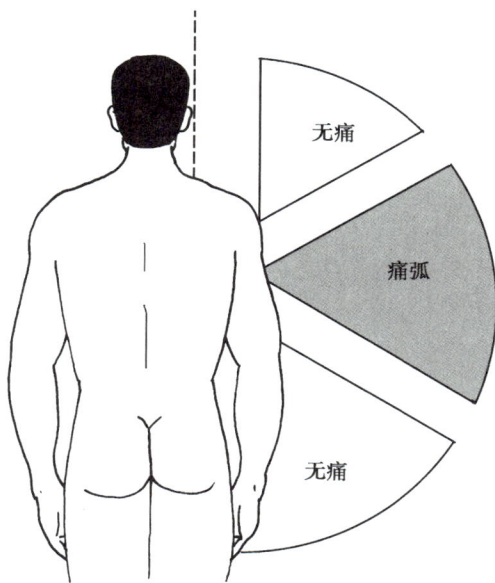

图 47-4　疼痛弧

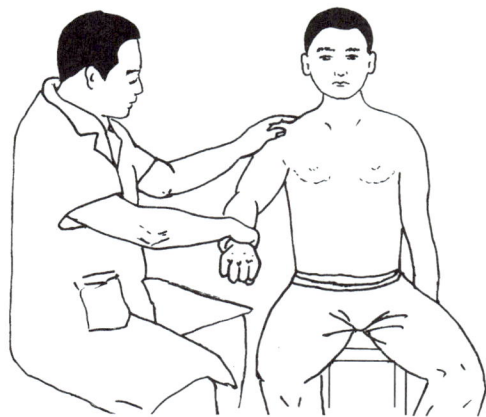

图 47-5　肱二头肌长头紧张试验

3. 量诊　肘关节有病变时可致肘关节活动障碍、疼痛或响声。上下桡尺关节病变或骨桥形成时,可致前臂旋转功能障碍。提携角的改变,正常提携角为 5°~15°,>15° 为肘外翻,<5° 为肘内翻(图 47-6)。肘关节活动度检查(图 47-7)。

4. 特殊检查

(1)**肘后三角**(posterior cubital triangle):正常肘关节伸直时,肱骨内、外上髁和尺骨鹰嘴突三个骨性标志应在一条直线上,肘关节屈曲时呈一等腰三角形称为肘后三角。肘关节后脱位时,肘后三角关系改变(图 47-8)。

(2)**腕伸肌紧张试验**(Mills sign):又称伸肌腱牵拉试验,患肢伸直肘关节,握拳、屈腕,然后将前臂旋前时,诱发肘外侧疼痛为阳性。见于肱骨外上髁炎或称网球肘。

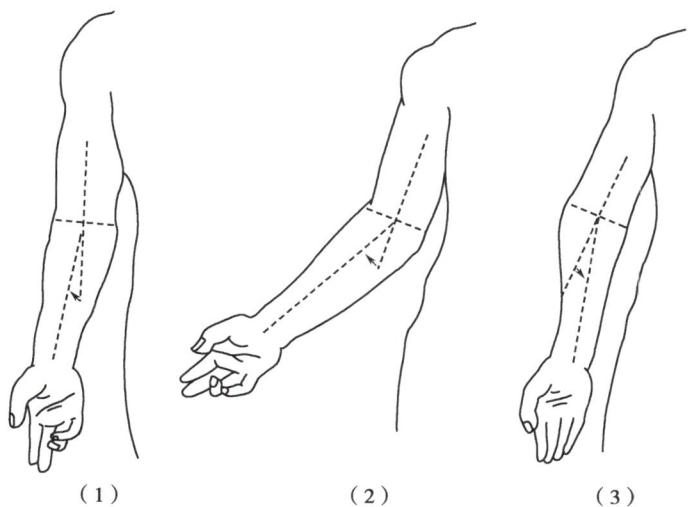

图 47-6　肘关节提携角
(1)正常(外翻角 5°~15°);(2)肘外翻(>15°);(3)肘内翻(<15°)。

(三)腕关节

1. 视诊　有无肿胀、畸形,桡骨远端科利斯骨折(Colles fracture),侧面观呈"餐叉"样畸形,正面观呈"枪刺"样畸形,局部肿胀、压痛。腕舟骨骨折时,鼻烟窝处变浅或肿胀。

2. 触诊　腕舟骨骨折时,鼻烟窝处有压痛;桡骨下端骨折时,骨折端处有压痛;桡骨茎突狭窄性腱鞘炎时,桡骨茎突处明显压痛。

3. 量诊　活动范围见表 47-1。腕关节主被动活动度的检查见图 47-9。

4. 特殊检查　握拳尺偏试验(Finkelstein test):患者握拳,拇指置于掌心内,使腕尺偏,桡骨茎突处出现疼痛则为阳性,提示桡骨茎突狭窄性腱鞘炎(图 47-10)。

(四)手部掌指关节和指间关节

1. 视诊　手部骨关节损伤、类风湿关节炎等有畸形、肿胀。手的休息位姿势:腕关节背伸

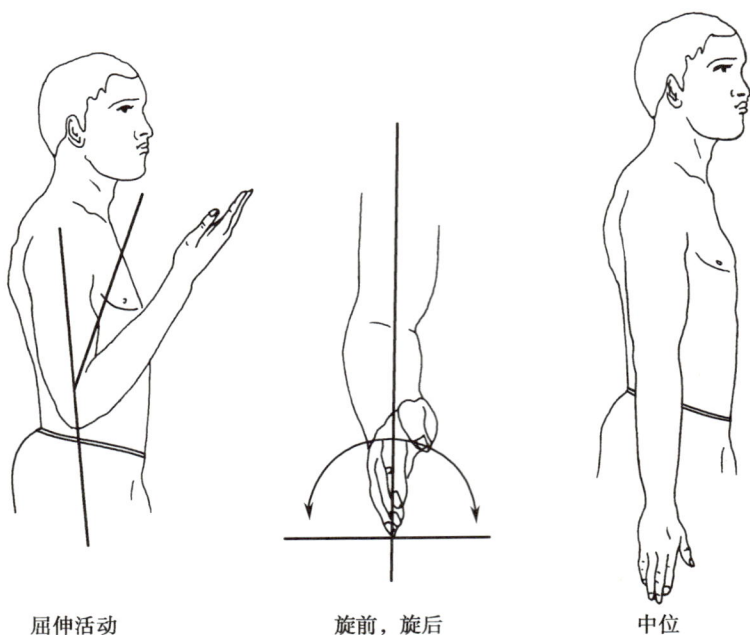

图 47-7　肘关节和前臂活动度测量法及正常活动范围

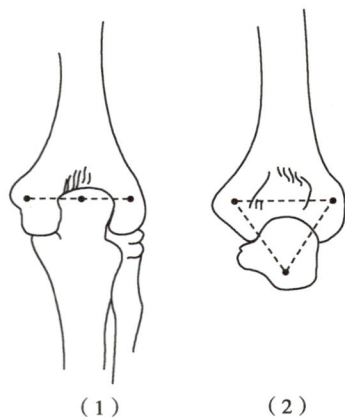

屈伸活动　　旋前，旋后　　中位

图 47-8　肱骨内、外上髁与尺骨鹰嘴突三点关系

（1）伸直位三点呈一条直线；（2）屈曲位三点呈一个等腰三角形。

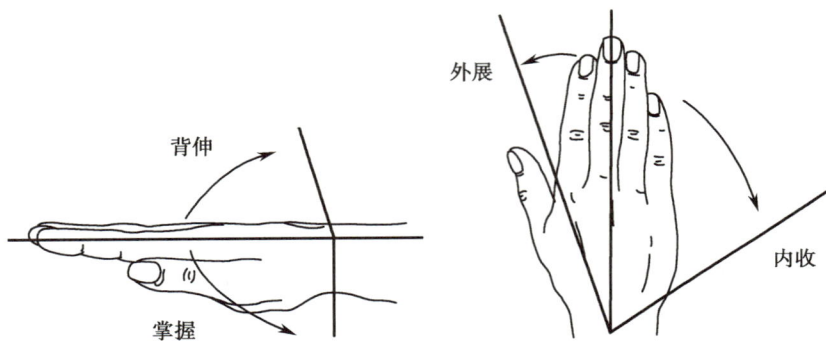

外展

背伸

内收

掌握

图 47-9　腕关节功能测量法及正常活动范围

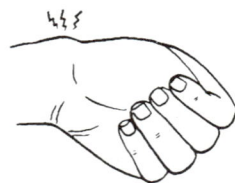

图 47-10　握拳尺偏试验

10°～15°，轻度尺偏，拇指半屈靠近示指，其余四指半屈位，从示指到小指曲度依次增大（图 47-11）。手部的任何病变，均可导致手休息位的改变。

2. **触诊**　手部骨关节损伤、骨关节炎、感染等可有局部压痛。

3. **量诊**　活动范围见表 47-1。主被动活动度的检查见图 47-12。

图 47-11　手的休息位

（五）髋关节

1. **视诊**　观察髋关节姿势、步态，有无肿胀及畸形。髋关节后脱位时髋部呈内收、内旋、屈曲畸形；股骨颈及转子间骨折时则呈屈曲、外展、外旋畸形。当髋关节化脓性炎症或结核时，在髋关节前方有肿胀。在髋关节脱位、股骨颈骨折时有大转子位置上移体征。

2. **触诊**　有无压痛及叩击痛，关节感染、结核、股骨颈骨折等，在腹股沟中点外下方关节前方均有压痛，纵向叩击肢体远端或叩击大转子可出现髋部疼痛。当髋关节发生病变时，因闭孔神经感觉支同时分布于髋关节囊和膝关节上方皮肤，可反射性引起膝部疼痛，尤以小儿多见。

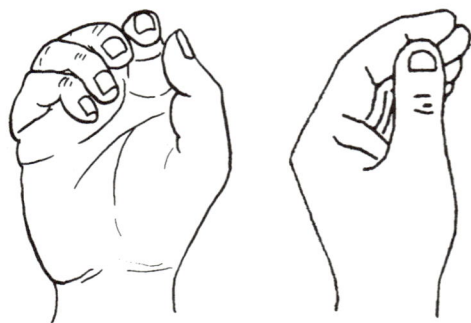

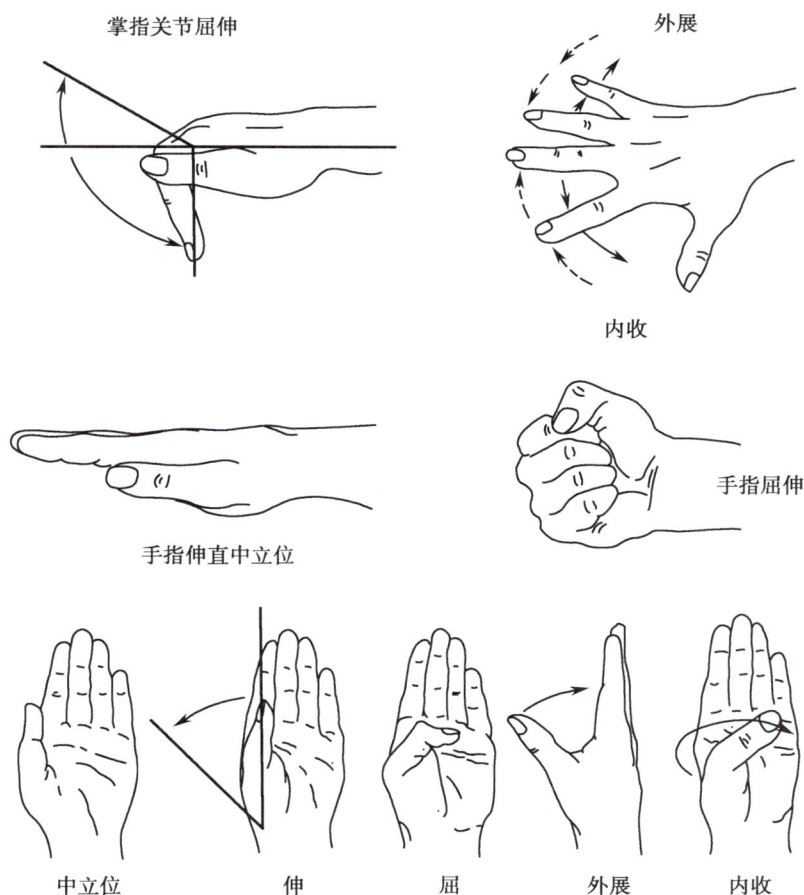

掌指关节屈伸 外展 内收 手指屈伸 手指伸直中立位

中立位　伸　屈　外展　内收

图 47-12　掌指关节和指间关节检查

3. 量诊　活动范围为 0°（伸）~150°（屈），可有过伸 15°、30°（内收）~45°（外展）、40°（内旋）~60°（外旋）。髋关节主被动活动度的检查（图 47-13）。

4. 特殊体征

（1）大转子上移征

1）髂坐线（Nelaton 线）：即髂前上棘至坐骨结节的连线。患者侧卧，髋关节半屈曲或伸直位时，正常时大转子顶点在髂坐线上。股骨颈骨折、髋关节后脱位时，大转子上移超出此线之上（图 47-14）。

2）髂股三角（Bryant 三角）：患者仰卧位，从髂前上棘向地平面画一条垂直线作为三角形底边，再自髂前上棘与股骨大转子顶端画一条连线，最后自大转子顶端画一条垂直于底边的线，为三角形水平边，比较两侧水平边的长度，股骨颈骨折或髋关节后脱位时，水平边变短（图 47-15）。

3）大粗隆髂前上棘连线（Shoemaker 线）：自两侧大转子顶端与同侧髂前上棘连线的延长线，正常时相交于脐或脐上中线，一侧大转子上移，则延长线相交于脐下且偏离中线（图 47-16）。

（2）托马斯征（Thomas sign）：患者平卧位，健侧髋膝关节尽量屈曲，双手抱健膝，使腰部贴于床面，如患髋不能伸直，或虽能伸直但腰部出现前突，则托马斯征阳性。见于髋关节病变或髂腰肌痉挛（图 47-17）。

（3）骶髂关节分离试验：将髋、膝关节屈曲，大腿外展、外旋，将外踝置于对侧大腿上，形成一个"4"字，检查者按压膝部，患者大腿不能接触到床面或骶髂关节疼痛时则为阳性，说明髋关节、骶髂关节病变或内收肌痉挛（图 47-18）。

（4）单腿站立提腿试验（Trendelenburg test）：患者站立，患侧下肢负重，提起健肢髋、膝屈曲，

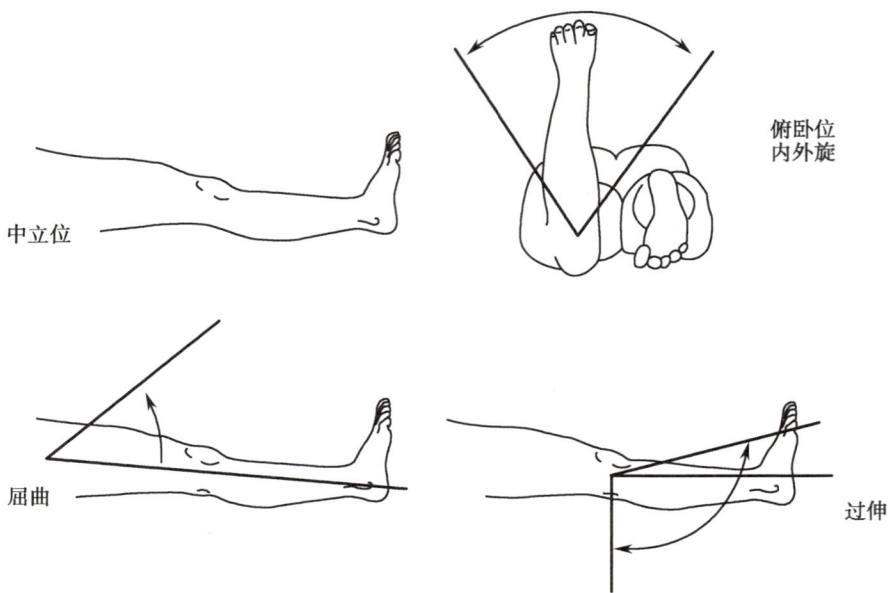

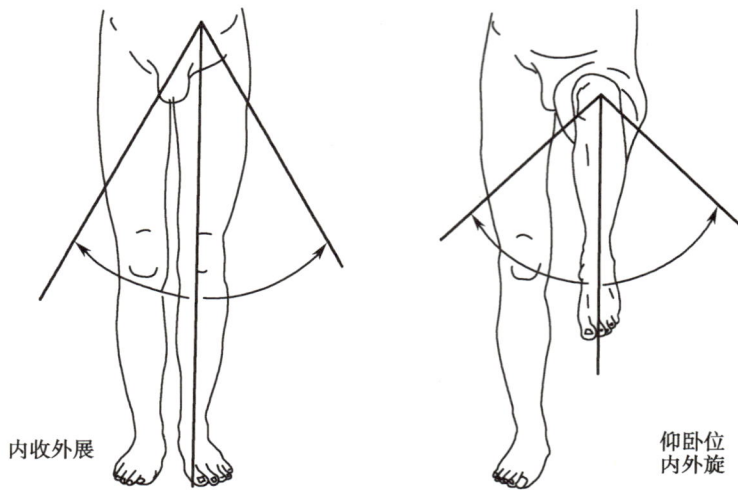

图 47-13　髋关节检查及屈伸活动范围

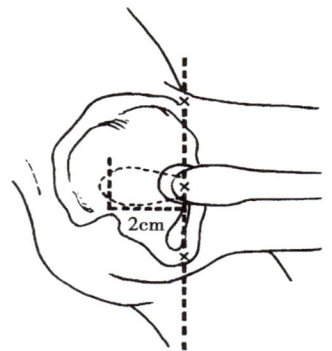

图 47-14　髂坐线

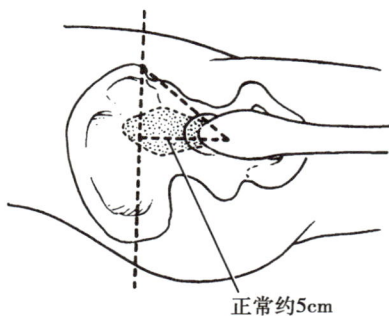

图 47-15　髂股三角

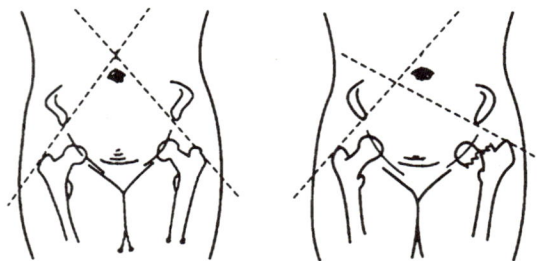

图 47-16　大粗隆髂前上棘连线

观察健侧臀皱襞,如果健侧皱襞下垂,躯干向患侧倾斜为阳性,见于髋关节脱位或臀中、小肌麻痹,反之则为阴性(图 47-19)。

(5)**望远镜试验**(telescope test):患者平卧位,下肢伸直,检查者一手握住小腿,沿身体纵轴向上推拉,另一手摸着同侧大转子,如触及有活塞样活动感觉,为阳性。见于髋关节脱位,尤以幼儿体

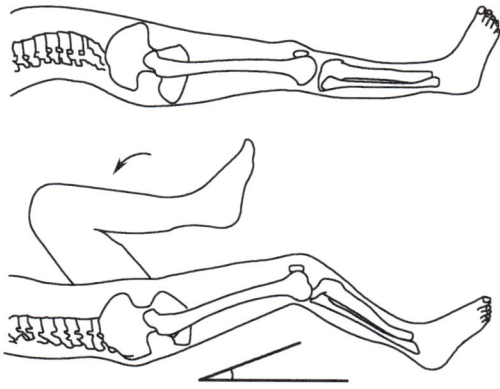

图 47-17　托马斯征

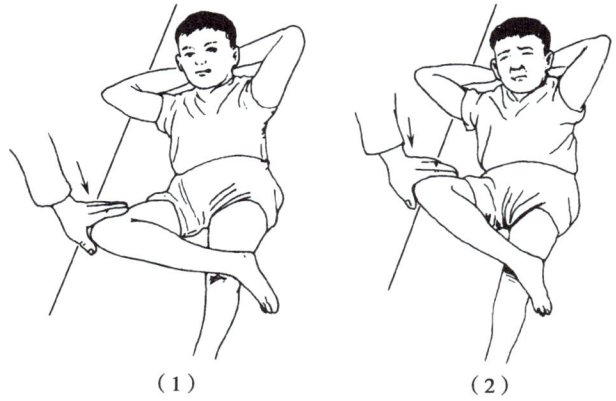

（1）　　　　　（2）

图 47-18　骶髂关节分离试验
（1）阴性；（2）阳性。

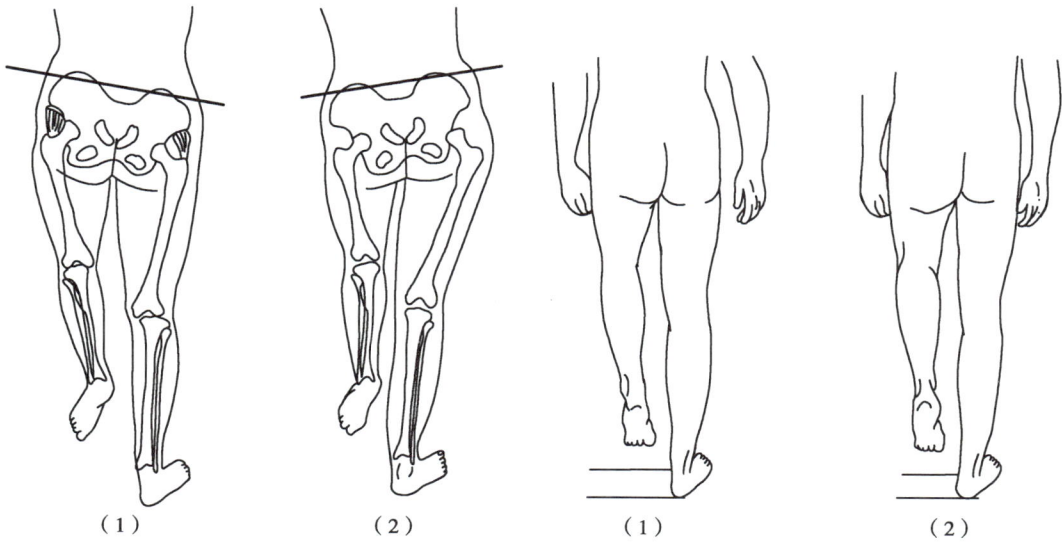

（1）　　　　　（2）　　　　　（1）　　　　　（2）

图 47-19　单腿站立提腿试验
（1）阴性；（2）阳性。

征更为明显。

（六）膝关节

1. **视诊**　观察有无跛行，能否下蹲，单腿下蹲和起立动作有无困难，两侧对比。关节有无红、肿，有无膝内翻（O 形腿）；有无膝外翻（X 形腿）。

2. **触诊**　皮肤温度，有无压痛点。外侧副韧带病变时，局部压痛，膝关节被动内翻时，膝外侧疼痛；内侧副韧带病变，外翻时膝内侧疼痛。

3. **量诊**　膝关节伸直为中立位（0°），其活动范围：0°（伸）~150°（屈），可过伸 10° 左右，无内收、外展和旋转运动。膝关节主被动活动度的检查（图47-20）。

4. **特殊体征**

（1）**浮髌试验**：膝伸直位，检查者一手掌按压髌上囊，使关节液集中于髌骨下，另一手示指以垂直方向

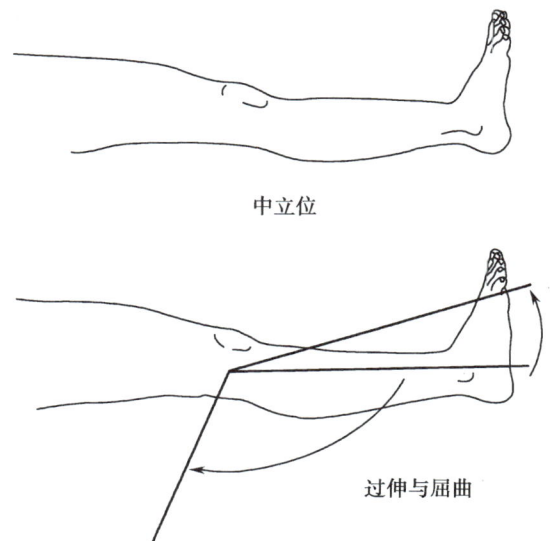

中立位

过伸与屈曲

图 47-20　膝关节活动度检查

挤压髌骨,如感觉髌骨浮动或有撞击股骨髁之感觉,即为阳性。见于关节积液、积血(图47-21)。

（2）**髌骨摩擦试验**:膝关节伸直,股四头肌放松,检查者一手压住髌骨并使其在股骨髁关节面上、下、左、右摩擦移动,如有粗糙摩擦感或患者感觉疼痛,即为阳性。见于髌骨软化症、骨关节炎患者。

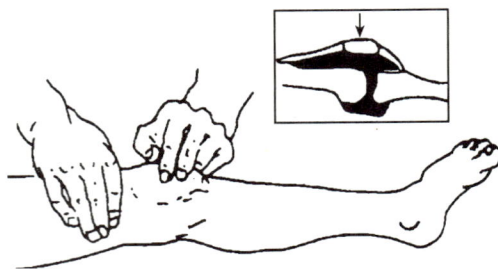

图 47-21　浮髌试验

（3）**半月板回旋挤压试验**:患者仰卧位,检查者一手握住踝部,另一手按住患者膝部,使膝关节完全屈曲,当小腿于内收、外旋位,同时伸直膝关节时,如引起疼痛或响声为阳性,说明内侧半月板损伤。反之小腿外展、内旋,同时伸直膝关节,如有弹响或疼痛,表示外侧半月板损伤(图47-22)。

（4）**侧方挤压试验**:膝伸直位,强力被动内收或外展膝部,一侧半月板受挤压,而另一侧副韧带承受张力。此试验既可检查半月板有无损伤,又可检查侧副韧带有无损伤(图47-23)。

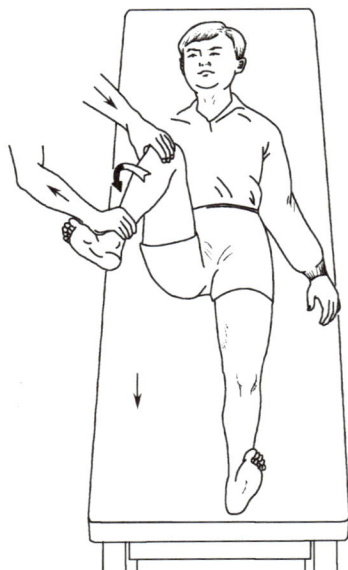

图 47-22　回旋挤压试验

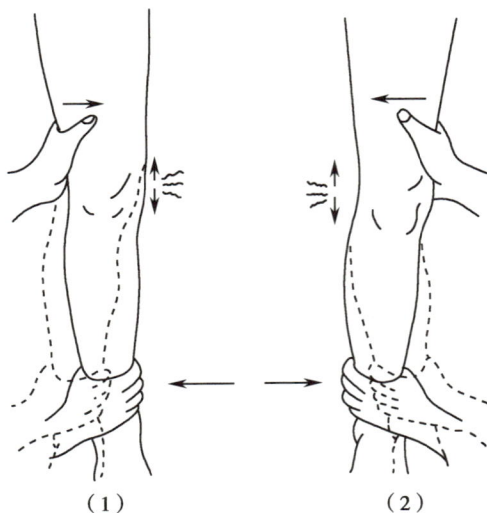

（1）　　　　　（2）

图 47-23　侧方应力试验

（5）**重力试验**:患者侧卧位,患肢在上,检查者托住患者大腿,并嘱膝关节做主动屈伸活动,检查者可于小腿向下加一定压力,如引起内侧痛说明内侧半月板损伤,如引起外侧痛说明外侧副韧带损伤。反之,当患肢在下侧卧位作重力试验时,出现内侧痛表示内侧副韧带损伤,出现外侧痛,表示外侧半月板损伤。

（6）**研磨试验（Apley 试验）**:患者俯卧位,屈膝 90°,检查者一条腿压在患者大腿上,双手握住足部,向下挤压并作内外旋转,如出现一侧疼痛,说明该侧半月板损伤。向上提起并作内外旋转,出现一侧疼痛,说明该侧副韧带损伤。

（7）**抽屉试验**:患者仰卧位,屈膝 90°,足平放于床上,检查者握住小腿上部作前拉后推动作,正常时前后有少许动度。如前拉活动度加大,表明前交叉韧带断裂。如后推动度加大,表明后交叉韧带损伤(图47-24)。

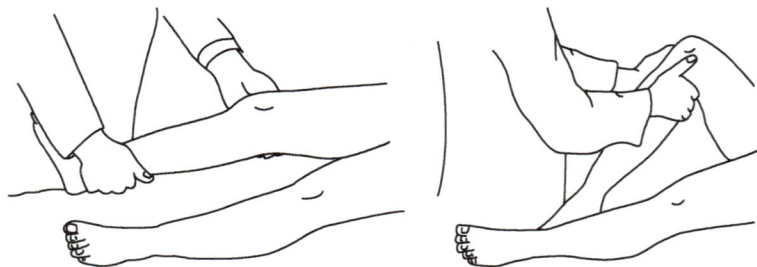

图 47-24　抽屉试验

（七）踝关节与足

1. 视诊 足部畸形（如扁平足、马蹄足、内翻足、外翻足、仰趾足、外翻足、弓形足等）有无跛行、肿胀等（图 47-25）。

2. 触诊 压痛点，创伤及各种关节炎可有局限性压痛或较广泛的压痛。

3. 量诊 踝关节的中立位（0°）是足长轴与小腿成直角，其活动范围是 25°（背屈）~45°（跖屈），30°（内翻）~30°（外翻）。足踝部关节主被动活动度的检查（图 47-26）。

4. 特殊检查

（1）**前足横向挤压试验**：检查者双手自前足两侧挤压前足时诱发疼痛，提示跖骨骨折或跖间肌损伤。

（2）**捏小腿三头肌试验**：患者仰卧，检查者以手捏其三头肌腹，如有足屈曲，为正常；反之，提示跟腱断裂。

（八）脊柱骨盆的检查法

1. 视诊 从正位看脊柱棘突在一条直线；脊柱生理弯曲是否改变。有无脊柱的后凸、侧凸畸形（常为骨折、结核、肿瘤、先天性畸形、椎间盘突出等引起）。步态跛行可反映骨盆倾斜、脊柱侧弯、肢体疼痛、关节病变及下肢不等长等情况。

2. 触诊 局部压痛部位大多是病变所在。如腰肌劳损时骶棘肌大多有压痛。腰骶和骶髂劳损时，腰$_5$骶$_1$间及骶髂关节有局限压痛。棘突压痛常见于棘上韧带损伤或棘突骨折；腰椎间盘突出症多在突出平面的棘突间或旁侧（患侧）压痛，并可引起小腿及足跟部放射痛。

3. 量诊 脊柱的活动有前屈、后伸、侧屈及旋转。观察其活动度及有无疼痛。各种原因的疼痛及腰肌痉挛均可使脊柱活动度受限。脊柱周围及髋关节的病变也可使其活动度减少（图 47-27）。

4. 特殊体征

（1）**直腿抬高试验**：患者仰卧，两腿伸直，分别作直腿抬高。正常时两侧抬高幅度相等（>70°）

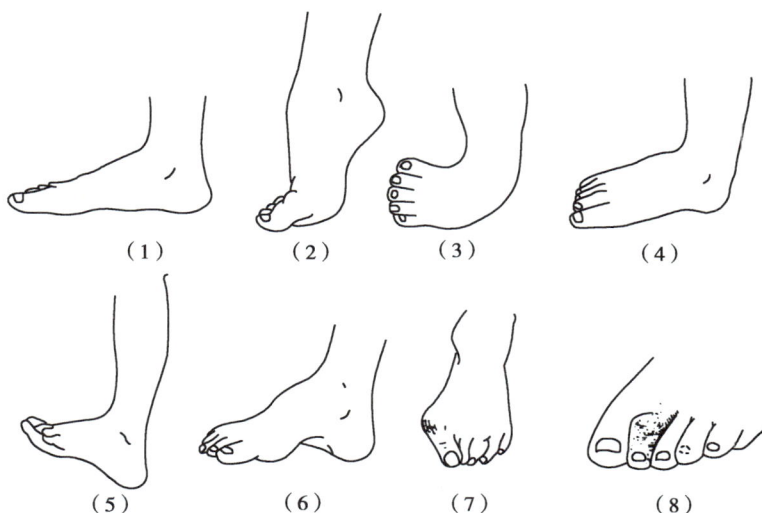

图 47-25 常见的足部畸形

（1）扁平足；（2）马蹄足；（3）内翻足；（4）外翻足；（5）仰趾足；（6）弓形足；（7）踇外翻；（8）锤状趾。

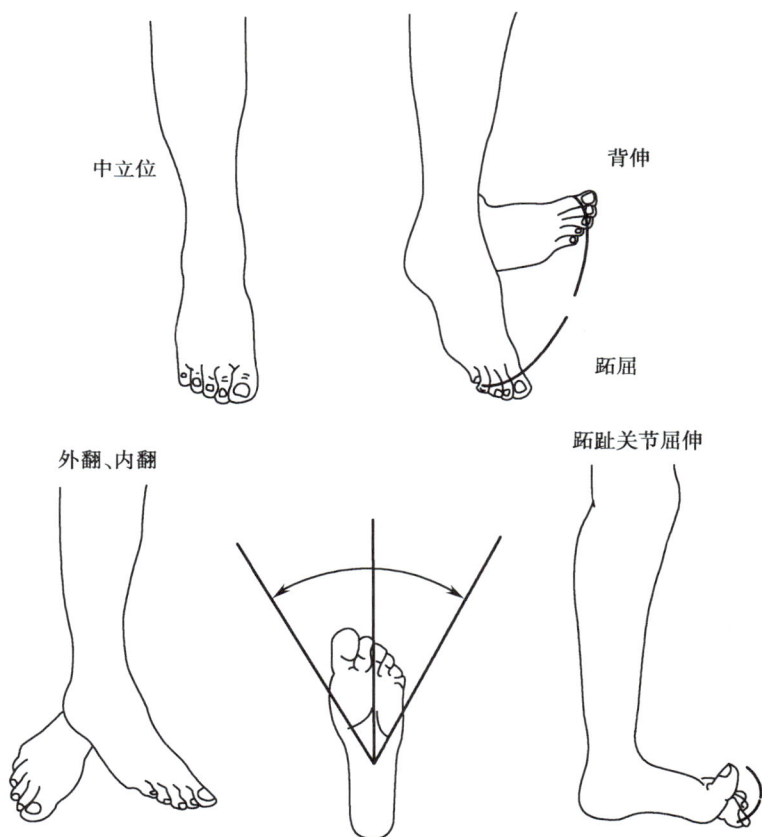

图 47-26 踝关节活动范围

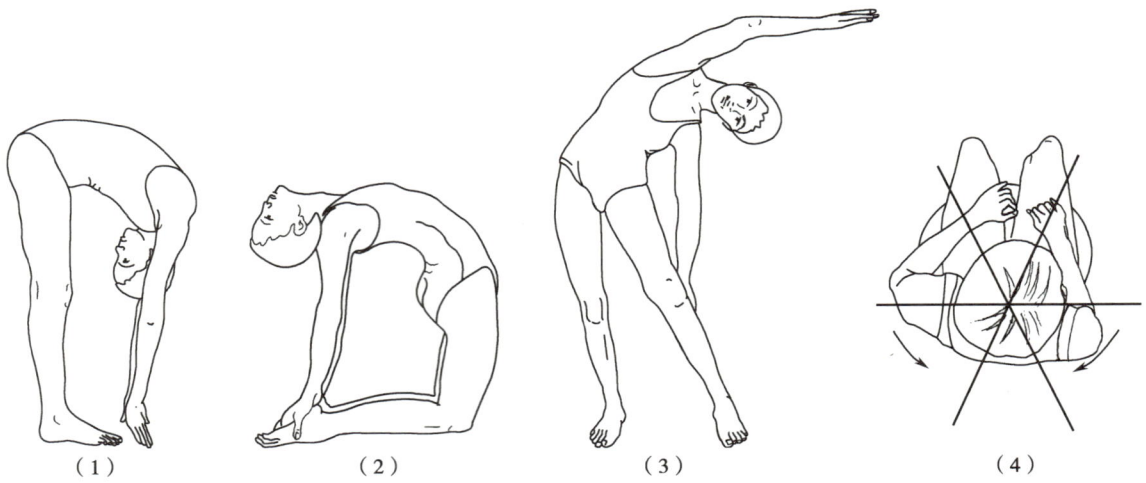

图 47-27　脊柱活动功能测量法

(1)前屈;(2)后伸;(3)侧屈;(4)旋转。

且无疼痛。若一侧抬高幅度明显降低和疼痛,即为阳性(图 47-28)。在腰椎间盘突出症者,直腿抬高受限,并有向患侧小腿和足放射痛。在直腿抬高试验阳性时,缓慢放低患肢高度,待放射痛消失后,再将踝关节被动背屈,如再度出现放射痛,则称为直腿抬高加强试验阳性,为腰椎间盘突出症的主要诊断依据。腰骶劳损、急性骶髂劳损时,患侧抬高受限,但无小腿或足部放射痛。

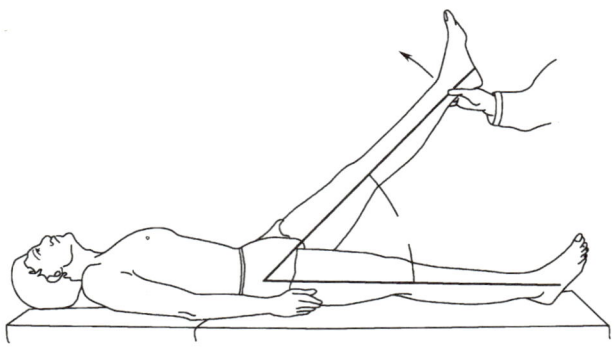

图 47-28　直腿抬高试验

(2)**颈静脉压迫试验**:在腰椎间盘突出症,压迫患者两侧颈静脉约 1 分钟,可引起患侧下肢放射痛和麻木感,咳嗽、打喷嚏、用力解大便时也可引起类似症状。

(3)**拾物试验**:患者拾取地上物件,仅屈膝与髋,而腰挺直不能弯曲者为阳性(检查脊柱有无屈曲运动障碍),多见于胸腰椎病变(图 47-29)。

(4)**骨盆分离与挤压试验**:患者仰卧,用两手将髂骨翼由两侧向中间压挤或向两侧分离。如有骨盆骨折,则引起骨折处疼痛,检查时应动作轻柔,以免加重损伤;骶髂关节有劳损或病变,亦可引起患部疼痛(图 47-30)。

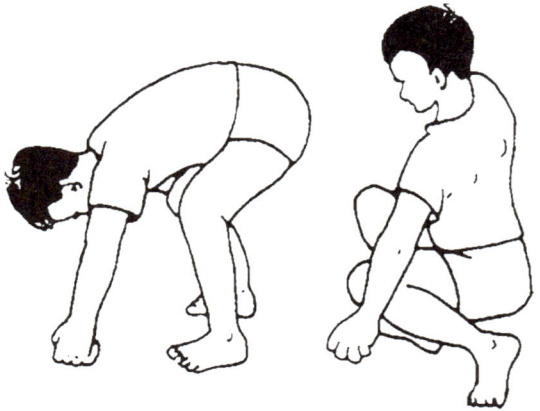

图 47-29　拾物试验

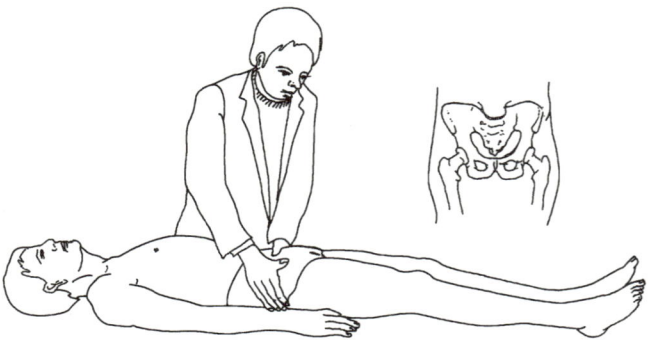

图 47-30　骨盆分离和挤压试验

（5）**骶髂关节分离试验**：将患侧足跟置于对侧膝部并向后推压膝部，可使骶髂韧带紧张，如有病变可引起疼痛（图 47-18）。

（6）**骶髂关节扭转试验**：患者仰卧于床边，健侧髋膝关节屈曲并以双手抱住；患侧大腿垂于床缘外。检查者一手按健膝，另一手按患膝并向地面加压，发现腰骶关节疼痛则为阳性，提示骶髂关节有病变（图 47-31）。

（7）**斜板试验**：仰卧，充分屈曲患侧髋、膝，检查者一手按住患侧肩部，另一手按住患侧膝外侧，向健侧推去，骶髂关节疼痛者阳性，提示骶髂关节疾病（图 47-32）。

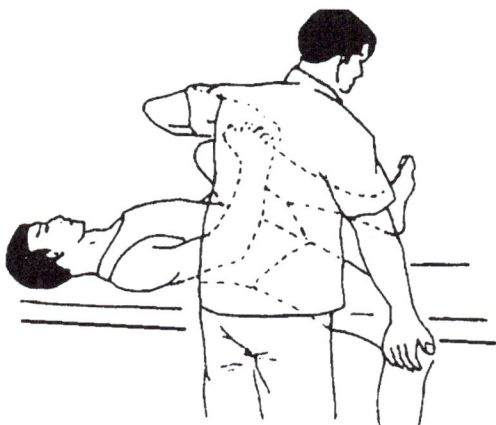

图 47-31　骶髂关节扭转试验

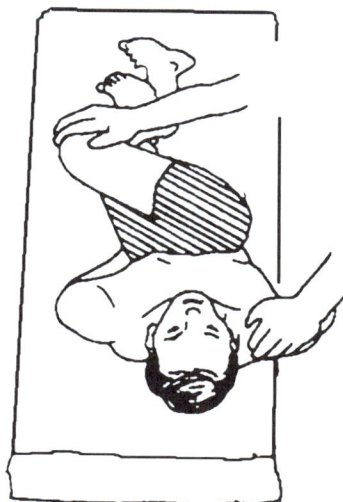

图 47-32　斜板试验

（王晓寒）

思考题

1. 简述骨科理学检查的原则。
2. 简述肘后三角的定义和肘后三点的关系。

ER 47-3

练习题

第四十八章 | 骨 折

> **学习目标**
>
> 1. 掌握:骨折的定义、病因、分类、移位、临床特点、急救和治疗原则;常见骨折的病因病机,诊断及治疗。
> 2. 熟悉:骨折的愈合过程、影响愈合因素及愈合标准,骨折的并发症和开放性骨折的治疗原则。
> 3. 了解:骨折的康复治疗和预后评估。
> 4. 具备对骨折有初步诊断、现场急救和初步处理的能力。
> 5. 能够正确地与患者沟通和交流,让患者了解病情、有可能出现的并发症和治疗方案,以取得积极的配合。

> **案例导入**
>
> 患者女性,50 岁,因"摔伤致左下肢疼痛、活动受限 2 小时"急诊入院。入院时神志清,痛苦貌,测体温 36.5℃,脉搏 80 次/min,血压 125/70mmHg,左下肢肿胀明显,表现为缩短、成角畸形,触之有骨擦感,左足背动脉搏动可触及,左足趾活动好,末梢血液循环好,感觉无麻木。
>
> **请思考:**
> 1. 该患者可能的诊断是什么?为了明确诊断需要完善的辅助检查有哪些?
> 2. 该患者的治疗方案有哪些?

第一节 骨折总论

一、骨折的定义、病因、分类及移位

(一)定义

骨折(fracture)是指骨或骨小梁的连续性或完整性中断。

(二)病因

1. **外力作用** 外力对骨骼的直接冲击或扭曲,如跌倒、撞击、运动损伤、交通事故等。

2. **骨质疏松** 骨质疏松是指骨骼中的骨组织变得脆弱、易碎,容易发生骨折。骨质疏松可以由多种原因引起,如老年性骨质疏松、激素失衡、营养不良等。

3. **疾病和病理因素** 某些疾病和病理因素也可以导致骨折的发生,如骨肿瘤、骨髓炎、骨结核、骨软骨病等。

4. **运动过度** 长时间或过度地进行某种运动,如长跑、跳跃、举重等,可能造成骨骼疲劳和应力性骨折。

5. **其他因素** 骨折的病因还可能与个体因素、遗传因素、环境因素等有关。

（三）分类

1. 按骨折处是否与外界相通分类 分为闭合性骨折和开放性骨折。前者是指骨折端与外界不相通,不易继发感染;后者指骨折端与外界相通,骨折处皮肤或黏膜破裂,易继发感染。

2. 按骨折部位分类 分为上肢骨折、下肢骨折、脊柱骨折等。

3. 按骨折端稳定程度分类 分为稳定骨折和不稳定骨折。稳定骨折是指骨折断端相对稳定,不易移位,如裂缝骨折、青枝骨折、横行骨折、嵌插骨折、部分压缩性骨折;不稳定性骨折是指骨折断端容易移位,需要进行复位固定,如斜行骨折、螺旋骨折、粉碎性骨折等。

4. 按骨折的程度和形态分类 分为不完全骨折和完全骨折。骨的连续性和完整性部分中断称不完全骨折,如裂缝骨折和青枝骨折。骨的连续性和完整性完全中断称完全骨折。按骨折线的方向及形态又可分为横行骨折、斜行骨折、螺旋骨折、粉碎骨折、嵌插骨折、压缩性骨折、凹陷性骨折和骨骺分离(图48-1)。

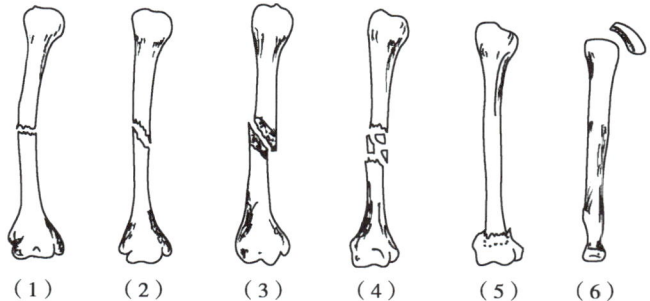

图 48-1 骨折的分类

(1)横行骨折;(2)斜行骨折;(3)螺旋骨折;(4)粉碎骨折;(5)嵌插骨折;(6)骨骺分离。

（四）骨折移位

1. 移位方式 ①成角移位;②侧方移位;③短缩移位;④分离移位和旋转移位。临床上几种移位常同时存在,也称混合移位。

2. 影响移位的因素 ①暴力的性质、大小和作用方向;②骨折后肌肉的牵拉;③肢体的重力作用;④搬运及治疗不当。肌肉拉力在移位中起重要作用(图48-2)。

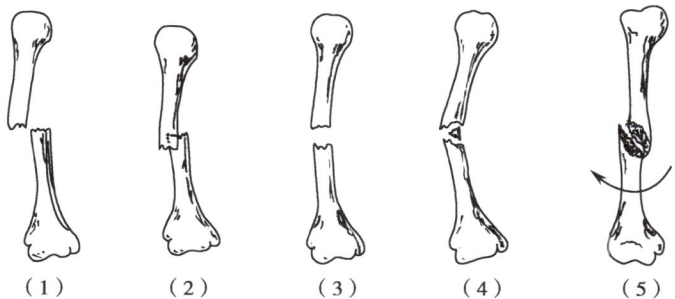

图 48-2 骨折的移位

(1)侧方移位;(2)短缩移位;(3)分离移位;(4)成角移位;(5)旋转移位。

二、临床表现与诊断

（一）临床表现

1. 全身表现 常见于多发性骨折或严重骨折。

(1)**休克**:主要原因是出血。常见于骨盆骨折、股骨干骨折、多发骨折以及严重的开放性骨折或并发脏器损伤时。

(2)**发热**:骨折后体温一般正常。出血量较大的骨折,血肿吸收时可出现低热,一般不超过38℃;开放性骨折出现高热时,应注意合并感染的可能。

2. 局部表现

(1)**骨折的一般表现**:局部疼痛、肿胀、皮肤瘀斑、压痛和功能障碍。

(2)**骨折的专有体征**

1)畸形:骨折端移位,患肢出现短缩、成角或异常弯曲等畸形。

2)反常活动:骨折后在非关节部位出现不正常的活动。

3)骨擦音或骨擦感:检查时有骨断端摩擦音或摩擦感。不可为了引出反常活动、骨擦音、骨擦感而反复检查,以免加重患者痛苦和周围组织损伤。

3. X 线表现　X 线检查对骨折的诊断、治疗具有重要价值,不仅能显示临床检查难以发现的不全骨折、小的撕脱性骨折等,而且可以明确骨折类型及移位情况,因此凡疑有骨折者应常规行 X 线检查。摄片应包括邻近关节的正侧位,必要时需加摄特殊位置 X 线片或健侧 X 线片对比。

(二)诊断

骨折的诊断主要依靠病史、症状及体征,凡是具有以上三个骨折特有体征之一即可明确诊断。但有些如青枝骨折、裂缝骨折、嵌插骨折等需摄 X 线片才能确诊。

三、骨折的并发症

骨折发生的同时,可并发全身和局部损伤,骨折并发症的发生率和严重程度取决于骨折类型、治疗方法和个体差异等因素,明确诊断、正确治疗和早期训练可以减少并发症的发生和影响。

(一)早期并发症

1. 休克　严重创伤、骨折引起大出血或重要器官损伤所致。

2. 重要脏器损伤　严重暴力致骨折外还可引起肺、肝、脾、膀胱、尿道、直肠等脏器损伤。

3. 血管损伤　伸直型肱骨髁上骨折易损伤肱动脉;股骨髁上骨折可致腘动脉损伤;胫骨上段骨折可伤及胫前或胫后动脉。

4. 神经、脊髓损伤　脊柱骨折可引起脊髓损伤导致瘫痪;肱骨中、下 1/3 处骨折易损伤桡神经;腓骨颈骨折易引起腓总神经损伤。

5. 脂肪栓塞　脂肪栓塞多发生于成人,由于骨折处骨髓腔被破坏,脂肪滴进入破裂的静脉窦内引起肺、脑脂肪栓塞。

6. 骨筋膜隔室综合征(osteofascial compartment syndrome)　骨筋膜隔室综合征多见于前臂和小腿,常因骨折血肿和组织水肿致骨筋膜室内容物体积增加,或外包扎过紧致室内容积减小导致骨筋膜室内压力增高所致。

(二)中、晚期并发症

1. 感染　开放性骨折易发生,处理不当可引起化脓性骨髓炎。

2. 关节僵硬　由于骨折后肢体长时间固定,引起关节内、外组织发生纤维粘连,关节囊及周围肌肉挛缩,导致关节活动受限。

3. 损伤性骨化(骨化性肌炎)　关节脱位或骨折附近软组织损伤、出血,处理不当血肿扩大、机化,并在关节附近软组织内广泛骨化,造成关节活动障碍,多见于肘关节。

4. 创伤性关节炎　关节内骨折未能解剖复位,愈合后关节面不平整,长期磨损引起关节损伤性炎症。

5. 缺血性骨坏死　骨折使某一骨折段的血供被破坏,而发生该骨折段缺血性坏死。常见有股骨颈骨折后股骨头缺血性坏死及距骨、腕舟骨骨折后缺血性坏死。

6. 缺血性肌挛缩　缺血性肌挛缩是骨筋膜隔室综合征处理不当的严重后果,典型的表现是爪形手、爪形足畸形。

7. 血栓形成　骨折后长期卧床休息或手术治疗后,易发生静脉血栓形成,导致深静脉血栓栓塞症。

四、骨折的愈合过程与影响因素

(一)骨折愈合过程

从组织学和生物学的变化可分为三个阶段,但实际上三个阶段是逐渐演进而不是截然分开的修复过程。

1. 血肿机化演进期　骨折后断端出血,局部形成血肿,部分组织失活,引起局部创伤性炎症反应;继而形成肉芽组织,再逐渐转化为纤维组织。与此同时,骨折端附近的骨外膜、骨内膜成骨细胞增殖,形成骨样组织,从两侧逐渐向骨折间隙延伸,约2周后局部可达到纤维性连接。

2.原始骨痂形成期 由骨外膜、骨内膜生成的骨样组织逐渐钙化,形成新骨(膜内化骨),从骨的外侧和髓腔内侧形成外骨痂和内骨痂包绕骨折端。而骨折断端间和髓腔内的纤维组织亦逐渐转化成软骨组织,继而钙化(软骨内化骨)形成环状骨痂和腔内骨痂。至此,骨折断端完全由原始骨痂连接,骨折达临床愈合阶段。

3.骨痂改造塑形期 原始骨痂中骨小梁排列不规则,尚不牢固。随着肢体的活动和负重,在应力轴线上的骨痂不断改造、加强,而周围骨痂逐渐被清除吸收,最后形成适应生理需要的永久骨痂(图48-3)。

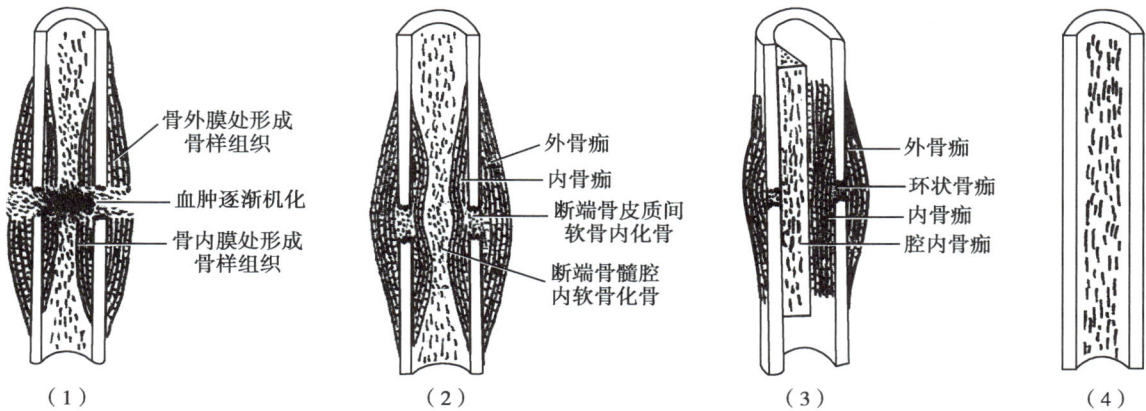

图 48-3　骨折二期愈合过程
(1)血肿机化;(2)原始骨痂形成;(3)骨痂塑形;(4)塑形完成。

(二)影响骨折愈合的因素

骨折愈合过程受很多因素影响,如年龄、营养状态、骨折的类型、骨折部位的血运、软组织损伤程度、局部感染及治疗方法等。特别应注意的是医源性影响,如反复、粗暴的手法复位,过度牵引,切开复位时广泛剥离骨膜,清创术中摘除过多的碎骨片,固定不牢固及不恰当的功能锻炼等。

五、骨折急救

1.抢救生命 迅速了解患者的意识、生命体征及全身情况,对昏迷、呼吸困难、窒息、休克等危重患者应立即进行抢救。

2.包扎伤口 对出血的伤口,最简单、安全、有效的止血方法是用无菌敷料或现场最清洁的布类压迫包扎。除大血管破裂压迫包扎难以止血外,应慎用止血带。用止血带时应记录时间,每隔1小时松开止血带5~10分钟,以免引起肢体缺血、坏死。骨折端已戳出伤口者,不宜立即复位,予以包扎固定即可。

3.妥善固定 骨折现场固定的目的是避免继发损伤、止痛、便于搬运。固定的材料可用夹板,也可就地取材如木板、树枝等;也可将上肢固定于胸部,下肢与健肢捆绑固定。

4.迅速运送 患者妥善固定后,应尽快送往医院。脊柱骨折者搬运时要平托搬运、轴向翻身,不可扭转躯体、屈折脊柱,以免加重或继发脊髓损伤。

六、骨折的治疗原则

骨折的治疗方法有手术治疗和非手术治疗之分,但两者都离不开复位、固定、功能锻炼三项基本治疗原则。中西医结合治疗骨折总结出动静结合(固定与活动结合)、筋骨并重(骨与软组织并重)、内外兼治(局部与全身兼治)、医患合作等骨折治疗原则,强调复位不增加软组织损伤,固定不影响肢体活动,使骨折愈合与功能锻炼并进。

1. 复位 骨折的复位分手法复位和切开复位,切开复位又包括直接复位、间接复位。复位的标准主要用骨的对位和对线来衡量。对线是指两骨折段在轴线上的关系,对位是指两骨折端接触面的对合关系。骨折复位后,矫正了各种移位,恢复了正常解剖关系,称解剖复位。如果复位后,骨折端虽未恢复正常的解剖关系,但骨折愈合后对肢体功能无明显影响者称功能复位。不同位置的骨折,对复位要求不同。关节内骨折必须达到解剖复位,而多数骨折仅达到功能复位即可。绝不能为追求解剖复位而反复复位,造成不必要的痛苦与损伤。

骨折复位的要求:①骨折端的分离移位、旋转移位必须完全矫正;②下肢短缩成人不超过1cm,儿童不超过2cm;③与关节方向不一致的侧方成角必须完全矫正,而与关节活动方向一致的前、后方成角,成人小于10°,儿童小于15°(可在骨痂塑形改造中自行矫正);④长骨干横折,复位后骨折端对位至少应达1/3,干骺端骨折,对位至少应达3/4。

2. 固定 骨折的固定分内固定和外固定。

(1)内固定:是骨折手术治疗的重要组成部分。在复位之后,用螺钉、髓内针、髓内钉、接骨板等内置入物将骨折段固定在可以接受的解剖位置上。内固定所获得的稳定性将为骨折的愈合提供必要的条件,同时允许患肢进行功能锻炼。内固定的机械性能与骨骼的质量、骨折的类型和部位、内置入物的种类及其使用方法有很大关系。

(2)外固定:主要用于非手术治疗骨折者手法复位后的肢体固定,也可以作为手术治疗骨折者切开复位后的辅助固定手段。现今临床上常用的外固定方法有石膏、小夹板、外展支架,以及外固定器;此外,持续牵引既可以是骨折复位的手段,也可以视作骨折外固定的措施。

固定的目的是防止复位后的骨折再移位,为骨折愈合提供良好的环境。因此,无论采取何种方法都要求固定牢固、可靠。固定方法的选择,既要根据骨折的具体情况又要结合医疗条件。

3. 功能锻炼 骨折治疗的目的是恢复肢体的正常生理功能,所以功能锻炼是骨折治疗的重要组成部分。合理的功能锻炼是防止并发症和尽早恢复功能的重要保证,应根据骨折的不同时期采取不同的方法。不恰当的功能锻炼,将会影响骨折的愈合。功能锻炼包括疼痛管理、平衡协调训练、肌肉力量训练。

七、开放性骨折处理原则

开放性骨折的断端与外界相通,极易发生感染。因此其处理原则是及时正确地处理创口,防止感染,力争使开放性骨折转为闭合性骨折。

1. 伤口的处理 对于伤后8小时内的开放性骨折,污染程度轻应彻底清创,一期闭合伤口;超过8小时的开放性骨折,仍可做清创术;污染程度轻、软组织损伤不重、气温较低仍可考虑缝合伤口,否则只清创不缝合伤口。

2. 肌肉、肌腱、血管、神经的处理 一切失去生机的肌肉、肌腱、筋膜必须彻底清除。肌肉应切至出血及钳夹有收缩为止,肌腱清创应注意保留功能,血管、神经应尽量保留,若仅为表层污染可小心剥离外膜。

3. 骨膜、骨端的处理 骨外膜对骨折愈合十分重要,应尽量保留,已污染的可仔细切除表层。骨端的污染程度,在骨皮质一般不超过5~10mm,骨松质则可深达1cm;骨皮质的污染可用骨凿或咬骨钳去除,污染的骨松质应予刮除。粉碎骨折应注意保留碎骨片,与周围组织有联系的骨片应尽量保留,较大的游离骨片清洗后尽可能放回原处。

4. 骨折固定的选择 开放性骨折因有感染的危险,原则上慎用内固定或用简单的内固定方法。传统上多用石膏固定或牵引固定,但需较长时间卧床,不能早期进行功能锻炼,并发症较多。近年很多学者主张对伤后时间短、污染轻的开放骨折,在彻底清创、有效抗生素治疗下,采用坚强的内固定治疗,可早期进行功能锻炼,效果较好。骨折外固定器的不断改进和完善,特别适用于四肢开放性骨折的固定,它具有固定可靠、换药方便、可随时调整、纠正残余畸形等优点。

5.预防感染 开放性骨折在伤后即应使用抗生素,如果发生感染应做药敏试验,选用敏感的抗生素。

八、愈合标准

(一)临床愈合标准

1.局部无压痛及轴向叩击痛。

2.局部无反常活动。

3.X 线片显示骨折线模糊,有连续骨痂通过骨折线。

4.解除外固定后伤肢能满足以下要求:上肢向前平举 1kg 重量达 1 分钟,下肢不扶拐在平地连续步行 3 分钟,并不少于 30 步。

5.连续观察 2 周不变形。

对第 2、4 项测定必须慎重,不宜在去除固定后立即进行。

(二)骨性愈合标准

1.首先具备临床愈合标准。

2.其次通过 X 线片显示骨痂通过骨折线,骨折线消失或接近消失。

九、骨折的预防

骨折的预防包括以下几个方面:

1.**加强骨骼强度** 通过适当的运动和锻炼,可以增加骨骼的密度和强度。有氧运动、力量训练和平衡训练都可以提高骨骼的健康状况。

2.**饮食均衡** 摄取足够的钙、维生素 D 和其他关键营养素可以帮助骨骼保持健康。食物中富含钙的包括奶制品、豆类、坚果和某些绿叶蔬菜。

3.**避免跌倒** 年长者特别容易发生跌倒,因此需要注意家中的安全,保持地面的清洁和整洁,使用防滑垫和扶手,避免走动时分心或穿着不合适的鞋子。

4.**预防意外伤害** 在进行高风险活动时,如运动、骑车或滑雪等,应佩戴适当的保护装备,如头盔、护膝和护腕等。

5.**避免骨质疏松风险因素** 避免吸烟和过度饮酒,减少摄入咖啡因和碳酸饮料。此外,还要注意减少长期使用激素类药物的风险。

6.**定期体检** 定期进行骨密度检查,特别是对于年长者和高风险人群,可以及早发现和治疗骨质疏松等问题。总之,骨折预防需要综合考虑饮食、锻炼、安全和健康等多个方面,通过合理的生活方式和注意事项,可以降低骨折的风险。

第二节　上肢骨折

一、锁骨骨折

锁骨骨折是指锁骨骨干或骨端发生骨折,通常是由于间接或直接外力作用于锁骨导致的。锁骨骨折是常见的骨折类型之一,尤其在年轻人和运动员中更为常见。锁骨是连接胸骨和肩胛骨的重要骨骼结构,骨折会导致肩膀和胸部的运动受限。多为间接暴力引起。成人锁骨骨折多为短斜形,儿童多为青枝骨折。

（一）移位特点

骨折后，近端受胸锁乳突肌牵拉，向上、向后移位；远折段受上肢重量作用及胸大肌的牵拉，向前、下移位，断端可重叠（图48-4）。

（二）临床表现

患者用健手托患肢肘部，头颈向患侧偏斜，以减轻上肢重量和胸锁乳突肌牵拉所致疼痛。局部肿胀，压痛，并可触及骨折端。儿童青枝骨折，畸形不明显。若出现伤后不愿活动上肢、穿衣服时啼哭等症状，应考虑有锁骨骨折的可能。严重暴力，骨折移位，局部肿胀明显，应注意合并锁骨后臂丛神经和血管损伤。

（三）诊断

锁骨骨折的诊断通常通过外伤史、临床症状体征和辅助检查来确定。

1. X线检查　X线平片可以清晰显示锁骨骨折的位置和类型，帮助确定诊断。

2. CT　对于复杂的骨折或骨折的详细解剖情况不清楚的情况，CT扫描可以提供更详细的信息。

（四）治疗

1. 三角巾悬吊　适用于青枝骨折或无移位骨折，悬吊时间为3~4周。

2. 手法复位及绷带固定　适用于有移位的锁骨骨折。复位：局部麻醉。患者取坐位、挺胸，两手撑腰。术者在患者背后，用膝关节顶在患者两肩胛之间，同时握住患者两上臂上段，用力向后、向上外方向牵拉。助手在患者前面，用手指挤压断端辅助，即可完成复位（图48-5）。复位后，患者保持挺胸、提肩姿势，在两腋窝处放置棉垫，然后用宽绷带，经肩-背-肩做横"8"字绷带固定（图48-6），再用宽胶布沿上述途径拉紧粘贴，加强固定。固定后应密切观察有无血管、神经受压症状，若出现上肢麻木、桡动脉搏动消失，应及时调整。固定时间一般4周左右。

3. 切开复位内固定　适用于不稳定的骨折或复杂的骨折，手术可以通过内固定器械（如钢板和螺钉）来稳定骨折，促进骨折愈合。

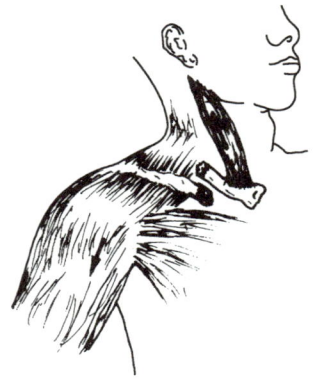

图 48-4　锁骨骨折

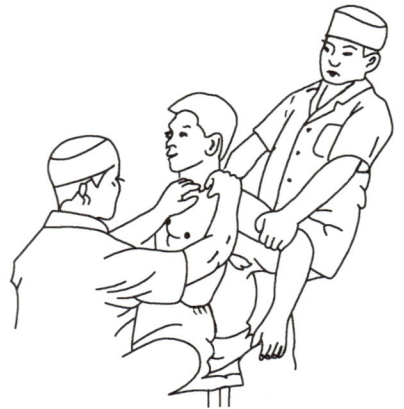

图 48-5　锁骨骨折手法复位

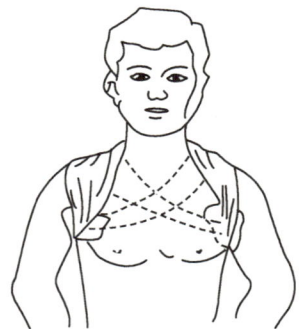

图 48-6　横"8"字绷带固定

二、肱骨干骨折

肱骨干骨折多发生于青壮年。由直接暴力所致的骨折，常发生于肱骨中、上段，多为横形或粉碎骨折。由间接暴力引起的多发生于肱骨干的下1/3，多为斜形或螺旋形骨折。肱骨干中、下1/3处，桡神经紧贴骨面通过，此处骨折，易致桡神经损伤。

（一）移位特点

骨折线在三角肌止点以上时，近折段受胸大肌、背阔肌和大圆肌的牵拉向前、向内侧移位；远折段因三角肌、喙肱肌、肱二头肌、肱三头肌牵拉向上、向外侧移位。骨折线在三角肌止点以下时，近折段受三角肌牵拉而向前、外移位，远折段因肱二头肌、肱三头肌牵拉向上移位（图48-7）。肱骨下段

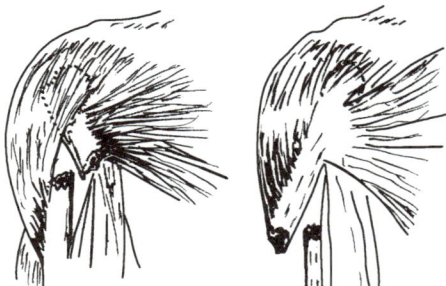

图 48-7　肱骨干骨折移位

骨折的移位随前臂和肘关节的位置而异,多有成角和旋转畸形。肌力弱者可有分离移位。

(二) 临床表现

肱骨干骨折局部可出现肿胀、畸形、压痛、反常活动及骨擦音等。合并桡神经损伤,可出现垂腕、拇指不能外展及手背桡侧、虎口皮肤感觉减退或消失。肱骨干骨折会导致上肢功能受损,活动受限。X线摄片可确定骨折的情况、移位方向。

(三) 治疗

1. 手法复位小夹板固定 大多数的肱骨干骨折可用手法复位和小夹板固定治疗。桡神经贴附于肱骨干中、下 1/3 处,因此,该处骨折手法复位时禁用反折手法,以免损伤桡神经。有分离移位者不宜牵引。骨折复位后,用四块夹板固定。若有残余成角,可根据移位情况选两点或三点加垫固定法。固定后用三角巾悬吊于胸前,注意功能锻炼。固定时间成人为 6~8 周,少年儿童为 4~6 周。

2. 切开复位内固定 对反复手法复位失败、多发性骨折以及合并神经血管损伤者,可采用切开复位内固定。切开复位应注意保护桡神经。合并桡神经损伤者,若完全断裂可一期予以修复;若为挫伤,则切开神经外膜,减轻继发性病理改变。

三、肱骨髁上骨折

肱骨髁上骨折是小儿常见的骨折,有时可伤及肱动脉、正中神经、桡神经。易并发前臂缺血性肌挛缩,导致"爪形手"畸形。

(一) 移位特点

根据受伤机制不同,可分为伸直型和屈曲型,伸直型常见。跌倒时手掌着地,肘关节伸直或半屈位,暴力经前臂向上传递使肱骨干与肱骨髁交界最薄弱处发生骨折。骨折线从前下方斜向后上方,远折段向后上方移位,亦可伴有尺侧或桡侧移位。近折段向前下移位,可损伤血管、神经。当跌倒时肘关节屈曲,肘后着地,暴力由肘部传至肱骨下端时发生屈曲型骨折。骨折线由后下方斜向前上方,远折段向前上方移位(图 48-8)。

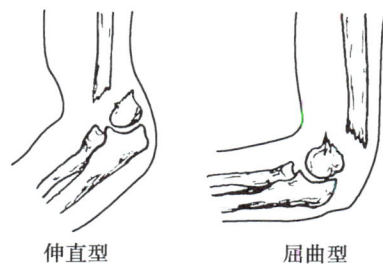

伸直型　　　　屈曲型

图 48-8　肱骨髁上骨折分型

(二) 临床表现

肘部出现明显肿胀、畸形、皮下瘀斑。伸直型远折段及鹰嘴向后突出,肘部呈半屈位,与肘关节后脱位相似,但肘后三角关系正常。屈曲型肘后方可扪及骨折近端,骨折端易刺破皮肤形成开放性骨折。对伸直型肱骨髁上骨折,应注意有无血管神经损伤。

(三) 治疗

1. 手法复位外固定 对肿胀较轻,无神经血管损伤者,可尝试手法复位。用对抗牵引矫正短缩及成角移位。在矫正侧方移位时,应特别注意使骨折远段稍偏向桡侧,以防止发生肘内翻畸形。复位后用石膏托固定。伸直型将肘关节固定于 90°~120° 屈曲位,屈肘角度以扪及桡动脉搏动为准。屈曲型将肘关节固定于屈曲 40° 左右,4~6 周后开始功能锻炼。

2. 持续牵引 局部肿胀严重,已形成水疱者,可行尺骨鹰嘴悬吊牵引,待肿胀消退后进行手法复位。

3. 切开复位内固定 对手法复位失败或伴有血管神经损伤者,可采用切开复位内固定。骨折可用交叉克氏针固定或拉力螺钉固定。

儿童肱骨髁上骨折愈合后易出现肘内翻或肘外翻畸形,常因复位时桡侧或尺侧移位未得到纠正,或合并骨骺损伤所致。严重者可在 12~14 岁时手术矫正。

四、前臂双骨折

前臂由桡、尺二骨构成,故前臂双骨折也称为桡、尺骨干双骨折,是临床骨科比较常见的骨折类型。前臂双骨折可因暴力来源不同分为以下三种类型：

1. 直接暴力骨折 常由打击或压轧伤所致，两骨骨折发生于同一平面，多为横形或粉碎性骨折，多伴有不同程度的软组织损伤，包括肌肉、肌腱断裂、神经血管损伤。

2. 间接暴力骨折 跌倒时手掌着地，暴力沿桡骨干上传，致桡骨干中上段发生横形或短斜行骨折，残余暴力通过骨间膜斜向远侧传导至尺骨，造成较低位尺骨骨折。

3. 扭转暴力骨折 跌倒时手掌着地而同时前臂发生旋转，造成尺桡骨螺旋形或斜行骨折，多为开放性骨折。常见于高位尺骨骨折和低位桡骨骨折（图48-9）。

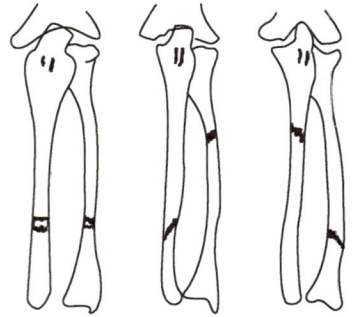

图48-9 不同暴力造成的前臂骨折平面

（一）移位特点

骨折平面尺、桡骨骨干由多组肌肉附着，附着点分散。完全骨折时，由于受肌肉、骨间膜和暴力影响，骨折端多有重叠、成角、侧方和旋转等复杂的移位，使手法复位十分困难。

（二）临床表现

局部疼痛、肿胀、畸形、功能障碍，可有反常活动、骨擦音或骨擦感。X线摄片可明确骨折类型，拍摄时应包括肘关节和腕关节，以便了解有无旋转移位及避免遗漏上、下尺桡关节脱位。

（三）治疗

前臂双骨折治疗的关键在于恢复前臂的旋转功能。

1. 手法复位外固定 前臂双骨折移位比较复杂，应先用回旋手法解决旋转移位，然后拔伸牵引，矫正成角和重叠移位。复位时用分骨手法使骨间隙恢复正常，并注意先整复稳定的骨折；如双骨折均不稳定，则骨折在上段先整复尺骨，骨折在下段先整复桡骨；如有背向侧方移位，则应先整复有背向侧方移位的骨折。复位后应在掌、背两侧放置分骨垫，使骨间膜张开，防止尺、桡骨靠拢；再根据成角及侧方移位情况加固定垫，然后用小夹板或石膏固定。术后应密切观察患肢血液循环，定期拍片复查，如有再移位应及时矫正，功能锻炼应循序渐进，4周内不宜做旋转活动。

2. 切开复位内固定 适用于开放性骨折或反复手法复位失败者。内固定方法可视情况选髓内针或钢板螺钉固定。

五、桡骨下段骨折

桡骨下段骨折是指距桡骨下端3cm以内的骨折，这个部位是松质骨与密质骨的交界处，为解剖薄弱处，一旦遭受外力，容易骨折。常见于成年及老年人，多由间接暴力引起。根据受伤机制和骨折移位特点，分为伸直型骨折（Colles fracture）和屈曲型骨折（Smith fracture），伸直型常见。少年儿童可发生桡骨远端骨骺分离。

（一）移位特点

伸直型骨折发生在跌倒时手掌着地，前臂旋前，腕关节背伸，暴力向上传至桡骨下端发生骨折。远折段向背侧、桡侧移位。屈曲型骨折发生在跌倒时腕关节屈曲，手背着地。远折段向掌侧移位。

（二）临床表现

临床主要表现为腕部肿胀、压痛明显，手和腕部活动受限。远侧段向背侧移位，侧面可见"餐叉样"畸形；向桡侧移位且有缩短移位时，桡骨茎突上移，正面观可见腕部增宽和手移向桡侧，严重时见尺骨下端特别突出，呈"刺刀样"畸形（图48-10）。X线摄片可明确骨折类型。

（三）治疗

手法复位外固定治疗为主，少数需要手术治疗。在牵引下矫正重叠移位，用力将远折段向掌侧及远侧挤压，同时屈腕尺偏位。复位时应注意恢复腕关节的正常倾斜角度。复位后可用小夹板或

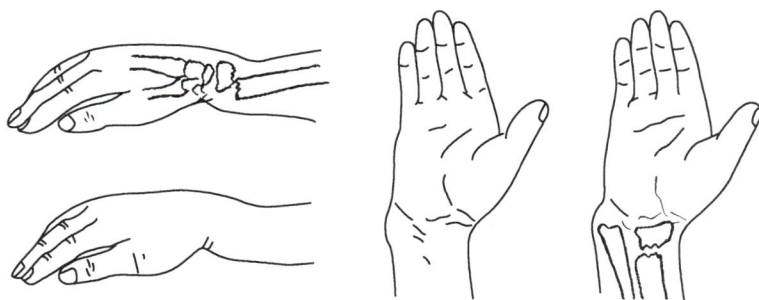

图 48-10　伸直型桡骨下端骨折的畸形

石膏固定 2 周,再改为腕关节功能位继续固定 2~4 周后功能锻炼。

第三节　下肢骨折及关节损伤

一、股骨颈骨折

股骨颈骨折是指股骨头下至股骨颈基底部的骨折,是老年人最常见的骨折类型之一,多由跌倒时下肢突然扭转,间接暴力作用于股骨颈所致。老年人由于骨质疏松和平衡能力下降,更容易发生这种骨折。年轻人多由强大直接暴力引起。

股骨颈纵轴线与股骨干纵轴线之间的夹角称颈干角,正常为 110°~140°,平均为 127°。颈干角过大或过小可导致髋外翻或髋内翻。股骨颈纵轴与股骨干额状面之间的夹角称前倾角,成人约 12°~15°(图 48-11)。骨折后颈干角及前倾角将会改变,治疗时必须使其恢复正常。股骨头的血液供应主要来自旋股内、外侧动脉的分支,其次来自股圆韧带内的小凹动脉及滋养动脉升支。旋股内侧动脉损伤是导致股骨头缺血性坏死的主要因素。

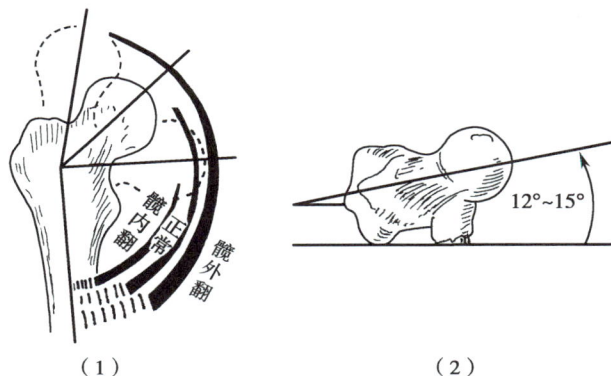

图 48-11　股骨颈
(1)颈干角;(2)前倾角。

(一) 分类

1. 按骨折线的位置分类　可分为头下型骨折、经颈型骨折和基底型骨折。头下型骨折对血液供应影响大,不易愈合。基底部骨折较易愈合(图 48-12)。

2. 按 X 线表现分类　可分为内收型和外展型。内收型指远端骨折线与两髂嵴连线的夹角(Pauwels 角)大于 50°,骨折端容易移位,为不稳定骨折。外展型骨折指 Pauwels 角小于 30°,两骨折端接触多,不易移位,属稳定性骨折(图 48-13)。

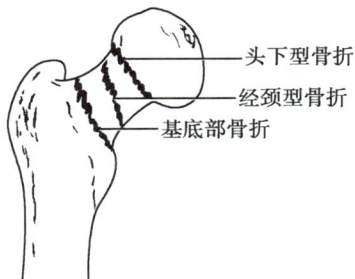

图 48-12　按骨折线位置分型

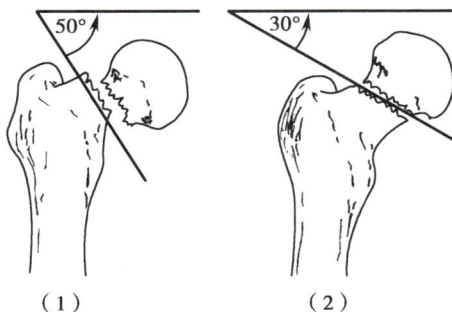

图 48-13　按 Pauwels 角分型
(1)内收型;(2)外展型。

（二）临床表现

股骨颈骨折的典型症状包括髋关节疼痛、肿胀和行走困难。伤后髋部疼痛,伤肢不敢活动。患侧肢体呈短缩外旋畸形,患髋压痛,轴向叩击痛。大转子上移(顶端在 Nelaton 线之上),Bryant 三角底边缩短。外展型如有嵌插,伤后有时仍能行走,但患肢外旋畸形,有轴向叩击痛。X 线片可以清晰显示股骨颈骨折的位置、类型和移位情况。

（三）治疗

1. 非手术治疗 适用于无明显移位外展型骨折,或合并严重心、肺、肝、肾功能障碍等不能耐受手术者。方法:持续皮牵引 6~8 周,3 个月后扶杖行走,一般在 6 个月以后,可逐渐弃杖行走。对全身情况很差的高龄患者,应以挽救生命、治疗并发症为主,骨折可不作特殊处理,采用患肢穿"丁"字鞋或皮牵引治疗。

2. 手术治疗 适用于内收型有移位的骨折。手术方法有:①X 线透视下闭合复位,经皮穿针固定;②切开复位,加压螺钉固定、角钢板固定或动力髋固定等;③人工关节置换,老年人长期卧床治疗易引起严重并发症,可视情况行人工关节置换术。

二、股骨干骨折

股骨干骨折是指小转子以下,股骨髁部以上部位的骨折,常见于青壮年,多由强大暴力所致。

（一）移位特点

移位情况因骨折的部位而异(图 48-14)。

1. 上 1/3 骨折 近端由于髂腰肌、臀肌和外旋肌群的牵拉而屈曲、外展和外旋,远折端则受内收群的牵拉而向上、向后、向内移位,导致向外成角和短缩。

2. 中 1/3 骨折 若无重叠畸形,因受内收肌牵拉使骨折向外成角畸形。若有重叠畸形,移位方向以受暴力方向而定。

3. 下 1/3 骨折 近折端处于中立位,远折端受腓肠肌牵拉而向后下移位,可损伤腘窝的血管和神经。

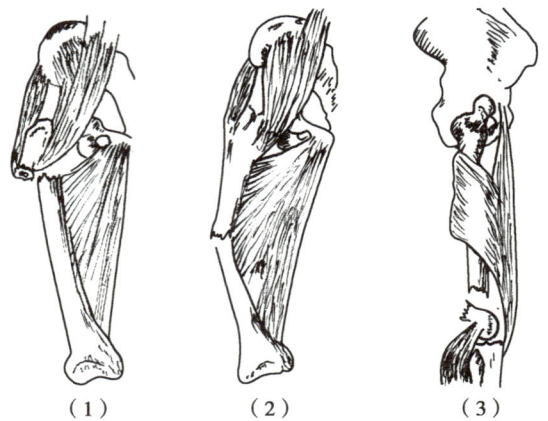

图 48-14　股骨干骨折移位
(1)上 1/3 骨折;(2)中 1/3 骨折;(3)下 1/3 骨折。

（二）临床表现

局部剧烈疼痛,大腿明显肿胀,可有短缩、成角、旋转等畸形;骨折后,患者的活动范围受限,无法正常活动受伤的肢体;骨折端有异常活动和骨擦音;常伴有休克;下 1/3 骨折可能合并血管、神经损伤,应仔细检查远端肢体的血液循环及感觉情况。X 线可明确骨折部位、类型以及移位情况。

（三）治疗

股骨干骨折的治疗主要包括非手术治疗和手术治疗两种方式,具体的治疗方案需要根据患者的年龄、骨折类型和伴随损伤等因素来确定。

1. 非手术治疗 适用于比较稳定的股骨干骨折、软组织条件差者,用持续骨牵引复位,配合小夹板固定,一般需牵引 8~10 周。3 岁以内儿童股骨干骨折可采用悬吊牵引。用皮牵引将双下肢悬吊,重量以臀部离开床面为宜,一般 3~4 周可获良好愈合(图 48-15)。

2. 手术治疗 适用于:①非手术治疗失败;②开放性骨折;③合并有血管、神经损伤;④伴有多发性损伤;⑤老年人不

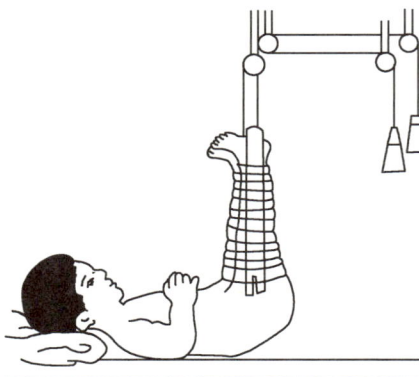

图 48-15　悬吊皮肤牵引法

宜长期卧床或有病理性骨折者。

手术治疗的方式包括髓内钉固定和加压钢板螺钉固定等，主要目的是恢复骨折的稳定性和解剖形态。

三、膝关节半月板损伤

膝关节半月板损伤是指膝关节半月板发生的损伤，是膝关节最常见的软组织损伤之一。膝关节半月板是位于股骨和胫骨之间的半月形软骨结构，起到增加关节稳定性和减轻关节压力的作用。

（一）病因与发病机制

膝关节半月板损伤的病因主要包括以下几个方面：

1. 外伤　如扭转、旋转、直接撞击等外力作用于膝关节，导致半月板损伤。

2. 劳损　长期重复性的膝关节屈曲和伸直运动，如长时间的跑步、蹲下等，会增加半月板受损的风险。

3. 老化　随着年龄的增长，膝关节半月板的弹性和韧性会逐渐降低，易于发生损伤。

（二）临床表现与诊断

膝关节半月板损伤是膝关节最常见的软组织损伤之一，常见于运动员和需要频繁膝关节屈曲和伸直的人群。此外，膝关节半月板损伤也常见于年龄较大的人群，主要与退行性变化和慢性劳损有关。受伤后，膝关节有剧痛，不能自动伸直、关节肿胀，可有关节内积血。急性期过后，膝关节感隐痛，时轻时重，患者行走时感觉关节不稳，特别是上下台阶时明显。少数患者活动中突然发生伸直障碍，需摆动小腿或膝关节，听到"咔嗒"声，关节方能伸直，此种现象称关节交锁。检查可发现股四头肌萎缩，以股内侧肌最明显；膝关节间隙处压痛，此为半月板损伤的重要诊断依据。以下试验有助于诊断：

1. 回旋挤压试验　患者仰卧位，检查者一手按住患膝，另一手握住踝部，屈膝关节，使足跟抵住臀部，然后小腿极度外旋外展，或内旋内收，同时逐渐伸直膝关节，若出现疼痛或听到"咔嗒"声为阳性，即为半月板破裂（图48-16）。

2. 研磨试验　患者俯卧位，屈膝90°，推压并研磨膝关节，损伤的半月板可引起疼痛（图48-17）。

3. 膝关节过伸试验　若有破裂或游离软骨片卡于关节内，膝过伸时引起剧痛。

4. 膝关节过屈试验　半月板后角损伤，膝过屈时将引起剧痛。根据响声和疼痛出现的部位，推断损伤的部位。

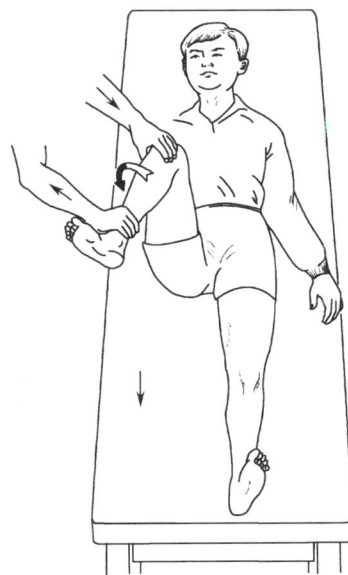

图 48-16　膝关节回旋挤压试验

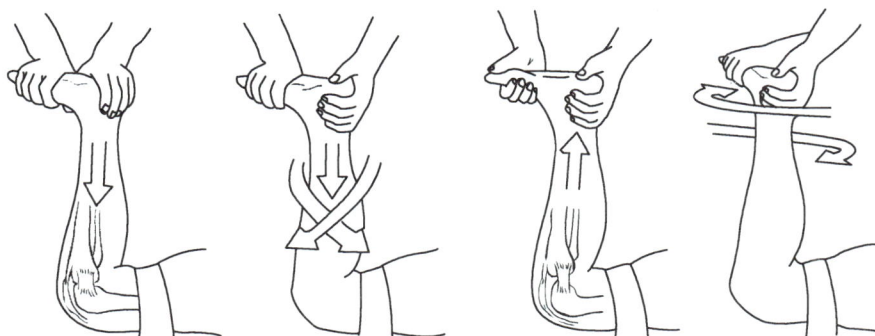

图 48-17　膝关节研磨试验

X 线平片主要用于排除其他膝关节疾病,如骨折等。MRI 可以提供详细的膝关节结构图像,包括半月板的损伤程度、位置和类型等,分辨率高的 MRI 片可以显示有无半月板变性或损伤,有无合并关节积液和其他韧带损伤。关节镜作为一项诊疗技术,不仅可直接观察半月板损伤的部位、类型、是否合并其他关节内病变,还可进行活组织检查和损伤半月板修复或部分切除术。

(三)治疗

1. 非手术治疗　适用于轻度和部分中度的膝关节半月板损伤。常规治疗包括休息、冷敷、止痛药物和物理治疗等。损伤急性期,有关节腔内积血者可在局麻下抽净后加压包扎,长管状石膏托制动。疼痛减轻后,作股四头肌功能锻炼。

2. 手术治疗　适用于严重的膝关节半月板损伤,如半月板撕裂较大、卡住或活动严重受限等情况。手术的方式主要包括关节镜手术、半月板缝合术、半月板成形术、半月板置换术、人工关节置换术等,需要根据病情的严重程度,采取针对性的治疗措施。术后用棉垫加压包扎患膝,加强股四头肌锻炼。3 周后离床活动,但应避免过早负重。

四、膝关节韧带损伤

膝关节韧带损伤是指膝关节内的韧带发生的损伤,是膝关节最常见的软组织损伤之一,常由于剧烈的膝关节扭曲、旋转或外力撞击引起,常见于运动员和需要频繁膝关节屈曲和伸直的人群。此外,膝关节韧带损伤也常见于意外事故、摔倒和其他外伤性运动等。

膝关节周围有内、外侧副韧带,关节内有前、后交叉韧带。它们与关节囊一起构成韧带关节囊网,成为维持膝关节稳定的基本条件。膝关节韧带损伤后,关节不稳定,影响关节功能。

(一)膝关节侧副韧带损伤

膝关节的内、外侧各有一条侧副韧带。内侧副韧带起于内收肌结节的远端,在关节平面以下 4cm 处止于胫骨的内侧面;外侧副韧带起于股骨外上髁,止于腓骨小头,比较薄弱,内侧副韧带是膝关节稳定的主要支柱。在侧副韧带损伤中,内侧副韧带损伤较多见。当膝关节外侧受到直接暴力,膝关节猛烈外翻,导致内侧副韧带部分或完全撕裂。严重者可合并膝关节囊、半月板或交叉韧带的损伤。外力作用于膝内侧,膝过度内收造成外侧副韧带损伤,但较少见。

1. 临床表现与诊断　多有明确外伤史,局部疼痛、肿胀,有时有皮下淤血,关节处于强迫体位,或屈曲或伸直。检查局部压痛明显,内侧副韧带损伤压痛点在股骨内上髁,偶尔也可在胫骨内髁下缘处;外侧副韧带损伤压痛点在腓骨小头或股骨外上髁处。韧带损伤部位很少在关节间隙处。侧方应力试验有助于诊断(图 48-18):膝关节伸直位,检查者一手握住患肢踝部,另一手顶住侧方关节上方,若手掌放在外侧,小腿外展,如有剧痛或内侧关节间隙略有分离者,表明内侧副韧带损伤或断裂;若手掌放在内侧,小腿内收,如有剧痛或外侧关节间隙略有分离者,表明外侧副韧带损伤或断裂。合并半月板、交叉韧带损伤时,常有关节血肿,浮髌试验阳性。

膝关节应力位平片对膝关节侧副韧带损伤的诊断有意义。一般认为内外侧间隙相差 4~12mm 为部分断裂,大于 12mm 为完全断裂。

2. 治疗　部分损伤时,可用长腿石膏托固定 4~6 周,然后离床功能锻炼。如系完全断裂,需尽早做韧带修补术,恢复关节稳定性。

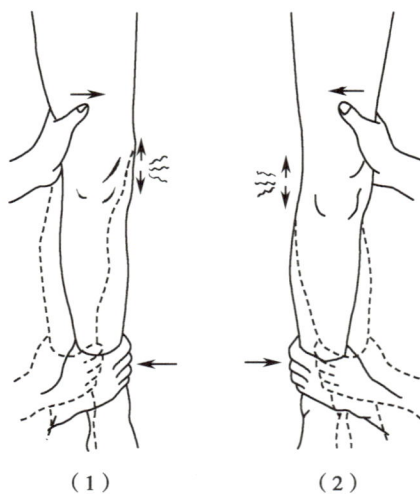

（1）　　　　　　　　（2）

图 48-18　侧方应力试验

(1)内侧副韧带损伤;(2)外侧副韧带损伤。

(二) 膝关节交叉韧带损伤

膝关节前交叉韧带可防止胫骨上端向前移动和旋转移位,后交叉韧带可防止胫骨上端向后移动和旋转移位。暴力若直接撞击胫骨上端后部,可造成前交叉韧带撕裂,并可伴有胫骨隆突骨折、内侧副韧带和内侧半月板损伤。当膝关节半屈位,暴力直接作用于胫骨上端的前面,可致后交叉韧带损伤,并可将该韧带在胫骨和股骨的附着处撕脱。

1. 临床表现与诊断

(1) **前交叉韧带损伤**:这是运动员常见的损伤,受伤时关节内有撕裂感,随即关节松弛无力,不稳定。关节血肿明显,疼痛,关节活动障碍,不能伸直。前抽屉试验:屈膝 90°,胫骨上端前移增加为阳性,有助于诊断。

(2) **后交叉韧带损伤**:关节明显肿胀和疼痛,关节腔内积血,腘窝血肿较明显,膝关节有后脱位倾向。后抽屉试验:屈膝 90°,胫骨上端能推向后方为阳性,是后交叉韧带损伤的重要体征。

X 线检查可确定有无撕脱骨折。MRI 检查可显示出交叉韧带有否损伤。关节镜检查对诊断交叉韧带损伤十分重要,还可确定有无合并半月板或关节软骨损伤。

2. 治疗

(1) **前交叉韧带损伤**:单纯前交叉韧带不全断裂,可用长腿石膏托屈膝 30° 固定 3~6 周,新鲜前交叉韧带断裂应争取早期在关节镜下做韧带修复手术。陈旧性前交叉韧带损伤需行关节功能重建术。

(2) **后交叉韧带损伤**:后交叉韧带损伤后,主张手术治疗,可在关节镜下或手术修复。

五、胫腓骨干骨折

胫腓骨干骨折是指胫骨和腓骨干部位发生的骨折,是骨折中较为常见的一种。胫骨和腓骨是小腿骨中的两根长骨,负责支撑体重和参与运动。胫骨的中下 1/3 交界处最易发生骨折,而此处骨折易伤及滋养动脉,致骨折延迟愈合或不愈合。挤压伤所致胫腓骨骨折易发生骨筋膜隔室综合征。腓总神经绕过腓骨颈,所以腓骨上端骨折易伤及腓总神经。

(一) 移位特点

胫骨的前、内侧位于皮下,肌肉均位于后外侧。骨折后,断端易向前内侧移位,并刺破皮肤,造成开放性骨折。

(二) 临床表现

局部疼痛、肿胀、畸形,可有反常活动。开放性骨折可致骨端外露。并发骨筋膜隔室综合征时,肌肉张力增大,明显压痛,活动足趾产生剧痛;可有足背动脉搏动消失,皮肤苍白等表现。有腓总神经损伤时可出现足下垂等表现。X 线片可以清晰显示胫腓骨干骨折的位置、类型和程度。

(三) 治疗

治疗的目的是恢复小腿长度,矫正畸形,防治并发症。复位应以胫骨为主,兼顾腓骨。

1. 非手术治疗 适用于稳定性较好的胫腓骨干骨折,如闭合性骨折、未发生明显位移和畸形的骨折等,包括使用石膏固定、手法复位等。

2. 手术治疗 适用于手法复位失败、开放性骨折、不稳定性的胫腓骨干骨折,如开放性骨折、明显位移和畸形的骨折等,包括内固定术和外固定术等。固定方法可用钢板螺钉或髓内针固定。外固定器特别适用于开放性骨折清创术后,既方便换药,又可及时调整、纠正残余畸形。

六、踝部骨折

踝部骨折是指踝关节周围骨折,包括胫骨、腓骨和距骨的骨折。踝部骨折是常见的骨折类型之一,常见于外伤或跌倒等原因导致的踝部损伤。因外力的方向、大小及受伤时足的姿势不同,可造成不同类型的骨折,如单踝骨折、双踝骨折、三踝骨折及胫骨下端粉碎性骨折。踝部骨折会导致踝关节功能受损,严重影响患者的日常生活和行走能力。

(一)分类与移位特点

踝部骨折分类方法很多,从临床应用角度分为 Ⅰ 型(内翻内收型)、Ⅱ 型(外翻外展型、内翻外旋型)、Ⅲ 型(外翻外旋型)三种(图 48-19)。

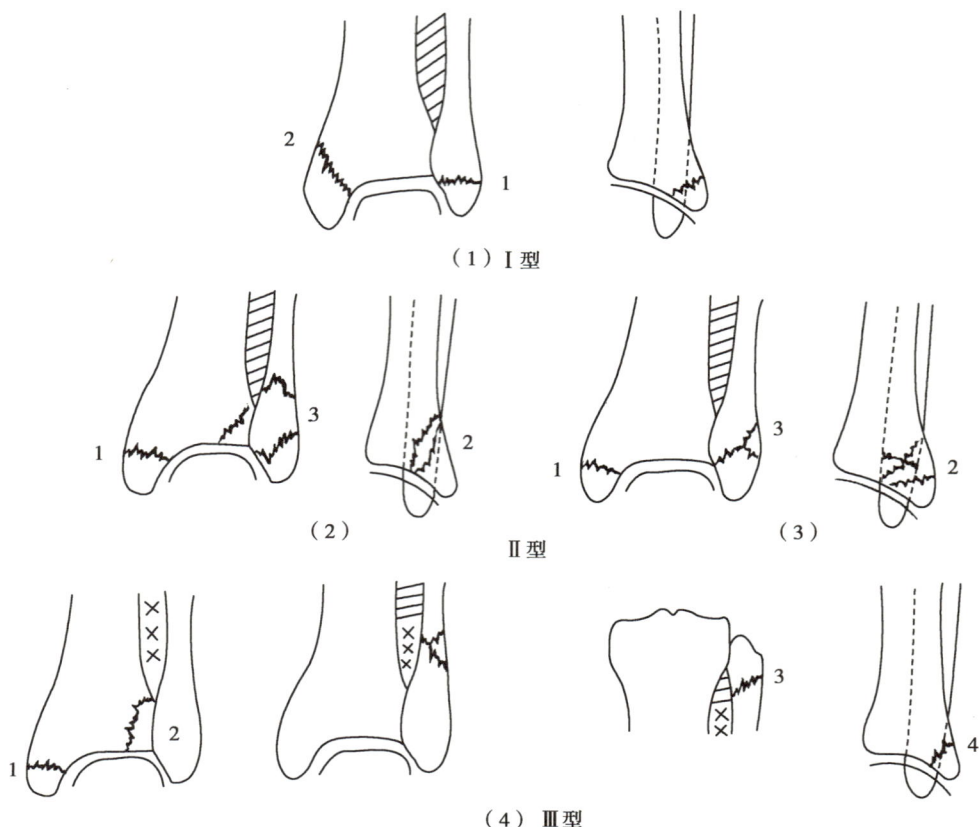

（1）Ⅰ 型

（2）　　　　Ⅱ 型　　　　（3）

（4）　Ⅲ 型

图 48-19　踝部骨折的分类(Davis-Weber 和 Lauge-Hansen 法)
图中 1、2、3、4 数字系指伤力发生的顺序。

(二)临床表现

伤后踝部疼痛、肿胀、皮肤瘀斑、局部压痛和活动障碍。重者可有内、外翻畸形。踝关节 X 线正侧位片可明确骨折的部位、类型、移位情况。

(三)治疗

治疗的关键是争取解剖复位、妥善固定、防止发生创伤性关节炎。

1.非手术治疗　适用于稳定的骨折,通常用石膏固定,以保护骨折部位,并促进骨折愈合。在踝关节内翻(内踝骨折)或外翻(外踝骨折)位 U 形石膏固定 6~8 周。

2.手术治疗　适用于不稳定的骨折或复杂的骨折,手术可以通过内固定器械(如钢板和螺钉)来稳定骨折,促进骨折愈合(图 48-20)。

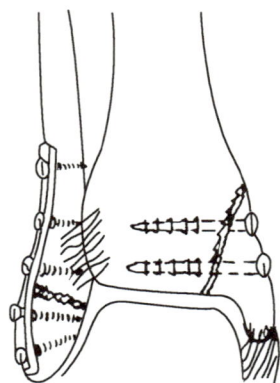

图 48-20　踝部骨折的松质骨螺钉及钢板固定

第四节　脊柱骨折及骨盆骨折

一、脊柱骨折

脊柱骨折是一种严重的外伤性损伤,可能导致脊髓损伤和神经功能障碍。最常见的好发部位是活动度大的胸腰段脊柱及颈 5、6 节段。脊柱骨折常并发脊髓或马尾神经损伤,可导致瘫痪和残疾。

每块脊椎骨分椎体与附件两部分,临床上将脊柱分成前柱、中柱和后柱。

1. 前柱 前柱含椎体的前 1/2,纤维环的前半部分和前纵韧带。

2. 中柱 中柱包括椎体的后 1/2,纤维环的后半部和后纵韧带。

3. 后柱 后柱包含后关节囊、黄韧带、脊椎的附件、关节突及棘间、棘上韧带。中柱和后柱包裹了脊髓和马尾神经,尤其是中柱的损伤,骨折片或髓核组织可突入椎管导致脊髓损伤。因此对脊柱骨折患者必须了解是否有中柱损伤。了解其类型、临床表现和处理方法对于急救和康复护理至关重要。

(一)分类

根据受伤时暴力作用于脊柱 X、Y、Z 轴上的力量可分为:①单纯性楔形压缩性骨折;②爆破型骨折;③Chance 骨折;④屈曲-牵拉型损伤;⑤脊柱骨折-脱位(图 48-21)。

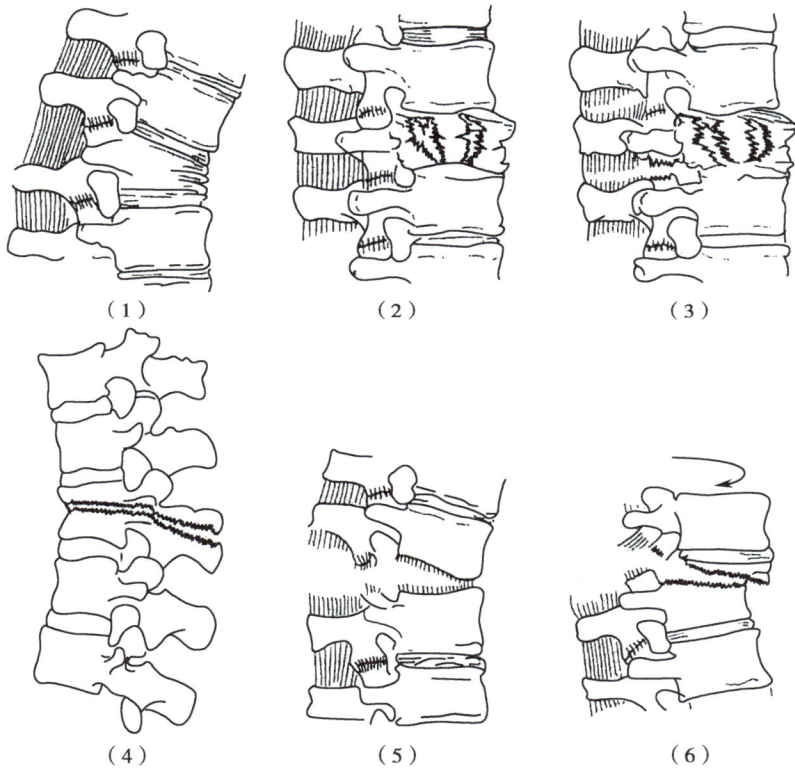

图 48-21 胸腰段脊柱骨折的分类

(1)单纯性楔形压缩性骨折;(2)稳定性爆破型骨折;(3)不稳定性爆破型骨折;
(4)Chance 骨折;(5)屈曲-牵拉型损伤;(6)骨折-脱位。

(二)临床表现

1. 背部疼痛 脊柱骨折常伴随剧烈的背部疼痛,可能会向下肢放射。

2. 活动受限 骨折部位的活动受限,患者无法正常弯曲、伸展或转动脊柱。

3. 畸形 严重的脊柱骨折可能导致脊柱的畸形,如脊柱侧弯或后凸。

4. 感觉和运动障碍 伴有脊髓损伤者,可出现双下肢运动、感觉、括约肌功能障碍。

5. 呼吸困难 高位胸椎或颈椎骨折可能影响呼吸肌肉的功能,导致呼吸困难。

(三)诊断

明确外伤史,胸腰椎骨折者出现局部疼痛,站立、翻身困难,可有腹胀、腹痛等腹膜后神经刺激症状。伴有脊髓损伤者,可出现双下肢运动、感觉、括约肌功能障碍。为了明确诊断和制订治疗方案,常需要进行以下辅助检查。

1. **X 线检查** X 射线可以清晰显示骨折的位置、类型和程度,为首选的检查方法。

2. **CT 扫描** 对于复杂的脊柱骨折,CT 扫描可以提供更详细的骨折图像,帮助医生制订治疗方案。

3. **MRI 检查** MRI 可以提供更准确的图像,帮助医生了解脊髓损伤的程度和神经根的受损情况。

4. **神经功能评估** 通过神经系统的检查和评估,可以了解脊髓和神经功能的受损程度。

（四）治疗

胸腰椎骨折合并其他损伤者,首先抢救生命,待病情平稳后再处理骨折。

1. **急救处理** 在发生脊柱骨折后,应立即采取急救措施,如固定受伤部位、保持呼吸道通畅、稳定患者等。对疑有脊柱骨折者,搬动时必须保持脊柱伸直位,采用平托或轴向滚动患者(图 48-22),严禁搂抱或一人抬上肢一人抱下肢的方法(图 48-23),以免加重损伤。对颈椎损伤者,应有专人托扶头部,略加牵引,并使头部与躯干伸直,慢慢移动,严禁强行搬头。

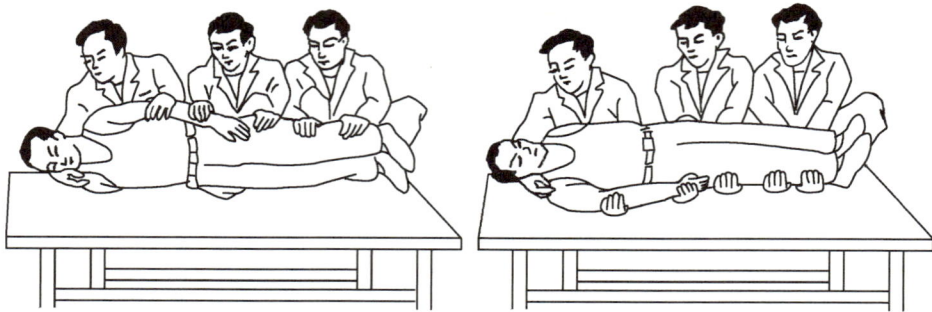

图 48-22　脊柱骨折正确搬运法

2. **非手术治疗** 适用于单纯性压缩性骨折椎体压缩不到 1/3 者,可卧硬板床,骨折处加垫,使脊柱后伸,并鼓励患者早期行腰背肌锻炼。

3. **手术治疗** 适用于:①有神经症状或有骨折块挤入椎管内的爆破型骨折;②Chance 骨折;③屈曲-牵拉型损伤;④脊柱骨折-脱位。视情况经前或后路手术复位、植骨和内固定等。

4. **康复治疗** 康复治疗在脊柱骨折的恢复过程中起着重要作用,包括康复训练、物理疗法、功能锻炼等,旨在恢复患者的肌肉力量、运动功能和日常活动能力。

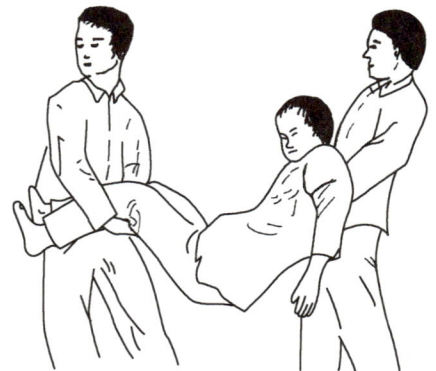

图 48-23　脊柱骨折不正确搬运法

二、骨盆骨折

骨盆骨折是指骨盆部位发生的骨折,是一种严重的骨折类型。骨盆是连接躯干和下肢的重要部位,负责支撑身体重量和承受运动力。骨盆骨折多由高能量外伤引起,如车祸、跌落等,常伴有盆腔脏器损伤及大出血。按骨盆环损伤程度可分为:①稳定骨折,如骨盆边缘撕脱性骨折、骨盆环单处骨折;②不稳定骨折,如骨盆环双处骨折。这种骨折常伴有明显的疼痛、畸形和活动受限,严重影响患者的生活质量和功能恢复。

（一）临床表现与诊断

1. 局部广泛疼痛,会阴部、腹股沟或腰部可有皮肤瘀斑,翻身困难,下肢不敢活动。

2. 合并骶髂关节分离时,患侧下肢可能短缩。

3. 骨盆挤压、分离试验阳性。从双侧髂前上棘处对向挤压骨盆或向后分离骨盆,引起疼痛。

4. X 线片可以清晰显示骨盆骨折的位置、类型和程度。CT 扫描可以提供更详细的骨折信息,包括骨折的分段、骨折线的形态和方向等。

(二) 并发症

骨盆骨折的并发症常较骨折本身更为严重。常见的有:①腹膜后血肿,巨大的腹膜后血肿常伴有休克,并有腹痛、腹胀、腹肌紧张等腹膜刺激症状,需与腹腔内出血相鉴别;②尿道或膀胱损伤;③直肠损伤;④神经损伤。

(三) 治疗

1. 并发症的治疗

(1)有休克者应立即抢救,如果是腹膜后大出血所致,经积极的非手术治疗无好转者,应在抗休克的同时,行髂内动脉结扎或栓塞术。

(2)尿道断裂者,应先放置导尿管,防止尿液外渗。导尿管插入困难者,可行耻骨上膀胱造瘘及尿道会师术。

(3)膀胱破裂者应及时手术修补。

(4)直肠破裂者应立即剖腹探查,修补裂口,近端造瘘。

2. 骨折的治疗

(1)没有移位的骨盆边缘性骨折,骨盆环单处骨折,只需卧床休息 3~4 周。

(2)有明显移位的耻骨上下支骨折,可行下肢牵引复位。

(3)耻骨联合分离、骨盆环双处骨折伴骨盆环破裂者目前大都主张手术治疗。

(4)髋臼骨折并中心脱位者,可先行牵引复位,复位不满意者应切开复位,内固定。

(曾朝辉)

思考题

1. 论述骨折的主要临床表现。

2. 如何治疗桡骨远端骨折?

3. 试述股骨颈骨折的诊断标准。

4. 什么是膝关节半月板损伤?

ER 48-3

练习题

第四十九章 | 关节脱位

教学课件

思维导图

学习目标

1. 掌握:关节脱位的临床表现及处理原则。
2. 熟悉:关节脱位的诊断及复位方法。
3. 了解:各部位关节脱位的机制。
4. 具备对常见关节脱位进行正确诊断并复位治疗的能力。
5. 能够开展关节损伤的预防及健康宣教工作,帮助和指导患者进行康复训练。

案例导入

患者男性,18 岁,摔伤致右肩关节疼痛 2 小时。患者 2 小时前不慎摔倒,右手撑地,致右肩部疼痛,活动受限。查体:体温 36.5℃,脉搏 92 次/min,呼吸 18 次/min,血压 110/80mmHg。神志清楚,右肩部肿胀、方肩畸形、关节盂空虚、Dugas 征(＋)。患肢感觉和血运情况未见异常。

请思考:

1. 该患者可能的诊断是什么? 为了明确诊断需要完善的辅助检查有哪些?
2. 该患者的治疗方案有哪些?

第一节　概　述

组成关节的各骨关节面失去正常的对合关系,称为关节脱位(dislocation),俗称脱臼。如关节的各骨关节面仍有部分对合,则称半脱位。关节脱位的命名一般应包括关节的解剖名称、脱位的病因和脱位的方向三要素,脱位的方向以关节远端骨端移位的方向命名。

一、分类

1. **按脱位发生的原因分类**

(1)**创伤性脱位**:正常关节受到暴力作用而发生的脱位,为最常见的脱位类型。

(2)**反复性脱位**:也称习惯性脱位。创伤性脱位时,骨、关节囊和/或韧带等结构受损,未得到有效修复,以后遇有轻微外力便可反复脱位,称为反复性脱位,反复性肩关节脱位最常见。

(3)**先天性脱位**:胚胎发育异常致关节发育不良而发生的脱位,随着年龄增长而逐渐加重,称为先天性脱位。如髋臼发育不良引起的发育性髋关节脱位。

(4)**病理性脱位**:关节结构被病变破坏后发生的脱位,如骨关节结核或化脓性关节炎引起的脱位。

2. **按脱位后的时间分类**

(1)**新鲜脱位**:脱位后未满 3 周。

（2）陈旧性脱位：脱位后超过 3 周。

3. 按关节腔是否与外界相通分类

（1）**闭合性脱位**：关节腔不与外界相通。

（2）**开放性脱位**：关节腔与外界相通。

4. 按脱位程度分类

（1）**脱位**：关节完全失去了正常对合关系。

（2）**半脱位**：关节丧失了一部分对合关系，如桡骨头半脱位。

二、发病机制与病理生理

创伤性关节脱位多为间接暴力所致。不仅造成两骨关节面的对合失去正常关系，同时还有关节软骨、滑膜、关节囊、韧带、肌肉等组织的损伤，还可伴有撕脱性骨折等，若不及时复位将影响这些组织的修复。陈旧性关节脱位，关节周围及关节腔内血肿将逐渐机化，大量的瘢痕组织充满关节腔内外，并与周围软组织粘连，关节囊、韧带及周围肌肉挛缩，很难手法复位，需要手术切开复位。脱位状态持续时间过长会影响关节的血液供应，是引起缺血性骨坏死的原因之一。先天性脱位及病理性脱位均是关节的结构不正常，若关节结构得不到修复，将造成肢体短缩、关节僵硬或强直，严重影响患肢功能，导致残疾。

三、临床表现与诊断

1. 一般表现　局部疼痛、肿胀、淤血、关节功能障碍，可合并骨折、开放性伤口或血管、神经损伤等相应表现。

2. 关节脱位的特有体征

（1）**畸形**：关节脱位后出现明显畸形，如局部异常隆起、关节变粗大、肢体短缩或增长等。

（2）**关节盂空虚**：关节脱位后出现关节盂空虚，如肩关节脱位出现方肩畸形，触诊可摸到关节盂处空虚，邻近可触及脱位的关节端。

（3）**弹性固定**：关节脱位后失去正常活动的结构基础，关节不能正常对合，由于肌肉痉挛及关节囊的牵张作用很大，在这种状态下关节被动活动可感到明显的对抗弹性，不能完成关节的运动，称弹性固定。

3. X 线检查　根据病史和临床表现，关节脱位的诊断大多不难。X 线检查可明确脱位的方向、程度、脱位原因及是否合并骨折等。

四、治疗

关节脱位的治疗原则是及时复位、妥善固定和合理的功能锻炼。

1. 复位　以手法复位为主。时间越早越好，越早越容易复位。陈旧性脱位关节腔内充填肉芽组织，关节周围的软组织粘连及挛缩，手法复位往往难以成功。

（1）**手法复位**：复位时应按照一定的规则顺脱位的原路径返回，在牵引状态下配合其他手法一般均能复位，肌肉强壮或较大关节脱位的复位往往需要在麻醉下进行，这样能够获得较好的肌松，复位容易，减少复位的并发症。复位时严禁动作粗暴，以免加重损伤。复位的瞬间常可听到或感觉到脱位的关节端滑入关节盂的弹响。

复位成功的标志包括：①关节的被动活动恢复正常；②骨性标志复原；③X 线检查证实已经复位。

（2）**手术指征**

下列情况应进行切开复位：①合并关节内骨折，手法复位后骨折复位不满意、不稳定者；②软组织嵌入关节腔,手法复位失败者;③陈旧性脱位,手法复位失败者。

2. 固定 关节脱位伴随有不同程度的软组织损伤,复位后需将关节固定在适当的位置上,使撕裂的关节囊、韧带及肌肉等得到良好的愈合,保证关节有一个稳定的正常结构,固定时间一般2~3周,固定不足是发生反复性脱位的重要原因。陈旧性脱位的固定时间应适当延长。根据不同部位的脱位,可选用三角巾、绷带、夹板、石膏、支具或牵引等方式进行固定。

3. 康复治疗 关节脱位的治疗目的是恢复关节功能,在固定期间要积极做患肢的肌肉舒缩运动和其他关节的主动运动,以改善血液循环,消除肿胀,防止肌肉萎缩和关节僵硬。解除固定后循序渐进地进行被固定关节的运动,既要主动运动,也要被动运动,可配合使用关节功能锻炼器（CPM）及热敷、理疗、温水浴等康复治疗。

第二节　肩关节脱位

肩关节脱位(dislocation of the shoulder joint)在全身关节脱位中最多见。

一、脱位机制与分类

创伤是肩关节脱位的主要原因,多为间接暴力所致。肩胛盂面积小而浅,肱骨头被包容性差,肩关节由此获得较大的活动范围,同时肩关节又不够稳定而易于脱位。由于肩关节前下方的解剖结构薄弱,故前脱位多见。肩关节脱位可合并肱骨外科颈骨折、肱骨大结节撕脱骨折和冈上肌断裂等。

根据肱骨头脱位方向可分为前脱位、后脱位、上脱位及下脱位四型,前脱位又分为喙突下、盂下和锁骨下脱位,其中以喙突下脱位多见(图49-1)。

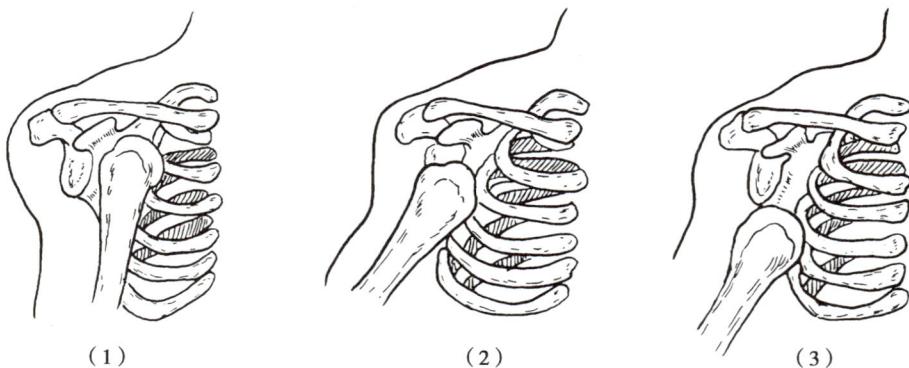

（1）　　　　　　　（2）　　　　　　　（3）

图 49-1　肩关节前脱位的三种类型
（1）锁骨下脱位;（2）喙突下脱位;（3）关节盂下脱位。

二、临床表现与诊断

1. **外伤史** 有明确的外伤史。

2. **肢体特殊姿势** 因患肩弹性固定,患肢疼痛不敢活动,患者以健手托住患侧前臂,头部向患侧偏斜。

3. **方肩畸形** 肱骨头脱出肩胛盂窝,肩峰端突出,肩部失去圆浑轮廓,呈现"方肩"畸形,肩胛盂处可触及空虚感(图49-2)。

4. **搭肩试验(Dugas sign)阳性** 肩关节脱位后患侧肘部紧贴胸壁时,手掌搭不到健侧肩部;或手掌搭在健侧肩部时,肘部不能贴靠胸壁,称搭肩试验阳性。

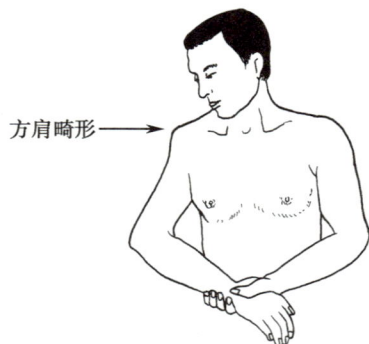

方肩畸形 →

图 49-2　肩关节前脱位,方肩畸形

5. X线检查 可明确脱位的类型、移位方向及有无撕脱骨折。

三、治疗

肩关节前脱位应首选手法复位加外固定治疗；肩关节后脱位往往不能顺利手法复位，可行切开复位加外固定方法治疗。手法复位前应准确判断是否有骨折，以防漏诊。

1. 复位 以手法复位为主，一般采用局部浸润麻醉，手法应轻柔、缓慢、有力，不可粗暴，较常采用足蹬复位法（Hippocrates method）（图49-3），本方法安全可靠，简便易行，成功率高。

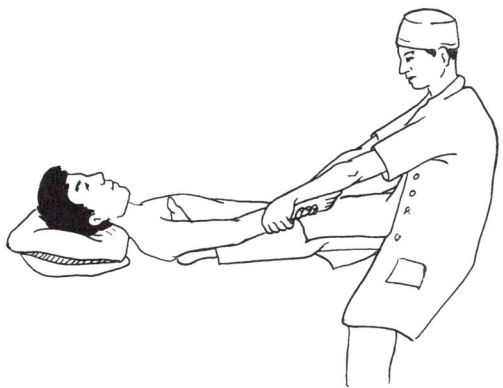

图 49-3　肩关节前脱位的足蹬复位法

> **知识链接**
>
> ### 足蹬复位法
>
> 患者仰卧，术者站在患侧床边，腋窝处垫棉垫或包布，将同侧足跟置于患者腋下靠胸壁处，双手握住患者腕部将患肢外展位牵引，以足跟顶住腋部作对抗牵引。左肩脱位时术者用左足，右肩脱位时则用右足。持续均匀用力牵引数分钟，使患者肩部肌肉逐渐松弛，此时内收、内旋上肢便可复位。肱骨头经前方关节囊的破口滑入肩胛盂内时，可明显感觉到弹响，提示复位成功，此时活动肩关节弹性阻力消失，搭肩试验转为阴性。

陈旧性脱位手法复位困难，可先在臂丛神经阻滞麻醉或全麻下试行手法复位，若不成功则需切开复位。反复性脱位应行手术治疗。

2. 固定方法 单纯性肩关节脱位复位后可用三角巾悬吊上肢，将肩关节置于内收、内旋位，屈肘90°，腋窝处垫棉垫，用绷带和胶布将上臂较为牢固地固定在胸壁上，固定3周，合并肱骨大结节骨折者延长1~2周（图49-4）。部分病例关节囊破损明显，或肩带肌肌力不足，术后摄片会有肩关节半脱位，此类病例宜用搭肩位胸肱绷带固定，可以纠正肩关节半脱位。

3. 功能锻炼 固定期间应注意经常活动腕关节和手指各关节，解除固定后主动活动肩关节和肘关节，配合理疗、按摩会取得更好的效果。

对于陈旧性肩关节脱位影响上肢功能者，可选择切开复位术，修复关节囊及韧带。合并神经损伤者，在关节复位后，大多数神经功能可以得到恢复。若判断为神经血管断裂伤应手术修复。

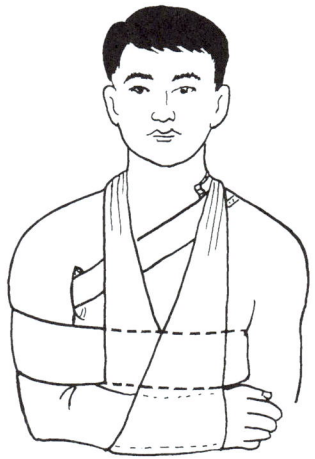

图 49-4　肩关节脱位复位后固定法

第三节　肘关节脱位

外伤是导致肘关节脱位（dislocation of the elbow）的主要原因。在肩、肘、髋、膝四大关节中发生脱位的概率位列第二。

一、脱位机制与分类

肘关节脱位多为后脱位，由间接暴力所致。患者跌倒时肘关节处于半伸直，手掌撑地，暴力沿前臂传递至尺、桡骨近端,尺骨鹰嘴处产生杠杆作用,前方关节囊撕裂,使尺、桡骨向肱骨后方脱出,发生肘关节后脱位(图 49-5)。严重的后脱位可引起正中神经或尺神经的牵拉损伤。当肘关节处于屈曲位时,肘后方遭受暴力可使尺、桡骨向肱骨前方移位,发生肘关节前脱位。肘关节的前脱位比较少见。

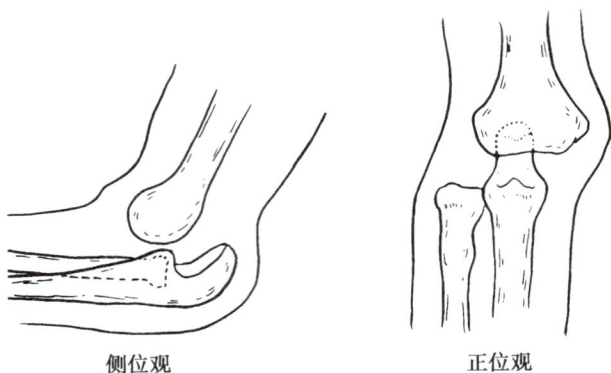

侧位观　　　　正位观

图 49-5　肘关节后脱位合并桡侧脱位的畸形

二、临床表现与诊断

1. 外伤史　有明确外伤史。

2. 伤后姿势　患者以健手托住患侧前臂,患肘肿胀、疼痛、活动障碍。

3. 弹性固定　前臂处于半屈位,并有弹性固定。

4. 特有体征　尺骨鹰嘴异常隆起,其上方可触及空虚感,肘前方可触及肱骨远端。肘后三角关系异常。

5. X 线检查　可明确脱位情况,有无合并骨折。

三、治疗

肘关节损伤后容易发生骨化性肌炎而影响关节功能,延迟复位或手法反复、粗暴将加重这种情况的发生。

1. 手法复位　肘关节脱位的复位一般并不需要很大力量,应该注意保持肘关节在脱位的半屈曲状态下进行复位,脱位状态下强力伸直肘关节可造成尺骨鹰嘴骨折。复位时多可听到或感觉到弹响。复位成功的标志是肘关节活动恢复正常,肘后三角关系恢复正常。复位失败及陈旧性脱位应行切开复位。

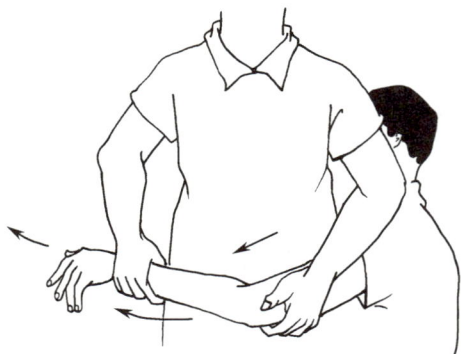

图 49-6　肘关节后脱位复位(环抱腰部法)

(1)**单人复位法**:术者一人复位,用 2% 普鲁卡因或 1% 利多卡因 10ml 肘关节内麻醉或臂丛麻醉。可有两种方法:一种方法保持患者肘关节处于半屈曲位,术者在患者后方用双手握住患者上臂下段,两个拇指压在尺骨鹰嘴突上向前臂方向推挤,其余八个手指握住肱骨远端的前方向后拉,大多能获得复位。另一种方法是术者背向患者站在患者前面,将患肢环绕术者腰腹部,使肘关节置于半屈曲位置,一手握住患肢腕部,沿前臂纵轴方向持续牵引,以腰背部抵住患者胸部作对抗牵引,另一手的拇指压住尺骨鹰嘴突,也沿前臂纵轴方向作持续推挤动作而复位(图 49-6)。

(2)**双人复位法**:助手握住上臂作对抗牵引,术者一手握住腕部沿前臂纵轴作持续牵引,另一手握住肘部,用拇指在肘前方将肱骨下端向后挤压,其余四指在肘后方向前推挤尺骨鹰嘴,牵引的同时屈肘关节即可复位。

2. 固定　用肘关节支具或长臂石膏托将肘关节屈曲 90° 位固定,再用三角巾悬吊胸前 2~3 周。

3. 功能锻炼　固定期间鼓励患者作肱二头肌等长收缩动作,并活动腕与手指。解除固定后尽早练习肘关节屈、伸及前臂旋转动作。肘关节在功能锻炼时,切不可粗暴扳拉,以免加重关节损伤,发生骨化性肌炎,使关节功能丧失,如屈曲位超过 30°,有明显肘关节不稳或脱位趋势时,应手术重建肘关节韧带。

第四节　桡骨头半脱位

桡骨头半脱位（subluxation of the radial head）临床常见于 5 岁以下的儿童，多因前臂旋前伸直时被猛力牵拉所致。

一、脱位机制

不满 5 岁的小儿桡骨头发育尚不完全，其直径与桡骨颈相差无几，桡骨颈部的环状韧带只是一片薄弱的纤维膜，相对松弛，不能很好地稳定桡骨头的运动。一旦手腕或前臂在伸直旋前位被向上提拉、旋转时，肘关节囊内负压增加，使薄弱的环状韧带或部分关节囊嵌入肱骨小头与桡骨头之间，取消牵拉力以后，桡骨头不能回到正常解剖位置，而是向桡侧移位，形成桡骨头半脱位。绝大多数情况下，桡骨头发生向桡侧的半脱位，完全脱位很少发生，向前方脱位更为少见。随年龄增长，桡骨头及环状韧带发育完善，即不再发生这种半脱位。

二、临床表现与诊断

1. **多有外伤史**　家长多诉患者有上肢在伸直位被猛力牵拉病史，多在提拉患者上台阶或者为患者穿上衣时发生。
2. **伤后姿势**　患者感肘部疼痛，前臂处于半屈位及旋前位，不敢用该手取物和活动肘部，患处拒绝别人触摸。
3. **特有体征**　肘关节轻度屈曲，无明显肿胀、畸形，肘部外侧有压痛，即应诊断为桡骨头半脱位。
4. **X 线检查**　无明显异常改变。

三、治疗

可直接手法复位，不需麻醉。术者一手握住患者肘部，另一手握住腕部及前臂，将肘关节屈曲 90°，反复作轻柔的前臂旋前、旋后动作，反复数次，并用拇指轻轻推压桡骨头，复位时多能感到轻微的弹响声，肘关节旋转、屈伸活动正常。但有时这种弹响声并不明确，患者肯用患手取物，说明复位成功。若一次复位未获成功，可重复上述步骤。复位后不必固定，但需注意不得再暴力牵拉，以防再发（图 49-7）。

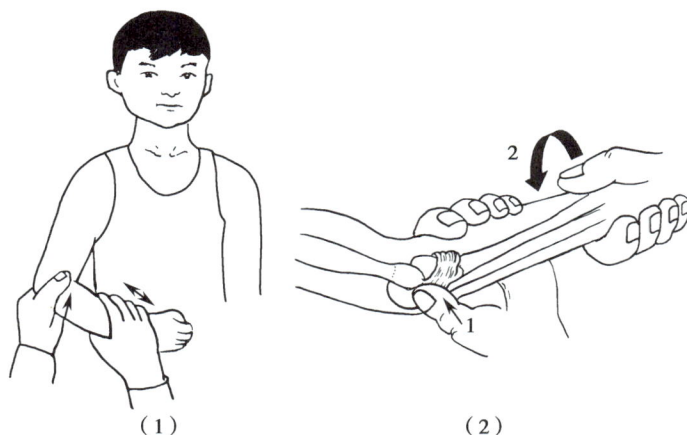

图 49-7　桡骨头半脱位的复位方法
（1）术者拇指按压桡骨头处；（2）将前臂作旋后及旋前活动。

第五节　髋关节脱位

髋关节是典型的杵臼关节，由髋臼与股骨头在形态上紧密配合，关节匹配稳固，周围又有坚强的韧带和强壮的肌肉，因而髋关节是一个稳固的关节，只有在高能暴力下才能脱位，且脱位后往往伴有多发性创伤。

根据脱位后股骨头的位置，髋关节脱位（dislocation of the hip joint）可分为 3 种类型。①前脱位：股骨头位于髂坐线（Nelaton 线，髂前上棘与坐骨结节连线）的前方；②后脱位：股骨头位于髂坐线的后方;③中心脱位:股骨头向髋臼底部脱位,冲破髋臼底部或经髋臼底部进入盆腔。三种类型中以后脱位最常见。

一、髋关节后脱位

1.脱位机制 髋关节后脱位多发生于交通事故,由间接暴力所致。患者坐位,髋关节在屈曲、内收、内旋位时,股骨头关节面的大部分已超越髋臼后缘,处于不稳定状态,此时如果膝部受到由前向后的暴力,股骨头即从髋关节囊的后下方薄弱区脱出,造成后脱位,并可合并髋臼骨折和坐骨神经损伤。

2.临床表现与诊断

(1)**外伤史**:有高能暴力的外伤史,例如驾驶员在撞车时膝部撞到前面而发生脱位,如果乘客将一条腿搭在另一条腿上受到膝部撞击,则更容易发生脱位。

(2)**典型畸形**:患肢短缩,髋关节屈曲、内收、内旋畸形(图49-8)。

(3)**弹性固定**:髋关节疼痛明显,关节不能活动。

(4)**特殊体征**:股骨大转子较健侧上移,臀部可触及脱出的股骨头。

(5)**神经功能受损**:髋关节后脱位可合并坐骨神经损伤,其发生率约为10%。合并坐骨神经损伤者,多表现为以腓总神经损伤为主的体征,出现足下垂、趾背伸无力和足背外侧感觉障碍等。多为神经受牵拉引起的暂时性功能障碍,或受到股骨头、髋臼骨折块的轻度捻挫所致,大多数患者可于伤后逐渐恢复,经2~3个月仍无恢复迹象者,再考虑手术探查。

(6)**影像学检查**:X线检查可了解脱位情况及有无合并骨折,必要时行CT检查了解骨折移位情况。

3.治疗

(1)**复位**:髋关节脱位的复位越早越好,最初的24~48小时是复位的黄金时期,应尽可能在24小时内复位,48~72小时后再行复位将会十分困难,并发症增多,关节功能也明显减退。髋关节稳定、强壮,复位时需要有较好的肌肉松弛,应在全身麻醉或椎管内麻醉下进行。常用复位方法有提拉法(Allis法)(图49-9)和旋转问号法(Bigelow法),后者有引起股骨头骨折、股骨颈骨折及髋臼骨折的可能,使用较少。单纯脱位者一般均可手法复位,合并髋臼或股骨头骨折者需手术对骨折进行处理。

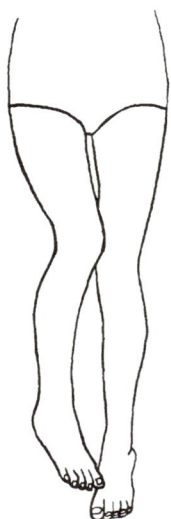

图 49-8　髋关节后脱位典型畸形

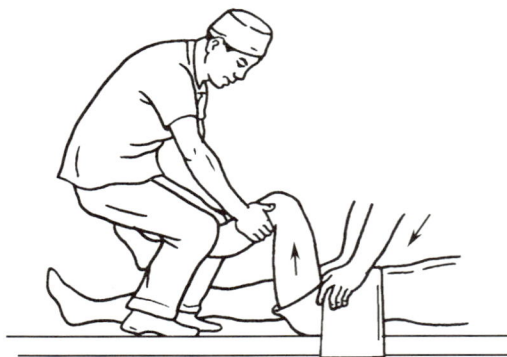

图 49-9　提拉法

提 拉 法

患者仰卧于地上，一助手蹲下用双手按住髂嵴以固定骨盆。术者面对患者站立，先使髋关节及膝关节各屈曲至90°，然后以双手握住患者的腘窝处作持续的牵引，也可以前臂的上段套住腘窝处进行牵引，待肌肉松弛后，略作外旋，即可使股骨头还纳至髋臼内。可以感到明显的弹跳与响声，提示复位成功。复位后畸形消失，髋关节活动亦恢复。本法简便、安全，最为常用。

（2）**固定方法**：复位后用绷带将双踝暂时捆在一起，于髋关节伸直位下将患者搬运至床上，患肢作皮肤牵引或矫形鞋将下肢固定在伸直外展位2~3周。对于复杂性后脱位病例，考虑到合并有关节内骨折，引起创伤性骨关节炎的机会明显增多，因此主张早期切开复位与内固定。

（3）**功能锻炼**：卧床期间作股四头肌收缩锻炼。解除固定后可活动髋关节，4周后下床扶双拐部分负重行走，3个月后方可完全负重，负重过早可加重股骨头的损害。

二、髋关节前脱位

1.脱位机制 髋关节前脱位少见。常发生交通事故和高处坠落伤，前者患者髋关节处于外展位，膝关节屈曲，并顶撞于前排座椅靠背上，急刹车时撞击膝部，股骨头即从髋关节囊前内下部分薄弱区穿破脱出，造成前脱位。后者患者髋关节在外展、外旋位时，受到直接的外展暴力，大转子顶于髋臼缘形成杠杆作用，造成前脱位。

2.临床表现与诊断

（1）**外伤史**：有强大暴力所致的外伤史。

（2）**典型畸形**：患肢呈外展、外旋、屈曲畸形（图 49-10），这一畸形与髋关节后脱位明显不同。

（3）**弹性固定**：髋关节疼痛明显，关节不能活动。

（4）**腹股沟部肿胀**：可触及脱位的股骨头。

（5）**X 线检查**：了解脱位方向及有无合并骨折。

3.治疗

（1）**复位**：在椎管内麻醉或全身麻醉下手法复位，患者仰卧在手术台上，术者双手握住患肢腘窝部，使髋关节屈曲、外展，并沿着股骨纵轴持续牵引，一助手站立在对侧以双手按住大腿上 1/3 的内侧面与腹股沟处向外施加压力，一边牵引一边作内收、内旋动作。若听到及感觉到复位的弹响，提示复位成功（图 49-11）。手法复位不成功往往提示前方关节囊有缺损或有卡压，用暴力复位会引起股骨头骨折。如手法复位失败，应早期切开复位。

（2）**固定**：同髋关节后脱位。

（3）**功能锻炼**：同髋关节后脱位。

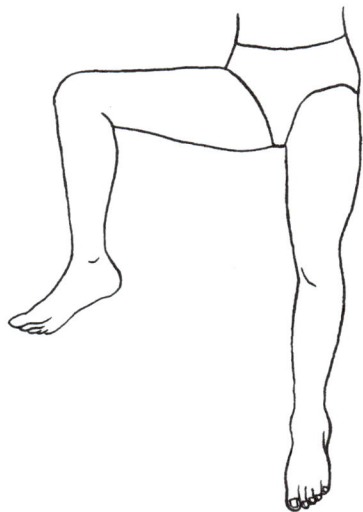

图 49-10　髋关节前脱位典型畸形

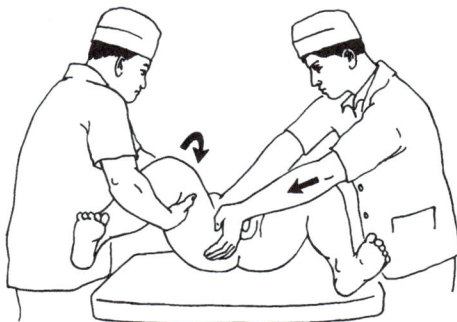

图 49-11　髋关节前脱位典型复位

三、髋关节中心脱位

1.脱位机制 侧方暴力直接撞击在股骨粗隆区，可以使股骨头向髋臼方向移动，直接穿过髋臼壁而进入骨盆腔,形成髋关节中心脱位,且伴有髋臼骨折。如果受伤时下肢处于轻度内收位,则股骨头向后方移动,产生髋臼后部骨折。如下肢处于轻度外展与外旋位,则股骨头向上方移动,产生髋臼爆破型粉碎性骨折,此时髋臼的各个区域都有损伤。

2. 临床表现与诊断

(1)**外伤史**:有交通事故或高处坠落等高能暴力所致的外伤史。

(2)**全身状况**:腹膜后往往有出血,可导致失血性休克,合并腹部脏器损伤。

(3)**髋关节表现**:髋关节疼痛、肿胀,关节活动障碍。

(4)**患肢缩短**:大腿上段外侧常有较大血肿,肢体短缩情况取决于股骨头内陷的程度。

(5)**影像学检查**:X线平片可以了解脱位情况,CT三维成像可进一步立体了解髋臼骨折程度。

3. 治疗　应特别注意治疗低血容量性休克及腹部脏器损伤。髋关节中心脱位本身的治疗分三种情况。

(1)**股骨头内移轻微者**:进行患肢皮牵引,症状缓解后可去除皮牵引,但不可负重,需卧床10~12周。

(2)**股骨头内移明显者**:需用骨牵引复位。做股骨髁上骨牵引,并附加转子部侧方骨牵引使关节复位,牵引时间至少8~12周。但常难奏效,需根据髋臼骨折类型早期切开复位同时固定髋臼骨折。

(3)**股骨头不能复位者及髋臼骨折复位不良者**:需切开复位内固定。髋臼损毁严重往往会发生创伤性骨关节炎,必要时可施关节融合术或全髋关节置换术。

(高　洁)

思考题

1. 简述肩关节脱位临床特有体征。
2. 简述肘关节后脱位临床特有体征
3. 简述髋关节前脱位与后脱位时患肢体征。

ER 49-3

练习题

第五十章 | 手外伤及断肢(指)再植

教学课件

思维导图

学习目标

1. 掌握:手外伤血管、神经及肌腱的检查方法;常见手外伤的临床表现和治疗原则;断肢(指)的现场急救及保存方法。
2. 熟悉:断肢(指)再植的适应证和手术原则。
3. 了解:手外伤的病因,断肢(指)再植的术前术后处理。
4. 具备对手外伤现场急救和急诊清创手术的能力。能对手外伤进行正确检查和诊断,并能正确保存断肢(指)。
5. 能够帮助患者消除恐惧心理,增强康复的信心;指导患者功能锻炼,争取恢复肢体功能。

案例导入

患者男性,25 岁,因左手示指机器切割伤后疼痛、活动受限 2 小时入院。患者自诉 2 小时前不慎被电锯割伤左手示指,感到左手示指剧烈疼痛,现场简单包扎后急送入院。查体:体温36.8℃、脉搏 90 次/min、呼吸 22 次/min、血压 125/90mmHg。神志清楚,痛苦面容,双肺呼吸音清,未闻及干、湿啰音。心率 90 次/min,心律齐,听诊未闻及杂音。腹平坦,肝、脾肋下未及。脊柱、四肢未见异常,生理反射存在,病理反射未引出。

专科检查:左手示指末节不全离断,创口边缘欠规整,污染轻,局部有挫伤,深达骨质,末梢血运及感觉差,皮肤颜色苍白,余未见阳性体征。

请思考:

1. 该患者的诊断是什么?
2. 为了明确诊断需要完善的辅助检查有哪些?
3. 该患者的治疗方案有哪些?

第一节　手外伤的一般处理

临床上手外伤十分常见,手部创伤及其修复所涉及的范围广,十分复杂,因此早期准确的诊断、快速有效的治疗显得尤为重要。手外科已经成为一门独立的学科,本节仅就手部开放性损伤的早期一般处理进行讨论。

一、检查与诊断

手外伤急诊就诊时,应遵循全身和局部、系统和组织、存活与功能的原则,进行详尽、动态检查,作出全面的诊断,以防漏诊、误诊。

1. 皮肤损伤的检查 了解创口的部位和性质,是否有深部组织损伤,初步判断是否存在重要组织如血管、神经、肌腱等损伤;皮肤是否有缺损及缺损的范围,判断能否直接缝合、是否需要植皮等。特别是皮肤缺损后的活力判断至关重要。从而推测皮下及各种重要组织损伤的程度,推测如何闭合伤口、是否需要植皮及采用何种方法植皮。

2. 血管损伤的检查 了解手指的颜色、温度、毛细血管回流试验和血管搏动状况。若为动脉损伤则表现为皮肤颜色苍白、皮温降低、指腹瘪陷、毛细血管回流缓慢及消失、动脉搏动减弱或消失。若静脉回流障碍,则表现为皮肤青紫、肿胀、毛细血管回流加快、动脉搏动存在。

3. 神经损伤的检查 手部神经包括尺神经、桡神经和正中神经检查,手外伤时相关神经损伤主要表现为支配的感觉与运动功能障碍(图50-1)。

4. 肌腱损伤的检查 手部不同平面的伸屈肌腱断裂可使手的休息体位发生改变,如屈指肌腱断裂时该指伸直角度加大;伸指肌腱断裂时该指屈曲角度加大;屈伸肌腱的不平衡导致手指主动屈伸指功能障碍。掌指关节部位的伸指肌腱断裂时其呈屈曲位;近节指骨背侧伸肌腱损伤则近侧指间关节屈曲;中节指骨背侧伸肌腱损伤时,远侧指间关节屈曲呈锤状指畸形(图50-2)。手背处伸指肌腱断裂,邻指伸指时通过联合腱常能带动伤指背伸,在检查时需要注意,以免漏诊。

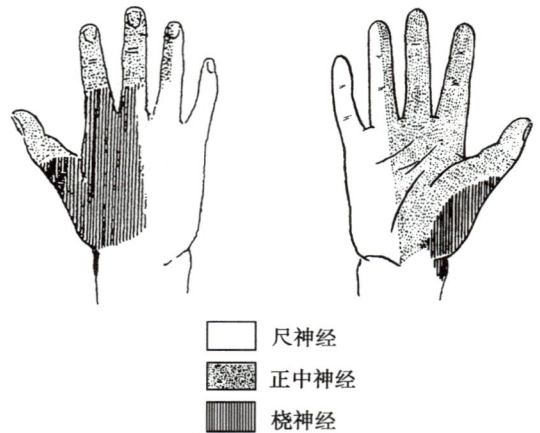

□ 尺神经
▨ 正中神经
▥ 桡神经

图 50-1 手部感觉神经的分布

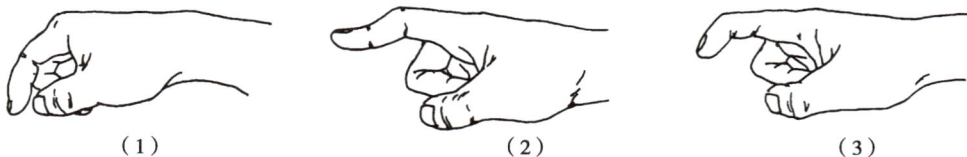

(1)　　　　　　(2)　　　　　　(3)

图 50-2 伸肌腱检查法

(1)掌指关节背侧近端伸肌腱断裂;(2)近节指骨背侧伸肌腱断裂;(3)中节指骨背侧伸肌腱断裂。

单独屈指浅肌腱或屈指深肌腱断裂时,未断的另一肌腱尚有屈指动作。

(1)**拇长屈肌腱断裂**:固定拇指近节,指间关节不能主动屈曲。

(2)**指深屈肌腱断裂**:固定患指中节,远侧指间关节不能主动屈曲。

（3）**指浅屈肌腱断裂**：固定患指以外的其他三个手指于伸直位，近侧指间关节不能主动屈曲（图 50-3）。

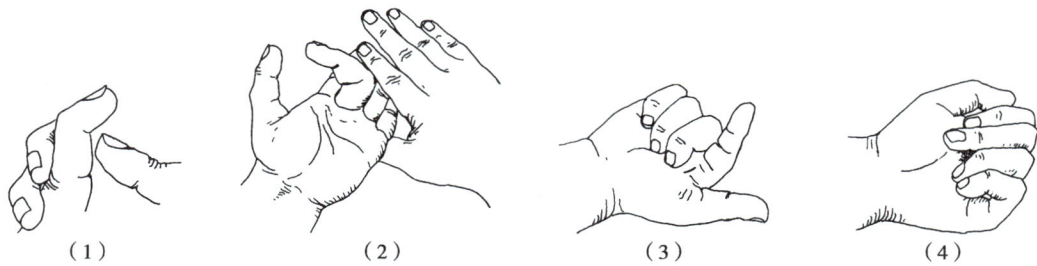

图 50-3　屈肌腱检查法

（1）指深屈肌腱检查法；（2）指浅屈肌腱检查法；（3）指深、浅屈肌腱断裂；（4）指深屈肌腱断裂。

5. 骨与关节损伤的检查　手外伤后手指如有短缩、旋转、成角等畸形及反常活动，应疑有骨与关节损伤。凡疑有骨折者应拍摄手 X 线平片，明确骨折的类型和移位情况。CT 检查适用于复杂腕骨骨折，MRI 检查适用于韧带及三角纤维软骨复合体损伤。

二、现场急救

手外伤现场急救处理原则包括止血、创面包扎、局部固定和迅速转运。

1. 止血　局部加压包扎是手外伤最简单有效的止血方法。但禁止采用束带类物在腕平面以上捆扎，捆扎过紧、时间过长容易导致手指坏死；若捆扎压力不够，只能阻断静脉回流，不能完全阻断动脉，反而出血会更加严重。

2. 创口包扎　采用无菌敷料或清洁布类包扎伤口，避免进一步污染。创口内不宜用药水或抗感染药物。

3. 局部固定　可因地制宜、就地取材，如木板、竹片、硬纸板，固定至腕平面以上，以减轻转运途中因局部反常活动引起的疼痛，防止组织进一步损伤。

4. 迅速转运　赢得处理的最佳时机。

三、治疗原则

1. 早期彻底清创　清创应力争在伤后 6~8 小时内进行，清创越早，感染的机会就越少。超过 12 小时，即使较清洁的伤口也可能发生感染。清创手术应该在止血带控制下进行，从浅层到深层，创缘皮肤不宜切除过多，避免缝合时张力过大，尽可能保留深层重要组织。

2. 组织修复　对受伤时间短污染较轻者，应一期修复手部的肌腱、神经、血管、骨等组织。污染严重、外伤超过 12 小时以上或修复有困难者，则可延期（3 周左右）或二期修复（12 周左右）。影响手部血液循环的血管损伤应立即修复，骨折和脱位应及时复位固定。

3. 闭合创口　皮肤裂伤，可直接缝合。若碾压撕脱伤要根据皮肤活力表现判断切除多少。当皮肤缺损时，其基底软组织良好或周围软组织可覆盖深部重要组织，可采用自体游离皮肤移植修复。若神经、肌腱、骨关节外露应采用皮瓣转移修复。对于受伤时间长或污染较重的伤口，清创后不宜缝合，观察 3~5 天后若无感染再处置伤口。

4. 术后处理　在手功能位包扎创口及固定。固定时间依修复组织的不同而定，血管吻合术后固定 2 周，关节脱位固定 3 周，肌腱缝合固定 3~4 周，神经吻合 4 周，骨折固定 4~6 周。术后 10~14 天拆除伤口缝线，组织愈合后应尽早拆除外固定，开始主动和被动功能锻炼，并辅以物理治疗，促进功能早日恢复。合理药物治疗，如抗生素、破伤风抗毒素血清、镇痛药、消肿药等。

手的休息位与功能位

手的休息位是手内在肌、外在肌、关节囊、韧带张力处于相对平衡状态,即手自然静止的状态。表现为腕关节背伸 10°~15°,轻度尺偏;掌指关节、指间关节半屈曲位,从示指到小指各指腹到手掌的距离越来越小,各指轴线延长线相交于腕舟骨结节;拇指轻度外展,指腹正对示指远侧指间关节桡侧。

手的功能位是手将发挥功能时准备的体位,呈握球状。即腕背伸 20°~25°,轻度尺偏,拇指外展、外旋,与其余手指处于对指位,掌指及指间关节微屈,手指略分开,掌指、近指间关节半屈位,远侧指间关节轻微屈曲,各手指关节的屈曲程度较一致。

第二节　常见的手外伤

手部损伤及修复非常复杂,其处理原则是早期彻底清创、正确进行深部组织修复、一期闭合伤口、合理包扎及固定、预防感染。处理最终目的是最大限度恢复手的功能。

一、手部骨折

手部骨折的治疗应力求解剖复位,最大限度恢复手的运动功能,治疗原则包括骨折准确复位、有效固定、早期康复锻炼。

1. 腕舟骨骨折　多因摔倒时手掌撑地所致。对于骨折未移位者常采用短臂石膏管型外固定,固定时间为 8~10 周。对于骨折有移位者,行切开复位内固定术。陈旧性骨折若骨折端无明显硬化,足够时间的外固定仍有愈合机会,但疗程多需长达数月。骨折端硬化及骨坏死者,需手术治疗。

2. 第一掌骨基底部骨折
多因直接外力导致,骨折位于第一掌骨基底部 1cm 处,可手法复位,拇指外展位石膏外固定 4~6 周。也可经皮穿克氏针内固定,加石膏外固定,或用钢板、螺钉内固定,便于早期功能锻炼。

3. 掌骨骨折　骨折多向背侧成角移位,手法复位后可用石膏外固定 6 周。对复位不满意或多发性骨折可切开复位内固定。

4. 指骨骨折　手法复位后用金属板或石膏外固定,手法复位不满意或复位后不稳定者,可行切开复位克氏针或指骨接骨板内固定(图 50-4)。

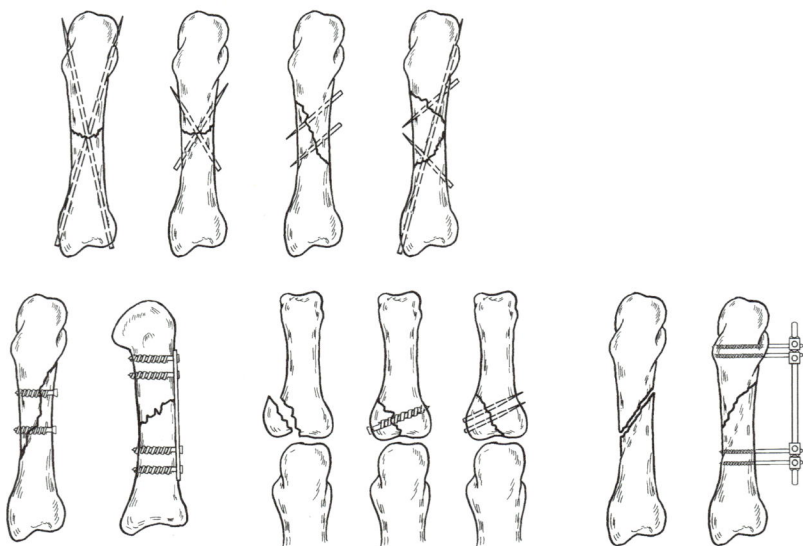

图 50-4　掌指骨骨折内固定和微型外固定支架

二、肌腱与神经损伤

手部肌腱损伤原则上只要条件允许,均应行一期修复。肌腱愈合的特点使其在术后极有可能产生粘连,故在缝合方式和材料方面有其特殊性。伸肌腱具有腱周组织而无腱鞘,术后粘连较轻。屈肌腱特别是从中节指骨中部至掌横纹,即指浅屈肌中节指骨的止点到掌指关节平面的腱鞘起点,亦称"无人区",此区有屈指深、浅肌腱且被覆腱鞘,肌腱损伤修复术后容易粘连,过去多主张切除指浅屈肌腱,随着对肌腱愈合机制的研究,现主张对"无人区"深浅屈肌腱进行修复,腱鞘也一并修复。临床上缝合肌腱应尽量减少对血运的破坏,断端应对合整齐,表面平滑。常用的缝合方法有:双十字缝合法、Kessler法和改良Kessler缝合法(图50-5)。

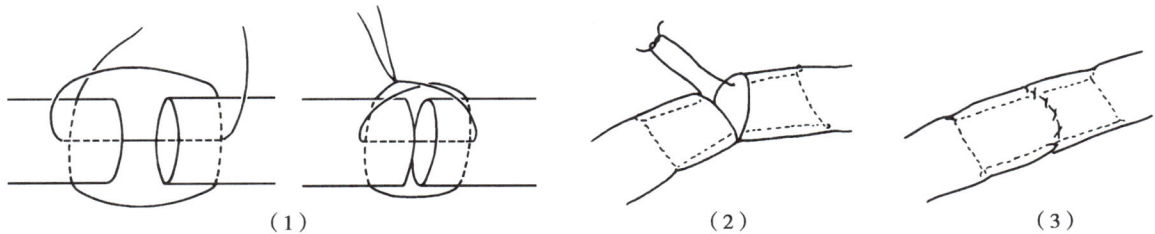

图 50-5　肌腱缝合法
(1)双十字缝合法;(2)Kessler法;(3)改良Kessler法。

神经损伤提倡早期修复,受伤6~8小时内,只要伤口清洁、皮肤覆盖好,具有设备和技术条件者均应一期修复。若受伤超过8小时,又缺乏上述条件,清创时可将断裂的神经两端固定于周围组织上,待伤口愈合2~3周后,再行二期手术修复。

三、手部常见开放伤

1. 刺伤　手部刺伤多见尖锐利物所致,如钉、针、木刺等,伤口小而深,可将污染物带入造成深部组织感染,可引起神经、血管损伤,易漏诊。刺伤经清创后可一期缝合伤口。

2. 切割伤　一般由刀、玻璃、电锯等所致,切割伤的特点是创缘整齐、污染较轻,可伴有肌腱、血管、神经的断裂或指端缺损。

处理切割伤的基本原则包括:①对单纯皮肤缺损、创面无肌腱和骨外露,或裸露部分可用周围软组织覆盖时,用中厚皮片游离植皮闭合伤口。②肌腱或骨质外露无法覆盖者,可用V-Y推进皮瓣修复创面。③组织缺损较多、不能用上述方法修复时,可考虑缩短指骨直接缝合,或带蒂皮瓣移植修复创面。皮瓣移植可较好地保留伤指长度,缩短伤指直接缝合的残端耐磨、耐寒、保留较好的感觉,两者各有利弊。

3. 撕脱伤　手的撕脱伤比较严重,皮肤原位缝合极易坏死,往往需要通过植皮覆盖创面。若撕脱的皮肤无明显挫伤,可将其修剪成中厚皮片进行移植,否则需另取中厚皮片游离移植。损伤严重者可用腹部皮瓣,或前臂交叉皮瓣修复创面。近年来,采用吻合血管的皮瓣一期修复手部严重撕脱伤,效果满意。

4. 挤压伤　不同致伤物造成的表现不同,如门窗挤压可引起损伤表现为甲下血肿、甲床破裂、末节指骨骨折。若车轮、机器滚轴挤压,可致广泛皮肤撕脱伤或脱套伤,同时合并深部组织损伤,多发性骨折,甚至发生毁损伤。

5. 火器伤　由雷管、鞭炮和枪炮所致。损伤性质为高速、爆炸、烧灼。伤口呈多样性、组织损伤重、污染重、坏死组织多、易感染。

第三节　断肢(指)再植

完全性断肢(指)是指没有任何组织相连或虽有受伤失活组织相连;但在清创时必须切除的肢

体离断伤,称为完全性断肢(指)。不完全断肢(指)是伤肢(指)断面有主要血管断裂合并骨折脱位,伤肢断面相连的软组织少于断面总量的 1/4,伤指断面相连皮肤不超过周径的 1/8,不吻合血管,伤肢(指)远端将发生坏死称为不完全性断肢(指)。断肢(指)再植在注重成活率提高的同时,更要注重再植肢体的功能恢复。

断肢(指)再植技术目前相当成熟,我国一直处于国际领先地位,目前已经普及到基层医院,十指同时断离、末节断指、儿童断指等均已能再植成活。

一、断肢(指)的急救

断肢(指)的急救包括止血、包扎、固定、离断肢(指)保存、迅速转运,与手外伤急救处理相同。

离断肢(指)断面应用清洁敷料包扎以减少污染。若受伤现场离医院较远,离断肢(指)应采用干燥冷藏法保存(图 50-6),即将断肢(指)用清洁或无药敷料包裹,置入塑料袋中密封,再放于加盖的容器内,外周放入冰块保护。切忌将离断肢(指)浸泡于任何溶液中。到达医院后,检查断肢(指),用无菌敷料包裹,放于无菌盘中,置入 4℃冰箱内。

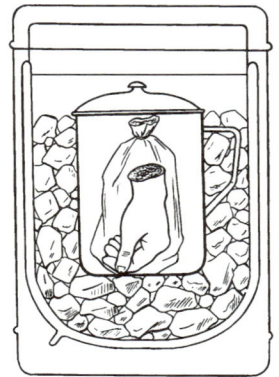

图 50-6　断手的保存法

二、断肢(指)再植的适应证及禁忌证

1. **全身情况**　良好的全身情况是再植的必要条件,若为复合伤或多发伤,应抢救生命为主,将断肢(指)置入 4℃冰箱内,待生命体征平稳后再植。

2. **肢体损伤程度**　与受伤的性质有关,锐器切割伤断面整齐、污染轻、重要组织挫伤轻,再植成活率高。碾压伤组织挫伤严重,切除挫伤部分后,也可获得整齐的断面,再植成活率也较高。撕脱性组织损伤范围广,血管、神经、肌腱在不同平面有损伤,故再植成活率较低,功能恢复差。

3. **再植时限**　断肢(指)再植手术越早越好,应争分夺秒,一般伤后时间 6~8 小时以内。早期冷藏或寒冷季节可适当延长。再植时间与离断平面有密切关系,高位断肢(指)在常温下缺血 6~7 小时后,肌细胞变性坏死,释放出钾离子、肌红蛋白和肽类等有毒物质,这些有毒物质进入全身引起全身毒性反应,甚至引起死亡,即再灌注损伤,故再植时间严格控制在 6~8 小时之内。

4. **再植禁忌证**　有以下情况之一,禁忌再植:①有严重的全身慢性病变,不能耐受长时间手术,或有出血倾向者。②断肢(指)多处骨折、严重损伤、血管严重损坏,预计术后功能恢复差。③断肢(指)经刺激性液体或其他消毒液长时间浸泡者。④气温较高、离断时间较长、断肢未进行干燥冷藏保存者。⑤合并精神异常,不愿合作或无再植要求者。

5. **年龄**　断肢(指)再植与年龄无明确因果关系,但老年患者体质差,经常合并有慢性器质性疾病,是否再植应慎重。

三、再植的手术原则

断肢(指)再植手术要求手术者必须具备良好的外科基础和娴熟的显微外科技术,以确保肢(指)体再植成活。若断肢(指)离断时间短,按照骨折固定,修复屈伸肌腱,吻合静脉、动脉,修复神经,闭合创口的顺序。若断肢(指)的离断时间长,则按照骨折固定后吻合动脉、静脉,以减少组织缺血时间,然后修复其他组织的顺序。并且将再植与重建相结合。

1. **彻底清创**　清创术是手术的基本步骤,在彻底清创的同时,寻找及标记需要吻合的血管、神经和肌腱等,为修复做好准备。

2. **修整重建骨支架**　用简单有效的内固定尽快恢复骨的支架作用,为减少血管和神经的张力,骨骼可适当缩短。固定要求简便迅速、剥离较少、固定可靠、利于愈合。可根据情况选用螺丝钉、克氏针、髓内钉、钢板内固定或外固定架等。

3. 缝合肌(肉)腱 重建骨性支架后,先缝合肌腱建立起软组织血管床,可以为血管吻合建立良好的血管床,缝合肌腱以满足手指功能为标准,不必将断离的所有肌腱缝合。断指再植时缝合伸指肌腱和指深屈肌腱。

4. 重建血液循环 吻合主要血管如尺、桡动脉和手指的双侧指固有动脉,一般先吻合静脉,后吻合动脉。吻合血管应尽可能多,动静脉的比例以 1 : 2 为宜。血管应在无张力下吻合,最好在手术显微镜下进行。

5. 缝合神经 在无张力情况下缝合神经外膜,若有缺损,应行神经移植。尽可能一期缝合神经。

6. 闭合伤口 伤口尽可能一期闭合,无法闭合时可采用负压封闭技术。可通过适当缩短骨骼、局部皮瓣转移覆盖、植皮等方法使伤口闭合。

7. 包扎固定 多层松软敷料包扎,指间分开、指端外露,便于观察远端血运。石膏托固定使吻合的血管、神经、肌腱处于松弛,手腕处于功能位。

四、术后处理

1. 一般处理 病房保持安静、舒适、空气新鲜,室温保持在 20~25℃,抬高患肢。局部用 60W 落地灯照射,照射距离 30~50cm,过近有致灼伤危险,这样有利于观察血液循环,持续给局部加温,卧床 10 天左右,严禁寒冷刺激,切忌患者及他人在室内吸烟,防止血管痉挛。

2. 密切观察全身反应 高位断肢(指)再植除可引起血液循环改变外,还可因代谢产物吸收引起重要器官的中毒反应,甚至发生生命危险,必要时应及时截除再植肢体。一般低位断肢(指)再植术后全身反应较轻。

3. 再植肢体(指)血液循环情况的观察及处理 再植肢(指)体一般于术后 48 小时容易发生动脉供血不足或静脉回流障碍,因此应每 1~2 小时观察一次,与健侧对比,做好记录。发生血管危象的原因为血管痉挛或血栓形成,首先应去除引起痉挛的因素,若血管危象仍不能缓解,应立即行手术探查。

4. 防止血管痉挛及抗凝治疗 房间应保持温暖、安静,禁止吸烟,有良好的镇痛措施,必要时在臂丛或硬膜外留置导管,定期注入麻醉药品,既可止痛,亦可保持血管扩张,防止血管痉挛。适当使用解痉及抗凝药物,如低分子右旋糖酐、肝素。

5. 抗生素应用 适当应用抗生素预防感染。

6. 再植肢(指)康复治疗 肢体(指)成活后,应循序渐进地进行主动、被动功能锻炼。若肌腱粘连应行松解术,促进功能康复。

(高　洁)

思考题

1. 试述手外伤的治疗原则。
2. 试述断肢(指)的保存方法。
3. 试述断肢(指)再植禁忌证。

ER 50-3

练习题

第五十一章 | 周围神经损伤

教学课件

思维导图

学习目标

1. 掌握:周围神经损伤的临床表现、诊断要点及治疗原则。
2. 熟悉:周围神经损伤的解剖及治疗。
3. 了解:周围神经损伤的病因及病理。
4. 具备对周围神经损伤患者进行系统检查的能力。能正确分析检查结果,并能做出正确诊断及实施正确治疗。
5. 能够理解、关心、体贴患者,耐心为患者提供良好医疗服务,帮助患者进行神经康复训练。

案例导入

患者男性,34 岁,右腕部割伤 5 小时。患者自诉 5 小时前在家时,不慎被菜刀割伤右腕部,当即感右腕部剧烈疼痛、出血,右拇指活动受限,自行简单包扎后入院。查体:体温 36.6℃、脉搏 94 次/min、呼吸 23 次/min、血压 135/85mmHg。神志清楚,痛苦面容,双肺呼吸音清,未闻及干、湿啰音。心率 94 次/min,心律齐,听诊未闻及杂音。腹平坦,肝、脾肋下未及。脊柱、四肢未见异常,生理反射存在,病理反射未引出。

专科检查:右腕部可见一 3cm 横行伤口,深达肌腱,右拇指对掌功能障碍,右手掌桡侧感觉障碍,示指、中指远节感觉消失。余未见阳性体征。

请思考:

1. 该患者可能的诊断是什么? 为了明确诊断需要完善的辅助检查有哪些?
2. 该患者的治疗方案有哪些?

第一节 概 述

周围神经分为 12 对脑神经、31 对脊神经以及内脏神经,由大量的神经纤维组成,遍及全身皮肤、黏膜、肌肉、骨关节、血管及内脏等。周围神经损伤的原因很多,常见有切割伤、挤压伤、牵拉伤、电灼伤及缺血性损伤等,损伤后可造成感觉、运动功能障碍,若不及时有效修复治疗,往往预后较差,导致终身残疾。因此,在处理各类损伤时,应仔细检查神经功能,以防漏诊。

知识链接

神经纤维结构

周围神经由大量的神经纤维组成。神经纤维是神经元胞体的突起,由轴索、髓鞘和施万(Schwann)鞘组成。轴索构成神经纤维的中轴,内含有微丝、微管、线粒体和非颗粒性内质网组成的轴浆。轴索连接神经细胞体与肌肉、皮肤感受器,起传导信息的作用。髓鞘由髓磷脂和蛋白组成,包绕轴索,呈若干节段,中断部称郎飞结,具有防止兴奋扩散的作用。施万鞘由施万细胞组成,是神经再生的通道。

一、神经损伤的分类

1. 神经传导功能障碍 是神经损伤最轻的一种。神经暂时失去传导功能,神经纤维无结构改变。临床表现为运动障碍而无肌萎缩,痛觉迟钝而不消失。多在数日至数周内自行恢复,无后遗症。多由轻度牵拉、短时间压迫引起。

2. 神经轴索断裂 轴索断裂致远端的轴索变性或脱髓鞘,神经内膜管完整,轴索可沿施万鞘管长入末梢。临床表现为该神经分布区运动、感觉功能丧失,肌萎缩和神经营养性改变,但多能自行恢复。由钝性打击或持续性压迫引起。

3. 神经断裂 神经支配区感觉、运动功能丧失,肌电反应消失,需要手术修复,才能恢复功能。

二、病理与再生

神经断裂后,神经纤维、神经元胞体、靶器官均出现病理改变。首先远端神经纤维将发生沃勒变性(Wallerian degeneration),远端轴索及髓鞘伤后数小时即发生结构改变,2~3天逐渐分解成小段或碎片,5~6天后,吞噬细胞增生,吞噬清除碎裂溶解的轴索与髓鞘。与此同时,施万细胞增生,约在伤后3天达到高峰,持续2~3周,形成施万鞘包裹的中空管道,使近端再生的轴索可长入其中。近端亦发生类似变化,但仅限于1~2个郎飞结。神经胞体亦发生改变,称为轴索反应,即胞体肿大,胞质尼氏体溶解或消失。损伤部位距胞体越近反应越明显,甚至可致细胞死亡。神经终末靶器官发生变性萎缩,甚至消失。

伤后1周出现神经再生表现,近端轴索长出许多再生的分支,如神经两断端连接,再生的分支可长入远端的施万鞘的空管内,以每天1~2mm的速度向远端生长,直至终末器官,恢复其功能。而且施万细胞逐渐围绕轴索形成新的髓鞘。如神经两端不连接,近端再生的神经元纤维组织,迂曲呈球形膨大,称为假性神经瘤。远端施万细胞和成纤维细胞增生,形成神经胶质瘤。神经修复后,要经过变性、再生,穿越修复瘢痕及终末器官生长成熟等过程,其再生速度平均每天以1~2mm计算,生长周期长。

三、临床表现与诊断

1. 运动功能障碍 神经损伤后其支配的肌肉呈弛缓性瘫痪,主动运动、肌张力和反射均消失。应注意关节活动可被其他肌肉所替代,应逐一检查每块肌的肌力,加以判断。由于关节活动的肌力平衡失调,出现一些特殊的畸形,如桡神经肘上损伤的垂腕畸形,尺神经腕上损伤的爪形手等。肌萎缩逐渐发生,其程度和范围与神经损伤的间隔时间、程度和部位有关。

2. 感觉功能障碍 神经损伤后其支配的皮肤感觉消失或减弱。由于感觉神经相互交叉、重叠支配,实际感觉完全消失的范围很小,称为该神经的绝对支配区,如:正中神经的绝对支配区为示指、中指远节;尺神经为小指。神经部分损伤,则感觉障碍表现为减退、过敏或异常感觉。感觉功能检查有助于对神经功能恢复的判断,特别是两点辨别觉,即同时刺激两点皮肤,患者在闭目状态下区别两点不同距离的能力,两点间的距离越小越敏感,正常手指近节为4~7mm,末节为3~5mm。可用分规的双脚同时刺激或特制的两点试验器来检查。神经断裂修复后替代视觉辨别物体质地和形状的实体感觉难以恢复。

3. 自主神经功能障碍 神经损伤后交感神经功能障碍为主。早期出现血管扩张、汗腺停止分泌,表现为皮肤潮红、皮温增高、干燥无汗等。晚期因血管收缩而表现为苍白、皮温降低、自觉寒冷、皮纹变浅、触之光滑,指甲增厚、纵嵴、弯曲、生长缓慢等。

4. 神经干叩击试验(Tinel 征) 即局部按压或叩击神经干,局部出现针刺、疼痛,并有麻痛感向该神经支配区放射为阳性,表示为神经损伤部位,或从神经修复处向远端沿神经干叩击,Tinel 征阳性则是神经恢复的表现。当再生的神经轴突尚未形成髓鞘时,外界叩击可产生疼痛或放射痛,Tinel 征既可帮助判断神经损伤的部位,又可用于检查神经修复后再生神经纤维的生长情况。因此 Tinel 征对神经损伤诊断及功能恢复的评估有重要意义。

5. 神经电生理检查 肌电检查和体感诱发电位对于判断神经损伤的部位和程度以及帮助观察损伤神经再生及恢复情况有重要价值。神经损伤 3 周后,肌电图呈现失神经支配的纤颤、正相电位。神经修复后随着神经功能逐渐恢复,纤颤和正相电位逐渐减少直至消失。肌电图还可以测定单位时间内传导神经冲动的距离,称为神经传导速度。正常四肢周围神经传导速度一般为每秒 40~70m。神经受损时,神经传导速度减慢,神经断裂时速度为 0。

四、治疗

周围神经损伤的治疗原则是尽可能早地恢复神经的连续性。闭合性损伤多属于神经受压、牵拉或挫损,早期作骨折及关节重定,神经功能多能自行恢复;如 1~3 个月无恢复,则需手术检查。开放性损伤者,对锐器伤或清洁伤口,作一期神经缝合;对火器伤或污染伤口,待伤口愈合后 3~6 周后作二期神经修复。

1. 非手术疗法 主要适用于神经传导功能障碍及神经轴索断裂者。多数闭合性神经损伤属此两种类型,因此原则上可非手术治疗观察 3 个月。观察期间最好每月做一次电生理检测,3 个月后仍无神经再生表现,或虽然有一定程度的恢复,但停留在某一水平功能不再改善,应采取手术治疗。非手术疗法主要包括针灸、理疗、体疗、电刺激及神经营养药物治疗。

2. 手术治疗

(1)**神经松解术**:适用于神经受挫伤或慢性磨损,神经与周围组织粘连或神经内瘢痕形成,造成压迫。手术是将神经从瘢痕组织中解放出来,以解除神经压迫,改善神经生长环境,恢复血液供应,利于神经恢复。

(2)**神经缝合术**:适用于神经断裂伤。缝合神经前应修整两断端或切除两断端的瘢痕直到显露正常神经束,精确对合断端,防止神经两断端扭曲、重叠,如有一定张力,可通过将神经近、远端游离,关节的体位调整及神经移植等措施予以解决。缝合方法有神经外膜缝合术(图 51-1)和神经束膜缝合术两种。

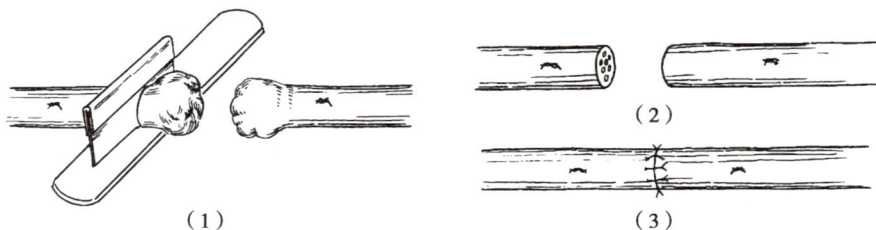

图 51-1 神经外膜缝合术
(1)切除残端;(2)准备缝合;(3)缝合外膜。

(3)**神经移植术**:适用于神经缺损较长无法直接缝合时,应进行神经移植。常选用自体腓肠神经游离移植。若需修复的神经干较粗,可采用电缆式缝合多股移植神经(图 51-2)。若修复较长(≥10cm)神经缺损,采用吻合血管的神经移植,保持移植神经的血供,可修复较长的神经缺损。如带桡动脉的桡神经浅支移植,带腓浅动脉的腓浅神经移植,带小隐静脉蒂的腓肠神经移植。

（4）**神经移位术**：适用于神经高位损伤无法修复者,可将另一根功能不重要的神经切断,其近断端移位到功能重要的损伤神经的远断端,以恢复较重要的神经功能。如臂丛神经根部撕脱伤,可将同侧副神经、颈丛神经、膈神经、肋间神经和健侧的颈7神经根,分别移位修复肌皮神经、肩胛上神经、腋神经、正中神经等。

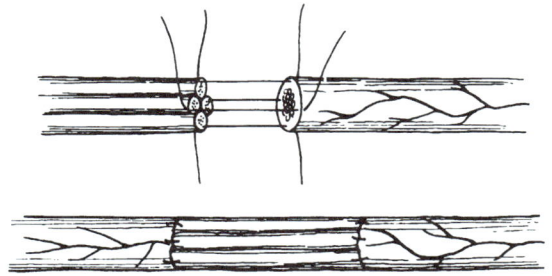
图 51-2　神经电缆式缝合

（5）**神经植入术**：适用于神经远端在其进入肌肉处损伤,无法进行缝接时,可将神经近端分成若干神经束,分别植入肌组织内,可通过再生新的运动终板或重新长入原运动终板,恢复部分肌肉功能。亦可将感觉神经近端植入皮下而恢复皮肤感觉功能。

第二节　上肢神经损伤

上肢神经源自臂丛神经,由颈5~颈8神经根及胸1神经根前支组成。在前斜角肌外缘由颈5、颈6组成上干,颈7延续为中干,颈8、胸1组成下干。三干向外下方延伸,于锁骨中段平面,各干分为前后两股。上、中干前股组成外侧束,下干前股为内侧束,三干的后股组成后束。各束在喙突平面分出神经支,外侧束分为肌皮神经和正中神经外侧头,内侧束分出尺神经和正中神经内侧头,后束分出腋神经和桡神经。正中神经的内、外侧头分别在腋动脉两侧至其前方组成正中神经。

臂丛神经于根、干、束部分别发出分支,支配肩、背、胸部和上肢的肌肉,重要的神经分支有肩胛上神经支配冈上、下肌,腋神经支配三角肌和小圆肌,肌皮神经支配喙肱肌、肱二头肌和肱肌,桡神经、正中神经和尺神经分别支配上臂伸肌和前臂伸屈肌及手内在肌。

一、臂丛神经损伤

多由牵拉所致,常见汽车或摩托车事故,高处坠落伤,重物压伤肩颈部,机器绞伤以及胎儿难产等。若暴力使头部与肩部向相反方向分离,可引起臂丛上干损伤,重者可累及中干。若患肢被机器皮带或传送带卷入,向头侧牵拉,可造成臂丛下干损伤。牵拉暴力过重可造成全臂丛损伤,甚至神经根从脊髓发出处撕脱。

1.临床表现

（1）**上臂丛神经损伤**：上臂丛包括颈5、6、7,颈5、颈6神经根或上干损伤,临床表现与上干损伤相似。因冈上肌、冈下肌、三角肌、小圆肌、肱二头肌麻痹主要表现为肩外展、屈肘功能障碍。单独颈7神经根或中干损伤少见,常合并上干或下干损伤,表现为桡神经功能障碍。颈5、6支配区皮肤感觉减退或消失,主要为上臂外侧、前臂外侧及拇指、示指感觉异常。

（2）**下臂丛神经损伤**：下臂丛为颈8、胸1神经或下干损伤,损伤后临床表现为尺神经支配肌肉麻痹及部分正中神经和桡神经功能障碍。手指不能伸屈,手内在肌麻痹,而肩、肘、腕关节活动基本正常。颈8、胸1支配区皮肤感觉减退或消失,主要为环指、小指及前臂内侧、上臂内侧中、下部感觉异常。

（3）**全臂丛损伤**：临床表现为整个上肢肌呈弛缓性麻痹。若臂丛神经为根性撕脱伤,可出现霍纳综合征,即患侧眼睑下垂、眼裂变窄、瞳孔缩小、额面部无汗等。

2.诊断　上肢腋神经、肌皮神经、桡神经、正中神经、尺神经中任何两根神经的组合损伤,或其中一根神经加前臂内侧皮神经的损伤,用其他部位损伤不能解释者,应考虑为臂丛神经损伤可能。

3. 治疗

（1）**闭合性损伤**：应确定损伤部位、范围、程度，先行非手术治疗，可观察3个月。3个月后无恢复者，应手术探查行神经松解、缝合或移植术。已明确为神经完全性损伤或根性撕脱伤者，应早期手术治疗。

（2）**开放性损伤**：早期手术修复。

（3）**晚期臂丛神经损伤的治疗**：利用未损伤的或已恢复的肌肉行肌腱移位术，或关节融合术重建部分重要功能。如利用背阔肌移位恢复屈肘功能，斜方肌移位恢复肩外展功能等。

二、正中神经损伤

正中神经由臂丛内、外侧束发出的正中神经内、外侧头组成，于喙肱肌起点附近移至腋动脉前方，在上臂于肱动脉内侧与之伴行，在肘部通过肱二头肌腱膜下，经过旋前圆肌肱骨头与尺骨头之间，下行于指浅屈肌与指深屈肌之间，至前臂远端于桡侧腕屈肌腱与掌长肌腱之间经腕管到手掌。正中神经上臂段无分支，前臂段有很多分支，支配旋前圆肌、指浅屈肌、桡侧腕屈肌、掌长肌、示、中指指深屈肌、拇长屈肌、旋前方肌。在手掌部支配短展肌、拇短屈肌外侧头、拇指对掌肌和第1、2蚓状肌。3条指掌侧总神经支配桡侧3个半手指掌面和近侧指关节以远背侧的皮肤。

1. 临床表现　肱骨髁上骨折、前臂或腕部切割伤是正中神经损伤的最常见原因。正中神经在肘上无分支，其损伤分为高位（肘上）和低位（腕部）损伤。腕部损伤时所支配的鱼际肌和蚓状肌麻痹，表现为拇指对掌功能障碍和手的桡侧半感觉障碍，特别是示、中指远节感觉消失。而肘上损伤则所支配的前臂肌麻痹，除上述表现外，另有拇、示、中指不能屈曲。

2. 治疗　正中神经挤压所致的闭合性损伤，可行短期观察，如无恢复则应手术探查。开放性损伤者应争取一期修复，或延期修复。若神经修复后功能无恢复，则行肌腱移位重建拇指对掌功能。

三、尺神经损伤

尺神经发自臂丛内侧束，在上臂内侧下行，在上臂中段逐渐转向背侧，经肱骨内上髁后方的尺神经沟，再穿过尺侧腕屈肌尺骨头与肱骨头之间进入前臂，再与尺动脉伴行，在前臂段分支支配尺侧腕屈肌、环、小指指深屈肌。在尺侧腕屈肌桡侧深面至腕部，在腕上5cm发出手背支支配手背尺侧皮肤。经腕尺管进入手部，即分为深支与浅支，深支穿小鱼际肌进入手掌深部，支配小鱼际肌、全部骨间肌和第3、4蚓状肌及拇收肌和拇短屈肌内侧头，浅支支配手掌尺侧及尺侧一个半手指的皮肤感觉。

1. 临床表现　尺神经易在腕部和肘部损伤，腕部损伤表现为骨间肌和第3、4蚓状肌及拇收肌麻痹，导致环指、小指爪形手畸形，手指外展、内收障碍，夹纸试验阳性，手掌尺侧半及尺侧一个半手指感觉障碍，特别是小指感觉障碍。肘上损伤除上述表现外，另有环指、小指末节屈曲功能障碍。

2. 治疗　尺神经损伤应尽早施行神经探查，争取早期修复。但术后效果多不理想，尤以高位损伤疗效更差。原因是尺神经支配的肌肉大多为细小的手内在肌，极易萎缩变性。晚期重建主要是矫正爪形手畸形。

四、桡神经损伤

桡神经发自臂丛后束，于腋动脉之后斜行向下外方，绕过肱骨后外侧桡神经沟，从上臂外前方转至前臂，分为深（骨间背侧神经）、浅两支。桡神经运动支主要支配上臂及前臂的伸肌。浅支支配腕、手背桡侧（虎口部）及桡侧三个半指背侧感觉。肱骨干中下1/3骨折是桡神经损伤的最常见原因，桡骨头骨折脱位常造成桡神经深支损伤，前臂背侧切割伤有时也可损伤桡神经。

1. 临床表现　根据损伤部位的不同，临床表现各异。桡神经在肘上损伤，主要表现为伸腕、伸拇、伸指、前臂旋后障碍及手背桡侧和桡侧 3 个半手指背面皮肤（主要是手背虎口处皮肤）感觉异常。典型的畸形是垂腕。如前臂桡神经深支损伤,则表现为伸拇、伸指障碍,腕背伸功能正常。

2. 治疗　桡神经损伤多为骨折挤压、牵拉所致,骨折整复后可非手术治疗,观察 2~3 个月。若无恢复,应手术探查修复。晚期功能不恢复者,可行肌腱移位重建伸腕、伸拇、伸指功能。

第三节　下肢神经损伤

下肢最重要的神经是前方的股神经和后方的坐骨神经及其分支(胫神经和腓总神经)。

股神经来自腰 2~4,沿髂肌表面下行,穿腹股沟韧带后方并于其下 3~4cm 在股动脉外侧分成前、后两支,肌支支配缝匠肌、股四头肌,皮支至股前部、在膝移行为隐神经支配小腿内侧皮肤。股神经损伤较少见。伤后主要表现为股四头肌麻痹所致膝关节伸直障碍及股前和小腿内侧感觉障碍。闭合牵拉性股神经损伤可持续观察,开放性锐器伤应一期手术修复,伸膝功能无恢复者可行股二头肌腱与半腱肌腱移位重建。

坐骨神经由腰 4、5 及骶 1~3 神经组成。出坐骨大孔经梨状肌下缘进入臀部,在臀大肌深面、大转子与坐骨结节中点下行,股后部在股二头肌与半膜肌之间行走,至腘窝尖端分为胫神经和腓总神经,沿途发出肌支,支配内收大肌、半腱肌、半膜肌和股二头肌。损伤后表现依损伤平面而定。髋臼后缘骨折、髋关节后脱位以及臀部肌内注射均可致其高位损伤,表现为膝关节屈曲障碍,股后部、小腿及足部所有的肌瘫痪,呈足下垂,小腿后外侧和足部感觉消失。若损伤位于股后中、下部,则腘绳肌正常,膝关节屈曲功能保留,但踝、足趾功能障碍。高位损伤预后一般较差,应尽早手术探查,根据情况行神经松解或修复手术。

胫神经于腘窝部伴行腘动、静脉至小腿,小腿上 2/3 部行走于小腿三头肌和胫后肌之间,于内踝后方穿屈肌支持带进入足底,支配小腿后侧屈肌群和足底感觉。股骨髁上骨折及膝关节脱位易损伤胫神经,引起小腿后侧屈肌群及足底内在肌麻痹,出现踝跖屈、内收、内翻障碍,足趾跖屈、外展和内收障碍,小腿后侧、足背外侧、跟外侧和足底感觉功能障碍。此类损伤多为挫伤,应观察 2~3 个月,无恢复者则应手术探查。

腓总神经于腘窝沿股二头肌内缘斜向外下,经腓骨长肌两头之间绕腓骨颈,分腓浅、腓深神经。前者于腓骨长、短肌间下行,小腿下 1/3 穿出深筋膜至足背内侧和中间。后者于趾长伸肌和胫前肌间,贴骨间膜下降,与胫前动、静脉伴行,于拇、趾长伸肌之间至足背。支配小腿前外侧伸肌群及小腿前外侧和足背皮肤。腓骨小头、腓骨颈部骨折可损伤腓总神经,出现小腿伸肌及腓骨长、短肌瘫痪,临床表现为足下垂及足内翻畸形,伸拇、伸趾功能丧失,小腿前外侧和足背前、内侧感觉障碍。应尽早手术探查。功能无恢复者,晚期可行肌腱移位矫正足下垂畸形。

（高　洁）

思考题

1. 试述正中神经损伤的临床表现。
2. 试述腓总神经损伤的临床表现。
3. 试述断肢（指）再植禁忌证。

ER 51-3

练习题

第五十二章 | 骨与关节感染

教学课件

思维导图

ER 52-1   ER 52-2

学习目标

1. 掌握：骨与关节感染病理特点、分型、临床表现及治疗原则。
2. 熟悉：化脓性骨髓炎的发生、发展特点；化脓性关节炎的发生、发展的特点。
3. 了解：化脓性骨髓炎的感染途径；化脓性关节炎的病因及病理分期。
4. 具备对骨与关节化脓性感染作出正确诊断并予以及时有效治疗的能力。
5. 能够与患者及家属进行有效沟通，针对骨与关节感染的特点，重点介绍其治疗与转归，以取得理解和配合；注重人文关怀，并进行健康宣教；帮助和指导患者进行康复训练。

案例导入

　　患儿 7 岁，因高热、烦躁、呕吐与惊厥 2 小时入院。体格检查：体温 39.5℃、脉搏 118 次/min，左下肢呈半屈曲状，膝上部股骨下段处剧痛，局部红、肿、热且有压痛，局部分层穿刺抽出混浊液体，涂片为脓细胞，患儿入院后经抗生素抗感染治疗 3 天后，体温仍高达 39.4℃。

请思考：

1. 该患儿的诊断是什么？
2. 目前患儿应采取哪项紧急治疗措施？

第一节　化脓性骨髓炎

　　化脓性细菌侵入骨质、骨髓和骨膜，引起炎症反应，即为化脓性骨髓炎（pyogenic osteomyelitis）。本病可发生于任何年龄，最常见于 3~15 岁的儿童和少年。男性较女性多 3~4 倍。股骨远端和胫骨近端的干骺部是最多见的发病部位（约占 60%），其次是股骨近端、肱骨和桡骨远端，但任何骨骼都可受累，扁平骨中髂骨发病较多。细菌侵入途径大多为血源性，其次为创伤性和蔓延性感染。临床表现可分为急性与慢性。慢性化脓性骨髓炎大多是因急性化脓性骨髓炎没有得到及时、正确、彻底治疗而转成的。少数低毒性细菌感染，如局限性骨脓肿等，一开始就是慢性发病。

一、急性化脓性骨髓炎

（一）病因

　　急性化脓性骨髓炎多数为血源性感染，少数由软组织感染蔓延或开放性骨折所致。病原菌以金黄色葡萄球菌为最多（占 80%~90%），乙型溶血性链球菌占第二位，其他细菌有大肠埃希菌、流感嗜血杆菌和产气荚膜杆菌，亦可是肺炎双球菌和白色葡萄球菌。感染途径有血源性、创伤性、蔓延性 3 种途径。

　　1.血源性　细菌通过血液循环到达骨组织发生感染，即为血源性骨髓炎。感染病灶常为扁桃体炎、中耳炎、疖肿、脓肿等。急性血源性骨髓炎的诱发因素是局部和全身抵抗力降低,如身体衰弱、营养较差、过度疲劳或急性病后发生。外伤常为一个局部诱因。

2. 创伤性 开放性骨折细菌经伤口到达骨折处发生感染。骨与关节手术时,无菌操作不严格,也可引起化脓性感染。

3. 蔓延性 邻近软组织感染直接蔓延至骨组织发生的感染,如指端软组织感染所引起的指骨骨髓炎。

(二)病理

急性化脓性骨髓炎的病理特点是以骨质破坏、坏死和由此诱发的修复反应同时并存。早期以骨质破坏和坏死为主,后期有新生骨,成为骨性包壳。

1. 骨内病灶的形成 儿童及青少年干骺部血液供应丰富,血流速度缓慢,成为致病菌繁殖的良好环境。一旦发生血源性感染,细菌在此处停滞繁殖形成病灶。

2. 脓肿的蔓延途径 见图 52-1。

(1)**脓肿向骨髓腔蔓延**:因骨骺板抵抗感染的能力较强,脓液不易通过,多向骨髓腔扩散,致使骨髓腔受累。

(2)**骨膜下脓肿形成**:骨髓腔内脓液增多,压力增高,可沿中央管扩散至骨膜下层,形成骨膜下脓肿。脓液也可突破干骺端骨皮质进入骨膜下形成脓肿。骨膜下脓肿压力进一步增高,可穿破骨膜流入软组织,也可沿中央管返回骨髓腔。

(3)**穿入关节引起化脓性关节炎**:儿童骨骺板对感染的抵抗力较强,脓肿不易进入关节腔,但可引起关节内反应性积液。成人骺板无抵御能力,较易并发化脓性关节炎。若干骺端处于关节囊内,感染很快进入关节内,如股骨上端骨髓炎多并发化脓性髋关节炎。

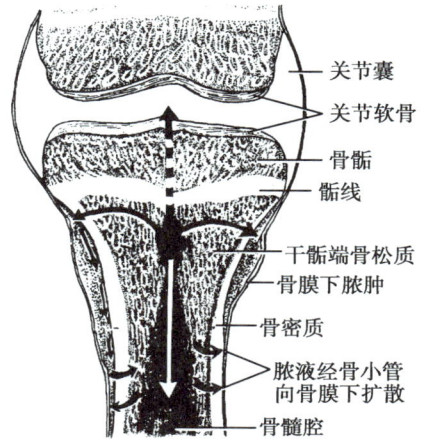

图 52-1 胫骨上段急性化脓性骨髓炎扩散途径

3. 死骨及骨壳的形成 骨膜下脓肿形成,将骨膜掀起,该部骨质失去来自骨膜的血液供应,严重影响骨的血液循环,造成骨坏死。脓液进入骨髓腔和中央管后,在管腔内通过的滋养血管因炎症而形成血栓和脓栓,骨内血供被阻断,造成骨坏死;坏死骨周围的骨膜,由于炎症刺激形成新骨,包绕在死骨的表面,形成"骨性包壳"。

4. 急性骨髓炎的转归

(1)经早期药物和支持疗法,及时适当的局部治疗,炎症消退,病变吸收而痊愈。

(2)急性期未得到及时正确的治疗,或因细菌毒力大,发生严重的败血症或脓毒血症而危及生命。

(3)转为慢性化脓性骨髓炎。

(三)临床表现与诊断

1. 全身症状 全身症状严重,发病急,开始即有高热,体温可高达 39~41℃,全身酸痛,食欲缺乏,畏寒,烦躁不安,儿童可出现惊厥,甚至有谵妄、昏迷等败血症现象。

2. 局部症状 早期有局部剧烈疼痛或搏动性疼痛,肌肉有保护性痉挛,肢体呈半屈曲状不敢活动。患部皮温高,有明显的压痛。如病灶邻近关节,则关节有肿胀,但压痛不明显,关节能活动。当脓肿穿破骨质、骨膜至皮下时,可有局部红肿、压痛、波动感。脓肿穿破皮肤后,形成窦道。

3. 实验室检查 早期血培养阳性率较高,脓液培养有化脓性细菌。作细菌培养及药物敏感试验,以便及时选用有效药物。在寒战高热期抽血培养或初诊时每隔 2 小时培养 1 次,共 3 次,可以提高血培养阳性率。血液白细胞总数及中性粒细胞均明显升高,血沉增高,C反应蛋白升高,多有贫血。

4. 局部分层穿刺　用粗针头在肿胀及压痛最明显的干骺端刺入,边抽吸边刺入,穿刺抽出的脓液、混浊液或血性液体,涂片检查有脓细胞或细菌可明确诊断。任何性质的穿刺液都应作细菌培养与药物敏感试验。

5. X线平片　发病早期(2周内)X线检查多无明显异常。发病3周后的X线平片可显示骨质脱钙、破坏,骨膜反应及层状新骨形成,周围软组织肿胀阴影等。

6. CT检查　可比常规X线照片提前发现病灶,可清楚显示骨内、外膜新骨形成和病变的实际范围。对细小的骨脓肿仍难以显示。

7. 核素骨显像　一般于发病后48小时即可有阳性结果。

8. MRI检查　可以早期发现局限于骨内的炎性病灶,并能观察到病灶的范围,病灶内炎性水肿的程度和有无脓肿形成,具有早期诊断价值。

(四) 治疗

1. 全身支持治疗　包括充分休息与良好护理,注意水、电解质平衡,少量多次输血。高热时降温,给予易消化富有蛋白质和维生素的饮食。

2. 药物治疗　早期联合应用大剂量有效抗生素,在发病5天内使用往往可以控制炎症。以后依据细菌培养和药物敏感试验的结果及治疗效果进行调整。抗生素应持续使用至体温正常、症状消退后3~6周左右。

3. 局部治疗　用石膏托或牵引等制动并抬高患肢,减少疼痛,防止发生畸形及病理性骨折。

4. 手术治疗　在给予大剂量抗生素2~3天后仍不能控制症状,进行手术治疗。

(1) **手术目的**:①引流脓液,减少脓毒症症状;②阻止急性骨髓炎转变为慢性骨髓炎。

(2) **手术方式**:钻孔引流术(图52-2)和开窗减压术(图52-3)。

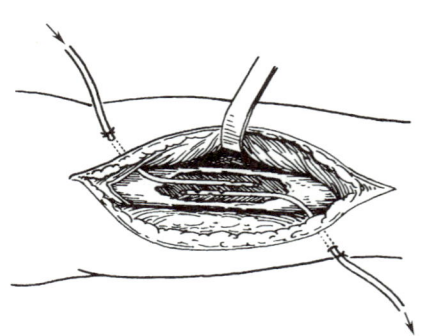

(3) **伤口的处理**

1)作闭式灌洗引流,在骨腔内放置两根引流管作连续冲洗与吸引,关闭切口。作连续24小时灌洗引流(图52-4),引流管留置3周,或体温下降,引流液连续3次培养阴性即可拔除引流管。

2)单纯闭式引流,脓液不多者可放单根引流管接负压吸引瓶,每日经引流管注入少量高浓度抗生素液。

3)伤口不缝合,填充碘仿纱条,5~10天后再作延迟缝合。

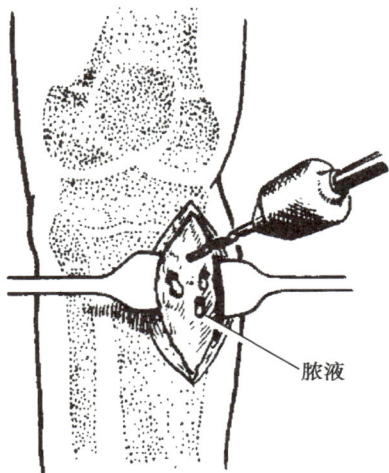

图52-2　钻孔引流术　　　　图52-3　开窗减压术　　　　图52-4　闭式灌洗引流

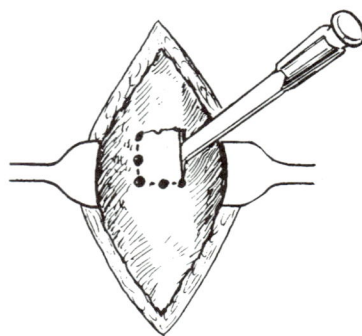

脓液

二、慢性化脓性骨髓炎

(一) 病因

慢性化脓性骨髓炎的常见原因是在急性期未能及时和适当治疗,导致病情发展的结果;有大量死骨形成;有异物和死腔存在;局部广泛瘢痕组织及窦道形成,血液循环差,抗生素难以到达,利于细菌生长。

(二) 病理

1. **包壳形成** 由于死骨形成,较大死骨不能被吸收,成为异物及细菌的病灶,引起周围炎性反应,刺激骨膜深层的成骨细胞形成大量新生骨,包裹于死骨外面,形成包壳,可代替病骨起支持作用。

2. **慢性局限性骨脓肿形成** 局限性骨脓肿属于一种特殊类型的慢性骨感染,多见于儿童和青年,胫骨上下端及股骨、肱骨和桡骨下端为好发部位。一般认为系细菌毒力较低,或因患者机体抵抗力较强而使骨髓炎局限于骨髓的一部分,脓肿被包围在骨质内,形成局限性骨脓肿。

3. **硬化性骨髓炎形成** 是一种由低毒性感染引起的以髓腔消失、骨质增生硬化为特征的慢性骨感染。常见于儿童和青年人。好发于股骨和胫骨。

(三) 临床表现与诊断

1. **全身症状** 慢性化脓性骨髓炎患者的全身症状几乎不明显,只有在局部引流不畅时,才有全身表现。

2. **局部症状** 局部可有肿胀、疼痛和压痛。如有窦道,伤口流脓,偶有小块死骨排出,伤口长期不愈。由于炎症反复发作,或有多处窦道,对肢体功能影响较大,有肌肉萎缩。如发生病理性骨折,可有肢体短缩或成角畸形。如病灶接近关节,多有关节挛缩或僵硬。

3. **影像学检查** 对本病的病理类型、病变类型及程度的判断均有意义。

(1) **X 线平片**:可见骨质增生、增厚、骨髓腔不规则,有大小不等的死骨。局限性骨脓肿的 X 线表现长骨干骺端或骨干皮质圆形或椭圆形低密度骨质破坏区,边缘较整齐,周围密度增高为骨质硬化反应。硬化性骨髓炎的 X 线表现长骨骨干局限或广泛的骨质增生硬化现象,骨皮质增厚,骨髓腔狭窄甚至消失,病骨密度增高常呈梭形;在骨质硬化区内一般无透明的骨破坏,但在病程较长的病例中,可见小而不规则的骨质破坏区。

(2) **窦道造影**:可了解窦道的深度、径路、分布范围及其与死腔的关系。

(3) **CT 及 MRI 检查**:对诊断、拟定手术方案均有极大帮助。

(四) 治疗

1. **治疗原则** 以手术治疗为主,原则是清除死骨、炎性肉芽组织和消灭死腔。

2. **手术适应证** 有死骨形成,有死腔及窦道流脓者均应手术治疗。

3. **禁忌证** 慢性骨髓炎急性发作时不宜作病灶清除术,应以抗生素治疗为主,有积脓时宜切开引流。大块死骨形成而包壳尚未充分生成者,不宜过早取掉大块死骨须待包壳生成后再手术。

4. **手术方法** 手术的目的是清除病灶,消灭死腔,促使伤口闭合。

(1) **清除病灶**:在骨壳上开洞,进入病灶内,吸出脓液,清除死骨与炎性肉芽组织。

(2) **消灭死腔**

1) 碟形手术:又名奥尔(Orr)开放手术法。死腔不大,削去骨量不多的病例。在清除病灶后再用骨刀将骨腔边缘削去一部分,使成平坦的碟状,以容周围软组织贴近而消灭死腔。

2) 肌瓣填塞:死腔较大者可将骨腔边缘略事修饰后将附近肌肉作带蒂肌瓣填塞以消灭死腔。

3) 闭式灌洗:小儿生长旺盛,骨腔容易闭合,因此小儿病例在清除病灶后不必作碟形手术。可在伤口内留置 2 根引流管。术后持续灌洗 2~4 周,待吸引液转为清亮时即可停止灌洗并拔管。

4）庆大霉素-骨水泥珠链填塞和二期植骨：将庆大霉素-骨水泥珠链，填塞在骨腔内，珠链在体内会缓慢地释放出有效浓度的庆大霉素数周之久。2周后珠链的缝隙内会有肉芽组织生长，即可拔去珠链。骨腔经肉芽组织填充，大的骨腔可手术植入自体松质骨而愈合。

（3）**伤口的闭合**：伤口应该一期缝合，并留置负压吸引管。一般在术后2~3天内，吸引量逐渐减少，此时可拔除引流管。周围软组织缺少不能缝合时，可任其敞开，骨腔内填充凡士林纱布或碘仿纱条，包管形石膏，开洞换药。让肉芽组织慢慢生长填满伤口以达到二期愈合，称为Orr疗法（图52-5）；也可采用负压封闭引流技术（VSD），能缩短疗程，更快地促进伤口愈合。

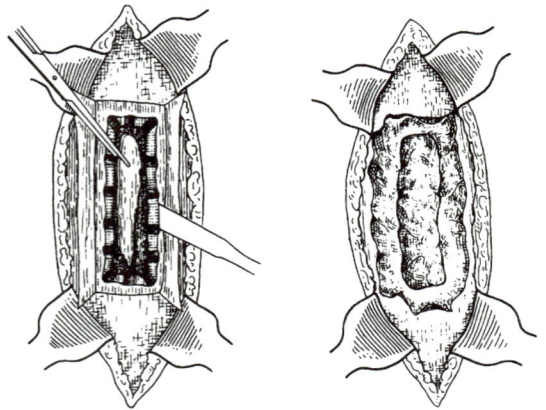

图52-5 Orr疗法示意图

知识链接

负压封闭引流技术

负压封闭引流技术（VSD）1992年由德国首创，1994年引入我国并创造性地应用于骨科及普外科进行推广，该技术是指用内含有引流管的聚乙烯酒精水化海藻盐泡沫敷料，来覆盖或填充皮肤、软组织缺损的创面，再用生物半透膜对之进行封闭，最后把引流管接通负压源，通过可控制的负压来促进创面愈合的一种全新的治疗方法。该技术操作简便，疗效远优于常规治疗，现已广泛应用于治疗各种急性软组织缺损和感染创面。

第二节 化脓性关节炎

化脓性关节炎（pyogenic arthritis）是由化脓性细菌引起的关节内感染。多见于儿童，常为败血症的并发症，也可因手术感染、关节外伤性感染和关节火器伤所致。受累的关节多为单一肢体大关节，最常受累者为膝、髋关节，其次为肘、肩和踝关节。

一、病因

致病菌多为金黄色葡萄球菌，可占85%左右；其次为白色葡萄球菌、淋病奈瑟球菌、肺炎球菌和肠道杆菌等。

细菌入侵关节的途径包括：①血源性传播，身体其他部位的化脓性病灶内细菌通过血液循环传播至关节内。②邻近关节附近的化脓性病灶直接蔓延至关节腔内，如股骨头或髂骨骨髓炎蔓延至髋关节。③开放性关节损伤发生感染。④医源性感染，关节手术后感染和关节内注射皮质类固醇后发生感染。

二、病理

化脓性关节炎病变的发展大致可分为浆液性渗出期、浆液纤维素性渗出期、脓性渗出期；三个阶段的发展是一个逐渐演变的过程，并无明确的界限。

1. 浆液性渗出期 细菌进入关节腔后，滑膜明显充血、水肿，有白细胞浸润和浆液性渗出物。

关节软骨没有破坏,如治疗及时,渗出物可以完全被吸收而不会遗留任何关节功能障碍。本期病理改变为可逆性。

2. 浆液纤维素性渗出期 病变继续发展,渗出物变为混浊,数量增多,细胞亦增加。大量的纤维蛋白出现在关节液中。纤维蛋白沉积在关节软骨上可以影响软骨的代谢。白细胞释放出大量溶酶体,可以协同对软骨基质进行破坏,使软骨出现崩溃、断裂与塌陷。修复后必然会出现关节粘连与功能障碍。本期出现了不同程度的关节软骨损毁,部分病理改变已成为不可逆性。

3. 脓性渗出期 炎症已侵犯至软骨下骨质,滑膜和关节软骨都已破坏,关节周围亦有蜂窝织炎。渗出物已转为明显的脓性。修复后关节重度粘连甚至纤维性或骨性强直,病变为不可逆性,后遗有重度关节功能障碍。

三、临床表现与诊断

1. 全身症状 起病急骤,有寒战高热,甚至出现谵妄与昏迷等症状,小儿惊厥多见。

2. 局部症状 受累关节疼痛与功能障碍,浅表的关节,如膝、肘和踝关节,红、肿、热、痛明显;深部的关节,如髋关节,局部红、肿、热都不明显。关节往往处于屈曲位,久之可发生关节挛缩,关节可发生半脱位或脱位。关节腔内积液在膝部最为明显,浮髌试验可为阳性。

3. 关节穿刺检查 关节穿刺和关节液检查是确定诊断和选择治疗方法的重要手段。依病理发展的不同时期,关节液可为浆液性、黏稠性或脓性。关节液涂片检查可发现大量白细胞、脓细胞和细菌。细菌培养可鉴别菌种并找到敏感的抗生素。

4. 实验室检查 白细胞计数增高,中性粒细胞增多,血培养可为阳性。

5. 影像学检查 X线平片早期仅见关节肿胀、积液,关节间隙增宽;稍晚可有骨质疏松脱钙,因软骨及骨质破坏而有关节间隙变窄;晚期有增生和硬化,关节间隙消失。CT及MRI均有助于诊断。化脓性关节炎应与下列疾病相鉴别(表52-1)。

表 52-1 化脓性关节炎的鉴别诊断

疾病	起病	发热	关节发病数	好发部位	局部症状体征	周围血象	血沉	X线表现	穿刺液检查
化脓性关节炎	急	高热	单发多,很少3个以上	膝、髋	急性炎症明显	高	加快	早期无变化	清→混→脓性,多量脓细胞,可找到革兰氏阳性球菌
关节结核	缓慢	低热	单发多	膝、髋	急性炎症不明显	正常	加快	早期无变化	清→混,可发现抗酸杆菌
风湿性关节炎	急	高热	多发性、对称性、游走性	全身大关节	有急性炎症,伴有心脏病	高	加快	无变化	清,少量白细胞
类风湿关节炎	一般不急	偶有高热	多发性(超过3个)、对称性	全身大小关节	有急性炎症,伴有小关节病变	可增高	加快	早期无变化	清→草绿色,混浊,中等量白细胞,类风湿因子阳性
创伤性关节炎	缓慢	无	单发性	膝、踝、髋	无炎症表现	不高	正常	关节间隙窄,骨硬化	清,少量白细胞
痛风	急、夜间发作	可有中、低热	多发,一般2个	跖趾、跗趾关节	红肿明显	高、尿酸增高	加快	早期无变化	清→混,内有尿酸盐结晶

四、治疗

治疗原则是早期诊断,早期处理,保留关节功能,减少残疾。早期积极正确的治疗,是避免肢体功能障碍的关键。

1. 全身治疗 全身支持疗法和药物治疗同化脓性骨髓炎。

2. 局部治疗

(1) 急性期治疗

1) 制动:早期应用石膏、夹板或牵引等制动于功能位,可防止感染扩散,减轻肌肉痉挛及疼痛,防止畸形及病理性脱位,减轻对关节软骨面的压力及软骨破坏。

2) 关节腔内注射抗生素:每天做一次关节穿刺,抽出关节液后,注入抗生素。如果抽出液逐渐变清,而局部症状和体征缓解,说明治疗有效,可以继续使用,直至关节积液消失,体温正常。如果抽出液性质转劣而变得更为混浊甚至成为脓性,说明治疗无效,应改为灌洗或切开引流。

3) 经关节镜治疗:在关节镜直视下反复冲洗关节腔,清除脓性渗液、脓苔与组织碎屑,待灌洗液清亮后在关节腔内留置敏感的抗生素,可减轻症状。必要时置管持续灌洗。

4) 关节腔持续性灌洗:适用于表浅的大关节,如膝关节。

5) 关节切开引流:适用于较深的大关节,如髋关节,应该及时作切开引流术(图 52-6)。并作关节腔持续灌洗。注意事项:①严格无菌操作。②防止损伤重要组织。关节切开的方向和部位,应从关节最表浅而直接的径路进入,这样较容易抽出积液,又利于引流。③切开后保持引流通畅,滑膜与皮肤严密缝合,以利于引流。④术后用石膏托或牵引,保持关节功能。待感染控制后,早期开始关节活动,以防止关节粘连僵硬。

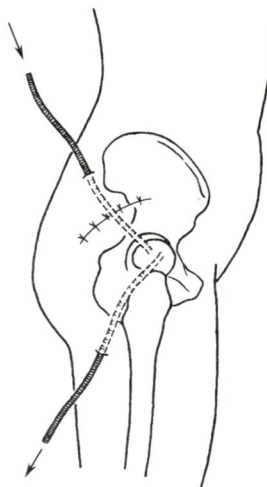

图 52-6　化脓性髋关节炎切开闭式冲洗引流

(2) 恢复期治疗

1) 局部炎症消退后尽早开始肌肉收缩及自主关节活动,逐渐增加活动促进功能恢复。

2) 关节已有畸形者,应用牵引逐步纠正。

3) 后遗严重畸形有明显功能障碍者,需行手术治疗。对关节强直于非功能位者,可采用全关节置换术、截骨矫形术或关节融合术。

(曾令斌)

思考题

1. 试述急性化脓性骨髓炎的临床表现和诊断要点。
2. 慢性骨髓炎的手术适应证有哪些?
3. 试述急性化脓性关节炎的病理分期、诊断及治疗原则。

ER 52-3

练习题

第五十三章 | 骨与关节结核

教学课件　　　思维导图

学习目标

1. 掌握：骨与关节结核的临床表现、手术适应证和禁忌证及治疗原则；脊柱结核、髋关节结核的临床表现及治疗方法。
2. 熟悉：骨与关节结核的病理特点、鉴别诊断。
3. 了解：骨与关节结核的常用手术方法。
4. 具备对骨与关节结核作出初步诊断，并针对不同阶段的患者制订规范的个性化治疗方案的能力。
5. 能够与患者及家属的有效沟通；注重人文关怀，进行健康宣教；帮助患者树立战胜疾病的信心，指导患者进行康复训练。

案例导入

患儿男性，7岁，诉左膝肿痛，伴发热及行走困难5个多月。患儿8个月前因剧烈运动曾导致左膝扭伤，经治疗后病情好转。5个月前患儿左膝疼痛不适，行走时疼痛加剧，随后出现肿胀并伴有不同程度的发热，具体体温不详。曾在当地间断治疗，效果欠佳，无其他特殊疾病史。体格检查：体温38.3℃，脉搏105次/min，血压100/75mmHg。患儿神志正常，消瘦，心、肺无异常。专科检查：左膝肿胀明显，局部微热，压痛，局部未触及异常肿物。关节活动障碍，伸直不能，屈曲尚可。辅助检查：血沉87mm/h，X线检查显示：软组织肿胀，骨质疏松，未见明显骨折破坏。

请思考：
1. 该患儿最可能的诊断是什么？应如何进行鉴别诊断？
2. 简要分析该疾病的病因及治疗措施。

第一节 概　述

一、病因

骨与关节结核（bone and joint tuberculosis）是结核分枝杆菌侵入骨或关节而引起的一种继发性感染性疾病。80%以上的原发病灶在肺和胸膜，其次包括消化道和淋巴结。骨关节结核可以出现在原发性结核的活动期，但多数发生于原发病灶已经静止，甚至痊愈多年以后，当机体的抵抗力下降而出现临床症状。近年来，由于耐药性细菌的增加，使骨与关节结核的发病率有所增高。骨与关节结核好发于儿童及青少年，30岁以下的患者占80%。

骨结核的好发部位：①脊柱结核，约占骨结核总数的一半。脊柱结核以腰椎结核最高，其次为下胸椎及颈椎结核，单纯的椎体附件结核较少见。②四肢结核，以膝关节结核为多见，其次为髋关节结核、肘关节结核、肩关节结核。总之，四肢关节结核中，下肢关节结核较上肢关节结核发病率高，即好发部位都是一些负重大、活动多、易于发生创伤的部位。

二、病理

骨与关节结核的最初病理变化是单纯性滑膜结核或单纯性骨结核，后者多见。在发病最初阶段，病灶局限于长骨干骺端，关节软骨面完好，如果在此阶段结核被很好控制，则关节功能不受影响。病变进一步发展，结核病灶侵及关节腔，破坏关节软骨面，称为全关节结核。全关节结核不能被控制，若继发感染，可破溃产生瘘管或窦道，关节严重毁损，此时将遗留各种关节功能障碍（图 53-1）。

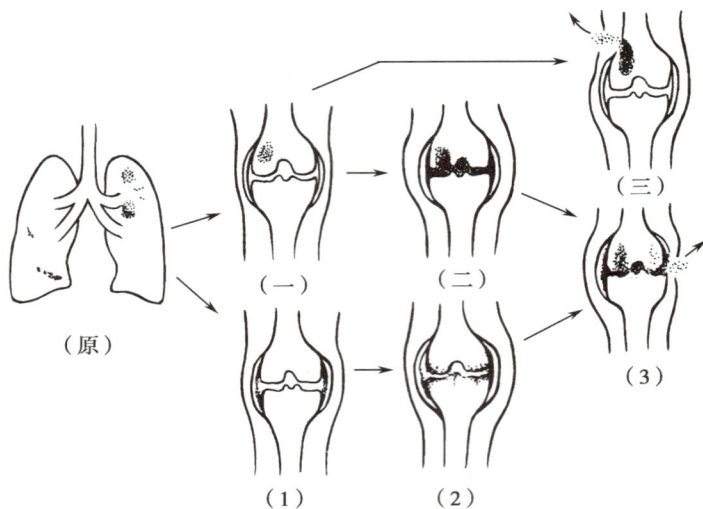

图 53-1　骨关节结核临床病理发展示意图
（原）原发病灶；（一）单纯骨结核；（二）由骨结核引起的全关节结核；（三）单纯骨结核穿破皮肤形成窦道；（1）单纯滑膜结核；（2）由滑膜结核引起的全关节结核；（3）全关节结核穿破皮肤形成窦道。

三、临床表现

1. **全身症状**　一般无明显全身症状，起病缓慢，有低热、盗汗、消瘦、乏力、食欲减退等症状，少数起病急骤，有高热，多见于儿童患者。

2. **局部表现**

（1）**关节病变**：大多为单发性，少数为多发性，但对称性十分罕见。青少年患者起病前往往有关节外伤病史。

（2）**病变部位疼痛**：初起不甚严重，活动后加剧。儿童患者常有"夜啼"。髋关节与膝关节的关节神经支配有重叠现象，髋关节结核患者可主诉膝关节疼痛。

（3）**肿胀**：浅表关节可有肿胀与积液，压痛，关节常处于半屈状态以缓解疼痛；至后期，肌萎缩，关节变形。

（4）**"寒性脓肿"形成**：病灶部位积聚大量脓液、结核性肉芽组织、死骨和干酪样坏死组织。由于无红、热等急性炎症反应，而称为"冷脓肿"或"寒性脓肿"。

（5）**混合性感染**："寒性脓肿"溃破后产生混合性感染，引流不畅时会有高热。局部急性炎症反应也加重。

（6）**病理性脱位与病理性骨折**：结核破坏骨质结构可引起病理性脱位或病理性骨折。

（7）**后遗症**：病变静止后可有各种后遗症，如关节功能障碍、关节屈曲挛缩畸形、脊柱后凸畸形（驼背）；儿童肢体不等长等。

3. **实验室检查**　可有轻度贫血，白细胞一般正常，血沉在活动期明显增快，静止期可正常。C反应蛋白的高低与疾病的炎症反应程度相关，可用于结核活动性及临床疗效的判定指标。其他检查还包括：①结核菌素试验（PPD），常为阴性，强阳性有助于诊断。②结核分枝杆菌培养，脓液或关节液涂片查抗酸杆菌和结核分枝杆菌培养阳性，对诊断有重要意义。③抗结核抗体检测，是检测结核的快速辅助诊断手段，但敏感性不高。④结核分枝杆菌 DNA 检测，具有敏感性高、特异性强、快速的特点，是结核病原学诊断的重要参考。

4. **影像学检查**　X 线平片和断层片是诊断骨关节结核的重要手段之一。CT、MRI 检查对于早期诊断和指导治疗都有重要价值，特别是对脊柱结核的诊断意义更大。

5. 病理检查 对于早期和不易诊断的滑膜结核和骨关节结核可以取活组织做病理检查,一般即可确诊。

四、治疗

1. 全身治疗

(1) **支持疗法**:注意休息、避免劳累、合理加强营养、纠正贫血等。

(2) **抗结核药物治疗**:用药原则坚持早期、联合、适量、规律、全程。

常用一线抗结核药物:异烟肼(H)、利福平(R)、吡嗪酰胺(Z)、链霉素(S)、乙胺丁醇(E)等。

常用的化疗方案为:2HRZS(E)/10HRE(强化期疗程 2 个月,巩固期疗程 10 个月)或 3HRZS(E)/9HRE(强化期疗程 3 个月,巩固期疗程 9 个月);异烟肼(H),利福平(R),吡嗪酰胺(Z),链霉素(S),乙胺丁醇(E)。

目前常用抗结核药物及用法:异烟肼,每日 300mg;利福平,每日 450mg;吡嗪酰胺,每日 20~30mg/kg;乙胺丁醇每日 750mg;链霉素每日 0.75g。同时每日给予维生素 B_6 4mg。

抗结核治疗过程中应严密观察抗结核药的毒副作用,定期检查肝功能及血常规。经过抗结核药物治疗后,全身和局部症状都会逐渐减轻。骨与关节结核是否治愈,应根据临床表现、辅助检查及远期随访进行判断。

治愈标准为:①全身情况良好,体温正常,食欲良好。②局部症状消失,无疼痛,窦道已闭合。③3 次血沉均正常。④影像学表现为脓肿缩小乃至消失,或已经钙化;无死骨,病灶边缘轮廓清晰。⑤起床活动已 1 年,仍能保持上述 4 项指标。符合标准的可以停止抗结核药物治疗,但仍需定期复查。

2. 局部治疗

(1) **局部制动**:应用石膏、支具固定、牵引等,预防和矫正畸形,保持关节功能位,小关节结核固定时间为 1 个月,大关节结核可延长至 3 个月。

(2) **局部注射**:适用于单纯性滑膜结核早期。局部注射抗结核药物具有药量小,局部药物浓度高和全身反应小的优点。常用药物为异烟肼,剂量为 100~200mg,每周注射 1~2 次。

(3) **手术治疗**:术前规范抗结核药物治疗 4~6 周,至少 2 周。然后进行手术治疗,可以缩短疗程,预防或矫正畸形,减少残疾和复发。

1) 脓肿切开引流:适于全身状况不好,不能耐受病灶清除术者。

2) 病灶清除术:采用合适的手术切口途径,直接进入骨关节结核病灶部位,将脓液、死骨、结核性肉芽组织与干酪样坏死物质彻底清除掉,并放入抗结核药物,称为病灶清除术。

手术适应证包括:①经非手术治疗效果不佳;②病灶内有较大的死骨或有较大脓肿形成;③窦道经久不愈;④脊柱结核合并有脊髓、马尾神经受压表现。

禁忌证包括:①伴有其他脏器活动期结核;②病情危重、全身状态差;③合并有其他重要疾病难以耐受手术者。

3) 其他手术治疗:关节融合术用于关节不稳定者;截骨术用以矫正畸形;关节成形术用以改善关节功能,以上手术大都属于矫形手术。

> **知识链接**
>
> ### 寒性脓肿
>
> 寒性脓肿,也称冷脓肿,是与热脓肿(普通细菌感染所引起)相对而言。一般化脓性感染的脓肿多是球菌感染的,局部皮肤发红,触及皮肤发热,而冷脓肿一般是结核菌感染的,结核造成

的脓肿虽然也有疼痛、肿胀、功能障碍,但局部皮肤常没有红、热等现象,故称"冷脓肿"。寒性脓肿是脊柱结核的一种常见的并发症。在脊柱的寒性脓肿中,除了稀薄的脓汁外,还有大量的干酪样物质、肉芽组织、死骨和坏死椎间盘组织。在影像学上,普通脓肿液化阴影是均匀的,而冷脓肿不均匀。

第二节　脊柱结核

脊柱结核发病率占骨与关节结核的首位,约占 50%。以椎体结核占绝大多数,单纯的附件结核仅占 1%~2%。腰椎的发病率最高,其次是胸椎、颈椎,骶椎、尾椎罕见。本病以儿童患者多见,30 岁以上发病率明显下降。

一、病理

脊柱结核可分为中心型椎体结核和边缘型椎体结核两种(图 53-2)。

1. **中心型椎体结核**　多见于 10 岁以下儿童,好发于胸椎。病变进展快,整个椎体被压缩成楔形。一般只侵犯一个椎体,也有穿透椎间盘而累及邻近椎体。

2. **边缘型椎体结核**　多见于成人,好发于腰椎。病变局限于椎体的上下缘,很快侵犯至椎间盘及相邻的椎体。椎间盘破坏是本病的特征,因而椎间隙很窄。

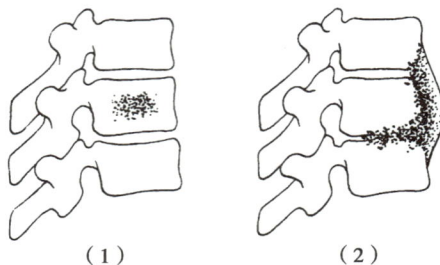

图 53-2　椎体结核示意图
(1)中心型;(2)边缘型。

二、临床表现与诊断

1. **全身症状**　患者常有午后低热、食欲减退、消瘦、盗汗、疲乏无力、贫血等全身中毒反应。儿童常有夜啼、呆滞或性情急躁等。

2. **局部表现**

(1)**疼痛**:多为轻微钝痛,休息后减轻,劳累后加重,咳嗽、打喷嚏或持物时加重。

(2)**姿势异常**:颈椎结核患者常用双手托住腮部;腰椎结核患者腰部僵直,拾物时不敢弯腰而取屈髋、屈膝位,拾物试验阳性。

(3)**压痛和叩击痛**:在受累脊椎的棘突有压痛和叩击痛。

(4)**脊柱活动受限**:由于病椎周围肌群保护性痉挛,受累脊柱活动受限(图 53-3)。

(5)**畸形**:以后凸畸形最常见。

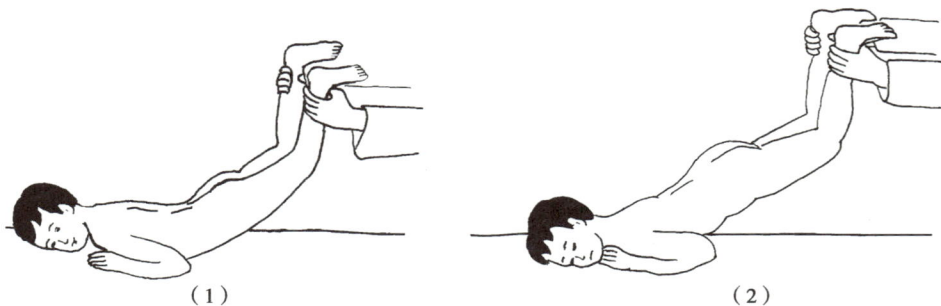

图 53-3　儿童脊柱活动测验法
(1)正常;(2)异常。

（6）**寒性脓肿**：椎体破坏后形成的寒性脓肿可以有两种表现。

1）胸（腰）椎病变形成的椎旁脓肿→腰大肌脓肿、腰三角脓肿→腹股沟脓肿→大腿外侧或膝上脓肿。

2）椎旁脓肿，脓液汇集在椎体旁，可在前方、后方或两侧。不少患者因发现脓肿才来就诊，在检查患者时，应在脓肿的好发部位仔细寻找有无脓肿存在。

（7）**神经系统检查**：根据病灶发生部位，检查对应神经支配区的感觉、运动、反射情况，有无病理反射，大小便状况；下肢肌力情况。

3. 影像学检查　X 线平片可显示不规则的骨质破坏，椎间隙变窄或消失，椎体塌陷、空洞、死骨和寒性脓肿阴影等征象。CT、MRI 检查能显示病变椎体的破坏程度以及与周围组织的关系。

脊柱结核根据症状、体征与影像学表现，典型病例诊断不难，但必须与强直性脊柱炎、化脓性脊柱炎、腰椎间盘突出症、脊柱肿瘤、嗜酸性肉芽肿、退行性脊椎骨关节病等疾病相鉴别。

三、治疗

脊柱结核治疗的目的是彻底清除病灶，解除神经压迫，重建脊柱稳定性，矫正脊柱畸形。

1. 全身治疗　原则同概述中所述。

2. 局部制动　可缓解疼痛、防治畸形、避免病变扩散、减少体力消耗，有利病灶修复。

3. 寒性脓肿的治疗　如脓肿过大，宜先用穿刺法吸出脓汁，注入链霉素，以免发生继发性感染、脓肿破溃和窦道形成。应尽早进行病灶清除术和脓肿切除或刮除术。

4. 手术疗法　目的是治愈病灶、缩短疗程和恢复机体功能。手术治疗包括彻底清除病灶和脊柱功能重建。彻底清除病灶是控制感染的关键。脊柱功能重建临床上采用植骨融合或结合使用内固定来实现。晚期结核合并后凸畸形，可行截骨矫正术。

5. 合并截瘫的治疗　脊柱结核合并截瘫的发病率约为 10%，以胸椎结核发生截瘫最多见。可分为早期瘫痪和迟发性瘫痪两种（图 53-4）。

脊柱结核出现神经症状而影像学检查确有脊髓受压者原则上都应该接受手术治疗。手术主张彻底清除病灶、减压、支撑植骨。

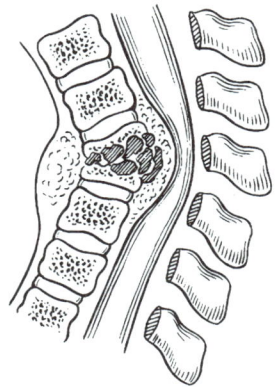

图 53-4　脊柱结核病变压迫脊髓

第三节　髋关节结核

髋关节结核占全身骨与关节结核发病率的第三位，仅次于脊柱和膝关节。多见于儿童及青壮年，多为单侧发病。

一、病理

早期髋关节结核为单纯性滑膜结核或单纯性骨结核，以单纯性滑膜结核多见。单纯性骨结核的好发部位在股骨头的边缘部分或髋臼的髂骨部分。至后期会产生寒性脓肿与病理性脱位、关节畸形等。寒性脓肿可以通过前内方髋关节囊的薄弱点突出于腹股沟的内侧方，也可以流向后方，成为臀部寒性脓肿。

二、临床表现与诊断

1. 一般表现　本病多见于儿童和青少年。患者有消瘦、食欲减退、易哭、盗汗、低热、贫血等症状。起病缓慢,早期有髋部和膝部疼痛,疼痛随病变的发展而加重,活动时加重。

2. 肌痉挛及肌萎缩 由于疼痛引起的肌肉痉挛,有防止肢体活动的保护作用。长期痉挛和失用的结果使肌肉萎缩,股四头肌萎缩尤为明显。髋关节前部和外侧有明显的压痛,骶髂关节分离试验阳性。

3. 畸形 由于肌痉挛的作用,髋关节有屈曲、内收挛缩畸形,托马斯征阳性,并可引起髋关节半脱位或全脱位,肢体相对地变短。

4. 窦道形成 晚期常有窦道形成,大多在大粗隆或股内侧。

5. X线检查 局部早期有股骨头及髋臼骨质疏松,以后因软骨破坏关节间隙变窄,骨质可有不规则破坏,有死骨或空洞,甚至股骨头、股骨颈完全破坏,但少有新骨形成。可有病理性脱位。CT和MRI检查,对诊断和拟定治疗方案均有很大帮助。

根据病史、症状、体征与影像学表现,髋关节结核一般诊断不难,但须与一过性髋关节滑膜炎、儿童股骨头骨骺骨软骨病、类风湿关节炎、化脓性关节炎、强直性脊柱炎等疾病相鉴别。

三、治疗

根据病情、年龄、病理类型和不同的发展阶段采取不同的治疗措施。

1. 单纯滑膜型结核的治疗 患肢皮肤牵引,关节内注射抗结核药物每周1次,连续治疗观察1~3个月。经上述治疗后病情不见好转甚至加重,应作滑膜切除术。

2. 单纯骨型结核的治疗 应手术清除病灶加植骨术,以免病灶穿入关节形成关节结核。

3. 全关节结核的治疗 一旦诊断成立,应争取早期行病灶清除术。根据患者的年龄、职业不同,酌情考虑行关节融合术,固定关节于功能位。若结核病灶完全控制,也可选择人工全髋置换术。合并髋关节内外翻畸形,可行转子下截骨矫正术。下肢不等长可行肢体延长术。

第四节　膝关节结核

膝关节结核是常见的关节结核之一,占全身骨关节结核的第二位。仅次于脊柱结核。其发病率高可能与膝关节有丰富的骨松质及较多的滑膜有关。儿童和青少年患者多见。

一、病理

膝关节滑膜丰富,故滑膜结核发病率较高。滑膜肥厚充血,颜色稍灰暗,呈半透明状,有的部分显示豆渣或豆腐乳样,可有积液和粘连,肉芽组织蔓延至软骨上。骨型结核多发生于股骨下端和胫骨上端的骨骺和干骺端。骨结核的脓液可向关节内穿破,引起全关节结核,也可向皮下、腘窝或小腿肌间隙内流窜。单纯滑膜型结核和骨型结核都可能变为全关节结核,膝关节可形成纤维性或骨性强直,常有屈曲或内、外翻畸形。

二、临床表现与诊断

起病缓慢,早期症状不明显。病情发展后,肿胀明显,肌肉萎缩,关节间隙狭窄,骨质破坏,伴有疼痛和压痛。晚期由于疼痛而有肌肉痉挛,导致膝关节屈曲挛缩和内、外翻畸形。常有窦道形成,合并感染。由于疼痛和畸形,患者有跛行,甚至不能走路。

X线检查:单纯滑膜结核可见软组织肿胀和骨质疏松,关节间隙增宽和变窄。单纯骨结核病灶内可有死骨及空洞,周围多有骨膜反应。全关节结核可见骨质破坏严重,软骨下骨板大部分破坏消失,关节间隙狭窄或消失。

诊断应根据临床表现、X线检查,必要时行组织细胞学检查等。关节镜检查对早期诊断膝关节结核具有确诊价值。

三、治疗

1. 全身支持疗法和抗结核药物的治疗同概述所述。

2. 局部制动,牵引使关节处于伸直位,可减轻局部症状,防止发生屈曲挛缩。

3. 滑膜型结核的治疗除前述治疗外,关节内注射抗结核药物,每周 1~2 次,连续使用 3 个月。如无效,应早期行滑膜切除术。

4. 骨型结核的治疗尽早清除病灶,以免向关节内扩散。

5. 全关节结核的治疗应彻底清除病灶后融合膝关节于功能位。

（曾令斌）

思考题

1. 简述骨与关节结核的临床表现、诊断及治疗原则。

2. 在基层医疗卫生部门,如何开展结核病的防治工作?

ER 53-3

练习题

第五十四章 | 非化脓性骨关节炎

ER 54-1
教学课件

ER 54-2
思维导图

学习目标

1. 掌握:类风湿关节炎的临床表现、诊断标准和治疗原则。
2. 熟悉:骨关节炎及强直性脊柱炎的临床表现、诊断和治疗原则。
3. 了解:骨关节炎、类风湿关节炎和强直性脊柱炎的病因及病理。
4. 具备骨科基本检查技能,结合临床资料对非化脓性骨关节炎作出正确诊断的能力,并制订合理治疗方案。
5. 能够与患者进行有效沟通,使其理解该类疾病的性质、诊治方法、可能出现的并发症和预后等,积极配合治疗。

案例导入

患者女性,72 岁,因行走后左膝疼痛 5 年,加重伴活动受限 3 个月入院。患者常于上下楼梯或长距离行走时出现左膝疼痛的症状,并逐渐加重。经理疗、口服镇痛药改善不明显,近 3 个月加重,每次仅可行走约 300m,左膝弯曲困难。体检:左膝活动受限,肿胀明显,浮髌试验阳性。否认外伤史。

请思考:

1. 该患者的诊断是什么? 诊断依据是什么?
2. 对该患者应采取哪些治疗措施?

第一节　骨关节炎

骨关节炎(osteoarthritis,OA)是以关节软骨退行性变和继发性骨质增生为特征的慢性关节病变。病变可累及关节软骨或整个关节,以膝关节、髋关节、脊柱等负重关节多见。患者可有关节肿痛、活动受限、晨间关节僵硬等表现。本病多发生于中老年人,女性多于男性。

一、病因病理

骨关节炎的发病原因尚未完全明了,许多因素与本病有关。年龄是主要高危因素,另外生物力学方面的应力平衡失调、软骨的营养和代谢异常、受累关节的过度活动与外伤、激素水平变化等均可能与骨关节炎的发生有关。

骨关节炎最早、最主要的病理改变发生在关节软骨。早期局灶软骨软化、糜烂,软骨下骨外露,继而骨膜、关节囊及关节周围肌肉改变使关节面上生物应力平衡失调,病变加重,最终关节面破坏、畸形。

二、分类

骨关节炎分为原发性和继发性两类。

1. **原发性** 原发性骨关节炎常无明显的致病因素,与遗传和体质有一定的关系,多见于50岁以上的中老年人。

2. **继发性** 继发性骨关节炎可在局部原有病变的基础上发生,如骨关节的畸形、创伤或其他疾病。

三、临床表现与诊断

骨关节炎主要症状为受累关节疼痛,初期为钝痛,随活动增加而加剧,休息后可减轻;晚期可出现持续性疼痛或夜间痛。病变关节局部有压痛。关节僵直,在早晨起床时明显,活动后可缓解。活动时可有响声,有关节内游离体时可出现关节交锁症状。关节常肿大,有时可触及增生的骨赘,关节活动受限或出现障碍。

实验室检查多无阳性发现,继发性骨关节炎可出现原发疾病的相关指标异常。

X线检查可见骨性关节面轮廓不规则,非对称性关节间隙变窄,软骨下骨硬化和/或囊性变,并出现边缘性骨赘,有时可见关节内的游离体。病情严重者可有关节畸形(图54-1)。

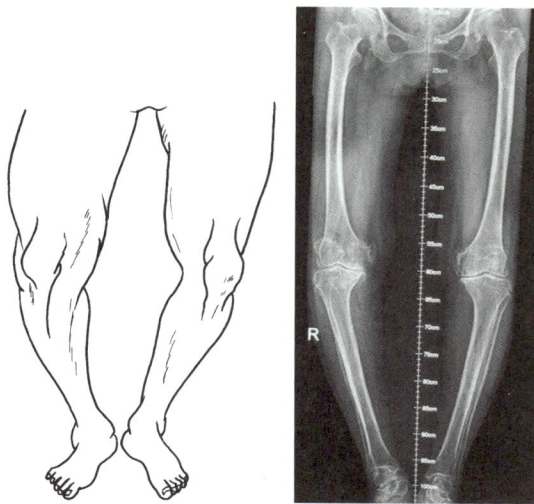

图 54-1 X线检查

X线检查见非对称性关节间隙变窄,软骨下骨硬化和骨赘形成,严重者出现关节膝内翻畸形。

四、治疗

治疗目的是缓解或解除疼痛等症状,减缓关节退变,最大限度地保持和恢复患者的日常生活。

骨关节炎为不可逆病变,其治疗主要包括非药物治疗、药物治疗和手术治疗三类。对初次就诊且症状不重的患者,首选非药物治疗的方法,包括患者教育、物理治疗、行动支持等。其目的是减轻疼痛、改善功能,让患者了解疾病的性质和预后。如果非药物治疗无效,可选择药物治疗,局部或全身使用非甾体抗炎药可缓解疼痛症状,关节内注射透明质酸钠溶液可润滑关节、保护关节软骨等作用。疼痛严重、影响关节功能时可行手术治疗,包括关节内游离体摘除、关节镜手术、截骨术、人工关节置换术、关节融合术等。

第二节 类风湿关节炎

类风湿关节炎(rheumatoid arthritis,RA)属全身性自身免疫性疾病,以关节非特异性炎症病变为主,好发于手、腕、足等小关节,呈多发性、对称性的慢性关节炎,反复发作,最终可导致关节破坏、畸形和功能丧失;同时其他器官或组织也可受累。各年龄组均可发病,多发生在20~45岁,女性多于男性。

一、病因病理

病因尚不明。目前认为主要与下列因素相关:

1. **自身免疫反应** 人类白细胞相关抗原 HLA-DR4 与本病有相关性,在某些因素作用下可与短链多肽结合,激活 T 细胞,产生自身免疫反应,导致滑膜增殖、血管翳形成、炎性细胞聚集和软骨退变。

2. **感染** 本病发展过程中的一些特点与病毒感染相符,部分学者认为甲型链球菌感染可能为本病的诱因。

3. **遗传因素** 本病有明显的家族遗传特点。

基本病理变化是关节滑膜的慢性炎症。早期滑膜充血、水肿,单核细胞、淋巴细胞浸润;滑膜边缘部分增生形成肉芽组织血管翳,并逐渐覆盖于关节软骨表面,软骨下骨,使骨小梁减少,骨质疏松。后期关节面间肉芽组织逐渐纤维化,形成纤维性关节僵直,进一步发展为骨性强直(图54-2)。

除关节外,关节周围的肌腱、腱鞘也有类似的肉芽组织侵入,使肌肉萎缩,继而发生挛缩,进一步影响关节功能。

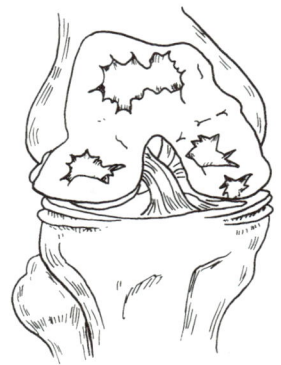

图54-2 类风湿关节炎软骨表面破坏

二、临床表现与诊断

1. 症状和体征 关节的肿胀与疼痛是本病的主要表现。关节肿胀与关节腔内渗出增多及周围软组织炎症改变相关,表现为关节周围的均匀肿大,手指近端指间关节的梭形肿胀是本病的典型症状之一。关节疼痛的程度与其肿胀的程度平行,肿胀越明显,疼痛一般越重。患者也可出现晨僵现象,晨僵是晨起时出现关节僵硬或活动受限的现象。起床活动一段时间后症状可缓解或消失(图54-3)。

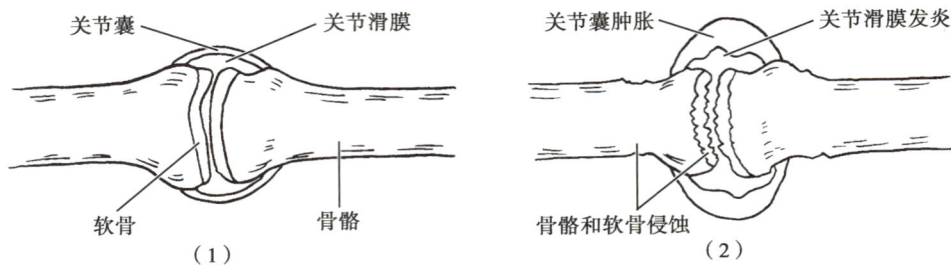

图54-3 正常关节与类风湿关节对比
(1)正常膝关节;(2)膝关节类风湿关节炎表现。

随着病情的发展,关节活动渐受限,关节变形、强直,晚期关节出现畸形,如手指的鹅颈畸形、掌指关节尺偏畸形等。

2. 实验室检查 血红蛋白减少,白细胞计数正常或降低,但淋巴细胞计数增加。有70%~80%的病例类风湿因子阳性,但其他结缔组织疾病也可为阳性。血沉加快,C反应蛋白增高,血清IgG、IgA、IgM增高。关节液混浊,黏稠度降低,黏蛋白凝固性差,糖含量降低,细菌培养阴性。

3. X线检查 早期关节周围软组织肿大,关节间隙增宽,关节周围骨质疏松,随病变发展关节周围骨质疏松更明显,关节面边缘模糊不清,关节间隙逐渐狭窄。晚期关节间隙消失,最终出现骨性强直。

4. 诊断标准 类风湿关节炎的诊断主要依靠本病的特征性临床表现、实验室检查和影像学检查。依据美国风湿病协会制定的标准,确诊本病需具备下列4条或4条以上标准:①晨起关节僵硬至少1小时(≥6周);②3个或3个以上关节肿(≥6周);③腕、掌指关节或近侧指间关节肿(≥6周);④对称性关节肿(≥6周);⑤皮下结节;⑥手、腕关节X线片有明确的骨质疏松或骨侵蚀;⑦类风湿因子阳性(滴度>1:32)。同时,本病应与"风湿"痛、风湿性关节炎、骨关节炎等疾病鉴别。

三、治疗

1. 非药物治疗 为一般处理。急性发热及关节疼痛时卧床休息,但应鼓励每天起床适当活动。在一般情况好转时,更要进行关节肌肉活动锻炼,夜间可用支具将关节固定在生理位置,预防关节僵硬,以免发生畸形。

2. 药物治疗 非甾体抗炎药能缓解疼痛、减轻多种致炎因子对组织的损害,长期应用时应注意防治胃肠道方面的副作用,其中昔布类胃肠道副作用较轻。免疫抑制剂通过抑制机体的细胞及体液免疫,使滑膜细胞浸润和骨质破坏减轻,如青霉胺、氨甲蝶呤、环磷酰胺等。激素对减轻症状疗效显著,但副作用大,停药后可加重甚至恶化,应严格掌握适应证,见效后需逐渐减量停药。

3. 手术治疗 在滑膜病变早期,可行滑膜切除术。如病变已广泛侵及软骨,则应行人工关节置换术或关节融合术。

第三节 强直性脊柱炎

强直性脊柱炎(ankylosing spondylitis,AS)是脊柱的慢性进行性炎症,病变主要侵犯骶髂关节、脊柱骨突、脊柱旁软组织及外周关节,并可伴发关节外表现,可导致脊柱畸形和强直。强直性脊柱炎多见于16~30岁的青、壮年。男性多见,占90%。本病属于血清阴性反应的结缔组织病,应与类风湿关节炎鉴别。

一、病因病理

病因尚不清楚,但强直性脊柱炎患者人类白细胞组织抗原 HLA-B$_{27}$ 的阳性率达 88%~96%。

基本病理改变为原发性、慢性、血管翳破坏性炎症,韧带骨化属于继发的修复过程。病变一般自骶髂关节开始,缓慢沿着脊柱向上延伸,累及椎间小关节的滑膜和关节囊,以及脊柱周围的软组织,至晚期可使整个脊柱周围的软组织钙化、骨化,导致严重的驼背。病变也可同时向下蔓延,波及双髋关节,少数也可累及膝关节。

二、临床表现与诊断

早期主要表现为下腰痛、两侧骶髂关节疼痛和僵硬,活动后缓解,随后症状逐渐向近心端发展,进而出现胸腰椎疼痛和活动受限,胸廓扩展受限,肺活量减少,并可出现束带状胸痛。晚期可出现脊柱后凸畸形(图 54-4)。

实验室检查:HLA-B$_{27}$ 检测对诊断强直性脊柱炎有一定的辅助作用,类风湿因子大多为阴性,免疫球蛋白可轻度增高,病变活动期可合并贫血、血小板增高、血沉加快、C 反应蛋白增高等。

X 线检查:早期双侧骶髂关节骨质疏松,继而骨性关节面模糊、间隙变窄,以后骶髂关节融合,椎间小关节出现类似的变化,随病变进展椎间盘的纤维环和脊柱前、后纵韧带发生骨化,形成典型的"竹节样"脊柱。

三、治疗

治疗目的是缓解疼痛,防止畸形和改善功能。活动期患者应睡硬板床,低枕,仰卧,活动时带支架,防止驼背。服用吲哚美辛、布洛芬等非甾体抗炎药可减轻疼痛。病变致髋关节强直可行人工关节置换术。脊柱严重后凸畸形影响生活时,可行椎体截骨矫形术。

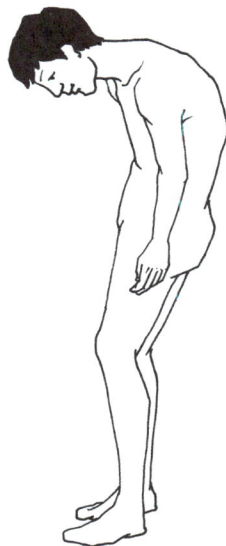

图 54-4 强直性脊柱炎驼背畸形示意图

(曾朝辉)

思考题

1. 试述骨关节炎的主要临床表现和治疗。
2. 如何诊断强直性脊柱炎?
3. 试述类风湿关节炎的诊断标准。

ER 54-3

练习题

第五十五章 | 运动系统畸形

教学课件

思维导图

学习目标

1. 掌握：发育性髋关节发育不良、先天性马蹄内翻足、先天性肌性斜颈的临床表现、诊断与治疗方法。

2. 熟悉：发育性髋关节发育不良、先天性马蹄内翻足、先天性肌性斜颈的病理特点和鉴别诊断要点。

3. 了解：发育性髋关节发育不良、先天性马蹄内翻足、先天性肌性斜颈的定义、病因和分类。

4. 具备对常见运动系统畸形初步诊断和治疗的能力，对常见运动系统畸形正确地进行非手术治疗。

5. 能够与患者进行沟通，让患者了解治疗过程、可能出现的并发症及预后，取得患者的配合。

案例导入

患儿女性，2.5岁。2岁时学会走路，但步态不稳，走路时左右摇摆。查体：双下肢屈曲外展受限于62°；单腿站立提腿试验阳性。

请思考：

1. 该患儿最可能的诊断是什么？
2. 哪些检查最有助于诊断？
3. 如果确诊为发育性髋关节脱位，最佳的治疗方案是什么？

人体各部可有正常差异，但差异过大时则无论外观和功能都可能受损，运动系统畸形可致运动系统功能障碍。运动系统包括先天性和继发性畸形，本章主要讲述先天性运动畸形。

多因素遗传是先天性运动畸形最常见原因，运动系统畸形约占先天性畸形的1/3，其中发育性髋关节发育不良又占运动系统畸形的半数。

第一节　发育性髋关节发育不良

发育性髋关节发育不良（developmental dislocation of the hip，DDH）又称发育性髋关节脱位，主要是髋臼、股骨近端和关节囊等均存在结构性畸形引起的关节不稳定，是一种较常见的畸形。发育性髋关节发育不良的发病率为1‰~4‰，女性多于男性，约6∶1。单侧较多，左侧比右侧多，双侧患者也常见。本病如能早期诊断，及时正确处理，大多可获得良好疗效；如发现过晚或处理不当，对下肢功能影响颇大。

一、病因病理

病因不明,可能与内分泌、遗传、宫内胎位、生活习惯等因素有关,综合来看本病为多因素遗传可能性大。常见于臀位产的新生儿,常伴有关节松弛。

病理观察患者髋臼和股骨头发育不良;关节囊松弛,挤压可呈葫芦样;圆韧带改变不一,或拉长、增粗、消失。病程进展至后期可继发骨盆倾斜,脊柱腰段侧凸或过度前凸,内收肌、髂腰肌紧张,臀肌、阔筋膜张肌不同程度挛缩。

二、临床表现与诊断

1. 症状 因患儿年龄不同存在差异。新生儿和婴幼儿症状不明显,若出现下述症状提示有髋关节脱位的可能:①两侧大腿内侧的皮纹不对称;②会阴部增宽,在双侧脱位时尤为明显;③患肢较短,活动少且受限,常处于屈曲位、不能伸直;④牵动患肢可听到弹响声或有弹响感。多数患儿学会走路时间较晚,单侧脱位时有跛行,双侧脱位时腰部前突,步态不稳,呈鸭行步态。随着年龄增长,易出现乏力及腰、髋部疼痛,继发性髋臼处创伤性关节炎,疼痛逐渐加重,走路困难。

> **知识链接**
>
> ### 发育性髋关节发育不良分类
>
> 发育性髋关节发育不良表示病变累及髋关节,包括股骨近端和髋臼,根据不同病变程度分类:
> 1. 髋关节发育不良 影像学检查显示股骨头髋臼覆盖程度欠佳。
> 2. 髋关节半脱位 关节面部分接合。临床上,这表现为患者在激发试验下髋关节比正常髋关节具有更高的松弛度,反映股骨头在髋臼中的活动度要大于正常情况,但是并非完全脱位。
> 3. 髋关节脱位 股骨头在静止或激发试验时完全位于髋臼外。
> 4. 出生前固定脱位(畸形) 出生前固定脱位(畸形)又称畸胎性脱位,常伴有多发畸形和/或神经病症或其他综合征(如关节挛缩),通常需要更具侵袭性的干预以尝试复位。

2. 体格检查

(1)屈曲外展试验:屈髋屈膝各 90°,正常新生儿、婴儿期髋关节可外展 80° 左右,单侧外展 70° 以内,双侧外展不对称≥20° 则此试验阳性,应疑有发育性髋关节发育不良(图 55-1)。检查时如听到弹响,即刻外展超过 80°,表示脱位已复位。

(2)Allis 征:患者仰卧,双髋屈曲 90°,双腿并拢,患膝低于健膝(图 55-2)。

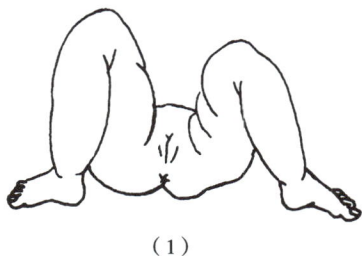

（1）　　　　　　　　　　　　　　（2）

图 55-1　髋关节屈曲外展试验　　　　　　　　　　**图 55-2　Allis 征**

（1）双下肢不等长,左大腿内侧皱褶增加,左臀部凹陷状;（2）屈膝、屈髋外展试验左侧阳性,右侧正常。

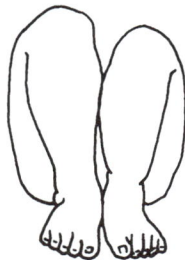

（3）Trendelenburg 征（单腿站立提腿试验）：患者单腿站立，患侧下肢负重，提起健肢髋、膝屈曲，正常时对侧骨盆上升，臀部抬起，以保持身体平衡；脱位后股骨头不能支撑髋臼，臀中肌无力，骨盆下沉侧，背后观察更为清楚，称 Trendelenburg 征阳性（图 55-3）。

（4）Ortolani 试验（弹入试验）和 Barlow 试验（弹出试验）：患儿仰卧位，助手固定骨盆，检查者使患儿屈髋、屈膝各 90°，若逐步外展至一定角度后突然弹跳，即为 Ortolani 试验阳性。若用拇指在小转子处向外后推压听到股骨头从髋臼内滑出的弹响或感到弹跳，解除推压后再次出现弹跳（股骨头复位）即为 Barlow 试验阳性。对 3 个月以上的患儿不宜采用此检查方法，以免造成损害。

3. 影像学检查

（1）X 线检查：对疑似患儿应在出生 3 个月后摄双侧髋关节的骨盆正位片，X 线平片上可判断髋臼发育及股骨头脱位情况（图 55-4）。拍摄时注意防护性腺。以下几种连线测量方法有助于诊断（图 55-5）：

1）髋臼角（髋臼指数）：通过双侧髋臼软骨中心点连线称 Y 线，从双侧髋臼软骨中心点向骨性髋臼顶部外侧上缘最突出点连线，此线称 C 线，C 线与 Y 线的夹角即为髋臼角。婴儿正常小于 30° 左右，髋关节脱位使髋臼角增大，30°~40° 为疑似，超过 40° 则为异常。

2）股骨颈闭孔线（Shenton 线）：沿闭孔上缘、股骨颈下缘的连线，正常时为一完整弧形。在髋脱位者，股骨颈闭孔线断裂。

3）Perkin 象限：沿两髋臼外上缘各画一条与两髋臼中心的连线的垂线。正常股骨头骨骺应在内下象限，髋脱位时股骨头骨骺移位至外下象限为半脱位，外上象限为全脱位。

（2）三维 CT 检查：新生儿股骨颈前倾角为 25°~35°，每增长 1 岁减少 1°，超过此范围诊断为发育性髋关节脱位。

（3）超声检查：灵敏度高，可早期检查髋臼发育异常。近年来被广泛用于筛查和评价新生儿髋关节发育情况。

本病应注意与先天性髋内翻、股骨近端局部缺失、股骨颈骨折、化脓性髋关节炎并发的病理脱位及婴儿瘫后遗症并发的髋关节瘫痪性脱位等相鉴别。

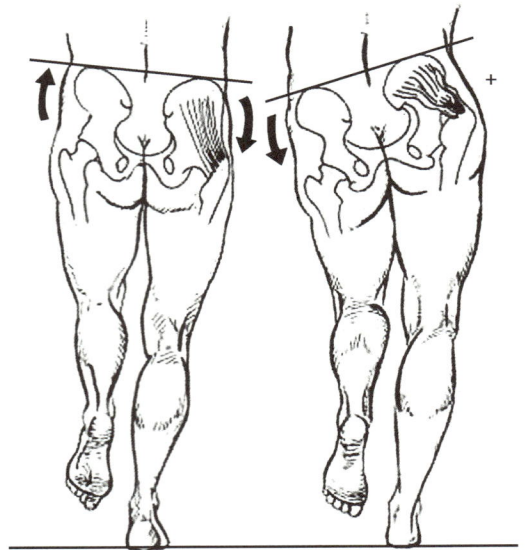

图 55-3　Trendelenburg 征（单腿站立提腿试验）

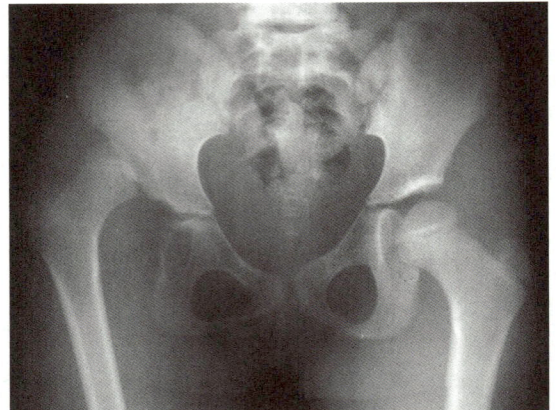

图 55-4　儿童发育性髋关节脱位 X 线平片

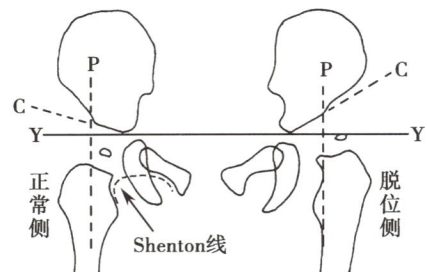

图 55-5　髋臼角、Shenton 线、Perkin 象限示意图

三、治疗

治疗的关键是早期发现、早期正确治疗。婴儿时期治疗效果最好，年龄越大疗效越差，延迟治

疗或治疗不当常导致解剖缺陷或退行性关节炎。根据不同病理变化选择不同治疗方案，分为非手术治疗和手术治疗。

1.非手术疗法 出生至 6 个月新生儿期是黄金治疗时间，外展屈曲位固定即可获得较好疗效，首选 Pavlik 吊带，髋关节屈曲 100°~110°，外展 20°~50°（图 55-6），持续固定 6~8 周，每周复查确定位置和姿势正确，每 2~4 周超声波或 X 线复查。如若 Pavlik 吊带治疗失败，此时宜立即改用闭合或手术复位。

6~18 个月婴儿期已不能自然复位，经麻醉闭合复位后，以"人类位"（human position）石膏固定，屈髋 95°，外展 40°~45° 位置（图 55-7）。复位成功后，随生长发育观察复位及髋臼的情况，婴儿时期每 3 个月复查双髋正位 X 线平片，幼儿期每年复查，学龄期每 3 年复查，若患儿病情较重则加大随诊频率。若手法复位失败则应改手术复位。

2.手术疗法 18~30 个月幼儿期患儿多需手术复位，个别松弛性脱位患儿可用手法复位。如脱位关节僵硬，则需按照 30 个月以上患儿组增加股骨短缩截骨术。复位后"人类位"石膏固定至少 12 周，此过程中更换 1~2 次石膏。若髋关节稳定性明显改善，石膏固定 6 周亦可。

30 个月以上患儿需行手术复位、股骨短缩和骨盆截骨术治疗。若双侧脱位，则需分次手术，间隔 6 个月，利于患儿恢复。

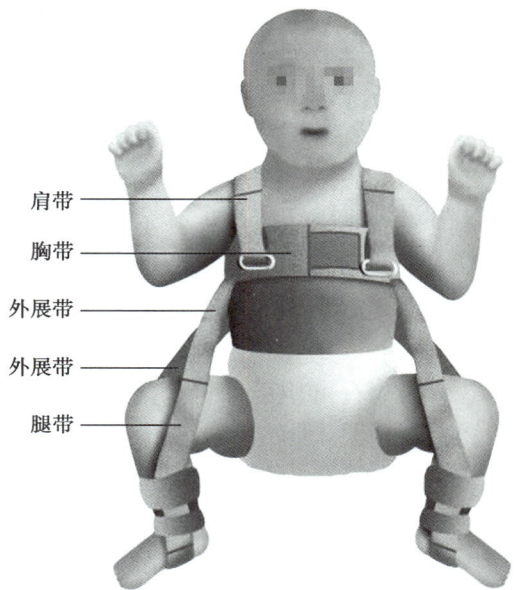

肩带
胸带
外展带
外展带
腿带

图 55-6　Pavlik 吊带治疗发育性髋关节脱位

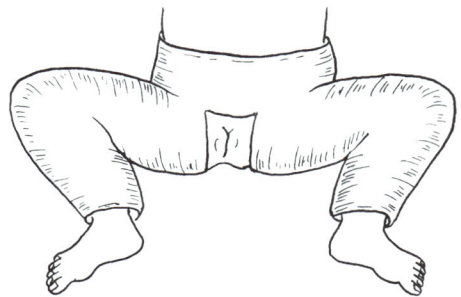

图 55-7　"人类位"石膏固定

第二节　先天性马蹄内翻足

先天性马蹄内翻足（congenital talipes equinovarus），先天性足畸形中最常见的一种，严重影响足部外观和功能。可单独存在或合并其他部位的先天性畸形，如脊柱裂、髋关节脱位、多指、并指等。

一、病因病理

病因尚无定论，学说繁多。发病率 1‰ 左右，男性多于女性，约 3:1。另宫内机械因素、胚胎发育因素、神经和肌肉的功能缺陷都可致马蹄内翻足畸形。

先天性马蹄内翻足的病理变化表现为不同程度的骨畸形和软组织挛缩纤维化，包括前足内收、跟骨内翻、踝关节跖屈和继发性胫骨远端内旋四种畸形。病理改变呈进行性，步行后尤为严重。

> **知识链接**
>
> ### 神经源性马蹄内翻足
>
> 由于神经系统病变造成的足部畸形。根据原发病和畸形足的成因大致可归于三大类，即非痉挛性马蹄内翻足、痉挛性马蹄内翻足、麻痹性马蹄内翻足。其原发疾病以腰骶部脊膜膨出

占首位,其次是脑性瘫痪,继发于神经系统外伤、炎症、肿瘤等病变的病例在临床上偶可遇见。导致神经源性马蹄内翻足的病因复杂,畸形表现亦多种多样,治疗措施需根据病因、畸形形态、患儿年龄等因素综合考虑。

二、临床表现与诊断

出生后即可见一侧或双侧足不同程度的内翻下垂畸形。轻者前足内收、下垂,背伸外展有弹性阻力。单足畸形者走路跛行,双足畸形则两侧摇摆,后步态不稳。行走时足外缘负重,重者足背外侧负重(图 55-8),久之负重部位产生胼胝及滑囊,胫骨内旋进一步加重。

X 线检查可用于评价病情严重程度。新生儿仅见跟、距、骰骨钙化阴影,骨体呈圆形轮廓,画线困难。正常足侧位 X 线平片跟、距骨轴心线交叉成角(Kite 角)为 30°~50°。足正位片中跟骨轴心线经骰骨至第 4 跖骨底,距骨轴心线经第 1 跖骨至脚第 1 趾骨,两线夹角称跟距角,正常为 20°~40°。在马蹄内翻足,跟距角极度减小,甚至两线平行。

本病应与下列疾病相鉴别:①多关节挛缩症:累及多关节,早期骨性改变,不易矫正;②小儿麻痹后遗症:有脊髓灰质炎病史;③脑性瘫痪:为痉挛性瘫痪,肌张力增高,腱反射亢进,有病理反射,常有智力上的缺陷。

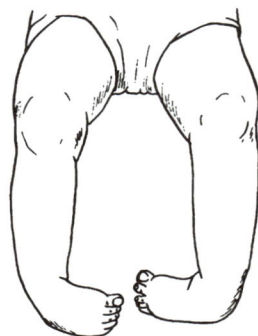

图 55-8 先天性马蹄内翻足

三、治疗

新生儿期是治疗先天性马蹄内翻足的最好时机,治疗越早越好。治疗方法应根据患儿年龄、畸形程度选择。

1.非手术疗法

(1)**手法矫正**:适用于 3~4 个月以下婴儿,于出生后第 1 天开始,此后 1~2 周疗效显著,松弛型畸形不严重者大多可纠正。在医生指导下进行手法矫正,使患足外翻、外展及背伸(图 55-9)。每日 2 次,每次手法 50~100 次,手法要轻柔、用力,避免损伤,手法矫正后用矫形足托(图 55-10)或绷带固定维持矫正位。

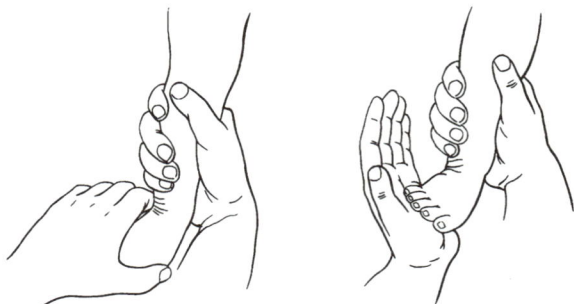

图 55-9 手法矫正

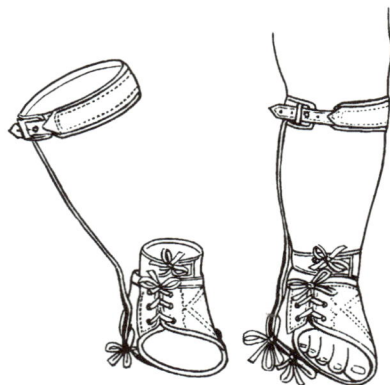

图 55-10 矫形足托

(2)**石膏矫正法**:适用于 3 岁以内患儿。先期同手法按摩,依次矫正前足内收、后足内翻和马蹄畸形,矫正后由股中部至跖趾关节,屈膝 15° 称长腿屈膝位石膏固定。此石膏固定不易脱落,亦可矫正小腿内旋畸形,需每 2~3 周更换 1 次。

2. 手术疗法　一般主张先经过半年左右保守治疗,矫正不满意的改行手术治疗。手术可分软组织松解术、肌力平衡术和骨畸形矫正术3种。前两种为软组织手术,适合6~18月龄患儿。为避免损伤骨骺,影响发育,10岁以前患儿避免骨畸形矫正术。

第三节　先天性肌性斜颈

先天性肌性斜颈(congenital muscular torticollis)是指由单侧胸锁乳突肌挛缩和纤维变性引起头面、颈部向患侧偏斜的畸形,可合并面部不对称(图55-11)。

一、病因病理

产伤学说、宫内学说、炎症学说、遗传学说和神经学说均不能完美地解释这一畸形,更多学者认为先天性肌性斜颈的病因应是综合因素。此外,临床中也发现有些不明原因的迟发挛缩性斜颈,说明后天因素可以诱发潜在的内因。

基本病理改变是一侧胸锁乳突肌有不同程度的变性、纤维化挛缩,病变区通常位于胸锁乳突肌的中下段。严重病例中,颈深部筋膜、斜角肌以及颈动静脉鞘也可由一定程度的增厚和挛缩。

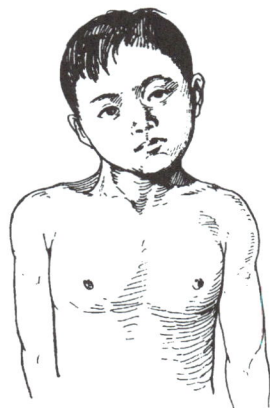

图 55-11　先天性肌性斜颈

二、临床表现与诊断

刚出生时很少被发现,常在1周左右发现胸锁乳突肌下部出现肿物,局部肿胀和压痛,先增大至如成人拇指大小,后绝大多数逐渐缩小,半年左右自然消退,继而胸锁乳突肌紧张、短缩呈硬条索状。在2~3周即可出现头向对侧旋转,颈部活动似有受限。未经治疗和缓解的患儿,逐渐双侧面部发育不对称,健侧面颊明显肥大,患侧眼外眦与同侧口角距离大于健侧,随年龄增长逐渐加重。超过3岁患儿胸锁乳突肌被紧张的纤维条索替代。

偶有因前斜角肌挛缩和肩胛舌骨肌短缩所致的肌斜颈,后者可伴有喉头和气管被拉向患侧。

早期诊断具有一定隐匿性,需细心观察分辨患儿临床表现。X线平片、组织活检、眼科检查等排除其他疾病。颈部彩超可见患侧胸锁乳突肌增厚、回声增强。另应摄颈椎X线平片以排除骨性斜颈,并排除继发于外伤、炎症和视力障碍的斜颈,如垂直斜视引起的"眼性斜颈"。

三、治疗

治疗越早效果越好。在婴儿期如能坚持非手术疗法,多数患儿可以治愈,保守治疗无效和就诊延迟患儿需要手术治疗。

1. 非手术疗法　出生后尽早进行,适用于1岁以内患儿。主要包括:①患侧喂养、嬉戏;②5~6月龄时,在保证呼吸道通畅,不致发生堵嘴情况下,采用俯卧位;③手法纠正畸形。用双手稳住面颊部,向畸形相反方向活动,将头颈部弯向健侧、下颌转向患侧,每日数次,每次10~15下;④婴儿睡眠时间用沙袋保持上述矫正位置;⑤另外还可局部热敷、按摩。如能坚持进行,数月后可获得满意疗效。

2. 手术疗法　1岁以上患儿,非手术疗法无效,颈部向患侧旋转平均受限30°或面部发育不对称均达到手术指征。手术方法可分为3种:①胸骨头和锁骨头下方一端切断松解,适用于婴幼儿;②胸锁乳突肌上下两端切断松解,适用于儿童或畸形较重的病例;③锁骨头缝接在胸骨头残端的延长术,此法操作复杂,延长程度不易掌握,多不采用。

无论哪种手术方式,都应防止损伤颈部血管、神经。较大儿童术后最好加用支具或石膏保持适当矫枉过正的体位 1~2 个月。

(范晓飞)

思考题

1. 试述发育性髋关节发育不良的临床表现。
2. 发育性髋关节发育不良的体格检查有哪些?
3. 试述先天性马蹄内翻足的临床表现。

ER 55-3

练习题

第五十六章 | 运动系统慢性损伤

教学课件

思维导图

ER 56-1　　ER 56-2

学习目标

1. 掌握:腱鞘炎、腱鞘囊肿、肱骨外上髁炎、粘连性肩关节囊炎的临床表现和治疗。
2. 熟悉:运动系统慢性损伤的治疗原则,胫骨粗隆骨软骨病的临床特点和治疗原则。
3. 了解:股骨头骨骺骨软骨病的诊断要点、治疗目的。
4. 具备对运动系统慢性损伤性疾病进行诊断和处理的能力。
5. 能够运用所学知识指导患者如何预防运动系统慢性损伤性疾病的发生,以及简单的自我保健措施和治疗方法。

案例导入

患者女性,47 岁,右侧肩部疼痛 2 个月,受凉或夜间疼痛加剧,活动受限,向上臂放射;检查发现喙突压痛,冈上肌压痛,前屈后伸疼痛加剧。X 线平片正常。

请思考:

1. 该患者的临床诊断是什么? 如何进行鉴别诊断?
2. 对该患者如何进行治疗?

第一节　狭窄性腱鞘炎

狭窄性腱鞘炎(narrow tenosynovitis)常见于腕部和手指。手指发生在屈指肌腱,屈指时有弹响,俗称"弹响指"或"扳机指",在拇指者为拇长屈肌腱鞘炎,又称"弹响拇"。腕部常发生在拇长展肌和拇短伸肌肌腱,又称为桡骨茎突狭窄性腱鞘炎。发病率以桡骨茎突狭窄性腱鞘炎最高,其次为弹响指。

一、病因病理

手指长期、快速活动,如织毛衣、演奏乐器、打字;或手指长期用力,如洗衣、长时间快速书写等慢性劳损是主要原因。其他如产后、风湿或类风湿患者,也可以发生狭窄性腱鞘炎。

肌腱在跨越关节的部位都有骨纤维鞘管。鞘管内层为滑膜,肌腱在鞘管内滑动。外层为纤维鞘,两侧附着于骨,形成骨-纤维鞘管。关节活动时,鞘管有防止肌腱向外弹射及滑向骨-纤维鞘管两侧的作用。在弹射力最大的部位,鞘管壁增厚,形成韧带,起滑车作用(图 56-1)。

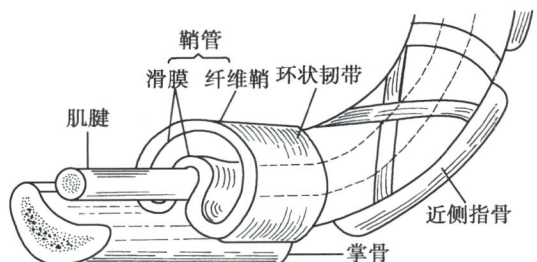

图 56-1　骨-纤维鞘管

屈拇或屈指肌腱在相对较窄而无弹性的骨-纤维鞘管内长期、快速、用力的手指活动中,与上述环状韧带强烈摩擦而发生慢性损伤。肌腱和腱鞘均有水肿、增生、粘连,进一步使骨-纤维隧道狭窄,进而压迫本已水肿的肌腱,在环状韧带区使水肿的肌腱被压迫成葫芦状,阻碍肌腱的滑动。如用力伸屈手指,葫芦状膨大部在环状韧带处强行挤过,就产生弹拨动作并可发出弹响,常伴有疼痛,故称"弹响指"。而桡骨茎突部腱鞘,外面覆有腕韧带,内有拇长展肌和拇短伸肌通过并形成一定角度,当腕关节及拇指活动时,该角增大、摩擦力随之增加,易致该处发生腱鞘炎。

二、临床表现

1. 桡骨茎突狭窄性腱鞘炎 腕关节桡侧疼痛,逐渐加重,提重物时乏力,拇指活动受限。检查见患侧桡骨茎突轻微肿胀,有时局部可触及痛性小结节。握拳尺偏试验,桡骨茎突部出现剧痛者为阳性。

2. 弹响指和弹响拇 弹响指好发于中、环指,示、拇指次之。起病缓慢,早期晨起患指发僵疼痛,活动后减轻;随着病情发展,手指伸屈时有弹响声或弹响感。检查时,可在掌骨头掌横纹处摸到一个痛性结节,屈伸患指该结节可随屈肌腱上下移动,并出现弹响声或弹响感。发生交锁后,若被动屈伸手指,可出现扳机样动作和弹响,故称为"弹响指"或"扳机指"(图 56-2)。

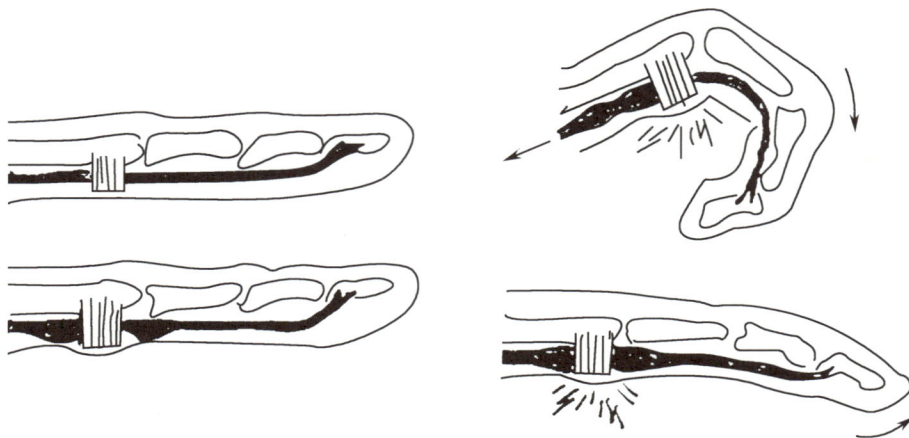

图 56-2 弹响指发生机制示意图

三、治疗

1. 保守治疗 限制手指及腕部的过分活动,给予理疗、热敷,外用止痛药物,大多数初次发病者可以好转。

2. 注射治疗 对于反复发作的狭窄性腱鞘炎,可以在腱鞘内注射醋酸泼尼松龙或曲安奈德注射液,有很好的疗效。但注射一定要准确,注射皮下则无效。

3. 手术治疗 如非手术治疗无效,可行狭窄腱鞘切除术。局麻或臂丛麻醉,在结节处做纵向切口,切开皮肤后钝性分离,显露腱鞘。被动活动手指认准腱鞘狭窄范围,用小尖刀依次从狭窄腱鞘两侧切开,去除前壁,进而松解粘连,直到肌腱能正常活动。

4. 小针刀治疗 也可用小针刀技术行狭窄腱鞘切开术,方法简单,损伤小,但容易粘连复发。

第二节　腱鞘囊肿

腱鞘囊肿(thecal cyst)是手、足小关节处的滑液囊疝和发生在肌腱的腱鞘囊肿的总称。而大关节的囊性疝出另有命名,如膝关节后方的囊性疝出称腘窝囊肿或 Baker 囊肿。慢性损伤使滑膜内滑液增多而形成囊性疝出,结缔组织粘连退行性改变,也可能是发病的重要原因。

一、临床表现

多见于女性和青少年,好发于腕背、足背等处,手指掌指关节及近侧指间关节处也常见到。病变处出现一缓慢生长半球状肿物,早期无症状,到一定程度活动关节时有酸胀感。查体发现 0.5~2.5cm 的半球形包块,表面光滑,与皮肤无粘连,基底固定,橡皮样硬度。囊颈较大者,不易推动,易误认为骨性包块,穿刺可抽出透明胶冻状物质。需与软组织肿块如表皮样囊肿、皮脂腺瘤或脂肪瘤相鉴别。

二、治疗

1. 非手术治疗 先用粗针头吸尽囊内黏液,然后向囊内注入泼尼松 25mg 或缝扎粗丝线,并加压包扎,使囊腔粘连而治愈。本方法简单,复发率也较低。有时可被挤压破裂而自愈。

2. 手术治疗 手术应完整切除囊肿,如系腱鞘发生者,应同时切除部分粘连的腱鞘;如系关节囊滑膜疝出,应在根部缝扎切除,以减少复发机会。

第三节 肱骨外上髁炎

肱骨外上髁炎(external humeral epicondylitis)又称"网球肘",是前臂伸肌总腱起点处的慢性损伤性炎症,并非骨质的损害。

一、病因病理

肱骨外上髁是伸肌总腱起点附着处,无论是被动牵拉伸肌(握拳、屈腕)或主动收缩伸肌(伸腕)都将在该处产生应力。长期反复这种动作即可引起该处的慢性损伤,特别是不协调的动作,更易造成局部损伤。手和腕长期、频繁活动的职业,如家庭妇女、砖瓦工、木工、网球和羽毛球运动员易患此病。

肱骨外上髁炎的基本病理变化是慢性损伤性炎症,因其炎症范围不同,表现为筋膜、骨膜炎、肌筋膜炎或肱桡关节滑膜炎。损伤也可造成神经关节支或肌皮血管神经束的卡压而成为产生症状的病理基础。

二、临床表现

有明显的职业特点及近期患肢劳损史。肱骨外上髁处明显疼痛,可放射到前臂。体格检查时,在肱骨外上髁至桡骨小头范围内有局限性的压痛点。前臂伸肌牵拉试验(Mills 征)肘外侧部出现疼痛。

三、治疗

1. 非手术治疗 急性期要适当休息患肢,限制用力握拳伸腕动作是治疗和预防复发的基础。痛点局部封闭疗效良好。

2. 手术治疗 经过非手术治疗症状无改善或反复发作者,可考虑手术治疗。选用伸肌腱起点剥离松解术或卡压神经血管束切除术,小针刀治疗也可获得较好的效果。

第四节 粘连性肩关节囊炎

粘连性肩关节囊炎(adhesive capsulitis of shoulder)又称肩周炎或冻结肩,是多种原因致肩关节囊炎性粘连、僵硬,出现肩关节周围疼痛、各方向活动受限等症状的疾病。

一、病因

中老年人因软组织退行性变,对各种外力的承受能力减弱是基本因素;加之长期过度活动,姿势不良等致肩部慢性损伤是本病的主要激发因素;或外伤后肩部固定过久,肩周组织继发萎缩、粘连;或肩部急性挫伤、牵拉伤后因治疗不当等,均可发生本病。

二、临床表现与诊断

本病多发生于中、老年,40~70岁人群多见,女性多于男性,常发生于左肩,亦可双侧先后发病。本病有自限性,一般在12~24个月左右可自愈。主要症状是逐渐加重的肩部疼痛,与动作、姿势有明显关系,伴肩关节活动障碍,肩周痛以肩袖间隙区为主,疼痛可放射至颈部或上臂。夜间可因翻身移动肩部而痛醒,严重时患肢不能梳头、洗脸。检查见肩部肌肉不同程度萎缩,冈上肌腱、肱二头肌长、短头肌腱及三角肌前、后缘均有压痛。肩关节主动与被动活动均受限,尤以外展、外旋、后伸受限最明显,但前屈受限较少,严重者可以出现躯干代偿性侧弯(图56-3)。肩关节X线一般无特殊改变,有时可见局部骨质稀疏、冈上肌钙化、大结节密度增高。

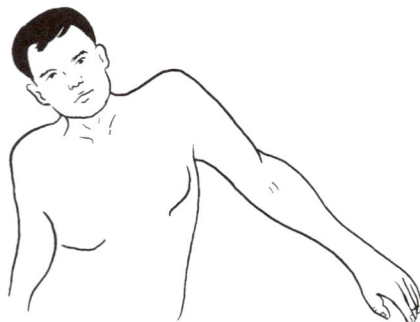

图56-3 粘连性肩关节囊炎的外展姿势实为躯干代偿性侧弯

三、鉴别诊断

1. 颈椎病 可有肩部症状和继发粘连性肩关节囊炎,主要鉴别点是颈椎病的疼痛与颈神经根分布相一致,而粘连性肩关节囊炎疼痛来自痉挛的肌肉。此外,头颈部体征多于粘连性肩关节囊炎。

2. 肩部肿瘤 肩部疼痛持续,进行性加重,X线平片可除外本病。

四、治疗

1. 功能锻炼 要贯穿于治疗全过程,每日进行肩关节的主动活动,活动时以不引起剧痛为限(图56-4)。

2. 理疗与推拿 可早期进行理疗、针灸、适当的推拿按摩,既可减轻疼痛,又有助于增加活动范围。

3. 痛点注射 痛点局部注射醋酸泼尼松,能明显改善症状。

4. 药物治疗 疼痛严重者可短期口服非甾体抗炎药,并辅以适量口服肌肉松弛剂。

5. 对症状持续且较重者,以上治疗无效时,在麻醉下采用小针刀或关节镜松解粘连,然后再注入类固醇或透明质酸钠,可取得满意疗效。

6. 肩外因素引起者除局部治疗外,还需对原发病进行处理。

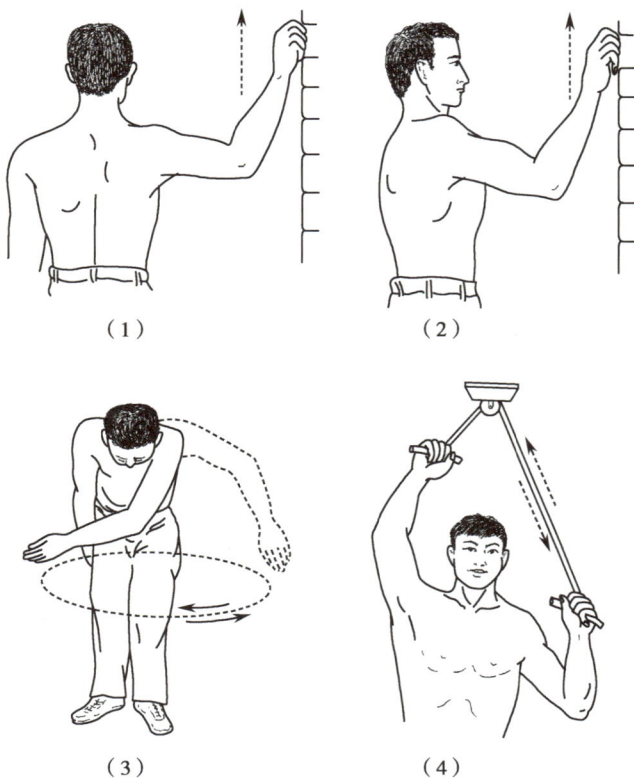

图56-4 肩关节功能锻炼
(1)爬墙外展;(2)爬墙上举;(3)弯腰垂臂旋转;(4)滑车带臂上举。

第五节　骨软骨病

骨软骨病又称骨软骨炎、骨骺缺血坏死等。其基本病理是骨内压增高及静脉回流障碍,骨骺发生缺血坏死,最后出现修复与再生。大多数发生于骨骺生长活跃期(3~16岁),男多于女,下肢多于上肢,单侧发病者居多。最常见的是股骨头、胫骨结节、脊柱、髌骨、足舟骨、跟骨结节以及距骨头等部位的骨骺。

一、股骨头骨骺骨软骨病

股骨头骨骺骨软骨病是股骨头骨骺的缺血性坏死,又称 Legg-Calve-Perthes 病、扁平髋等。股骨头骨骺的骨化中心在 1 岁以后才出现,18~19 岁骨化融合。在这一年龄阶段中均有可能发病,是全身骨软骨病中发病率较高,且病残也较重者。本病原因尚不清楚,多数学者认为慢性损伤为重要因素。外伤使骨骺血管闭塞,从而继发缺血性坏死,导致股骨头受压变形,使髋关节畸形渐渐加重,且髋臼关节面也受到损害,导致形成髋关节的骨关节病。

(一)临床表现

1. 本病好发于 3~10 岁儿童,男女之比为 6:1,单侧发病较多,起病缓慢,病程长。

2. 早期最常见的症状是髋部疼痛,少数患者以患肢膝内上方牵涉痛为首诊主诉,随疼痛加重而出现跛行。疼痛和跛行的程度与活动度有明显关系。

3. 查体跛行步态,患肢缩短,髋关节屈曲内收畸形,外展、内旋受限。

4. 晚期症状缓解,大腿和臀肌萎缩,患髋关节外展及旋转受限。未经治疗的患者成年后有骨性关节炎表现。

5. X 线检查,早期关节囊肿胀,关节间隙增宽。骺线加宽,与股骨颈相连区域有不规则骨质疏松。随后骨骺密度不均,囊样变,同时出现骨骺碎裂,严重病例可见股骨头进行性扁平。最终疏松区重新钙化,骨骺碎块融合,病变愈合后可见股骨头扁平、宽大、半脱位,股骨颈短而粗。

(二)鉴别诊断

1. 髋关节暂时性滑膜炎　本病虽有髋部疼痛及跛行,但常继发于感染或过敏反应。发病急,局部压痛,关节活动受限,X 线检查只有关节囊肿胀,关节间隙增宽而无骨质改变,数周内可自愈。

2. 髋关节滑膜结核　可有结核中毒症状,髋关节活动障碍,肺部 X 线检查有时可查到肺结核或肺门阴影增大。髋关节 X 线片早期间隙增宽,逐渐变窄并有骨质破坏。血沉升高。

(三)治疗

本病虽然常能自限,但病变造成的股骨头、颈和髋臼不同程度的畸形,终将引起骨关节病及关节功能障碍。如何避免或减轻对坏死骨骺的压力,保持一个理想的解剖学和生物力学环境,使股骨头能包容在髋臼内进行模造,达到头臼相称,避免骨性关节炎的发生,是治疗的主要目的。

1. 非手术治疗　先行外展、内旋位牵引,以解除肌肉痉挛,减轻股骨头受压并达到股骨头被充分包容。然后,用外展支架保持双髋外展 40°、轻度内旋位。白天带架扶拐行走,夜间去除支架,但双下肢仍需保持外展内旋位。每 2~4 个月复查 X 线平片,直至坏死骨骺重建完全,方可拆去支架负重行走。重建过程约 2 年。

2. 手术治疗　可酌情选用髋关节滑膜切除术、软组织松解术、股骨头骨骺钻孔减压血管束植入以及骨盆或股骨近端截骨术等。

二、胫骨粗隆骨软骨病

胫骨粗隆骨软骨病(Osgood-Schlatter disease)又称胫骨结节骨软骨病、胫骨结节骨软骨炎、胫骨结节骨骺缺血坏死。胫骨结节骨骺尖端有髌韧带止点附着,股四头肌长期、反复、猛烈地收缩,通过髌骨和髌韧带,集中于胫骨结节骨骺,使之发生慢性损伤、血运障碍,进而坏死,还可以出现不同程度的骨骺撕脱、破碎。约在 16 岁时该骨骺与胫骨上端骨骺融合,18 岁胫骨结节与胫骨上端骨化为一体,故 18 岁前此处易受损而产生骨骺炎,甚至缺血、坏死。

(一)临床表现

1. 本病好发于 12~16 岁好动的男孩,多有近期参加跑、跳、球类等剧烈运动史。以胫骨结节逐渐肿大、疼痛为特点,伴伸膝乏力,疼痛与活动有明显关系。

2. 查体患侧胫骨结节肿大、压痛明显。抗阻力伸膝时,疼痛加重。膝关节侧位片可见胫骨结节骨骺密度增高、"碎裂"或呈舌状隆起,周围软组织肿胀(图 56-5)。

图 56-5　胫骨粗隆骨软骨病

(二)治疗

本病属于自限性疾病,18 岁后骨骺骨化症状消失,但局部隆起不会改变。因此减少膝关节剧烈活动症状多会缓解,对症状重者,可行长腿管型石膏固定。对成年后仍有小块骨骺未融合并伴有长期局部疼痛者可行钻孔或植骨以促进融合。应重视对本病的预防,如注意科学训练,运动量要适当。

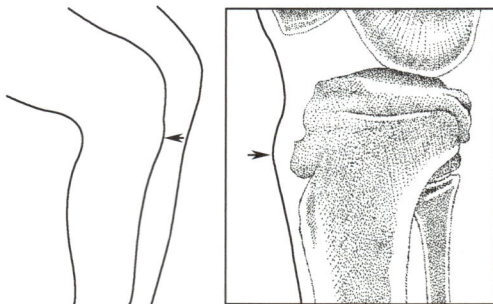

(曾令斌)

思考题

1. 简述弹响指和弹响拇的形成机制。
2. 简述粘连性肩关节炎的诊断要点和自我锻炼的方法。
3. 在社区、乡镇、农村等基层医疗、卫生单位工作,怎样更好地为人民群众提供疾病咨询及诊疗服务?

ER 56-3

练习题

第五十七章 | 股骨头坏死

教学课件

思维导图

学习目标

1. 掌握:股骨头坏死的定义、病因和治疗原则。
2. 熟悉:股骨头坏死的临床表现及诊断技术。
3. 了解:股骨头区域的病理和临床分期。
4. 具备早期识别股骨头坏死的能力,学会早诊断、早干预,减少股骨头坏死的致残率。
5. 能够树立高度责任心和使命感,在疾病诊疗过程中以"以患者为中心"的职业精神。

案例导入

患者男性,31 岁,因双侧腹股沟部疼痛不适伴双髋关节活动受限 3 个月余入院。患者 1 年前体检发现血小板计数 45×10⁹/L,红细胞及白细胞正常,于血液内科就诊考虑为"血小板减少症",给予口服泼尼松药物治疗,3 个月后复查血小板结果恢复正常,予以停用泼尼松,半年后患者出现双侧腹股沟部疼痛不适伴双髋关节活动受限,症状进行性加重,无明显畏寒、发热。查体:双下肢等长,无明显肿胀麻木,双腹股沟部深压痛,骶髂关节分离试验(+)。

请思考:

1. 该患者可能的诊断是什么?
2. 为进一步明确诊断,需要完善哪些检查?

股骨头坏死(osteonecrosis of the femoral head,ONFH)指各种原因所致股骨头静脉淤滞、动脉血供受损或中断使骨细胞及骨髓成分部分死亡引起骨组织坏死及随后发生的修复,继而导致股骨头结构改变及塌陷,引起髋关节疼痛及功能障碍的疾病,是骨科领域常见的难治性疾病之一。

一、病因与发病机制

股骨头坏死病因较多,总体上可分为创伤性和非创伤性两大类。创伤性股骨头坏死的主要致病因素包括股骨头颈骨折、髋臼骨折、髋关节脱位、髋部严重扭伤或挫伤;非创伤性股骨头坏死的主要病因为糖皮质激素药物应用、长期过量饮酒、减压病、血红蛋白病、自身免疫病等。吸烟、肥胖、放射治疗、怀孕等增加了发生股骨头坏死的风险,亦被认为与股骨头坏死相关。值得注意的是临床上仍有 20%~40% 的患者病因不详,称为特发性股骨头坏死。

关于股骨头坏死的发病机制,目前仍存在争议。大多数专家认为该病是由遗传易感性、代谢因素和影响血供的局部因素(如血管损伤、骨内压升高和机械应力)联合作用导致的。目前对股骨头的血液循环已有深入的研究和明确的结果。供应股骨头、颈的血供共有 4 个来源,即旋股内、外侧动脉、闭孔动脉及股骨滋养动脉,其中旋股内侧动脉最为重要(图 57-1),其发出的上支持带血管及下支持带血管两重要分支,为股骨头的重要血供来源。

无论是创伤性还是非创伤性股骨头坏死,其共同的病变为股骨头血液循环障碍导致骨质坏死。

创伤性股骨颈骨折、髋关节脱位或手术导致股骨头滋养血管损伤,引起股骨头缺血坏死。激素性股骨头坏死的发生机制可能与脂肪栓塞、凝血机制改变及骨质疏松等因素有关。在使用激素的同时如大量饮酒,则更易促成骨坏死,因为酗酒可使血中游离脂肪自发升高,前列腺素增多,易发生血管炎而栓塞。

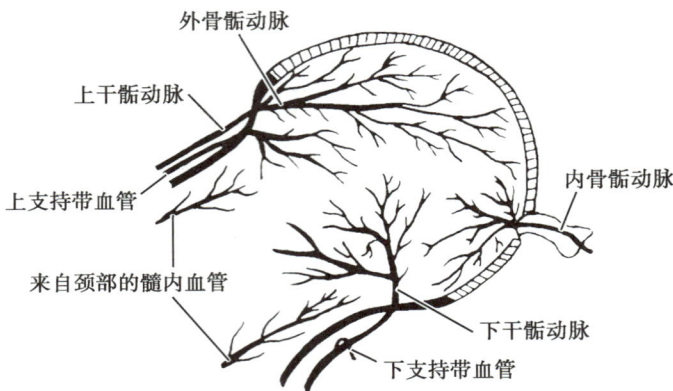

图 57-1 股骨头、颈的血供

二、病理

不同病因导致的股骨头缺血坏死,其病理改变类似。

1. **早期** 血液循环破坏几周之内,骨小梁骨细胞开始死亡,但由于滑液能提供营养,关节软骨没有改变,并可见坏死修复现象,从血液循环未破坏区,即圆韧带血管供应区和下干骺动脉供应的一小部分处,向坏死区长入血管纤维组织。坏死的骨髓碎片被移除,新生骨附着在坏死的骨小梁上,之后坏死骨被逐渐吸收而获得修复。

2. **发展期** 若股骨头坏死未能及时修复,则逐步发展为典型的缺血性坏死表现。

(1)**肉眼观**:髋关节滑膜肥厚、水肿、充血,关节内常有不等量关节液。股骨头软骨早期常较完整,但随着病变严重程度的加重,可出现股骨头软骨下沉,甚至软骨破裂、软骨下骨质外露及股骨头变形。

(2)**镜下观**:沿股骨头的冠状面做一整体大切片,镜下可见坏死区、反应修复区及正常区,具体可分为以下5层:

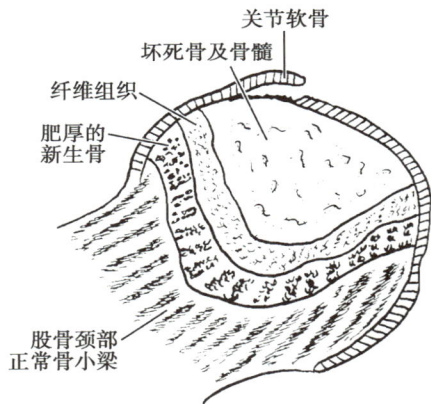

图 57-2 坏死股骨头的冠状面

1)关节软骨层:镜下可见部分粗糙不平,细胞灶性坏死,软骨基质变为嗜酸性。

2)坏死的骨组织层:镜下可见坏死区骨质已坏死,陷窝中骨细胞消失,细胞被一些无细胞结构的坏死碎片所代替,常见散在的钙化灶。

3)肉芽组织层:包绕在坏死骨组织周围,其边缘不规则,镜下可见有泡沫样细胞及异物巨噬细胞。

4)反应性新生骨层:镜下可见在坏死骨小梁的支架上有新骨沉积,大量新生骨形成修复重建骨小梁。

5)正常组织层:股骨颈上的正常骨组织,骨小梁与反应性新生骨层相比较细,含有丰富的髓细胞(图57-2)。

知识拓展

股骨头骨骺骨软骨病

股骨头骨骺骨软骨病(Legg-Calve-Perthes disease)是一种自限性疾病,它的特征是股骨头骨骺缺血及不同程度骨坏死,而骨的坏死与修复又同时进行。本病由美国学者Legg、法国学者Calve、德国学者Perthes于1910年相继报道,故以三位学者名字命名此病。该病病因尚未明确,常好发于4~8岁儿童,男孩发病率高于女孩,多呈单侧发病,发病隐匿、易漏诊,且具有发生畸形愈合等严重并发症的可能,造成儿童髋部残疾。

股骨头骨骺骨软骨病的治疗目的，是创造一个能够消除影响骨骺发育和塑型的不利因素，防止或减轻股骨头继发畸形及髋关节骨性关节炎，使坏死的股骨头顺利地完成其自限性过程。

三、临床表现

非创伤性股骨头坏死多见于中年男性，双侧受累者占 50%~80%。

早期可无临床症状，常通过拍摄 X 线平片而发现。病情进展后最常见的症状为腹股沟、臀部和大腿部位疼痛，偶伴有膝关节疼痛。疼痛可呈持续性或间歇性，双侧病变可呈交替性疼痛。

典型体征为腹股沟区深部及内收肌压痛，骶髂关节分离试验阳性。髋关节活动受限，其中以内旋、屈曲、外旋活动受限最为明显。

四、诊断

（一）诊断技术

1. X 线平片　X 线平片是诊断股骨头坏死最基本的检查方法，尽管在诊断早期股骨头坏死方面敏感性不足，但其在股骨头坏死的诊断中仍有不可替代的作用。股骨头血液供应中断后 12 小时骨细胞即坏死，但在 X 线平片上看到股骨头密度改变至少需要 2 个月或更长时间。X 线平片体位主要包括正位及蛙式侧位。不同阶段 X 线片可表现为：①关节软骨下的弧形低密度影（"新月征"）；②斑片状低密度区（囊性变）；③病变周围常见密度增高的硬化带区；④股骨头塌陷变平；⑤关节间隙变窄，髋臼外上缘骨赘形成。

2. CT　CT 较 X 线平片显示股骨头坏死更为敏感，较 X 线更早发现早期病变，对骨性关节面是否塌陷作出评价，以及显示坏死区骨质结构（硬化、囊变等），为临床选择合理治疗方法以及判断预后提供依据。另外 CT 显示软骨下骨折的清晰度与阳性率优于 MRI 及 X 线片。股骨头坏死 CT 检查常见征象有股骨头星芒征缺失、负重区骨小梁缺失断裂、骨硬化带包绕囊变区或软骨下骨断裂、坏死骨与修复骨交错存在等。

3. MRI　是一种有效的非创伤性的早期诊断方法。对早期股骨头坏死有很高的特异性（96%~99%）和敏感性（99%）。典型的股骨头坏死 MRI 图像为 T_1WI 局限性软骨下线样低信号或 T_2WI "双线征"。双线征中外侧低信号带为增生硬化骨质，内侧高信号带为肉芽纤维组织修复所致（图 57-3）。邻近的头颈部可见骨髓水肿，关节囊内可有积液。

4. 发射计算机断层显像（emission computed tomography，ECT）　ECT 在发现早期骨坏死方面敏感度较高，可用于诊断早期股骨头坏死；但在明确骨坏死诊断时仍缺乏特异性，不如 MRI。采用

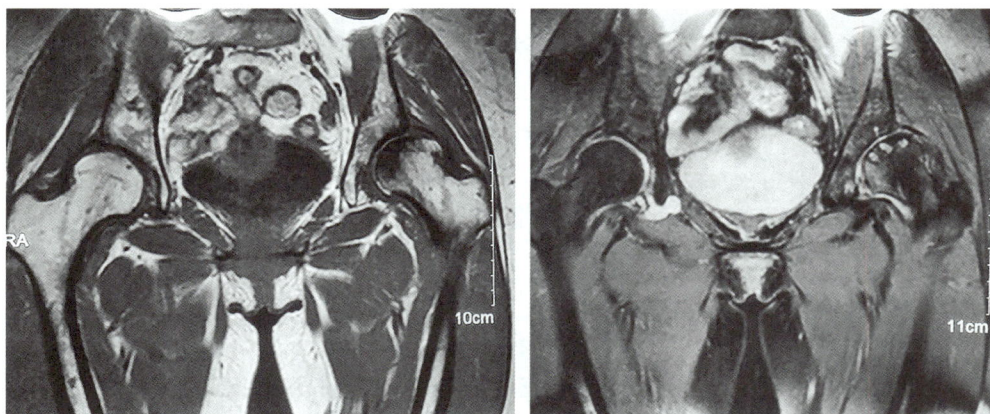

图 57-3　股骨头坏死的 MRI 表现

锝-99 标记亚甲基二磷酸盐（^{99m}Tc-MDP）扫描,坏死区为冷区,坏死修复期表现为热区（核素浓集）中有冷区,即"面包圈样改变"时可确诊;但若仅有热区,则应与其他髋关节疾病鉴别。此检查可用于筛查早期及多灶性骨坏死。与 ECT 相比,单光子放散断层扫描（SPECT）的敏感性增加,但特异性仍不高。

5. 骨组织活检　为侵入性操作,很大程度上已被 MRI 取代,但为可靠的诊断手段。建议在大直径环钻髓芯减压术中取样。当 MRI 提示典型股骨头坏死表现时,可不进行活检。

（二）临床分期

为了评估股骨头坏死的严重程度,制订个体化诊疗方案、判断预后、评估疗效,需要对股骨头坏死进行分期,目前存在多种股骨头坏死的分期系统,2020 年中国股骨头坏死临床诊疗指南推荐使用国际骨循环研究协会（Association of Research Circulation Osseous,ARCO）制定的分期（表 57-1）,ARCO 分期结合了 X 线片、CT、MRI 和骨扫描来确定坏死区域的位置和大小,更系统、全面、实用,在确定诊断、评估治疗效果和预后方面具有很高的价值。

表 57-1　股骨头坏死 ARCO 分期（2019 版）

分期	影像学表现	分期表现
I	X 线片正常,MRI 异常	X 线:无异常改变 MRI:带状低信号包绕坏死区,骨扫描中有冷区
II	X 线片和 MRI 均异常	X 线片或 CT 可见骨硬化、局部骨质疏松或囊性变,无软骨下骨折、坏死部分骨折或股骨头关节面变平;MRI 与骨扫描异常
III IIIA（早期） IIIB（晚期）	X 线片或 CT 示软骨下骨折	软骨下骨折、坏死区骨折和/或股骨头塌陷 股骨头塌陷≤2mm 股骨头塌陷>2mm
IV	X 线片示骨关节炎表现	关节间隙变窄,髋臼改变和关节破坏

（三）鉴别诊断

对具有股骨头坏死类似临床症状、X 线或 MRI 影像学表现的患者,应注意与以下疾病鉴别:中晚期髋关节骨关节炎、骨髓水肿综合征、髋臼发育不良、软骨下骨不全骨折、髋关节撞击综合征、股骨头内肿瘤等。

知识拓展

髋关节撞击综合征

髋关节撞击综合征是一种与运动系统有关的临床疾病,是股骨和髋臼解剖结构不规则,进而导致髋关节的异常接触和机械负荷刺激,进一步引起关节盂唇和软骨病变,近年来在髋关节疼痛病因中所占比例有所升高。髋关节撞击综合征的主要症状是特定运动、关节位置引起髋关节或腹股沟区疼痛,可伴有关节交锁、僵硬、活动受限。

撞击一般发生于屈髋时,且撞击部位主要位于髋关节前方,故常表现腹股沟区疼痛,尤以站立位下蹲时最明显,患者示意描述疼痛的位置时,通常表现为"C 征"（主要由腹股沟区、大腿外侧、大转子区以及臀部后侧组成）。体格检查时髋关节撞击试验阳性,即髋关节弯曲 90°,内收和内旋时诱发腹股沟区疼痛。对髋关节撞击综合征的治疗,轻症主张保守治疗,随着髋关节镜技术的应用和成熟,髋关节镜治疗重症髋关节撞击综合征具有良好效果。

五、治疗

（一）非手术治疗

非手术治疗适用于非负重面坏死、病灶范围小、股骨头外形基本正常且广泛硬化的病例。

1. 保护性负重 减轻患髋负重可有效减轻疼痛，改善功能，并可在骨坏死修复期避免股骨头塌陷。使用双拐减少股骨头承重可有效减轻疼痛，延缓股骨头塌陷时间，但不主张使用轮椅。

2. 药物治疗 药物治疗可单独应用，也可配合保髋手术应用。常用药物有：抑制破骨细胞功能和促进成骨细胞功能的药物，如磷酸盐类药物以及抗凝、降脂、扩张血管、促进纤溶等药物。

3. 中医药治疗 中医药治疗强调早期诊断、病证结合、早期治疗。适用于高危人群及早期股骨头坏死患者，给予活血化瘀、补肾健骨等中药治疗，具有促进坏死修复、预防塌陷的作用；也可配合保髋手术使用，提高保髋手术效果。

4. 物理治疗 物理治疗包括体外冲击波、电磁场、高压氧、牵引等。

（二）手术治疗

对于股骨头坏死进展迅速，非手术治疗往往效果不佳，常需要手术治疗，包括保留患者自身髋关节为主的修复重建术和人工髋关节置换术两大类手术。

1. 髓芯减压术 可降低骨内压，减轻疼痛，改善静脉回流，有助于血管长入。

2. 不带血运骨移植术 常用术式为股骨头颈部开窗病灶清除打压植骨术。

3. 带血管蒂骨移植 常用带血管蒂髂骨、腓骨移植，结合显微手术操作。适用于股骨头无塌陷或轻度塌陷者。

4. 截骨术 常见的术式为经转子间旋转截骨术及其改良术式。

5. 髋关节置换术 对于股骨头塌陷较重，晚期出现关节功能严重丧失或中度以上疼痛，明显影响患者生活质量者可考虑行髋关节置换术。

ER 57-3

髋关节置换术

六、预防

1. 在疾病治疗过程中需要使用激素治疗的患者，可考虑使用扩张血管联合抗凝活血药物，或者活血化瘀中药，预防骨坏死的发生。

2. 对具有骨坏死高诱发因素的人群，解除诱发原因可有效预防股骨头坏死。如减少酗酒可降低酒精性骨坏死的发生。

（潘 淳）

思考题

1. 简述股骨头坏死的典型临床表现和体征。
2. 股骨头坏死的治疗方法有哪些？

ER 57-4

练习题

教学课件　　　　　思维导图

第五十八章 | 颈肩痛和腰腿痛

ER 58-1　　　　ER 58-2

学习目标

1. 掌握：颈肩痛和腰腿痛的临床表现、诊断和治疗原则。
2. 熟悉：颈肩痛和腰腿痛的病因和鉴别诊断。
3. 了解：颈肩痛和腰腿痛的发病机制和病理生理变化。
4. 具备进行周围神经系统检查的能力；能准确识别颈椎病、腰椎间盘突出症等典型临床表现，结合相应病变的 CT、MRI 影像，并作出正确诊断。
5. 能够与患者进行有效沟通，消除患者的担心和忧虑；注重人文关怀，进行健康宣教，指导患者养成良好生活习惯，帮助患者进行康复训练。

案例导入

患者男性，40 岁。腰痛伴右下肢放射痛 2 个月，反复发作，与劳累有关，咳嗽、用力排便时可加重疼痛。体格检查：右直腿抬高试验 40°阳性，加强试验阳性。X 线片示腰 4~5 椎间隙变窄。

请思考：
1. 此病例的诊断是什么？
2. 为明确诊断应做什么检查？

第一节　颈　肩　痛

颈肩痛是一系列可以引起颈肩背部疼痛的颈椎、神经和软组织疾患的总称。颈肩痛在临床上常见，引起颈肩痛的原因很多，多见于颈肩部软组织的急、慢性损伤，以及颈椎退行性变或先天性因素所致，常伴有肢体麻木、肌无力、头痛、头晕、耳鸣等症状。

一、颈肩部软组织急性损伤

1. **病因**　颈肩部软组织急性损伤有两种情况：一种有明显的外伤史，颈肩部软组织受到急性扭伤而出现症状；另一种没有外伤史，即俗称的"落枕"，晨起突然发病，系因睡眠时头颈部位置不当所致，导致颈部肌肉被持续牵拉而出现急性疼痛。

2. **临床表现**　有明显外伤史或醒后起床时出现颈部疼痛，可放射至枕顶部或肩部，头颈活动明显受限。查体可见颈部僵硬，被动体位，头向一侧偏斜，头颈不敢活动，转动头部常需连同躯干一同转动。在颈椎棘突、横突、冈上肌、冈下肌、肩胛内角等处常可触及压痛点（图 58-1）。颈椎 X 线侧位片，可见颈椎僵直，生理前凸减小或消失。

3. **治疗**
（1）**颈部制动**：可戴围领或进行颌枕带牵引。

（2）**推拿及按摩**：可较快速解除疼痛。

（3）**糖皮质激素类药物痛点注射**：可快速缓解疼痛。

（4）**理疗及针灸**：可促进急性损伤的恢复。

二、颈肩部软组织慢性损伤

1. 病因　颈部软组织在固定不变的姿势下长期受到牵拉，引起颈部肌肉劳损，常见于伏案工作者；急性软组织损伤未得到治愈可转变为慢性损伤；局部风寒侵袭与发病也有一定关系。软组织慢性损伤是一种无菌性炎症反应。

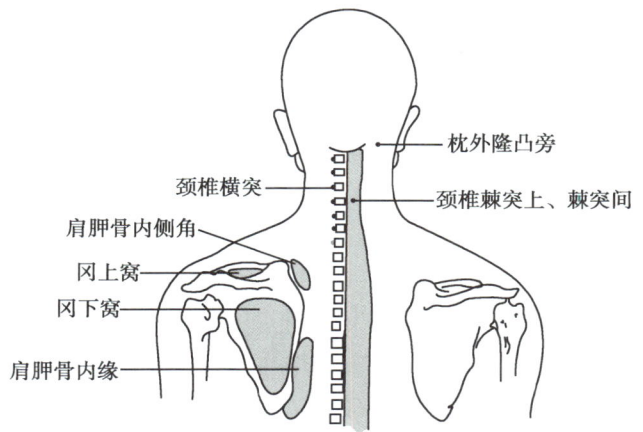

图 58-1　颈肩部软组织损伤常见压痛点

2. 临床表现　患者多有长期低头姿势病史，主要表现为颈肩部肌肉酸痛不适，反复发作，可自行缓解。颈肩部可有或没有明确压痛点，查体按压时患者反觉舒适，有时可触及痉挛的肌肉。

3. 治疗　重点在于预防，纠正不良姿势，避免颈部长时间固定不动。理疗及按摩都能取得较好疗效，可口服或外用非甾体抗炎药及活血化瘀的中药。

三、颈椎病

颈椎病（cervical spondylosis）是指颈椎间盘退行性变及其继发性椎间关节退行性变，引起脊髓、神经和血管受压而表现出的相应症状和体征。

1. 病因病理

（1）**颈椎间盘退行性变**：是颈椎病发生和发展的最基本原因。由于颈椎间盘退行性变而使椎间隙狭窄，关节囊及韧带松弛，颈椎的稳定性下降，导致椎间盘突出、骨质增生、韧带变性，最后引起脊髓、神经、血管受到刺激或压迫（图 58-2）。

（2）**损伤**：对已退行性变的颈椎和椎间盘，急性损伤可使其加重而发病，慢性损伤可加速其退行性变过程而提前出现症状。外伤所致颈椎骨折与脱位所并发的脊髓或神经根损害不属颈椎病范畴。

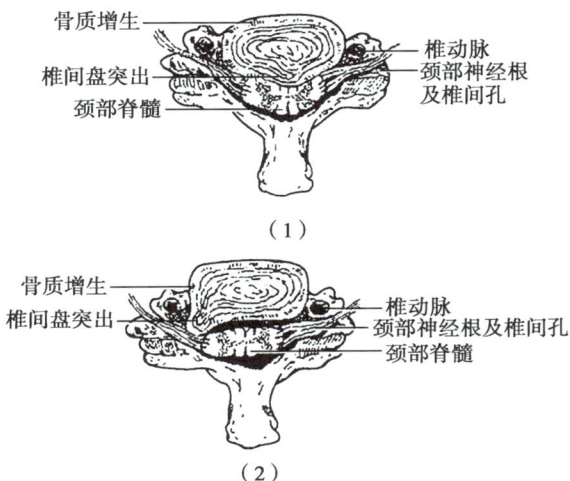

图 58-2　颈椎间盘突出和骨质增生压迫脊髓、神经根、椎动脉

（1）向后方突出压迫脊髓；（2）向侧后方突出压迫神经根及椎动脉。

（3）**颈椎先天性椎管狭窄**：是指在胚胎或发育过程中椎弓根过短，使椎管矢状径小于正常（14~16mm）。在此基础上，即使退行性改变轻微，也可出现压迫症状而发病。

需要注意的是，椎间关节退行性变、神经血管受累、临床症状和体征这三者之间并不是简单的因果关系，它们相互关联，又有其各自发生和发展的规律。50 岁以上人群颈椎 X 线片大多显示不同程度的退行性变，然而只有小部分人发病，且影像学上神经、血管受压的程度与临床病情程度并非完全一致。

2. 临床表现　根据病变组织的不同，将颈椎病分成下列 4 个类型：

（1）**神经根型**：病变组织压迫或刺激神经根所致，此型发病率最高。开始多为颈部不适或颈肩痛，随之疼痛向上肢放射，颈部活动时可出现放电样剧痛。皮肤麻木、过敏，手指活动不灵活。查体可有颈部压痛,颈椎活动受限,可有感觉异常、肌力减退及腱反射改变。上肢牵拉试验阳性:将患侧头及肩臂向相反方向牵拉,臂丛神经根被牵张而出现放射痛(图58-3)。压头试验阳性:患者头后仰并偏向患侧,在其头顶按压,出现颈肩或上肢放射痛(图58-4)。

X线平片可见颈椎生理前凸变小或消失,颈椎不稳,钩椎关节增生、椎间隙及椎间孔狭窄,椎体后缘骨质增生等。CT及MRI可见椎间盘突出、椎管狭窄等。

图 58-3　臂丛牵拉试验　　图 58-4　椎间孔压缩试验

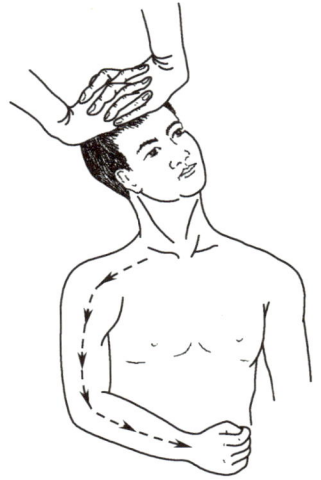

(2)**脊髓型**:常见的是病变组织压迫脊髓,多发生在下颈段。一般起病缓慢,逐渐加重或时轻时重,外伤可引起突然加重。以四肢无力、手足或肢体麻木、握物不牢、写字及持筷精细动作不准或步态不稳、踩棉花样感等为常见主诉,可有排尿障碍及胸腹部束带感。大多有腱反射亢进或出现 Hoffman 征阳性等病理反射。随病情加重发生自下而上的痉挛性瘫痪,重者可出现四肢瘫。X线片表现与神经根型相似,脊髓造影、CT、MRI 可显示脊髓受压情况。

(3)**椎动脉型**:病变组织刺激、压迫、牵拉椎动脉,或椎动脉痉挛造成椎基底动脉供血不足。动脉硬化患者更易发生此病。头部旋转引起眩晕是本病的主要特点,严重者甚至可以猝倒,但意识清醒。可有枕后痛、视觉障碍、耳鸣、恶心、呕吐等。

(4)**交感神经型**:病因不明,临床表现复杂,为交感神经兴奋或抑制症状,主观症状多,客观体征少。

诊断颈椎病必须具备比较典型的症状和体征,同时影像学证实椎间关节退行性变,并压迫神经、血管,且影像学所见与临床表现有明确的因果关系。仅有 X 线改变而无临床表现者,不能诊断颈椎病。同样,也不能仅仅依靠临床表现作出诊断。临床上神经根型常见,且表现典型,诊断多无困难。有时多种类型的症状同时出现,称为混合型。

3. 治疗

(1)非手术治疗

1)颌枕带牵引:主要适用于神经根型、椎动脉型和交感型颈椎病,脊髓型应慎用。头微前屈,坐、卧位均可进行牵引(图58-5),每次 20~30 分钟,10 天为一个疗程。也可进行持续牵引,每日 6~8 小时,2 周为一个疗程,牵引后症状加重者不宜再用。

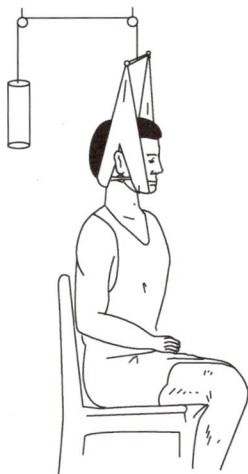

图 58-5　坐位颌枕带牵引

2)卧床休息:可减少颈椎负荷,使椎间关节的创伤性炎症消退,症状可以减轻或消失,一般需卧床 2~4 周。

3)推拿按摩:应由专业医护人员轻柔操作,以免增加损伤。脊髓型不适于推拿按摩。

4)理疗:有缓解肌肉紧张作用,可减轻症状。

5)预防:定时改变颈部姿势,自我按摩颈部,睡眠时避免枕头过高等均有助于缓解症状。

(2)手术治疗:脊髓型、神经根型颈椎病症状进行性加重者,经非手术治疗 3~6 个月无效,可手术治疗。手术分为前路手术、后路手术两种。手术的目的是解除脊髓压迫和使颈椎获得稳定。

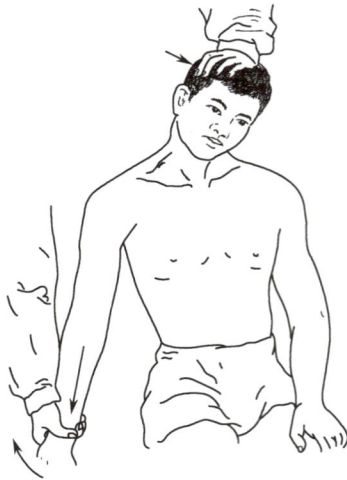

第二节　腰腿痛

一、概述

腰腿痛是一组临床常见症状,其病因复杂,临床表现多样化,严重影响患者的生活和工作。表现为下腰、腰骶、骶髂、臀部等处的疼痛,可伴有一侧或两侧下肢痛及马尾神经损害表现。

1. 病因　腰腿痛的病因繁多:①以损伤最常见,包括脊柱骨折和脱位、脊椎滑脱、椎间盘突出、腰部软组织急性损伤等。②长期积累性劳损较急性外伤更为多见。③退行性改变是腰腿痛的另一常见原因,包括骨质疏松症、腰椎骨关节炎、小关节紊乱、椎管狭窄、黄韧带肥厚等。④脊柱结核、化脓性脊柱炎、强直性脊柱炎、类风湿关节炎、肌筋膜性纤维组织炎、神经根炎、硬膜外感染等也可引起腰腿痛。⑤脊柱侧弯、脊椎裂等发育异常可以引起慢性腰痛。⑥脊柱肿瘤也是腰腿痛的发病因素之一。

2. 疼痛性质　腰腿痛可涉及下列 3 种疼痛:

(1) **局部疼痛**:是指病变所在部位产生的疼痛,多表现为有固定的压痛点。

(2) **牵涉痛**:亦称反射痛,是脊神经分支受到刺激后,在同一神经其他分支支配部位所感到的疼痛,其疼痛部位较模糊。

(3) **放射痛**:是神经根受到损害的特征性表现,疼痛沿受损神经根向末梢放射,有较典型的感觉、运动、反射损害的定位体征。

3. 治疗　在多数情况下,腰腿痛可经非手术治疗得到缓解或治愈,有时需要手术治疗。

(1) **卧床休息**:是重要的治疗手段,疼痛严重者经过卧床,能有效地缓解症状。

(2) **功能锻炼**:腰部损伤者在疼痛缓解后作适当的功能锻炼,可以增强脊柱的稳定性(图 58-6)。

(3) **牵引、理疗、推拿和按摩**:物理疗法可减轻椎间盘的压力,缓解肌肉紧张,是非手术治疗的主要方法(图 58-7、图 58-8)。

(4) **痛点及硬膜外注射治疗**:对于压痛点局限者,行糖皮质激素类药物痛点注射,每周 1 次,连续注射 3~4 次,对减轻局部炎症反应、缓解疼痛疗效确切。有严重神经根症状者可行椎管内注射,但应严格无菌操作,椎管内不宜反复注射。

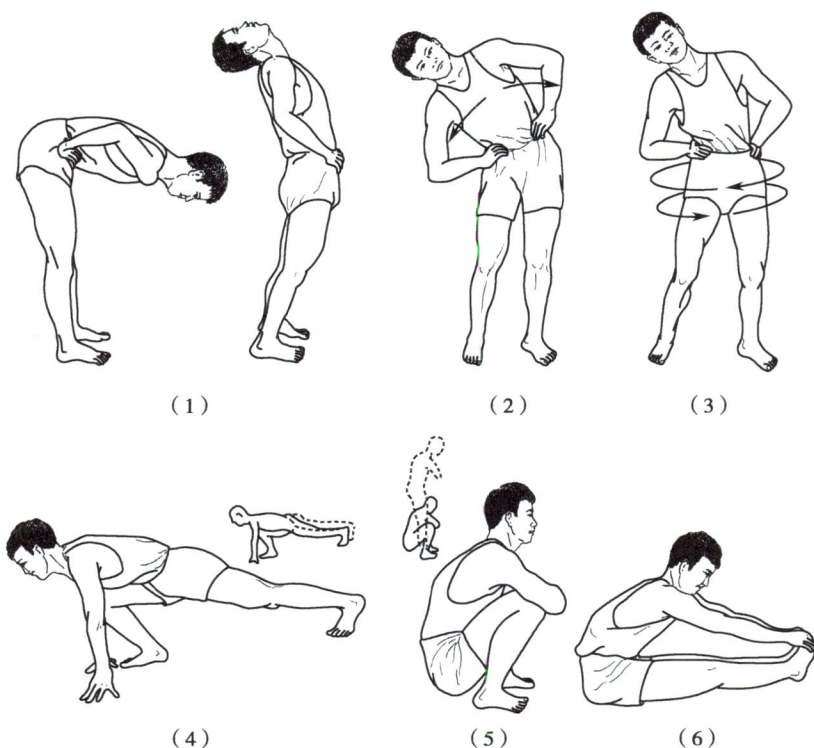

(1)　　　(2)　　　(3)

(4)　　　(5)　　　(6)

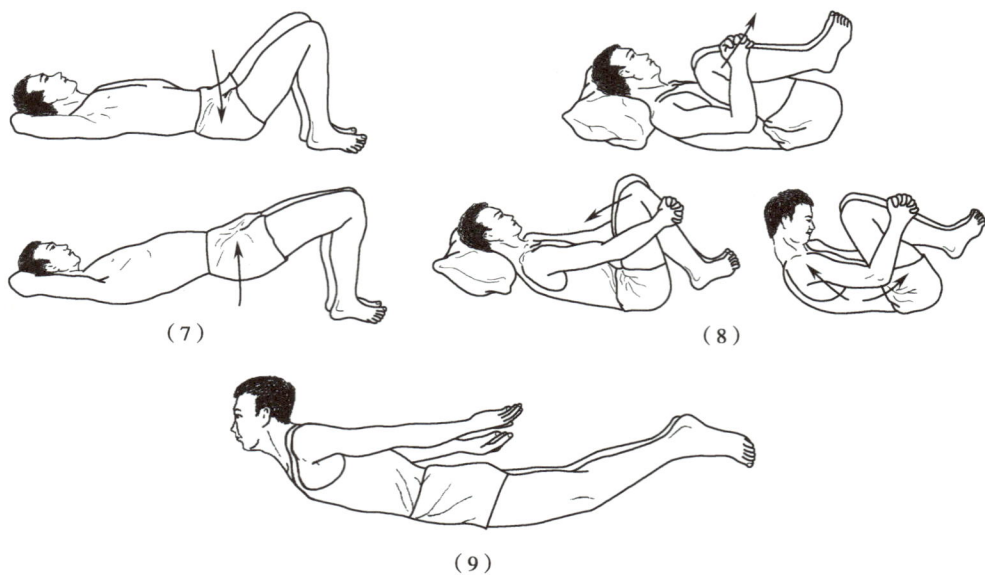

图 58-6 腰背肌功能锻炼

(1)腰部前屈后伸;(2)腰部两侧弯曲;(3)腰部回旋;(4)箭步压腿;(5)蹲位站立;(6)仰卧起坐;
(7)臀肌练习;(8)摇椅;(9)俯卧式背伸肌锻炼。

（5）**药物治疗**:中成药有舒筋活络、活血化瘀的功效,非甾体抗炎药有较好的消炎镇痛作用。

4. **预防** 采取合理的劳动姿势,端正坐姿,避免单一姿势时间过久,进行腰背肌肉锻炼等,参加剧烈运动前要做好准备活动。

二、棘上、棘间韧带损伤

棘上韧带损伤、棘间韧带损伤也是慢性腰痛的常见原因之一。

1. **病因病理** 棘上、棘间韧带的主要作用是防止脊柱过度前屈,脊柱前屈时韧带被拉紧,如果脊柱长时间持续前屈,使棘上、棘间韧带始终处于紧张状态,则韧带产生小的撕裂、出血、渗出,这些炎性物质刺激韧带的神经分支而引起腰痛,继之可发生韧带退行性变和钙化。因暴力所致棘上、棘间韧带损伤,愈合过程中形成较多瘢痕,也是慢性腰痛的原因。

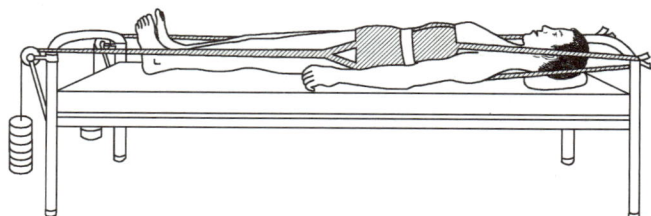

图 58-7 骨盆水平牵引

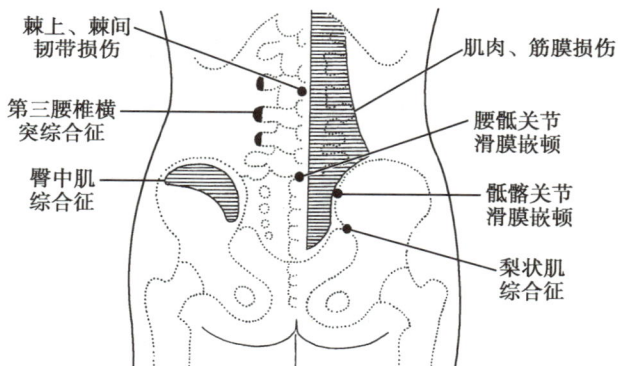

图 58-8 急性腰扭伤、慢性腰劳损疾病压痛区

2. **临床表现** 一般无明确外伤史,但多有长时间弯腰动作而未及时改变姿势的病史。主要症状为腰痛,在弯腰时加重,腰部过伸时也可引起疼痛。检查时在棘突上或棘间可触及明显压痛点,往往很局限,一些患者的压痛在脊柱前屈时减轻,过伸时反而加重。X 线所见多无异常。

3. **治疗** 本病压痛点局限,因而糖皮质激素类药物痛点注射可明显缓解疼痛。理疗能促进局部炎症反应的吸收,对大部分患者有一定疗效。预防复发是治疗的重要措施,应避免长时间弯腰,注意定时改变姿势。脊柱外伤后应注重合理的固定及康复训练,促进损伤组织的恢复。

三、腰椎间盘突出症

腰椎间盘突出症(lumbar disc herniation)是因椎间盘变性,纤维环破裂,髓核突出刺激或压迫神经根、马尾神经所表现的一种综合征,是腰腿痛最常见的原因之一。

1.病因病理 椎间盘退行性变是基本因素,随年龄增长,纤维环和髓核含水量逐渐减少,椎间盘变薄,结构松弛,弹性降低。积累损伤是椎间盘变性的主要原因。由于后纵韧带在后外侧相对薄弱,髓核易从此部位脱出,是椎间盘突出的好发部位,最常发生于腰 4~5、腰 5~骶 1 间隙。

根据突出的部位,可分为中央型、后外侧型、极外侧型。根据病理学、影像学可将椎间盘突出分为 5 型,但临床诊断应该统一为腰椎间盘突出症。

(1)**膨出**:纤维环有部分破裂,而表层完整,髓核在压力的作用下向椎管均匀膨胀,突出物的表面光滑。

(2)**突出**:纤维环完全破裂,髓核较尖锐突向椎管,仅有后纵韧带或一层纤维膜覆盖,表面高低不平。

(3)**脱出**:纤维环、后纵韧带、纤维膜完全破裂,突出的椎间盘组织或碎块脱入椎管内,但尚有一部分与原间隙相连。

(4)**游离**:脱入椎管的椎间盘组织或碎块完全游离,可远离原间隙而掉入椎管的任何部位。

(5)**Schmorl 结节及经骨突出型**:前者是指髓核经上、下软骨板的发育性或后天性裂隙突入椎体骨松质内,后者是指髓核沿椎体软骨终板和椎体之间的血管通道向前纵韧带方向突出,形成椎体前缘的游离骨块。

2.临床表现与诊断

(1)**症状**

1)腰痛:是大多数患者最先出现的症状,突出的髓核刺激纤维环外层及后纵韧带中的窦椎神经而产生下腰部牵涉痛。

2)坐骨神经痛:典型的坐骨神经痛是从下腰部向臀部、大腿后侧、小腿外侧至足部的放射痛。当咳嗽、打喷嚏、排便等致腹压增高时可使疼痛加剧。早期为痛觉过敏,病程较长者为痛觉减退或麻木。

3)马尾神经受压:向正后方突出的髓核或脱出、游离的椎间盘组织可压迫马尾神经,出现大、小便功能障碍,鞍区感觉异常。

(2)**体征**

1)腰椎侧凸:为缓解突出的髓核对神经根的压迫或刺激,减轻疼痛,脊柱呈现一种姿势性代偿畸形(图 58-9)。

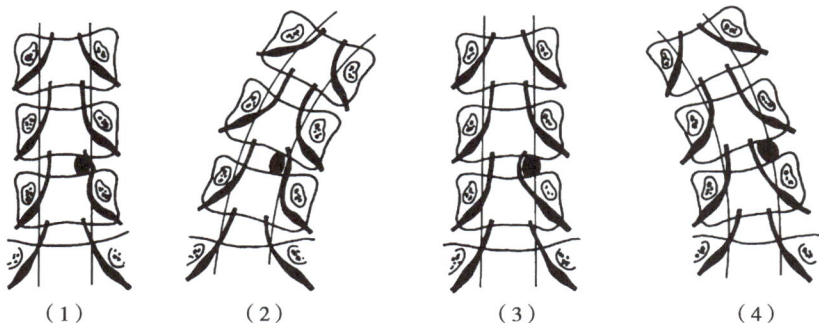

图 58-9 姿势性脊柱侧凸与缓解神经根受压的关系

(1)椎间盘突出在神经根内侧时;(2)神经根所受压力可因脊柱凸向健侧而缓解;
(3)椎间盘突出在神经根外侧时;(4)神经根所受压力可因脊柱凸向患侧而缓解。

2)腰部活动受限:腰椎前屈时加重对神经根的刺激,使疼痛加重,故患者腰部活动受限以前屈受限最明显。

3)压痛:大部分患者病变部位棘突间或棘突旁有压痛,其棘突旁压痛可沿坐骨神经放射。

4)直腿抬高试验阳性(图47-28)。

5)感觉、肌力、腱反射改变:感觉可以为过敏或减退,肌力减弱,腱反射减弱或消失。椎间盘中央型突出致马尾神经受压时,可出现会阴部感觉异常,肛门反射减弱或消失,肛门括约肌肌力减弱。

（3）辅助检查

1)X线平片:可见到腰椎生理前凸减小或消失,腰椎出现侧凸,椎间隙狭窄,椎体边缘骨质增生等。

2)CT检查:可显示骨性椎管形态,椎间盘突出的部位、大小,对神经根或硬膜囊压迫的程度等。

3)MRI检查:可更清晰、更全面地显示突出的髓核组织与脊髓、神经根和马尾神经之间的关系,以及脊髓本身是否存在病变,对本病的诊断有较大价值。

腰椎间盘突出症的诊断,重点在临床诊断,许多情况下CT及MRI可以显示不同程度的椎间盘病变,而并无临床症状及体征时,不应诊断为本病。腰椎间盘突出症需要与腰痛、腿痛、腰痛伴有腿痛的疾病进行鉴别。

3. 治疗

（1）**非手术治疗**:绝大多数腰椎间盘突出症的患者经非手术治疗可缓解或治愈。

1)严格卧硬板床休息:在症状初次发作时,尤其应该严格卧床休息,包括进餐及排便均应卧位进行,卧床至少3周,可取得满意疗效,疼痛基本缓解后,可戴腰围下床活动,腰围佩戴不应超过2个月,并在几个月内避免弯腰负重。这种方法简单有效,是非手术治疗的主要方法。

2)骨盆牵引:可持续牵引或间断牵引,间断牵引者每日2次,每次1~2小时。

3)理疗、按摩。

4)糖皮质激素类药物硬膜外注射:多用于症状严重者。每周1次,3次为1疗程,如若无效,不应再次注射。

（2）**微创治疗**

1)髓核化学溶解法:将胶原蛋白酶注入突出的髓核附近,使椎间盘内压力降低或突出的髓核缩小,达到缓解症状的目的。

2)经皮髓核摘除术:在X线监视下,通过椎间盘镜或其他特殊器械,直接进入椎间隙,摘除一定量的髓核,减轻椎间盘内压力,使症状得以缓解。近年用于临床的还有经皮激光椎间盘减压术等。

（3）**手术治疗**:可在直视下切除突出的髓核组织及纤维环,并可剥离粘连的神经根,可有效解除神经根症状。手术治疗有可能发生椎间隙感染、血管或神经根损伤、术后粘连、复发等并发症,且病程过长时因神经根变性手术效果欠佳,故应严格掌握手术指征。腰椎间盘突出症的手术指征为:有马尾神经受损者;有严重的神经根压迫症状者;经严格非手术治疗无效者。

（范晓飞）

思考题

1. 腰椎间盘突出症的临床表现、诊断及鉴别诊断方法有哪些?

2. 颈椎病为目前常见慢性病、职业病,作为医疗人员,应该如何为社会人群提供健康咨询和康复指导?

ER 58-3

练习题

第五十九章 | 骨 肿 瘤

教学课件   思维导图

学习目标

1. 掌握:骨肿瘤的临床表现、治疗原则,骨巨细胞瘤、骨肉瘤的临床表现、治疗原则。
2. 熟悉:骨肿瘤的外科分期,骨瘤、骨软骨瘤、软骨瘤的临床特点和治疗。
3. 了解:骨囊肿、骨纤维发育不良、软骨肉瘤、滑膜肉瘤、骨转移瘤的临床特点和治疗。
4. 具备骨肿瘤的初步诊断和选择治疗方案的能力。
5. 能够有效地与患者沟通,解除患者的思想顾虑,积极配合治疗。

案例导入

患者女性,24 岁,近日左膝关节疼痛,行走困难,休息缓解。自觉左小腿似有肿块,压痛。查体:左膝关节活动稍受限,胫骨上端内侧肿胀,压痛。X 线平片所见左胫骨上段内侧有一处肥皂泡样阴影,膨胀性生长。

请思考:

1. 患者最可能的诊断是什么?
2. 进一步确诊需要什么检查?

第一节 概 述

凡发生在骨内或起源于骨各种组织成分的肿瘤,无论是原发性、继发性还是转移性,统称为骨肿瘤。原发性骨肿瘤根据肿瘤组织的形态结构,特别是肿瘤细胞的分化类型及所产生的细胞间物质类型,分为良性和恶性两大类。另一些病损类似肿瘤,称瘤样病变。继发性骨肿瘤,即转移性骨肿瘤,指发生在其他器官的瘤细胞通过血液循环或淋巴管转移到骨骼上,此类肿瘤皆属恶性。

一、临床表现

1. **疼痛** 疼痛的程度与肿瘤的生长速度有关。良性骨肿瘤多无疼痛,但骨样骨瘤可因反应骨的生长而产生剧痛。恶性骨肿瘤一般疼痛明显,夜间疼痛尤甚。

2. **肿块与肿胀** 肿块与肿胀是骨肿瘤原发症状之一。良性骨肿瘤多以肿块为首发症状,肿块坚实;恶性骨肿瘤多表现弥漫肿胀,常合并软组织水肿、浅静脉充盈或怒张等症状。

3. **压迫症状** 骨肿瘤肿块巨大时,可压迫周围的组织而产生疼痛和受压组织功能障碍。脊柱肿瘤可压迫脊髓致瘫痪。

4. **功能障碍** 邻近关节的骨肿瘤,由于疼痛和肿胀可使关节活动功能障碍,限制关节活动,肢体常因疼痛制动于半屈曲位。

5. **病理性骨折** 肿瘤组织破坏骨质,影响骨的坚固性易发生病理性骨折,良、恶性骨肿瘤均可发生。

6. 转移和复发 恶性骨肿瘤可经血流（较多见）或淋巴（较少见）转移到其他部位，引起相应临床症状。骨肿瘤治疗（如手术切除、截肢或放疗）后，可能复发。少数良性骨肿瘤也可能恶变成肉瘤。

二、诊断

骨肿瘤的诊断必须是临床表现、影像学和病理检查三结合；生化测定也是必要的辅助检查。X线片能显示骨肿瘤的基本病变。溶骨性良性骨肿瘤骨皮质变薄，多为膨胀性病损，边界清楚，有明显边缘，一般无软组织和骨膜反应阴影；恶性肿瘤骨质破坏较广泛，密度不均，边界不清，有骨膜反应，软组织内有不规则阴影。骨膜反应在尤因肉瘤呈"葱皮样"，骨肉瘤中为 Codman 三角或日光放射状阴影。X线检查对骨肿瘤诊断有重要价值。CT、磁共振等影像学检查可帮助确定骨与软组织病变的范围及与周围重要神经血管的关系。病理检查是确定肿瘤性质的可靠检查。恶性骨肿瘤测定血钙、血磷、碱性磷酸酶等生化指标有临床意义，如：骨质破坏迅速时，血钙往往升高；血清碱性磷酸酶反映成骨活动情况，成骨性肿瘤如骨肉瘤碱性磷酸酶可增高；骨髓瘤约有一半患者尿中本周蛋白阳性；前列腺癌骨转移者血酸性磷酸酶可增高。

> **知识拓展**
>
> ### 日光放射状阴影的形成
>
> 日光放射状阴影的形成是由于恶性肿瘤生长迅速，超出骨皮质范围，同时血管随之长入，从密质骨向外放射，肿瘤骨与反应骨乃沿放射血管方向沉积，表现为"日光射线"形态。

三、外科分期

外科分期是将外科分级（grade，G）、外科区域（territory，T）和区域性或远处转移（metastasis，M）结合起来，制订手术方案，指导骨肿瘤治疗，已被公认为是一个合理而有效的措施。G 分为 G_0、G_1、G_2 三级。G_0 属良性，G_1 属低度恶性，G_2 属高度恶性。T 是指肿瘤侵袭范围，以肿瘤囊和间室为界。T_0 为囊内，T_1 为间室内，T_2 为间室外。M 表示转移。M_0 为无转移，M_1 为转移。

四、治疗

骨肿瘤治疗应根据肿瘤的性质、发病部位、浸润范围和有无转移（即外科分期）采用不同的治疗方法。良性骨肿瘤以手术治疗为主；恶性骨肿瘤多采用手术、化疗、放疗、免疫、中医药治疗等综合治疗方法。常用的手术方法如下述。

1. 刮除植骨术 将病变组织彻底搔刮干净，用酒精、苯酚或氯化锌涂抹骨腔壁，消灭残留瘤细胞，然后植骨或置入骨水泥、骨代用品填充骨缺损区。适用于溶骨型或混合性的良性骨肿瘤，如骨囊肿、内生软骨瘤、良性骨巨细胞瘤等。

2. 切除术 在健康的骨质处，完整地切除肿瘤。适用于成骨型骨内或骨外生长的良性肿瘤，如骨瘤、骨软骨瘤等。

3. 瘤段截除术 将肿瘤所在部位的一段骨骼，连同完整的肿瘤一并截除，瘤段灭活再植或缺损区用异体半关节移植或人工关节置换。适用于低度恶性的肿瘤或对化疗反应良好的高度恶性骨肿瘤。

4. 截肢术 适用于对化疗反应不佳的高度恶性骨肿瘤。但对于截肢术的选择需持慎重态度，严格掌握手术适应证,同时也应考虑术后假肢的制作与安装。

第二节　瘤样病变

一、骨囊肿

骨囊肿(bone cyst)是一种囊肿样的局限性骨瘤样病损。常见于儿童和青少年,好发于肱骨上端、股骨上端、胫骨上端和桡骨下端,病变在骨生长过程中可逐渐移向骨干。一般无明显症状,绝大多数由于病理性骨折而就诊。X线片显示长骨干骺端卵圆形溶骨破坏,呈单房或多房性改变,边界清楚,骨皮质有不同程度膨胀变薄。

骨囊肿可自愈,尤其在骨折后,囊腔可被新生骨填塞。近年有报道在囊腔内注射泼尼松,取得良好效果。手术治疗可行刮除植骨术,刮除应彻底,以防复发,合并病理性骨折者按骨折治疗原则处理。

二、骨纤维发育不良

骨纤维发育不良(fibrodysplasia of bone)也称为骨纤维异样增殖症,是以骨纤维变性为特征的骨病。好发于青少年和中年人,可以是单发或者多发,病程进展缓慢,症状不明显。X线片见病变骨变粗,皮质骨变薄,髓腔扩大呈磨砂玻璃状。典型的股骨上段病损呈"牧羊人手杖"状。

治疗主要是手术刮除植骨。发生于腓骨、肋骨处,可作节段性切除;合并畸形者,可行截骨矫形术。

第三节　良性骨肿瘤

一、骨瘤

骨瘤(osteoma)为良性骨肿瘤,好发于青少年颅面骨。发生在颅骨外板者呈扁圆形硬块,无痛;发生在颅骨内板者,可能有颅内压迫症状,如眩晕、头痛等。X线摄片表现骨皮质外致密的骨性肿块,边界清楚。

骨瘤属于$G_0T_0M_0$,无症状者可不处理,有症状或影响美容者可做手术切除,预后良好。

二、骨软骨瘤

骨软骨瘤(osteochondroma)是最常见的良性骨肿瘤,好发于青少年。有单发和多发两种,约1%的单发骨软骨瘤发生恶变;多发者发病较少,且常有家族史,其恶变倾向较单发者高。

肿瘤包括骨组织及其上的软骨帽、纤维膜,有蒂状和广基两种。

1.临床表现与诊断　肿瘤多见于生长活跃的干骺端,以股骨下端和胫骨上端多见。常因无意中扪及骨性包块而就诊。肿瘤本身无症状,瘤体较大者可压迫附近的肌腱、血管和神经,影响功能。

X线摄片显示一侧骨皮质自干骺端突出,形如菜花、蒂状等(图59-1),肿瘤表面可有散在钙化点。由于软骨帽和纤维包膜不透X线,故实际肿瘤比X线片显示的大。依据发病的年龄、肿块部位和形状、X线摄片,诊断多无困难。

2.治疗　一般不需要治疗;当肿瘤明显增大疑有恶变或出现压迫、影响功能时,可考虑作切除术。切除范围应包括整个软骨帽和覆盖肿瘤的骨膜、软骨膜及基底部四周部分正常骨组织。

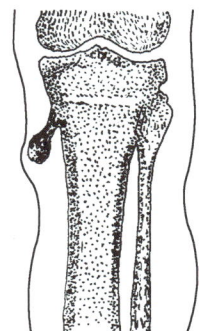

图 59-1　胫骨的骨软骨瘤

三、软骨瘤

软骨瘤（chondroma）是指以透明软骨为主要病变的良性肿瘤。好发于手、足的短管状骨，位于骨干中心者称内生软骨瘤，较多见。

1. 临床表现与诊断 成人好发，分单发和多发两种，单发多见。一般无症状，有时可出现局部肿胀或病理性骨折。X 线表现：髓腔内椭圆状溶骨破坏，皮质膨胀变薄，溶骨区内可见斑点状钙化影。需与骨干结核、骨巨细胞瘤、骨囊肿相鉴别。确定诊断需要病理检查。

2. 治疗 软骨瘤属于 $G_0T_0M_0$。以手术治疗为主，应彻底刮除、局部植骨。有恶变者应局部整块切除，必要时可作截肢术。

第四节　骨巨细胞瘤

骨巨细胞瘤（giant cell tumor of bone）是一种潜在恶性或介于良恶性之间的溶骨性肿瘤。传统上根据肿瘤的基质细胞和多核巨细胞的分化程度及数目，骨巨细胞瘤可分为 3 级：Ⅰ级基质细胞正常，有大量巨细胞；Ⅱ级基质细胞多而密集，核分裂较多，巨细胞数量减少；Ⅲ级以基质细胞为主，核异型性明显，分裂极多，巨细胞量少。

因此Ⅰ级偏良性，Ⅱ级有侵袭性，Ⅲ级为恶性。病理分级与肿瘤的生物学行为并不完全一致。近 20 年来，国内外学者将组织学与 X 线分级结合，同时提出侵袭度指数的概念，用以评估骨巨细胞瘤的生物学行为，指导手术方法的选择。

一、临床表现

好发年龄 20~40 岁，男女发病率无明显差异。多侵犯长骨骨端，约 50% 的病变位于膝关节上下两骨端，其次为桡骨下端或肱骨上端等。在扁骨中骶骨是好发部位。病变处肿痛，其严重性与肿瘤的生长速度有关，局部压之有疼痛、乒乓球样感觉，常合并关节功能受限。X 线摄片显示长骨骨端偏心性、溶骨性破坏，骨皮质膨胀变薄，呈肥皂泡样改变，无骨膜反应（图 59-2），侵袭性强的肿瘤可穿破骨皮质致病理性骨折。CT、MRI 对判断肿瘤侵犯周围软组织、关节受累程度及早期发现肿瘤复发有重要意义。

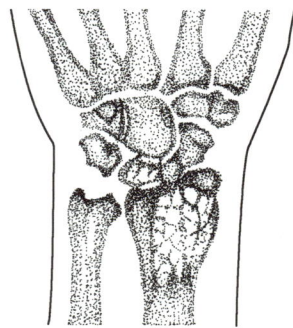

图 59-2　桡骨下端的骨巨细胞瘤

二、治疗

属 $G_0T_{1\sim2}M_{0\sim1}$，以手术治疗为主，局部刮除加物理（如液氮）或化学（如氯化锌）处理，再用自体或异体骨或骨水泥填充瘤腔，疗效较好。对复发者或Ⅱ级骨巨细胞瘤，临床表现肿瘤有侵袭者，应作肿瘤段截除、灭活再植或异体半关节移植或假体植入。恶性骨巨细胞瘤应作广泛或根治切除或截肢，化疗无效。脊柱骨巨细胞瘤为了处理残留的病灶，可以配合低剂量的放射治疗，但放疗后易发生肉瘤变，应高度重视。

第五节　恶性骨肿瘤

一、骨肉瘤

骨肉瘤（osteosarcoma）是一种最常见的恶性骨肿瘤，其特点是肿瘤细胞直接形成骨样组织，也称成骨肉瘤，恶性程度高，预后差。

1.临床表现与诊断　骨肉瘤好发于青少年,以 10~20 岁发病率最高,男多于女。主要侵袭生长迅速的干骺端,全身骨骼都可受累,好发部位为股骨下端、胫骨上端和肱骨上端。主要症状为疼痛,多为持续性,夜间加重。患部早期出现肿块,发展迅速,局部皮温增高,浅静脉充盈或怒张,可出现血管杂音及震颤。患者早期出现消瘦、贫血、乏力、食欲减退等全身症状。实验室检查可见血清碱性磷酸酶增高,血沉增快,血红蛋白降低。大量临床资料证明,血清碱性磷酸酶与骨肉瘤的预后密切相关。X 线表现为长骨干骺端成骨或溶骨性破坏或两者相间,形状不一,边界不清,骨皮质破坏,骨膜反应多表现为 Codman 三角或呈日光放射状(图 59-3),病变穿过骨皮质可在软组织内形成不规则的肿瘤骨和不同大小的软组织肿块影。

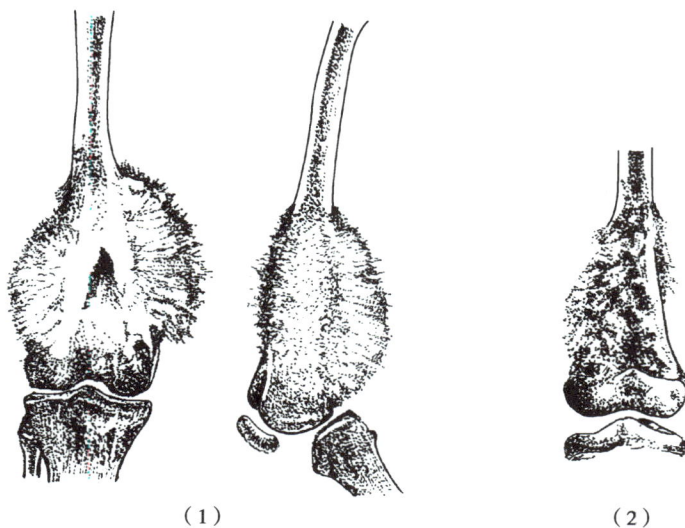

图 59-3　股骨下段骨肉瘤
(1)可见日光放射状阴影;(2)可见骨破坏和骨膜增生。

CT、MRI 在显示肿瘤骨的病变范围、软组织的侵袭情况、与周围主要血管的关系以及保肢术中对瘤段切除长度定位等方面,有显著的指导作用。

2.治疗　骨肉瘤属于 $G_2T_{1~2}M_0$ 者,采取综合治疗。术前大剂量化疗,然后根据肿瘤浸润范围和化疗反应作根治性瘤段切除,灭活再植或人工假体置换等保肢手术或截肢术,术后继续大剂量化疗。属于 $G_2T_{1~2}M_1$ 者,除上述治疗外,还可根据化疗效果、转移灶情况行转移瘤手术治疗。

二、软骨肉瘤

软骨肉瘤(chondrosarcoma)是一类细胞有向软骨分化趋向的肉瘤,分原发性和继发性两种。原发性者恶性程度高;继发性者多由骨软骨瘤、软骨瘤恶变而来,恶性程度相对较低。

1.临床表现　原发性软骨肉瘤多见于 30 岁以上的成年人,好发部位为长骨近心端、骨盆。主要症状为疼痛和肿块,肿块逐渐增大。继发者以中年人居多,好发于骨盆,以髂骨最多,随肿瘤增大,可出现盆腔脏器的压迫症状。

X 线表现为大小不等的溶骨性破坏,病灶中有斑点状或絮状钙化点,骨皮质膨胀、变薄或破坏。

2.治疗　软骨肉瘤属于 $G_2T_{1~2}M_0$,对放疗、化疗不敏感,手术是主要治疗手段。保留肢体的局部广泛或根治性切除,预后良好。位于骨盆者可视肿瘤侵犯范围,行局部广泛切除或半骨盆截除术。

三、尤因肉瘤

尤因肉瘤(Ewing sarcoma)是起源于骨髓间充质结缔组织,以小圆细胞为主要结构的恶性骨肿瘤。

1.临床表现　多见于儿童,男性稍多。发病部位以长骨干和骨盆多见。主要症状为局部疼痛,可为间歇性,但进行性加重。局部软组织肿胀,压痛广泛,患肢常因肿痛而活动受限。病程发展快,常伴有发热、乏力、消瘦、白细胞增多、血沉增快等,临床上需与急性骨髓炎作鉴别诊断。X 线表现为骨质广泛虫蛀样溶骨性破坏,皮质不完整,骨膜反应常呈葱皮状,有软组织肿胀阴影。

CT、MRI 在本病诊疗上是非常必要的。

2.治疗　采用放疗、化疗和手术(保肢或截肢)等综合治疗。术后再配合放疗和化疗,5 年生存率已达到 50% 以上。

第六节　滑膜肉瘤

滑膜肉瘤（synovial sarcoma）为起源于滑膜组织的恶性肿瘤，比较常见。

一、临床表现

滑膜肉瘤多发于青壮年，2/3 以上病例发生于 15~40 岁，男性多于女性。好发于四肢大关节附近，以膝、踝部最常见，有时可在肌腱和筋膜上发病。主要表现为关节附近肿块，大小不等，质硬韧，边界不明显。X 线表现为软组织肿块，局部骨质破坏和肿瘤钙化或骨化。

二、治疗

对已确诊的滑膜肉瘤，可在术前辅助化疗基础上，作局部广泛切除或根治性切除，术后继续化疗或配合放射治疗。

第七节　骨转移瘤

随着恶性肿瘤发病率的增加，治疗效果改善，生存期延长，恶性肿瘤发生骨转移的机会明显增加。

一、临床表现与诊断

骨转移瘤（bone metastatic tumor）好发于 40~60 岁，发病部位以躯干及四肢骨的近心端居多。主要症状是疼痛，病理性骨折，脊柱转移瘤可因压迫脊髓而瘫痪。溶骨性骨转移时，可出现血清钙升高，X 线表现为蚕食状不规则的骨质破坏；成骨性骨转移时，可出现血清碱性磷酸酶升高，X 线表现为斑点状或块状致密阴影，但前列腺癌骨转移时血清酸性磷酸酶升高；混合型兼有成骨型和溶骨型的变化。

二、治疗

骨转移瘤以姑息疗法为主。治疗目的是延长寿命，提高生活质量及保存一定功能。可采用放疗、化疗、激素疗法及手术等综合治疗方法进行治疗。对病理性骨折、脊柱转移瘤可作固定手术；对极难耐受的疼痛，可作姑息性截肢；为减轻患者痛苦，可采用"三阶梯止痛原则治疗"。

恶性骨肿瘤是临床上恶性程度最高的肿瘤之一，病情发展变化快，预后凶险。只有早期诊断、早期治疗才有可能获得较好的疗效。基层医院医师应具备对早期恶性骨肿瘤做出正确诊断的能力，及时将病患转诊至上级医院。良性骨肿瘤发病率较高，但诊断容易，治疗简单，疗效好；多数良性骨肿瘤可以在基层医院治疗。

（王晓寒）

思考题

1. 简述骨肿瘤的定义。
2. 简述骨肉瘤的临床表现。

ER 59-3

练习题

CT 尿路成像　CT urography,CTU　380

A

癌　carcinoma　124
癌基因　oncogene　125
癌痛　cancer pain　72
艾森门格综合征　Eisenmenger syndrome　207
凹陷性骨折　depressed fracture　148

B

包茎　phimosis　422
贲门失弛缓症　achalasia　202
闭合性气胸　closed pneumothorax　187
闭合性损伤　closed injury　103
表面麻醉　surface anesthesia　59
表皮样囊肿　epidermoid cyst　133
病毒癌基因　viral oncogene　125
不射精症　anejaculation,AE　377

C

残余尿　residual urine　379
肠梗阻　intestinal obstruction　270
肠间脓肿　interloop abscess　248
肠瘘　intestinal fistula　280
肠脑　gut brain　251
肠内营养　enteral nutrition,EN　86
肠扭转　volvulus　275
肠神经系统　enteric nervous system,ENM　251
肠套叠　intestinal intussusception　276
肠外营养　parenteral nutrition,PN　85
超急性排斥反应　hyperacute rejection,HAR　135
持续正压通气　continuous positive airway pressure,CPAP　53
耻骨上膀胱造瘘　suprapubic cystostomy　388
冲击伤　blast injury　108
创伤　trauma　102
创伤后应激障碍　post-traumatic stress disorder,PTSD　109
垂体腺瘤　pituitary adenoma　157
纯化微粒化黄酮成分　micronized purified flavonoid fraction,MPFF　302
错配修复基因　mismatch repair gene　125

D

代偿性抗炎反应综合征　compensatory anti-inflammatory response syndrome,CARS　46
代谢性碱中毒　metabolic alkalosis　22
代谢性酸中毒　metabolic acidosis　21
带状纤维瘤　desmoid fibromatosis　133
丹毒　erysipelas　92
单纯性甲状腺肿　simple goiter　165
单腿站立提腿试验　Trendelenburg test　437
胆管癌　carcinoma of bile duct　341
胆囊癌　carcinoma of gallbladder　339
胆囊结石　cholecystolithiasis　334
胆囊收缩素　cholecystokinin,CCK　329
胆囊息肉　gallbladder polyp　339
等渗性缺水　isotonic dehydration　17
低钙血症　hypocalcemia　21
低钾血症　hypokalemia　19
低镁血症　hypomagnesemia　21
低渗性缺水　hypotonic dehydration　18
低血容量性休克　hypovolemic shock　41
电烧伤　electric burn　116
动静脉畸形　arteriovenous malformation,AVM　161
动脉导管未闭　patent ductus arteriosus,PDA　207
冻疮　chilblain　118
冻伤　cold injury　118
杜加斯征　Dugas sign　434
端粒酶　telomerase　125
多器官功能障碍综合征　multiple organ dysfunction syndrome,MODS　45
多学科诊疗模式　multiple disciplinary team,MDT　264

E

二尖瓣关闭不全　mitral insufficiency　211
二尖瓣狭窄　mitral stenosis　211

F

发育性髋关节发育不良　developmental dislocation of the hip,DDH　502
法洛四联症　tetralogy of Fallot　209
反跳痛　rebound tenderness　244
房间隔缺损　atrial septal defect,ASD　208

放射性核素显像　radionuclide imaging　380
放射治疗　radiotherapy　130
肺癌　lung cancer　195
肺结核　pulmonary tuberculosis　199
风湿性心脏病　rheumatic heart disease　211
蜂蜇伤　bee sting　121
辅助化疗　adjuvant chemotherapy　130
腐蚀性食管损伤　erosive burn of esophagus　202
腹部损伤　abdominal injury　230
腹部压痛　tenderness　244
腹股沟斜疝　indirect inguinal hernia　225
腹股沟直疝　direct inguinal hernia　225
腹肌紧张　rigidity　244
腹腔镜输尿管切开取石术　laparoscopic ureterolithotomy，LUL　402
腹外疝　abdominal external hernia　218

G

肝脓肿　liver abscess　310
肝破裂　liver rupture　238
肝损伤　liver injury　238
肝移植　liver transplantation　137
感染伤口　infected wound　107
感染性休克　septic shock　42
感应性腹痛　referred pain　355
肛管直肠周围脓肿　perianorectal abscess　297
肛裂　anal fissure　296
肛瘘　anal fistula　298
高钾血症　hyperkalemia　20
高渗性缺水　hypertonic dehydration　17
高压性气胸　high pressure pneumothorax　188
睾丸肿瘤　tumor of testis　419
格拉斯哥昏迷评分　Glasgow coma scale，GCS　147
膈下脓肿　subphrenic abscess　246
根治性膀胱切除术　radical cystectomy　417
梗阻性脑积水　obstructive hydrocephalus　162
肱骨外上髁炎　external humeral epicondylitis　511
股骨头坏死　osteonecrosis of the femoral head，ONFH　515
股疝　femoral hernia　227
骨关节炎　osteoarthritis，OA　498
骨筋膜隔室综合征　osteofascial compartment syndrome　446
骨巨细胞瘤　giant cell tumor of bone　530
骨瘤　osteoma　529
骨囊肿　bone cyst　529
骨肉瘤　osteosarcoma　530
骨软骨瘤　osteochondroma　529
骨纤维发育不良　fibrodysplasia of bone　529
骨折　fracture　444
骨转移瘤　bone metastatic tumor　532
关节脱位　dislocation　462

冠状动脉粥样硬化性心脏病　atherosclerotic coronary artery disease　211

H

海绵状血管瘤　hemangioma cavernous　132
黑色素瘤　melanoma　132
黑痣　pigment nevus　132
呼气末正压通气　positive end expiratory pressure，PEEP　53
呼吸性碱中毒　respiratory alkalosis　23
呼吸性酸中毒　respiratory acidosis　23
壶腹部癌　periampullary carcinoma　352
滑膜肉瘤　synovial sarcoma　532
化脓性骨髓炎　pyogenic osteomyelitis　484
化脓性关节炎　pyogenic arthritis　488
化学烧伤　chemical burn　117
化学治疗　chemotherapy　129
患者自控镇痛　patient controlled analgesia，PCA　73
火器伤　firearm wound　108

J

基底细胞癌　basal cell carcinoma　132
畸胎瘤　teratoma　217
急腹症　acute abdomen　354
急性出血性肠炎　acute hemorrhagic enteritis　278
急性蜂窝织炎　acute cellulitis　91
急性梗阻性化脓性胆管炎　acute obstructive suppurative cholangitis，AOSC　333
急性呼吸窘迫综合征　acute respiratory distress syndrome，ARDS　51
急性化脓性腹膜炎　acute purulent peritonitis　241
急性阑尾炎　acute appendicitis　284
急性淋巴管炎　acute lymphangitis　92
急性淋巴结炎　acute lymphadenitis　92
急性尿潴留　acute retention of urine　411
急性排斥反应　acute rejection，AR　135
急性乳腺炎　acute mastitis　176
急性肾衰竭　acute renal failure，ARF　47
急性肾损伤　acute kidney injury，AKI　47
急性肾小管坏死　acute tubular necrosis，ATN　47
急性肾盂肾炎　acute pyelonephritis　389
急性细菌性膀胱炎　acute bacterial cystitis　391
急性胰腺炎　acute pancreatitis　345
急性重症胆管炎　acute cholangitis of severe type，ACST　333
继发性腹膜炎　secondary peritonitis　242
甲沟炎　paronychia　93
甲状旁腺功能亢进　primary hyperparathyroidism　171
甲状腺癌　cancerous goiter　170
甲状腺功能亢进　hyperthyroidism　166
甲状腺腺瘤　thyroid adenoma　170
肩关节脱位　dislocation of the shoulder joint　464

腱鞘或滑液囊肿　synovial cyst　133
腱鞘囊肿　thecal cyst　510
交通性脑积水　communicating hydrocephalus　162
胶质瘤　glioma　156
绞窄性疝　strangulated hernia　220
疖　furuncle　90
结肠癌　colon cancer　303
经内镜逆行胆胰管成像　endoscopic retrograde cholangiopancreatography,ERCP　352
经尿道膀胱肿瘤切除术　transurethral resection of bladder tumor,TURBT　417
经尿道前列腺切除术　transurethral resection of prostate,TURP　410
经皮肾镜取石术　percutaneous nephrolithotomy,PCNL　401
晶体尿　crystalluria　376
精索静脉曲张　varicocele　424
颈椎病　cervical spondylosis　521
胫骨粗隆骨软骨病　Osgood-Schlatter disease　513
静脉尿路造影　intravenous urogram,IVU　380
局部浸润麻醉　local infiltration anesthesia　59
局部麻醉　local anesthesia　56,57
聚合酶链反应　polymerase chain reaction,PCR　395
菌血症　bacteremia　95

K

开放性颅脑损伤　open craniocerebral injury　153
开放性气胸　open pneumothorax　187
开放性损伤　open injury　102
抗利尿激素　antidiuretic hormone,ADH　15
抗血友病因子　anti hemophilia factor,AHF　27
克罗恩病　Crohn disease　277
髋关节脱位　dislocation of the hip joint　467

L

雷诺综合征　Raynaud syndrome　367
肋骨骨折　rib fracture　185
类风湿关节炎　rheumatoid arthritis,RA　499
连枷胸　flail chest　185
连续性肾脏替代治疗　continuous renal replacement therapy,CRRT　50
良性前列腺增生　benign prostatic hyperplasia,BPH　407
鳞状细胞癌　squamous cell carcinoma　132
隆突性皮纤维肉瘤　dermatofibrosarcoma protuberans　133
漏尿　leakage of urine　376
颅底骨折　skull base fracture　148
颅骨骨折　skull fracture　148
颅脑损伤　craniocerebral trauma　146
颅内动脉瘤　intracranial aneurysm　160
颅内压　intracranial pressure,ICP　140
颅内压增高　increased intracranial pressure　140
颅咽管瘤　craniopharyngioma　157

M

麻醉　anesthesia　55
蔓状血管瘤　hemangioma racemosum　132
慢性阑尾炎　chronic appendicitis　288
慢性淋巴细胞性甲状腺炎　chronic lymphocytic thyroiditis　169
慢性排斥反应　chronic rejection,CR　135
慢性缩窄性心包炎　chronic constrictive pericarditis　210
慢性细菌性膀胱炎　chronic bacterial cystitis　392
慢性胰腺炎　chronic pancreatitis　349
毛细血管瘤　capillary hemangioma　132
门静脉高压症　portal hypertension　317
弥漫性轴索损伤　diffuse axonal injury　150
弥散性血管内凝血　disseminated intravascular coagulation,DIC　28
泌尿生殖系统感染　genitourinary infection　389
灭菌　sterilization　8
墨菲征　Murphy sign　253,332

N

难复性疝　irreducible hernia　219
脑积水　hydrocephalus　161
脑膜瘤　meningioma　156
脑内血肿　intracerebral hematoma　152
脑疝　brain hernia　144
脑震荡　concussion of brain　149
内镜下黏膜剥离术　endoscopic submucosal dissection,ESD　264
内镜下黏膜切除术　endoscopic mucosal resection,EMR　264
内脏性腹痛　true visceral pain　354
逆向射精　retrograde ejaculation　377
逆行肾盂造影　retrograde pyelography　380
尿道分泌物　urethral discharge　376
尿道结石　urethral calculi　403
尿道损伤　urethral trauma　386
尿道下裂　hypospadias　421
尿急　urgency　375
尿流动力学　urodynamics　379
尿流中断　interruption of urinary stream　375
尿路梗阻　obstruction of urinary tract　404
尿频　urinary frequency　375
尿失禁　incontinence　376
尿石症　urolithiasis　398
尿痛　dysuria　375
尿潴留　urinary retention　375
浓缩红细胞　concentrated red blood cell,CRBC　26
脓毒症　sepsis　95
脓尿　pyuria　376
脓性指头炎　felon　93
脓胸　empyema　192

脓肿　abscess　92

P

排尿困难　difficulty of urination　375
排泄性尿路造影　excretory urography　380
膀胱结石　vesical calculi　402
膀胱尿道镜　cystourethroscope　379
膀胱损伤　bladder injury　385
膀胱肿瘤　tumor of bladder　415
盆腔脓肿　pelvic abscess　248
皮肤癌　skin carcinoma　132
皮肤乳头状瘤　skin papilloma　131
皮样囊肿　dermoid cyst　133,217
皮脂囊肿　sebaceous cyst　133
脾破裂　splenic rupture　237
脾损伤　splenic injury　237
破伤风　tetanus　98

Q

脐疝　umbilical hernia　229
气性坏疽　gas gangrene　100
气胸　pneumothorax　186
前列腺癌　prostate cancer　419
前列腺特异性抗原　prostate specific antigen,PSA　379
前列腺细针穿刺活检　needle biopsy of the prostate　379
前列腺炎　prostatitis　392
嵌顿性疝　incarcerated hernia　220
强直性脊柱炎　ankylosing spondylitis,AS　501
鞘膜积液　hydrocele　423
切口疝　incisional hernia　228
倾倒综合征　dumping syndrome　258
清洁伤口　clean wound　107
区域阻滞　field block　59
躯体性腹痛　somatic pain　354
全脊椎麻醉　total spinal anesthesia　64
全静脉麻醉　total intravenous anesthesia,TIVA　69
全身麻醉　general anesthesia　56
全身炎症反应综合征　systemic inflammatory response syndrome,SIRS　28,45

R

桡骨头半脱位　subluxation of the radial head　467
人类白细胞抗原　human leukocyte antigen,HLA　29
肉瘤　sarcoma　124
乳管内乳头状瘤　intraductal papilloma　178
乳糜尿　chyluria　376
乳腺癌　breast cancer　178
乳腺囊性增生病　breast cystic hyperplasia　177
乳腺纤维腺瘤　breast fibroadenoma　177
软骨瘤　chondroma　530
软骨肉瘤　chondrosarcoma　531

S

疝　hernia　218
烧伤　burn　110
少尿　oliguria　376
深静脉血栓形成　deep venous thrombosis,DVT　371
神经鞘瘤　schwannoma　133
神经纤维瘤　neurofibroma　133
神经源性肿瘤　neurogenic tumor　217
神经阻滞　nerve blockade　60
肾积脓　pyonephrosis　391
肾积水　hydronephrosis　406
肾母细胞瘤　nephroblastoma　414
肾损伤　renal trauma　382
肾细胞癌　renal cell carcinoma,RCC　412
肾小球滤过率　glomerularfiltrationrate,GFR　47
肾移植　renal transplantation　137
肾痈　renal carbuncle　391
肾脏替代疗法　renal replacement therapy,RRT　50
肾肿瘤　tumor of kidney　412
十二指肠损伤　duodenal injury　239
食管癌　esophageal carcinoma　203
视觉模拟评分法　visual analogue scales,VAS　71
室间隔缺损　ventricular septal defect,VSD　209
输尿管镜　ureteropyeloscopy　379
输尿管镜取石术　ureteroscope lithotripsy,URL　401
输尿管损伤　ureteral trauma　384
输血　blood transfusion　26
输血相关性肺损伤　transfusion-related acute lung injury,TRALI　29
输血相关移植物抗宿主病　transfusion associated graft versus host disease,TA-GVHD　29
水中毒　water intoxication　19
损伤控制外科　damage control surgery,DCS　236
损伤性休克　traumatic shock　41
损伤性血胸　traumatic hemothorax　188

T

疼痛　pain　71
疼痛弧　painful arc　434
体外冲击波碎石术　extracorporeal shock wave lithotripsy,ESWL　401
听神经瘤　acoustic neuroma　157
头皮裂伤　scalp laceration　148
头皮撕脱伤　scalp avulsion　148
托马斯征　Thomas sign　437

W

外科　surgery　2
外科感染　surgical infection　88
外伤性颅内血肿　traumatic intracranial hematoma　151
腕伸肌紧张试验　Mills sign　435

网膜孔　omental foramen　241
望远镜试验　telescope test　438
微卫星不稳定　microsatellite instability, MSI　125
围手术期处理　perioperative management　74
胃癌　gastric carcinoma　259
握拳尺偏试验　Finkelstein test　435
污染伤口　contaminated wound　107
无菌术　asepsis　8
无尿　anuria　376
无张力疝修补术　tension-free herniorrhaphy　222
蜈蚣蜇伤　centipede bite　121

X

细胞癌基因　cellular oncogene　125
狭窄性腱鞘炎　narrow tenosynovitis　509
先天性胆道闭锁　congenital biliary atresia　342
先天性胆管扩张　congenital biliary dilatation　342
先天性肌性斜颈　congenital muscular torticollis　507
先天性巨结肠　congenital megacolon　293
先天性马蹄内翻足　congenital talipes equinovarus　505
先天性心脏病　congenital heart disease, CHD　207
先天性直肠肛管畸形　congenital anorectal malformation　294
纤维黄色瘤　fibroxanthoma　133
显微外科　microsurgery　138
线形骨折　linear fracture　148
消毒　disinfection　8
消化性溃疡　peptic ulcer　252
小肠肿瘤　small intestinal tumor　278
蝎蜇伤　scorpion sting　121
新辅助化疗　neoadjuvant chemotherapy　130
性欲低下　sexual indifference　377
胸腺瘤　thymoma　217
休克　shock　33
血精　hematospermia　377
血尿　hematuria　376
血栓闭塞性脉管炎　thromboangitis obliterans　365
血细胞比容　hematocrit, HCT　26

Y

亚急性甲状腺炎　subacute thyroiditis　169
延迟性溶血反应　delayed hemolytic transfusion reaction, DHTR　28
言语描述评分法　verbal rating scales, VRS　72
腰麻后头痛　post dural puncture headache, PDPH　63
腰麻-硬膜外间隙联合阻滞麻醉　combined spinal-epidural anesthesia, CSEA　61
腰椎间盘突出症　lumbar disc herniation　525
胰腺癌　pancreatic carcinoma　350
胰腺假性囊肿　pancreatic pseudocyst　350

胰腺损伤　pancreatic injury　239
移植　transplantation　134
移植物抗宿主反应　graft versus host reaction, GVHR　135
遗精　emission　377
遗尿　enuresis　375
抑癌基因　tumor suppressor gene　125
易复性疝　reducible hernia　219
阴茎癌　carcinoma of penis　418
阴茎勃起功能障碍　erectile dysfunction, ED　377
隐睾　cryptorchidism　423
营养风险　nutritional risk　84
硬脑膜外血肿　extradural hematoma　151
硬脑膜下血肿　subdural hematoma　152
痈　carbuncle　91
幽门螺杆菌　*Helicobacter pylori*, Hp　252
尤因肉瘤　Ewing sarcoma　531
诱导化疗　induction chemotherapy　130
原癌基因　proto-oncogene　125
原发性腹膜炎　primary peritonitis　242

Z

早期达标治疗　early goal directed therapy, EGDT　39
早泄　premature ejaculation, PE　377
粘连性肠梗阻　adhesive intestinal obstruction　274
粘连性肩关节囊炎　adhesive capsulitis of shoulder　511
战伤　military injury　108
张力性气胸　tension pneumothorax　188
支气管扩张症　bronchiectasis　200
脂肪瘤　lipoma　132
直肠癌　carcinoma of rectum　306
直肠息肉　rectal polyp　296
痔　hemorrhoid　300
中心静脉压　central venous pressure, CVP　37, 78
肿瘤　tumor　123
肿瘤标志物　tumor marker　126
重症监护病房　intensive care unit, ICU　78
轴缩球　axonal retraction ball　150
肘关节脱位　dislocation of the elbow　465
肘后三角　posterior cubital triangle　435
主动脉瓣关闭不全　aortic insufficiency　211
主动脉瓣狭窄　aortic stenosis　211
主动脉瘤　aortic aneurysm　212
转化治疗　conversion chemotherapy　130
椎管内麻醉　intrathecal anesthesia　56, 61
椎管内肿瘤　intraspinal tumor　162
自发性气胸　spontaneous pneumothorax, SP　214
纵隔囊肿　mediastinal cyst　217
最低肺泡有效浓度　minimum alveolar concentration, MAC　66

［1］龙明,张松峰.外科学［M］.8 版.北京:人民卫生出版社,2018.

［2］陈孝平,汪建平,赵继宗.外科学［M］.9 版.北京:人民卫生出版社,2018.

［3］文兆峰,邱爱华,胡珍敏.外科学［M］.5 版.北京:北京大学医学出版社,2019.

［4］刘伟道,孙永显.外科学［M］.2 版.北京:中国中医药出版社,2018.

［5］吴肇汉,秦新裕,丁强.实用外科学［M］.4 版.北京:人民卫生出版社,2017.

［6］黎介寿.损伤控制性外科技术手册［M］.北京:人民军医出版社,2009.

［7］王忠诚.王忠诚神经外科学［M］.武汉:湖北科学技术出版社,2015.

［8］李虹伟.瓣膜性心脏病［M］.3 版.北京:北京大学医学出版社,2012.

［9］赵玉沛,陈孝平.外科学［M］.3 版.北京:人民卫生出版社,2019.

［10］兰平,吴德全.外科学［M］.4 版.北京:人民卫生出版社,2019.

［11］邱贵兴.骨科学高级教程［M］.9 版.北京:人民军医出版社,2010.

［12］吴孟超,吴在德.黄家驷外科学［M］.8 版.北京:人民卫生出版社,2020.

［13］步宏,李一雷.病理学［M］.9 版.北京:人民卫生出版社,2018.

［14］王建枝,钱睿哲.病理生理学［M］.9 版.北京:人民卫生出版社,2022.

［15］葛均波,徐永健,王辰.内科学［M］.9 版.北京:人民卫生出版社,2018.

［16］罗永艾.实用休克诊疗手册［M］.北京:科学出版社,2022.

［17］邓小明,姚尚龙,于布为,等.现代麻醉学［M］.5 版.北京:人民卫生出版社,2020.

［18］杨月欣,葛可佑.中国营养科学全书［M］.2 版.北京:人民卫生出版社,2019.

32